L'infirmière de bloc opératoire

Chez le même éditeur

Du même auteur
L'infirmière de bloc opératoire en vidéochirurgie, Tomes 1 et 2, Samama G.

Collection *Guide poche infirmier*
Examens biologiques cliniques, Fiacre A., Blacque-Bélair A., Blacque-Bélair N., 5e édition.
Guide des médicaments 2019, Prudhomme C., 7e édition.
Guide poche infirmier, Prudhomme C., 7e édition.
L'infirmière d'accueil aux urgences. Guide de tri, Liotier J., Boizat S., Maillard-Acker C., Décérau N.
L'infirmière en réanimation, Rouichi Y., Prudhomme C., 6e édition.
L'infirmière et les urgences 2019, Prudhomme C., 10e édition.

Hors collection
Bloc opératoire, Maurel D.
Diagnostics infirmiers – Le raisonnement clinique, Vallée A.
Dictionnaire des termes de médecine à l'usage des infirmières, Delamare J.
Gestes et soins médicaux, Edmunds M. W.
Guide de l'infirmier, Prudhomme C., Jeanmougin C.
Guide pratique des médicaments 2019, Dorosz P., 38e édition. Édition mise à jour sous la direction de D. Vital Durand et C. Le Jeunne.
Les pratiques infirmières, Vallée A., 5e édition.
Médecine et soins infirmiers, Prudhomme C., Brun M.-F., Jeanmougin C., Rouichi Y., 3e édition.
Pathologie médicale et soins infirmiers, Prudhomme C., Jeanmougin C.
Soins infirmiers – Fiches techniques, Pauchet-Traversat A.-F., Besnier É., Bonnery A.-M., Gaba-Leroy C., 8e édition.

L'infirmière de bloc opératoire

GUY SAMAMA

6e édition

2e tirage

Conseiller d'édition : J.-F. d'Ivernois

MALOINE
www.maloine.fr
2019

Illustrations

Cyrille Martinet pour les figures suivantes :

9-03 ; 9-04 ; 9-08 ; 9-09 ; 9-10 ; 9-11 ; 9-15 ; 9-16 ; 9-17 ; 9-18 ; 9-19 ; 9-23.
10-06 ; 10-09 ; 10-10 ; 10-11. 11-03 ; 11-04 ; 11-20 ; 11-21 ; 11-24 ; 11-25 ; 11-27 ; 11-31 ; 11-32 ; 11-33 ; 11-34 ; 11-35 ; 11-36. 12-03 ; 13-15 ; 13-16 ; 13-18. 14-09 ; 14-19 ; 14-31 ; 14-34 ; 14-43. 16-06 ; 16-18 ; 16-19 ; 16-20 ; 16-21 ; 16-22. 17-04. 18-08 ; 18-10 ; 18-11 ; 18-18 ; 18-22 ; 18-23 ; 18-28 ; 18-32 ; 18-34 ; 18-35 ; 18-36. 19-01 ; 19-02 ; 19-14 ; 19-15 ; 19-16 ; 19-17 ; 19-18 ; 19-19 ; 19-20.
20-01 ; 20-03 ; 20-04 ; 20-05. 23-11 ; 23-12 ; 23-13 ; 23-14 ; 23-19 ; 23-22 ; 23-23 ; 23-25 ; 23-28 ; 23-31 ; 23-32 ; 23-33 ; 23-34. 24-08 ; 24-12 ; 24-13 ; 24-14 ; 24-15 ; 24-16 ; 24-17 ; 24-19 ; 24-21 ; 24-22 ; 24-23 ; 24-33 ; 24-34 ; 24-35 ; 24-36 ; 24-37 ; 24-38 ; 24-39 ; 24-40 ; 24-41 ; 24-43 ; 24-44 ; 24-47 ; 24-48 ; 24-49 ; 24-50 ; 24-51 ; 24-52 ; 24-53 ; 24-54. 25-01 ; 25-02 ; 25-05 ; 28-01 ; 28-02 ; 28-03 ; 28-04 ; 28-05 ; 28-06 ; 28-07 ; 28-08 ; 28-09 ; 28-10 ; 28-11 ; 28-12 ; 28-13 ; 28-14 ; 28-15.
35-01 ; 35-08. 38-33 ; 38-34 ; 38-35. 39-25.
52-07. 55-05 ; 55-06. 57-05b ; 57-06 ; 57-08 ; 57-09 ; 57-11. 58-02 ; 58-10 ; 58-13.
61-01 ; 61-02 ; 61-03 ; 61-04. 65-08. 69-01 ; 69-3 à 69-8.
73-02 ; 73-03 ; 73-05. 76-02. 80-01 ; 80-02.

Le Code de la propriété intellectuelle n'autorisant, aux termes de l'article L. 122-5 2ᵉ et 3ᵉ alinéas, d'une part que les copies ou reproductions strictement réservées à l'usage privé du copiste et non destinées à une utilisation collective et, d'autre part, que les analyses et les courtes citations dans le but d'exemple ou d'illustration, toute représentation ou reproduction intégrale ou partielle, faite sans le consentement de l'auteur ou de ses ayants droit ou ayants cause, est illicite (article L. 122-4 du Code de la propriété intellectuelle).
Cette représentation ou reproduction, par quelque procédé que ce soit, constituerait donc une contrefaçon sanctionnée par les articles L. 335-2 et suivants du CPI. Tous droits de reproduction, d'adaptation et de traduction réservés pour tous pays.

© 2018, Éditions Maloine – 23, rue de l'École-de-Médecine, 75006 Paris, France.
Dépôt légal : février 2018 – ISBN : 978-2-224-03543-3

Imprimé en Slovaquie

Liste des collaborateurs

Sous la direction de
Guy Samama, Professeur à la Faculté de Caen

Claudie Alin (IBODE, Caen)
Rachid Ben-Soussia (AHU, Mahdia, Tunisie)
Henri Bensadoun (Professeur, Bordeaux)
Ludovic Berger (Chef de clinique-Assistant, Caen)
Philippe Bottet († Praticien hospitalier, Caen)
Françoise Bouland-Fargier (Ancienne directrice de l'école des IBODE, Caen)
Jean-Louis Brefort (Praticien hospitalier, Bayeux)
Claudine Buthon (IBODE, Caen)
Laurence Chiche (Professeur, Bordeaux)
Olivier Coffin (Praticien hospitalier, Caen)
Fabienne Fobe (Anesthésiste-Réanimateur, Caen)
Josette Hamel (IBODE, Caen)
Nathalie Hanouz (Praticien hospitalier, Caen)
Liliane Henry (IBODE, Caen)
Michel Herlicoviez (Professeur, Caen)
Marie-Françoise Heuzé (IBODE, Caen)
Christian Javois (C.C.A., Caen)
Marie-Joëlle Leclerc (IBODE, Cean)
Jean-Philippe Le Rochais (Praticien hospitalier, Caen)
Nathalie Leroux (IBODE, Caen)
Yannick Le Roux (Praticien hospitalier, Caen)
Sophie Letoquin-Bernard (Praticien hospitalier, Caen)
Bruno Locker (Praticien hospitalier, Caen)
Bertrand Martel (C.C.A., Caen)
Jean Maurel (Professeur, Caen)
Odile Nicolas (IBODE, Caen)
Alain Pierre (C.C.A., Caen)
Didier Souques (C.C.A., Caen)
Christian Thomassin (Anesthésiste-Réanimateur, Caen)
François Tirveillot (C.C.A., Caen)
Claude Vielpeau (Professeur, Caen)
Peter Von Theobald (Professeur, Saint-Denis de La Réunion)

# Sommaire

1. **Équipe du bloc opératoire, infirmière de bloc opératoire – IBODE**
   par Françoise Bouland-Fargier 1
   1. L'équipe du bloc opératoire 1
   2. L'IBODE 1
   3. Conclusion 4

PREMIÈRE PARTIE   ANESTHÉSIE-RÉANIMATION
   par Fabienne Fobe 5
   Introduction 7

2. **Approche théorique de l'anesthésie** 9
   1. Introduction 9
   2. Base théorique de l'AG 9

3. **Approche pratique de l'anesthésie** 12
   1. Introduction 12
   2. Le monitorage ou matériel de surveillance 12
   3. L'appareil d'anesthésie 13
   4. La préparation de l'anesthésie 14
   5. La réalisation de l'anesthésie 14
   6. Le réveil 16

4. **Installation du malade et conséquences** 17
   1. La table d'opération 17
   2. Épidémiologie des complications liées à l'installation du malade 17
   3. Le décubitus dorsal 18
   4. La position gynécologique 19
   5. Le décubitus latéral 19
   6. Le décubitus ventral 19
   7. La position assise 19

5. **Incidents et accidents en anesthésie** 20
   1. L'inhalation broncho-pulmonaire 20
   2. L'intubation difficile 20
   3. Le bronchospasme 21
   4. Le spasme laryngé 21
   5. L'allergie au latex 21
   6. La chute de pression artérielle 21
   7. Les troubles du rythme cardiaque 21
   8. L'arrêt cardiaque 22
   9. L'hémorragie peropératoire ; notions d'hémovigilance 23

6. **Quand l'anesthésiste met des gants : les règles de l'asepsie chirurgicale** 25
   1. Les anesthésies locorégionales 25
   2. Les voies d'abord centrales 27

7. **Incidents et accidents des anesthésiques locaux** 29
   1. Panorama des anesthésiques locaux 29
   2. Accidents et incidents des anesthésiques locaux 29
   3. Prévention et traitement 30

L'INFIRMIÈRE DE BLOC OPÉRATOIRE

DEUXIÈME PARTIE   CHIRURGIE ABDOMINODIGESTIVE 31

8. **Rôle de l'IBODE en chirurgie viscérale**, par Guy Samama 33
    1. Avant l'arrivée du malade 33
    2. L'arrivée du malade dans la salle 33
    3. L'intervention 33
9. **Œsophagectomie pour cancer**, par Guy Samama 36
    1. Rappel anatomique 36
    2. Préparation à la chirurgie de l'œsophage 39
    3. L'œsophagectomie pour cancer 40
10. **Reflux gastro-œsophagien et hernies hiatales**, par Guy Samama 51
    1. Rappel anatomique 51
    2. La continence gastro-œsophagienne 51
    3. Classification des hernies hiatales 51
    4. Bilan préopératoire 52
    5. Principes du traitement du RGO (avec ou sans hernie hiatale) 53
    6. Les différentes techniques proposées 53
    7. Technique cœlioscopique 55
11. **Chirurgie de l'estomac**, par Guy Samama 56
    1. Rappel anatomique 56
    2. Rappels physiologiques 60
    3. Gastrostomie d'alimentation 60
    4. Vagotomies 62
    5. Gastrectomies 67
12. **Chirurgie de l'intestin grêle**, par Guy Samama 74
    1. Rappel anatomique 74
    2. Rappel physiologique 76
    3. Principaux actes chirurgicaux portant sur le jéjuno-iléon 76
13. **Chirurgie du côlon**, par Jean-Louis Brefort et Guy Samama 84
    1. Rappel anatomique 84
    2. Préparation du malade à la chirurgie 88
    3. Colotomie 88
    4. Colorraphie 89
    5. Colostomie 90
    6. Colectomies 94
    7. Coloplasties 102
14. **Chirurgie du rectum et de l'anus**, par Jean Maurel et Guy Samama 104
    1. Anatomie et physiologie chirurgicales du rectum et de l'anus 104
    2. Traitement chirurgical des cancers du rectum 111
    3. Traitement chirurgical des troubles de la statique rectale 126
    4. Rectocolite ulcéro-hémorragique (RCH) 132
    5. Chirurgie de l'anus, Guy Samama 137
15. **Chirurgie du foie**, par Guy Samama et Laurence Chiche 140
    1. Les éléments qui traversent le foie 142
    2. La segmentation du foie 143
    3. Les voies d'abord du foie 144
    4. Hépatectomies 145
16. **Chirurgie des voies biliaires extrahépatiques**, par Jean-Louis Brefort et Guy Samama 152
    1. Rappel anatomique 152
    2. Chirurgie des voies biliaires : généralités 154
    3. Cholécystectomie simple pour lithiase par voie cœlioscopique 155
    4. Cholécystectomie simple pour lithiase par laparotomie 158
    5. Cholécystectomie : variante d'avant en arrière 160
    6. Intervention pour lithiase de la voie biliaire principale 160
    7. Sphinctérotomies 162
    8. Anastomoses biliodigestives 164

17. **Hypertension portale**, par Guy Samama et Laurence Chiche 166
   1. Bases anatomiques et physiopathologiques de l'hypertension portale 166
   2. Chirurgie de l'hypertension portale 168
   3. Conclusion 174
   4. Boîte *vasculaire* 174

18. **Chirurgie du pancréas**, par Jean-Louis Brefort et Guy Samama 176
   1. Rappel anatomique 176
   2. Rappel physiologique 181
   3. Voies d'abord du pancréas 181
   4. Exploration chirurgicale du pancréas 181
   5. Les biopsies et exérèses limitées du pancréas 183
   6. La chirurgie des pancréatites aiguës en poussée 183
   7. Traitement chirurgical des pseudokystes du pancréas 184
   8. Kystogastrostomie transgastrique 185
   9. Kystoduodénostomie 186
   10. Kystojéjunostomie 187
   11. Drainage externe d'un pseudokyste non communicant 187
   12. Dérivation Wirsungojéjunale 188
   13. Splénopancréatectomie gauche 188
   14. Duodénopancréatectomie céphalique (DPC) 191
   15. Traitement palliatif des cancers de la tête du pancréas 197

19. **Hernies**, par Yannick Le Roux et Guy Samama 198
   1. Rappel anatomique 198
   2. Principe de l'intervention 199
   3. Préparation à l'intervention 199
   4. La technique opératoire par voie inguinale 199
   5. Technique par voie abdominale ou prépéritonéale 204
   6. Complications 205

20. **Éventrations**, par Yannick Le Roux et Guy Samama 207
   1. Physiopathogénie – Évolution 207
   2. Anatomie et physiopathologie 207
   3. Réparation 208
   4. Principes du traitement chirurgical 208
   5. Technique opératoire 208
   6. Indications 208
   7. Complications 210

21. **Chirurgie de la rate**, par Yannick Le Roux et Guy Samama 211
   1. Anatomie 211
   2. Traumatismes spléniques 213
   3. Splénectomie à froid : splénectomie programmée 214

22. **Chirurgie d'urgence en chirurgie abdominale**, par Guy Samama 217
   1. Le syndrome hémorragique 217
   2. La péritonite 218
   3. Occlusion 219
   4. Appendicite (et Meckel) 219

TROISIÈME PARTIE CHIRURGIE VASCULAIRE PÉRIPHÉRIQUE
par Olivier Coffin, Ludovic Berger et Rachid Ben-Soussia 223

23. **Généralités et particularités en chirurgie vasculaire périphérique** 225
   1. Rappel anatomique 225
   2. Rappel histologique 229
   3. Physiopathologie artérielle 229
   4. Les gestes de base communs à toute intervention vasculaire 231
   5. Principales techniques chirurgicales en pathologie artérielle 235
   6. Les instruments 237

24. Interventions de base de la chirurgie artérielle périphérique 240
  1. Chirurgie de la bifurcation carotidienne 240
  2. Chirurgie aorto-iliaque 243
  3. Chirurgie du trépied fémoral 250
  4. Pontages fémoropoplités et fémorojambiers 253
  5. « Fogartysation » 256
  6. sympathectomie lombaire 260
  7. amputations 263

25. Chirurgie endovasculaire 269
  1. Généralités 269
  2. Matériel endovasculaire de base 269
  3. Gestes de base, communs à toute procédure endovasculaire 271
  4. Procédures endovasculaires les plus courantes 273

26. Plaies et contusions vasculaires 277
  1. Cas simple – Plaies isolées 277
  2. Plaies complexes avec lésions de différents tissus 278
  3. Plaies vasculaires avec lésions viscérales complexes 278

27. Varices 279
  1. Matériel nécessaire 279
  2. Préparation du malade 279
  3. Crossectomie saphène externe 279
  4. Crossectomie et stripping de la saphène interne 280

QUATRIÈME PARTIE   CHIRURGIE DES GLANDES THYROÏDE ET PARATHYROÏDES
par Guy Samama 283

28. Chirurgie des glandes thyroïde et parathyroïdes 285
  1. Thyroïde 285
  2. Glandes parathyroïdes 287
  3. Vascularisation de la thyroïde et des parathyroïdes 288
  4. Chirurgie 288

CINQUIÈME PARTIE   ORTHOPÉDIE – TRAUMATOLOGIE
par Claude Vielpeau, Bruno Locker, Alain Pierre, Didier Souques, Nathalie Hanouz, François Tirveillot, Christian Javois et Christian Thomassin 295

Introduction 297

29. Particularités de l'anesthésie en orthopédie-traumatologie 299
  1. Généralités 299
  2. Les différents types d'anesthésie 300
  3. Pièges des interventions orthopédiques et traumatologiques 303
  4. Les principaux types d'intervention 304
  5. Conclusion 304

30. Préparation de l'opéré 305

31. Tractions et suspensions 307
  1. Généralités 307
  2. Les différents types 307

32. Appareils de contention externe (plâtres et résines) 311
  1. Généralités 311
  2. Cas particuliers 314

33. Installation du malade en orthopédie 321
  1. Règles générales d'installation sur table d'opération 321
  2. Principes de mise en place des champs opératoires 321
  3. Installations pour interventions sur le membre inférieur 322

34. Cerclage ... 325
1. Ce qu'il faut comprendre ... 325
2. Ce qu'il faut savoir ... 326

35. Vissage ... 329
1. Ce qu'il faut comprendre ... 329
2. Ce qu'il faut savoir ... 331

36. Plaques ... 334
1. Les plaques diaphysaires ... 334
2. Les plaques épiphysaires ... 338
3. Fragilité des plaques ... 341

37. Enclouage centromédullaire (ECM) ... 342
1. Principes théoriques ... 342
2. Matériel commun aux différents clous disponibles ... 343
3. Le clou gamma ... 343
4. Le clou de fémur ... 345
5. Le clou de tibia ... 346
6. Enclouage de l'humérus ... 348
7. Conclusion ... 348

38. Chirurgie de l'épaule ... 349
1. Ce qu'il faut comprendre ... 349
2. Problèmes particuliers ... 352
3. Installation ... 352
4. Voies d'abord de l'épaule ... 353
5. Interventions ... 354
6. Arthroscopie de l'épaule ... 361

39. Chirurgie de la main ... 365
1. Rappel anatomique et physiologique ... 365
2. Problèmes généraux posés par la chirurgie de la main ... 369
3. La main traumatique ... 372
4. Quelques exemples courants de chirurgie réglée ... 377

40. Chirurgie de la hanche ... 380
1. Les bases anatomiques ... 380
2. Les voies d'abord de la hanche ... 384

41. Principales affections de la hanche en dehors des traumatismes ... 388
1. La coxarthrose ... 388
2. La nécrose de la tête fémorale ... 390
3. La coxite ... 390
4. Principe des interventions conservatrices dans la coxarthrose ... 391

42. Butée de hanche et opération de Chiari ... 393
1. Butée de hanche ... 393
2. Ostéotomie du bassin selon Chiari ... 394

43. Ostéotomie fémorale haute ... 396
1. Technique ... 396
2. Installation de l'opéré ... 396
3. Entrée en salle ... 396

44. Fractures du col du fémur ... 399
1. Principes du traitement chirurgical ... 399
2. Fractures per- ou inter-trochantériennes ... 399
3. Fracture cervicale vraie ... 403

45. Prothèse totale de hanche (PTH) ... 406
1. Prothèses cimentées et non cimentées ... 406
2. Les couples de friction ... 406
3. Les ciments ... 407
4. Rôle de l'instrumentiste pendant l'intervention ... 407

- 5. PTH de type Charnley-Kerboull implantée par voie transtrochantérienne 408
- 6. PTH de type Charnley-Kerboull implantée par voie HMA 413

46. Chirurgie du genou 415
- 1. Bases anatomiques 415
- 2. Éléments de physiologie – les systèmes ligamentaires 416

47. Principes de réparation des lésions ligamentaires du genou 421
- 1. Indications 421
- 2. Réparations des lésions fraîches 421
- 3. Interventions sur laxités chroniques 424

48. Chirurgie des lésions dégénératives ou inflammatoires du genou 429
- 1. Arthrose 429
- 2. La chondrocalcinose 432
- 3. L'arthrite rhumatoïde (ou polyarthrite chronique évolutive) 432

49. Ostéotomie tibiale pour gonarthrose 433
- 1. Ostéotomie tibiale de valgisation 433
- 2. L'ostéotomie tibiale de varisation 436

50. Arthroscopie 437
- 1. Historique 437
- 2. Les différentes arthroscopies 437
- 3. Déroulement des arthroscopies et prise en charge 439

51. Prothèses du genou 443
- 1. Les différents types de prothèses du genou 443
- 2. Techniques de pose des prothèses semi-contraintes 445

52. Arthrodèses de la cheville et du pied 449
- 1. Généralités 449
- 2. Technique 450

53. Tendon d'Achille 455
- 1. Pathologie chirurgicale 455
- 2. Rupture du tendon d'Achille 455
- 3. Traitement des ruptures du tendon d'Achille 455
- 4. Correction de l'équinisme du pied 457

54. Ostéotomie supramalléolaire 460
- 1. Généralités 460
- 2. Principes 460
- 3. Indications 460
- 4. Technique 460

55. Chirurgie de l'avant-pied 462
- 1. Ce qu'il faut comprendre 462
- 2. Ce qu'il faut savoir 463

SIXIÈME PARTIE UROLOGIE
par Sophie Letoquin-Bernard (d'après Henri Bensadoun et Philippe Bottet[†]) 469

Introduction 471

56. Chirurgie urologique : généralités 473
- 1. Préparation des patients avant la descente au bloc opératoire 473
- 2. Arrivée du patient au bloc opératoire 473
- 3. Installation du patient 473
- 4. Matériels et consommables particuliers à l'urologie 473
- 5. Irrigation en endoscopie 475

57. Chirurgie du rein 476
- 1. Voies d'abord du rein 476
- 2. Néphrectomies 478

58. Chirurgie de l'uretère ... 483
1. Rappel anatomique ... 483
2. Voies d'abord ... 483
3. Principales Interventions ... 484

59. Chirurgie de la vessie ... 492
1. Rappel anatomique ... 492
2. Voies d'abord ... 492
3. Diverticulectomie chirurgicale ... 493
4. Cystectomies ... 494
5. Entérocystoplastie de remplacement ... 495
6. Agrandissement de vessie ... 496
7. Chirurgie de l'incontinence urinaire féminine : fronde sous-urétrale type « TVT » (voie rétropubienne) ... 496
8. Chirurgie du prolapsus vésical (cystocèle) ... 498
9. Chirurgie de la fistule vésicovaginale ... 498

60. Chirurgie de la prostate ... 500
1. Rappel anatomique ... 500
2. Voies d'abord ... 500
3. Adénomectomie prostatique ... 501
4. Prostatectomie radicale ... 502

61. Chirurgie de l'urètre masculin ... 503
1. Rappel anatomique ... 503
2. Voies d'abord ... 503
3. Méatostomie-méatoplastie ... 504
4. Urétroplasties pour sténose urétrale ... 504
5. Chirurgie de l'hypospadias ... 504
6. Chirurgie de l'incontinence urinaire masculine ... 506

62. Chirurgie des organes génitaux externes masculins ... 508
1. Rappel anatomique ... 508
2. Voies d'abord ... 508
3. Chirurgie du prépuce : circoncision ou posthectomie ... 509
4. Chirurgie du priapisme ... 509
5. Chirurgie testiculaire ... 510
6. Chirurgie du cordon ... 511
7. Chirurgie de l'impuissance sexuelle ... 512
8. Chirurgie de la maladie de La Peyronie et de l'incurvation de verge ... 512

63. Transplantation rénale ... 514
1. Préparation ... 514
2. Réalisation de la transplantation ... 514

64. Chirurgie vasculaire pour hémodialyse chronique ... 516
1. Généralités ... 516
2. Fistules artérioveineuses ... 516
3. Pontage artérioveineux ... 517

65. Exploration et chirurgie endoscopiques ... 518
1. Urétrocystoscopie ... 518
2. Biopsie vésicale ... 519
3. Urétrotomie interne ... 519
4. Résection endoscopique ... 519
5. Lithotritie vésicale ... 519
6. Cathétérisme urétéral et urétéro-pyélographie rétrograde (UPR) ... 519
7. Urétéroscopie ... 520
8. Urétéroscopie pour calcul ... 521
9. Néphrostomie percutanée ... 521
10. Chirurgie endoscopique rénale percutanée ... 521

SEPTIÈME PARTIE GYNÉCOLOGIE
par Peter Von Theobald et Michel Herlicoviez 525

66. Chirurgie gynécologique par voie abdominale 527
1. Généralités 527
2. Anatomie chirurgicale 528
3. Les incisions 529

67. Chirurgie des ovaires et des trompes 533
1. Kystectomie 533
2. Ovariectomie 534
3. Annexectomie 534
4. La salpingectomie totale 535
5. La stérilisation tubaire 537

68. Chirurgie de l'utérus 538
1. La myomectomie 538
2. Hystérectomie abdominale 539
3. Colpohystérectomie élargie avec lymphadénectomie pour cancer 542
4. La césarienne 546

69. Prolapsus utérin 548
1. Physiopathologie 548
2. Chirurgie du prolapsus génital... 550

70. Curetage utérin 559
1. Les différents types de curetage 559
2. Principes de l'intervention 559

71. Cœlioscopie diagnostique et thérapeutique 561
1. Généralités 561
2. Déroulement de l'intervention 561
3. principales interventions cœliochirurgicales 565

72. Hystéroscopie 569
1. hystéroscopie diagnostique 569
2. hystéroscopie opératoire 570

73. Chirurgie de l'incontinence urinaire 572
1. Principes 572
2. Technique abdominale de colposuspension : le Burch 573
3. Technique abdominale de fronde sous-urétrale : le Goebbel-Stockel 573
4. Technique vaginale de fronde sous-urétrale : le Bologna 574
5. Conclusion 575

74. Autres techniques en chirurgie gynécologique 576
1. L'interruption volontaire de grossesse ou IVG 576
2. Le cerclage du col 577
3. La conisation 577
4. La douglassectomie 578

HUITIÈME PARTIE CHIRURGIE THORACIQUE
par Jean-Philippe Le Rochais et Bertrand Martel 579

Introduction 581

75. Thoracotomies 583
1. Anatomie chirurgicale 583
2. Matériel 584
3. Différentes interventions selon les voies d'abord 584

76. Drainage thoracique et aspiration 588
1. Principes 588
2. Matériel 588
3. Précautions 589

77. Résections pulmonaires ... 590
1. Anatomie chirurgicale ... 590
2. Matériel ... 593
3. Les lobectomies ... 594
4. La pneumonectomie ... 595

78. Chirurgie de la plèvre ... 596
1. Pneumothorax ... 596
2. Tumeur pleurale ... 596
3. Décortication pulmonaire ... 597

79. Place de la vidéothoracoscopie ... 598
1. Indications ... 598
2. Matériel ... 598
3. Installation ... 599
4. Les temps opératoires ... 599
5. Remarques ... 600

80. Médiastinoscopies ... 601
1. Principes généraux ... 601
2. Autres médiastinoscopies ... 603
3. Indications ... 603
4. Remarques ... 603

ANNEXES ... 605

Planche I	Boîte Abdomen – Gastrectomie	606
Planche II	Boîte Abdomen – Paquet paroi	610
Planche III	Cœliochirurgie	611
Planche IV	Boîte Thorax	616
Planche V	Instruments en orthopédie-traumatologie	619
Planche VI	Arthroscopie	624
Planche VII	Hystéroscopie	625

NOMENCLATURE ANATOMIQUE ... 627

INDEX ... 635

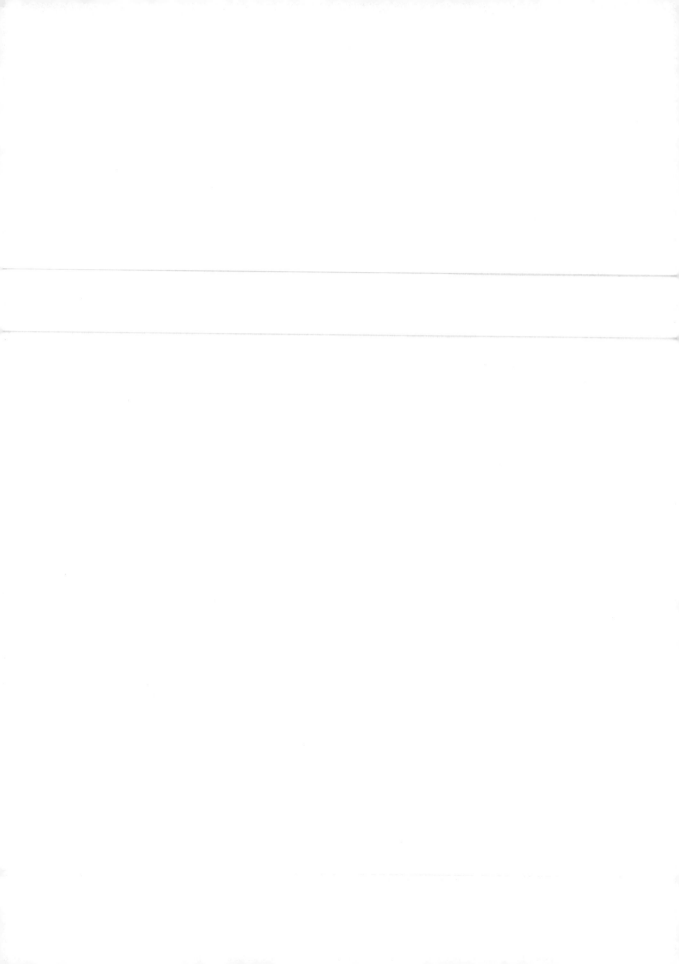

1. Équipe du bloc opératoire, infirmière de bloc opératoire – IBODE

Françoise Bouland-Fargier

Ces quelques lignes ont pour but d'informer et d'aider l'infirmière à se situer efficacement dans son environnement professionnel : aujourd'hui le bloc opératoire traditionnel et/ou ambulatoire, demain le bloc mais aussi le service de radiologie interventionnelle, le service d'endoscopie dans une discipline précise, voire un service médical demandeur.

La rapide évolution des technologies nécessite des équipements sophistiqués de plus en plus complexes asservis par les sciences physiques (comme la vidéo, l'endoscopie, l'imagerie, le monitorage, l'aspirateur chirurgical à ultrasons, la radiothérapie peropératoire, les ultrasons, etc.). Les techniques opératoires (la chirurgie percutanée, la chirurgie endoscopique, les interventions par cathétérisme, demain la téléchirurgie) se modifient. Le paysage des nouveaux plateaux techniques devra être conçu vraisemblablement dans le concept d'asepsie progressive avec plus de souplesse, plus de flexibilité pour être adaptable en ces temps où performance, économie, rentabilité sont de rigueur.

L'intervention chirurgicale pour le patient et pour l'équipe opératoire demeure une aventure que l'on peut assimiler à un voyage en avion nécessitant la mobilisation des moyens humains et techniques et comportant un certain nombre d'étapes.

1. L'ÉQUIPE DU BLOC OPÉRATOIRE

Dans un bloc, le travail individuel n'est pas possible. Chaque personne doit se situer dans un rapport de complémentarité avec les autres et prendre part d'une manière dynamique à la vie de l'équipe. Quelle en est la composition ?

- Le pilote : le chirurgien responsable de l'acte opératoire.
- Le copilote : le médecin anesthésiste responsable de la vie physiologique du malade.
- Les équipiers :
  - la surveillante ;
  - l'aide-opératoire (étudiants et/ou infirmières) ;
  - l'infirmière anesthésiste ;
  - l'infirmière instrumentiste ;
  - l'aide-soignante ;
  - le brancardier ;
  - le manipulateur en électroradiologie ;
  - le biologiste ;
  - l'ingénieur biomédical ;
  - l'endoscopiste ;
  - l'intendante ;
  - la secrétaire ;
  - demain, le physicien.

2. L'IBODE

Partant du principe que l'infirmière a intégré l'enseignement dispensé en IFSI, je ne rappellerai pas les concepts fondamentaux de l'exercice professionnel que sont :
- le concept de l'homme ;
- le concept de la santé ;
- le concept de la maladie ;
- le concept des Soins Infirmiers.

Mais je m'attacherai à ce qui fait la spécificité du travail au B.O. souvent occulté pendant le cursus de formation initiale.

Prendre en charge le patient au bloc opératoire comporte des aspects liés à l'intervention mais il n'en reste pas moins que l'opéré, cet être unique avec ses attentes et ses besoins biologiques, psychologiques, sociaux et culturels est unique aussi dans la salle d'opération, et il va vivre la situation sur un mode qui lui est propre. En effet, le passage au bloc opératoire (monde mystérieux et insolite) est vécu comme une agression dans son intégrité physique (ablation d'un organe), dans son intimité psycho-émotionnelle, culturelle (intervenir sur le cœur ou le cerveau, c'est toucher à la personnalité). Il est dépendant ou semi-dépendant (en cas d'anesthésie loco-régionale) de l'équipe pluridisciplinaire, de la haute technologie, des techniques.

L'IBODE, parfaite hôtesse, participe à son confort, à sa sécurité physique, physiologique, psychologique en apportant à son « Passager d'Honneur : l'Opéré », des soins relationnels, des soins d'hygiène et des soins techniques de qualité répondant à ses besoins.

Si l'on reprend les concepts de Virginia Henderson : « Aider l'individu malade ou en bonne santé à recouvrer le plus rapidement possible ou à maintenir sa santé et son indépendance ; ou encore l'aider lors de ses derniers moments dans l'accomplissement des tâches dont il s'acquitterait lui-même s'il en avait la force et la volonté. »

Certes, c'est le chirurgien qui décide et réalise une intervention, mais son organisation relève du domaine de l'IBODE. Donc, en fonction de l'intervention, d'un patient donné, la démarche de l'IBODE pourra prendre diverses formes.

a. Identification et analyse des besoins physiologiques et psychologiques du patient

Dans la phase juxta-opératoire, et en fonction de la pathologie du patient, il s'agira de repérer les besoins psychologiques et physiologiques de ce dernier. Ceci implique une bonne connaissance du patient pouvant se réaliser par l'intermédiaire :
- de la lecture du dossier ;
- du compte-rendu du staff ;
- d'un entretien avec le chirurgien ou l'anesthésiste qui permet de savoir ce qui a été dit au patient, de connaître la voie d'abord (donc l'installation en peropératoire) et les caractéristiques que peut présenter l'intervention (par exemple en chirurgie viscérale, prévoir une instrumentation longue) ;
- d'un entretien avec les infirmières du service ; cette démarche permettant de mieux les connaître et d'établir des relations harmonieuses entre les personnels des blocs et des unités de soins.

La cadre supérieure de santé assiste aux staffs de programme opératoire. Elle participe à son organisation. Elle assure les transmissions avec son équipe d'IBODE.

b. Identification et analyse des besoins suivant l'intervention

Il faut identifier et analyser les besoins concernant l'intervention proprement dite en équipements et personnels.

- La programmation dans une journée opératoire selon la classe de contamination, le degré d'urgence, l'âge, la pathologie.

- Le type de salle d'opération en tenant compte de sa surface et de ses équipements :
  - bistouri électrique ;
  - flux laminaire ;
  - éclairage opératoire ;
  - radiologie ;
  - table d'opération et ses accessoires ;
  - vidéo ;
  - prévoir échographe, bistouri à ultrasons ;
  - etc.

- Les matériels (textiles, consommables, instrumentation, prothèse, implants, sutures et ligatures, etc.) adaptés, fonctionnels et stériles. Prévoir le nécessaire pour les éventuels incidents et accidents peropératoires prévisibles (par exemple, avoir toujours pour certaines interventions des clamps vasculaires).

- Le personnel :
  - le nombre d'aides ;
  - un manipulateur en radiologie ;
  - un endoscopiste ?
  - un biologiste pour un examen anatomo-pathologique ?

c. Actions pour prévenir les risques et assurer la sécurité de tous

Comme le pilote dans sa carlingue, l'IBODE dans sa salle d'opération annonce avant toute intervention tous les items de la check-list pour s'assurer :
- de l'application des protocoles d'hygiène (essuyer toutes les surfaces planes, contrôler la température, l'hygrométrie, etc.) ;
- du bon fonctionnement et du positionnement de tous les équipements (table d'opération, éclairage, bistouri électrique, aspiration, vidéo, etc.) ;
- la préparation du matériel (textiles, instrumentation, conteneurs – stérilité, date de péremption, témoins de passage à la stérilisation, intégrité des emballages – dans l'ordre dans lequel celui-ci sera donné pendant le déroulement de l'intervention).

Voilà l'IBODE disponible pour accueillir le futur opéré. Cet accueil doit être chaleureux et personnalisé (nommer une personne, c'est la reconnaître, c'est la faire exister en opposition avec « la vésicule » ou « la prostate »). Il doit tendre à diminuer l'angoisse et à mettre le patient en confiance :
- par une présence constante dans une tenue vestimentaire correcte ;
- par un regard ;
- par le silence ;
- par le toucher chaud, pressant, en opposition avec le froid des gants et instruments ;
- par une écoute, le patient habité par l'angoisse a besoin de parler et d'être écouté ;
- par le dialogue, il faut savoir répondre calmement avec simplicité d'un ton franc, amical (d'où la nécessité de connaître le dossier du patient) ;
- par le respect de la pudeur ;
- par le calme, en évitant allées et venues, les discussions personnelles, les paroles malheureuses ;

– par une atmosphère sereine, feutrée, pourquoi pas musicale, dans un environnement aux teintes reposantes incitant à l'endormissement.

C'est au cours de cet accueil que se fait la vérification du dossier administratif (autorisation d'opérer s'il s'agit d'un mineur) et du dossier infirmier (allergies).

Puis, en fonction de l'organisation et de la structure du bloc, le patient est conduit en salle d'anesthésie ou en salle d'opération. L'IBODE peut-être amenée à collaborer avec le médecin anesthésiste et/ou l'infirmière anesthésiste dans la préparation et l'installation de certains matériels (branchement des gaz médicaux, plateau d'intubation, etc.) pour le décollage.

Le patient endormi, intubé, « techniqué », est repris en charge par l'IBODE qui contrôle la bonne préparation du futur site opératoire et effectuera les actes médicaux prescrits (sondage par exemple) et le début de la préparation cutanée en fonction des protocoles en vigueur.

A. LE VOL VA COMMENCER

L'installation en fonction de la voie d'abord se fait avec l'accord des anesthésistes, car tout changement de position peut avoir des répercussions dommageables, et en collaboration avec le chirurgien qui doit vérifier le bon positionnement, le bon maintien (les éventuels points de compression pouvant entraîner des paralysies) et la position adaptée de la plaque du bistouri électrique.

Simultanément, l'équipe chirurgicale revêtue d'un uniforme propre spécifique au B.O. (pyjama-coiffe-sabots-bavette) effectue un lavage chirurgical des mains selon le protocole, revêt la tenue et les gants stériles avant d'entrer dans le « sanctuaire ».

C'est à ce stade que la fonction d'IBODE se divise en deux rôles distincts et complémentaires :
– l'infirmière circulante ;
– l'infirmière instrumentiste.

a. L'infirmière circulante

« Patronne » de la salle d'opération, elle est l'intermédiaire entre l'équipe et l'extérieur de la salle d'opération.

- Elle doit posséder une *parfaite connaissance* :
  – du bloc opératoire et de ses possibilités ;
  – des équipements et matériels (le principe, le fonctionnement, le mode d'utilisation, la maintenance, le coût) ;
  – du déroulement de l'acte opératoire, des risques d'incidents, ou d'accidents, pour anticiper la demande ou être prête à donner dans le minimum de temps l'instrument, la ligature, modifier l'orientation de la table, de l'éclairage, l'intensité du bistouri électrique par exemple.

- Elle doit *maîtriser les règles d'hygiène et d'asepsie* et les faire respecter :
  – port correct des tenues de bloc ;
  – contrôle du nombre de personnes, leurs déplacements ;
  – fermeture des accès pour respecter la surpression de l'air.

Le rôle de circulante est comparable à celui de l'arbitre de touche qui, par sa vigilance, scrute, surveille équipiers et environnement, signale les fautes, fait respecter les règles et renforce la cohésion de l'équipe. Si l'instrumentiste doit avoir toujours un temps d'avance sur le geste chirurgical, cela veut dire qu'en amont la circulante aura eu au moins trois temps d'avance !

b. L'infirmière instrumentiste

Compte tenu de l'évolution des techniques, de la sophistication des matériels et équipements, du nombre important d'actes de plus en plus lourds, la présence d'une infirmière instrumentiste paraît indispensable pour :
– enlever au chirurgien toutes préoccupations matérielles ;
– lui éviter des gestes et manipulations inutiles ;
– lui permettre de se concentrer sur le geste opératoire ;

mais aussi :
– réduire la durée de l'intervention, de l'anesthésie, donc réduire la fatigue et la tension de tous les membres de l'équipe ;
– respecter les règles d'hygiène et d'asepsie ;
– favoriser une meilleure utilisation et gestion du matériel (*ex.* : on ne coupe pas des fils avec une paire de ciseaux à disséquer) ;
– assurer la sécurité physique du patient (*ex.* : les aides se fatiguent et dans le temps peuvent « s'abandonner » sur le patient) ;
– aider en cas de nécessité, car une instrumentiste c'est aussi une paire de mains en plus.

L'infirmière instrumentiste habillée stérilement avant l'équipe opératoire prépare sa ou ses tables d'instrumentation en maîtrisant parfaitement :
– les règles d'hygiène ;
– les règles d'asepsie ;
– l'ordre ;
– la méthode (la confection des plateaux individuels correspondant à un temps opératoire facilite le rangement).

Ceci fait appel à la rigueur (à opposer à la rigidité).

À ce propos, il est nécessaire que des protocoles soient élaborés, permettant à toute infirmière de relayer rapidement et efficacement une collègue.

- Actrice à part entière, *l'instrumentiste se positionne en face ou à côté du chirurgien en fonction des interventions et des habitudes*. Elle organise son environnement d'une façon ergonomique, évitant de travailler avec des mouvements de rotation permanente des cervicales ou des lombaires. Elle doit voir le champ opératoire en permanence pour suivre les différents temps opératoires. Ayant une parfaite connaissance de la technique chirurgicale (et, idéalement, du chirurgien), de ses incidents et accidents potentiels, elle anticipe le geste chirurgical et doit présenter toujours de la même main, au bon moment, le bon instrument en le frappant d'un geste net et précis dans la paume ouverte du chirurgien dans une position de fonction, c'est-à-dire côté manche ou côté anneau pour le reprendre ensuite de l'autre main.

- *Les instruments utilisés* sont nettoyés et replacés soit dans la zone protégée de la table, soit dans la zone considérée douteuse.
- *Les fils de ligature* sont coupés à la longueur voulue (deux longueurs de pince porteuse). Les boulettes « noisettes » sont présentées sur pinces, les instruments courbes sont disposés bec en l'air pour ne pas perforer le champ.
- Elle a le devoir de *proposer ou de rappeler* certains temps dans la mesure où elle le juge utile pour le patient comme un temps septique, un prélèvement bactériologique, le lavage de certaines cavités, la fixation des drains, l'utilisation d'un antiseptique, d'un changement de gants, la quantité des pertes liquidiennes, le comptage des textiles, les aiguilles, etc.
- Le pansement terminé, l'instrumentiste protégée par sa casaque et ses gants procédera à *l'évacuation de l'instrumentation* (décontamination dans des bacs), des textiles, des déchets selon le protocole validé.

L'instrumentiste plus particulièrement responsable de l'aire stérile et la circulante doivent avoir une parfaite connaissance de leur partition afin qu'il n'y ait pas ou peu de couacs pendant la représentation.

B. L'ATTERRISSAGE S'AMORCE

Pendant que l'infirmière instrumentiste procède à l'évacuation du matériel souillé, l'infirmière circulante éteint le scialytique, recouvre le patient, le remet dans une position adéquate avec l'autorisation de l'anesthésiste. Elle réunit les différents éléments du dossier après avoir rempli la feuille de liaison, la feuille écologique (fiche de traçabilité des dispositifs médicaux utilisés), la feuille de gestion (traçabilité des dispositifs médicaux implantables), s'être assurée du bon transport des prélèvements et des bons correctement identifiés. Elle accompagne l'opéré dans la salle post-interventionnelle avec ses collègues anesthésistes.

Ce n'est qu'après le départ du patient que l'équipe d'aides-soignantes intervient pour remettre la salle d'opération en état pour l'opéré suivant selon le protocole validé.

3. CONCLUSION

Délibérément, ce profil de fonction d'IBODE destiné à un ouvrage de techniques opératoires à l'usage des infirmières est plus particulièrement orienté vers la description du rôle d'infirmière technicienne. Il ne faut pas oublier d'autres rôles importants.

a. Rôle d'hygiéniste

Le premier risque au bloc opératoire n'est pas le risque chirurgical ou le risque anesthésique mais le risque infectieux qui est une véritable obsession pour toute l'équipe. La maîtrise de ce risque s'inscrit dans un programme d'assurance qualité nécessitant la mise en place de protocoles élaborés par les équipes, validés par le C.L.I.N., évalués et réajustés régulièrement.

b. Rôle de gestionnaire

Si la santé n'a pas de prix, elle a un coût. La parfaite connaissance de tous les types de matériels (fonctionnement, utilisation, maintenance, gestion des stocks, prix) évite le gaspillage et représente une source d'économie.

c. Rôle dans les transmissions, la communication

La communication est un vecteur essentiel de qualité de la prise en charge du patient. Elle établit une relation entre équipes des différentes unités gravitant autour d'une même personne : le malade. Elle permet une continuité des soins assurée par des transmissions orales et écrites concernant le malade, l'équipe, le matériel (commande, réparation) et réalise une meilleure gestion du temps.

d. Rôle de formation

L'IBODE doit assurer auprès des élèves des différentes écoles paramédicales, des stagiaires, des actions de formation en transmettant son savoir et son savoir-faire.

e. Recherche en soins infirmiers au bloc opératoire

Ce rôle est encore bien timide à ce jour.
L'IBODE doit posséder de solides connaissances techniques associées à un ensemble de qualités et comportements : psychologie, diplomatie pour négocier, canaliser, tenter de résoudre les situations de stress, de tension, voire de conflit.
Discrète mais non effacée, patiente, équilibrée, elle doit faire preuve de maîtrise de soi, s'imposer et se faire reconnaître.

f. Au total

Si l'organisation de l'activité du bloc opératoire (gestion des locaux, du matériel, des ressources humaines) revient au cadre infirmier IBODE en concertation avec l'équipe médicale, l'IBODE pivot de la salle d'opération travaille en interface avec le patient, les équipes médicales et paramédicales. Elle représente un facteur d'unité et de continuité pour l'équipe et une garantie de qualité pour le malade.

La formation sur « le tas », restreinte, partielle, incomplète, non structurée ne permet pas aux infirmières d'œuvrer efficacement. Seule une réelle formation complémentaire d'une part et permanente d'autre part dans différents domaines (hygiène, technique, sciences humaines, législatif et réglementaire comme la matériovigilance, la gestion, l'évaluation) peuvent apporter efficience, polyvalence, mobilité pour répondre aux exigences de la politique de santé dont l'un des objectifs est de dispenser des soins de qualité à un moindre coût dans une démarche d'accréditation.

PREMIÈRE PARTIE
Anesthésie-Réanimation

Fabienne Fobe

Introduction

Ces quelques chapitres d'anesthésie-réanimation destinés aux infirmières de salle d'opération peuvent paraître superflus voire inutiles à une personne habituée à travailler dans un grand hôpital, universitaire ou autre, disposant de nombreux blocs opératoires et où la pratique quotidienne tend vers une hyperspécialisation des tâches et vers un cloisonnement des activités. En effet, chaque acte y a son ou ses exécutants, chaque exécutant son but et la coordination de l'ensemble se base plus sur des rapports personnels que sur la compréhension des impératifs et besoins de chacun. La frontière entre les deux équipes anesthésique et chirurgicale existe sur le terrain, matérialisée par un rideau de toile, quand ce n'est pas une serre ou un scaphandre, mais aussi dans les esprits.

Cette opinion doit bien sûr être nuancée selon les personnes et les endroits concernés, mais il n'en reste pas moins qu'elle est le reflet d'une certaine réalité dans les grands centres hospitaliers, réalité qui s'estompe d'ailleurs dès que l'on fréquente les petits établissements de soins, au personnel réduit, où la panseuse sert occasionnellement d'infirmière anesthésiste.

Or les raisons de s'intéresser à la pratique anesthésique courante ne manquent pas à l'infirmière de salle d'opération, ne serait-ce que pour régler de manière satisfaisante les problèmes communs du bloc opératoire : hygiène et aseptie générale, accueil des malades, vérification de leur dossier, installation sur la table d'opération, etc. Mais surtout, la compréhension de la succession des actes anesthésiques et de leur finalité, l'étude du déroulement de l'intervention vue de l'autre côté du champ opératoire, la connaissance des risques liés aux différentes phases de l'anesthésie, la maîtrise des gestes de base de la réanimation éviteront à l'infirmière de salle d'opération des initiatives malencontreuses et lui permettront de concourir efficacement au rétablissement d'une situation compromise en apportant une main secourable à une équipe anesthésique réduite ou débordée.

Espérons qu'après ces quelques pages, l'anesthésie ne sera pas ou plus synonyme de brouillard ou de magie mystérieuse.

2. Approche théorique de l'anesthésie

1. INTRODUCTION

L'anesthésie poursuit deux buts.

- Rendre l'intervention chirurgicale supportable au patient en supprimant la douleur et/ou sa perception consciente et en atténuant et/ou contrôlant les réactions dues à l'anxiété et au « choc opératoire » (ensemble de perturbations physiologiques après toute chirurgie).
- Permettre et faciliter le travail de l'équipe chirurgicale en empêchant des mouvements intempestifs du patient (toux, poussée abdominale) et en assurant l'homéostasie des fonctions vitales avant, pendant et après l'intervention (circulation, ventilation, volémie, etc.).

L'anesthésiste dispose de plusieurs techniques anesthésiques pour y parvenir. Sommairement, il peut recourir à une anesthésie générale (AG) ou une anesthésie locorégionale (ALR), ou associer les deux techniques.

2. BASE THÉORIQUE DE L'AG

Pour faire une anesthésie générale, l'anesthésiste dispose actuellement d'un large éventail de drogues qu'il peut utiliser en association. Très succinctement, il existe trois groupes de drogues en fonction de l'effet principal recherché :
- l'analgésie ;
- le sommeil (narcose) ;
- le relâchement musculaire.

A. L'ANALGÉSIE

a. Physiologie de la douleur

La douleur est une sensation désagréable, qui fait suite à une agression périphérique recueillie par des récepteurs situés au niveau du derme, des séreuses, mésos et viscères creux. L'influx nerveux va cheminer le long des fibres nerveuses jusqu'au premier relais de la moelle. À ce niveau déjà, par l'intermédiaire d'un arc réflexe, peuvent partir des réactions involontaires (pâleur, sueurs, vasoconstriction). La moelle épinière sert de modulateur et de voie de transit pour atteindre les structures cérébrales supérieures. Le cerveau constitue le poste de commande central et, par des cheminements et interactions complexes, va intégrer les messages douloureux, les transmettre aux centres de la conscience, ainsi qu'élaborer des mécanismes de défense moteurs ou végétatifs : libération d'hormones de stress, dont les catécholamines, qui provoquent une tachycardie, hyperpression, sueurs, vasoconstriction.

Ainsi, la douleur recueillie au départ de quelques fibres nerveuses va-t-elle du fait de nombreuses connexions interneuronales mettre en jeu de larges fonctions du système nerveux central. L'anesthésiste, par l'intermédiaire des différentes drogues qu'il utilise, cherche à interrompre en un point quelconque de son parcours le cheminement de cet influx douloureux (**Fig. 2.1**).

b. Les analgésiques majeurs

Les analgésiques majeurs sont tous des dérivés synthétiques de la morphine. Ils agissent au niveau des récepteurs morphiniques situés principalement dans le cerveau, mais également dans la moelle. Ils induisent tous une analgésie plus ou moins puissante, plus ou moins longue selon le produit utilisé.

La morphine n'est guère plus utilisée qu'en postopératoire, par voie sous-cutanée et intramusculaire en doses itératives (environ 10 mg) ou titrée en intraveineux par un appareil commandé par le patient (PCA-Analgésie contrôlée par patient). Néanmoins, la morphine reste le référent pharmacologique auquel toutes les nouvelles drogues sont comparées.

Toutes ces drogues analgésiques vont avoir, à un degré plus ou moins important, les effets secondaires de la morphine.

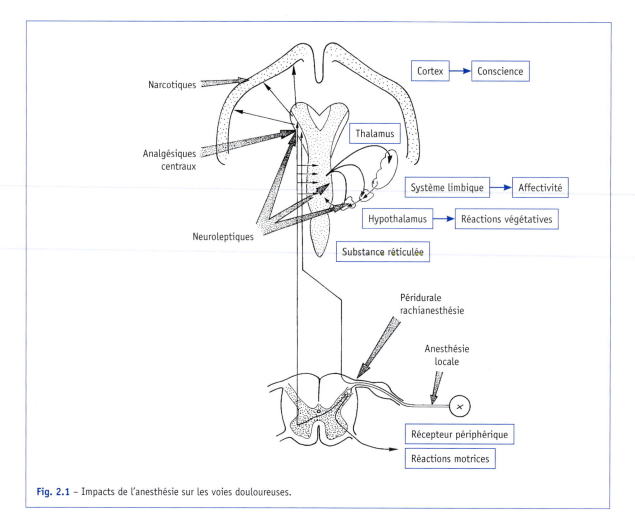

Fig. 2.1 – Impacts de l'anesthésie sur les voies douloureuses.

- *Dépression respiratoire.* Cela peut aller à la simple diminution de la fréquence respiratoire, entraînant une petite hypercapnie, à une apnée très prolongée nécessitant une ventilation artificielle.
- *Sédation.* Rend le malade difficilement réveillable.
- *Nausées, vomissements.*

Les **analgésiques les plus utilisés** actuellement pendant une anesthésie générale sont le sufentanyl (*Sufenta*) : 10 µγ = 10 mg de morphine, et le fentanyl (*Fenta*) : 100 µγ = 10 mg de morphine.

Tous deux sont des analgésiques extrêmement puissants de durée d'action moyenne (t 1/2 = 2 à 4 h), qui donnent une queue d'analgésie intéressante après des interventions douloureuses, mais qui provoquent une dépression respiratoire en conséquence et imposent une assistance ventilatoire peropératoire et une surveillance postopératoire. Le sufentanyl va progressivement remplacer le fentanyl, parce qu'il présente moins de risque de dépression respiratoire secondaire au réveil par relargage.

L'alfentanyl (*Rapifen*) : 1 mg = 10 mg de morphine, ayant une durée d'action plus courte et offrant peu d'analgésie postopératoire, est idéal pour les interventions courtes ou en ambulatoire. Il peut également être utilisé titré à doses filées pour des sédations où la respiration spontanée est respectée.

B. LA NARCOSE

a. De la nécessité d'une narcose

Un contrôle parfait de l'analgésie suppose une assistance ventilatoire, qui nécessite souvent une intubation et une mise sous respirateur, ce qui se conçoit difficilement chez un malade conscient. D'autre part, même bien analgésié, il n'est souvent pas souhaitable que le patient assiste consciemment à son intervention (chose déjà plus facilement réalisable sous ALR). Il est donc nécessaire de faire dormir le patient. D'ailleurs, les angoisses principales des malades avant une anesthésie se situent autour de : est-ce que je vais bien dormir ? Est-ce que je vais bien me réveiller ?

Le terme « narcose » peut prêter à confusion avec le mot anglo-saxon *narcotics*, qui signifie stupéfiants. La narcose, ici, veut dire : perte de conscience = sommeil artificiel. Les narcotiques sont des substances qui agissent au niveau du cortex cérébral et qui abolissent, entre autres, la perception consciente de la douleur. Ils n'ont pas d'influence sur les structures sous-corticales qui contrôlent les manifestations neuro-végétatives et donc les réactions de stress (tachycardie, hyperpression, etc.) accompagnant cette douleur.

La narcose peut être obtenue par deux voies d'administration différentes, qui peuvent d'ailleurs s'associer : inhalation ou intraveineuse.

b. Par inhalation

Il s'agit de vapeurs anesthésiques halogénées administrées par le circuit d'anesthésie. Descendants du chloroforme et de l'éther, l'halothane (*Fluothane*), l'isoflurane (*Forène*), et les nouveaux tels que desflurane (*Suprane*) et sévoflurane (*Sevorane*) se présentent tous sous forme de liquides qui sont évaporés dans des vaporisateurs spécifiques à chaque gaz, qui délivrent un pourcentage de fraction inspirée additionnée aux gaz frais (oxygène et protoxyde d'azote).

Chaque anesthésique est spécifique par sa pharmacocinétique (rapidité d'action et d'élimination). Ils présentent tous à peu près les mêmes effets secondaires (dépression cardiovasculaire et respiratoire). Ils s'utilisent surtout pour l'entretien de l'anesthésie en relais d'une induction intraveineuse. Chez l'enfant, le *Fluothane* et le *Sevorane* peuvent être utilisés pour des inductions au masque, ce qui permet de poser la voie veineuse une fois l'enfant endormi.

Le N_2O ou protoxyde d'azote, communément appelé « proto », est un gaz qui est distribué à partir de bouteilles ou par prises murales. Aux fractions où on l'utilise (50 ou 60 % ; l'oxygène est présent alors à 50 ou 40 %), il est faiblement analgésique et sert surtout de potentialisateur des autres anesthésiques. Il est parfois utilisé en obstétrique, comme analgésique pendant le travail. Il a la propriété de diffuser extrêmement rapidement et peut aggraver un pneumothorax ou une embolie gazeuse.

c. Par voie intraveineuse

Le référent reste le thiopenthal (*Pentothal* ou *Nesdonal*). C'est un barbiturique d'action rapide, qui induit une perte de conscience dans le temps de circulation qui suit son injection intraveineuse. Sa métabolisation est lente et il y a un risque d'accumulation en cas de réinjection, il n'est donc utilisé que pour l'induction. Il est responsable d'une dépression cardiorespiratoire dose-dépendante ; il peut provoquer des allergies et bronchospasmes ; très basique, son injection extraveineuse peut donner des nécroses cutanées.

Le propofol (*Diprivan*) donne des inductions très agréables et comme il est très rapidement métabolisé, des réveils rapides et de bonne qualité. Il peut être réinjecté et même utilisé en administration continue pour toute l'intervention (pousse-seringue électrique). Il est idéal pour les interventions courtes et en ambulatoire. Il est responsable d'une dépression cardiovasculaire et en moindre mesure respiratoire.

Le midazolam (*Hypnovel*) est une benzodiazépine de courte durée d'action et est surtout utilisé à petites doses pour des sédations ou pour potentialiser l'effet des autres anesthésiques. Il a un effet anxiolytique, sédatif et amnésiant. Il remplace le diazepam (*Valium*) et le flunitrazepam (*Narcozep*).

D'autres narcotiques sont encore parfois utilisés dans des situations critiques, tels que la kétamine, l'étomidate ou le gamma-OH.

Le dropéridol (*Droleptan*) est un puissant neuroleptique, qui peut être utilisé en adjuvant pour ses propriétés d'anti-émétique ou de « déconnexion ».

C. LE RELÂCHEMENT MUSCULAIRE

Certaines interventions nécessitent un relâchement musculaire complet (laparotomie, cœliochirurgie) ou une immobilité parfaite (microchirugie, neurochirurgie). Pour l'obtenir, l'anesthésiste dispose d'un grand nombre de myorelaxants ou curares. Ils agissent tous au niveau de la plaque motrice des muscles striés. La succinylcholine (*Célocurine*) reste un curare à part, parce qu'il est le seul à provoquer d'abord une dépolarisation de toutes les plaques motrices, visible par les fasciculations. Elle agit en un temps de circulation et pendant quelques minutes. Moins utilisé actuellement, à cause de problèmes anaphylactiques, elle reste le curare de choix dans les « estomacs pleins », où il faut sécuriser rapidement les voies respiratoires par une intubation endotrachéale.

Tous les autres curares : pancuronium (*Pavulon*), vécuronium (*Norcuron*), atracurium (*Tracrium*), mivacurium (*Mivacron*), rocuronium (*Esmeron*)... sont non-dépolarisants et ils diffèrent entre eux par leur délai (temps après lequel on peut intuber dans de bonnes conditions de relâchement : 90 s à 3-4 min), durée d'action (15 à 40 min), par leur mode d'élimination (rénale, hépatique, chimique ou enzymatique) et leur effets secondaires surtout allergiques.

3. Approche pratique de l'anesthésie

1. INTRODUCTION

Quel que soit le type de chirurgie, la réalisation d'une anesthésie met en œuvre un certain nombre de gestes de base toujours à peu près identiques et qui ont pour but d'anesthésier le malade, de surveiller ou de prendre en charge ses fonctions vitales. En effet, l'utilisation des différentes drogues, ou techniques anesthésiques, entraîne des modifications de la physiologie du malade au niveau cardiocirculatoire, pulmonaire ou autre, auxquelles s'ajoutent les nécessités et perturbations directement liées à l'acte chirurgical lui-même, telles que l'hémorragie et la relaxation musculaire profonde. Il est nécessaire pour l'anesthésiste de contrôler à tout moment les paramètres vitaux, afin de pouvoir réagir rapidement et efficacement en cas de problème.

2. LE MONITORAGE OU MATÉRIEL DE SURVEILLANCE

Ces dernières années, le monitorage en anesthésie s'est enrichi d'appareils qui contribuent beaucoup à la sécurité du malade et qui ont permis de diminuer la morbidité et mortalité per- et postopératoires. Il est tout à fait inconcevable actuellement de se passer des informations qu'ils fournissent, même chez le patient en bonne santé ou pour de la chirurgie mineure. Les appareils actuels rassemblent toutes les informations sur un seul moniteur.

A. LE SATUROMÈTRE OU OXYMÈTRE DE POULS

Petite pince branchée sur un doigt ou un autre appendice (lobe oreille ou aile du nez), il mesure la saturation en oxygène de l'hémoglobine du sang capillaire (Nl > 98 %). Il renseigne donc en partie sur la fonction ventilatoire : l'oxygénation, et sur la circulation périphérique : fréquence et forme du pouls. Les causes de déclenchement de l'alarme seront dues soit à une absence de captation du pouls : déplacement du capteur, vasoconstriction périphérique (froid), hypotension, arythmie sévère ou arrêt circulatoire ; soit à une baisse de la saturation par hypoxie. À signaler qu'une cyanose ne s'observe souvent qu'en dessous de 60 % de saturation. Le saturomètre ne renseigne pas sur l'efficacité réelle de la ventilation (élimination du CO_2), ni sur la quantité réelle d'oxygène transporté, qui dépend du taux d'hémoglobine.

Le saturomètre est un élément indispensable du monitorage de base au cours de l'anesthésie générale, de l'anesthésie locorégionale, de la sédation accompagnant une anesthésie locale, du réveil ou du transport d'un malade critique.

B. L'ÉLECTROCARDIOGRAMME

L'E.C.G. donne une image de l'activité électrique du cœur, la fréquence, le rythme, la conduction et la repolarisation. La plupart des appareils disposent d'une imprimante qui permet de fixer l'image qui défile, d'enregistrer plusieurs dérivations ou même d'analyser le segment ST (reflet d'une ischémie myocardique). Une cause de dysfonctionnement fréquent est l'électrode cutanée badigeonnée d'antiseptique ou l'interférence avec le bistouri électrique.

C. LE MONITEUR DE PRESSION ARTÉRIELLE

Autrefois prise manuellement au pouls ou avec un stéthoscope, la prise de la pression artérielle est maintenant automatisée. Il faut disposer un brassard adapté à la taille du membre (souvent supérieur) en faisant attention de poser le capteur sur l'artère humérale. La prise de mesure peut s'avérer difficile si les tuyaux sont coincés ou si le brassard est sans arrêt touché.

D. LE CAPNOGRAPHE

Un fin tuyau prélève dans le circuit anesthésique les gaz et analyse la teneur en CO_2 pendant le cycle ventilatoire : nul à l'inspiration (à moins d'avoir une chaux sodée défectueuse ou une réinhalation dans le circuit), le CO_2 à l'expiration s'élève à environ 35 mmHg ou 4 kPa. Le capno renseigne que du CO_2 est produit par l'organisme, que son transport est efficace (débit cardiaque et volémie) et que la ventilation est efficace pour l'éliminer (ventilation et intubation). Le CO_2 peut chuter brusquement en cas d'arrêt circulatoire : embolie gazeuse ou arrêt cardiaque ou circulatoire (ex. : trouble du rythme) ; ou en cas d'arrêt de la ventilation : apnée, déconnexion ou extubation. Le CO_2 peut chuter progressivement par hypovolémie, hypotension ou hyperventilation. Le CO_2 peut monter progressivement par hypoventilation, ou production accrue de CO_2 (cœlioscopie ou hyperthermie maligne).

E. LES PRESSIONS INVASIVES

Dans certaines interventions, il peut être nécessaire de mesurer en continu la pression artérielle et/ou la pression veineuse centrale et/ou la pression de l'artère pulmonaire. On parle de monitorages invasifs, parce qu'il faut disposer d'un cathéter intra-artériel (artère radiale) et/ou d'un cathéter central (jugulaire, sous-clavier ou Swan-Ganz). Les pressions et leurs ondulations selon le cycle cardiaque sont transmises par un système de tubulures remplies d'une colonne d'eau, jusqu'à un capteur de pression, qui transmet un message électrique au moniteur. Ainsi, battement après battement, on a une information précise sur les pressions artérielle et/ou veineuse, l'état de remplissage, la contractilité cardiaque et les résistances systémiques, ou même la saturation en oxygène du sang si on utilise des cathéters avec des capteurs intégrés d'oxymétrie. Il est également aisé de faire directement des prélèvements d'échantillons sanguins par ces cathéters.

F. LE MONITORAGE DE LA CURARISATION

Il peut être utile de contrôler la profondeur de la curarisation d'un patient : pour vérifier qu'on offre des conditions de relâchement optimum au chirurgien ; avant de réinjecter, pour vérifier s'il en a réellement besoin ; parce qu'on en administre en continu, afin d'éviter le surdosage ; ou en fin d'intervention, pour vérifier que le patient a éliminé tout son curare et qu'on peut le réveiller en toute sécurité. Une petite stimulation électrique sur le passage d'un nerf moteur provoque une réaction motrice en aval, qu'il suffit d'analyser pour situer le stade de curarisation.

G. LA TEMPÉRATURE

La déperdition de chaleur d'un opéré se fait rapidement et par le biais de plusieurs mécanismes : malade découvert (conduction et convection) dans salle froide (température idéale 21 °C) ; perfusion de liquides froids (irrigations lors de manœuvres endoscopiques) ; ventilation avec des gaz froids et secs ; exposition des cavités (pneumopéritoine avec CO_2 froid). Lors du réveil, le frisson pour se réchauffer provoque, outre un inconfort, une consommation en oxygène importante et peut exposer à des accidents ischémiques. Il est donc important de lutter contre la déperdition de chaleur : malade couvert et température acceptable dans la salle, réchauffement des gaz ventilatoires et des perfusions, le moyen le plus efficace étant la couverture chauffante à air pulsé. Il est important d'avoir complètement réchauffé le malade avant de le réveiller.

3. L'APPAREIL D'ANESTHÉSIE

Appareil le plus volumineux de l'équipement anesthésique, il est préposé à l'administration des gaz anesthésiques et à la ventilation artificielle du patient. Il comporte un certain nombre d'appareils de monitorage qui témoignent du bon fonctionnement du premier.

A. L'APPROVISIONNEMENT EN GAZ

L'oxygène, le protoxyde d'azote et l'air nécessaire à la ventilation du patient proviennent soit de bonbonnes ou bouteilles placées derrière l'appareil, soit le plus souvent, l'approvisionnement est central et se fait à partir d'un réservoir unique, dans l'hôpital, qui alimente un vaste réseau de tuyauteries acheminant les gaz à des prises murales. Afin d'éviter toute erreur de branchement, il existe pour chaque gaz un système de détrompage. Les connexions sont spécifiques à chaque gaz par la couleur du tuyau et des prises, et par le nombre de broches sur les prises : oxygène (code blanc, trois broches), N_2O (code bleu, quatre broches), vide (code vert, deux broches) et air (code noir, deux broches à espacement différent).

B. L'APPAREIL D'ANESTHÉSIE

Les gaz passent d'abord par des détendeurs et des débitmètres, qui permettent de décompresser et de moduler la quantité de gaz que l'on veut administrer (exprimée en litres par minute). Il existe un système de mélangeur qui évite l'administration de mélanges hypoxiques (N_2O seul). Les gaz passent alors dans les vaporisateurs d'halogénés, où ils peuvent s'enrichir d'un pourcentage d'anesthésique fixé par le médecin. Puis ils peuvent court-circuiter le ventilateur, pour alimenter directement un circuit anesthésique par lequel le malade est ventilé à la main ou laissé en ventilation spontanée. Un circuit anesthésique est constitué d'un tuyau d'arrivée de gaz, d'un ballon réservoir qui peut être comprimé pour envoyer les gaz vers le patient et d'un système de valves (Ambu, Waters, Ruben, Digby-Leigh) qui orientent les gaz frais vers le malade et les gaz expirés vers l'extérieur. Pour mettre le malade en ventilation contrôlée, on utilise un circuit de tuyaux annelés, où les gaz sont propulsés par le respirateur. Le respirateur d'anesthésie est souvent moins complexe que ceux qu'on trouve en réanimation. Son énergie motrice est soit l'électricité, soit un gaz moteur. Les gaz expirés qui quittent le circuit sont idéalement pris en charge par un système d'épuration, ce qui évite la pollution de la salle. Le circuit peut être complètement fermé (économie de gaz frais ; pollution moindre). Il faut dans ce cas neutraliser le CO_2 expiré en branchant un canister de chaux sodée dans le circuit.

C. MONITORAGE ET DISPOSITIFS DE SÉCURITÉ

La sécurité des appareils d'anesthésie revêt une importance capitale. Il y a d'abord des alarmes haute et basse pression par rapport à l'arrivée des gaz frais avant les débitmètres, et qui déclenchent un sifflement sonore en cas de baisse d'arrivée d'oxygène (bouteille vide ou débranchement du tuyau d'oxygène). Puis, il y a un analyseur de la fraction inspirée d'oxygène, dont il faut régler les alarmes (entre 30 % et 100 %). Il existe également un analyseur des gaz anesthésiques. Ensuite, il y a un monitorage des pressions de ventilation, dont les alarmes seront réglées pour détecter une hyperpression (*ex.* : > 40 kPa en cas de coudure de tuyaux ou bronchospasme) ou pour détecter une « non » pression = alarme de déconnexion. Il y a également des spiromètres qui mesurent le volume courant ou volume/minute expirés et qui permettent également de détecter une déconnexion.

D. L'ASPIRATION

Un bocal d'aspiration est accroché sur l'appareil d'anesthésie. Branché sur la prise de vide murale, il permet d'aspirer rapidement des sécrétions ou vomissements, ou de brancher une sonde gastrique en aspiration douce.

4. LA PRÉPARATION DE L'ANESTHÉSIE

Tous les matins lors de l'ouverture de la salle, l'anesthésiste vérifie sa salle selon une procédure répertoriée et notée sur une check-list.

- Arrivée des gaz frais par le branchement mural et/ou bouteille d'oxygène, de protoxyde d'azote, de vide et d'air.
- Vérification de l'appareil d'anesthésie : débitmètres, vaporisateur, montage et étanchéité du circuit du respirateur et du ballon, fonctionnement du respirateur, fonctionnement du matériel de monitorage de l'appareil d'anesthésie et de l'aspiration.
- Vérification du fonctionnement des appareils de monitorage du patient +/– étalonnage.

- *Avant chaque malade,* l'anesthésiste prépare :
  – le matériel nécessaire à la prise d'une ou de plusieurs voies veineuses et les perfusions ;
  – le plateau d'intubation avec le laryngoscope, dont l'éclairage est vérifié, des lames de laryngoscope de tailles différentes, une sonde endotrachéale de taille adaptée au malade (7,0–7,5 pour les femmes ; 8,0–9,0 pour les hommes) qui est lubrifiée et dont le ballonnet est vérifié avec une seringue, ainsi qu'une réserve de sondes de tailles différentes, des canules de Mayo, la pince de Magill, de quoi faire une anesthésie locale de la glotte, un sparadrap pour fixer la sonde, un stéthoscope pour vérifier l'intubation, un mandrin souple pour modifier la courbure de la sonde, des gants à usage unique ;
  – les drogues anesthésiques ;
  – éventuellement, du matériel plus sophistiqué, adapté à l'intervention ou au malade.

D'autre part, la salle de réveil ou salle de surveillance post-interventionnelle fait, elle aussi, l'objet d'une vérification journalière. C'est souvent là que se trouvent les chariots d'urgence avec un défibrillateur dont l'état de marche est régulièrement vérifié.

5. LA RÉALISATION DE L'ANESTHÉSIE

Elle se déroule en trois phases.
- L'induction (phase d'endormissement).
- La surveillance pendant l'intervention, appelée aussi l'entretien.
- Le réveil.

A. L'INDUCTION

On vérifie d'abord :
  – l'identité du malade et le dossier ;
  – le type d'intervention et le cas échéant le côté à opérer (ophtalmo, orthopédie) ;
  – que le malade est à jeun, qu'il a eu sa prémédication et ses médications ;
  – qu'il ne porte plus de prothèses (dentaires, oculaires, etc.).

On prend une *voie veineuse*, qu'on fixe solidement. Elle va permettre d'injecter les différentes drogues pour endormir le malade ainsi que la correction pharmacologique ou hémodynamique des différents troubles qui peuvent survenir, et de lui apporter hydratation et remplissage, selon les besoins.

Une fois installé sur la table, le malade est raccordé aux différents appareils de *monitorage* : l'ECG, le brassard du tensiomètre (si possible du côté opposé à la perfusion), le capteur du saturomètre (si possible du côté opposé au tensiomètre, pour éviter le déclenchement intempestif d'alarme lors des mesures de pression)... On note les différents paramètres dont la valeur servira de point de repère durant l'anesthésie : fréquence cardiaque, pression artérielle, saturation en oxygène, PVC, etc.

Puis le malade est *préoxygéné*. Le masque du circuit est posé de façon hermétique sur le visage avec une arrivée généreuse en oxygène, afin de chasser l'azote des poumons et du circuit. Ceci permet de différer de plusieurs minutes la survenue d'une désaturation en cas d'apnée.

Le malade est alors endormi. L'enfant, chez qui la pose de voie veineuse peut s'avérer difficile tant qu'il est éveillé, peut être endormi au masque, par l'administration graduelle d'un gaz halogéné dans le circuit. L'adulte, par contre, a le plus souvent une *induction intraveineuse*. Les drogues sont injectées successivement : souvent dans l'ordre, une benzodiazépine qui va potentialiser et donner une amnésie de la phase préopératoire, un morphinique pour l'analgésie puis un agent inducteur du sommeil. L'endormissement s'accompagne souvent d'une apnée, qui oblige à assister la *ventilation manuellement*. Le curare, s'il est jugé nécessaire, est injecté à ce moment-là. Il faut alors assister manuellement le patient avant d'avoir de bonnes conditions de relâchement pour l'intubation. Toute cette période nécessite :

- le calme : pas d'agitation ni de bruit en salle d'opération ; pas de manipulation du malade ;
- la surveillance répétée des différents paramètres ;
- la correction des troubles accompagnant l'induction : chute de pression artérielle, apnée, perte des réflexes laryngotrachéaux, troubles du rythme cardiaque...

C'est à ce moment qu'intervient l'intubation ou la pose d'un masque laryngé (**Fig. 3.1**).

L'intubation consiste à introduire, à l'aide d'un laryngoscope, une sonde dans la trachée en passant entre les cordes vocales. Lorsque le ballonnet est gonflé, la sonde permet de contrôler les voies aériennes et d'éviter l'inhalation de liquide gastrique ou de sang, ainsi que de ventiler le malade quelle que soit la position opératoire (en décubitus latéral ou ventral). *Le masque laryngé*, sorte de gros coussinet, est placé sans laryngoscope dans le fond du pharynx où il moule le larynx. Il permet d'assurer la liberté des voies aériennes dans les conditions standard (décubitus dorsal, pas de pathologie pulmonaire), mais il n'assure pas l'étanchéité des voies aériennes.

Le placement de la sonde endotrachéale ou du masque laryngé est vérifié par l'auscultation des deux champs pulmonaires et par la mesure d'un retour de CO_2 au capnographe. La sonde est fixée et le malade est branché au respirateur. On termine de préparer le malade : sonde gastrique, sonde vésicale, cathéters divers.

L'opéré peut enfin être mobilisé et installé dans la position adéquate, avec l'accord du médecin anesthésiste et sous son contrôle, en veillant particulièrement aux points de compressions nerveuses et vasculaires.

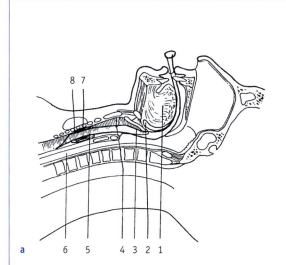
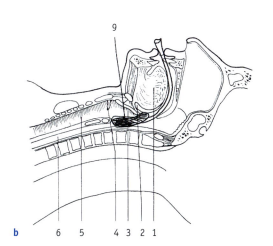

Fig. 3.1 – Schéma anatomique de la région pharyngée et modalités d'intubation : **a.** Intubation trachéale ; **b.** Masque laryngé.

1. Langue
2. Sillon glosso-épiglottique
3. Épiglotte
4. Corde vocale
5. Trachée
6. Œsophage
7. Tube endotrachéal
8. Ballonnet
9. Masque laryngé

B. LA PHASE D'ENTRETIEN

Elle est basée sur la surveillance :
- des différents paramètres vitaux : pouls, pression artérielle, SaO_2, CO_2 expiré, pression veineuse centrale, diurèse, température, ventilation ;
- de l'état clinique du malade : coloration des extrémités, chaleur, sueurs, pupilles ;
- du champ opératoire : saignements, état de relâchement de la paroi.

L'anesthésie sera adaptée aux différentes phases de la chirurgie : incision, pose d'écarteurs, traction sur le mésentère, dissection hémorragique, clampages divers, anastomoses fines, pose de matériel, lâchage de garrot, fermeture... périodes plus ou moins réflexogènes, où l'anesthésie doit être approfondie ou allégée. Cela se fait par des réinjections itératives ou des modifications des doses des drogues administrées en continu.

6. LE RÉVEIL

À la fin de l'intervention, le réveil du malade est autorisé si la situation hémodynamique est stable (normovolémie, normothermie, etc.). Le réveil peut se faire sur la table d'opération ou après installation et monitorage en salle de « réveil ». Il est plus judicieux de parler de salle de surveillance post-interventionnelle (SSPI) puisqu'y sont surveillés le réveil de l'anesthésie mais également les suites chirurgicales immédiates : état du pansement, survenue d'hématomes (*ex.* : chirurgie de la thyroïde), drainages et lavages chirurgicaux (*ex.* : chirurgie endoscopique urologique), état des extrémités (après chirurgie vasculaire ou orthopédique).

Le réveil se fait dans le calme, sans stimulations intempestives. Le malade est mis en O_2 pur et les différentes drogues anesthésiques vont progressivement s'éliminer. On peut vérifier la réelle élimination des curares avec le curamètre. Lorsque le malade a récupéré une conscience suffisante, ses réflexes laryngotrachéaux et une ventilation spontanée ample et de bonne fréquence, il peut être extubé. Le malade est surveillé étroitement en SSPI et sa sortie n'est autorisée que s'il satisfait à l'existence et à la stabilité de certains critères de conscience, motricité, respiration, pression artérielle.

Voici succinctement décrites les différentes phases d'une anesthésie avec les gestes qui les accompagnent. Ils sont répétés pratiquement à chaque intervention et constituent un canevas sur lequel s'ajoutent des techniques spécifiques au type de chirurgie pratiquée.

4. Installation du malade et conséquences

La mise en place et le maintien du patient sur une table d'opération peut paraître sans importance à des yeux non avertis. Elle doit permettre une accessibilité chirurgicale optimale à une région anatomique. Elle doit néanmoins tenir compte de la morphologie du patient et permettre au cours de l'anesthésie le respect des grandes fonctions vitales : ventilation, retour veineux, en évitant des compressions délétères pouvant entraîner atélectasies, paresthésies, paralysies, escarres.

Elle doit donc être particulièrement soigneuse, notamment dans les positions « acrobatiques » où l'installation se fait souvent avec la participation de tous (anesthésiste, infirmière-anesthésiste et de salle d'opération, chirurgien), chacun travaillant dans l'intérêt du malade. La grande règle à respecter est qu'il ne faut jamais imposer au malade ce qu'il ne supporterait pas éveillé.

1. LA TABLE D'OPÉRATION

Les impératifs d'une table d'opération sont qu'elle doit permettre par des manipulations simples une multitude de positions nécessaires en chirurgie, différentes d'un malade à un autre ou au cours de la même intervention. Elle comprend un plateau, posé sur un socle mobile ou fixé au sol et un matelas mousse recouvert d'un revêtement facile d'entretien.

Le plateau peut être actionné soit mécaniquement par des manivelles, soit électriquement. Il faut pouvoir monter et descendre le plateau ; passer de l'horizontal en déclive ou proclive (tête en bas ou en haut) ; mettre du roulis à gauche ou à droite ; et « casser » la table ou monter un billot.

À ce plateau s'ajoute un certain nombre d'accessoires : appui-bras ou planchette, support de jambes ou jambières, têtière, épaulières, appuis divers, arceaux flexibles ou rigides, matériel de traction...

2. ÉPIDÉMIOLOGIE DES COMPLICATIONS LIÉES À L'INSTALLATION DU MALADE

A. COMPLICATIONS À RÉVÉLATION POSTOPÉRATOIRE

Les complications postopératoires les plus fréquentes dues à l'installation sont des *atteintes nerveuses périphériques* avec dans l'ordre de fréquence : le nerf cubital, le nerf radial, le plexus brachial, les racines lombosacrées, le nerf sciatique poplité externe.

Pour les *atteintes du nerf cubital*, il s'agit le plus souvent d'une compression du nerf à son passage au niveau de la gouttière épitrochléenne du coude, qui peut survenir lorsque le bras est laissé en pronation ou si le coude repose sur un plan dur non protégé (bord de table). Le nerf radial peut être comprimé au niveau du bras.

Les *lésions du plexus brachial* peuvent être dues à des épaulières placées trop près du cou et qui compriment les racines à leur sortie du défilé scalénique, ou à des manœuvres d'abduction du bras trop importantes.

Une abduction extrême de la cuisse avec rotation externe de la hanche peut donner des *ischémies du nerf crural*. Le nerf sciatique poplité externe peut être lésé par une compression de la tête du péroné contre des jambières métalliques.

Chez les patients ayant un rachis instable, le retournement du patient en décubitus ventral ou latéral comporte toujours des risques de *compression médullaire* et doit se faire avec une équipe strictement coordonnée par le chirurgien.

Les lésions cutanées par compression sont liées à l'immobilisation prolongée. L'absence de mouvement entraîne des modifications importantes de la microcirculation tissulaire. Les points les plus vulnérables correspondent aux endroits où les os sont les plus saillants tels que les coudes, sacrum, les talons et le cuir chevelu. Ils doivent être protégés par des coussins surtout quand les interventions sont longues. L'hypothermie, l'hypotension et l'utilisation de vasoconstricteurs favorisent l'ischémie et les nécroses cutanées. Certains accessoires peuvent être responsables de compressions : piquets de Toupet au niveau de l'épaule, appui-cuisses, table-pont qui peut appuyer sur les jambes lorsque l'on monte la table d'opération.

Des lésions oculaires peuvent être observées si les yeux sont non ou mal occlus. La cornée peut être lésée par des objets placés près de la tête du patient : champ, tubulure de perfusion, masque, câble d'ECG, etc. D'autre part, en position ventrale, le globe oculaire peut être comprimé par l'installation de la tête sur une têtière mal adaptée, entraînant des lésions extrêmement graves d'ischémie rétinienne avec cécité.

B. COMPLICATIONS À MANIFESTATION PEROPÉRATOIRE

Les changements de position peropératoires induisent des modifications hémodynamiques qui, au cours de l'anesthésie, ne sont plus compensées par des mécanismes régulateurs. L'efficacité de ces mécanismes est en effet diminuée par la ventilation artificielle et les effets cardiovasculaires des drogues anesthésiques : vasodilatation, diminution du baroréflexe, diminution du retour veineux. Tous ces phénomènes sont majorés par l'hypovolémie.

Il est rare d'observer des *complications hémodynamiques* majeures lors de l'élévation des jambes pour la mise en position gynécologique. La situation est toute autre lorsque les membres sont replacés en position horizontale. La pression artérielle peut alors chuter brutalement, que le malade soit sous anesthésie générale ou locorégionale. Il faut toujours procéder par étapes d'abaissement successives pour éviter une vidange trop brutale dans le système vasculaire vasoplégié des membres inférieurs. Il en est de même au moment du lâchage de garrot des membres inférieurs.

Le retour veineux peut également être gêné par la mise en place d'un billot dorsal destiné à mieux exposer la cavité abdominale ou par une pression abdominale importante lors de l'installation en décubitus ventral, surtout chez le malade obèse. Le retour veineux se fait alors par des réseaux collatéraux, comme les plexus veineux vertébraux, qui, s'ils sont complètement engorgés, vont augmenter les saignements en cas de chirurgie du rachis. En décubitus ventral, les points d'appui doivent être seulement osseux : crêtes iliaques, pubis, thorax, en laissant l'abdomen entièrement dégagé.

La dynamique ventilatoire se modifie dès que le malade est anesthésié, en ventilation spontanée ou anesthésié, curarisé et ventilé artificiellement. L'excursion diaphragmatique peut être entravée par tout ce qui augmente la pression intra-abdominale (*ex.* : mise en position proclive), ce d'autant plus que le malade est obèse. En position latérale, la ventilation se fait le mieux dans le poumon supérieur, alors que la perfusion reste plus importante dans le poumon inférieur. Ceci entraîne facilement la survenue d'atélectasies dans le poumon inférieur, surtout s'il y a angulation latérale du buste par un billot. Mais les accidents respiratoires les plus fréquents sont les extubations accidentelles ou déplacements de sonde d'intubation, surtout fréquents lors de changements de posture. Ils peuvent être méconnus jusqu'à la survenue de signes d'hypoxie et particulièrement acrobatiques à résoudre quand le malade est en décubitus ventral.

3. LE DÉCUBITUS DORSAL

a. Principe général

Position de base, puisque *a priori* tout malade est endormi en décubitus dorsal, cette position permet de rappeler quelques recommandations essentielles.

Tout malade est aidé pour s'installer sur la table d'opération : soit il est glissé du brancard sur la table, soit il est porté. On ne peut pas laisser déambuler un malade prémédiqué. D'autre part, on vérifie bien de ne pas oublier de faire suivre perfusions et sondes diverses lors de la translation sous peine d'entraîner un arrachement accidentel.

Il faut d'emblée respecter les variantes anatomiques ou pathologiques des malades : nécessité d'un coussin sous la tête, impossibilité d'étendre ou fléchir certains membres, maintenir une traction. Tant que le malade n'est pas endormi, on le laisse couvert et on garde le calme dans la salle, toutes portes fermées. Lorsque le malade est endormi, l'anesthésiste donne le feu vert à l'équipe chirurgicale pour « toucher » au malade.

Avant que le malade ne disparaisse sous les champs, on vérifie une dernière fois les points sensibles de l'installation.

- Si le bras est le long du corps, on met la main en supination et on vérifie que le coude repose soit sur le coussin de la table, soit s'il déborde de la table sur un support bien rembourré ou sur des alèses et non sur le rail du plateau.

- Lorsque le bras est en abduction, on ne dépasse pas 90° d'abduction et on vérifie que le bras est en supination.

b. La position de Trendelenbourg

C'est une position en décubitus dorsal déclive qui permet de refouler les anses intestinales dans le haut de la cavité abdominale et est donc souvent utilisée en gynécologie et dans la chirurgie du petit bassin. Cela gêne cependant la course diaphragmatique et entraîne donc une hypoventilation, qui peut être corrigée par la ventilation artificielle, parfois au prix de pressions positives importantes.

La position tête en bas provoque une vidange veineuse de la partie la plus élevée, avec une augmentation du retour veineux vers le cœur, ce qui peut être gênant chez les malades insuffisants cardiaques. En outre, le retour veineux cérébral est

plus difficile, ce qui se voit aux veines jugulaires turgescentes, et peut aggraver une hyperpression intracrânienne.
Un reflux de liquide gastrique est toujours possible dans cette position et la sécurité oblige à pratiquer l'intervention sous intubation trachéale à ballonnet gonflé.
L'installation en Trendelenbourg nécessite l'utilisation d'épaulières pour éviter que le malade ne glisse sur la table. L'épaule étant ainsi retenue, il faut absolument veiller à ce que les opérateurs ne réclinent pas plus les bras en abduction, ce qui peut entraîner des lésions du plexus brachial.

4. LA POSITION GYNÉCOLOGIQUE

Décubitus dorsal, les jambes en l'air, aussi appelée la position de la taille périnéale, la position gynécologique sert comme son nom l'indique en gynéco-obstétrique, mais aussi en urologie et en proctologie. Chez les patients âgés, il faut tenir compte de la limitation de mobilité des hanches due à l'arthrose ou à la présence d'une prothèse. Il faut éviter, en plus, que le bord externe de la jambe ne repose contre le bord de l'appui. La montée, mais surtout la descente des jambes en fin d'intervention, doit se faire tout en douceur pour éviter des variations tensionnelles par baisse du retour veineux et de façon synchrone des deux jambes, pour éviter des torsions au niveau du rachis.

5. LE DÉCUBITUS LATÉRAL

Cette position s'utilise essentiellement dans la chirurgie du rein, de la hanche, dans la chirurgie thoracique et la neurochirurgie de la fosse postérieure.
Le malade est endormi en décubitus dorsal ; il est intubé, sauf s'il s'agit d'une anesthésie locorégionale. Il faut alors le tourner sur le côté de manière douce afin d'éviter les traumatismes de rachis et des membres dus à la complète perte de tonus et à l'impossibilité du malade endormi de signaler toute anomalie de position. Une personne se place à la tête et est responsable du soutien de la tête et du tube endotrachéal, ainsi que de la coordination du retournement. Lors de la manœuvre, on vérifie que « tout suit » : les perfusions, les câbles de monitorage, les tuyaux de ventilation, quitte à en débrancher quelques-uns avant.
Le bras supérieur est mis sur un appui rembourré, ou est fixé à un cadran rigide par une alèse ou une bande Velpeau®. Parfois, il pend devant le thorax, mais un champ le sépare du rebord de table.
La tête repose sur un oreiller, bien dans l'axe du rachis, afin d'éviter une élongation du plexus cervical.
L'épaule inférieure est bien dégagée en avant, et on vérifie la présence du pouls radial.

La jambe inférieure doit être repliée sous la supérieure dont elle est séparée par une alèse.
Le malade est maintenu dans cette position par des appuis, éventuellement complétés par des bandes d'élastoplaste.
Enfin, on peut casser la table ou monter un billot pour ouvrir la cage thoracique ou le flanc. Cette manœuvre peut entraîner une baisse du retour veineux et être mal supportée chez le malade fragile. Elle doit se faire progressivement et sous surveillance répétée de la pression artérielle et de l'électrocardioscope.

6. LE DÉCUBITUS VENTRAL

Le décubitus ventral est utilisé dans la chirurgie du névraxe ou parfois la chirurgie des membres inférieurs (certaines varices, etc.). Le malade repose de tout son poids sur son abdomen et cela va empêcher une bonne amplitation ventilatoire et augmenter le saignement par congestion veineuse. Il faut donc impérativement dégager l'abdomen de la table : en plaçant deux billots sous le malade : l'un sous la partie haute du thorax en évitant la compression directe de la glande mammaire ou du cou, l'autre sous le pubis et les crêtes iliaques en évitant une compression directe du sexe chez l'homme. Les bras sont laissés le long du corps ou repliés à 90° maximum en avant, en évitant des abductions forcées et en les posant sur des supports rembourrés pour éviter des compressions nerveuses. La tête est dans l'alignement sur une têtière en prenant bien soin de ne pas comprimer les globes oculaires ; ou tournée sur le côté sur un coussin.
Une variante de la position ventrale est la position génupectorale, où le malade a les genoux repliés sous le ventre et un billot sous le thorax, la tête posée sur un coussin. Cela suppose une bonne mobilité des hanches et des genoux.
Chaque mise en position ventrale et remise au lit ne se fait que chez un malade stable hémodynamiquement et nécessite une stricte coordination et collaboration de tous, afin d'éviter les extubations accidentelles, déperfusions, etc.

7. LA POSITION ASSISE

Elle est essentiellement utilisée en neurochirurgie. Sous les champs, la tête devient inaccessible. La sonde d'intubation doit donc être particulièrement bien fixée et les yeux bien protégés. La mise en position s'accompagne souvent de gros problèmes hémodynamiques et en peropératoire, il y a un gros risque d'embolie gazeuse à partir du champ opératoire, ce qui peut imposer une remise à plat rapide.
Les différentes positions ont ainsi été présentées avec leurs problèmes respectifs. L'installation pour la chirurgie devient vite une habitude, où les gestes se répètent et la routine s'installe. Mais l'attention doit toujours rester constante pour éviter les accidents posturaux.

5. Incidents et accidents en anesthésie

Ce chapitre est consacré à quelques incidents ou accidents qui peuvent survenir au cours ou au décours d'une anesthésie. Le but de cet exposé est de faire comprendre schématiquement ce qui se passe. Les incidents pendant l'induction retardent souvent le début de l'opération. L'IBODE ne doit pas hésiter à arrêter ses préparatifs pour se rendre utile à l'équipe anesthésique. Certains événements graves peropératoires peuvent interrompre le cours de l'intervention et obliger chirurgien et infirmière à apporter leur aide pour rétablir la situation.

1. L'INHALATION BRONCHO-PULMONAIRE

Il s'agit du passage du contenu gastrique dans les bronches, à la suite de vomissements (phénomène actif, survenant chez un malade non endormi) ou plus souvent de régurgitation passive (possible à tout moment). Cet accident est également appelé syndrome de Mendelsson d'après le médecin qui le premier a décrit l'inhalation de liquide gastrique chez des femmes subissant une césarienne sous anesthésie générale. Un malade conscient se défend de l'arrivée de son contenu gastrique dans les bronches en toussant violemment et en fermant sa glotte. Ce mécanisme de défense n'existe plus chez le malade endormi.

Les facteurs favorisants de la régurgitation sont d'abord tous les cas « d'estomac plein » : malade non à jeun, stress ou douleur empêchant la vidange gastrique normale (traumatisme récent ou travail obstétrical en cours), toutes les affections digestives provoquant un iléus (péritonite, occlusion). La régurgitation est également favorisée par la « non-étanchéité » du sphincter œsophagien inférieur : hernie hiatale, médications, grossesse. L'inhalation bronchopulmonaire peut être évidente : au moment d'intuber apparaît une quantité plus ou moins importante de liquide au fond du pharynx et on en aspire par la sonde endotrachéale ; soit elle peut être silencieuse et se traduit par une détresse respiratoire (dyspnée, stridor, polypnée, désaturation), brutale ou insidieuse. Le tableau peut varier selon le contenu de l'inhalation. Les gros morceaux alimentaires donnent brutalement une obstruction respiratoire. L'inhalation de liquide gastrique pur, très acide (pH < 1,5), est en fait beaucoup plus grave. Les lésions de corrosion peuvent donner très vite un tableau de détresse respiratoire gravissime, nécessitant de lourds moyens de réanimation.

La prévention de l'inhalation bronchique passe par le respect du jeûne préanesthésique, par la lutte contre le stress et la douleur en urgence, l'essai de vidange gastrique par une sonde gastrique. Si possible, en urgence, l'anesthésie locorégionale évite la perte des réflexes glottiques. Si une anesthésie générale s'impose, il faut rapidement sécuriser les voies aériennes par une intubation trachéale. Lors de l'induction de l'anesthésie, il faudra avoir à portée de main une aspiration en état de marche ; il faudra pouvoir basculer rapidement la table la tête en bas en cas de reflux ; avoir un aide qui puisse éventuellement faire la manœuvre de Sellick, qui consiste à comprimer le cartilage cricoïde de la trachée contre la colonne cervicale, ce qui obture l'œsophage.

2. L'INTUBATION DIFFICILE

La relative facilité d'intubation est le reflet de l'expérience et de l'adresse de chaque anesthésiste. Un malade peut cependant être difficile à intuber pour des raisons diverses (cou court et raide, patient rétrognate, petite ouverture de bouche, processus tumoral, fracture instable du rachis, syndromes congénitaux polymalformatifs). Dans la plupart des cas, au moment de la visite préopératoire, il est possible de détecter des causes anatomiques à l'intubation difficile (classification de Mallampati). Le fait de prévoir une intubation difficile permet de modifier la stratégie anesthésique : avoir à portée de main stylets, sondes, lames et laryngoscopes spéciaux, mettre plutôt un masque laryngé si la situation le permet, pratiquer une anesthésie locorégionale plutôt qu'une AG, essayer avec un fibroscope, etc.

Lorsque l'intubation s'avère inopinément difficile, le plus important pendant toute la période où on essaye d'intuber est que le malade reste parfaitement oxygéné. Une impossibilité de ventiler correctement et d'intuber peut même parfois obliger à réveiller le malade sans l'avoir opéré !

3. LE BRONCHOSPASME

Le malade asthmatique ou bronchitique a beaucoup de raisons de faire un bronchospasme peropératoire : corps étranger des voies respiratoires (tube endotrachéal) ; médiateurs chimiques (allergie à certaines drogues) ; déclenchement par voie neurogène (anesthésie trop légère pour geste très réflexogène). Le bronchospasme peut également survenir chez un malade non prédisposé, surtout dans le cadre d'un accident allergique grave. Le bronchospasme se révèle par une difficulté à ventiler un malade avec une élévation des pressions d'insufflation du respirateur et une modification de la courbe de capnographe. Une hypoxie est un signe de gravité. Un pneumothorax peropératoire ou un déplacement de la sonde endotrachéale dans une bronche souche (intubation sélective) peut se révéler de la même façon.

4. LE SPASME LARYNGÉ

Le spasme laryngé consiste en une fermeture spasmodique des cordes vocales pouvant entraîner un syndrome d'asphyxie avec hypoxie. Plus fréquent chez l'enfant, il survient surtout à l'induction et au réveil de l'anesthésie en dehors de l'intubation et il se reconnaît par un bruit de stridor à chaque inspiration. Il se voit en fait en anesthésie légère et est souvent dû à la présence de sécrétions ou de sang dans la glotte (classiquement : au réveil d'une ablation de végétations ou amygdales). Il se voit aussi en peropératoire chez un malade sous masque laryngé, chez qui brusquement l'anesthésie devient trop légère pour l'importance du stimulus. Il faut alors arrêter toute stimulation et permettre à l'anesthésie de s'approfondir.

5. L'ALLERGIE AU LATEX

Phénomène de plus en plus fréquent, l'allergie au latex se développe suite à une mise en contact répété avec le caoutchouc : enfants avec un *spina bifida*, multiopérés et subissant des autosondages ; personnel médical et paramédical mettant des gants en latex pour travailler. L'allergie au latex peut très bien ne pas se révéler dans la vie de tous les jours, ou simplement de manière fruste (eczéma des mains), mais le jour où ces personnes-là se font opérer, les choses se compliquent brusquement : contact des gants du chirurgien avec les viscères et le sang, aggravé par l'arrivée de particules de latex par les voies respiratoires (masques, tuyaux anesthésiques) ou par voie intraveineuse (particules provenant des bouchons des flacons ou des seringues). Classiquement, l'allergie au latex se manifeste par un grand choc anaphylactique à distance de l'induction et de toutes ses drogues potentiellement à l'origine d'une allergie ; 30 minutes après le début de l'intervention brusquement : hypotension sévère, bronchospasme, érythème diffus ou urticaire généralisée. Dans la chirurgie sous garrot, le choc peut n'avoir lieu que tout à la fin de l'intervention, après le lâchage de garrot. Le traitement consiste à éliminer le facteur déclenchant (changer de gants) et à administrer de l'adrénaline à doses filées.

L'allergie au latex sera soigneusement recherchée dans les groupes à risque. On peut faire des tests allergiques et des dosages des IgE antilatex. En cas d'intervention chez un malade reconnu allergique au latex, il vaut mieux commencer le programme opératoire avec ce malade, le taux de particules dispersées dans l'air de la salle étant au plus bas. Tant du côté de l'anesthésiste que du côté du chirurgien, il faut soigneusement préparer son matériel en éliminant tous les produits contenant du latex. Dans le doute, consulter la notice accompagnant le produit ou se renseigner auprès du pharmacien de l'établissement. Il existe des listes à consulter recommandant les produits à éviter et ceux autorisés.

6. LA CHUTE DE PRESSION ARTÉRIELLE

La chute de pression ou hypotension définie comme une TA systolique inférieure à 70 mmHg est un événement indésirable relativement fréquent en anesthésie. À l'induction, elle est surtout due aux effets cardiovasculaires des drogues anesthésiques. En peropératoire, elle peut être due : à une hypovolémie liée à une hémorragie non compensée ; aux effets indirects des drogues, par surdosage relatif ou absolu ; à la vasoplégie, lors des blocs rachidiens ; à des problèmes allergiques, lors d'un choc anaphylactique ; à des problèmes cardiaques (infarctus, arythmie ou embolie).

Lors d'une hypotension, la vascularisation d'organes clés (cerveau, coronaires, foie, reins) peut être compromise et ce, d'autant plus vite qu'il existe une hypertension et une artériosclérose préopératoire. Elle appelle un traitement rapide et approprié : allégement de l'anesthésie, oxygène pur, remplissage, vasoconstricteurs comme l'éphédrine, ou même adrénaline.

7. LES TROUBLES DU RYTHME CARDIAQUE

C'est l'électrocardiogramme qui renseigne sur le type de trouble du rythme : extrasystoles ventriculaires ou supraventriculaires; tachycardie supraventriculaire de type Bouveret, fibrillation ou flutter auriculaire; tachycardie ou fibrillation ventriculaire. Il vaut mieux un enregistrement papier pour analyser le type de trouble du rythme et en garder une trace écrite. Aux troubles du rythme s'ajoutent les problèmes de conduction tels que blocs de branche et/ou auriculoventriculaire. Les troubles du rythme sont plus fréquents en cas de cardiopathie préexistante qui se voit « irritée » par un événement peropératoire, mais elle peut également survenir sur cœur sain dans les cas suivants : hypoxie, stimulus chirurgical (traction sur mésentère, dilatation anale, chirurgie oculaire, nasale et dentaire), hypotension, hypovolémie, hypothermie, perturbation ionique, effet secondaire d'une drogue.

Le plus important devant un trouble du rythme ou de conduction est de vérifier sa répercussion sur la fonction circulatoire. Le traitement des troubles du rythme passe d'abord par la correction de leur facteur déclenchant ou favorisant, une oxygénation efficace puis un traitement pharmacologique adapté si nécessaire.

8. L'ARRÊT CARDIAQUE

L'arrêt cardiaque et la menace d'arrêt cardiaque constituent un accident grave lorsqu'il survient au bloc opératoire et sont responsables de mortalité et morbidité importantes. Le contexte de survenue de ces accidents a toujours une consonance juridique et médicolégale. En salle d'opération, l'arrêt cardiaque se produit rarement dans un ciel sans nuages. Il y a souvent une succession d'événements inopinés qui, soit n'ont pas été reconnus ou gérés correctement, soit n'ont pas répondu à un traitement approprié, ou encore la cause initiale n'a pu être corrigée.

Le pronostic d'un arrêt cardiaque est lié au fait que pendant cet arrêt circulatoire, le cerveau est privé d'oxygène et que des lésions graves surviennent après 3 à 4 minutes d'arrêt cardio-respiratoire. La situation en salle d'opération diffère souvent de celle de la rue ou d'un service d'hospitalisation, puisque le malade est monitoré et qu'on a souvent une idée de l'étiologie de l'arrêt cardiaque, ce qui permet parfois d'agir sur la cause initiale. Souvent le malade est déjà intubé et ventilé, ce qui modifie l'algorithme classique de la réanimation cardiopulmonaire.

Il y a schématiquement deux origines à l'arrêt cardiaque au bloc opératoire.

- Les causes totalement ou partiellement anesthésiques.

- Les causes non imputables à l'anesthésie, qui sont souvent liées à la pathologie ou aux conditions dans lesquelles se déroule la chirurgie.

Pour les arrêts liés à l'anesthésie, on distinguera :
– les causes d'origine respiratoire ;
– les causes d'origine cardiaque.

A. LES CAUSES D'ORIGINE RESPIRATOIRE

L'arrêt cardiaque résulte d'une période prolongée d'anoxie. La récupération cardiaque demeure longtemps possible, si on rétablit une oxygénation convenable, mais le cerveau peut avoir déjà souffert de l'hypoxie préalable. Les accidents hypoxiques sont actuellement heureusement moins fréquents grâce à la surveillance de la saturation en oxygène et aux systèmes d'alarmes de débranchement et de ventilation des respirateurs.

a. Principales causes d'accidents hypoxiques

- *Problèmes techniques*, tels qu'une erreur de branchement des prises de gaz frais, malgré les systèmes de détrompage, un débranchement de tuyaux ou une déconnexion de respirateur avec alarmes inhibées.

- *Problèmes d'intubation*, tels qu'une intubation œsophagienne non reconnue, une extubation accidentelle chez le malade en position ventrale ou latérale, une intubation très difficile avec impossibilité de ventiler au masque.

- *Obstruction respiratoire haute* chez le malade non intubé et en respiration spontanée (classiquement, chute de la langue en arrière avec malade qui « ronfle » et « tire » en cas de sédation trop profonde associée à une ALR).

- *Spasme de glotte*, inhalation bronchique du contenu gastrique.

- *Dépression respiratoire* liée à l'action des drogues anesthésiques, par exemple au réveil après extubation du malade.

b. Traitement

Le seul traitement de ces accidents est la ventilation efficace du malade, mais surtout le plus important est la prévention des accidents par une surveillance continue de la saturation en oxygène, même pour une « petite intervention », même pour une ALR, qui permet d'alerter rapidement tous les occupants de la salle.

B. LES CAUSES D'ORIGINE CARDIAQUE

Elles sont nombreuses, favorisées par un état cardiaque déficient et leur traitement n'est pas toujours facile. Il s'agit le plus souvent :
– d'un désamorçage de la pompe cardiaque (hémorragie trop importante non compensée, embolie gazeuse massive) ;
– d'un arrêt cardiaque réflexe d'origine vagale, survenant au cours d'une manœuvre instrumentale (dilatation anale) ou au cours d'une anesthésie rachidienne dont le niveau monte trop haut (dans ce cas, en l'absence d'une hypoxie, le cœur peut repartir spontanément après quelques manœuvres de massage cardiaque) ;
– de troubles du rythme cardiaque surtout associés à une ischémie myocardique.

INCIDENTS ET ACCIDENTS EN ANESTHÉSIE

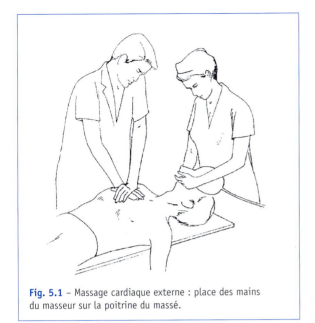

Fig. 5.1 – Massage cardiaque externe : place des mains du masseur sur la poitrine du massé.

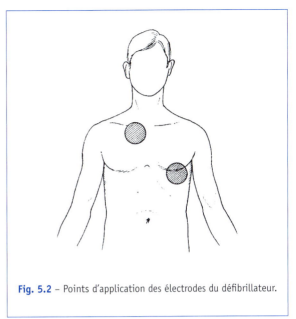

Fig. 5.2 – Points d'application des électrodes du défibrillateur.

Sur l'ECG, on peut voir un tracé plat (asystolie), un tracé de fines ondulations irrégulières (fibrillation ventriculaire), un tracé de grandes ondulations assez régulières (tachycardie ventriculaire) ou un tracé de bloc auriculoventriculaire complet. Un tracé électrique presque normal est compatible avec un arrêt circulatoire (dissociation électromécanique).

C. CONDUITE À TENIR

D'abord reconnaître l'arrêt circulatoire : malade inconscient, très cyanosé ou très pâle, ne respire pas ou inefficacement, pouls absents (palpation, saturomètre ne capte pas, capnographe ne mesure pas de CO_2), la mydriase bilatérale signe l'atteinte cérébrale.
Appeler de l'aide. Toute personne présente dans la salle peut et doit rendre service.
Puis agir rapidement, avec sang-froid.

- *Assurer une ventilation efficace en oxygène pur*. Dégager les voies aériennes, ventiler avec un masque en attendant une intubation trachéale. Chez le malade intubé, reprendre la ventilation au ballon et, si elle se fait normalement, suspecter un problème d'équipement ; si elle ne se fait pas bien, suspecter un problème d'intubation.

- *Rétablir le fonctionnement de la pompe cardiaque par un massage cardiaque externe* (MCE) (**Fig. 5.1**). Malade en décubitus dorsal, sur plan dur ; compression rythmique du sternum par le talon des 2 mains ; fréquence d'environ 60 en respectant un temps pour la ventilation (5/1 ou 10/2). L'efficacité du MCE se juge par la réapparition d'un pouls, par la recoloration du sujet et la disparition de la mydriase.

- *Injecter de l'adrénaline*. Drogue de choix ; 1 mg à la fois.

- *Défibriller si besoin*. Appliquer de la pâte conductrice selon la **Fig. 5.2**, poser les électrodes ou palettes, charger les condensateurs (200 à 400 joules), puis déclencher le choc en évitant tout contact avec le malade.

Dans certains cas, on peut être amené à faire un massage cardiaque interne par sternotomie (MCE inefficace dans l'embolie gazeuse).

Les résultats de la réanimation sont souvent bons en salle d'opération, qui concentre moyens techniques et humains. Cependant, il y a des cas défavorables quand le cœur ne repart pas, quand la récupération est suivie d'une rechute plus ou moins rapide, ou encore quand elle se fait au prix de séquelles neurologiques.

Quant à la durée de la réanimation, elle dépend avant tout des circonstances (âge du patient, circonstances de survenue, pathologie sous-jacente).

9. L'HÉMORRAGIE PEROPÉRATOIRE ; NOTIONS D'HÉMOVIGILANCE

La médiatisation des complications infectieuses post-transfusionnelles ont ces dernières années fortement modifié les comportements des anesthésistes qui sont les principaux prescripteurs de produits sanguins.

Chaque produit sanguin a son indication spécifique. Une hémorragie peropératoire se compense d'abord avec des solutés cristalloïdes (Ringer-lactate, sérum physiologique), puis avec des solutés colloïdes de synthèse (gélatines fluides, éthylamidons). L'albumine humaine à 4 % garde quelques indications comme soluté de remplissage, notamment en obstétrique. Cette compensation de la perte de volémie par un soluté de remplissage va provoquer une hémodilution. Secondairement, la perte de globules rouges est compensée par des culots globulaires concentrés. Selon l'état du malade (âge, cardiopathie ischémique, etc.), on décide du taux d'hémoglobine idéal à maintenir. Les concentrés plaquettaires ne se donnent qu'en cas de troubles de la coagulation dus à une thrombopénie ; le plasma frais ne se prescrit plus que pour des troubles diffus de la coagulation.

Le sang transfusé au malade peut être du sang homologue (de donneur bénévole) ou du sang autologue (son propre sang) qui provient soit de dons préopératoires répétés et espacés (chirurgie programmée), soit d'une récupération immédiate préopératoire (après l'induction) ou peropératoire (aspiration chirurgicale et filtration avant restitution).

Les accidents transfusionnels les plus fréquents sont soit immunologiques dus à une incompatibilité (erreur de poche ou de groupe, groupe sanguin rare ou présence d'agglutinines irrégulières), soit des accidents infectieux (septicémie à partir d'une poche contaminée ou infection virale secondaire).

Afin d'éviter ces accidents redoutables, il y a de nombreuses règles à respecter.

- *La détermination du groupe sanguin* par l'établissement de transfusion (ETS) à partir de deux prélèvements différents et établissement d'une carte de groupe.

- *La détermination récente* (< 3 j) de la présence d'agglutinines irrégulières.

- *Le respect scrupuleux de la chaîne du froid* pendant le transport et la conservation du produit.

- *Au chevet du malade, vérification de l'identité du malade, de la carte de groupe et de la fiche nominative de distribution de l'ETS*. Lors de la pose du produit, ultime vérification sur plaque de résine du groupe du malade et de celui du produit sanguin, ainsi que de leur compatibilité, avec des sérum anti-A, anti-B et anti-AB, en sachant que les gouttes qui hémagglutinent indiquent le groupe.

- *Le remplissage scrupuleux des fiches d'hémovigilance*, afin de permettre une traçabilité de l'acte transfusionnel, information écrite du malade et son médecin traitant, et prescription éventuelle d'un suivi sérologique.

- *En cas d'incident transfusionnel, établissement d'une fiche* par le correspondant d'hémovigilance.

Après ce bref survol de certaines situations critiques en anesthésie, on ne peut que rappeler toute l'importance de la prévention par une surveillance rigoureuse et attentive.

6. Quand l'anesthésiste met des gants : les règles de l'asepsie chirurgicale

Le médecin anesthésiste doit respecter les règles de l'asepsie chirurgicale lorsqu'il est amené à pratiquer les gestes invasifs relevant de sa compétence.

1. LES ANESTHÉSIES LOCORÉGIONALES

Le principe d'une anesthésie locorégionale (ALR) est d'insensibiliser, voire de paralyser toute une région du corps par une technique appropriée, en vue de permettre un acte chirurgical, alors que tout le reste de l'organisme, et notamment la conscience, reste intact.

Le premier intérêt est donc évident : l'ALR permet d'éviter l'anesthésie générale, ce qui est particulièrement intéressant chez des sujets fragiles ou, en urgence, en cas d'estomac plein. Le deuxième intérêt est de réaliser une interruption complète de la douleur, c'est-à-dire qu'en dehors des phénomènes entraînés par l'anesthésie locorégionale elle-même (vasoplégie de la péridurale par exemple), l'intervention n'entraînera pas de perturbations neurovégétatives.

D'autre part, l'action analgésique est prolongée en postopératoire, si l'anesthésique local utilisé est à longue durée d'action ou s'il y a moyen de réinjecter des anesthésiques locaux par le biais d'un cathéter par exemple.

Enfin, les anesthésies médullaires ont, par la vasoplégie qu'elles entraînent, la propriété de diminuer le saignement peropératoire et l'incidence des thromboses veineuses profondes.

Selon la technique et la région du corps anesthésiée, on peut classer les ALR en :
– anesthésies médullaires ;
– anesthésies plexiques ;
– anesthésies de troncs nerveux.

A. LES ANESTHÉSIES MÉDULLAIRES (Fig. 6.1)

a. Principe

Les anesthésies médullaires consistent en un blocage de la conduction des racines nerveuses au niveau du rachis par l'injection de drogues (anesthésiques locaux, morphiniques) aux endroits suivants :
– dans le sac dure-mérien rempli de liquide céphalorachidien = rachi-anesthésie ;
– dans l'espace péridural ou épidural, en dehors de la dure-mère = péridurale.

La péridurale peut se faire à tous les niveaux du rachis : péridurale lombaire (la plus fréquente), mais aussi thoracique, cervicale ou sacrée, aussi appelée anesthésie caudale.

La rachi-anesthésie n'est pratiquée qu'au niveau lombaire. En effet, la moelle s'arrête juste un peu plus haut et donc en lombaire, il n'y a que les racines nerveuses lombaires et sacrées ; on ne risque pas de ponction accidentelle de moelle.

b. La rachi-anesthésie

Dans la rachi-anesthésie, il y a ponction de la dure-mère et injection dans le liquide céphalorachidien (LCR) d'une solution d'anesthésique. Il est évident que, si l'on considère l'espace dure-mérien comme un long cylindre rempli de liquide, la propagation de l'anesthésique local injecté va dépendre de simples facteurs physiques : dose et volume injectés, densité du produit, vitesse et niveau d'injection, position du malade.

Dans ce type d'anesthésie, le blocage des fibres nerveuses motrices, sensitives et végétatives est rapide et intense ; on observera donc une paralysie et une vasoplégie importante avec ses conséquences tensionnelles si elle n'est pas corrigée.

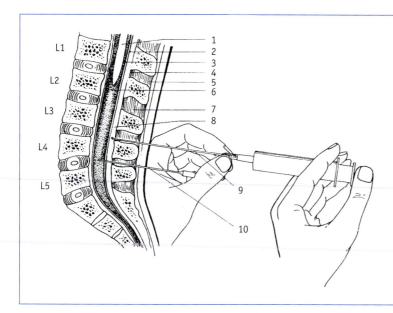

Fig. 6.1 – Les anesthésies médullaires.
1. Moelle épinière
2. Dure-mère
3. Arachnoïde
4. Lig. jaune
5. Ligg. sus-épineux
6. LCR
7. Lig. interépineux
8. Espace péridural
9. Aiguille de *péridurale* en place
10. Aiguille de *rachianesthésie* en place

TECHNIQUE

- *Matériel stérile* :
  - paire de gants pour l'opérateur ;
  - champ de table ;
  - compresses et antiseptique cutané dans une cupule ;
  - champ perforé ;
  - 2 seringues, une aiguille destinée à l'anesthésie de la peau ;
  - une aiguille à rachi-anesthésie : 22 G, 25 G ou même 27 G, atraumatique, à pointe crayon ou dite de Schprot ;
  - une solution d'anesthésique local : *ex.* : Marcaïne®, additionnée ou non de morphinique ou catécholamine.

- *Le malade est perfusé*, mis sous scope et installé, soit en décubitus latéral, soit en assis, bien replié sur lui-même. Une personne reste près de lui pour le tenir, le rassurer et surveiller ses paramètres. L'anesthésiste met bonnet, bavette, se lave chirurgicalement les mains, met des gants, badigeonne le dos du malade et prépare sa table. L'endroit de ponction se situe entre deux apophyses épineuses lombaires, entre les ailes iliaques.

- *Après un bouton dermique et une infiltration de l'espace intervertébral*, on introduit l'aiguille à rachi-anesthésie, à la rigueur *via* un introducteur, jusque dans le sac dure-mérien, objectivé par un reflux de LCR par l'aiguille. La solution est alors injectée lentement (souvent 2 mL) et le malade est réinstallé sur le dos. L'anesthésie s'installe en quelques minutes et la progression du niveau est régulièrement contrôlée. On peut agir sur la hauteur du niveau en inclinant plus ou moins la table.

COMPLICATIONS FRÉQUENTES

- *Hypotension*, liée à la vasoplégie, qui nécessite remplissage ou vasopresseur.

- *Bradycardie* et même malaise vagal, pendant la ponction ou pendant l'intervention.

- *Nausées*, pendant l'intervention, plutôt liées à un moment d'hypotension.

- *Céphalées postopératoires*, qui sont actuellement très rares, grâce à l'utilisation d'aiguilles très fines.

Les indications de la rachi-anesthésie sont fonction de l'état du patient : insuffisant respiratoire, grand âge, estomac plein ; ou du type d'intervention : chirurgie du petit bassin (urologique) ou des membres inférieurs.

Les contre-indications sont : malade sous anticoagulants ou ayant des troubles de la coagulation ; septicémie, choc, hémorragie ; certaines atteintes neurologiques évolutives ; infections au point de ponction.

c. La péridurale

Lors de la péridurale, l'aiguille ne perfore pas la dure-mère et les anesthésiques locaux ou le cathéter péridural sont introduits dans cet espace virtuel où passent les racines nerveuses avant de quitter le rachis.

TECHNIQUE

- *Matériel stérile*, soit un plateau restérilisable, soit du matériel à usage unique.

- *Installation stérile* :
  - champ de table ;
  - compresses, désinfectant cutané dans une cupule ;
  - champ perforé.

- *Anesthésie locale de la peau* :
  - une seringue de 5 ou 10 mL, une aiguille sous-cutanée ;
  - de la Xylocaïne® avec ou sans adrénaline.

- *Péridurale* :
  - une aiguille de Tuohy 16 ou 18 G (aiguille à mandrin qui a la particularité de présenter à son extrémité un orifice ovale et un bout mousse) ;
  - une seringue de verre coulissant parfaitement ou une seringue en plastique pour la recherche de l'espace péridural ;
  - un cathéter de péridurale ;

(Ces trois éléments se trouvent aussi en kits tout prêts, à usage unique.)
  - une cupule avec du sérum physiologique ;
  - la solution anesthésique, avec ou sans adjuvants, dans une cupule ou seringue.

La solution la plus utilisée est la Marcaïne® à 0,125, 0,25 ou 0,5 %, à laquelle on peut ajouter de l'adrénaline à maximum 1/200 000 et/ou un morphinique.

La mise en place se fait chez un malade perfusé et sous scope, installé en décubitus latéral ou assis et soutenu par quelqu'un. L'anesthésiste se prépare comme pour une rachi-anesthésie. La ponction peut être faite tout le long du rachis en fonction de la topographie de l'anesthésie souhaitée, mais le niveau le plus fréquent et le plus facile se situe en L3-L4 ou L4-L5. Après une anesthésie de la peau et des tissus intervertébraux, l'espace péridural est recherché, avec l'aiguille de Tuohy sur laquelle est branchée la seringue de verre remplie de sérum physiologique. Lorsque l'aiguille arrive dans le ligament jaune, on ressent une légère résistance à la progression, puis à l'arrivée dans l'espace péridural, il y a une perte de résistance nette et on peut injecter très facilement le sérum physiologique dans l'espace. Il faut alors déboîter la seringue et vérifier que rien ne reflue : ni LCR (brèche dure-mérienne), ni sang (brèche vasculaire). On peut alors, soit injecter la solution anesthésique (environ 15 à 20 mL) après avoir fait une dose test, soit introduire au travers de l'aiguille un cathéter qui permettra, également après une dose test, de faire des injections répétées ou en continu.

L'utilité de la dose test réside en la détection de la malposition de l'aiguille ou du cathéter. En péridurale, les doses anesthésiques sont importantes (10 fois plus qu'en rachi-anesthésie), la dose test d'anesthésique adrénaliné (3 mL) donnerait rapidement des signes d'anesthésie s'il était injecté par mégarde dans le LCR, ou une tachycardie soudaine si son injection était intravasculaire. Ces signes imposent un arrêt de l'injection globale.

EFFETS SECONDAIRES

- *Hypotension et bradycardie*, comme en rachi-anesthésie, mais moins soudain.
- *Complications techniques*, telles que blessures nerveuses, brèche dure-mérienne avec céphalées postopératoires.

Les indications et contre-indications sont celles de la rachi-anesthésie, mais on préfère la péridurale pour des interventions plus longues, pour une analgésie postopératoire, ou à la rigueur même associée à une anesthésie générale.

La péridurale est surtout connue dans le grand public pour son indication d'analgésie obstétricale. Les concentrations d'anesthésiques utilisées sont très faibles pour permettre un écrêtement de la douleur de l'accouchement sans abolir la force motrice et la perception de poussée.

B. LES BLOCS PLEXIQUES

Il s'agit de l'anesthésie par infiltration d'anesthésiques locaux au niveau d'un groupe de troncs nerveux, à un endroit où ces troncs sont regroupés anatomiquement en plexus.

Le plus connu est le plexus brachial qui peut être bloqué à trois niveaux différents : à sa sortie du défilé interscalénique, en sus-claviculaire ou en axillaire. Le repérage du plexus est plus facile avec un stimulateur nerveux et selon la réponse motrice retrouvée distalement, on sait exactement où doit être injectée la solution anesthésique. Ceci augmente nettement le taux de réussite des blocs.

Le bloc sera effectué chez un malade sous scope et perfusé. On désinfecte la peau à l'endroit de la ponction. Le repérage des troncs nerveux se fait *via* une aiguille spéciale atraumatique raccordée au neurostimulateur. On recherche une réponse musculaire optimale pour un courant très faible. L'injection d'anesthésique local se fait après plusieurs essais d'aspiration pour être sûr de ne pas être en intravasculaire.

Les complications à redouter lors de cette ALR, sont : un pneumothorax par ponction accidentelle de la plèvre lors de l'abord sus-claviculaire ; des lésions nerveuses par traumatisme dû à l'aiguille ; des accidents liés au surdosage ou à l'injection intravasculaire des anesthésiques locaux.

Les indications de cette technique sont les malades à risques, les « estomacs pleins », la chirurgie du membre supérieur.

C. LES BLOCS NERVEUX

La plupart des troncs nerveux peuvent être bloqués par une infiltration d'anesthésique local. Le repérage du nerf est facilité par l'utilisation d'un neurostimulateur. La prudence et la rigueur veulent que le malade soit sous scope et perfusé.

2. LES VOIES D'ABORD CENTRALES

L'utilisation des voies veineuses centrales en anesthésie-réanimation présente plusieurs intérêts.

- Elles permettent de mesurer les pressions dans les grands troncs veineux centraux et de contrôler plus facilement l'hémodynamique.

- Elles permettent des perfusions de solutés hyperosmolaires (parentérales) ou pour des drogues vasoactives.

- Elles assurent un abord veineux, quand rien d'autre n'est accessible.

ANESTHÉSIE-RÉANIMATION

La veine sous-clavière est abordée sous la clavicule, la veine jugulaire interne par le cou.

TECHNIQUE

La pose nécessite une asepsie rigoureuse. L'opérateur doit travailler en bonnet, bavette, mains lavées chirurgicalement et gants stériles. Le matériel utilisé est à usage unique.

- *Installation stérile :*
  - champ de table et champ perforé ;
  - pince de Kocher, compresses et désinfectant cutané dans cupule.
- *Anesthésie locale* (si le malade n'est pas endormi) :
  - une seringue de 10 mL et une aiguille ;
  - de la Xylocaïne®.
- *Matériel souvent présenté dans un kit tout fait :*
  - un cathéter à une ou plusieurs voies ;
  - l'aiguille de ponction et le mandrin de transcathétérisation ;
  - une seringue ;
  - une tubulure de raccord stérile.
- *Fixation du cathéter et pansement occlusif.*

Une radio thoracique après la pose confirme la bonne position du cathéter et l'absence de pneumothorax.

COMPLICATIONS

Les complications de la pose des cathéters centraux sont :
  - ponction artérielle ;
  - ponction de la plèvre avec pneumothorax ;
  - fausse route ;
  - embolie gazeuse lors de la déconnexion ;
  - infection et thromboses.

7. Incidents et accidents des anesthésiques locaux

Les anesthésiques locaux (AL) sont largement utilisés, tant par les anesthésistes lors des techniques d'anesthésie loco-régionales, que par les chirurgiens, médecins ou dentistes. Si le recours aux anesthésies locales paraît sans danger (le taux de complications est en effet très faible), il ne faut pas oublier que, sur le grand nombre d'anesthésies locales pratiquées, la probabilité de survenue d'un accident n'est pas nulle. Les AL n'autorisent donc pas la moindre négligence ou imprudence.

1. PANORAMA DES ANESTHÉSIQUES LOCAUX

Un anesthésique local est une substance qui, placée au contact des fibres nerveuses, a la propriété d'interrompre la transmission du message nerveux.
Les anesthésiques locaux répertoriés sont nombreux et se classent en deux grands groupes.

- *Les esters*, dont le chef de file est la cocaïne, sont peu utilisés actuellement, parce que responsables de réactions allergiques et nécessitant des cholinestérases pour leur métabolisation (enzyme plasmatique parfois déficiente) ;

- *Les amides*, qui regroupent les AL, sont les plus utilisés. Métabolisés par le foie, ils sont très rarement responsables de problèmes allergiques. Ils diffèrent entre eux par leur vitesse d'action, leur durée d'action et l'importance du bloc moteur qu'ils entraînent.

La lidocaïne ou Xylocaïne® est la plus connue de tous les AL. Elle existe sous plusieurs formes (liquide, gel, visqueuse) et concentrations (0,5 %, 1,0 % et 2,0 %) et peut être administrée en infiltration sous-cutanée, au contact de troncs nerveux, en rachi-anesthésie ou en péridurale, au contact des muqueuses ou même en intraveineuse en cardiologie. Son action est rapide, de durée assez courte. Elle bénéficie souvent de l'adjonction d'adrénaline qui, en provoquant une vasoconstriction locale, va retarder la résorption de l'AL, augmenter sa durée d'action, diminuer sa toxicité systémique, augmenter les doses totales permises.
Les doses totales à respecter sont :
- *sans* adrénaline 3 mg/kg (adulte de 70 kg : 20 mL de 1 % = 200 mg) ;
- *avec* adrénaline 7 mg/kg (adulte de 70 kg : 25 mL de 2 % = 500 mg).

♦ *Remarque* ♦
- La Xylocaïne® 1 % adrénalinée contient l'adrénaline à 1/100 000.
- La Xylocaïne® 2 % adrénalinée contient l'adrénaline à 1/80 000.

La bupivacaïne ou Marcaïne® est surtout utilisée par les anesthésistes dans les blocs. Son délai d'action est plus long, mais sa durée d'action l'est également. La Marcaïne® ne doit pas être utilisée dans des situations où on peut voir une résorption systémique brutale ; sa toxicité cardiaque est en effet redoutable, comme nous le verrons plus loin. Son utilisation ne permet pas d'augmenter la dose maximale permise.
La dose totale permise est avec ou sans adrénaline : 2 mg/kg (adulte de 70 kg : 30 mL de 0,5 % = 150 mg).

2. ACCIDENTS ET INCIDENTS DES ANESTHÉSIQUES LOCAUX

Seront traités ici les accidents dus aux anesthésiques locaux et non pas ceux liés à la technique utilisée.
Ces accidents sont très rarement allergiques, vu l'utilisation préférentielle des dérivés amides. Il faut surtout connaître les accidents dus à une toxicité systémique de l'AL. Pour une raison expliquée plus loin, l'AL déborde de son site d'action, passe dans la circulation et va exercer son action d'interruption de l'influx nerveux à un endroit non désiré.

a. Circonstances de la toxicité systémique

- *Surdosage réel en mg/kg*. La dose est nettement dépassée et au fur et à mesure que l'AL est résorbé de son site d'injection, il donne un taux sérique trop élevé.

- *Injection intravasculaire involontaire*, qui passe inaperçue. Là, le taux sérique s'élève très rapidement au-dessus de la normale, mais rebaisse également très vite grâce à la redistribution de l'AL.

b. Expression de la toxicité systémique

- *Au niveau du système nerveux central*. Le malade va se plaindre de bourdonnements d'oreille, de goût métallique dans la bouche; on peut remarquer une logorrhée, un état ébrieux, puis brusquement, le malade perd conscience et se met à convulser; finalement, il y a apnée, collapsus et coma profond. Cet état est tout à fait réversible s'il n'y a pas eu de problèmes d'anoxie ou hémodynamiques.

- *Au niveau cardiaque*. Ici, la Xylocaïne® diffère complètement de la Marcaïne®, puisque la première a une action antiarythmique bien connue, alors que la deuxième est éminemment pro-arythmogène, donnant de redoutables fibrillations ventriculaires extrêmement résistantes au traitement.

- Les additifs des AL peuvent eux aussi être responsables d'effets systémiques.

- *L'adrénaline*. En surdosage absolu ou en injection vasculaire involontaire, on peut observer : hyperpression, tachycardie, excitabilité myocardique (ce sont souvent ces effets secondaires, fréquents en dentisterie qui amènent à dire que quelqu'un est « allergique » aux AL). Les infiltrations d'AL adrénalinées peuvent être contre-indiquées en cas de cardiopathie, en cas d'anesthésie au *Fluothane* et sont à proscrire dans les anesthésies des extrémités (doigts, orteils, pénis).

- *Les morphiniques*. Puissants analgésiques et potentialisateurs de l'ALR en administration médullaire, ils peuvent néanmoins donner des dépressions respiratoires, voire des apnées à distance, des rétentions urinaires, du prurit ou des nausées.

3. PRÉVENTION ET TRAITEMENT

Toute anesthésie locale mérite une surveillance et un monitorage et ne doit pas être mise en route si on ne dispose pas de matériel de réanimation cardiorespiratoire. La présence d'un abord veineux est souhaitable.

Les doses permises doivent à chaque fois être recalculées. Si nécessaire, on diminue la dilution du produit.

En cas d'accident de toxicité systémique, on reste avant tout symptomatique en s'efforçant de préserver les fonctions vitales. Le plus important est d'oxygéner correctement le malade pendant toute la période de perte de connaissance ou convulsion. Dès que possible, le patient doit être intubé et ventilé en oxygène pur. L'éventuel collapsus sera traité par un remplissage rapide, des tonicardiaques et une défibrillation si nécessaire.

DEUXIÈME PARTIE
Chirurgie abdominodigestive

Les dix commandements de l'IBODE

1. Le matériel prévu, en salle tu auras.

2. Une position optimale toujours tu choisiras.

3. Si tu es mal installé(e), à l'opérateur tu le diras.

4. Une excellente vision du champ opératoire toujours tu auras.

5. Dans le calme et le silence toujours tu travailleras.

6. Une concentration de tous les instants tu observeras.

7. Les ordres que tu reçois, tu les répèteras.

8. Les demandes de l'opérateur au mieux tu anticiperas.

9. Sortir de salle d'opération sans autorisation jamais tu ne feras.

10. Par ton comportement, à la sécurité du malade tu contribueras.

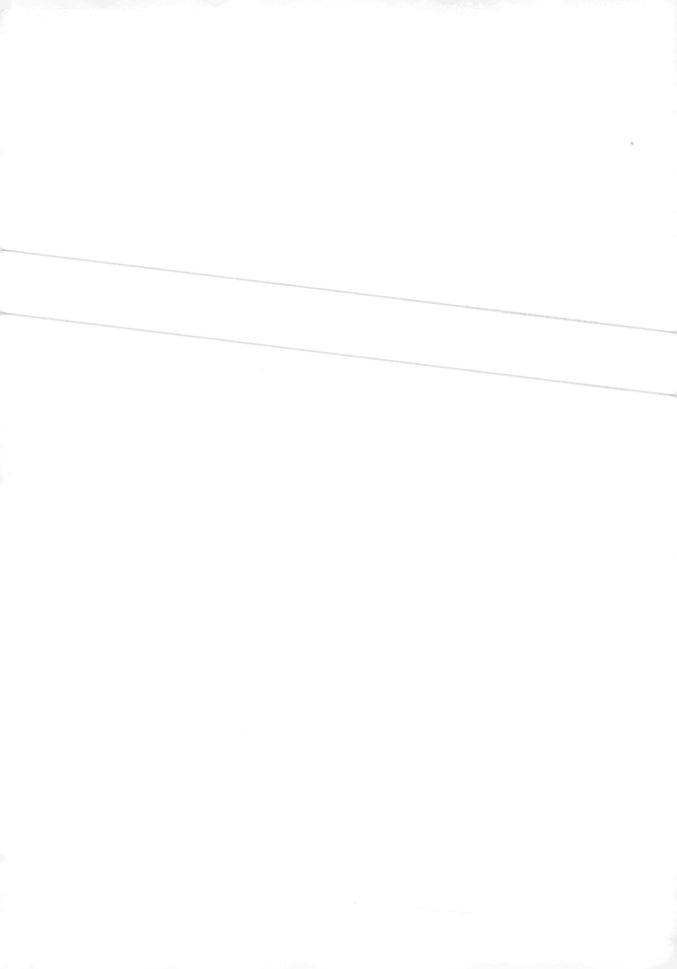

8. Rôle de l'IBODE en chirurgie viscérale

Guy Samama

L'IBODE constitue un rouage fondamental de l'équipe médicale en salle d'opération.

1. AVANT L'ARRIVÉE DU MALADE

Elle contrôle la préparation de la salle en fonction de l'intervention programmée. Il existe des checklists pour ouverture de salle : elles doivent être utilisées.

Les sources lumineuses, l'aspiration, le bistouri électrique sont vérifiés.

Tout le matériel nécessaire et spécifique à l'intervention prévue est en salle : systèmes de maintien du malade sur table, suites d'instruments, matériels particuliers (échographie, bistouri à ultrasons, colonne de vidéochirurgie, etc.).

Si l'on prévoit du sérum tiède, il est mis à chauffer. Si un examen histologique extemporané est prévu, il faut, dans certaines structures, s'assurer que le laboratoire d'anatomopathologie est bien prévenu.

2. L'ARRIVÉE DU MALADE DANS LA SALLE

L'infirmière circulante, aidée de l'anesthésiste, vérifie l'identité du malade, l'absence de prothèse dentaire, l'absence de bijoux (bagues), l'absence de vernis à ongle coloré, la propreté et le rasage soigneux du champ opératoire avec une attention toute particulière pour l'ombilic, et le périnée en cas de chirurgie comportant un temps périnéal. Quand le rasage lui paraît insuffisant, elle le complétera.

L'infirmière circulante s'assure également que le dossier médical complet, avec carte de groupe sanguin, est bien arrivé en même temps que le patient.

Une fois le patient endormi, elle participera, aidée de l'opérateur, à son installation correcte et à la mise en place de la plaque du bistouri électrique.

En fonction de la position de l'opérateur et de ses habitudes, il faudra disposer les pédales du bistouri électrique et de l'aspiration. Enfin, l'assistant muet sera placé suffisamment loin du champ pour ne pas gêner les opérateurs, et suffisamment haut pour que les pieds du malade ne viennent pas buter dedans en cas d'élévation de la table ou de mise en position de Trendelenbourg.

Lorsque des radios peropératoires sont prévues, il faut en faire une sur table avant l'installation de façon à vérifier les constantes de l'appareil et le bon positionnement du patient ou au moins, demander au manipulateur radio de vérifier qu'il pourra effectuer les examens prévus.

Le sondage urinaire ne sera fait que sur indication de l'opérateur.

3. L'INTERVENTION

L'équipe étant lavée et habillée, l'instrumentiste :
– prépare sa table ;
– compte les textiles : compresses radio-opaques, petits champs. Les chiffres annoncés sont marqués au nom du malade sur un cahier. Chaque demande de textiles complémentaires doit faire l'objet de la même procédure tout au long de l'intervention : comptage, inscription ;
– donne à l'opérateur le tampon-monté qui lui permet de badigeonner largement le champ opératoire d'antiseptique.

Mise en place des champs stériles. Collage éventuel de stéridrap ou d'une plaque de Jersey (dans ce cas, prévoir du vernis chirurgical) selon les habitudes de l'opérateur.

Installation du tuyau d'aspiration et du câble de bistouri électrique en laissant suffisamment de longueur pour que n'importe quel membre de l'équipe opératoire puisse s'en servir.

A. POSITION DE L'INSTRUMENTISTE

Dans la plupart des cas, l'instrumentiste se place du même côté que l'opérateur, à sa droite ou à sa gauche. Elle doit avoir une vue parfaite sur le champ opératoire de façon à pouvoir suivre l'intervention et donc anticiper la plupart des demandes de l'opérateur (ce qui est la marque d'une instrumentiste de qualité). Étant latéralisée par rapport au champ opératoire, il lui faudra souvent une estrade pour être en surplomb.

B. RÔLE DE L'INSTRUMENTISTE

Le rôle de l'instrumentiste est multiple, complexe et capital.

a. Vis-à-vis de l'intervention en général

C'est elle qui donne le « top » départ de l'intervention. Il est illusoire et contre-productif d'inciser avant que tout et tous soient prêts. On ne démarre pas une intervention « en vrac ». Elle veille à son bon déroulement technique, prévient ou signale d'éventuelles fautes d'asepsie, notamment de la part d'aides pas toujours expérimentés.

b. Vis-à-vis de l'opérateur

Elle lui assure un confort opératoire maximum (dont dépend en partie la qualité de l'acte).

• En relation avec l'infirmière circulante, elle veille à ce que le champ soit toujours correctement éclairé en signalant quand l'opérateur change de lieu d'action. L'éclairage correct d'un champ opératoire profond et restreint est loin d'être facile. Il faudra jouer sur la direction du faisceau lumineux et l'importance de sa focalisation. L'orientation du scialytique ne peut se faire qu'en se plaçant derrière l'opérateur. En cas de difficulté importante, il faudra donner à l'opérateur la poignée stérile du scialytique, si celui-ci est prévu pour en recevoir, de façon qu'il participe à l'orientation de la lumière.

• Elle frappe dans la main tendue de l'opérateur l'instrument demandé. Plusieurs remarques à ce sujet :
– s'il s'agit de changer d'instrument, il faut bien évidemment débarrasser la main de l'opérateur de l'instrument précédent avant de frapper l'instrument demandé ;
– l'instrument doit être frappé dans sa position d'utilisation : il faut que l'opérateur reçoive une pince de Bengoléa par ses anneaux et non par son bec, un bistouri par son manche et non par sa lame ;
– quand il demande un instrument, l'opérateur habituellement ne fait que tendre la main ouverte sans quitter le champ opératoire des yeux. Ce n'est pas sa main qui cherche l'instrument. C'est la raison pour laquelle l'instrument doit être frappé dans sa paume, pour que la prise soit franche ;

– l'instrumentiste doit anticiper la plupart des demandes : suivant des yeux le déroulement de l'intervention, elle est très rapidement capable de prévoir les instruments qui vont lui être demandés avec suffisamment d'avance pour que la main de l'opérateur n'attende pas, surtout en chirurgie réglée.

c. Elle ne doit avoir sur son assistant muet que le minimum d'instruments nécessaires au temps en cours

POUR L'INCISION

• Un bistouri lame 23.
• Une pince à hémostase.
• Deux pinces de Kocher.
• Deux pinces à champ.
• Une paire de ciseaux de Mayo.
• Deux écarteurs de Farabeuf.
• Quelques compresses (radio-opaques).
• Éventuellement quelques pinces fines (Halsteadt ou baby-Kocher), une pince à disséquer à griffes et une sans griffe.

POUR LES TEMPS PROFONDS

• Élimination de tous les instruments qui ont servi à l'incision.
• Mise en place des champs de bordure puis du système d'écarteurs choisi.
• Disposition sur l'assistant muet du matériel long, en fonction du type d'intervention :
– ciseaux et pinces à disséquer longues ;
– pinces de Bengoléa nues ;
– pinces de Bengoléa portant des fils de ligature ;

♦ *Remarque* ♦ Si la nature du fil est indiquée par l'opérateur, le montage dépend de l'instrumentiste. Le fil doit mesurer deux fois la longueur de la pince vectrice. Il est pincé à l'extrémité des mors de la pince en laissant un centimètre dépasser de la pointe de la pince, le reste de la longueur du fil se trouvant dans la concavité de la pince.

– un passe-fil ou dissecteur ;
– des boulettes montées sur pinces ;

♦ *Remarque* ♦ La boulette doit être pincée en pleine masse par la pince de façon à ce que son extrémité, qui sert à la dissection, ait une consistance ferme.

– des tampons montés constitués d'une petite compresse pliée en quatre, présentée sur une longuette ou une Jean-Louis Faure qui la saisit également en pleine masse ;
– des pinces atraumatiques type pince en cœur, Babcock, Duval, etc. ;
– un porte-aiguilles long ;

♦ *Remarque* ♦ Le montage d'une aiguille courbe sur un porte-aiguilles répond à des règles précises : elle peut se faire en coup droit ou en revers selon que, sur le porte-aiguilles normalement monté, la pointe de l'aiguille est dirigée vers la gauche (et passera donc de droite à gauche) ou vers la droite (et passera donc de gauche à droite). Par rapport au porte-aiguilles, la prise se fera au sommet des mors de l'instrument. Par rapport à l'aiguille, la prise se fera au milieu de sa courbure. Jamais vers le talon sauf indication de l'opérateur. Sinon on prend le risque de tordre son aiguille au passage des tissus.

– après utilisation, l'instrumentiste collecte toutes les aiguilles, les libère du reste du fil et les réunit dans une cupule ;
– les autres instruments sont fonction du type d'intervention réalisée. Nous les verrons secondairement ;
– l'instrumentiste nettoiera au sérum les instruments qui lui sont retournés.

OUVERTURE D'UNE LUMIÈRE DIGESTIVE

Une des caractéristiques de la chirurgie digestive est de comporter éventuellement l'ouverture d'une lumière digestive. Ce geste transforme une chirurgie jusque-là aseptique en une chirurgie septique. On ne peut certes pas l'éviter. Au moins peut-on en minimiser les conséquences par un protocole rigoureux.

• Avant l'ouverture de la lumière digestive, il faut protéger la cavité abdominale par des champs Tétra® qui isolent le segment digestif sur lequel on va travailler.

• Tous les instruments servant à ce temps seront éliminés une fois le tube refermé : l'instrumentiste ne conservera donc sur l'assistant muet recouvert d'un champ propre que les éléments strictement nécessaires. Les tranches digestives seront nettoyées avec une solution d'antiseptique : il faut donc préparer une cupule pour la recevoir et un tampon monté.

• Quand le temps septique est terminé, les instruments souillés sont éliminés avec le champ qui recouvrait l'assistant, les champs de protection abdominale ôtés, les gants de toute l'équipe changés.

• Si l'on a utilisé l'aspirateur, une canule propre sera montée.

• Enfin, il faut déployer un champ propre sur l'assistant muet avant de redisposer les nouveaux instruments.

d. Comptage des textiles

Avant de procéder à la mise en place des drainages éventuels et à la fermeture, l'instrumentiste fait avec l'infirmière circulante le compte des textiles. L'opérateur ne fermera pas avant que le comptage soit exact.

e. Fermeture

La fermeture doit être considérée comme une nouvelle intervention.

• Installation au propre du champ opératoire avec nouveaux champs stériles.

• Changement des gants de toute l'équipe.

• Utilisation d'instruments propres, habituellement réunis dans un « paquet paroi » qui avait été conservé à part.

• L'instrumentiste (comme d'ailleurs n'importe quel membre de l'équipe) ne peut quitter l'intervention qu'avec l'accord de l'opérateur et de toute façon jamais avant la fin de la fermeture de l'aponévrose.

• Au temps de la fermeture cutanée, il faut décoller le cas échéant le stéridrap ou le Jersey et dans tous les cas, badigeonner la peau avec une solution antiseptique.

f. Pansement

L'instrumentiste et l'infirmière circulante aideront enfin l'opérateur à faire le pansement.
Les drainages sont appareillés selon le souhait de l'opérateur. Le pansement de la cicatrice et celui du ou des drains seront toujours séparés.

g. Sortie du patient

L'instrumentiste et l'infirmière circulante surveillent avec l'anesthésiste la remise du patient dans son lit. Elles veilleront à ce qu'il ne demeure jamais seul. Le patient ne regagnera le service sous le contrôle de l'anesthésiste que correctement réveillé.
En conclusion : du point de vue de l'opérateur, l'instrumentiste joue un rôle capital par la compétence technique et son calme, elle rend l'opérateur plus serein et donc le déroulement de l'acte opératoire plus harmonieux et plus sûr.

h. Check-list

Remplissage et signature de la check-list du bloc opératoire.

9. Œsophagectomie pour cancer

Guy Samama

1. RAPPEL ANATOMIQUE

A. DÉFINITION

L'œsophage est le segment du tube digestif qui s'étend du pharynx (au niveau de la 6ᵉ vertèbre cervicale) au cardia qui marque sa jonction avec l'estomac.

B. DIMENSION

Il mesure 25 à 28 cm de long et traverse trois régions :
- le cou au niveau de son origine ;
- le thorax dans son trajet médiastinal ;
- l'abdomen au niveau de sa terminaison.

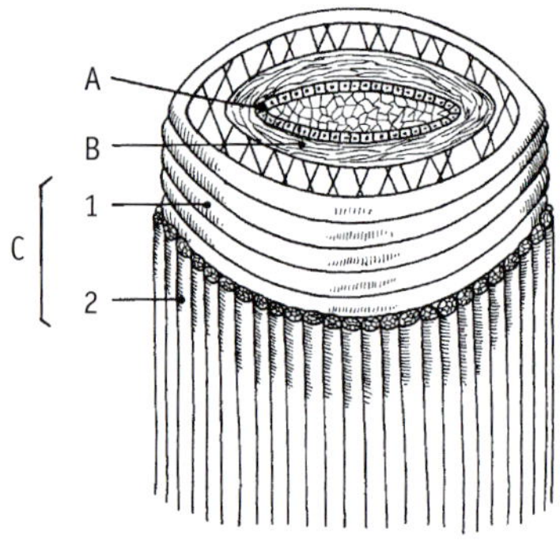

Fig. 9.1 – Structure de l'œsophage (1/4 supérieur).
- A. Muqueuse
- B. Sous-muqueuse
- C. Musculeuse
- 1. Couche interne
- 2. Couche externe

C. STRUCTURE (Fig. 9.1 et Fig. 9.2)

La structure de l'œsophage peut être décrite de l'intérieur vers l'extérieur par les éléments qui suivent.

- *Une muqueuse*, tunique la plus solide de toutes les tuniques œsophagiennes. Elle sera constamment intéressée par les sutures contrairement aux autres sutures digestives qui sont le plus souvent extramuqueuses.

- *Une sous-muqueuse*, lâche, dans laquelle cheminent les ramifications vasculaires et lymphatiques.

- *Une musculeuse*, en deux sous-couches, circulaire interne et longitudinale externe.

- En fait, le quart supérieur de la paroi musculaire de l'œsophage est constitué de fibres musculaires striées entourant les

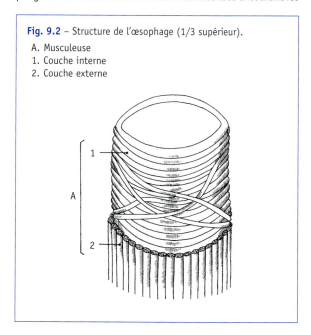

Fig. 9.2 – Structure de l'œsophage (1/3 supérieur).
- A. Musculeuse
- 1. Couche interne
- 2. Couche externe

fibres circulaires ; le tiers inférieur est constitué de muscle lisse en deux couches : une couche interne circulaire, hélicoïdale et elliptique, une couche externe grossièrement longitudinale.

- La transition entre muscles lisse et strié se situe au tiers moyen de l'œsophage.
- Ceci est important en chirurgie œsophagienne, car la musculeuse striée est une tunique solide qui se prête bien à la suture, alors que la fibre lisse est plus fragile.
- *Il n'existe pas de séreuse vraie* autour de l'œsophage.
- Au total, l'absence de séreuse et la fragilité de la musculeuse expliquent que la solidité des anastomoses soit médiocre, reposant essentiellement sur la muqueuse.

D. RAPPORTS

L'œsophage présente trois segments.

- *Cervical* (5 à 7 cm), de l'origine au bord supérieur du sternum.
- *Thoracique* (16 à 18 cm).
- *Abdominal*, après sa traversée diaphragmatique (3 à 4 cm).

a. L'œsophage cervical

Organe le plus profond du cou, il est en rapport (**Fig. 9.3**) :

- *En avant* :
  – avec la trachée-artère qu'il déborde légèrement par la gauche ;
  – avec la glande thyroïde, avec ses deux lobes latéraux réunis par un isthme recevant de chaque côté l'artère thyroïdienne inférieure ;
  – avec les nerfs récurrents droit et gauche, situés entre la trachée et l'œsophage, dont le rôle est fondamental car ce sont les nerfs moteurs des cordes vocales et des muscles du pharynx.
- *Latéralement* :
  – avec le paquet vasculo-nerveux du cou, comprenant l'artère carotide primitive, la veine jugulaire interne et le nerf pneumogastrique (ou vague) ;
  – avant les muscles antéro-latéraux du cou :
    – en dehors avec les sterno-cléido-mastoïdiens qui vont du sternum et de la partie interne de la clavicule à l'apophyse mastoïde ;
    – en dedans avec les muscles sous-hyoïdiens en deux couches :
      – en profondeur avec les sterno-thyroïdiens qui vont du sternum au cartilage thyroïde ;
      – en superficie avec les sterno-cléido-hyoïdiens qui vont du sternum et de la clavicule à l'os hyoïde ;
  – avec le canal thoracique à gauche ; c'est un canal collectant la lymphe qui chemine dans le médiastin pour se jeter, à la base du cou, dans le confluent veineux que forment la veine jugulaire interne et la veine sous-clavière. Il représente

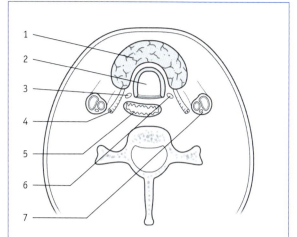

Fig. 9.3 – Coupe cervicale transversale au niveau de la quatrième vertèbre cervicale. Rapports de l'œsophage cervical.

1. Thyroïde
2. Trachée
3. N. récurrent gauche
4. A. thyroïdienne inférieure
5. Œsophage
6. N. récurrent droit
7. Paquet vasculo-nerveux du cou

un des dangers de la dissection du bord gauche du bas œsophage cervical.

- *En arrière*, avec le rachis cervical.

b. L'œsophage thoracique (Fig. 9.4)

Entre les deux poumons se trouve un espace appelé **médiastin** ; l'œsophage chemine dans la partie postérieure de cet espace. On lui décrit classiquement deux segments, selon qu'il se situe au-dessus ou au-dessous des deux crosses vasculaires, aortique à gauche et azygos à droite.

En effet, au niveau de la quatrième vertèbre dorsale, l'aorte à gauche et la veine grande azygos à droite décrivent chacune une crosse dont la concavité est orientée vers le bas ; **cet étage des crosses** marque la frontière entre le médiastin supérieur et le médiastin inférieur.

RAPPORTS DE L'ŒSOPHAGE DANS LE MÉDIASTIN SUPÉRIEUR

- *En arrière* :
  – aux premières vertèbres dorsales ;
  – au canal thoracique qui chemine en arrière de son bord gauche.
- *En avant* :
  – à la trachée artère et aux gros vaisseaux nés de la crosse aortique qui l'encadrent ;
  – au nerf récurrent gauche qui chemine en avant de son bord gauche.
- *Latéralement*, les poumons et leurs plèvres.

Au niveau des crosses, la crosse aortique masque l'œsophage sur une large surface, rendant son accès d'autant plus difficile que l'aorte et l'œsophage sont à ce niveau réunis par un tissu cellulaire dense et parcouru d'éléments vasculaires.

RAPPORTS DE L'ŒSOPHAGE DANS LE MÉDIASTIN INFÉRIEUR

- *En arrière :*
  - à l'aorte descendante qui, après avoir décrit sa crosse, se place derrière l'œsophage ;
  - à la veine grande azygos.

- *En avant, de haut en bas :*
  - la bifurcation trachéale et le début de la bronche gauche ; cette bifurcation s'appelle la carène ;
  - le groupe des ganglions lymphatiques intertrachéobronchiques situés sous la carène ;
  - le péricarde enveloppant le cœur.

MENTION PARTICULIÈRE

- Le canal thoracique qui suit l'œsophage sur tout son trajet, et avec lequel les rapports sont d'autant plus étroits que l'œsophage est plus proche de son segment cervical.
- Les nerfs pneumogastriques droit et gauche qui ne deviennent satellites de l'œsophage que dans la moitié inférieure de son trajet.

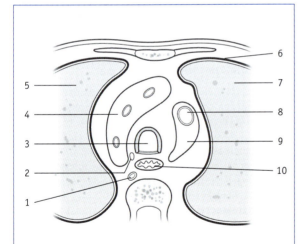

Fig. 9.4 – Coupe transversale au niveau de la quatrième vertèbre dorsale. Rapport de l'œsophage thoracique.

1. Canal thoracique
2. N. récurrent gauche
3. Trachée
4. Crosse aortique
5. Poumon gauche
6. Plèvre
7. Poumon droit
8. V. cave supérieure
9. Crosse de l'azygos
10. Œsophage

c. Le hiatus œsophagien du diaphragme

L'œsophage passe du thorax dans l'abdomen en traversant le diaphragme au niveau d'un orifice situé en regard de la dixième vertèbre dorsale. Ce hiatus est limité par un entrecroisement de fibres musculaires diaphragmatiques nées des piliers du diaphragme.

d. L'œsophage abdominal

L'œsophage possède un court trajet abdominal de 3 cm environ avant de se terminer au cardia. À ce niveau, la face antérieure de l'œsophage est recouverte par du péritoine qui n'adhère pas vraiment à la musculeuse œsophagienne. La jonction œsogastrique forme l'angle de Hiss.

E. VASCULARISATION

a. Les artères de l'œsophage (Fig. 9.5)

Elles proviennent :
- *dans la portion cervicale et sus-aortique*, des deux artères thyroïdiennes inférieures et de l'artère sous-clavière gauche ;
- *dans la portion juxta-aortique*, des deux artères bronchiques droite et gauche ;
- *dans la portion sous-aortique*, directement de l'aorte descendante sous forme de rameaux de calibre plus ou moins important ;
- *dans la portion diaphragmatique et abdominale :*
  - de l'artère cardiotubérositaire antérieure, venue de l'artère coronaire stomachique ;
  - de l'artère cardiotubérositaire postérieure, venue de l'artère splénique ;
  - de l'artère diaphragmatique inférieure gauche.

b. Les veines de l'œsophage

Elles constituent un double réseau.

- *Réseau sous-muqueux*, en rapport avec le système porte.
- *Réseau péri-œsophagien*, en rapport avec le système cave.

Ce qui explique le développement des varices œsophagiennes sous-muqueuses en cas d'hypertension portale.

c. Les lymphatiques de l'œsophage (Fig. 9.6)

Ils sont assez mal connus. Ils prennent naissance dans la sous-muqueuse, leur anatomie est complexe. Leur importance est considérable car leur envahissement, à la fois précoce dans l'évolution et loin à distance d'un cancer, représente l'un des problèmes majeurs de la chirurgie du cancer de l'œsophage.

- *L'œsophage inférieur*. Le relais principal est sous-phrénique : ganglions pré- et rétrocardiaux, cœliaques, pancréatiques et spléniques. Le drainage se fait essentiellement vers le médiastin, puis par voie descendante vers les ganglions cœliaques, à l'origine du tronc cœliaque, donc dans l'abdomen.

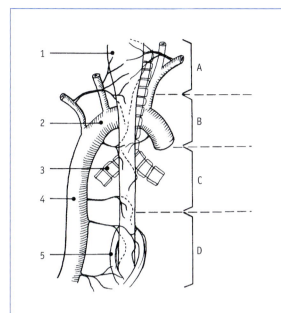

Fig. 9.5 – Artères de l'œsophage (vue postérieure).

1. Œsophage
2. Crosse aortique
3. Bronche gauche
4. Aorte descendante
5. Hiatus œsophagien

A. Portion cervicale
B. Portion juxta-aortique
C. Portion sous-aortique
D. Portion diaphragmatique et abdominale

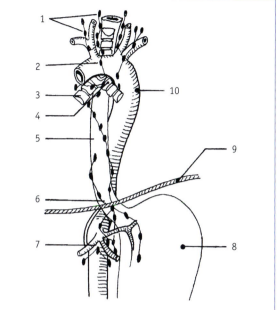

Fig. 9.6 – Lymphatiques de l'œsophage.

1. Ganglions rétro- et sus-claviculaires
2. Chaînes récurrentielles
3. Bronche droite
4. Ganglions intertrachéobronchiques
5. Œsophage
6. Ganglions pré- et rétrocardiaux
7. Ganglions cœliaques, pancréatiques et spléniques
8. Estomac
9. Diaphragme
10. Aorte

• *L'œsophage moyen et supérieur*. Groupes ganglionnaires intertrachéobronchiques et péribronchiques, chaînes récurrentielles, ganglions rétro- et sus-claviculaires des deux côtés.

F. LES NERFS DE L'ŒSOPHAGE

Ce sont essentiellement les nerfs pneumogastriques qui assurent l'innervation motrice et sensitive de l'œsophage.

2. PRÉPARATION À LA CHIRURGIE DE L'ŒSOPHAGE

La chirurgie de l'œsophage est une chirurgie lourde que l'on ne peut proposer qu'après un bilan approfondi.

a. Bilan d'extension du cancer

• Il pourrait *contre-indiquer* un geste chirurgical.

• *Par l'examen clinique*. Recherche d'un ganglion sus-claviculaire ou d'une hépatomégalie.

• *Par le scanner*. Recherche de métastases hépatiques, d'adénopathies profondes ou d'extension aux organes de voisinage.

• *Par l'échoendoscopie œsophagienne*. Permet de classer les lésions cancéreuses en fonction de deux paramètres :
  – T (T *in situ*, T1, T2, T3, T4) : envahissement plus ou moins important de la paroi de l'œsophage en partant de l'atteinte limitée à la muqueuse (T *is* ou *in situ*) à l'envahissement des structures de voisinage (T4) ;
  – N : atteinte des ganglions lymphatiques allant de N0 (pas d'atteinte ganglionnaire décelée) à N1 (atteinte des ganglions juxtatumoraux) et N2 (atteinte des ganglions à distance).

• *Par le PETscan*. Permet de dépister d'éventuels foyers d'hypermétabolisme autres que la lésion œsophagienne diagnostiquée.

b. État du tube digestif

Après œsophagectomie, l'estomac le plus souvent et le colon plus rarement, servent au rétablissement de la continuité digestive. Encore faut-il qu'ils soient sains.

Il faudra donc faire une fibroscopie œsogastroduodénale, le cas échéant une coloscopie totale.

c. Évaluation de la fonction respiratoire

Le malade va subir une laparotomie et une thoracotomie.

- Cliniquement, recherche d'une dyspnée, d'une toux, d'expectoration, d'antécédents de tabagisme.
- Épreuves fonctionnelles respiratoires.
- Gazométrie artérielle.

d. Évaluation de la fonction cardiovasculaire

- Par l'interrogatoire.
- Par l'examen clinique.
- Par l'électrocardiogramme.
- Éventuellement par un test d'effort.

e. Évaluation de la coagulation et de la fonction rénale

f. Recherche de cancers épidémiologiquement liés

Oropharynx et bronches.

g. Appréciation de l'état général du malade

Pourcentage de perte de poids et nécessité d'une renutrition préopératoire.

h. Préparation du malade à la chirurgie

Mise en état de la denture ; réalimentation ; kinésithérapie préopératoire.

3. L'ŒSOPHAGECTOMIE POUR CANCER

A. DESCRIPTION DE L'INTERVENTION

Œsophagectomie par voie abdominale et thoracique transpleurale droite en deux temps (type Santy).
Cette opération comporte un temps abdominal de mobilisation gastrique puis un temps thoracique d'exérèse et de rétablissement de continuité digestive par anastomose œsogastrique.

a. Temps abdominal

POSITION DE L'OPÉRÉ (**Fig. 9.7**)

- Décubitus dorsal avec éventuellement un billot sous la partie basse du thorax.
- Membres supérieurs en position indifférente, soit le long du corps, soit à 90 % dans des gouttières en accord avec l'opérateur et le médecin anesthésiste.

SYSTÈME D'ÉCARTEUR

Selon la voie d'abord choisie (médiane ou bi-sous-costale), prévoir un cadre de Bergeret ou un cadre rond qui, dans tous les cas, sera installé (ou au moins vérifié) par l'opérateur.

POSITION DE L'ÉQUIPE

- L'opérateur se place à droite ou à gauche mais de toute façon, il sera amené à changer de côté.
- Son aide est en face de lui.

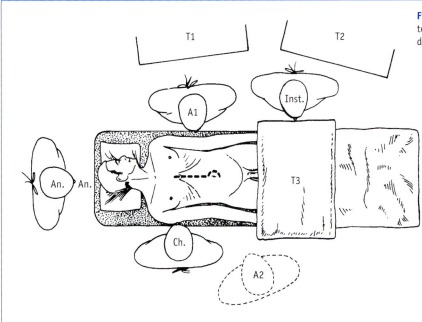

Fig. 9.7 – Œsophagectomie en deux temps – temps abdominal. Position de l'opéré et de l'équipe chirurgicale.

An – Anesthésiste
Ch – Chirurgien
A1 – Premier aide
A2 – Second aide
Inst. – Instrumentiste
T1, T2, T3 – Tables d'instruments (T1 est facultative)

ŒSOPHAGECTOMIE POUR CANCER

- L'instrumentiste est le plus souvent à gauche de l'opéré si elle est droitière (mais elle se met à l'endroit où elle se sent le mieux pour participer au bon déroulement de l'intervention).

MATÉRIEL NÉCESSAIRE (PLANCHE I, p. 606)

On peut utiliser soit une boîte *Gastrectomie*, soit une boîte *Laparotomie*.

L'ABORD CHIRURGICAL

Laparotomie médiane sus-ombilicale, prolongée en latéro-ombilical gauche.

- *Incision cutanée* : compresses, bistouri à lame 23, bistouri électrique, pinces à disséquer, fines à griffes pour l'hémostase pariétale, deux pinces de Kocher ou deux pinces à champ pour prendre l'aponévrose, deux écarteurs de Farabeuf, une paire de ciseaux de Mayo.
- *Résection ou non* de l'appendice xyphoïde ; en cas de résection, prévoir une pince Gouge.
- *Mise en place de deux champs* Tétra® de bordure.
- *Mise en place des valves* de Bergeret et du rétracteur sternal (crochet ou valve sus-pubienne).
- *Exploration* de la cavité abdominale, du foie et des ganglions cœliaques.

LA GASTROLYSE (Fig. 9.8)

Il s'agit de libérer l'estomac de toutes ses attaches abdominales tout en lui conservant une vascularisation suffisante par l'artère pylorique d'une part et l'artère gastro-épiploïque droite qui alimente l'arcade bordante le long de la grande courbure d'autre part.

- *Décollement colo-épiploïque et pénétration* dans l'arrière cavité des épiploons (cf. chapitre 11, « Chirurgie de l'estomac »). Il se fait au bistouri électrique ou au LigaSure® ou encore avec l'Harmonic Scalpel®. Ce temps est à peu près exsangue (cf. **Fig. 9.8**).
- *Gastrolyse* de la grande courbure gastrique par section des vaisseaux courts qui vont de celle-ci à la rate jusqu'au hiatus œsophagien du diaphragme. Ce temps nécessite des instruments longs :
  – valves (malléables, Leriche, Polosson) ;
  – pinces à disséquer longues de De Bakey ou de Résano ;
  – ciseaux longs ;
  – dissecteurs ;
  – pinces de Bengoléa ou de Santy selon la profondeur ;
  – fils à résorption lente montés sur pince de Bengoléa ou de Santy.
- *Résection du grand épiploon* en prenant bien soin de ménager l'arc vasculaire de la grande courbure gastrique.

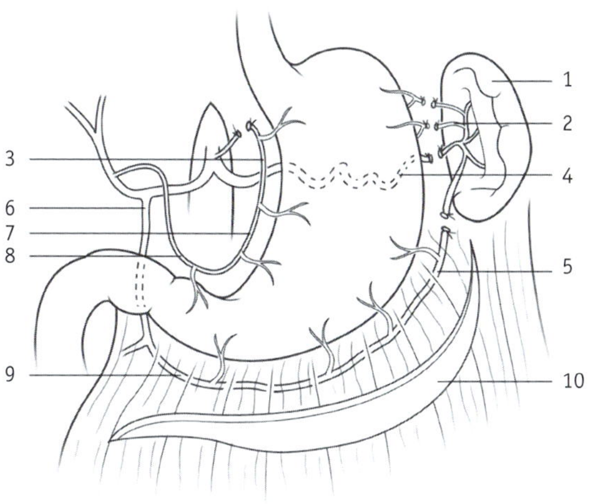

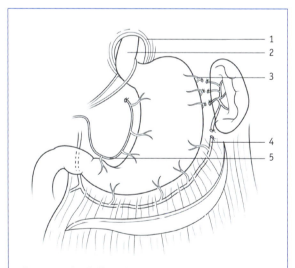

Fig. 9.8 – Gastrolyse.
1. Rate
2. Vaisseaux courts sectionnés
3. A. gastrique gauche (coronaire stomachique)
4. A. splénique
5. A. gastro-épiploïque gauche sectionnée et arc vasculaire de la grande courbure
6. A. gastroduodénale
7. Arc vasculaire de la petite courbure
8. A. gastrique droite (pylorique)
9. A. gastro-épiploïque droite
10. Section du grand épiploon

Fig. 9.9 – Mise de l'œsophage sur lacs.
1. Pilier du diaphragme
2. Œsophage sur lacs
3. Vaisseaux courts sectionnés
4. Arc vasculaire de la grande courbure
5. Arc vasculaire de la petite courbure

- *Dissection du petit épiploon* jusqu'au hiatus œsophagien du diaphragme en prenant bien soin de ménager l'arc vasculaire de la petite courbure. Elle se fait habituellement au bistouri électrique.

- *Incision du péritoine pré-œsophagien* au bistouri électrique.

- *Éventuellement, mise de l'œsophage sur lacs :* dissecteur long, type dissecteur de Sailors, un lacs en tissus monté sur une pince de Bengoléa ou de Santy, une pince de Kocher pour réunir et maintenir les deux extrémités du lacs (**Fig. 9.9**).

- *L'estomac est relevé* et maintenu soit à la main, soit par l'intermédiaire d'une pince en cœur ou de Duval.

- *Section des vaisseaux gastriques gauches* (coronaires stomachiques) avec curage ganglionnaire, la veine d'abord, l'artère ensuite (pince à disséquer longue, ciseaux longs, dissecteurs, fils à résorption lente présentés sur pince de Bengoléa).

- *Fin de libération de la partie haute de l'estomac et de l'œsophage abdominal.*

PRÉPARATION DU HIATUS (Fig. 9.10)

Le plus souvent, l'écartement des piliers n'est pas suffisant, et on aura recours à la section plus ou moins profonde du pilier droit ; le passage du transplant gastrique à travers le hiatus devant se faire sans striction, afin de préserver la vascularisation et ne pas risquer de la comprimer dans un orifice trop étroit.

♦ *Matériel nécessaire* ♦ Dissecteur ; fil à résorption lente monté sur Bengoléa ; ciseaux longs.

DÉCOLLEMENT DUODÉNOPANCRÉATIQUE (Fig. 9.11 a et b)

Un vaste décollement duodénopancréatique permet de gagner de la longueur. Il se fait par incision du péritoine le long du deuxième duodénum, au bistouri électrique ou aux ciseaux et au tampon monté.

PYLOROPLASTIE

Quand elle est faite, l'incision est courte, longitudinale, à cheval sur le pylore, au bistouri électrique. La suture est transversale avec des fils à résorption lente sertis dans des aiguilles courbes (*cf.* chapitre 11, « Chirurgie de l'estomac »).

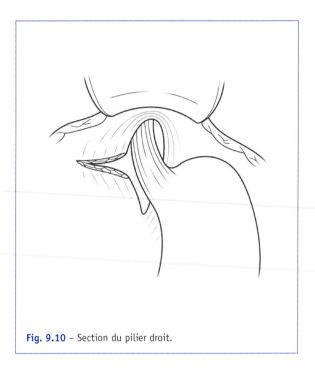

Fig. 9.10 – Section du pilier droit.

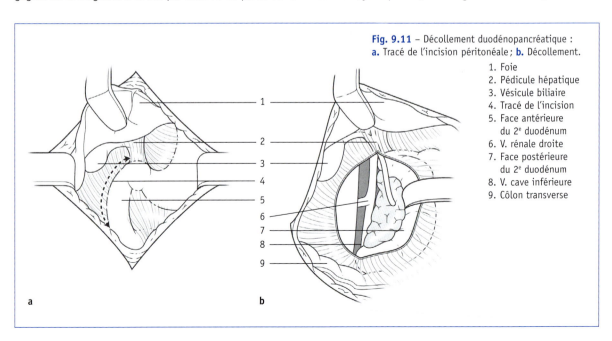

Fig. 9.11 – Décollement duodénopancréatique :
a. Tracé de l'incision péritonéale ; **b.** Décollement.

1. Foie
2. Pédicule hépatique
3. Vésicule biliaire
4. Tracé de l'incision
5. Face antérieure du 2e duodénum
6. V. rénale droite
7. Face postérieure du 2e duodénum
8. V. cave inférieure
9. Côlon transverse

VÉRIFICATION DE LA BONNE VASCULARISATION GASTRIQUE

La couleur de l'estomac est normale et l'arcade bordante de la grande courbure bat correctement.

FERMETURE ABDOMINALE AVEC OU SANS DRAINAGE

♦ *Matériel nécessaire* ♦ Paquet paroi (Planche II, *cf.* Annexe p. 610, en fin d'ouvrage).

La fermeture s'effectue par plan au fil à résorption lente serti courbe et monté sur porte-aiguille. Fils non résorbables sur la peau ou agrafes.

b. Temps thoracique

POSITION DE L'OPÉRÉ (Fig. 9.12)

- Décubitus latéral gauche. Billot sous le thorax.
- Le malade est calé à l'aide de l'appui-dos, l'appui-fesses et éventuellement l'appui-pubis.
- Le membre inférieur gauche est replié. Le membre inférieur droit allongé sur le gauche, une plaque de gel les sépare au niveau du genou. Le membre supérieur droit est installé en fonction des souhaits de l'anesthésiste et du chirurgien, soit pendant sur le thorax, soit placé sur un appui-bras.

POSITION DE L'ÉQUIPE (*cf.* Fig. 9.12)

L'ensemble de l'équipe s'est préparée pour une nouvelle intervention : lavage des mains, casaque, gants neufs. L'opérateur est à droite de l'opéré. Son premier aide est en face. L'instrumentiste se place le plus souvent à gauche du malade, face à l'opérateur, à gauche du premier aide. Elle a la liberté de choi-

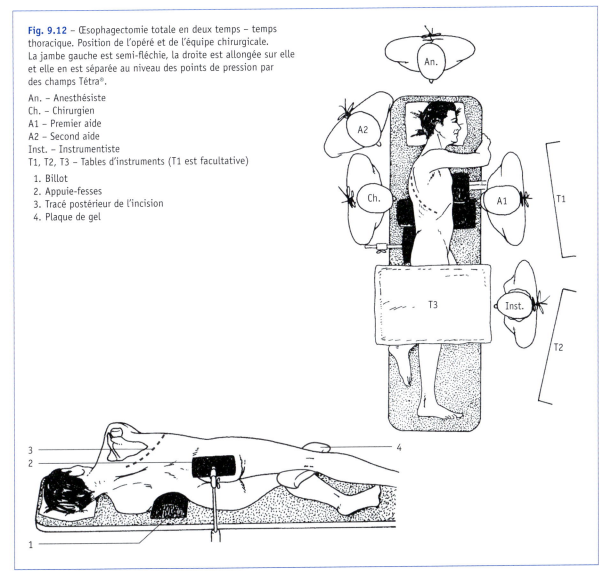

Fig. 9.12 – Œsophagectomie totale en deux temps – temps thoracique. Position de l'opéré et de l'équipe chirurgicale. La jambe gauche est semi-fléchie, la droite est allongée sur elle et elle en est séparée au niveau des points de pression par des champs Tétra®.

An. – Anesthésiste
Ch. – Chirurgien
A1 – Premier aide
A2 – Second aide
Inst. – Instrumentiste
T1, T2, T3 – Tables d'instruments (T1 est facultative)

1. Billot
2. Appuie-fesses
3. Tracé postérieur de l'incision
4. Plaque de gel

sir la place où elle se sent le mieux pour voir l'intervention et assurer une instrumentation efficace.

MATÉRIEL NÉCESSAIRE (PLANCHE IV, p. 616)

Boîte *Thorax* (*cf.* annexe en fin d'ouvrage). Cette boîte contient l'écarteur de Finochietto avec, ce qui est important, des valves de différentes tailles.

DÉROULEMENT DE L'INTERVENTION

Incision

- *Préparation cutanée* (selon le protocole en vigueur) :
  - brossage antiseptique de tout l'hémithorax droit et de la partie de l'abdomen qui sera dans le champ ;
  - badigeonnage à l'aide d'un tampon antiseptique.
- *Mise en place* des champs.
- *Installation* du bistouri électrique et de l'aspirateur : il est illusoire et contre-productif de vouloir commencer l'intervention proprement dit avant que l'instrumentiste soit prête.
- *Incision cutanée* de thoracotomie postéro-latérale qui va de quelques centimètres en dehors de la ligne des apophyses épineuses en arrière au cartilage costal en avant en restant à 2 cm environ au-dessous de l'angle de l'omoplate.

♦ *Matériel nécessaire* ♦
- Bistouri à lame 23.
- Compresses.
- Écarteurs de Farabeuf.
- Pinces à disséquer, pinces à hémostase.
- Bistouri électrique.

- *Incision musculaire.* Elle traverse deux plans successifs, le grand dorsal puis le rhomboïde en arrière et grand dentelé en avant. Elle se fait au bistouri électrique avec hémostase à la demande.

♦ *Matériel nécessaire* ♦
- Bistouri électrique.
- Grande pince à disséquer.
- Pinces à hémostase (Halsteadt ou Baby-Kocher).
- Compresses.
- Écarteurs de Farabeuf.

- *Incision* du plan costo-intercostal avec ou sans résection du col de la côte.
- L'aide relève l'omoplate et la masse musculaire supérieure à l'aide de l'**écarteur de Semb**.
- L'opérateur compte les côtes en partant du haut. La thoracotomie se fera selon le cas sur la cinquième ou sixième côte.
- *Incision* du périoste le long de la face externe de la côte choisie au bistouri électrique sur toute sa longueur en direction du bord supérieur.
- *Dégagement* du col de la côte en prenant garde au paquet vasculo-nerveux intercostal qui chemine dans une gouttière du bord inférieur de la côte choisie. Section ou résection du col de la côte au **costotome**.

♦ *Matériel nécessaire* ♦
- Écarteur de Semb.
- Bistouri électrique.
- Différents types de rugines.
- Costotome.

- *Pénétration* dans la cavité pleurale le long du bord supérieur de la côte dégagée au doigt et aux ciseaux.
- *Écarteurs de Finochietto* : protection de la plaie opératoire par deux champs. Mise en place de l'écarteur de Finochietto avec ouverture très progressive au risque d'entraîner des fractures costales.

♦ *Attention* ♦ Il peut être intéressant de monter sur l'écarteur de Finochietto des valves différentes, une profonde vers le haut et une plus courte vers le bas.

Exposition

- Exclusion pulmonaire et exposition de la tumeur.
- Si l'intubation bronchique a été sélective (sonde de Carlens), l'anesthésiste exclut le poumon droit et ne ventile que le poumon gauche.
- Des valves malléables gainées tenues par un des aides ou mieux, fixées sur l'écarteur de Finochietto par des pinces longuettes, permettent d'exposer le champ opératoire et de faire le bilan final de la résécabilité.

♦ *Matériel nécessaire* ♦
- Champ Tétra®.
- Deux valves malléables.
- Deux pinces longuettes.

Résection œsophagienne

- *Ligature et section* de la crosse de la veine grande azygos (**Fig. 9.13**).

♦ *Matériel nécessaire* ♦
- Pince à disséquer longue.
- Ciseaux longs, dissecteurs.
- Fil non résorbable ou à résorption lente montés sur pinces de Bengoléa.

- *Mise de l'œsophage sur lac* : à distance de la tumeur, au niveau de l'œsophage sain ; la mise en place d'un ou de deux lacs (au-dessus et en dessous de la tumeur) peut faciliter la dissection.

♦ *Matériel nécessaire* ♦
- Pince à disséquer longue.
- Ciseaux longs, dissecteur.
- Un ou deux lacs.
- Une ou deux pinces de Kocher pour réunir et maintenir les extrémités des lacs.

- *Libération du bas œsophage*, de la tumeur puis du haut œsophage en assurant les quelques hémostases nécessaires et en procédant à l'exérèse large de tout le tissu péri-œsophagien, ce qui réalise un curage ganglionnaire. On rejoint ainsi la dissection hiatale qui avait été faite en temps abdominal.

ŒSOPHAGECTOMIE POUR CANCER

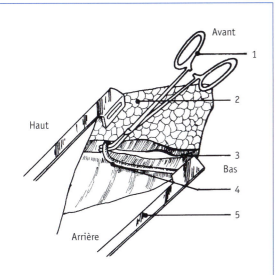

Fig. 9.13 – Œsophagectomie en deux temps. Voie thoracique droite. Ligature-section de la crosse de l'azygos.

1. Dissecteur
2. Poumon droit
3. Lit œsophagien
4. V. grande azygos
5. Branche de l'écarteur de Finochietto

♦ *Matériel nécessaire* ♦
- Une paire de ciseaux longs à disséquer.
- Une pince à disséquer longue.
- Deux pinces de Bengoléa.
- Du fil non résorbable ou à résorption lente monté sur Bengoléa.
- Éventuellement quelques clips.
- Du sérum tiède.
- Des champs Tétra® humides.
- Aspiration.
- Bistouri électrique.

Transposition thoracique de l'estomac

Par traction douce sur l'œsophage inférieur, sans torsion de l'estomac sur son axe qui risquerait de tordre également sa vascularisation (**Fig. 9.14**).

Résection tumorale et tubulisation gastrique

- *La résection* emportera la tumeur elle-même, la partie haute de l'estomac (grosse tubérosité et grande partie de la petite courbure) et l'œsophage jusqu'au sommet du thorax.

- *La tubulisation* (**Fig. 9.15**) se fait à l'aide d'agrafeuses linéaires coupantes. La ligne d'agrafes est renforcée par un surjet de fil à résorption lente (**Fig. 9.16**). La section œsophagienne est faite sur un clamp atraumatique (type Satinsky).

- *Nettoyage* de la tranche œsophagienne à l'aide d'un tampon imbibé d'antiseptique.

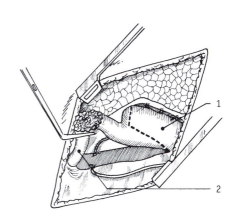

Fig. 9.14 – Œsophagectomie en deux temps. Voie thoracique droite. Transposition thoracique de l'estomac.

1. Estomac attiré par traction douce en intrathoracique
2. Œsophage

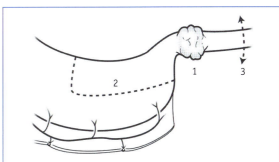

Fig. 9.15 – Résection tumorale et tubulisation gastrique.

1. Tumeur
2. Limites de la tubulisation gastrique
3. Section œsophagienne

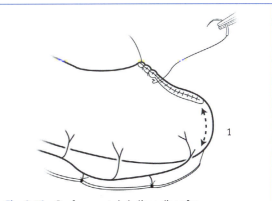

Fig. 9.16 – Renforcement de la ligne d'agrafes.

1. Zone de la future anastomose œsogastrique

Anastomose œso-gastrique

L'anastomose est manuelle ou mécanique.

Anastomose manuelle

Elle se fait au fil en un ou deux plans.

- *En un plan*. Recoupe du tube gastrique aux ciseaux. Anastomose à points séparés de fil à résorption lente déc. 1,5 prenant toute la paroi sur l'œsophage, extramuqueux sur l'estomac. Pour le plan postérieur au moins, tous les fils sont passés à l'avance et repérés sur des petites pinces. Ils seront séparés par des compresses pour ne pas s'emmêler ; on peut aussi enfiler un des anneaux de chaque pince repère sur une pince longuette (**Fig. 9.17**).

- *En deux plans* :
  – un plan d'adossement fait de points en U de Rezzano (**Fig. 9.18 a**) ;
  – puis une anastomose proprement dite (**Fig. 9.18 b**) ;
  – les mêmes manœuvres sont répétées pour le plan antérieur de l'anastomose : anastomose proprement dite plus plan d'adossement antérieur.

♦ *Matériel nécessaire* ♦

- Deux porte-aiguilles, des fils à résorption lente sertis sur aiguilles courbes à la demande.
- Fils à résorption lente.
- Autant de petites pinces type Baby-Kocher ou Halsteadt que de fils passés.
- Compresses.
- Pince à disséquer.
- Ciseaux.
- Éventuellement, une pince longuette.

Anastomose mécanique à l'agrafeuse circulaire
(**Fig. 9.19 a, b et c**)

- Le diamètre le plus adapté est déterminé par le passage d'un fantôme dans l'œsophage, en général, 25 mm.

- L'enclume est mise dans l'œsophage qui est refermé autour de l'axe de l'enclume par une bourse de nylon.

- Le corps de l'agrafeuse est passé à travers une courte incision du tube gastrique et son sommet est transfixié par le pointeau de la pince.

- Une fois l'anastomose faite et la pince retirée, on vérifie que les deux collerettes *complètes* d'œsophage et d'estomac sont bien restées entre la tête et l'enclume.

- L'incision faite sur le tube gastrique est suturée par des points séparés ou un surjet de fil à résorption lente 3/0.

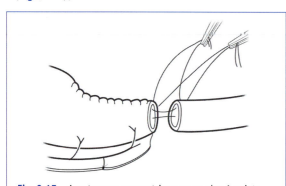

Fig. 9.17 – Anastomose œsogastrique en un plan à points séparés.

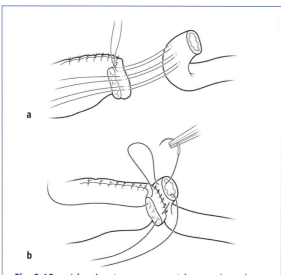

Fig. 9.18 a et b – Anastomose œsogastrique en deux plans.
  a. Plan postérieur d'adossement
  b. Partie postérieure de l'anastomose

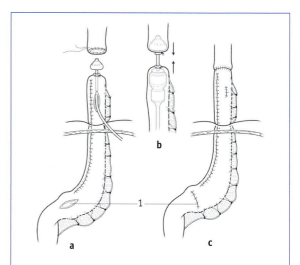

Fig. 9.19 – Anastomose mécanique à l'agraffeuse circulaire :
a. Mise en place de la pince circulaire ; **b.** Serrage de la pince;
c. Anastomose réalisée.
  1. Pyloroplastie de Heinecke-Mickulicz

ŒSOPHAGECTOMIE POUR CANCER

Suspension éventuelle du tube gastrique à la plèvre médiastinale (**Fig. 9.20**)

Préparation à la fermeture

- *Toilette* de la cavité pleurale et vérification des hémostases.
- *Drainage* de la plèvre et du médiastin (**Fig. 9.21**) : un ou deux drains en Silastic® 30 multiperforés ; parfois un drain de Redon dans le médiastin.

♦ *Matériel nécessaire* ♦ Bistouri à lame ; trocart de Monod pour drain de 30.

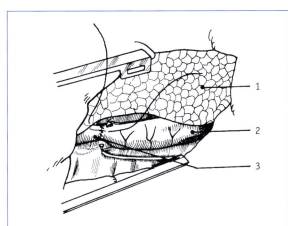

Fig. 9.20 – Suspension du moignon gastrique à la plèvre médiastine.
1. Poumon
2. Moignon gastrique
3. Anastomose œsogastrique terminée

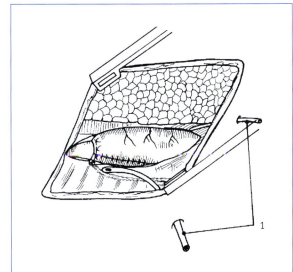

Fig. 9.21 – Drainage de la plèvre et du médiastin.
1. Deux drains séparés

Pour chaque drain en Silastic®, deux fils de soie ou mieux, de nylon (un pour fixer le drain à la peau et l'autre pour réaliser un point en cadre autour de l'émergence cutanée du drain en prévision de son retrait).

Fermeture de la thoracotomie

- *Transfixion* de la côte qui avait été dégagée en deux ou trois endroits à l'aide d'un perforateur à côte, ce qui permet le passage de deux ou trois fils solides résorbables ou non. Ces fils sont passés dans l'espace intercostal sus-jacent à l'aide d'une aiguille de Reverdin (par exemple).
- *Mise en place* du rapprocheur à côté (pour ceux qui l'utilisent) et nouage des fils solides, précédemment passés.
- *Suture musculaire* plan à plan par des surjets de fil à résorption lente.
- *Suture cutanée* selon le souhait de l'opérateur : points séparés de nylon selon Blair Donati ; surjet de nylon selon Blair-Donati ; agrafes de tout type…

♦ *Matériel nécessaire* ♦
- Perforateur à côté.
- Fil solide résorbable ou non.
- Aiguille de Reverdin.
- Rapprocheur à côté.
- Fils à résorption lente sertis dans de grandes aiguilles.
- Porte-aiguilles.
- Pinces à disséquer.
- Ciseaux.
- Fil de nylon serti dans des aiguilles courtes ou agrafes au choix de l'opérateur.

B. VARIANTE TECHNIQUE

Œsophagectomie totale en trois temps avec transplant gastrique rétrosternal et anastomose œsogastrique cervicale.

a. Premier temps opératoire mixte, abdominal et cervical simultané, à deux équipes chirurgicales

POSITION DE L'OPÉRÉ (**Fig. 9.22**)

Le patient est en décubitus dorsal, un billot sous les dernières côtes. Le cadre de Bergeret est en place. Badigeonnage complet du menton au pubis. Deux champs opératoires, l'un cervical et l'autre abdominal. La tête est en hyperextension tournée vers la droite.

POSITION DE L'ÉQUIPE (*cf.* **Fig. 9.22**)

- *Pour le temps cervical*, le chirurgien se place à gauche de l'opéré, au niveau du cou, son aide en face ; une table d'instruments (T1) se trouve derrière le chirurgien.
- *Pour le temps abdominal*, le chirurgien se place à droite de l'opéré, au niveau de l'abdomen, son aide en face, l'instrumen-

CHIRURGIE ABDOMINODIGESTIVE

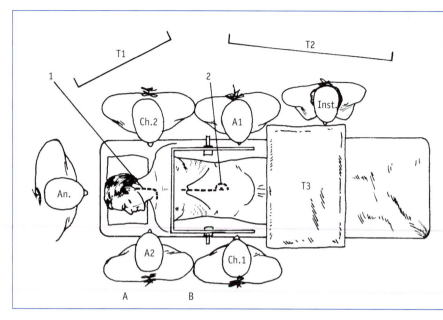

Fig. 9.22 – Œsophagectomie totale pour cancer. Trois voies d'abord – premier temps opératoire avec deux voies d'abord simultanées. Deux équipes chirurgicales – voie cervicale et voie abdominale. Position de l'opéré et des deux équipes.

A. Temps cervical
B. Temps abdominal
1. Incision cervicale
2. Incision abdominale

tiste à gauche de l'aide. Une table d'instruments (T2) derrière l'instrumentiste, un assistant muet au-dessus des jambes de l'opéré (T3).

MATÉRIEL NÉCESSAIRE

• *Pour le temps cervical*, une boîte *Thyroïde* ou simplement *Appendicectomie*, mais avec en plus un dissecteur assez grand de façon à pouvoir passer un lacs derrière l'œsophage cervical. Écarteur de Beckman.

• *Pour le temps abdominal*, la même boîte que pour l'œsophagectomie en deux temps : *Gastrectomie* ou *Laparotomie* (Planche I, p. 606).

L'ABORD CHIRURGICAL

• *L'abord cervical* (**Fig. 9.23**) : l'incision suit le bord antérieur du muscle sterno-cléido-mastoïdien gauche sur presque toute sa longueur. La traversée du plan des muscles sous-hyoïdiens permet d'accéder à la thyroïde. Le passage se fait entre la thyroïde et le paquet vasculo-nerveux du cou, au besoin en sectionnant la veine thyroïdienne inférieure gauche.

• *L'abord abdominal* : il est identique à celui de l'œsophagectomie en deux temps.

LE TEMPS ABDOMINAL

Il diffère de celui décrit page 40.

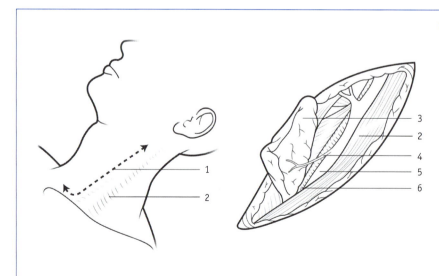

Fig. 9.23 – Abord cervical.

1. Tracé de l'incision
2. Muscle sterno-cléido-mastoïdien
3. Face postérieure de la thyroïde
4. V. thyroïdienne inférieure
5. V. jugulaire interne
6. A. carotide primitive

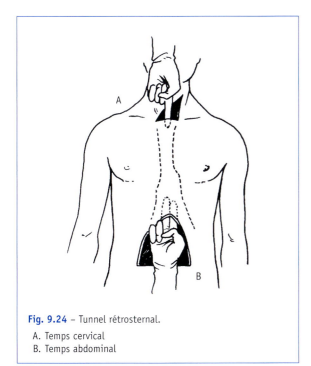

Fig. 9.24 – Tunnel rétrosternal.
A. Temps cervical
B. Temps abdominal

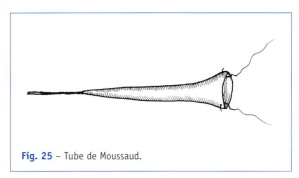

Fig. 25 – Tube de Moussaud.

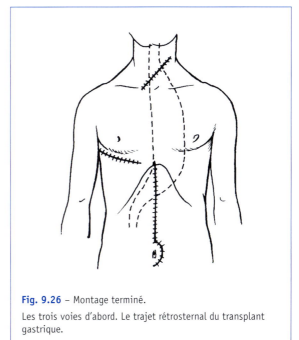

Fig. 9.26 – Montage terminé.
Les trois voies d'abord. Le trajet rétrosternal du transplant gastrique.

- *La gastrolyse* est réalisée dans les mêmes conditions, à ceci près que la tubulisation de l'estomac se fait au cours de ce temps, et non pas dans le thorax. La section œsophagienne est également réalisée au cours de ce temps, après en avoir repéré les extrémités par deux fils repères.

- *L'agrandissement du hiatus œsophagien* est inutile, puisque le transplant gastrique passera en rétrosternal.

- *Confection du tunnel rétrosternal* : il se fait par voie haute cervicale (nous le verrons plus loin) et basse abdominale simultanément ; deux doigts de la main droite de l'opérateur, placés en supination, remontent vers l'abord cervical, juste en arrière du sternum, sans s'en éloigner ni en arrière ni latéralement (**Fig. 9.24**). Ils rencontrent les deux doigts de la main gauche qui ont creusé la partie supérieure du tunnel rétrosternal à partir du manubrium sternal, au niveau de la voie d'abord cervicale.

- *Amarrage de l'extrémité supérieure du transplant gastrique*, destiné à la future anastomose œsogastrique, au tube de Moussaud (**Fig. 9.25**) ; ce tube est conique, en caoutchouc souple, et sert d'organe conducteur au transplant gastrique lors de son passage dans le tunnel rétrosternal.

- *Le tube de Moussaud*, sur la base conique duquel est ainsi amarré le transplant gastrique, est ensuite attiré dans le tunnel rétrosternal de bas en haut, jusqu'à ressortir entièrement au niveau de l'orifice cervical. Ablation du tube de Moussaud.

- On peut également utiliser un long sachet en plastique largement huilé à l'huile de vaseline stérile au fond duquel on amarre le sommet du tube gastrique et que l'on attire de bas en haut, de l'abdomen à la cervicotomie dans le tunnel rétrosternal.

♦ *Remarques* ♦ Contrairement à l'intervention précédente, l'estomac est attiré non plus dans le thorax postérieur, par une voie naturelle, mais dans le thorax antérieur par un chenal créé artificiellement.

La création du tunnel est habituellement exsangue pour un chirurgien entraîné. On peut parfaire le tunnel en utilisant une **sonde à ballonnet** à laquelle on fait décrire des mouvements de va-et-vient en gonflant progressivement le ballonnet.
L'estomac monte généralement facilement au cou, sans traction sur le pédicule vasculaire ; il est cependant prudent de s'en assurer auparavant en mesurant la distance à parcourir et en la comparant à la longueur de ce transplant.

- *Fermeture abdominale* identique (**Fig. 9.26**). Un drainage au niveau du hiatus. Jéjunostomie d'alimentation.

LE TEMPS CERVICAL SIMULTANÉ

- *Dissection de l'œsophage cervical* prudente, en respectant :
  - d'une part le nerf récurrent gauche, que l'opérateur devra obligatoirement repérer et avoir sous les yeux tout le temps que durera la dissection, sans toutefois le libérer, en raison de son extrême fragilité ;
  - d'autre part le canal thoracique, qui se jette dans le confluent de la veine jugulaire interne gauche et de la veine sous-clavière gauche.

- *Après dissection complète de l'œsophage* sur toutes ses faces, celui-ci sera mis sur lacs. Palpation des chaînes ganglionnaires de l'œsophage supérieur. Libération prudente, au doigt, de haut en bas, de l'œsophage, afin de faciliter le temps thoracique.

- *Section œsophagienne* à l'aide d'une agrafeuse linéaire.

- *Amorce de la création du tunnel rétrosternal*, prudente, de haut en bas, afin de rejoindre la portion inférieure de ce tunnel.

- *Mise en place rétrosternale* du transplant gastrique comme indiqué page 49.

- *Anastomose œsogastrique manuelle* selon les techniques décrites précédemment.

- *Nettoyage et éventuelle hémostase complémentaire*. Fermeture pariétale en deux plans sur un ou deux drains de Redon : un plan de fil à résorption lente prenant bien le muscle peaucier du cou, et un plan cutané par des agrafes.

b. Le second temps est thoracique droit

POSITION DE L'OPÉRÉ, DE L'ÉQUIPE CHIRURGICALE, MATÉRIEL NÉCESSAIRE ET VOIE D'ABORD

Identiques à l'intervention en deux temps décrite page 40.

LA DISSECTION DE L'ŒSOPHAGE THORACIQUE

Elle est ici totale, entre les deux sections cervicale et abdominale. La dissection de l'œsophage supérieur est facilitée par une prédissection pratiquée par l'opérateur lors du temps cervical.

HÉMOSTASE ET DRAINAGE THORACIQUE, FERMETURE PARIÉTALE IDENTIQUES

♦ *Remarques* ♦ Au moment où débute la voie thoracique, qui doit aboutir à l'ablation complète de l'œsophage thoracique, l'anastomose œsogastrique est terminée.

À la fin de l'intervention, le lit thoracique de l'œsophage est vide. La continuité digestive est assurée non plus dans le thorax postérieur, mais dans le thorax antérieur, en rétrosternal. L'aspect final de l'intervention est représenté sur la **Fig. 9.26**.

10. Reflux gastro-œsophagien et hernies hiatales

Guy Samama

1. RAPPEL ANATOMIQUE

L'œsophage thoracique franchit le diaphragme à travers un orifice diaphragmatique propre et purement musculaire : le hiatus œsophagien du diaphragme, ceinturé par deux faisceaux musculaires, les piliers du diaphragme. Il se prolonge sous le diaphragme par l'œsophage abdominal qui se termine au niveau du cardia.

2. LA CONTINENCE GASTRO-ŒSOPHAGIENNE

La jonction œsophagogastrique joue normalement le rôle de soupape, s'ouvrant dans une seule direction : de l'œsophage vers l'estomac. Elle s'oppose, dans les conditions physiologiques, au reflux du contenu acide de l'estomac vers l'œsophage. Les mécanismes exacts de cette continence ne sont pas tous bien compris, mais trois facteurs au moins semblent jouer un rôle important :
– le cardia doit être sous le diaphragme ;
– l'angle de Hiss doit être suffisamment aigu ;
– l'orifice hiatal ne doit pas être trop large.

La défaillance des mécanismes de continence a pour conséquence le reflux gastro-œsophagien. La muqueuse œsophagienne est très sensible à l'acidité. L'agression chlorhydro-peptique se traduit par l'apparition d'une œsophagite peptique, inflammation de la muqueuse de gravité variable pouvant donner outre une symptomatologie fonctionnelle, des complications diverses : ulcère, sténose, voire cancérisation. Enfin, la cicatrisation de ces lésions ne se fait pas sous forme de muqueuse œsophagienne, mais par colonisation de la muqueuse gastrique qui, ainsi, de proche en proche, gagne le long de l'œsophage : c'est l'endobrachy-œsophage.

3. CLASSIFICATION DES HERNIES HIATALES

On distingue trois grands types de hernies hiatales qui sont dans l'ordre de fréquence décroissante : les hernies par glissement (ou axiales), les hernies par roulement (ou para-œsophagiennes) et les hernies avec brachy-œsophage (c'est-à-dire œsophage anormalement court), que celui-ci soit congénital ou acquis.

A. LES HERNIES PAR GLISSEMENT

Le cardia remonte dans le thorax à travers l'orifice œsophagien du diaphragme, l'angle de Hiss s'efface, les mécanismes de continence deviennent incompétents et le reflux gastro-œsophagien s'installe (**Fig. 10.1**).

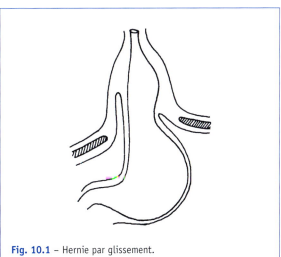

Fig. 10.1 – Hernie par glissement.

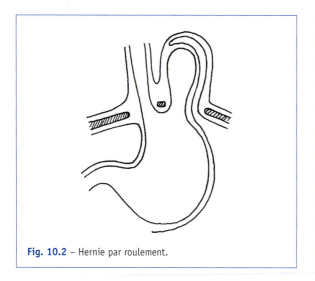

Fig. 10.2 – Hernie par roulement.

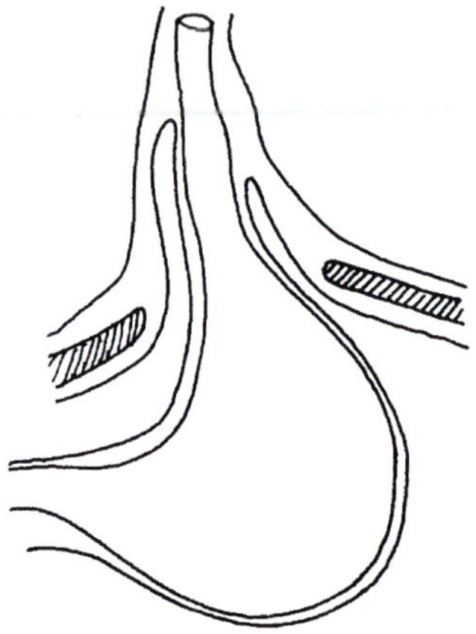

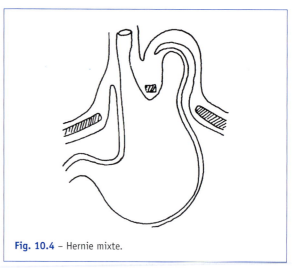

Fig. 10.4 – Hernie mixte.

![Fig. 10.3]

Fig. 10.3 – Brachy-œsophage.

B. LES HERNIES PAR ROULEMENT

Elles se développent en fait non pas à travers le hiatus, mais à proximité de celui-ci. Contrairement aux précédentes, elles comportent un sac péritonéal (comme une hernie inguinale par exemple), le cardia demeure en place, l'angle de Hiss est bien marqué, les mécanismes de la continence demeurent compétents. Il n'y a pas de reflux. Ces hernies sont habituellement soumises au risque de complications mécaniques (étranglement, torsion, etc.) (**Fig. 10.2**).

C. LES HERNIES AVEC BRACHY-ŒSOPHAGE

Elles sont semblables aux hernies par glissement, à ceci près que l'œsophage étant anormalement court, il sera difficile, voire impossible de ramener le cardia au-dessous du diaphragme (**Fig. 10.3**).

D. LES HERNIES MIXTES

Pour mémoire, les hernies mixtes (**Fig. 10.4**) sont des hernies par glissement et par roulement.

E. LES MALPOSITIONS CARDIOTUBÉROSITAIRES

Elles représentent le problème le plus souvent rencontré. Anatomiquement, toutes les structures sont en place, mais les systèmes de continence du cardia sont incompétents, autorisant un reflux gastro-œsophagien (RGO) pathologique.

4. BILAN PRÉOPÉRATOIRE

Indépendamment de l'interrogatoire qui permet d'évoquer le diagnostic, différents examens permettent d'attester le reflux gastro-œsophagien, de quantifier sa gravité et de dépister d'éventuels troubles moteurs de l'œsophage qui peuvent influer sur le choix du traitement.

A. LA FIBROSCOPIE ŒSOPHAGIENNE

Elle peut montrer des lésions d'œsophagite de gravité variable allant du simple érythème aux ulcérations plus ou moins graves. Parfois, elle découvre une sténose voire même un cancer.

B. LA PHMÉTRIE

Elle utilise une sonde placée dans l'œsophage, sensible au pH et donc à l'acidité, qui permet de quantifier la fréquence des reflux acides et le pourcentage de temps pendant lequel l'œsophage reste sous l'influence d'un pH acide. Des scores ont été élaborés (Kaye, De Meester).

C. LA MANOMÉTRIE ŒSOPHAGIENNE

L'œsophage n'est pas un tube inerte mais un système musculaire complexe et encore mal élucidé. Les aliments qui arrivent à l'extrémité supérieure de l'œsophage ne tombent pas dans l'estomac. Ils sont propulsés par une activité motrice coordonnée : on peut avaler la tête en bas. La région du cardia comporte une formation sphinctérienne, le sphincter inférieur de l'œsophage ou SIO qui, au repos possède un certain tonus, mais qui normalement se relâche complètement à l'arrivée du bol alimentaire qui peut ainsi entrer dans l'estomac.

La manométrie œsophagienne utilise une sonde munie de capteurs de pression introduite dans l'œsophage. Lors des mouvements de déglutition, elle est capable d'enregistrer l'amplitude de l'onde péristaltique œsophagienne, sa vitesse de propagation et donc de signaler les anomalies. Cette sonde, positionnée au niveau du SIO, permet d'en mesurer le tonus de repos et le pourcentage de relaxations complètes lors des mouvements de déglutition.

5. PRINCIPES DU TRAITEMENT DU RGO (AVEC OU SANS HERNIE HIATALE)

Ils sont au nombre de trois.
- Ramener le cardia en position sous-diaphragmatique (dans les rares cas où il n'y est pas).
- Réduire le diamètre de l'orifice hiatal.
- Construire un système antireflux.

6. LES DIFFÉRENTES TECHNIQUES PROPOSÉES

Elles sont nombreuses. Nous ne retiendrons que les plus fréquemment réalisées par voie abdominale pure.
- Fundoplicature complète.
- Fundoplicature partielle postérieure.

A. FUNDOPLICATURE COMPLÈTE (TYPE NISSEN)

Le but de l'opération est de libérer complètement 3 ou 4 cm d'œsophage abdominal et suffisamment de grosse tubérosité gastrique pour en envelopper complètement l'œsophage libéré.

a. Matériel nécessaire

- Boîte *Abdomen* avec des instruments longs.
- Système d'écarteurs autostatiques (Bergeret, Gosset, etc.).
- Rétracteur sternal.
- Lacs.

b. Position de l'opéré

- Décubitus dorsal.
- Éventuellement un billot sous la pointe des omoplates.

c. Position de l'équipe

- L'opérateur est à droite.
- L'aide et l'instrumentiste sont à gauche.

d. Déroulement de l'intervention

- *Médiane sus-ombilicale* ou bi-sous-costale (bistouri à lame 23, pinces à disséquer, pince à hémostase, bistouri électrique, baby-Kocher).

- *Mise en place des champs* de bordure et des écarteurs.

- *Le lobe gauche du foie* est relevé par une valve malléable.

- *Le péritoine* qui recouvre le bord antérieur de l'œsophage est ouvert du bord droit au bord gauche (pince à disséquer et ciseaux à disséquer longs).

- *Le tour de l'œsophage* est fait au doigt.

- *À l'aide d'un grand dissecteur* (type Sailors), on ramène un lacs autour de l'œsophage maintenu par une pince de Kocher, ce qui favorise la dissection sur plusieurs centimètres et permet de dégager les bords de l'orifice hiatal (**Fig. 10.5**).

- *Libération de tout ou partie de la grosse tubérosité gastrique*, ce qui amène souvent à sectionner les vaisseaux courts (**Fig. 10.6**) (pince à disséquer et ciseaux longs, dissecteurs long et fin, fil monté sur Bengoléa ou parfois clips sur leur pince porte-clip).

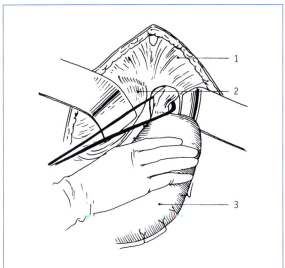

Fig. 10.5 – Mise de l'œsophage sur lacs.
1. Diaphragme
2. Lobe gauche du foie recliné
3. Estomac

CHIRURGIE ABDOMINODIGESTIVE

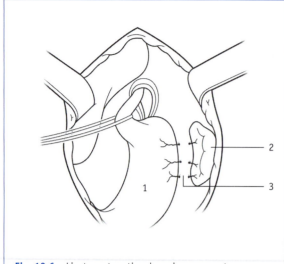

Fig. 10.6 – Ligature et section des vaisseaux courts gastriques. 1. Estomac ; 2. Rate ; 3. Vaisseaux courts.

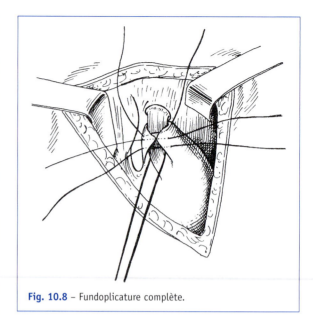

Fig. 10.8 – Fundoplicature complète.

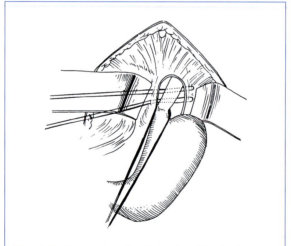

Fig. 10.7 – Passage des points U dans les piliers derrière l'œsophage.

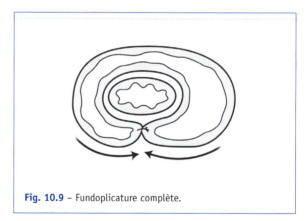

Fig. 10.9 – Fundoplicature complète.

- *Rapprochement des piliers du diaphragme* en arrière de l'œsophage par deux ou trois points de fil non résorbable serti sur aiguille courbe (**Fig. 10.7**).

- *Passage de la grosse tubérosité gastrique* en arrière de l'œsophage. Quatre ou cinq points de fil non résorbable monté sur aiguille courbe réunissent les faces antérieure et postérieure de la grosse tubérosité le long du bord droit de l'œsophage qui se trouve donc complètement manchonnée par une fundoplicature complète (**Fig. 10.8** et **Fig. 10.9**). Pour ne pas risquer de sténoser l'œsophage, on peut réaliser la fundoplicature sur une bougie de 50 French, que l'anesthésiste introduit à ce moment-là, en remplacement de la sonde nasogastrique. La bougie sera retirée à la fin de la confection de la valve. La sonde nasogastrique sera remise en place.

- *Révision de la cavité péritonéale*, comptage des textiles et fermeture de la paroi selon les habitudes de chaque opérateur.

B. FUNDOPLICATURE PARTIELLE POSTÉRIEURE (TYPE TOUPET)

Le but est de réaliser un manchonnage postérieur de l'œsophage qui n'est pas complètement enveloppé par la grosse tubérosité mais sur une partie de sa circonférence qui va de 180 à 270°. Le matériel nécessaire, la position de l'opéré, celle de l'équipe et la quasi-totalité de l'intervention sont identiques à ce qui a été décrit pour la fundoplicature complète. Les différences sont les suivantes :

– la section des vaisseaux courts n'est pas nécessaire habituellement ;

REFLUX GASTRO-ŒSOPHAGIEN ET HERNIES HIATALES

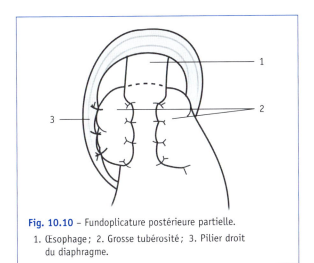

Fig. 10.10 – Fundoplicature postérieure partielle.
1. Œsophage ; 2. Grosse tubérosité ; 3. Pilier droit du diaphragme.

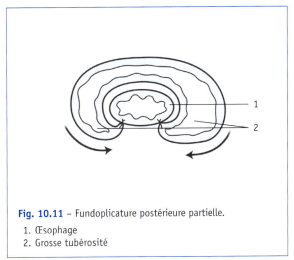

Fig. 10.11 – Fundoplicature postérieure partielle.
1. Œsophage
2. Grosse tubérosité

– la grosse tubérosité passée derrière l'œsophage n'est pas suturée à elle-même le long de l'œsophage : chaque bord est suturé séparément à l'œsophage par deux rangées de points non résorbables, ce qui laisse libre une partie plus ou moins importante de la face antérieure de celui-ci (**Fig. 10.10** et **Fig. 10.11**) ;
– le bord droit de la valve passée est suturé au pilier droit du diaphragme ;
– la fin de l'intervention est sans changement.

7. TECHNIQUE CŒLIOSCOPIQUE

Actuellement, la cure chirurgicale du reflux gastro-œsophagien et des hernies hiatales se fait principalement par voie cœlioscopique.

Les principes de l'intervention sont identiques à ceux décrits pour la cure par voie conventionnelle (*cf.* Samama G., *L'infirmière de bloc opératoire en vidéochirurgie*, Maloine, 2008).

11. Chirurgie de l'estomac

Guy Samama

1. RAPPEL ANATOMIQUE

L'estomac est une vaste poche digestive qui fait suite à l'œsophage au niveau du cardia et qui se prolonge par le duodénum au niveau du pylore (**Fig. 11.1** et **Fig. 11.2**).

Il est situé dans l'abdomen, au-dessous du diaphragme mais se projette pour une grande partie au niveau du squelette thoracique : c'est un organe thoraco-abdominal qui peut être abordé par voie abdominale pure, par voie thoracique pure ou par voie thoraco-abdominale.

- Schématiquement, on lui reconnaît trois parties :
  - la grosse tubérosité ou poche à air ;
  - le fundus ;
  - l'antre prépylorique.

- Il est aplati d'avant en arrière et présente :
  - deux faces : antérieure et postérieure ;
  - deux bords : la petite courbure en dedans, et la grande courbure en dehors.

- Ses deux faces sont tapissées chacune par un feuillet péritonéal (**Fig. 11.3** et **Fig. 11.4**), ces deux feuillets, au-delà des bords gastriques, se prolongeant pour constituer :
  - le petit épiploon contenant les éléments du pédicule hépatique à droite ;
  - le grand épiploon qui recouvre les anses grêles et qui s'accole au côlon transverse en bas pour former le ligament gastrocolique ;
  - l'épiploon gastrosplénique qui se dirige vers la rate à gauche.

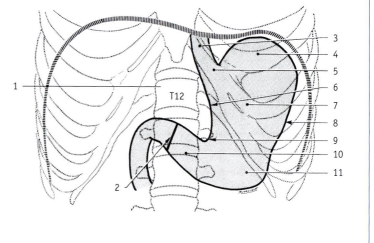

Fig. 11.1 – Estomac. Configuration et structure *(extrait de Cady et Kron, Anatomie du corps humain, Fasc. 3, Maloine)*.

1. T12
2. Pylore
3. Œsophage
4. Grosse tubérosité
5. Cardia
6. Petite courbure
7. Corps de l'estomac
8. Grande courbure
9. Angle de la petite courbure
10. Antre
11. Petite tubérosité

CHIRURGIE DE L'ESTOMAC

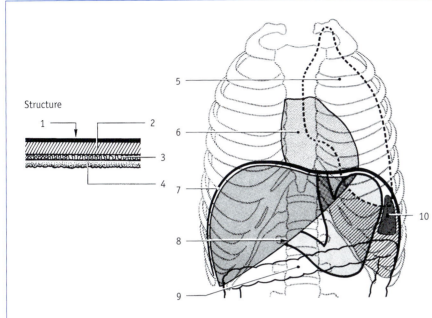

Fig. 11.2 – Estomac (projections) et structure *(extrait de Cady et Kron,* Anatomie du corps humain, *Fasc. 3, Maloine).*

1. Séreuse
2. Musculeuse
3. Sous-muqueuse
4. Muqueuse
5. Poumon gauche
6. Cœur
7. Diaphragme
8. Bord inférieur du foie
9. Côlon transverse
10. Rate

Fig. 11.3 – Péritoine de l'estomac en ACE

1. Rein gauche
2. Rate
3. Épiploon pancréatosplénique
4. Épiploon gastrosplénique
5. Pancréas
6. Estomac
7. Arrière-cavité des épiploons
8. Grand épiploon
9. Petit épiploon
10. A. gastroduodénale
11. Pédicule hépatique
12. Faux de l'a. hépatique
13. Hiatus de Winslow
14. V. cave inférieure
15. Aorte

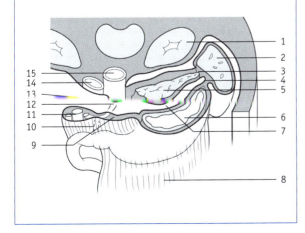

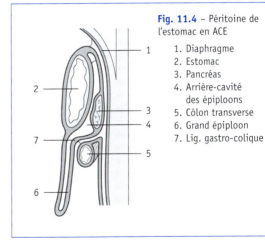

Fig. 11.4 – Péritoine de l'estomac en ACE

1. Diaphragme
2. Estomac
3. Pancréas
4. Arrière-cavité des épiploons
5. Côlon transverse
6. Grand épiploon
7. Lig. gastro-colique

Les principaux rapports anatomiques de l'estomac sont décrits dans la **Fig. 11.5**.

- *Pour la face antérieure :*
  – *en haut* : la partie gauche du foie, le diaphragme et le thorax et la rate ;
  – *en bas* : la grande cavité péritonéale et la paroi abdominale antérieure.

- *Pour la face postérieure :*
  – *en haut*, le diaphragme ;
  – *en bas*, un espace virtuel, l'arrière-cavité des épiploons par l'intermédiaire de laquelle la face postérieure de l'estomac est essentiellement en rapport avec le pancréas et une partie de la rate.

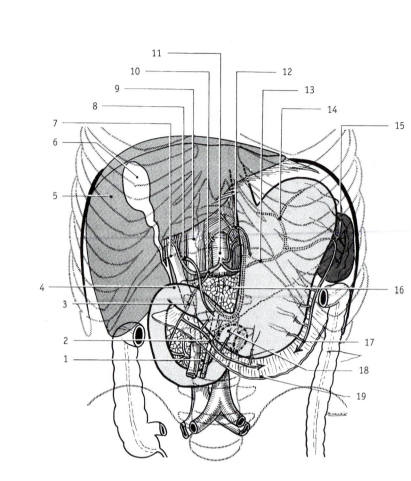

Fig. 11.5 – Rapports et vascularisation de l'estomac (extrait de Cady et Kron, Anatomie du corps humain, Fasc. 3, Maloine).

1. Vaisseaux mésentériques supérieurs
2. A. gastro-épiploïque droite
3. A. gastroduodénale
4. Duodénum
5. Foie relevé
6. Vésicule biliaire
7. V. porte
8. A. pylorique (a. gastrique droite)
9. VCI
10. A. hépatique
11. Tronc cœliaque
12. A. coronaire stomachique (a. gastrique gauche)
13. A. splénique
14. A. gastrique postérieure
15. Vaisseaux courts
16. Pancréas
17. A. gastro-épiploïque gauche
18. Angle duodénojéjunal
19. Grand épiploon sectionné

A. STRUCTURE DE L'ESTOMAC (cf. **Fig. 11.2**)

L'estomac est constitué de quatre tuniques superposées qui sont, de la superficie à la profondeur :
 – la tunique séreuse (le péritoine) ;
 – la tunique musculaire en trois couches (longitudinale : externe ; circulaire : moyenne ; oblique : interne) ;
 – la tunique sous-muqueuse dans laquelle cheminent les ramifications vasculaires ;
 – la tunique muqueuse dont nous reverrons les particularités dans la physiologie de l'estomac page 60.

B. ARTÈRES DE L'ESTOMAC (cf. **Fig. 11.5**)

Elles constituent quatre courants venant du tronc cœliaque.

• *Au niveau de la petite courbure* : la coronaire stomachique ou artère gastrique gauche ; l'artère pylorique branche de l'artère hépatique ou artère gastrique droite.

• *Au niveau de la grande courbure* : l'artère gastro-épiploïque droite, branche de l'artère gastroduodénale ; l'artère gastro-épiploïque gauche, branche de l'artère splénique.

Ces quatre courants sont largement anastomosés entre eux, au sein même de la paroi gastrique, et font que l'estomac est un organe bien vascularisé.

C. VEINES DE L'ESTOMAC

Satellites des artères, elles se rendent à la veine porte. Au niveau du cardia toutefois, il existe des anastomoses avec le

CHIRURGIE DE L'ESTOMAC

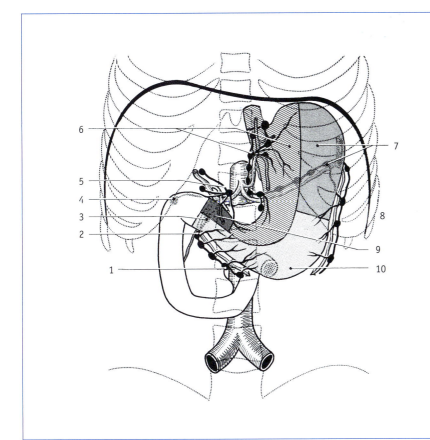

Fig. 11.6 – Lymphatiques de l'estomac *(extrait de Cady et Kron*, Anatomie du corps humain, *Fasc. 3, Maloine)*.

1. Chaîne gastro-épiploïque droite
2. Gg. sous-pyloriques
3. Gg. rétropyloriques
4. Gg. rétroduodénaux pancréatiques
5. Chaîne hépatique
6. Territoire et chaînes coronaires stomachiques
7. Territoire et chaîne splénique
8. Territoire hépatique
9. Zone pylorique
10. Zone gastro-épiploïque

système cave expliquant, comme nous le reverrons, la formation des varices œsophagiennes au cours de l'hypertension portale.

D. LYMPHATIQUES DE L'ESTOMAC (Fig. 11.6)

Ils suivent trois grands courants interrompus par des ganglions.

- La chaîne de l'artère coronaire stomachique.
- La chaîne de l'artère hépatique.
- La chaîne de l'artère splénique.

E. NERFS DE L'ESTOMAC (Fig. 11.7)

Ils viennent des systèmes sympathique et parasympathique. Le contingent parasympathique est constitué par les nerfs pneumogastriques (X) droit et gauche qui descendent le long de l'œsophage, se distribuent à l'estomac, mais aussi à l'ensemble des viscères abdominaux. En examinant le petit épiploon le long de la petite courbure gastrique, on remarque assez facilement un long rameau nerveux destiné à l'antre gastrique et au pylore, que l'on appelle le nerf de Latarget. Nous reverrons l'importance de ce nerf au chapitre des vagotomies.

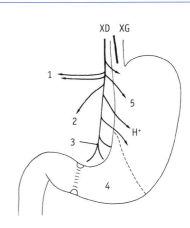

Fig. 11.7 – Schéma de la distribution des pneumogastriques.
1. Vers le foie
2. Vers les ganglions cœliaques
3. N. de Latarget
4. Antre gastrique
5. Vers le corps de l'estomac

2. RAPPELS PHYSIOLOGIQUES

L'estomac possède essentiellement une triple fonction.

A. FONCTION DE RÉSERVOIR

Les aliments y sont stockés avant leur évacuation vers le duodénum ; la réduction de la capacité gastrique au cours d'une gastrectomie peut être responsable d'une impression de satiété rapide avec nécessité de réduire le volume des repas : c'est le syndrome du petit estomac.

B. FONCTION DE SÉCRÉTION EXTERNE

- Parmi les substances excrétées par l'estomac, nous ne retiendrons que l'acide chlorhydrique, la pepsine et le mucus.
- Toutes les cellules superficielles de la muqueuse gastrique sécrètent du mucus qui joue un rôle de protection (dont l'efficacité est discutée) vis-à-vis de la sécrétion chlorhydropeptique.
- L'acide chlorhydrique et la pepsine sont fabriqués au niveau du fundus, c'est-à-dire schématiquement dans la partie verticale de l'estomac.
- La seule production externe de l'antre est constituée par du mucus.
- Sans entrer dans les détails, la sécrétion chlorhydropeptique du fundus est sous la dépendance essentielle de deux mécanismes (**Fig. 11.8**) :
  - une commande nerveuse par la voie des pneumogastriques : d'où l'intérêt des vagotomies pour réduire la sécrétion acide ;
  - une commande humorale : l'antre produit une substance, la gastrine, qui, véhiculée par le sang, agit au niveau du fundus en augmentant la sécrétion chlorhydropeptique ; d'où également l'intérêt des antrectomies pour réduire l'acidité gastrique.

C. FONCTION DE SÉCRÉTION INTERNE

L'estomac produit enfin le facteur intrinsèque qui joue un rôle antianémique.

3. GASTROSTOMIE D'ALIMENTATION

Sa réalisation répond à trois principes.
- Elle doit être simple, rapide et peu choquante, car conduite souvent chez des malades dénutris, parfois même sous anesthésie locale.
- Elle doit être correctement placée vers le haut de l'estomac.
- Elle doit être continente. C'est là le problème majeur, qu'il est difficile de régler parfaitement car l'écoulement de suc gastrique sur les téguments autour de la gastrostomie entraîne des lésions importantes et des douleurs souvent insupportables. De multiples artifices ont été proposés pour améliorer la continence : aucun n'est parfait. Nous décrirons les deux techniques les plus employées et les plus simples.

A. POSITION DU MALADE

Décubitus dorsal. Le billot n'est pas indispensable.

B. MATÉRIEL NÉCESSAIRE

- Boîtes *Appendicite* ou *Gastrectomie*.
- Éventuellement un petit écarteur autostatique de Gosset.
- Une sonde de Pezzer 30, dont l'opérateur réséque une partie du sommet, ou une sonde à ballonnet.

C. RÉALISATION DE L'INTERVENTION

Incision transrectale verticale à travers le grand droit gauche (**Fig. 11.9**).

♦ *Matériel nécessaire* ♦
- Bistouri lame 23.
- Compresses.
- Pinces à disséquer à griffes.
- Pinces à hémostases.
- Bistouri électrique.
- Ciseaux de Mayo.

Incision du feuillet antérieur de la gaine du muscle grand droit gauche, puis dissociation des fibres musculaires sans section,

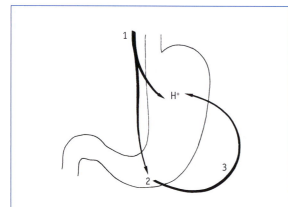

Fig. 11.8 – Mécanisme très schématique de la commande de la sécrétion acide de l'estomac.
1. Pneumogastrique
2. Gastrine
3. Par voie sanguine

CHIRURGIE DE L'ESTOMAC

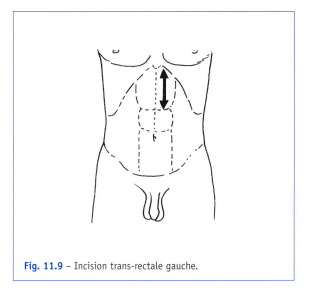

Fig. 11.9 – Incision trans-rectale gauche.

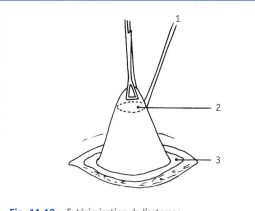

Fig. 11.10 – Extériorisation de l'estomac.
1. Première bourse faufilée
2. Estomac attiré
3. Feuillet postérieur de l'aponévrose

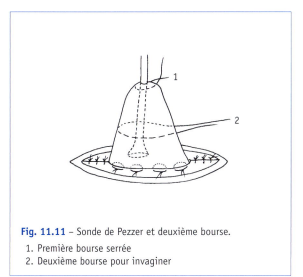

Fig. 11.11 – Sonde de Pezzer et deuxième bourse.
1. Première bourse serrée
2. Deuxième bourse pour invaginer

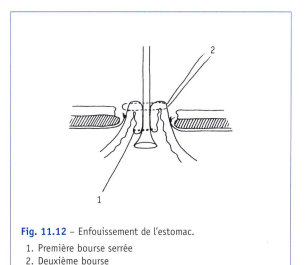

Fig. 11.12 – Enfouissement de l'estomac.
1. Première bourse serrée
2. Deuxième bourse

puis section du feuillet postérieur de la gaine du muscle et du péritoine, ce qui pénètre la cavité abdominale.

♦ *Matériel nécessaire* ♦
- *Idem* ci-dessus.
- Écarteurs de Farabeuf.
- Écarteurs de Gosset.

Attraction et extériorisation de la face antérieure de l'estomac aussi haut que possible.

♦ *Matériel nécessaire* ♦ Pince atraumatique type Duval, cœur ou Babcock.

D. PROCÉDÉ DE FONTAN (Fig. 11.9 à Fig. 11.12)

Il s'agit d'une gastrostomie directe.

- La pince atraumatique extériorise un cône gastrique.

- Une bourse de nylon est passée un peu au-dessous du sommet du cône. Les deux extrémités du fil sont solidarisées dans une pince repère (*cf.* **Fig. 11.10**).

- L'estomac est maintenu au-dessous de cette bourse par trois pinces type Judd.

- Le sommet du cône est ouvert au bistouri électrique.

- La sonde de Pezzer 30 est introduite dans l'estomac.

- La bourse de nylon est nouée, les fils sectionnés et maintenus par une pince de Christophe ou de Halsteadt (*cf.* **Fig. 11.11**).

- Une deuxième bourse de nylon est passée au-dessous de la première ; au moment de son nouage, l'aide tendra les pinces de Judd vers le haut tout en enfonçant la pince de Christophe

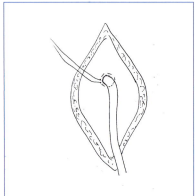

Fig. 11.13 – Pezzer introduite dans l'estomac et serrage de la bourse.

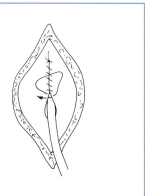

Fig. 11.14 – Enfouissement de la Pezzer à l'aide de l'estomac.

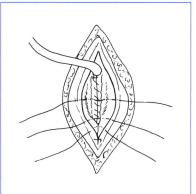

Fig. 11.15 – Suspension de l'estomac au feuillet postérieur de l'aponévrose.

ou Halsteadt qui tient la première bourse vers l'abdomen, ce qui entraîne un enfouissement de l'estomac autour de la sonde de Pezzer, ce qui contribue à l'étanchéité de la gastrostomie (cf. **Fig. 11.12**).

♦ *Matériel nécessaire* ♦
- Pince en cœur, cadre ou Babcock.
- Fil de nylon 2 ou 3/0 serti dans une aiguille courbe.
- Trois pinces de Judd.
- Bistouri électrique.
- Sonde de Pezzer.
- Une pince de Christophe ou de Halsteadt.
- Ciseaux de Mayo courts.

Fixation de l'estomac à la face postérieure de l'aponévrose du muscle droit. Suture du feuillet antérieur de la gaine du droit. Suture cutanée.

E. PROCÉDÉ DE WITZEL

Il se différencie du procédé de Fontan par la création d'un trajet en chicane.

- Une fois la sonde de Pezzer introduite dans l'estomac et l'invagination faite avec serrage de la bourse (**Fig. 11.13**), l'opérateur couche la sonde sur l'estomac et il enfouit son trajet par un surjet séroséreux (**Fig. 11.14**). L'orifice gastrique et l'orifice cutané sont décalés.

- Fixation de l'estomac comme dans le procédé de Fontan (**Fig. 11.15**).

4. VAGOTOMIES

A. INTÉRÊT DES VAGOTOMIES

Les nerfs pneumogastriques droit et gauche jouent un rôle actif dans la production acide du fundus.

B. RAPPEL ANATOMIQUE

Les nerfs pneumogastriques ou nerfs vagues ou encore X^e paire crânienne sont au nombre de deux, un droit et un gauche. Ils naissent du bulbe rachidien au niveau de la base du crâne, descendent dans le cou et dans le thorax.

a. Au niveau de l'œsophage inférieur thoracique et de l'œsophage abdominal

- *Le X droit* :
  - est tronculaire ;
  - est situé en arrière du bord droit de l'œsophage.
- *Le X gauche* :
  - est déjà le plus souvent ramifié ;
  - est situé en avant du bord gauche et de la face antérieure de l'œsophage.

Les deux pneumogastriques se distribuent à l'estomac, mais aussi aux autres viscères abdominaux et aux voies biliaires.

b. Au niveau de l'estomac

- *Les rameaux destinés au fundus* qui participent à la commande de la sécrétion acide.

- *Les rameaux destinés à l'antre*, au pylore et au duodénum. Ils assurent une bonne évacuation gastrique commandant la contraction de l'antre et l'ouverture simultanée du pylore.

L'inspection soigneuse du petit épiploon le long de la partie verticale de la petite courbure gastrique permet de voir un long rameau nerveux, le nerf de Latarget d'où partent des rameaux qui se dirigent vers le fundus. Ce nerf de Latarget s'épanouit au niveau de la région antropylorique.

C. LES DIFFÉRENTS TYPES DE VAGOTOMIES

a. La vagotomie tronculaire

La section complète des deux pneumogastriques assure bien une réduction de la sécrétion acide de l'estomac mais :

– elle dénerve aussi la région antropylorique, gênant l'évacuation gastrique. Elle doit normalement s'accompagner d'une intervention dite de *drainage* ;
– elle dénerve l'arbre biliaire et favoriserait la stase biliaire, elle-même favorisant la survenue de la lithiase biliaire ;
– elle dénerve le grêle et provoque des diarrhées habituellement passagères mais parfois graves et durables.

b. La vagotomie suprasélective

Elle limite la dénervation au seul fundus. Le nerf de Latarget est préservé ainsi que la cinétique d'évacuation antropylorique. Il n'est plus nécessaire d'effectuer un geste de drainage. L'intérêt en est double :
– l'intervention est plus *physiologique* ;
– il n'y a pas d'ouverture de la lumière digestive et, par conséquent, réduction du risque septique.

D. POSITION DE L'OPÉRÉ

Le patient est en décubitus dorsal, un billot installé au niveau de la pointe de ses omoplates.

E. MATÉRIEL NÉCESSAIRE

Les instruments utilisés sont habituellement regroupés dans la boîte *Gastrectomie*.
Indépendamment du système d'écarteurs autostatiques utilisés habituellement par l'opérateur, il faut prévoir un rétracteur sternal pour relever l'auvent costal et donc installer son système d'amarrage.

F. VOIE D'ABORD

C'est une médiane sus-ombilicale remontant sur la xyphoïde qui sera, selon les besoins, réséquée.

G. VAGOTOMIE TRONCULAIRE AU CARDIA

a. Section des vagues

L'opérateur incise le péritoine le long des bords droit et gauche de l'œsophage abdominal (**Fig. 11.16**). Au doigt, il libère sa face postérieure puis, à l'aide d'un passe-fil long, il ramène un lacs autour de l'œsophage qui servira à le tendre (**Fig. 11.17**). Le vague droit, en général facilement reconnaissable au toucher, est sectionné entre deux ligatures (**Fig. 11.18**). Le vague gauche, en règle générale déjà ramifié, est sectionné au cours d'un véritable pelage de toutes les faces de l'œsophage abdominal sur plusieurs centimètres (**Fig. 11.19**).

b. Réfection de l'angle de Hiss

Après le retrait du lacs, l'angle de Hiss est reconstitué de façon variable par quelques points associant le bord gauche de l'œsophage et la grosse tubérosité gastrique, ou par confec-

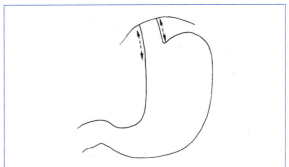

Fig. 11.16 – Incision de chaque côté de l'œsophage.

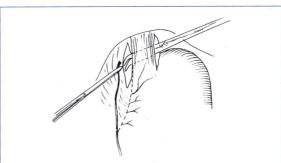

Fig. 11.17 – Passage d'un lacs derrière l'œsophage.

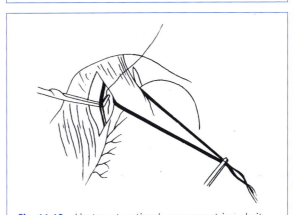

Fig. 11.18 – Ligature et section du pneumogastrique droit.

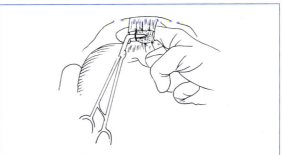

Fig. 11.19 – « Pelage » de l'œsophage.

tion d'une hémivalve postérieure ou encore un manchonnage complet de l'œsophage abdominal (**Fig. 11.20**).

c. Interventions de drainage

De nombreuses techniques ont été proposées. Nous n'en décrirons que deux : la pyloroplastie de Heineke-Mikulicz et la gastrojéjunostomie.

De toute façon, l'ouverture de la lumière digestive inaugure la phase septique de l'intervention.

PYLOROPLASTIE DE HEINEKE-MIKULICZ (**Fig. 11.21**)

Cette intervention a pour but de maintenir le pylore béant en sectionnant le muscle pylorique et en empêchant qu'il ne se reconstitue lors de la cicatrisation.

- *Protection de la cavité abdominale* par des petits champs.

- *Section du pylore* au bistouri électrique jusqu'à pénétrer dans l'estomac et le duodénum dans l'axe du tube digestif.

- *Fermeture transversale* par des points séparés extra-muqueux. Le dessin de la fermeture est perpendiculaire au tracé de l'ouverture.

♦ *Matériel nécessaire* ♦
- Champs de protection.
- Bistouri électrique.
- Pinces à disséquer.
- Tampon imbibé d'antiseptique.
- Fils à résorption lente sertis dans des aiguilles courbes.
- Porte-aiguilles.
- Deux pinces repère type Christophe, Halsteadt ou Baby-Kocher pour maintenir les deux points d'angle de la fermeture.
- Ciseaux de Mayo courts.

Les **Fig. 11.22** et **Fig. 11.23** montrent d'autres types de pyloroplastie : Judd et Finney.

GASTROJÉJUNOSTOMIE

Cette intervention a pour but de court-circuiter le pylore en anastomosant l'estomac d'une part, la première ou la deuxième anse jéjunale d'autre part. Le jéjunum peut être passé en avant du côlon transverse et du grand épiploon pour être anastomosé à la face antérieure de l'estomac : c'est la gastrojéjunostomie précolique (**Fig. 11.24**).

L'anastomose peut porter sur la face postérieure de l'estomac mais dans ce cas, il faut passer à travers le mésocôlon transverse et pénétrer dans l'arrière-cavité des épiploons (*cf.* plus loin).

Il s'agit de la gastrojéjunostomie transmésocolique, décrite ci-dessous.

- *Pénétration dans l'arrière-cavité des épiploons* (A.C.E.) (**Fig. 11.25 a**). Elle se fait en général le plus simplement possible à travers le ligament gastrocolique. L'estomac est tendu par une pince atraumatique (cœur, Babcock, Duval). Le ligament gastrocolique est traversé aux ciseaux ou au bistouri électrique. La face postérieure de l'antre gastrique est exposée.

- *Ouverture du mésocôlon transverse*. Le mésocôlon transverse est traversé au doigt ou aux ciseaux à l'endroit choisi.

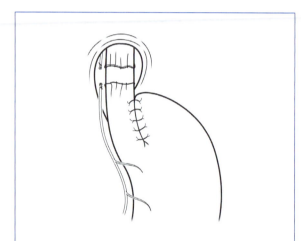

Fig. 11.20 – Intervention terminée avec l'angle de Hiss reconstitué par suture de la grosse tubérosité au bord gauche de l'œsophage.

Fig. 11.21 – Pyloroplastie de Heineke-Mikulicz. **a.** Ouverture longitudinale ; **b.** Fermeture transversale ; **c.** Résultat final.

1. Pylore
2. Duodénum
3. Estomac

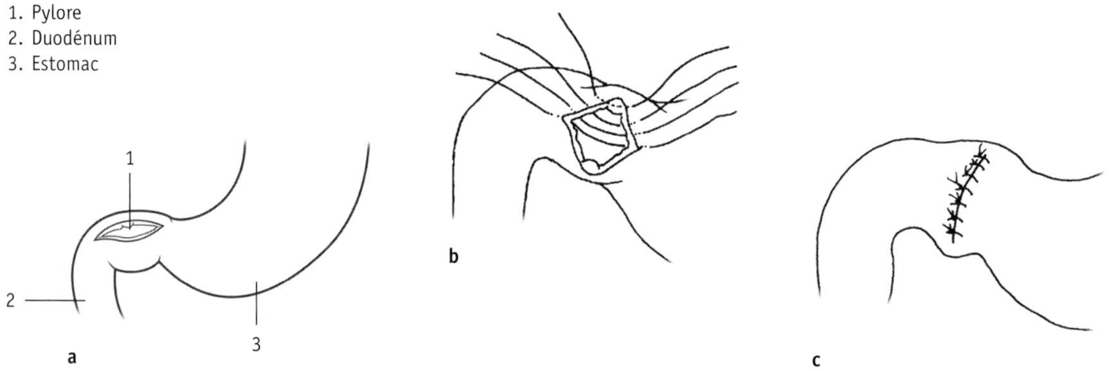

CHIRURGIE DE L'ESTOMAC

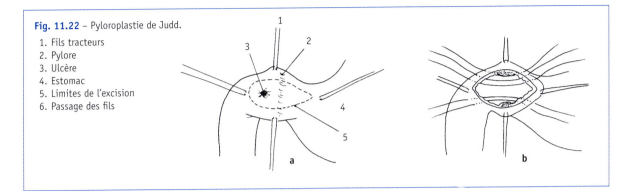

Fig. 11.22 – Pyloroplastie de Judd.
1. Fils tracteurs
2. Pylore
3. Ulcère
4. Estomac
5. Limites de l'excision
6. Passage des fils

Fig. 11.23 – Pyloroplastie de Finney.
1. Estomac
a. Tracé de la section
b. Suture du plan postérieur
c. Suture du plan antérieur

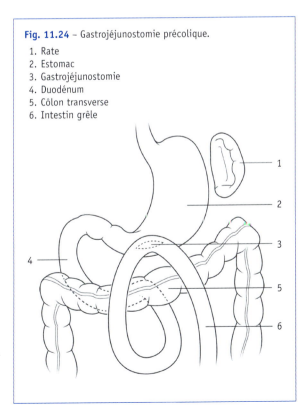

Fig. 11.24 – Gastrojéjunostomie précolique.
1. Rate
2. Estomac
3. Gastrojéjunostomie
4. Duodénum
5. Côlon transverse
6. Intestin grêle

- *Passage de l'anse jéjunale*. L'anse jéjunale choisie pour l'anastomose est amenée dans l'ACE à travers l'ouverture faite dans le mésocôlon transverse.

- *Réalisation de l'anastomose gastrojéjunale*. Elle peut être manuelle ou mécanique à la pince agrafeuse linéaire coupante.

ANASTOMOSE MANUELLE (Fig. 11.25 b)

- *Deux points de suspension* assujétissent l'estomac et l'anse montée de part et d'autre des deux extrémités de la future anastomose. Ils sont maintenus par des pinces repères. Protection de la cavité abdominale par des petits champs.

- *Ouverture de l'estomac et de l'anse grêle*. Anastomose par deux hémisurjets de fil à résorption lente ou à points séparés.

ANASTOMOSE MÉCANIQUE (*cf.* « Gastrectomies », p. 67)

- Deux points de suspension. Protection de la cavité abdominale.

- Moucheture de l'estomac et de l'anse montée au bistouri électrique.

- Introduction d'une pince linéaire agrafeuse coupante de 60 mm, agrafes vertes, et réalisation de l'anastomose.

- Retrait de la pince. Inspection de l'anastomose.

- Fermeture des orifices d'entrée de la pince par des points séparés de fil à résorption lente.

CHIRURGIE ABDOMINODIGESTIVE

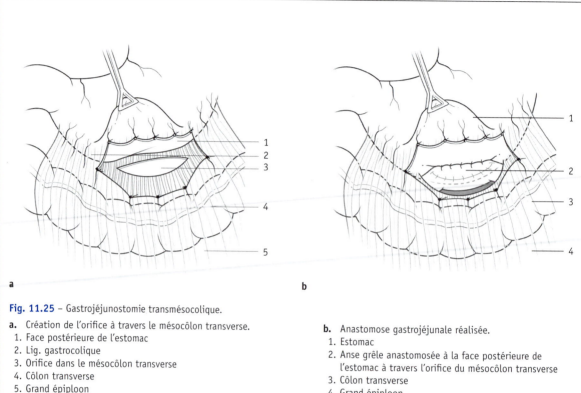

Fig. 11.25 – Gastrojéjunostomie transmésocolique.

a. Création de l'orifice à travers le mésocôlon transverse.
1. Face postérieure de l'estomac
2. Lig. gastrocolique
3. Orifice dans le mésocôlon transverse
4. Côlon transverse
5. Grand épiploon

b. Anastomose gastrojéjunale réalisée.
1. Estomac
2. Anse grêle anastomosée à la face postérieure de l'estomac à travers l'orifice du mésocôlon transverse
3. Côlon transverse
4. Grand épiploon

♦ *Matériel nécessaire* ♦
- Pince à disséquer.
- Ciseaux à disséquer.
- Bistouri électrique, pinces à hémostase.
- Porte-aiguilles de longueur adaptée.
- Fils à résorption lente sertis dans des aiguilles courbes.
- Pinces repères.
- Pinces agrafeuses linéaire coupante 60 mm.
- Agrafes vertes.

Mise de l'anastomose en position sous-mésocolique

- Les textiles de protection et les instruments souillés sont évacués.

- L'anastomose est ramenée dans l'étage sous-mésocolique et maintenue par quelques points solidarisant l'estomac au-dessus de l'anastomose aux berges de l'orifice du mésocôlon transverse.

Fin de l'intervention

- Évacuation et comptage des textiles.
- Révision de la cavité péritonéale.
- Drainages éventuels selon les souhaits de l'opérateur.
- Changement de gants de toute l'équipe.

- Fermeture pariétale avec la boîte *Paroi* qui avait été conservée à part.

♦ *Matériel nécessaire* ♦
- Tampon antiseptique pour la peau.
- Gants pour tout le monde ; boîte *Paroi*.
- Fil à résorption lente, serti dans des aiguilles courbes.
- Fils ou agrafes sur la peau.

H. VAGOTOMIE SUPRASÉLECTIVE (Fig. 11.26)

En ménageant le nerf de Latarget et en ne sectionnant que les branches partant de celui-ci vers le fundus, on assure une dénervation fundique isolée. Les branches fundiques pénètrent l'estomac en même temps que les pédicules vasculaires en deux plans antérieur et postérieur le long de la partie verticale de la petite courbure.

Après repérage du nerf de Latarget, l'opérateur isole et sectionne entre deux ligatures tous les pédicules vasculo-nerveux qui se tendent entre lui et la partie verticale de la petite courbure gastrique. L'œsophage est pelé comme précédemment mais en ménageant bien entendu l'origine du nerf de Latarget, c'est-à-dire le tronc des vagues.

L'intervention se termine par une reconstitution de l'angle de Hiss mais ne nécessite pas la réalisation d'une intervention de drainage.

CHIRURGIE DE L'ESTOMAC

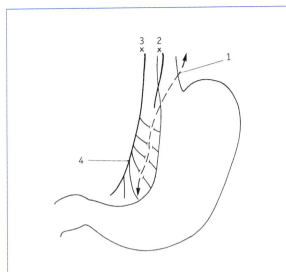

Fig. 11.26 – Schéma de la vagotomie suprasélective qui respecte le nerf de Latarget.
1. Tracé de l'incision et des sections nerveuses
2. X gauche
3. X droit
4. N. de Latarget

C. POSITION DE L'ÉQUIPE

L'opérateur se place à droite ou à gauche. De toute façon, il sera amené à changer de place en cours d'intervention. Son aide est en face de lui. L'instrumentiste se place là où elle se sent le mieux.

D. GASTRECTOMIE POUR LÉSION BÉNIGNE SANS CURAGE GANGLIONNAIRE

S'il s'agit d'une gastrectomie partielle (**Fig. 11.27**).

a. Incision

La voie d'abord est habituellement une médiane sus-ombilicale.

♦ *Matériel nécessaire* ♦
- Bistouri lame 23.
- Compresses.
- Bistouri électrique.
- Pinces à hémostase, Kocher ou pinces à champ.
- Écarteurs de Farabeuf.
- Ciseaux de Mayo droits.

5. GASTRECTOMIES

L'intervention consiste à réséquer une partie plus ou moins importante de l'estomac, puis de rétablir la continuité digestive. La tactique opératoire et l'étendue de l'exérèse sont différentes selon qu'il s'agisse d'une gastrectomie pour lésion bénigne ou pour un cancer.

A. MATÉRIEL NÉCESSAIRE

Les instruments standard nécessaires sont habituellement regroupés dans une boîte *Gastrectomie* complétée à la demande de l'opérateur, selon les besoins.

- Un système d'écarteurs autostatiques (Dergoret, Gosset, Ricard, rétracteur sus-sternal, etc.).
- Une boîte *Supplément valves* pour avoir des valves vaginales, Leriche, malléables, etc.
- Aspirateur, bistouri électrique, sérum tiède LigaSure®, Harmonic Scalpel®.
- Des agrafeuses et éventuellement des pinces agrafeuses linéaires coupantes.

B. POSITION DU MALADE

Décubitus dorsal, un billot sous la pointe des omoplates.

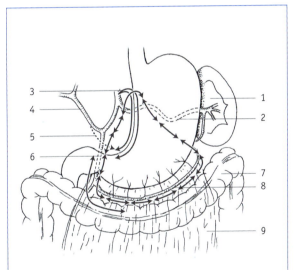

Fig. 11.27 – Gastrectomie des 2/3 classique. Limites de l'exérèse.
1. Rate
2. A. splénique
3. A. coronaire stomachique
4. A. hépatique
5. A. pylorique
6. A. gastroduodénale
7. Côlon
8. Artère gastro-épiploïque droite (arc vasculaire de la grande courbure)
9. Grand épiploon

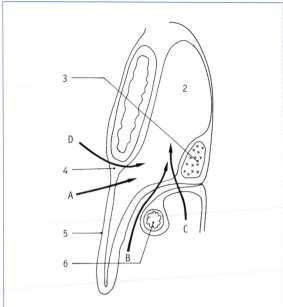

Fig. 11.28 – Flèches indiquant les voies de pénétration possible dans l'arrière-cavité des épiploons. ABCD : pénétration par le ligament gastrocolique.

1. Estomac
2. ACE
3. Pancréas
4. Arc vasculaire de la grande courbure
5. Grand épiploon
6. Côlon transverse

b. Mise en place des champs de bordure et du système d'écartement chirurgical

c. Exploration de toute la cavité abdominale

Pendant ce temps, l'instrumentiste évacue les instruments courts qui ont servi à l'ouverture.

d. Libération de la grande courbure gastrique

Pénétration dans l'ACE à travers le ligament gastrocolique jusqu'au niveau prévu pour la section gastrique (**Fig. 11.28** et **Fig. 11.29**).

♦ *Matériel nécessaire* ♦
- Pinces à disséquer.
- Ciseaux à disséquer.
- Bistouri électrique.
- LigaSure®, Harmonic Scalpel®
- Pinces de Bengoléa.
- Fils à résorption lente montés sur Bengoléa.
- Dissecteur.

e. Libération de la petite courbure gastrique

Ligature en section de l'artère gastrique droite (pylorique) et effondrement du petit épiploon (**Fig. 11.30**).

♦ *Matériel nécessaire* ♦ *Idem* que pour la grande courbure.

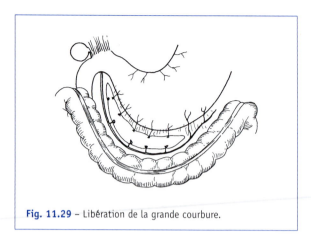

Fig. 11.29 – Libération de la grande courbure.

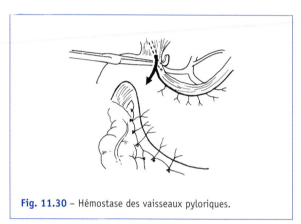

Fig. 11.30 – Hémostase des vaisseaux pyloriques.

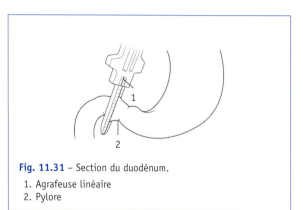

Fig. 11.31 – Section du duodénum.
1. Agrafeuse linéaire
2. Pylore

f. Section du duodénum (Fig. 11.31)

Le premier duodénum est disséqué sur 2 cm. Section juste en aval du pylore à l'aide d'une agrafeuse linéaire coupante agrafes bleues.
Les tranches de section sont badigeonnées d'antiseptique.

♦ *Matériel nécessaire* ♦ Pince agrafeuse linéaire coupante, 45 mm ; agrafes bleues ; tampon d'antiseptique.

CHIRURGIE DE L'ESTOMAC

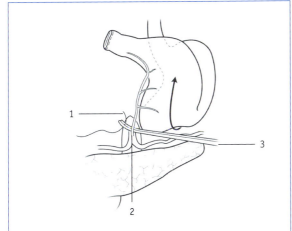

Fig. 11.32 – Ligature des vaisseaux gastriques gauches (coronaires stomachiques).

1. Fil
2. A. gastrique gauche (coronaire stomachique)
3. Dissecteur

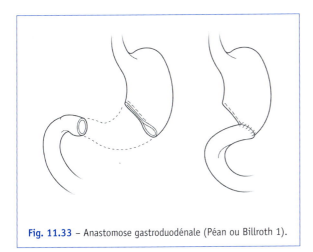

Fig. 11.33 – Anastomose gastroduodénale (Péan ou Billroth 1).

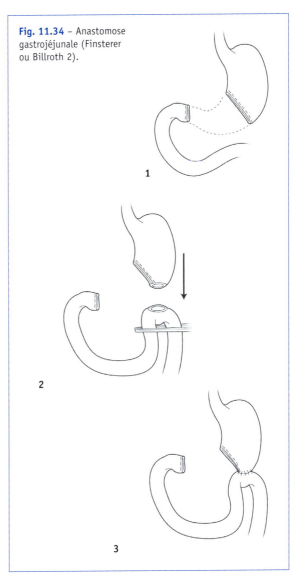

Fig. 11.34 – Anastomose gastrojéjunale (Finsterer ou Billroth 2).

g. Ligature – section des vaisseaux gastriques gauches (coronaires stomachiques) (Fig. 11.32)

L'estomac est relevé. Le pancréas est abaissé. Le pédicule gastrique gauche apparait. La veine puis l'artère sont liées séparément puis sectionnées.

♦ *Matériel nécessaire* ♦
- Pince à disséquer longue.
- Ciseaux à disséquer.
- Bistouri électrique.
- Dissecteur.
- Fils à résorption lente montés sur pince de Bengoléa.
- Valves malléables pour exposer la région.

h. Section de l'estomac

L'estomac est agrafé et sectionné à l'endroit choisi par application d'agrafeuses linéaires coupantes (agrafes vertes). La pièce de gastrectomie est évacuée. Elle est mise dans un sac pour le service d'anatomie pathologique. Le bon est rempli par la panseuse circulante sous la dictée de l'opérateur. La tranche gastrique est badigeonnée d'antiseptique.

i. Rétablissement de la continuité

Dans tous les cas, la partie supérieure de la ligne d'agrafes sur l'estomac est renforcée par un surjet de fil à résorption lente. L'anastomose se fera soit entre l'estomac et le duodénum (Péan ou Billroth 1) (**Fig. 11.33**) ; soit entre l'estomac et le jéjunum (Finsterer ou Billroth 2) (**Fig. 11.34**) ; mais de toute façon c'est un temps septique qui nécessite une protection de l'abdomen par de petits champs.

ANASTOMOSE GASTRODUODÉNALE

- L'estomac est clampé à l'aide d'un clamp souple. Le clampage dudodénal est souhaitable mais pas toujours possible.

- La ligne d'agrafes est réséquée complètement sur le duodénum ; elle est réséquée partiellement sur l'estomac (partie qui n'a pas été renforcée par le surjet de fil à résorption lente).

- L'anastomose est montée habituellement à points séparés extramuqueux. Si tous les fils du plan postérieur sont passés avant d'être noués, il faudra les individualiser par des petites pinces repères type Christophe, Baby-Kocher ou Halsteadt, et les séparer par des compresses.

♦ *Matériel nécessaire* ♦ Deux porte-aiguilles ; supplément pinces repère ; compresses.

ANASTOMOSE GASTROJÉJUNALE

- Elle est habituellement faite transmésocolique (*cf.* ci-dessus). Dans certains cas, elle peut être précolique. Nous décrirons l'anastomose transmésocolique.

- Elle peut être soit manuelle, au fil, soit mécanique à l'aide d'une agrafeuse linéaire coupante.

- Dans tous les cas, l'anse jéjunale choisie est passée dans un orifice créé dans le mésocôlon transverse.

ANASTOMOSE GASTROJÉJUNALE TRANSMÉSOCOLIQUE MANUELLE

(*Cf.* ci-dessus : « Anastomose gastrojéjunale » [gastrojéjunostomie]).

- L'estomac et l'anse jéjunale sont clampés à l'aide de deux clamps souples.

- La partie basse de la ligne d'agrafes gastrique est réséquée. L'anse à anastomoser est ouverte au bistouri électrique le long de son bord antimésentérique d'une longueur équivalente à l'ouverture gastrique.

- L'anastomose est faite par deux hémisurjets extramuqueux de fil à résorption lente.

ANASTOMOSE GASTROJÉJUNALE TRANSMÉSOCOLIQUE MÉCANIQUE (**Fig. 11.35**)

- La ligne d'agrafes gastrique est renforcée sur toute sa longueur par un surjet de fil à résorption lente. L'anastomose se fera sur la face postérieure de l'estomac au-dessus de la ligne d'agrafes.

- L'estomac et l'anse grêle sélectionnée sont maintenus par deux points d'adossement de part et d'autre de la future anastomose. Ils sont repérés par deux petites pinces type Christophe ou Baby-Kocher.

- Une moucheture est faite au bistouri électrique dans l'estomac et dans l'anse jéjunale. Il est inutile de clamper l'estomac et le grêle.

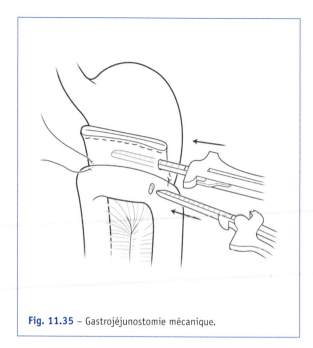

Fig. 11.35 – Gastrojéjunostomie mécanique.

- L'anastomose est faite à la pince agrafeuse linéaire coupante, 60 mm, agrafes bleues.

- Inspection de la ligne d'agrafage après retrait de la pince.

- Fermeture des orifices d'entrée des mors de la pince par des points séparés de fil à résorption lente.

♦ *Matériel nécessaire* ♦ Pince agrafeuse linéaire coupante, 60 mm ; agrafes bleues.

j. Fin du temps septique

- Évacuation des champs de protection.
- Évacuation des instruments souillés qui ont servi à la confection de l'anastomose.
- Changement de gants.

k. Mise de l'anastomose en position sous-mésocolique

L'anastomose est ramenée dans l'étage sous-mésocolique où elle est maintenue par fixation de l'estomac aux berges de l'orifice créé dans le mésocôlon transverse par quelques points de fil à résorption lente.

l. Révision de la cavité abdominale et comptage des textiles

m. Fermeture

- Badigeonnage de la paroi avec un tampon imbibé d'antiseptique.
- Toute l'équipe change de gants.

- Fermeture à l'aide des instruments propres du paquet *Paroi* qui avait été conservé à part.

E. DESCRIPTION D'UNE GASTRECTOMIE SUBTOTALE POUR CANCER

Le but de la gastrectomie pour cancer est d'enlever non seulement la tumeur gastrique en passant très au large de celle-ci, en tissus sains, mais également tous les relais lymphatiques accessibles. C'est au cours de l'exploration peropératoire que l'opérateur prendra finalement la décision de réséquer une lésion apparemment curable, de pratiquer une résection dite *de propreté*, c'est-à-dire sans intention curatrice, de pratiquer une simple dérivation (type gastrojéjunostomie) ou encore de battre en retraite devant l'importance des lésions.

La position du malade, la disposition des membres de l'équipe, la voie d'abord, l'incision, la mise en place des champs de bordure et du système d'écarteurs choisi, sont en tout point comparables à ce qui a été dit pour la gastrectomie pour lésion bénigne.

a. Exploration

Ce temps est fondamental. Il permet d'apprécier la mobilité de la tumeur, l'aspect des ganglions lymphatiques à la palpation, l'existence de métastases hépatiques ou péritonéales. Dans les cas favorables, la gastrectomie est décidée.

b. Décollement colo-épiploïque

Il se fait au bistouri électrique, aux ciseaux et au tampon monté. Le décollement colo-épiploïque permet de rentrer dans l'arrière-cavité des épiploons. La fin de ce décollement est marquée par l'artère épiploïque droite, à droite : elle est sectionnée entre deux ligatures. À gauche, le décollement colo-épiploïque se termine aux vaisseaux courts et à l'artère gastro-épiploïque gauche qui est liée.

c. Ligature de l'artère gastrique droite (pylorique)

L'artère gastrique droite est liée à son origine sur l'artère hépatique.

♦ *Matériel nécessaire* ♦ Pince à disséquer longue ; dissecteur ; fils montés sur pinces de Bengoléa ; ciseaux à fil.

d. Libération du duodénum

Elle est plus étendue que pour une gastrectomie pour lésion bénigne. Elle se fera sur 3 cm environ, pratiquement jusqu'au *genu superius*. Le duodénum est sectionné à l'aide d'une agrafeuse linéaire coupante, 45 mm, agrafes bleues. Les tranches sectionnées sont badigeonnées d'une solution antiseptique. La ligne d'agrafes de l'extrémité duodénale qui demeure est renforcée par un surjet de fil à résorption lente.

♦ *Matériel nécessaire* ♦
- Agrafeuse linéaire coupante, 45 mm.
- Agrafes bleues.
- Tampon monté imbibé d'une solution antiseptique.
- Fils à résorption lente sertis dans des aiguilles courbes.
- Porte-aiguilles de longueur adaptée.
- Pince à disséquer longue ; ciseaux.

e. Ligature en section des vaisseaux gastriques gauches (coronaires stomachiques)

Elle se fait en même temps qu'une partie du curage ganglionnaire détaillée plus loin. Elle est identique à ce qui a été décrit pour les lésions bénignes.

f. Section gastrique

Elle se fait au niveau choisi, en ménageant une marge de sécurité de tissus sains suffisante. La section se fait à l'aide d'agrafeuses linéaires coupantes longues (80 mm), agrafes bleues ou vertes.

♦ *Matériel nécessaire* ♦ Agrafeuse linéaire coupante, 80 mm ; agrafes bleues ou vertes ; tampon monté avec antiseptique.

g. Évacuation de la pièce d'exérèse

La pièce d'exérèse est confiée à l'IBODE circulante qui la met en sac pour l'examen anatomopathologique et remplit le bon sous la dictée de l'opérateur.

h. Curage ganglionnaire

Selon la topographie de la lésion et le degré d'extension, le curage ganglionnaire peut concerner tout ou partie des sites indiqués (cf. **Fig. 11.27**).

Sa réalisation peut nécessiter la mise des artères hépatiques et splénique sur lacs ; voire dans de rares cas, une splénectomie ou une splénopancréatectomie.

♦ *Matériel nécessaire* ♦ Lacs en caoutchouc et pinces repères ; ciseaux et pinces à disséquer longues ; pinces à clips de différentes tailles.

i. Rétablissement de la continuité par anastomose gastrojéjunale

L'anastomose gastrojéjunale est positionnée en transmésocolique ou en précolique. Elle est faite soit manuellement, soit à l'aide d'une pince agrafeuse linéaire coupante, 60 mm, agrafes bleues. Sa réalisation est identique à ce qui a été décrit pour les gastrectomies pour lésions bénignes.

Une fois constituée, l'anastomose précolique est laissée dans cette position. L'anastomose transmésocolique est ramenée dans l'étage sous-mésocolique où elle est fixée par des points prenant le moignon gastrique et les bords de l'orifice du mésocôlon transverse.

j. Fin de l'intervention

- *Fin de temps septique* : changement de gants et d'instrument.
- *Révision de la cavité péritonéale* ; toilette ; comptage des textiles.
- Retrait du système d'écartement.
- *Badigeonnage de la paroi* à l'aide d'un tampon antiseptique.
- *Fermeture*, à l'aide des instruments, de la boîte *Paroi* qui avait été conservée à part.

F. GASTRECTOMIE TOTALE PAR VOIE ABDOMINALE (Fig. 11.36)

En fonction de la localisation de la tumeur ou du type histologique (tumeurs à cellules indépendantes), il peut être nécessaire de faire une gastrectomie totale. Le rétablissement des continuités digestives se fera sur l'œsophage par l'intermédiaire d'une anse en Y. En plus du matériel de la boîte *Laparotomie* ou *Gastrectomie*, il faudra prévoir des clamps à œsophage, type clamp carré ou clamp de Satinsky. Les différents temps opératoires sont les mêmes que ceux décrits pour la gastrectomie subtotale avec en plus, une gastrolyse complète de la grande courbure gastrique (ligature des vaisseaux courts) et un abord de l'œsophage abdominal. Ces différents temps opératoires peuvent être réalisés dans un ordre variable.

a. Incision

b. Exploration abdominale complète

c. Décollement colo-épiploïque

d. Ligature et section de l'artère gastrique droite (pylorique)

e. Libération et section du duodénum

À l'aide d'une pince agrafeuse linéaire coupante.

f. Ligature et section des vaisseaux gastriques gauches (coronaires stomachiques)

g. Section des vaisseaux courts

♦ *Matériel nécessaire* ♦
- Valves malléables de Leriche ou de Polosson.
- Pinces à disséquer longues.
- Ciseaux à disséquer longs.
- Dissecteur.
- Fils à résorption lente montés sur pince de Bengoléa ou pince à clips.

h. Dissection de l'œsophage abdominal au doigt

i. Section de l'œsophage

Sur clamp carré ou clamp de Satinsky.

j. Évacuation de la pièce d'exérèse

Avec remplissage du bon d'examen anatomopathologique sous la dictée de l'opérateur.

k. Curage ganglionnaire

l. Rétablissement de la continuité digestive

Par l'intermédiaire d'une anse en Y (Fig. 11.37).
La confection d'une anse en Y est décrite dans le chapitre de la chirurgie de l'intestin grêle. L'anastomose est habituellement terminale sur l'œsophage et latérale sur l'anse montée. Elle peut être faite mécaniquement à l'aide d'une pince agrafeuse circulaire, soit manuellement à points séparés.

ANASTOMOSE MÉCANIQUE

(*Cf.* chapitre 9, « Œsophagectomie pour cancer ».)

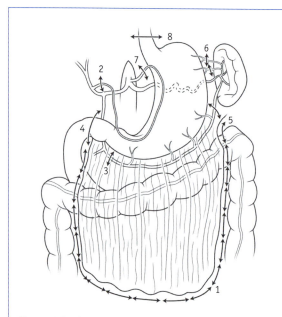

Fig. 11.36 – Gastrectomie totale par voie abdominale. Les différents temps.
1. Décollement colo-épiploïque
2. Ligature de l'a. pylorique
3. Ligature de l'a. gastro-épiploïque droite
4. Section du duodénum
5. Ligature de l'a. gastro-épiploïque gauche
6. Ligature des vaisseaux courts
7. Ligature des vaisseaux coronaires stomachiques
8. Section de l'œsophage

CHIRURGIE DE L'ESTOMAC

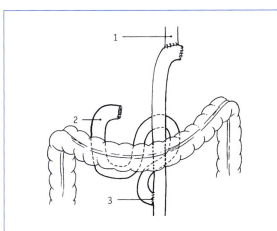

Fig. 11.37 – Rétablissement de la continuité œso-jéjunale sur anse Y passée en trans-mésocolique.
1. Œsophage
2. Duodénum
3. Anastomose au pied de l'anse

- Un fantôme calibre le diamètre de l'œsophage, habituellement 25 ou 29 mm.
- Une bourse de nylon 2/0 est passée autour de l'œsophage.
- L'enclume de la pince est mise dans l'œsophage et la bourse est serrée autour de son axe.
- La ligne d'agrafes qui ferme l'anse montée est réséquée économiquement.
- Le corps de la pince à anastomose est introduit par la lumière de l'anse montée qui vient d'être ouverte.
- Le pointeau perfore l'anse grêle et il est retiré.
- Les deux parties de la pince (pince et enclume) sont encliquetées.
- L'anastomose est faite après serrage de la pince.
- La pince est retirée et l'intégrité des collerettes de sécurité est vérifiée.
- L'extrémité de l'anse montée, qui a servi à l'introduction de la pince à anastomose, est refermée soit par un surjet de fil à résorption lente, soit par une application de pince agrafeuse linéaire coupante, 45 mm, agrafes bleues.

♦ *Matériel nécessaire* ♦
- Fil nylon serti dans une aiguille courbe ou pince à bourse avec fil de nylon monté sur aiguille droite.
- Pince à anastomose circulaire.
- Pince agrafeuse linéaire coupante, 45 mm.
- Agrafes bleues.

ANASTOMOSE MANUELLE

- Elle se fait en général en un plan, à points séparés, extra-muqueux sur l'anse en Y en prenant bien la muqueuse au contraire sur l'œsophage.

- Tous les points, notamment sur le plan postérieur, sont passés avant d'être noués.

♦ *Matériel nécessaire* ♦
- Pince à disséquer longue.
- Deux porte-aiguilles longs.
- Des petites pinces repères.
- Des compresses pour séparer les fils avant le nouage.
- Ciseaux longs.

La fin de l'anastomose œsojéjunale marque la fin du temps septique : élimination du matériel souillé et changement de gants de toute l'équipe.

m. Fin de l'intervention

Elle est sans particularité.
- *Révision* de la cavité péritonéale.
- *Comptage* des textiles.
- *Mise en place* du système de drainage choisi.
- *Retrait* des écarteurs.
- *Badigeonnage* de la paroi à l'aide d'une solution antiseptique.
- *Nouveau changement* de gants.
- *Fermeture* en utilisant les instruments de la boîte *Paroi* qui avait été conservée à part.

G. GASTRECTOMIE TOTALE PAR VOIE ABDOMINOTHORACIQUE

Dans les cancers du cardia ou proches du cardia, il peut être nécessaire, pour des raisons carcinologiques, de réséquer une partie de l'œsophage inférieur thoracique.
Cela nécessite un abord thoracique qui peut être réalisé de deux façons :
 – soit par une double voie d'abord abdominale et thoracique droite en deux temps, comme cela a été décrit dans le chapitre 9, « Œsophagectomie pour cancer » ;
 – soit par une thoracophrénolaparotomie gauche. Le malade est installé en semi-décubitus latéral droit ; le champ opératoire comprend l'abdomen et le thorax gauche ; l'incision abdominale est oblique, de l'ombilic vers la 7e ou 8e côte gauche qu'elle suit.

- *Pénétration* dans l'abdomen et dans le thorax.
- *Section* du diaphragme de la périphérie vers l'orifice hiatal.
- *Le reste de l'intervention* est identique à ce qui est décrit pour la gastrectomie totale par voie abdominale.
- *Un drainage* par drain en Silastic® 30 est mis dans le cul-de-sac pleural.
- *La fermeture* est identique à celle décrite dans la thoracotomie droite (*cf.* chapitre 9 « Œsophagectomie pour cancer »).

♦ *Matériel nécessaire* ♦ Boîte *Thoracotomie* avec un écarteur de Finochietto ; boîte *Abdomen*, un drain en Silastic® 30.

12. Chirurgie de l'intestin grêle

Guy Samama

1. RAPPEL ANATOMIQUE

A. DÉFINITION

On entend par intestin grêle le segment du tube digestif qui s'étend du pylore, qui marque la fin de l'estomac, à la valvule iléo-cæcale de Bauhin qui marque le début du côlon (**Fig. 12.1**). Cet intestin grêle est constitué de deux parties nettement différentes, le duodénum fixe et le jéjuno-iléon mobile.

Le duodénum fait suite au pylore et se termine au niveau de l'angle duodéno-jéjunal. Il affecte la forme d'un cadre incomplet (le cadre duodénal) constitué de quatre segments que l'on appelle successivement premier, deuxième, troisième et quatrième duodénum ou encore D1, D2, D3, D4. Ce segment de tube digestif a pour particularité d'être fixe, plaqué contre la paroi postérieure de l'abdomen par le péritoine qui ne le recouvre que sur sa face antérieure. Toute mobilisation du duodénum nécessite une manœuvre chirurgicale de libération artificielle car elle n'est pas spontanée ; c'est le décollement duodéno-pancréatique. Le duodénum est en rapport très étroit avec la tête du pancréas fixée à l'intérieur du cadre duodénal et de ce fait, avec la fin du cholédoque et du Wirsung qui assure l'écoulement de la sécrétion pancréatique externe.

Le jéjuno-iléon commence à l'angle duodéno-jéjunal, c'est-à-dire au flanc gauche de la deuxième vertèbre lombaire. Il se termine à la valvule de Bauhin dans la fosse iliaque droite.

Il mesure environ 6 m de long mais les variations individuelles sont très importantes, pouvant aller de 3 à 10 m. Son diamètre est de l'ordre de 3 cm.

B. STRUCTURE DU JÉJUNO-ILÉON

De la superficie à la profondeur, il est constitué de quatre couches distinctes.

- *La séreuse*, c'est-à-dire du péritoine qui le tapisse complètement sauf le long de l'un de ses bords que l'on appelle le bord mésentérique.

- *La musculeuse*, faite de fibres musculaires lisses disposées en deux sous-couches :
  - la plus externe dont les fibres sont allongées dans l'axe du tube formant la couche longitudinale externe ;
  - la plus interne dont les fibres sont disposées perpendiculairement à l'axe du tube, ceinturant le jéjuno-iléon, formant la couche circulaire interne.

- *La sous-muqueuse*, zone très importante car les vaisseaux cheminent dans son épaisseur. Il est facile de comprendre que son rôle soit fondamental dans les phénomènes de cicatrisation après suture ou anastomose. Elle doit être correctement chargée par l'aiguille lors de la confection des sutures et anastomoses.

- *La muqueuse*, plissée, dont les replis s'appellent des valvules conniventes. Celles-ci portent des villosités, elles-mêmes couvertes de microvillosités et les cellules qui les constituent possèdent une *bordure en brosse*. Cette disposition a pour but d'accroître au maximum la surface d'absorption offerte par le jéjuno-iléon au chyme alimentaire.

C. MOBILITÉ DU JÉJUNO-ILÉON

Le jéjuno-iléon est caractérisé, contrairement au duodénum, par sa mobilité. Recouvert sur toutes ses faces par du péritoine, il est relié à la paroi postérieure de l'abdomen par un double feuillet péritonéal relativement long qui porte le nom général de méso et, dans le cas particulier, de mésentère (**Fig. 12.2**). C'est dans l'épaisseur de ce mésentère que chemine, comme nous le reverrons, le jéjuno-iléon. L'existence de ce mésentère explique que les anses soient libres dans la cavité péritonéale et donc mobiles entre certaines limites. Cette mobilité présente des avantages et des inconvénients.

CHIRURGIE DE L'INTESTIN GRÊLE

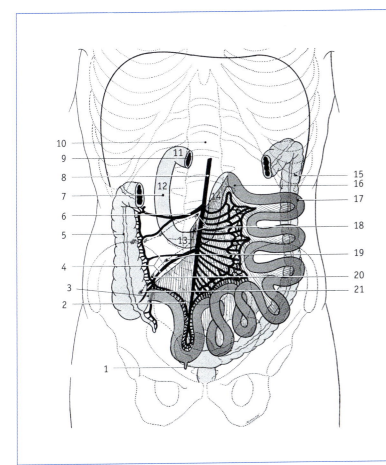

Fig. 12.1 – Disposition générale de l'intestin grêle, des côlons et de leurs vaisseaux – artère mésentérique supérieure *(extrait de Cady et Kron,* Anatomie du corps humain, *Fasc. 3, Maloine).*

1. Emplacement du diverticule de Meckel
2. Arcade bordante
3. Valvule de Bauhin
4. A. coliques moyenne et inférieure
5. Côlon droit
6. A. colique supérieure droite
7. Duodénum
8. A. mésentérique supérieure
9. Pylore
10. T12
11. D1
12. D2
13. D3
14. D4
15. Côlon gauche
16. Angle duodénojéjunal de Treitz
17. Jéjuno-iléon
18. Gg. centraux
19. Gg. intermédiaires
20. Gg. paracoliques
21. Gg. épicoliques

Permettant les volvulus et les invaginations, elle est à l'origine d'une pathologie. Mais à l'inverse, elle autorise par le biais de la construction d'anses en Y ou en Oméga (que nous reverrons) le rétablissement des continuités digestives œsophagienne, gastrique, biliaire ou pancréatique.

D. VASCULARISATION DU JÉJUNO-ILÉON

(*cf.* **Fig. 12.1** et **12.2**)

ARTÈRES

Toutes les artères du jéjuno-iléon viennent de l'artère mésentérique supérieure qui naît directement de l'aorte, haut derrière le pancréas. Cette artère mésentérique supérieure assure la vascularisation artérielle de tout le grêle mais aussi en partie du bloc duodénopancréatique (artère pancréaticoduodénale gauche, artère pancréatique inférieure) et celle du côlon droit (artère iléo-cæco-colique et artère colique supérieure droite).

Les branches de l'artère mésentérique supérieure destinées aux anses jéjuno-iléales cheminent entre les deux feuillets du mésentère. Elles sont richement anastomosées entre elles de la façon suivante : chaque artère se divise en deux branches

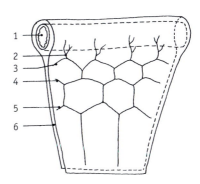

Fig. 12.2 – Schéma du mésentère et des artères du grêle.

1. Grêle
2. Vaisseaux droits
3. Arcade vasculaire de troisième ordre
4. Arcade vasculaire de deuxième ordre
5. Arcade vasculaire de premier ordre
6. Les deux feuillets du mésentère

qui s'anastomosent à plein canal avec les branches correspondantes des artères sus- et sous-jacentes, ce qui constitue des arcades vasculaires dites de premier ordre. De la convexité de ces arcades naissent des branches qui de la même façon se divisent en deux et s'anastomosent pour constituer des arcades de deuxième ordre. Il existe encore de la même façon une arcade de troisième ordre. Enfin, de cette arcade partent des vaisseaux qui pénètrent l'intestin et en assurent la vascularisation, ce sont les vaisseaux droits.

De la multiplicité de ces anastomoses, il résulte d'importantes possibilités de suppléance artérielle au niveau du jéjuno-iléon.

VEINES

Les veines ont une disposition calquée sur celle des artères. Elles se drainent dans le tronc volumineux de la veine mésentérique supérieure, placée à droite de l'artère mésentérique supérieure. Cette veine mésentérique supérieure collecte également le sang veineux du côlon droit et en partie celui du duodénopancréas. En s'unissant derrière le pancréas avec le tronc splénomésaraïque (veine splénique + veine mésentérique inférieure), elle formera la veine porte qui se rend au foie.

E. LYMPHATIQUES

Les lymphatiques qui sortent de la paroi du jéjuno-iléon s'appellent des chylifères. Ils se jettent dans les ganglions lymphatiques échelonnés le long de leur trajet qui suit les trajets vasculaires jusqu'à l'aorte.

F. NERFS

Les nerfs viennent du plexus solaire. Ils accompagnent des trajets vasculaires. Leur rôle est de moduler la motricité intestinale (qui de toute façon existe sans eux).

2. RAPPEL PHYSIOLOGIQUE

Tout au long de l'intestin grêle, mêlé aux sucs digestifs, propulsé par la motricité intestinale, le bol alimentaire subit une digestion et une absorption.

A. LA MOTRICITÉ INTESTINALE

Les fibres musculaires longitudinales assurent essentiellement la propagation du bol alimentaire dans un sens déterminé, c'est-à-dire du pylore à la valvule de Bauhin : ce sont les mouvements péristaltiques.

Les fibres musculaires circulaires assurent, par leur contraction, la fragmentation et le brassage du bol alimentaire. Cette activité motrice de l'intestin est autonome, c'est-à-dire qu'elle se déroule en dehors de tout contrôle. Néanmoins, elle peut être modulée, accélérée ou ralentie, sous l'influence de divers facteurs, notamment les rameaux nerveux du plexus solaire.

B. DIGESTION INTESTINALE

Par digestion, on entend le fractionnement des molécules longues et complexes de glucides, lipides et protides amenées par l'alimentation en molécules plus courtes, plus simples, seules susceptibles d'être absorbées par la muqueuse intestinale. L'intestin grêle produit lui-même de multiples sucs digestifs, mais leur importance est moindre que celle des enzymes contenues dans le liquide biliopancréatique et qui agissent sur les aliments, tout au long de leur acheminement dans l'intestin grêle.

C. ABSORPTION INTESTINALE

L'absorption intestinale se fait essentiellement au niveau de l'intestin grêle. Elle porte sur des nutriments réduits à l'état de molécules simples. Elle n'est pas uniforme le long du grêle car il existe des sites préférentiels d'absorption : ainsi par exemple, les lipides et les glucides sont surtout absorbés au début du grêle alors que la vitamine B12 et les sels biliaires sont absorbés au niveau de la partie terminale de celui-ci.

Quoi qu'il en soit, grâce aux valvules conniventes, villosités, microvillosités et bordures en brosse qui offrent aux aliments une surface de l'ordre de 300 m^2, l'absorption est pratiquement totale, le plus souvent comprise entre 95 et 100 pour cent. Une résection importante du grêle en réduisant de façon sensible la surface d'absorption est susceptible d'entraîner des troubles carentiels plus ou moins importants que l'on appelle le syndrome de malabsorption.

3. PRINCIPAUX ACTES CHIRURGICAUX PORTANT SUR LE JÉJUNO-ILÉON

A. ENTÉROTOMIE

On entend par entérotomie l'ouverture chirurgicale de l'intestin grêle. Elle est réalisée essentiellement pour extraire un corps étranger (**Fig. 12.3**). Après repérage du siège du corps étranger, l'opérateur isole l'endroit de la future entérotomie par deux clamps intestinaux souples. La cavité abdominale est largement protégée par des petits champs de façon à limiter les conséquences d'une fuite éventuelle du contenu du grêle. Incision longitudinale au bistouri à lame ou au bistouri électrique de préférence un peu en amont du corps étranger lui-même. Cette extraction ne termine pas le temps septique car il reste à refermer l'incision : c'est l'entérorraphie.

B. ENTÉRORRAPHIE

C'est la fermeture chirurgicale d'une brèche intestinale. Trois principes doivent être respectés :
– la suture doit être étanche ;
– elle ne doit intéresser que des tissus parfaitement vivants ;
– elle ne doit pas réduire le calibre intestinal.

CHIRURGIE DE L'INTESTIN GRÊLE

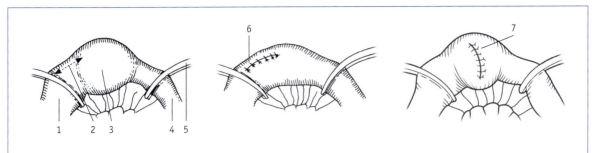

Fig. 12.3 – Entérotomie d'extraction. 1. Grêle dilaté ; 2. Incision ; 3. Corps étranger ; 4. Grêle plat ; 5. Clamp souple ; 6. Suture longitudinale ; 7. Suture transversale.

a. Étanchéité

Chaque opérateur a sa façon de suturer. Néanmoins les sutures, le plus souvent, sont faites à points séparés ou en surjet extramuqueux, c'est-à-dire chargeant toute la paroi sauf la muqueuse, avec un fil de calibre 3 ou 4/0 serti dans une aiguille courbe non traumatisante. Pour gagner du temps, l'instrumentiste se trouvera bien de disposer de deux porte-aiguilles de façon à réarmer l'un tandis que l'opérateur se sert de l'autre.

b. Vitalité

Pour que la cicatrisation puisse se faire, il faut que la suture porte sur des tissus parfaitement vivants. Un doute sur la vitalité des berges à suturer doit conduire à leur résection.

c. Calibre de l'intestin

La suture ne doit en aucun cas réduire le calibre de l'intestin. C'est la raison pour laquelle on suture en règle générale transversalement les ouvertures longitudinales avec résection tissulaire importante.

C. ENTÉROSTOMIE

On entend par entérostomie, l'abouchement d'une anse intestinale à la peau. Pratiquement, il existe deux types d'entérostomies :
– la jéjunostomie d'alimentation ;
  l'iléostomie de dérivation.

a. Jéjunostomie d'alimentation

On pratique une jéjunostomie d'alimentation chaque fois que l'on veut utiliser une alimentation entérale mais que la partie œsogastrique du tube digestif est momentanément ou définitivement impraticable : c'est le cas par exemple des brûlures œsogastriques par ingestion de caustique ou encore des fistules postopératoires de la chirurgie gastroduodénale.
La réalisation d'une jéjunostomie d'alimentation doit obéir à trois règles. Elle doit être située le plus haut possible sur le grêle de façon que la surface de muqueuse en aval soit aussi importante que possible, elle doit être facile à faire, elle doit être facile à supprimer.
Les techniques de jéjunostomie d'alimentation sont multiples. La plus fréquemment utilisée est la jéjunostomie directe. Deux autres seront décrites : la jéjunostomie selon Witzel et la jéjunostomie en Y.

JÉJUNOSTOMIE DIRECTE

C'est la jéjunostomie qui accompagne en général la chirurgie importante du tractus digestif supérieur : œsophagectomie, pancréatectomie, etc.

- L'anse sélectionnée est la première, en partant de l'angle de Treitz, qui monte bien à la paroi latérale gauche de l'abdomen, sans tension, une fois les écarteurs retirés.

- La paroi latérale de l'abdomen est perforée, à l'endroit choisi, de dedans en dehors à l'aide d'une pince type Bengoléa. Une moucheture cutanée est faite au bistouri à lame sur la saillie de la pointe de la pince.

- La pince de Bengoléa ramène une sonde de jéjunostomie, lui faisant franchir la paroi dehors en dedans. L'extrémité distale de la sonde, conique, qui reste à l'extérieur de l'abdomen, est assujettie à une seringue de 50 CC à embout conique, remplie de sérum.

- La sonde est mise en attente.

- Un orifice punctiforme est fait sur le grêle à l'endroit choisi.

- Une bourse de nylon 3/0 est passée autour de cet orifice et les deux brins du fil sont mis en attente sur une petite pince repère (Christophe, Halsteadt, Baby-Kocher).

- La sonde de jéjunostomie est introduite dans le grêle et poussée vers l'aval sur 50 cm : la sonde est graduée de 5 cm en 5 cm. La progression est facilitée par l'injection de sérum contenu dans la seringue qui ouvre, en quelque sorte, le passage.

- La bourse de nylon est alors serrée, nouée et repérée très court par une pince de Christophe qui tient les deux extrémités sectionnées.

- Une deuxième bourse de nylon 3/0 est passée à distance de la première. Au moment de son serrage, la première bourse est

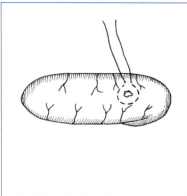

Fig. 12.4 – Faufilage d'une bourse.

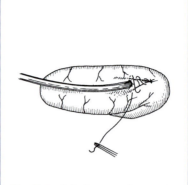

Fig. 12.5 – Enfouissement d'une sonde introduite par l'entérotomie.

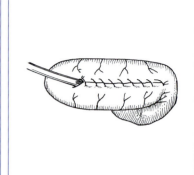

Fig. 12.6 – Enfouissement terminé.

enfouie en la poussant à l'aide de la pince de Christophe qui la maintient.

- L'anse grêle est amenée contre la paroi abdominale de telle sorte que l'orifice de traversée de la paroi et l'orifice de pénétration dans l'intestin correspondent.

- L'anse grêle est fixée dans cette position par quatre points de fil à résorption lente prenant le péritoine d'un côté et le grêle de l'autre côté, ce qui participe à l'étanchéité du montage. La sonde de jéjunostomie est fixée à la peau par un fil solide (nylon 2/0 par exemple).

♦ *Matériel nécessaire* ♦ Sonde de jéjunostomie ; seringue à embout conique avec du sérum physiologique ; pinces de Chaput de Judd ou équivalent pour faciliter l'enfouissement de la première bourse.

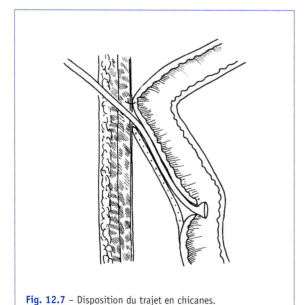

Fig. 12.7 – Disposition du trajet en chicanes.

JÉJUNOSTOMIE DE WITZEL

- L'opérateur repère la fin de la première anse jéjunale ou le début de la seconde. Cette anse est isolée entre deux champs humides de façon à protéger le reste de la cavité abdominale d'une contamination septique éventuelle.

- À l'aide d'un fil non résorbable 3/0 serti dans une aiguille courbe de section ronde, réalisation d'une bourse (**Fig. 12.4**). Deux pinces de Chaput sous-tendent le grêle de part et d'autre de la bourse. Au centre de la bourse, on fait un orifice punctiforme au bistouri électrique. On passe alors dans la lumière intestinale, vers l'aval, une sonde de jéjunostomie de calibre convenable et la bourse est serrée soigneusement. On couche cette sonde dont le sommet est dirigé vers l'aval, sur l'intestin grêle, le long de son axe où on l'enfouit par un surjet séroséreux de matériel 3/0 sur une dizaine de centimètres (**Fig. 12.5**). Ainsi, l'orifice d'extériorisation et l'orifice par lequel la sonde pénètre la lumière intestinale sont décalés (**Fig. 12.6**). Cet orifice d'extériorisation est soigneusement amarré au pourtour de l'orifice profond par lequel la sonde traverse la paroi abdominale (**Fig. 12.7**).

- À la fin de l'intervention, la sonde sera solidement amarrée par un fil à la peau pour éviter tout risque de mobilisation accidentelle.

JÉJUNOSTOMIE SUR ANSE EN Y (**Fig. 12.8**)

- C'est une intervention plus complexe et plus rare qui nécessite la fabrication d'une anse en Y (*cf.* ci-dessous).

- Une sonde de type Pezzer, Nelaton ou Foley d'un calibre suffisant est introduite dans la branche ouverte de l'anse en Y qui est fermée par deux ou trois bourses de fil 3/0 non résorbable. Puis comme précédemment, une série de fils maintiennent l'orifice de pénétration de la sonde dans l'anse Y contre l'orifice profond du trajet transpariétal.

- À la fin de l'intervention, la sonde sera solidement amarrée par un fil à la peau pour éviter tout risque de mobilisation accidentelle.

CHIRURGIE DE L'INTESTIN GRÊLE

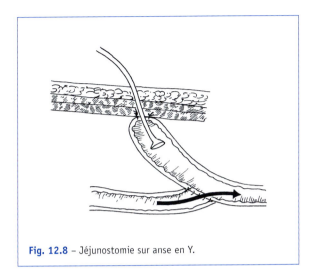

Fig. 12.8 – Jéjunostomie sur anse en Y.

b. Iléostomie

L'iléostomie est l'abouchement de l'iléon à la peau. Il existe schématiquement deux types d'iléostomie :
- l'iléostomie latérale temporaire de protection ;
- l'iléostomie terminale définitive.

ILÉOSTOMIE LATÉRALE TEMPORAIRE DE PROTECTION

Elle a pour but de « protéger » une anastomose d'aval à haut risque comme par exemple une anastomose colo-anale, en dérivant les selles en amont, le temps nécessaire à sa cicatrisation. Sa confection se fait à la fin du temps abdominal de l'intervention juste avant la fermeture. Elle siège habituellement dans la fosse iliaque droite. C'est une iléostomie latérale. Elle est montée sur une baguette.

- Incision :
  - la peau de la fosse iliaque droite est badigeonnée d'antiseptique. Des instruments courts et propres sont utilisés ;
  - incision de Mac Burney (*cf.* chapitre 22, « Chirurgie d'urgence ») au bistouri à lame 23. Incision de l'aponévrose du grand oblique dans l'axe des fibres au bistouri électrique ou aux ciseaux de Mayo courbes ;
  - dissociation des fibres musculaires à la pince de Kelly puis par action des écarteurs de Farabeuf.
- Pénétration dans l'abdomen par franchissement du péritoine.
- La dernière anse grêle est passée dans cette incision.
- Une petite baguette de colostomie (*cf.* chapitre 13, « Chirurgie du côlon ») traverse le mésentère au ras du bord mésentérique de l'anse extériorisée et la maintient en dehors de l'abdomen.
- L'incision est refermée plan à plan autour de l'anse extériorisée qui peut être fixée à la périphérie de l'orifice cutané.
- L'iléostomie peut être ouverte et appareillée dès la fin de la fermeture cutanée de l'intervention principale (en général, une grande médiane).

- L'iléostomie peut n'être ouverte qu'à la 48e heure. Elle est alors couverte par une feuille de pansement gras (« tulle gras » par exemple).

♦ *Matériel nécessaire* ♦
- Un tampon monté imbibé d'une solution antiseptique.
- Une boîte « *Appendicite* » propre avec un bistouri lame 23.
- Des pinces à disséquer.
- Des pinces de Kocher, Baby-Kocher, Kelly, Christophe, Halsteadt.
- Une pince en cadre ou en cœur.
- Un porte-aiguilles.
- Des ciseaux de Mayo droits et courbes.
- Une baguette de colostomie.
- Du tulle gras en cas d'ouverture retardée.
- Une poche adaptée en cas d'ouverture immédiate.

ILÉOSTOMIE TERMINALE DÉFINITIVE

Elle est réalisée après colectomie totale ou coloproctectomie totale quand un rétablissement même différé de la continuité digestive est inaccessible. C'est le cas dans certaines maladies comme la rectocolite hémorragique, la polypose rectocolique, certaines maladies de Crohn. Elle termine donc une intervention qui a été conduite par médiane. L'iléostomie étant destinée à être définitivement appareillée, il convient d'en choisir le siège avec soin à distance des dépressions (comme l'ombilic) ou des saillies (comme l'épine iliaque antéro-supérieure) (**Fig. 12.9**).

- Il faut que le chenal de passage de l'anse iléale à travers la paroi soit large : on réalisera une excision d'une pastille de peau et d'aponévrose de façon à ce que deux doigts y passent facilement.

- L'anse ne traversera pas simplement la paroi selon le trajet le plus court, mais cheminera en extrapéritonéal d'abord : la colectomie droite (*cf.* plus loin) comporte obligatoirement une

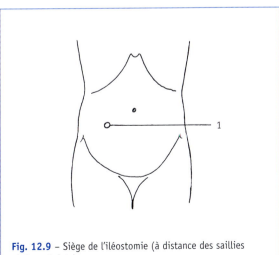

Fig. 12.9 – Siège de l'iléostomie (à distance des saillies et des méplats).
1. Stomie

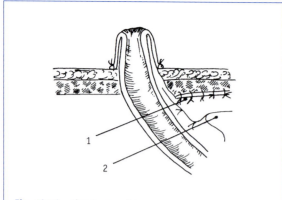

Fig. 12.10 – Iléostomie « à trompe ».
1. Fixation du mésentère au péritoine
2. Vaisseaux du mésentère

section du péritoine pariétal postérieur qui accole le côlon droit contre la paroi.

- En décollant la lèvre de cette incision péritonéale au doigt, on y crée un tunnel qui est donc extrapéritonéal et dans lequel on passera l'anse avant de lui faire franchir la paroi. L'intérêt est de provoquer des adhérences et donc de fixer le montage qui est maintenu par quelques fils.

- On extériorisera 7 à 8 cm de l'intestin à l'orifice cutané. Ce segment apparent est retourné en doigt de gant ce qui donne une trompe de 3 à 4 cm (**Fig. 12.10**). C'est la raison pour laquelle on donne à ce système le nom *d'iléostomie à trompe*. Des points de fil à résorption lente 3/0 disposés en couronne amarrent la muqueuse aux bords de l'orifice cutané de façon à maintenir le montage.

- Cette iléostomie sera immédiatement appareillée en fin d'intervention à l'aide d'une poche.

D. ENTÉRECTOMIES

On entend par entérectomie la résection d'un segment plus ou moins long de grêle avec le mésentère correspondant (**Fig. 12.11**).

- Le segment intestinal à réséquer étant repéré, on le limite en plaçant aux deux extrémités de la résection un clamp souple sur le côté qui reste et un clamp dur sur le côté qui part. La section intestinale portera donc de chaque côté entre le clamp souple et le clamp dur, et une fois la pièce ôtée, ne resteront que les deux clamps souples qui ferment la lumière intestinale sans traumatiser le grêle et présentent l'une à l'autre les deux tranches à anastomoser. L'abdomen est soigneusement protégé par des champs humides qui éviteront la contamination microbienne puisque l'ouverture du grêle marquera l'entrée dans une phase septique.

- La résection du mésentère nécessite l'hémostase et la section des vaisseaux dont dépend l'anse intestinale réséquée. Les deux feuillets du mésentère sont ouverts aux ciseaux à disséquer fins. Les vaisseaux sont individualisés, puis sectionnés entre deux pinces. L'hémostase définitive est obtenue par des ligatures remplaçant les pinces : habituellement à l'aide de fil à résorption lente 2 ou 3/0 (*cf.* **Fig. 12.11**).

- Le repérage des éléments vasculaires du mésentère est facilité par la transillumination : l'infirmière de salle d'opération amènera le scialytique en face de l'opérateur, descendra la source lumineuse très bas et dirigera le rayon pratiquement horizontalement. De cette façon, en faisant tendre l'anse intestinale verticalement par son aide, l'opérateur repérera en transparence les trajets vasculaires, étudiera leur trajet et choisira le siège des ligatures.

- Le rétablissement de la continuité se fait par anastomose termino-terminale. Elle se fait à points séparés extramuqueux. Les deux premiers points passés le sont aux deux extrémités de l'anastomose (**Fig. 12.12**). Les brins sont gardés longs et maintenus par deux pinces repères de type Baby-Kocher. On passera les points postérieurs (**Fig. 12.13**), puis les points antérieurs.

- Il est utile de disposer de deux porte-aiguilles pour ne pas perdre de temps.

- La fin de la confection de l'anastomose marque la fin des temps septiques : les champs de protection abdominaux sont ôtés ; le matériel ayant servi au temps septique est éliminé ou à la rigueur nettoyé.

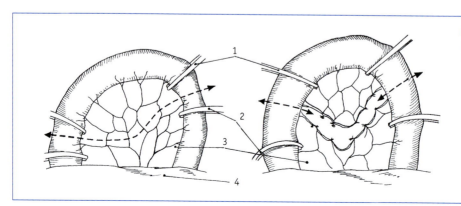

Fig. 12.11 – Entérectomie (en pointillés, les limites de la résection).

1. Clamps durs
2. Clamps souples
3. Vaisseaux du mésentère
4. Champ de protection

CHIRURGIE DE L'INTESTIN GRÊLE

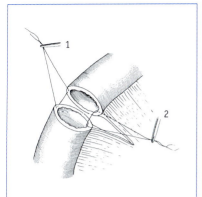

Fig. 12.12 – Passage des points d'angle qui présentent l'anastomose.
1. Point d'angle repéré sur une petite pince
2. Point d'angle repéré

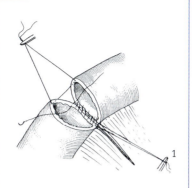

Fig. 12.13 – Confection du plan postérieur (points séparés extra-muqueux).
1. Point d'angle repéré

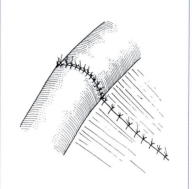

Fig. 12.14 – Anastomose terminée. Brèche mésentérique refermée.

- La brèche mésentérique est refermée par quelques points du fil à résorption lente 3/0 (**Fig. 12.14**).

♦ *Variante* ♦ Il existe une variante à la méthode décrite. La section intestinale se fait par deux applications de pince linéaire agrafeuse coupante, 45 mm, agrafes bleues. Le rétablissement de la continuité se fait par anastomose latéro-latérale par deux hémisurjets de fil à résorption lente 3 ou 4/0 ou par application d'une pince linéaire agrafeuse coupante, 45 mm, agrafes bleues.

E. ENTÉROPLASTIE

On entend par entéroplastie l'utilisation d'un segment de grêle pour confectionner soit un conduit pour rétablir une continuité, digestive par exemple, soit un réservoir ou un segment de réservoir.

Le grêle se prête remarquablement à ce type d'intervention car flottant le long de son mésentère, il est relativement mobile et de plus, sa vascularisation riche de suppléances permet la suppression de certains courants sanguins sans compromettre la vitalité d'ensemble. Une contrainte toutefois : le respect de la loi de la polarité intestinale : c'est-à-dire le fait que la propulsion sous l'action du péristaltisme se fait toujours dans le sens initial.

a. Restauration d'une continuité digestive

Les deux techniques principales sont l'anse en Y et l'anse en Oméga.

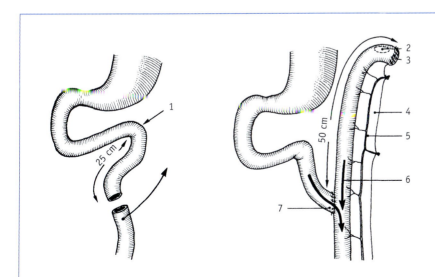

Fig. 12.15 – Construction d'une anse en Y.
1. Angle de Treitz
2. Siège de l'anastomose
3. Sommet de l'anse
4. Mésentère
5. Arc vasculaire
6. Sens du péristaltisme
7. Anastomose au pied à l'anse

ANSE EN Y (Fig. 12.15)

Le scialytique étant en position de transillumination, on repère à partir du 25e cm après l'angle duodénojéjunal un point situé au milieu d'une arcade bordante, entre deux artères jéjunales.

- Ligature de l'arcade.

- Les fils auront été passés au passe-fil. On peut aussi sectionner entre deux pinces de Kocher ou de Bengoléa qui seront elles-mêmes remplacées par deux ligatures.

- Le mésentère peut alors être fendu perpendiculairement à l'axe du tube digestif jusqu'à sa racine.

- Le grêle est sectionné à l'aide d'une agrafeuse linéaire.

- Le segment en aval de cette section est le segment qui monte. On s'en servira pour réaliser des anastomoses avec les voies biliaires, le Wirsung, l'œsophage, l'estomac, etc.

- La continuité normale du grêle est rétablie par anastomose à 50 cm du sommet de l'anse montée entre cette anse et l'extrémité de l'anse qui restait en amont de la section. Réalisée à la main, c'est une anastomose termino-latérale ou latéro-latérale, selon la technique de chacun.

- De toute façon, la confection de l'anastomose constituant un temps septique, elle nécessite les précautions habituelles. Les risques de contamination septique peuvent être réduits par l'emploi de pinces agrafeuses linéaires coupantes.

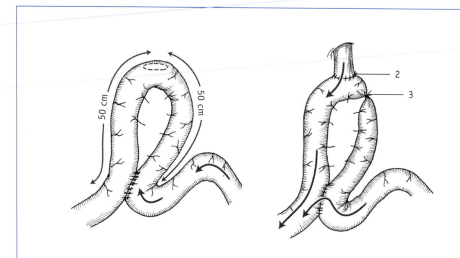

Fig. 12.16 – Construction d'une anse en oméga.
1. Anastomose latéro-latérale au pied de l'anse
2. Anastomose au sommet de l'anse
3. Ligature

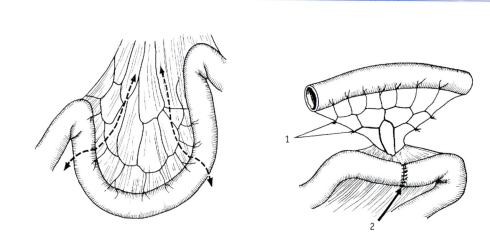

Fig. 12.17 – Construction d'une anse isolée pour iléoplastie (en pointillés, les limites de la section).
1. Ligature des arcades
2. Rétablissement de la continuité

• L'anastomose est alors anatomiquement latéro-latérale, mais fonctionnellement termino-latérale. Les orifices d'entrée des mors de la pince seront refermés par quelques points passés à la main de fil 3/0.

ANSE EN OMÉGA (**Fig. 12.16**)

Contrairement à la précédente, elle ne comporte aucune section mésentérique. À partir d'un point situé à 25-30 cm de l'angle duodénojéjunal, on détermine une boucle dont chaque branche mesure 45 ou 50 cm de long. C'est sur le sommet de la boucle que porteront les anastomoses biliaires, pancréatiques, etc. Une anastomose latéro-latérale au pied de l'anse permet au bol alimentaire de court-circuiter la boucle.

ANSE ISOLÉE (**Fig. 12.17**)

L'intervention consiste à pédiculiser un segment plus ou moins long de grêle sur ses vaisseaux mésentériques. Par transillumination, on choisit les vaisseaux qui serviront à la vascularisation du transplant et qui devront donc être absolument respectés.

• Après protection de la cavité abdominale, l'anse intestinale est délimitée par deux clamps souples et libérée.

• Le triangle mésentérique qui l'accompagne est également libéré en liant les arcades bordantes.

• La continuité digestive est rétablie par anastomose termino-terminale.

• On se trouve alors devant un segment de grêle aux deux extrémités libres et parfaitement vascularisé par son coin mésentérique. Ses applications en sont multiples : il peut recevoir la terminaison des deux uretères comme dans l'intervention de Briker ; fendu dans le sens de la longueur le long du bord antimésentérique, il peut servir à l'agrandissement d'une vessie trop petite ; etc.

13. Chirurgie du côlon

Jean-Louis Brefort
Guy Samama

Le côlon est plus fragile que le grêle. Sa vascularisation est plus pauvre et son contenu hautement septique. Tout ceci concourt à rendre les désunions d'anastomoses fréquentes et particulièrement redoutables.

1. RAPPEL ANATOMIQUE (Fig. 13.1)

Le côlon est une partie du gros intestin qui s'étend de la terminaison de l'iléon (au niveau de la valvule de Bauhin) à l'anus. Ce gros intestin comporte dans l'ordre :
— le cæcum, cul-de-sac situé au-dessous de la valvule iléo-cæcale de Bauhin ;
— le côlon ascendant ;
— le côlon transverse ;
— le côlon descendant ;
— le côlon sigmoïde ;
— le rectum.

En fait, le rectum étant à part, l'embryologie, l'anatomie moderne et la vascularisation qui constituent la clé de la chirurgie colique reconnaissent le côlon droit et le côlon gauche.

- *Le côlon droit* :
  — comprend le cæcum, le côlon ascendant et les deux tiers droits du côlon transverse ;
  — est vascularisé par des branches de l'artère mésentérique supérieure (qui pour le reste vascularise surtout l'intestin grêle).
- *Le côlon gauche* :
  — comprend le tiers gauche du côlon transverse, le côlon descendant et le côlon sigmoïde jusqu'au niveau de la troisième vertèbre sacrée où il se continue par le rectum ;
  — est vascularisé par l'artère mésentérique inférieure.

A. DIMENSION

Le gros intestin mesure en moyenne 1,50 m avec un calibre assez régulièrement décroissant du cæcum (7-8 cm) au côlon descendant (3 cm).

B. LES ACCOLEMENTS DU CÔLON

Le côlon est, par endroits, accolé à la paroi pariétale postérieure par le péritoine qui ne tapisse alors qu'une seule de ses faces. On peut ainsi distinguer des portions fixes et des portions mobiles.

a. Les portions mobiles

Elles sont au nombre de trois :
— le cæcum ;
— le côlon transverse ;
— le côlon sigmoïde pelvien.

Ces portions sont mobiles car, comme l'intestin grêle, elles sont tapissées sur toutes leurs faces par un revêtement péritonéal qui, par l'intermédiaire d'un méso (c'est-à-dire l'adossement de deux feuillets péritonéaux), les fixe à la paroi pariétale postérieure. Cette mobilité constitue à la fois un avantage et un inconvénient.

- *Avantages* :
  — l'extériorisation du cæcum facilite l'appendicectomie ;
  — l'extériorisation du côlon transverse ou sigmoïde permet la réalisation de colostomies rapides (*ex.* : colostomie latérale sur baguette).

- *Inconvénient* : tout comme au niveau du grêle, le cæcum, le transverse mais surtout le sigmoïde peuvent se volvuler, c'est-à-dire se tordre.

Le côlon transverse est relié à l'estomac par le ligament gastrocolique. Ce dernier est constitué de deux feuillets

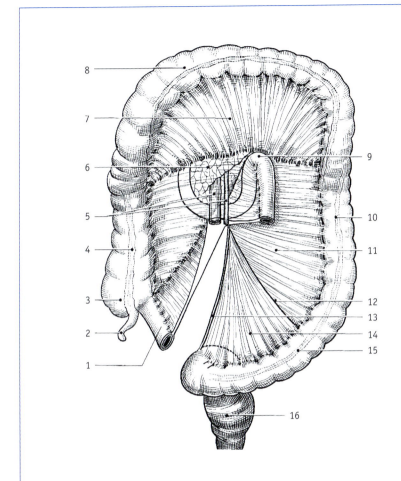

Fig. 13.1 – Côlons (vue d'ensemble). Le côlon transverse est relevé *(extrait de Cady et Kron, Anatomie du corps humain, Fasc. 3, Maloine).*

1. Iléon
2. Appendice
3. Cæcum
4. Côlon ascendant
5. Vaisseaux mésentériques supérieurs
6. Fascia prépancréatique sous-mésocolique
7. Mésocôlon transverse
8. Côlon transverse relevé
9. Angle duodénojéjunal
10. Côlon descendant
11. Mésocôlon gauche

Mésosigmoïde :
12. Racine secondaire
13. Racine primitive
14. Mésosigmoïde
15. Anse sigmoïde
16. Rectum

prolongeant le péritoine tapissant les faces antérieure et postérieure de l'estomac. Ces feuillets descendent en avant du côlon transverse et se replient sur eux-mêmes pour former le grand épiploon. Pour libérer le côlon transverse, il faut donc sectionner le ligament gastrocolique ou bien séparer le côlon de l'épiploon en faisant la manœuvre du décollement colo-épiploïque.

b. Les portions fixes

- Le côlon ascendant et son méso ainsi que l'angle colique droit sont accolés au plan pariétal postérieur par le fascia de Toldt droit.
- Le côlon descendant et son méso sont accolés au plan pariétal postérieur par le fascia de Toldt gauche.
- L'angle colique gauche remonte jusque sous le pôle inférieur de la rate.

Cette zone d'accolement entre le côlon, la rate, la partie gauche du grand épiploon et le plan pariétal s'appelle le *sustentaculum lienis*.

C. RAPPEL HISTOLOGIQUE

Quatre tuniques superposées constituent la structure du côlon : la séreuse, la musculeuse, la sous-muqueuse et la muqueuse.

a. La séreuse

- Elle tapisse toute la circonférence du côlon dans ses parties mobiles.
- Elle ne tapisse qu'une face du côlon dans les parties accolées. Il en résulte qu'une face ne possédera pas de tunique péritonéale. Une des conséquences est que toute suture ou anastomose intéressant cette face ne pourra s'appuyer sur cette séreuse, elle en sera d'autant plus fragile.

b. La musculeuse

Elle est divisée en deux sous-couches.

- *Circulaire, interne*, dont les fibres sont dirigées perpendiculairement au grand axe du côlon.

- *Longitudinale, externe*, dont les fibres parallèles au grand axe du côlon sont essentiellement rassemblées en trois bandelettes que l'on voit parfaitement courir à la surface du côlon. C'est au niveau de ces bandelettes que le côlon possède son maximum de solidité. Cette notion a son importance en chirurgie colique.

c. La sous-muqueuse

Elle est la lame porte-vaisseaux. Elle sera impérativement chargée par l'aiguille lors de la réalisation des sutures et des anastomoses.

d. La muqueuse

Elle ne présente ni villosités, ni valvules conniventes ; simplement des replis que l'on appelle *valvules coliques*.

D. VASCULARISATION ARTÉRIELLE DU CÔLON
(**Fig. 13.2**)

Elle est précaire avec notamment une seule arcade bordante.

a. Pour le côlon droit

L'artère mésentérique supérieure qui naît de l'aorte derrière le pancréas et qui assure aussi la vascularisation de l'intestin grêle donne :
- l'artère colique supérieure droite ;
- l'artère iléo-cæco-appendiculaire ;
- l'artère colique moyenne droite inconstante.

b. Pour le côlon gauche

C'est l'artère mésentérique inférieure qui naît de l'aorte un peu au-dessous du troisième duodénum et se distribue intégralement au côlon par :
- l'artère colique supérieure gauche ;
- le tronc des sigmoïdiennes (**Fig. 13.3**).

Les anastomoses des deux systèmes se font par une arcade artérielle longeant le côlon.

E. VEINES DU CÔLON (cf. **Fig. 13.2**)

Elles sont, dans l'ensemble, satellites des artères.

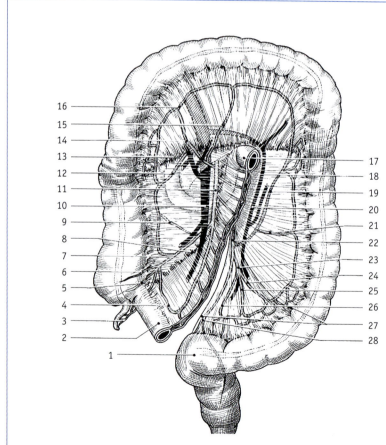

Fig. 13.2 – Côlons (vascularisation). L'intestin grêle et le mésentère ont été sectionnés *(extrait de Cady et Kron,* Anatomie du corps humain, *Fasc. 3, Maloine).*

1. Rectum
2. Iléon
3. A. appendiculaire
4. Arcade iléocolique
5. A. cæcale postérieure
6. A. cæcale antérieure
7. A. iléocolique
8. Racine du mésentère
9. A. colique droite moyenne
10. V. mésentérique supérieure
11. A. mésentérique supérieure
12. A. colique supérieure droite
13. Racine du mésocôlon transverse
14. A. colique supérieure droite
15. A. colica media
16. Arcade de Riolan
17. Angle duodénojéjunal
18. Mésentère section
19. A. colique supérieure gauche
20. V. mésentérique inférieure
21. A. colique gauche moyenne
22. A. mésentérique inférieure
23. Tronc des aa. sigmoïdiennes
24. A. sigmoïdienne supérieure
25. A. sigmoïdienne moyenne
26. A. sigmoïdienne inférieure
27. Racines du mésocôlon sigmoïdien
28. A. hémorroïdale supérieure

CHIRURGIE DU CÔLON

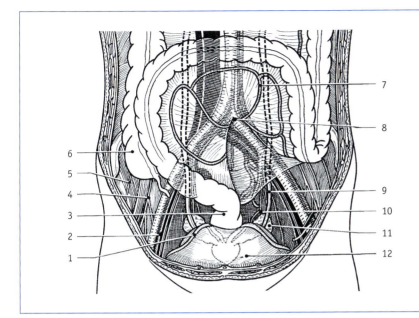

Fig. 13.3 – Le côlon sigmoïde et ses vaisseaux. Le côlon sigmoïde est relevé pour montrer le mésocôlon sigmoïde, les vaisseaux, la fossette sigmoïde et les uretères *(extrait de Cady et Kron, Anatomie du corps humain, Fasc. 3, Maloine).*

1. Canal déférent
2. Vaisseaux iliaques externes
3. Rectum
4. M. psoas
5. N. fémorocutané
6. Caecum
7. Vaisseaux sigmoïdiens
8. Fossette sigmoïde
9. Uretère gauche
10. A. génitovésicale
11. Vésicule séminale
12. Vessie

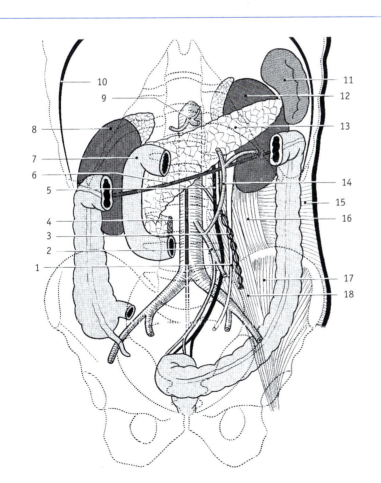

Fig. 13.4 – Rapports d'ensemble des côlons. Le côlon transverse est sectionné *(extrait de Cady et Kron, Anatomie du corps humain, Fasc. 3, Maloine).*

1. Uretère gauche
2. A. mésentérique inférieure
3. Vaisseaux spermatiques
4. Racine du méso dorsal primitif
5. V. mésentérique inférieure
6. Racine du mésocôlon transverse
7. Duodénum
8. Rein droit
9. Diaphragme
10. Tronc cœliaque
11. Rate
12. Rein gauche
13. Pancréas
14. A. colique supérieure gauche
15. M. transverse
16. M. carré des lombes
17. M. iliaque
18. M. psoas

a. Pour le côlon droit

Les veines se jettent dans la veine mésentérique supérieure qui draine le sang veineux du grêle, ainsi que du côlon droit, et chemine à droite de l'artère mésentérique supérieure.

b. Pour le côlon gauche

Les veines se jettent dans la veine mésentérique inférieure. Celle-ci s'anastomose avec la veine splénique pour former derrière le pancréas le tronc splénomésaraïque. Le confluent de ce tronc avec la veine mésentérique supérieure donne la veine porte qui draine tout le sang digestif vers le foie.

F. LYMPHATIQUES

Les voies lymphatiques suivent les axes vasculaires et convergent vers les ganglions latéro-aortiques.

G. RAPPORTS

La figure schématise les principaux rapports du côlon avec les organes de voisinage (**Fig. 13.4**).

H. PHYSIOLOGIE

Le côlon possède essentiellement la fonction de concentrer les matières fécales en réabsorbant de l'eau.

2. PRÉPARATION DU MALADE À LA CHIRURGIE

Cette préparation comporte deux volets. D'une part, une préparation générale qui n'est pas propre à la chirurgie colique et qui tend à corriger d'éventuelles perturbations biologiques et nutritionnelles. D'autre part, une préparation locale qui est particulière à la chirurgie colique. Son but est d'obtenir un côlon *plat, propre et aseptique*, c'est-à-dire essentiellement vide de matières. Cette vacuité colique peut être obtenue de diverses façons : classiquement, on associait un régime sans résidu, des lavements évacuateurs et des antiseptiques divers. Actuellement, beaucoup préfèrent la préparation par absorption orale de produits hyperosmolaires comme le polyéthylène glycol ou PEG. Mais il existe d'autres modes de préparation : à chaque opérateur, son choix.

A. PRÉPARATION DU MALADE EN SALLE D'OPÉRATION

- L'installation habituelle est le décubitus dorsal.
- Vérification du rasage qu'il faudra éventuellement compléter.
- Vérification de la propreté, notamment ombilicale.

B. POSITION DE L'OPÉRATEUR

L'opérateur se place habituellement du côté à opérer mais cela n'a rien d'obligatoire et de toute façon, un point précis de l'intervention peut nécessiter un changement de côté de l'opérateur.

C. VOIE D'ABORD

C'est le plus souvent une médiane à cheval sur l'ombilic, étendue à la demande. Mais d'autres incisions sont possibles.

3. COLOTOMIE

On entend par colotomie, l'ouverture chirurgicale du côlon. Celle-ci peut être réalisée par exemple pour réséquer une tumeur bénigne dont l'exérèse n'a pas pu se faire par coloscopie, en raison de son volume ou de la largeur de sa base d'implantation (**Fig. 13.5** à **13.8**).

Le contenu colique étant hautement septique, l'ouverture de la lumière colique transforme une chirurgie jusque-là aseptique en manœuvres septiques. Cela suppose la prise de précautions particulièrement rigoureuses pour limiter les risques de contamination. L'infirmière de salle d'opération (et l'infirmière instrumentiste) devra se montrer très vigilante et veiller méticuleusement au respect de ces précautions.

Dans un premier temps, l'opérateur procède au repérage de la tumeur, soit par la palpation, soit en bénéficiant de l'aide d'une colonoscopie peropératoire. Dans le cas d'une colonoscopie, l'installation du malade se rapproche de celle qui est nécessaire pour une amputation abdominopérinéale du rectum, c'est-à-dire position de la taille périnéale, cuisses modérément fléchies et en abduction maximum. L'opérateur aide le coloscopiste en faisant progresser manuellement le fibroscope. Le coloscopiste indique la localisation exacte du ou des polyadénomes car la lumière du coloscope est parfaitement vue en transparence à travers la paroi colique.

Si la préparation colique est bonne, les clamps de coprostase sont inutiles. Protection large de la cavité abdominale par des champs humides. Deux pinces de Chaput ou deux fils repères soulèvent la paroi colique qui est incisée en regard de la tumeur. Nettoyage des berges coliques avec un tampon monté sur une pince longuette imbibé d'antiseptique.

La tumeur est réséquée aux ciseaux en passant en zone de muqueuse macroscopiquement saine (pas de bistouri électrique pour que les berges de la tumeur soient histologiquement analysables).

La tumeur ôtée subit immédiatement un examen histologique extemporané en raison du risque toujours possible de malignité qui contraindrait à élargir le geste chirurgical.

La colotomie est ensuite refermée par des points séparés extramuqueux de fil à résorption lente. La surface colique est

CHIRURGIE DU CÔLON

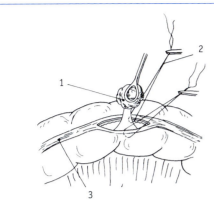

Fig. 13.5 – Colotomie pour exérèse d'un polyadénome pédiculé.
1. Polyadénome pédiculé
2. Fils suspendant les berges
3. Bandelette

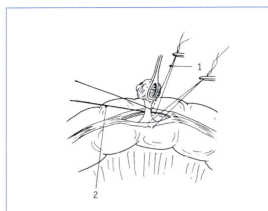

Fig. 13.6 – Colotomie pour exérèse d'un polyadénome pédiculé (suite et fin).
1. Fils suspendant les berges
2. Ligature transfixiant le pédicule

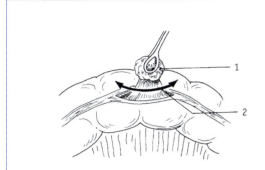

Fig. 13.7 – Colotomie pour exérèse d'un polyadénome sessile.
1. Polyadénome sessile
2. Tracé de la section

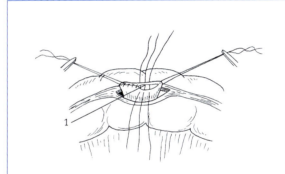

Fig. 13.8 – Colotomie pour exérèse d'un polyadénome sessile (suite et fin).
1. Fermeture de la brèche

nettoyée à l'aide d'un tampon imbibé d'antiseptique.
Si les manœuvres septiques sont terminées, l'instrumentiste élimine ou au moins nettoie soigneusement les instruments qui ont servi à ce temps. Les champs de protection sont changés de même que les gants des opérateurs et la canule de l'aspirateur.

4. COLORRAPHIE

On entend par colorraphie la fermeture chirurgicale d'une brèche colique secondaire à une colotomie chirurgicale ou à une plaie accidentelle.

Cette fermeture doit porter sur des tissus sains et doit être étanche. En cas de plaie, elle peut nécessiter un parage avec avivement des berges de façon à éliminer les tissus contus. Elle est faite selon la technique propre à chaque opérateur : le plus souvent à points séparés extramuqueux de fil à résorption lente mais également par un surjet.
Quand la qualité de la suture ne paraît pas absolument parfaite, il faudra la refaire ou, au pire, la protéger par une colostomie d'amont.
Enfin, dans certains cas (sepsis important par exemple), la suture paraît impossible ou vouée à l'échec : on procédera à l'extériorisation des deux bouts coliques à la peau. L'opérateur préfère un rétablissement secondaire de la continuité à une suture dans le pus.

5. COLOSTOMIE

On entend par colostomie la dérivation chirurgicale des matières fécales à travers la paroi abdominale, par exemple :
- pour protéger une suture ;
- pour tarir une fistule ;
- en amont d'un obstacle responsable d'une occlusion (type cancer sténosant du côlon gauche) ;
- après amputation du rectum.

Pour des raisons de facilité d'exécution, cette colostomie doit siéger sur une partie mobile, donc aisément extériorisable, du côlon : côlon transverse, côlon sigmoïde.

Située à proximité immédiate de la suture ou de l'obstacle, c'est la colostomie de *proche-amont*. Mais on peut se trouver bien, dans certains cas, de la placer loin en amont. Nous en verrons ultérieurement les avantages et inconvénients (**Fig. 13.9**).

De toute façon, l'orifice cutané de la colostomie sera soigneusement choisi afin que l'appareillage en soit aisé (**Fig. 13.10**) : il sera à distance des saillies osseuses (comme l'épine iliaque antéro-supérieure ou le rebord costal) et des dépressions (comme l'ombilic). Chez les malades obèses, ce siège est repéré avant l'intervention sur un malade debout. Pratiquement, il existe trois emplacements électifs : la fosse iliaque droite pour la typhlostomie, la fosse iliaque gauche pour l'anus iliaque sigmoïdien, et la ligne médiane ou paramédiane pour l'anus transverse.

Enfin, la colostomie peut être latérale ou terminale.

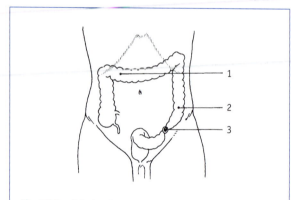

Fig. 13.9 – Colostomies.
1. Colostomie de « loin amont »
2. Colostomie de « proche amont »
3. K sigmoïdien

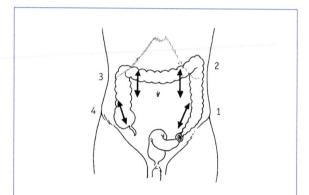

Fig. 13.10 – Incisions des diverses colostomies.
1. Sigmoïdostomie
2. Transversostomie gauche
3. Transversostomie droite
4. Cæcostomie

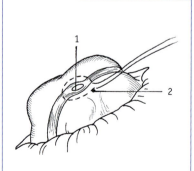

Fig. 13.11 – Colostomie.
1. Ouverture sur une bandelette
2. Première bourse

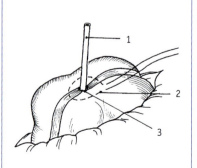

Fig. 13.12 – Intubation.
1. Sonde de Pezzer
2. Deuxième bourse
3. Première bourse serrée

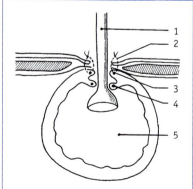

Fig. 13.13 – Sonde de Pezzer en place.
1. Sonde de Pezzer
2. Fixation du cæcum à la paroi
3. Deuxième bourse
4. Première bourse
5. Cæcum

A. COLOSTOMIES LATÉRALES

a. La typhlostomie ou la cæcostomie

C'est l'intervention qui consiste à aboucher le cæcum à la peau.

La dérivation obtenue est très incomplète ; il s'agit d'une opération d'efficacité restreinte.

- *Position du malade* : décubitus dorsal.
- *Opérateur* : à droite.
- Boîte *Appendicite*.

VOIE D'ABORD

Incision de Mac-Burney large. L'incision du péritoine est prudente car l'intestin distendu bombe derrière. Mise en place d'un écarteur autostatique ou de deux Farabeuf. Extériorisation du cæcum. Passage d'une bourse non perforante de 3/0 dans l'aire de laquelle se trouve une bandelette (**Fig. 13.11**). Perforation au centre de la bourse après protection par des champs humides. Introduction d'une sonde de Pezzer n° 30 et serrage de la bourse pour assurer l'étanchéité (**Fig. 13.12**). Réalisation d'une deuxième bourse pour parfaire le montage. Fixation du cæcum à la paroi et fermeture (**Fig. 13.13**).

b. L'anus à éperon

Comme dans la typhlostomie, il s'agit d'une stomie latérale. Sa technique de réalisation permet toutefois une dérivation complète ou quasi complète des matières, ce qui lui confère une remarquable efficacité.

- Boîte *Appendicite*.

SIÈGE DE L'ANUS À L'ÉPERON

Il siège soit sur le côlon transverse, soit sur le côlon sigmoïde.

- *Pour l'anus transverse* :
  - il peut siéger à droite ou à gauche de la ligne médiane ;
  - la voie d'abord est variable : le plus souvent verticale, parallèle au bord externe du grand droit.

- *Pour l'anus iliaque gauche*, la voie d'abord est une incision type Mac-Burney mais située dans la fosse iliaque gauche.

- *La confection de l'anus comporte* :
  - l'extériorisation prudente de la partie colique sur laquelle portera la stomie ;
  - le passage dans une partie avasculaire du méso, à 1 cm environ du bord mésocolique de l'intestin (**Fig. 13.14**), d'une baguette semirigide (en plastique) qui s'appuiera sur les deux berges de l'incision, maintenant ainsi l'éperon.

♦ *Remarque* ♦ Pour que cette baguette ne glisse pas, il faudra la fixer (**Fig. 13.15**). Il existe actuellement des baguettes plastiques en deux parties qui tiennent en place sans fixation par emboîtement l'une dans l'autre.

La paroi est refermée autour du côlon extériorisé (**Fig. 13.16**). L'ouverture de la colostomie peut être immédiate ou retardée.

- *Ouverture immédiate.* En cas d'urgence, on réalise une bourse non perforante comportant dans son aire une bandelette. Après protection avec des champs, incision sur la bandelette au centre de la bourse, mise en place d'une sonde de Pezzer n° 30 et serrage immédiat de la bourse.

- *Ouverture différée.* Dans tous les cas où cela est possible, il vaut mieux toutefois différer l'ouverture de 48 heures, pour que les adhérences assurent l'étanchéité. Une fois l'extériorisation colique et la mise en place de la baguette faites, on fera un simple pansement gras (tulle gras simple ou biogaze). À la

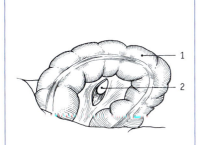

Fig. 13.14 – Confection d'une colostomie à éperon sur baguette (1).
1. Anse sigmoïdienne extériorisée
2. Brèche dans le mésosigmoïde

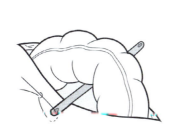

Fig. 13.15 – Confection d'une colostomie à éperon sur baguette (2).

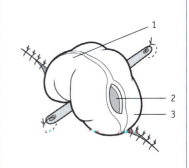

Fig. 13.16 – Confection d'une colostomie à éperon sur baguette (3).
1. Aval
2. Ouverture secondaire sur le segment amont
3. Amont

48ᵉ heure, on incise au bistouri électrique, sans anesthésie, la partie afférente de l'anse extériorisée sur une bandelette. La colostomie est alors immédiatement appareillée.

La baguette sera ôtée vers le 15ᵉ jour quand les adhérences du côlon à la paroi seront suffisantes pour éviter le risque de réintégration spontanée. Quand la dérivation doit être totale et prolongée, on peut fermer le bout d'aval par un agrafage linéaire sans section.

c. Une variante : l'anus à pont de crin (Fig. 13.17)

Parmi toutes les variantes techniques proposées, nous n'en décrirons qu'une : l'anus à pont de crin. Cette méthode permet d'éliminer le risque de réintégration de l'anse colique dans la cavité péritonéale à l'ablation de la baguette.

La voie d'abord et l'extériorisation ne présentent pas de particularité. Deux points en U de matériel non résorbable solide sont ensuite passés dans le méso, l'un d'un côté, le second de l'autre mais leurs sommets enchaînés l'un dans l'autre.

Quelques points séroséreux de fil 3/0 maintiennent l'adossement des deux jambages de l'anse. Puis les fils des deux points en U qui étaient en attente traversent la paroi musculoaponévrotique et sont noués chacun de son côté : cela assure une suspension de la future colostomie. Pansement gras et ouverture retardée à la 48ᵉ heure comme précédemment.

B. COLOSTOMIES TERMINALES

Dans les colostomies terminales, le côlon s'abouche à la peau par toute l'étendue de sa circonférence.

Les colostomies terminales sont essentiellement :
- l'anus terminal à bout unique ;
- l'anus en canon de fusil.

a. L'anus terminal à bout unique (Fig. 13.18 à 13.21)

Il peut être temporaire après intervention de Hartmann par exemple (*cf.* plus loin) en attendant un rétablissement secondaire de la continuité. Il peut être définitif notamment après amputation abdominopérinéale du rectum.

Le siège en est choisi avec une extrême minutie pour faciliter les problèmes d'appareillage.

Ce temps opératoire succède à des manœuvres qui ont été faites par laparotomie médiane.

- *Création de l'orifice pariétal.* L'opérateur prend une pince de Kocher avec laquelle il soulève la peau à l'endroit de la colostomie. Il découpe ensuite au bistouri froid une pastille cuta-

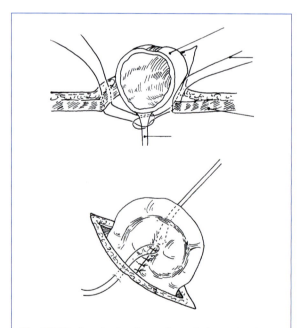

Fig. 13.17 – Constitution d'une colostomie à pont de crin.
a 1. Sigmoïde
2. Brins de fils entrelacés constituant l'éperon peau
3. Plan musculoaponévrotique
4. Mésosigmoïde
b 1. Fils constituant l'éperon
2. Adossement des deux jambages de l'anse sigmoïdienne

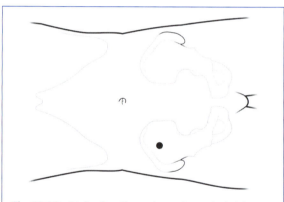

Fig. 13.18 – Réalisation d'une colostomie terminale à bout unique : emplacement de la colostomie.

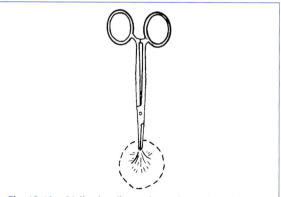

Fig. 13.19 – Réalisation d'une colostomie terminale à bout unique : excision d'une pastille de peau.

CHIRURGIE DU CÔLON

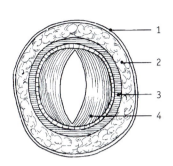

Fig. 13.20 – Réalisation d'une colostomie terminale à bout unique : chenal de la colostomie.

1. Peau
2. Tissu cellulaire sous-cutané
3. Aponévrose excisée
4. Muscles écartés

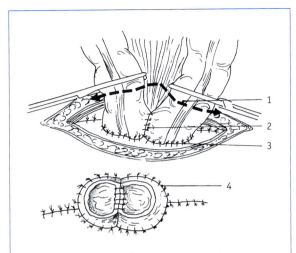

Fig. 13.22 – Réalisation d'une colostomie terminale en canon de fusil.

1. Endroit de la résection
2. Adossement des deux jambages
3. Amarrage de l'anse extériorisée
4. Ourlage à la peau

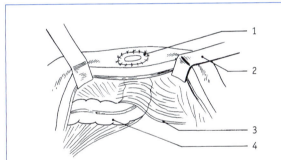

Fig. 13.21 – Réalisation d'une colostomie terminale à bout unique : passage du côlon.

1. Colostomie ourlée à la peau
2. Écarteurs de Farabeuf
3. Péritoine
4. Côlon passant en extrapéritonéal

née. Puis, au bistouri électrique, il enlève la graisse sous-jacente à la pastille. Les berges sont écartées par des Farabeuf. L'aponévrose ainsi découverte est incisée en croix ou une pastille est découpée. Les fibres musculaires que l'on rencontre alors sont écartées par des ciseaux de Mayo et des Farabeuf.

- *Reste le plan péritonéal*. Celui-ci peut être simplement incisé et la colostomie sera directe. Il peut être également décollé, le côlon cheminant sous le péritoine avant sa traversée pariétale : c'est la colostomie sous-péritonisée (qui donnerait à long terme moins d'éventrations péristomiales et de prolapsus de la stomie).

Le côlon fermé par une rangée d'agrafes d'une pince mécanique est extériorisé au niveau de son orifice. Sur un côlon correctement préparé, l'ouverture se fait immédiatement après la fermeture et le pansement de la médiane. Le pourtour de la colostomie est ourlé à la peau par quelques points de fil 3/0 et appareillé. Sur un côlon mal préparé, on fera un simple pansement gras et une ouverture différée.

b. L'anus en canon de fusil

C'est une intervention qui est pratiquée quand, par exemple, après résection colique, on préfère différer le rétablissement de la continuité (en cas de sepsis notamment). Après extériorisation de l'anse à réséquer, les deux jambages sont réunis par quelques points de fil 3/0, cela réalise un adossement en canon de fusil. L'immobilisation de l'ensemble est obtenue par fixation à l'aide de quelques points au péritoine pariétal du pourtour de la colostomie. L'anse est réséquée et le pourtour des deux orifices coliques ourlés à la peau. L'appareillage est immédiat (**Fig. 13.22**).

C. FERMETURE D'UNE COLOSTOMIE LATÉRALE

C'est une intervention septique ne nécessitant qu'un abord à l'endroit de la colostomie. En général, une boîte d'instruments courts type appendicectomie suffit. Le côlon devra être préparé comme pour une colectomie. Après décollement de la poche, la panseuse nettoie la peau et la colostomie. Après décrochage de la colostomie au bistouri froid et aux ciseaux, l'opérateur avive les berges de l'ouverture colique et la referme (*cf.* colorraphies). Ceci revient parfois à faire une anastomose colocolique. La paroi est refermée plan par plan. La peau est généralement laissée ouverte avec un pansement gras, ou fermée de manière non étanche.

6. COLECTOMIES

a. Définition

On entend par colectomie la résection d'un segment plus ou moins important du côlon.
Une colectomie peut être selon l'étendue.

- *Segmentaire*. Résection sigmoïdienne pour sigmoïdite bénigne par exemple (**Fig. 13.23**).

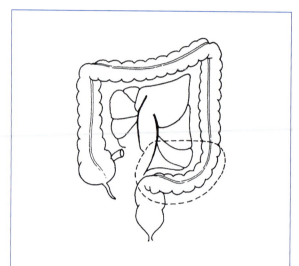

Fig. 13.23 – Colectomie segmentaire (en pointillés, les limites de l'exérèse).

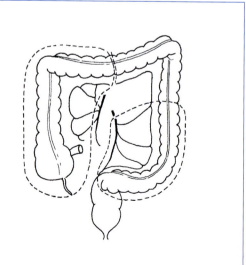

Fig. 13.24 – Colectomies sectorielles droite et gauche avec ligatures vasculaires de leur origine (en pointillés, les limites de l'exérèse).

- *Sectorielle*. Colectomie droite ou gauche, vraie pour cancer avec ligature des éléments vasculaires au ras de leur origine pour les artères, et de leur terminaison pour les veines (**Fig. 13.24**).

- *Totale*. Pour certaines affections tumorales ou inflammatoires.

b. Sur le plan tactique

Une colectomie peut être réalisée en un, deux ou trois temps.

- *En un temps*, résection avec anastomose immédiate (**Fig. 13.25**).

- *En deux temps*, deux schémas sont possibles :
  – soit (**Fig. 13.26 a**) : premier temps, colostomie de proche amont (en cas d'occlusion par cancer par exemple) et deuxième temps, résection emportant la colostomie avec rétablissement de la continuité ;
  – soit (**Fig. 13.26 b**) : premier temps, résection colique avec rétablissement de la continuité et colostomie d'amont pour protéger une anastomose dont la qualité paraît douteuse et deuxième temps, fermeture de la colostomie.

- *En trois temps* (**Fig. 13.27**) :
  – premier temps, colostomie loin en amont (par exemple colostomie transverse droite pour une pathologie sigmoïdienne) ;
  – deuxième temps, résection avec anastomose sans toucher à la colostomie qui protégera cette anastomose ;
  – troisième temps, fermeture de la colostomie.

A. GÉNÉRALITÉS SUR LA CHIRURGIE DES CANCERS COLIQUES

Il s'agit d'un cancer fréquent, souvent développé sur des adénomes (polypes) préexistants. Le traitement est essentiellement chirurgical. Le but de l'intervention est de retirer la tumeur et ses extensions notamment ganglionnaires.
La dissémination du cancer peut se faire par trois voies.

- *Endoluminale* : c'est la desquamation de cellules néoplasiques dans la lumière colique avec possibilité de greffe à distance en aval.

- *Veineuse* : migration de cellules par les veines mésentériques vers l'axe portal et possibilité de métastases hépatiques.

- *Lymphatique* : atteinte ganglionnaire.

La dissémination veineuse et endoluminale peut être favorisée par la manipulation de la tumeur par le chirurgien pendant l'intervention. C'est pourquoi il est d'usage de faire une *ligature première des vaisseaux* avant dissection de la tumeur, et parfois de placer une ligature sur le côlon de part et d'autre de la lésion.
Par ailleurs, il faut enlever le plus possible de relais ganglionnaire. Ces ganglions sont emmenés avec les artères qu'ils accompagnent et les mésos les contenant.

CHIRURGIE DU CÔLON

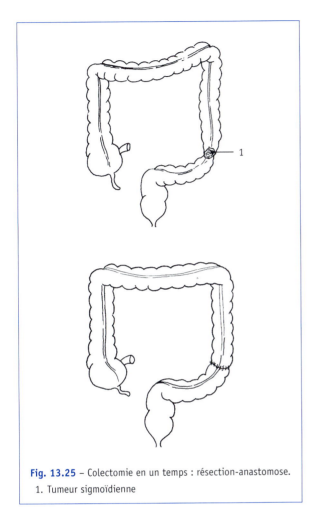

Fig. 13.25 – Colectomie en un temps : résection-anastomose.
1. Tumeur sigmoïdienne

Ainsi, pour une lésion du côlon gauche, la ligature vasculaire se fera à l'origine de l'artère mésentérique inférieure. Le côlon gauche ne sera plus vascularisé que par l'artère mésentérique supérieure par l'intermédiaire de l'arcade de Riolan (cf. anatomie), ce qui est parfois insuffisant. C'est pourquoi l'intervention classique pour un cancer du côlon gauche est l'hémicolectomie gauche emportant tout le territoire colique dépendant de l'artère mésentérique inférieure. Cette étendue d'exérèse peut être modulée en fonction de la qualité de l'arcade de Riolan ou de la préservation, parfois possible, de l'artère colique supérieure gauche.

Pour une lésion du côlon droit, la ligature vasculaire ne peut être faite, bien sûr, à l'origine de l'artère mésentérique supérieure qui assure également la vascularisation du grêle. Les artères à destinée colique ainsi que les veines sont liées au ras du bord droit du pédicule mésentérique supérieur. Ceci implique un repérage précis des pédicules, réalisé au mieux par transillumination du méso. Aussi, pour les cancers du côlon droit, le décollement colique se fait souvent avant les ligatures vasculaires.

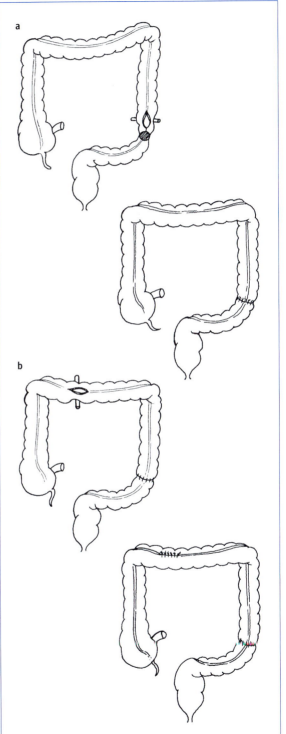

Fig. 13.26 – Colectomie en deux temps. **a.** Colostomie de proche amont, puis résection-anastomose. **b.** Résection-anastomose – colostomie de protection, puis fermeture de la colostomie.

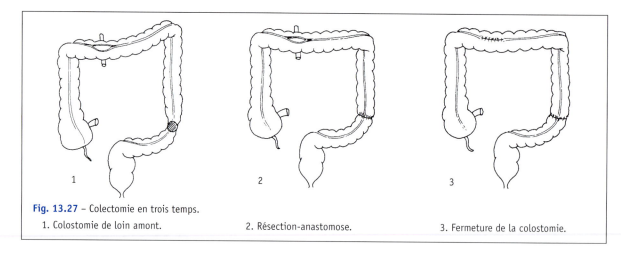

Fig. 13.27 – Colectomie en trois temps.
1. Colostomie de loin amont.
2. Résection-anastomose.
3. Fermeture de la colostomie.

B. COLECTOMIE DROITE POUR CANCER
(**Fig. 13.28** à **13.30**)

a. Installation du malade

Décubitus dorsal, sans billot. Le sondage urinaire n'est pas obligatoire. Fixe-cuisses et cadre de Bergeret selon les habitudes de l'opérateur.

b. Matériel nécessaire

- Boîte *Abdomen*.
- Jeu de valves.
- Agrafeuses linéaires avec recharges.
- Clips.
- Bistouri électrique.
- Aspirateur.

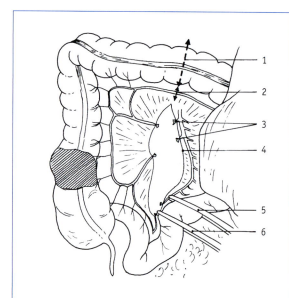

Fig. 13.28 – Hémicolectomie droite.
1. Siège de la section colique
2. Section de l'arcade bordante
3. Ligatures des vaisseaux au ras de l'a. mésentérique supérieure
4. Mésocôlon ascendant incisé
5. Clamp souple sur le grêle qui reste
6. Clamp dur sur ce qui part

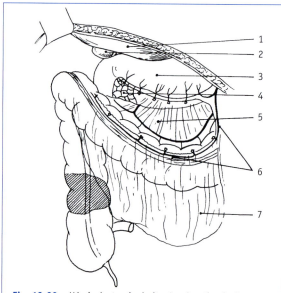

Fig. 13.29 – Hémicolectomie droite. La résection intéresse l'arc vasculaire de la grande courbure.
1. Foie
2. Vésicule biliaire
3. Estomac
4. Pancréas
5. Mésocôlon transverse
6. Arc vasculaire de la grande courbure
7. Grand épiploon

CHIRURGIE DU CÔLON

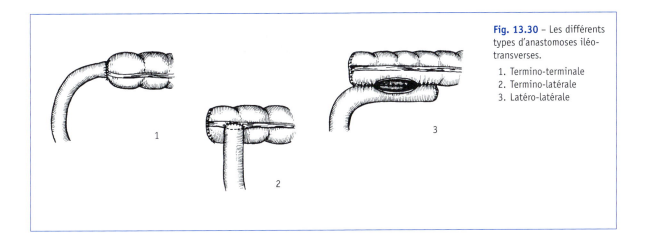

Fig. 13.30 – Les différents types d'anastomoses iléo-transverses.
1. Termino-terminale
2. Termino-latérale
3. Latéro-latérale

c. Place de l'équipe

L'opérateur est en règle générale à gauche de l'opéré. L'aide et l'instrumentiste sont en face de lui.

d. Intervention

L'intervention pour colectomie droite est décrite dans le **Tableau 13.1**.

Tab. 13.1 – Hémicolectomie droite.

Temps opératoire	Instrumentation	Circulante
Incision		
Le plus souvent médiane à cheval sur l'ombilic.	Instruments courts, bistouri, Kochers, pince à hémostase fine, ciseaux de Mayo, Farabeuf.	Règle la lumière. Règle le bistouri électrique. Branche l'aspirateur.
Exploration		
Manuelle douce : le chirurgien apprécie le volume de la tumeur, ses accolements, l'existence de carcinose péritonéale ou de métastase.	Valve vaginale ou valve de Leriche.	
Exposition		
Protection des berges de la paroi et mise en place des valves. Refoulement des anses grêles dans un champ humide maintenu par les valves.	Champs de protection. Valves de Bergeret. Champs humides. Valves malléables. Pinces longuettes.	Donne du sérum tiède. Règle la lumière.
Isolement de la tumeur		
Éventuel entre deux ligatures.	Gros fil type Liganyl ou lacs.	Donne le fil ou le lacs.
Décollement du côlon droit		
Incision du péritoine pariétal dans la gouttière pariéto-colique, décollement aux ciseaux ou au tampon du côlon, de la tumeur et du méso. Libération de l'angle colique droit et section de la partie droite du ligament gastrocolique et de l'épiploon.	Pince à disséquer, ciseaux, tampon monté ou boulettes (comptées). Pince de Bengoléa.	Donne des boulettes.
Ligature des vaisseaux		
Les pédicules sont repérés par transillumination. Ils sont disséqués puis sectionnées entre deux ligatures au ras du pédicule mésentérique supérieur.	Pince à disséquer, ciseaux fins, pinces de Bengoléa, fil bobine.	Place le scialytique en face de l'opérateur (principal ou accessoire).

▶

CHIRURGIE ABDOMINODIGESTIVE

Tab. 13.1 – (suite).

Temps opératoire	Instrumentation	Circulante
Section du grêle et du côlon		
Le plus souvent à l'agrafeuse linéaire. Emporte la partie terminale du grêle et le tiers droit du côlon transverse.	Agrafeuse linéaire.	Donne l'agrafeuse linéaire et la recharge. Récupère la pièce et la conditionne pour envoi à l'anapathologie avec le bon.
Confection de l'anastomose		
Protection de la cavité abdominale. Dans notre description, l'anastomose est latéro-latérale (du fait de la différence de diamètre entre le grêle et le côlon). Elle se fait pas un surjet de fil 3/0 résorbable. Plan postérieur puis plan antérieur.	• **Temps septique** Champs humides.	Donne les gants et une canule d'aspiration. Donne du sérum tiède.
	• **Fin du temps septique** Évacue les champs de protection et les instruments sales. Donne des gants propres. Change la canule d'aspiration.	
Fermeture de la brèche du méso		
	Fil serti résorbable.	Donne du fil.
Toilette péritonéale		
	Sérum tiède.	
Drainage éventuel		
	Bistouri lame neuve. Tampon avec antiseptique. Pince de Kelly. Lame de Delbet. Fil pour fixer. Compte les textiles.	Donne une lame de bistouri, une lame de Delbet, un fil non résorbable pour fixer. Inscription du compte sur le cahier.
Fermeture		
	Paquet paroi.	Donne du fil pour la paroi et les agrafes.
Pansement		
	Fait le pansement.	Poche pour la lame.

C. COLECTOMIE GAUCHE POUR CANCER
(**Fig. 13.31** et **13.32**)

a. Installation du malade

- Décubitus dorsal, sans billot.
- Sondage urinaire.
- Fixe-cuisses et cadre de Bergeret selon les habitudes de l'opérateur.

b. Matériel nécessaire

- Boîte *Abdomen*.
- Jeu de valves.
- Agrafeuses linéaires avec recharges.
- Clips.
- Fils.
- Bistouri électrique.
- Aspirateur.

c. Place de l'équipe

L'opérateur est en règle générale à gauche de l'opéré, et l'aide et l'instrumentiste sont en face de lui. Pour libérer l'angle colique gauche, l'opérateur pourra temporairement passer à droite.

d. Intervention

L'intervention pour hémicolectomie gauche est décrite dans le **Tableau 13.2**.

CHIRURGIE DU CÔLON

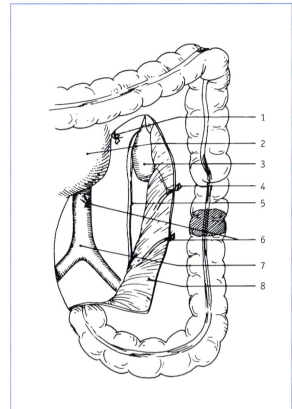

Fig. 13.31 – Hémicolectomie gauche. Abord premier de vaisseaux.

1. V. mésentérique inférieure
2. Saillie du quatrième duodénum
3. Saillie du rein
4. V. mésentérique inférieure
5. Uretère gauche
6. A. mésentérique inférieure
7. Aorte
8. Mésocôlon gauche sectionné et recliné

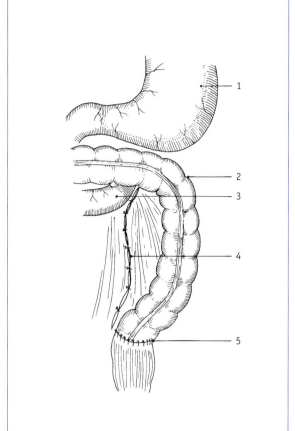

Fig. 13.32 – Hémicolectomie gauche. Anastomose colorectale termino-terminale.

1. Estomac
2. Angle gauche décroché
3. Saillie du troisième et du quatrième duodénum
4. Péritonisation
5. Anastomose colorectale termino-terminale

Tab. 13.2 – Hémicolectomie gauche.

Temps opératoire	Instrumentation	Circulante
Incision		
Le plus souvent médiane sous-ombilicale agrandie en sus-ombilicale.	Instruments courts. Bistouri, Kochers, pince à hémostase fine, ciseaux de Mayo, Farabeuf.	Règle la lumière. Règle le bistouri électrique. Branche l'aspirateur.
Exploration		
Manuelle douce : le chirurgien apprécie le volume de la tumeur, ses accolements, l'existence de carcinose péritonéale ou de métastase.	Valve vaginale ou valve de Leriche.	

▶

CHIRURGIE ABDOMINODIGESTIVE

Tab. 13.2 – (*suite*).

Temps opératoire	Instrumentation	Circulante
Exposition		
Protection des berges de la paroi, mise en place des valves. Refoulement des anses grêles dans un champ humide maintenues par les valves.	Champs de protection. Valves de Bergeret. Champs humides. Valves malléables. Pinces longuettes.	Donne du sérum tiède. Règle la lumière.
Abord premier des vaisseaux		
Section du péritoine devant l'aorte. Ligature ou clippage des lymphatiques. Ligature section de l'artère mésentérique inférieure. Abord de la veine plus à gauche dans le méso et ligature section.	Pinces à disséquer, clips, ciseaux longs, pinces de Bengoléa, fil bobine. Dissecteur.	Donne du fil bobine résorbable et tressé résorbable ou non. Donne les clips.
Isolement de la tumeur		
Éventuel entre deux ligatures.	Gros fil type Liganyl® ou lacs.	
Décollement du côlon gauche		
Incision du péritoine pariétal dans la gouttière pariéto-colique, décollement aux ciseaux ou au tampon du côlon, de la tumeur et du méso.	Pince à disséquer, ciseaux, tampon monté ou boulettes (comptées).	Donne les boulettes.
Mise de l'uretère sur lac		
Dès que possible, l'uretère est repéré et mis sur lac.	Dissecteur et lacs humide.	
Décrochage de l'angle gauche		
Le chirurgien change de côté et refait complètement l'installation : les valves sont replacées, le grêle est de nouveau placé dans un champ humide et écarté vers la droite. Le décollement du côlon est complété jusque sous la rate. Décollement colo-épiploïque. Section progressive des attaches du côlon et *sustentaculum lienis*. Réinstallation complète comme au début de l'intervention.	Champs humides. Pince à disséquer longue. Ciseaux, Bengoléas, fils.	Règle la lumière en fonction des déplacements.
Section haute du côlon		
Porte sur une portion bien vascularisée et qui descendra sans traction sur le moignon inférieur. Le plus souvent à l'agrafeuse. Ligature et section en regard de l'arcade de Riolan. La pièce est rabattue vers l'avant, ce qui facilite la dissection de la jonction rectocolique.	Agrafeuse linéaire montée.	Donne l'agrafeuse linéaire et la recharge.
Section basse du côlon		
Ligature section en plusieurs prises de la partie basse du mésocôlon qui se poursuit par le mésorectum. Un clamp souple type Satinsky est placé sur le rectum qui reste, un autre clamp est mis sur le côlon qui s'en va.	Dissecteur et fils. Clamps coudés. Ciseaux.	Donne de l'antiseptique. Donne un clamp adapté s'il n'est pas dans la boîte.
Protection de la cavité abdominale. Section entre les clamps. Ablation de la pièce. Passage d'un tampon antiseptique sur la tranche rectale.	**Temps septique** Champs humides. Tampon imbibé d'antiseptique.	Récupère la pièce et la conditionne pour envoi en anapathologie avec le bon. ▶

CHIRURGIE DU CÔLON

Tab. 13.2 – *(suite).*

Temps opératoire	Instrumentation	Circulante
Confection de l'anastomose		
Dans notre description, elle est termino-latérale. Habituellement par points séparés du fil 3/0 résorbable. Fils d'abord passés, repérés sur des petites pinces et séparés les uns des autres par des compresses. Une fois le plan postérieur passé, les fils sont noués puis sectionnés sauf ceux des extrémités. On passe et noue ensuite les points du plan antérieur.	Fils sertis montés avec deux porte-aiguilles, pinces repères en nombre suffisant, compresses, ciseaux.	
	Temps septique Évacue les champs de protection et les instruments sales, donne des gants propres, change la canule d'aspiration.	Donne des gants et une canule d'aspiration.
Toilette péritonéale		
	Sérum tiède.	Donne du sérum tiède.
Drainage éventuel		
	Bistouri lame neuve. Tampon antiseptique. Pince de Kelly. Lame de Delbet. Fil pour fixer.	Donne une lame de bistouri, une lame de Delbet, un fil non résorbable pour fixer.
Fermeture		
	Compte des textiles. Inscription du compte sur le cahier.	
Pansement		
	Paquet paroi. Fait le pansement.	Donne du fil pour la paroi et les agrafes. Poche pour la lame.

D. COLECTOMIE SEGMENTAIRE

C'est une intervention faite habituellement pour lésion bénigne. Elle ne nécessite ni l'isolement tumoral préalable, ni l'abord premier des vaisseaux. La position du malade, des membres de l'équipe et l'instrumentation sont les mêmes que pour les colectomies pour cancer.

E. INTERVENTION DE HARTMANN (Fig. 13.33)

C'est une colectomie gauche sans rétablissement de la continuité qui se termine par une colostomie terminale d'une part et un moignon rectal fermé d'autre part. Cette intervention se pratique notamment en cas de perforation de diverticule sigmoïdien où l'existence d'une péritonite interdit la réalisation d'une anastomose. Le rétablissement de continuité colorectale sera fait à distance.

L'installation du malade, le matériel, la place de l'équipe et le début de l'intervention sont identiques à ceux d'une colectomie gauche.

F. COLECTOMIE TOTALE (Fig. 13.34)

C'est une intervention grave proposée dans certains affections comme la polypose diffuse où le côlon est tapissé de polypes bénins qui tôt ou tard dégénéreront, ou dans certaines maladies inflammatoires comme la rectocolite ulcérohémorragique dont les complications peuvent être mortelles.
Elle comporte tout le cadre colique et, dans certains cas, une partie plus ou moins importante de rectum.
Elle se termine, selon le cas, par :
– une iléostomie terminale ;
– une anatomose iléorectale avec ou sans réservoir.

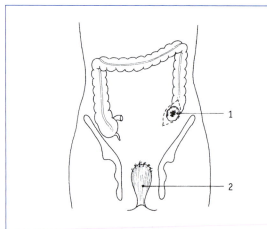

Fig. 13.33 – Opération de Hartmann.
1. Colostomie terminale à bout unique
2. Moignon rectal fermé

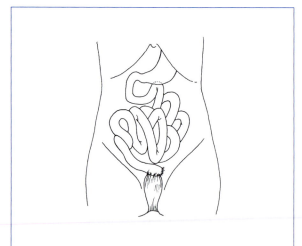

Fig. 13.34 – Anastomose iléorectale latéro-terminale après colectomie totale.

7. COLOPLASTIES

Les coloplasties sont des interventions qui utilisent un segment colique pour remplacer essentiellement un autre segment du tube digestif (œsophage, estomac), un segment urinaire plus rarement.

La vascularisation du côlon étant relativement précaire, le problème principal de ces coloplasties réside dans le maintien d'un régime circulatoire correct au niveau du transplant. Les coloplasties trouvent leur indication la plus fréquente dans le remplacement de l'œsophage.

a. Transplant pour lésion œsophagienne

On peut utiliser selon le cas l'iléocôlon droit, le côlon transverse ou l'ensemble côlon gauche-côlon transverse.

Bien souvent d'ailleurs, le choix final de type de plastie ne se fera qu'à ventre ouvert, en ayant étudié la distribution vasculaire colique, ce qui permet de choisir la solution la plus favorable.

b. Plastie avec l'iléocôlon droit
(**Fig. 13.35** et **13.36**)

Le segment mobilisé comporte l'iléon terminal, le cæco-ascendant et l'angle droit du côlon, vascularisé uniquement par l'artère colique supérieure droite, branche de l'artère mésentérique supérieure.

c. Installation

Décubitus dorsal et tête en hyperextension.

d. Position de l'équipe

L'opérateur est à droite, l'aide et l'instrumentiste en face de lui.

e. Déroulement de l'intervention

- L'incision est une médiane à cheval agrandie selon les besoins.
- Libération colopariétale conduite aux ciseaux et au tampon monté.
- La topographie vasculaire est étudiée par transillumination, c'est-à-dire que le scialytique est placé face à l'opérateur en incidence rasante. Avant de sectionner les différents éléments vasculaires, on peut les clamper avec des Bull-Dogs de façon à s'assurer que l'arcade bordante restera battante après le seul respect de l'artère colique supérieure droite.

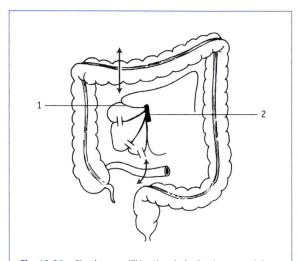

Fig. 13.35 – Plasties avec l'iléocôlon droit. Sections vasculaires.
1. Artère colique supérieure droite
2. Artère mésentérique supérieure

CHIRURGIE DU CÔLON

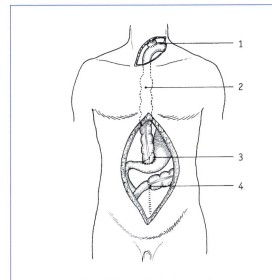

Fig. 13.36 – Disposition terminale du transplant.
1. Anastomose œso-iléale termino-latérale
2. Passage rétrosternal
3. Anastomose cologastrique termino-latérale
4. Anastomose iléotransverse termino-latérale

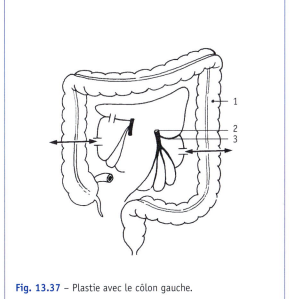

Fig. 13.37 – Plastie avec le côlon gauche.
1. Côlon pédiculisé sur l'a. colique supérieure gauche
2. Artère mésentérique inférieure
3. Artère colique supérieure gauche

- Cette épreuve étant satisfaisante, on peut :
  - sectionner les vaisseaux loin du côlon, sauf l'artère colique supérieure droite ;
  - sectionner la dernière anse iléale ;
  - sectionner le transverse un peu en aval de l'angle droit.

- Le transplant ainsi libéré est basculé autour de son axe, l'anastomose supérieure étant œso-iléale pour préserver le sens normal du péristaltisme. L'anastomose inférieure se fait entre le transplant et l'estomac ou le duodénum selon le cas.

- Le rétablissement de la continuité iléocolique se fait par anastomose iléotransverse.

- À noter que l'appendicectomie est faite de principe.

f. Plastie avec le côlon gauche et le côlon transverse

Le principe de l'intervention est le même mais l'axe vasculaire conservé est l'artère de l'angle gauche (branche de la mésentérique inférieure) (**Fig. 13.37**).

Actuellement, la plupart des colectomies se font, pour les équipes entraînées, par voie cœlioscopique, (*cf.* Samama G., *L'infirmière de bloc opératoire en vidéochirurgie*, Maloine, 2008).

14. Chirurgie du rectum et de l'anus

Jean Maurel
Guy Samama

1. ANATOMIE ET PHYSIOLOGIE CHIRURGICALES DU RECTUM ET DE L'ANUS

Le segment recto-anal est un conduit cylindrique qui fait suite au côlon pelvien, à l'endroit où se termine le mésosigmoïde. Il s'en distingue par la disparition des bandelettes musculaires longitudinales qui fusionnent en une couche musculaire longitudinale continue. La jonction rectosigmoïdienne dessine une angulation dont l'importance varie avec la longueur de l'anse sigmoïde : longue, la coudure est accentuée ; courte, elle est peu marquée voire absente. C'est grâce à cette angulation de la charnière rectosigmoïdienne, augmentée par les poids des selles, que le côlon sigmoïde préserve la vacuité rectale en dehors des périodes de remplissage. Le stimulus du début de la défécation est la réplétion rectale, sans doute conditionnée elle-même par un seuil critique de distension en amont, sigmoïdien. Des ondes péristaltiques sigmoïdocoliques gauches propulsent le bol fécal en ouvrant l'angle rectosigmoïdien à moins que ne s'y opposent des anomalies organiques (tumeur extrinsèque, adhérences) ou fonctionnelles (achalasie rectosigmoïdienne ou maladie de Hirschsprung). À l'inverse, la suppression de la jonction rectosigmoïdienne au cours des colectomies gauches peut aboutir à un remplissage rectal plus fréquent et plus rapide. Suivi de haut en bas, le rectum occupe tout d'abord l'excavation pelvienne épousant par sa courbure la concavité sacrée jusqu'à la pointe du coccyx, puis se courbe en arrière pour traverser le diaphragme musculaire pelvien constitué par le releveur de l'anus, puis les parties molles du périnée postérieur. Le segment supérieur ou intrapelvien est le rectum proprement dit. Le segment inférieur ou périnéal est le canal anal (**Fig. 14.1**).

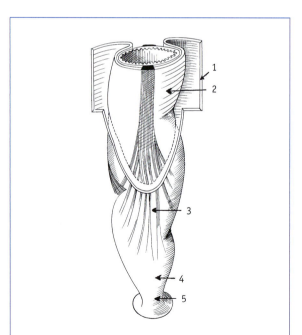

Fig. 14.1 – Les trois parties du rectum *(extrait de Hourtoulle, Le petit bassin, Maloine)*.

1. Péritoine
2. Rectum péritonéal
3. Rectum sous-péritonéal
4. Rectum périnéal
5. Canal anal

A. LE RECTUM PELVIEN ET SES RAPPORTS
(**Fig. 14.2, 14.3** et **14.4**)

Le rectum pelvien mesure 12 à 14 cm de hauteur. Son calibre aplati à l'état de vacuité peut atteindre une dimension importante, maximale à sa partie inférieure où le rectum est dilaté en forme d'ampoule : l'ampoule rectale. Il est habituel de diviser l'ampoule rectale en tiers. Le tiers supérieur du rectum (de 12 à 16 cm de la marge anale) est entièrement recouvert de péritoine en dehors d'une petite partie de la face postérieure, où le mésorectum reçoit sa vascularisation des vaisseaux

CHIRURGIE DU RECTUM ET DE L'ANUS

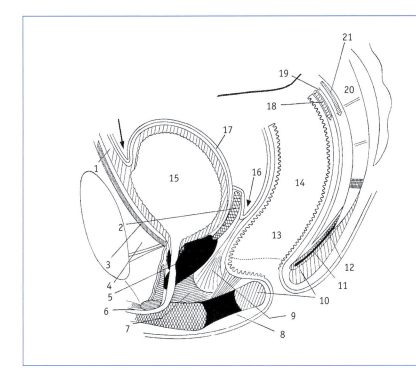

Fig. 14.2 – Rapports du rectum chez l'homme *(extrait de Hourtoulle, Le petit bassin, Maloine)*.

1. Ouraque
2. Vésicule séminale
3. Aponévrose ombilicoprévésicale
4. Retzius
5. Prostate
6. Urètre
7. Sphincter strié de l'urètre
8. Noyau faisceau central
9. Aponévrose de Denonvilliers
10. Sphincter externe
11. Raphé anococcygien
12. Aponévrose pelvienne
13. Cap du rectum
14. Rectum pelvien
15. Vessie
16. Douglas
17. Péritoine
18. A. hémorroïdale supérieure
19. Lame rétrorectale
20. S3
21. A. sacrée moyenne

hémorroïdaux supérieurs. Le tiers moyen du rectum (entre 8 et 12 cm) de la marge anale est presque entièrement rétropéritonéal et n'est recouvert qu'en avant par le péritoine. À ce niveau, le mésorectum devient plus large et la face postérieure du rectum est entièrement dépourvue de péritoine. Au fond du cul-de-sac rectovésical ou recto-utérin (cul-de-sac de Douglas), le tiers inférieur du rectum (entre 4 et 8 cm de la marge anale) devient complètement sous-péritonéal.

Compte-tenu de l'obliquité du releveur de l'anus, le rectum est en relation latérale avec l'espace pararectal mais en dessous et latéralement avec le diaphragme musculaire pelvien et le sommet de la fosse ischiorectale. L'espace pararectal est limité en haut par le péritoine, en dehors par le muscle obturateur interne et la paroi pelvienne latérale et en bas par le releveur de l'anus. La fosse ischiorectale est limitée en haut par le releveur de l'anus, en dedans par l'appareil sphinctérien interne et externe. Latéralement, se trouve l'ischion avec le canal d'Alcock contenant le nerf honteux et les vaisseaux hémorroïdaux inférieurs.

Le rectum suit la concavité sacrée dans ses deux derniers tiers, mais au niveau du releveur de l'anus, il s'incline brusquement en arrière et en bas selon un angle de 90 à 100° : l'angulation anorectale. Cette angulation est due au tonus permanent du muscle puborectal. Elle ne disparaît de façon réflexe que lors de la flexion des cuisses sur le bassin (position du toucher rectal ou premier temps de la défécation). L'ouverture de l'angle anorectal due à une hypotonie de dénervation du muscle puborectal est aussi considérée comme une circonstance favorisante du prolapsus du rectum et de l'incontinence fécale. Sur un cliché opaque du rectum de profil comportant les repères osseux, le bord supérieur du canal anal se trouve au-dessous d'une ligne unissant le bord supérieur de la symphyse pubienne à la pointe du coccyx. Ces repères osseux sont importants à connaître pour évaluer correctement la hauteur des cancers du rectum et leur distance par rapport au bord supérieur de l'appareil sphinctérien ou pour interpréter une rectographie dynamique, c'est-à-dire l'étude radiologique de l'évacuation rectale.

Les rapports postérieurs du rectum sont le sacrum, le coccyx, les muscles puborectaux et les vaisseaux sacrés moyens. Les rapports latéraux comprennent les annexes au-dessus de la ligne de réflexion péritonéale ; en dessous de la ligne de réflexion péritonéale siègent les uretères, les vaisseaux iliaques et les ailerons latéraux du rectum avec l'artère hémorroïdale moyenne ; plus bas se trouvent les muscles pubococcygiens, ischiococcygiens et iliococcygiens qui font partie du releveur de l'anus. Les rapports antérieurs sont différents selon le sexe. Chez l'homme, le rectum sous-péritonéal est en rapport de bas en haut avec la prostate, les vésicules séminales et la vessie. Chez la femme, le rectum sous-péritonéal siège immédiatement en arrière de la paroi du vagin. Au-dessus de la ligne de réflexion péritonéale, le rectum est en rapport avec le tiers supérieur du vagin et l'utérus au-dessus.

Au-dessous de la ligne de réflexion péritonéale, le rectum est entouré par une gaine fibreuse dont il est séparé par un espace contenant le tissu cellulograisseux périrectal ou mésorectum. Cette gaine s'étend du cul-de-sac péritonéal en haut où elle s'attache jusqu'aux muscles releveurs de l'anus et à l'aponé-

CHIRURGIE ABDOMINODIGESTIVE

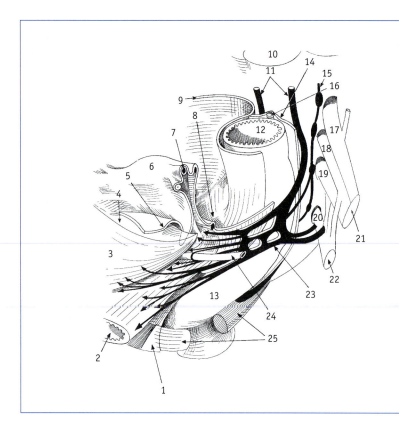

Fig. 14.3 – Rapports du rectum chez la femme. Vue antéro-latérale gauche *(extrait de Hourtoulle, Le petit bassin, Maloine).*

1. Noyau fibreux central du périnée
2. Vagin sectionné
3. Face antéro-inférieure de la vessie
4. Face supérieure de la vessie
5. Péritoine sectionné
6. Utérus, face antérieure
7. Trompe gauche sectionnée
8. Douglas
9. Tranche de section du péritoine
10. Sacrum
11. Splanchniques pelviens
12. Rectum
13. Cap du rectum
14. Lame rétrorectale
15. Sympathique pelvien
16. A. hémorroïdale supérieure
17. S1
18. S2
19. S3
20. S4
21. N. sciatique
22. Plexus honteux
23. Plexus hypogastrique gauche
24. Uretère gauche
25. Sphincter anal

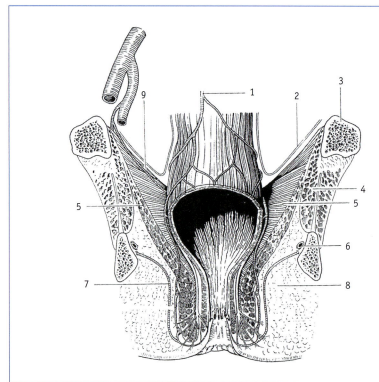

Fig. 14.4 – Appareil sphinctérien.

1. A. hémorroïdale supérieure
2. Péritoine
3. Iliaque
4. Obturateur interne
5. Releveur de l'anus
6. Canal d'Alcock
7. Vaisseaux hémorroïdaux inférieurs
8. Fosse ischiorectale
9. A. hémorroïdale moyenne

vrose pelvienne en bas à laquelle elle s'unit. Elle est constituée en avant chez l'homme par l'aponévrose prostatopérinéale ou aponévrose de Denonvilliers ; chez la femme par un fascia fibreux rectovaginal moins solide ; en arrière par le fascia rétrorectal de Waldeyer ; latéralement par les lames sacro-recto-génito-pubiennes. Les applications chirurgicales de cette notion sont considérables dans la chirurgie du bas rectum. Cette gaine fibreuse contient longtemps l'extension des tumeurs du rectum lorsqu'elles dépassent la paroi musculaire propre de l'organe. Il est possible en suivant ce plan de réséquer complètement l'ensemble des tissus cellulograisseux périrectaux ou mésorectum tout en protégeant les nerfs pelviens et les veines présacrées. Les traumatismes opératoires sont sources d'hémorragies peropératoires difficilement contrôlables ou de séquelles génitales et urinaires. Dans un autre domaine, c'est la distension du secteur rectovaginal chez la femme, favorisée par les antécédents obstétricaux, qui peut conduire à la protrusion de la paroi antérieure du rectum dans le vagin, protrusion renforcée au moment des efforts de défécation, aboutissant à terme à la constitution d'une cavité diverticulaire rendant impossible une défécation normale : ce sont les rectocèles antérieures.

B. LE CANAL ANAL

Le canal anal mesure 3 à 4 cm de hauteur. Il commence à l'angle anorectal et se termine à la marge anale. L'anus est normalement clos du fait du tonus permanent d'un muscle lisse : le sphincter interne. Le canal anal présente à décrire un épithélium de revêtement et un appareil musculaire ou sphincter anal.

a. Le canal anal proprement dit

Macroscopiquement, le canal anal est divisé en deux étages par la ligne pectinée, située plus ou moins haut selon les sujets, en moyenne à l'union du tiers moyen et du tiers inférieur du sphincter interne. Elle est constituée par le bord libre des valvules anales. Les valvules anales sont des replis semi-lunaires appliqués contre la paroi en constituant avec elle les cryptes de Morgani. Les papilles anales sont des formations en dents de chat, plus ou moins développées, situées soit sur le bord libre des valvules, soit sur les commissures intervalvulaires. Parfois irritées, elles s'hypertrophient considérablement pour devenir source de gêne ou de douleurs (papillite). C'est à la hauteur ou au voisinage immédiat des cryptes de Morgani que s'abouchent dans le canal anal les glandes anales de Hermann et Desfossés. Les culs-de-sac glandulaires sont situés dans l'espace entre les deux sphincters lisse et strié. Ces glandes qui assurent la lubrification du canal anal constituent aussi et surtout une voie de pénétration importante des infections anales dans l'appareil sphinctérien, étape essentielle dans la genèse des abcès et fistules de l'anus. Elles peuvent aussi donner naissance à des adénocarcinomes colloïdes qui, plus particulièrement, pourront se révéler par des suppurations fistuleuses de l'anus. Au-dessus de la ligne pectinée, c'est la portion sus-valvulaire du canal anal. Elle est occupée dans sa majeure partie par les colonnes de Morgani, sorte de replis pyramidaux verticaux aboutissant en bas aux commissures intervalvulaires. La portion sus-valvulaire est remarquable, outre son plissement vertical, par la couleur rouge sombre que lui confère la présence sous-jacente des volumineux plexus hémorroïdaires internes. À ce niveau, la muqueuse n'est que peu adhérente au sphincter interne. Au-dessous de la ligne pectinée, c'est la zone sous-valvulaire, ou pecten, recouverte d'une muqueuse gris-bleutée. Cette muqueuse est intimement accolée, comme nous le verrons plus loin, au sphincter interne par le ligament de Parks dont la section est une des clés de l'hémorroïdectomie chirurgicale. Pour l'histologie, les limites du canal anal sont différentes de celles de l'anatomiste et du chirurgien. Histologiquement en effet, le canal est la portion qui assure la transition entre le rectum, tapissé d'une muqueuse glandulaire, et la peau en bas. La muqueuse est donc de type épidermoïde en tous points comparables à celle de la bouche et de l'œsophage à la partie basse du canal anal et du type glandulaire à sa partie haute. La ligne de démarcation entre muqueuse épidermoïde et glandulaire n'est pas exactement définie. Elle peut se situer à hauteur ou 10 à 15 mm au-dessus des valves anales. Le changement peut se faire brusquement ou avec interposition d'un épithélium dit de transition aux caractères mixtes. La partie basse de la muqueuse du canal anal est particulièrement riche en terminaisons nerveuses sensitives, sa conservation est indispensable au maintien des possibilités d'analyse et de discrimination du contenu rectal.

b. L'appareil sphinctérien

- Il se compose de *fibres circulaires* en deux manchons :
  - l'un interne, constitué de fibres lisses (le sphincter interne) ;
  - l'autre externe, de fibres striées (le complexe sphinctérien externe proprement dit et le faisceau puborectal du releveur de l'anus indissociable de l'aponévrose pelvienne).

- Il se compose aussi de *fibres verticales* en deux cylindres :
  - l'un externe entre sphincter externe et interne, c'est la couche longitudinale complexe de l'anus ;
  - l'autre interne, entre sphincter interne et muqueuse du canal anal, c'est le ligament de Parks.

Nous décrirons les fibres circulaires, puis les fibres verticales.

LES FIBRES CIRCULAIRES

- *Le sphincter interne* : c'est un muscle lisse qui apparaît comme un épaississement de la couche musculaire circulaire du rectum qu'il prolonge dans le canal anal. C'est le tonus permanent de ce muscle qui assure l'occlusion canalaire sans effort de retenue. L'hypertonie de ce muscle se traduit en pathologie par une douleur vive suivant la défécation et une déchirure de la partie basse de la muqueuse du canal anal qui est intimement adhérente au sphincter interne : c'est la fissure anale.

- *Le sphincter externe* est un muscle strié qui entoure le sphincter interne sur toute sa hauteur. Il est constitué par deux faisceaux : un faisceau sous-cutané et un faisceau profond.

- *Le releveur de l'anus* : par son faisceau puborectal, il participe à la constitution du complexe sphinctérien. Par les autres faisceaux, indissociables de l'aponévrose pelvienne, il constitue le diaphragme musculaire pelvien. Le faisceau puborectal est le faisceau musculaire le plus fort et le plus développé. Il naît de la face postérieure du pubis. À partir de ces origines, les fibres se dirigent en bas et en arrière, croisent latéralement le rectum, cravatent sa face postérieure, avant de s'entremêler avec celles du côté opposé. Les autres faisceaux du muscle releveur de l'anus constituant le diaphragme musculaire pelvien sont le faisceau pubococcygien, le faisceau ilio-coccygien et le faisceau ischiococcygien.

LES FIBRES VERTICALES

- *La couche longitudinale complexe du canal anal* est constituée par des fibres d'origine variée. Agencées en palissade, les fibres vont d'abord rester groupées dans l'espace intersphinctérien puis se disperser en éventail pour rejoindre leurs insertions terminales sous la peau et la marge anale.

- *D'autres fibres longitudinalement situées entre muqueuse et sphincter interne*. Elles sont renforcées à la partie basse du canal anal où elles constituent le ligament suspenseur muqueux de Parks dont l'importance chirurgicale dans l'hémorroïdectomie a déjà été soulignée.

c. Rapport du canal anal et de l'appareil sphinctérien

RAPPORT DES MUSCLES ENTRE EUX

À l'état normal, le faisceau sous-cutané du sphincter externe est, comme nous l'avons vu, le muscle le plus bas situé dans l'appareil sphinctérien. Il est séparé du sphincter interne par une dépression perceptible au doigt dans le canal anal : la dépression intersphinctérienne. Par contre, sous anesthésie et sous l'effet de la flexion des cuisses sur le bassin, les rapports se modifient : le faisceau sous-cutané du sphincter externe se déplace en dehors et en haut, le bord inférieur du sphincter interne devient le point le plus bas et la dépression intersphinctérienne disparaît. Ainsi au cours de l'hémorroïdectomie, c'est le sphincter interne qui apparaît le premier dans la plaie opératoire et son bord inférieur est un repère important.

RAPPORT DE L'APPAREIL SPHINCTÉRIEN AVEC LES ESPACES CELLULEUX PÉRI-ANAUX

En dedans, l'appareil sphinctérien entre en rapport avec les espaces sous-muqueux et sous-cutanés péri-anaux.

- *L'espace sous-muqueux* : il est situé dans les deux tiers supérieurs du canal anal. Il est délimité en dedans par la muqueuse du canal anal au-dessus de la ligne pectinée, en dehors par le sphincter interne. Il contient les riches plexus hémorroïdaires internes artériels, veineux et lymphatiques. Une ectasie variqueuse de ces plexus veineux puis leur procidence progressive autorisée par la distension du ligament de Parks explique les manifestations pathologiques de la maladie hémorroïdale.

- *L'espace sous-cutané péri-anal* : il est situé dans le tiers inférieur du canal anal, il est limité en haut par le ligament de Parks et en dedans par la peau du canal anal. Il contient le faisceau sous-cutané du sphincter externe et le plexus hémorroïdal externe. Il est traversé par les terminaisons radiées de la couche longitudinale complexe, ce qui explique le peu de tendance à l'extension des abcès de la marge et par conséquent l'intensité des douleurs.

- *En dehors*, l'appareil sphinctérien entre en rapport avec l'espace ischiorectal.

C. VASCULARISATION (Fig. 14.5, 14.6 et 14.7)

a. Les artères

La valeur d'irrigation des trois pédicules artériels du rectum est très inégale. L'artère hémorroïdale supérieure fournit, de beaucoup, l'apport principal. Sa ligature constitue le geste d'hémostase principal au cours de toute exérèse du rectum. Les deux artères hémorroïdales moyennes sont de calibre bien moindre et fort variable. Néanmoins après ligature de l'hémorroïdale supérieure, l'ampoule rectale reste suffisamment vascularisée, soit par les hémorroïdales moyennes, soit par les branches rectales des artères génitovésicales pour que l'on puisse conserver, après résection sus-jacente, un segment plus ou moins long qui ne risque pas de nécroser. Les artères hémorroïdales inférieures, inconstantes et grêles, n'ont guère d'importance chirurgicale, sauf lors du temps périnéal des amputations abdominopérinéales au moment de la dissection de la graisse des fosses ischiorectales et de la section du plancher musculaire pelvien. Après le sacrifice des hémorroïdales moyennes par section des ailerons du rectum, les vaisseaux du périnée assurent néanmoins une excellente vascularisation du canal anal et même d'un court segment de la partie inférieure de l'ampoule rectale. La vascularisation du côlon gauche est importante à considérer dans la chirurgie du rectum car, après ablation de celui-ci, c'est la vascularisation du côlon d'amont qui conditionne les possibilités d'abaissement du côlon gauche pour les anastomoses colorectales basses ou coloanales. La portion terminale du sigmoïde est irriguée par l'arcade anastomotique qui unit la dernière sigmoïdienne à l'artère hémorroïdale supérieure. L'apport de l'hémorroïdale supérieure est donc prépondérant et son sacrifice obligatoire au cours de toute opération d'ablation du rectum compromet la vascularisation du sigmoïde distal. Cette zone critique n'a plus qu'un intérêt historique maintenant que la moitié inférieure du côlon sigmoïde est systématiquement enlevée avec le rectum. La boucle sigmoïdienne elle-même possède rarement une arcade bordante bien individualisée. Les artères sigmoïdiennes fournissent souvent des arcades de deuxième ou

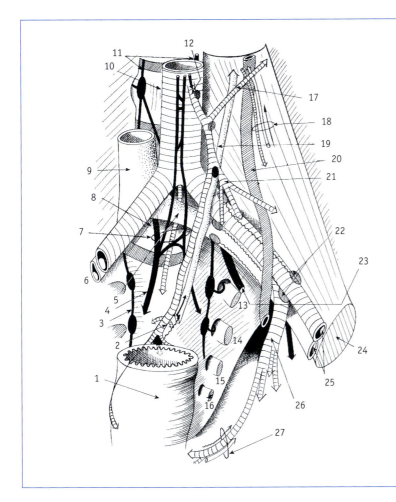

Fig. 14.5 – Vaisseaux du rectum. Rapports sans péritoine *(extrait de Hourtoulle, Le petit bassin, Maloine).*

1. Rectum
2. Hémorroïdale supérieure
3. Sympathique pelvien
4. Splanchnique pelvien droit
5. V. iliaque primitive gauche
6. N. présacré (en fait prélombaire)
7. A. sacrée moyenne
8. Cinquième lombaire
9. VCI
10. Troisième lombaire
11. Sympathique lombaire
12. A. mésentérique inférieure
13. S1
14. S2
15. S3
16. S4
17. A. colique gauche
18. Vaisseaux spermatiques
19. V. mésentérique inférieure
20. Uretère gauche
21. Tronc des sigmoïdiennes
22. Lymphatiques iliaques
23. Tronc lombosacré
24. Psoas
25. Vaisseaux iliaques externes
26. A. hypogastrique et ses branches
27. Pédicule hémorroïdal moyen entraînant l'aileron latéral du rectum

troisième ordre, ce qui réduit le vaisseau parallèle à un calibre très fin. Il s'en suit que si l'on sectionne une artère sigmoïdienne, l'arcade bordante n'a pas toujours une valeur suffisante pour irriguer l'intestin entre le point d'arrivée de cette artère et l'artère sus-jacente. L'arcade bordante du côlon descendant est, en revanche, toujours présente, unique et continue. Elle est à peine interrompue par la bifurcation en T d'une artère colique moyenne gauche sans importance et inconstante, et le flux sanguin lui est amplement fourni à son extrémité supérieure par l'artère colique supérieure gauche. Les possibilités d'abaissement du côlon gauche sont conditionnées avant tout par la longueur de ces arcades vasculaires. Même privée de son pilier nourricier normal qui est l'artère de l'angle gauche, qu'on est souvent amené à sectionner, l'arcade du côlon descendant reste toujours bien alimentée par l'arcade de Riolan avec laquelle elle reste en continuité si l'on a pris soin de sectionner l'artère colique supérieure gauche avant sa bifurcation. Cette suppléance est toujours suffisante pour que l'on puisse conserver la totalité du côlon descendant avec un vaisseau nourricier de 40 à 50 cm de long permettant la confection d'anastomoses colorectales basses ou très basses, d'anastomoses coloanales directes ou avec confection d'un réservoir colique.

b. Les veines

La veine mésentérique inférieure chemine d'abord sur le bord gauche de l'artère mésentérique inférieure puis sur le bord droit de l'artère colique supérieure gauche pour quitter enfin celle-ci et s'engager derrière le pancréas, au-dessus de l'angle duodénojéjunal et se jeter dans la veine splénique. C'est au niveau de l'angle duodénojéjunal que la veine mésentérique inférieure est souvent recoupée pour permettre un abaissement correct du côlon descendant. Les veines du rectum et du canal anal diffèrent de celles du côlon car elles forment sous la muqueuse un riche plexus connu sous le nom de plexus hémorroïdaire. Le drainage de ce plexus sous-muqueux dépend de trois groupes veineux : supérieur, inférieur et moyen. Ces trois groupes veineux sont largement anastomosés entre eux et il existe à leur niveau une anastomose portocave dont l'importance en pathologie est réduite.

CHIRURGIE ABDOMINODIGESTIVE

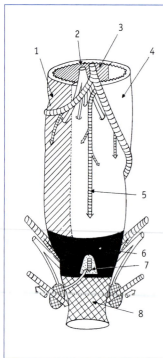

Fig. 14.6 – Vaisseaux du rectum *(extrait de Hourtoulle,* Le petit bassin, *Maloine).*

1. Territoire de la branche gauche
2. V. mésentérique inférieure
3. A. hémorroïdale supérieure : branche droite et branche gauche
4. Territoire de la branche droite
5. Azygos du rectum
6. Territoire de l'hémorroïdale moyenne
7. Petit territoire de la sacrée moyenne
8. Territoire de l'hémorroïdale inférieure

c. Les lymphatiques du rectum

Ils se drainent par trois sortes de collecteurs.

- *Supérieurs*, les collecteurs accompagnent les vaisseaux hémorroïdaux supérieurs puis mésentériques inférieurs.

- *Latéraux*, ils accompagnent les vaisseaux hémorroïdaux moyens avant de se jeter dans le groupe hypogastrique sur la paroi de la cavité pelvienne.

- *Inférieurs*, ils naissent du plexus sous-cutané dermique de la marge pour se jeter dans les ganglions inguinaux.

La circulation lymphatique a tendance naturellement à se faire de bas en haut. Les ganglions inguinaux ne sont intéressés que dans les tumeurs du canal anal ou de la marge anale. Lorsque les ganglions inguinaux sont atteints dans les cancers du rectum, c'est seulement en cas de blocage lymphatique en amont.

D. INNERVATION

L'innervation du rectum fait intervenir le système nerveux autonome sympathique et parasympathique pour les processus de progression du bol fécal et le système nerveux somatique dans les mécanismes de la défécation et de la continence.

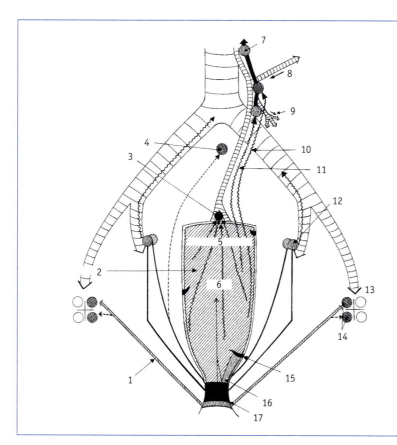

Fig. 14.7 – Lymphatiques du rectum *(extrait de Hourtoulle,* Le petit bassin, *Maloine).*

1. Collecteurs inférieurs
2. Collecteurs courts
3. Gg. principal du rectum
4. Gg. du promontoire
5. Collecteurs supérieurs
6. Rectum
7. Gg. de l'origine de la mésentérique inférieure
8. Courant lymphatique colique gauche
9. Courant du sigmoïde
10. Collecteurs longs
11. Collecteurs moyens
12. Gg. hypogastriques
13. Collecteurs moyens
14. Groupes internes ; gg. inguinaux
15. Troisième valvule de Houston
16. Ligne anorectale
17. Ligne anocutanée

a. Système nerveux autonome

Les nerfs pelviens sont constitués par les branches du sympathique, issues de L1, L2 et L3, formant le plexus hypogastrique supérieur pré-aortique qui se divise à hauteur du promontoire en deux nerfs hypogastriques droit et gauche. L'éjaculation en dépend. Le plexus hypogastrique supérieur peut être traumatisé à plusieurs endroits, lors du curage pré-aortique ou de la ligature à l'origine de l'artère mésentérique inférieure, lors de la libération du haut rectum à hauteur du promontoire, et par une traction excessive du rectum en haut et en avant de sa libération postérieure. L'érection dépend du parasympathique constitué par des branches de S1, S2, S3 et S4 qui seront le plexus hypogastrique inférieur ou pelvien, où elles rejoignent les nerfs hypogastriques du sympathique. Le plexus hypogastrique inférieur, sagittal, se trouve situé proche de la face antéro-latérale du rectum et de son méso à hauteur du sommet de la vésicule séminale, entre 5 et 11 cm de la marge anale. Il est menacé lors de la section du pédicule rectal moyen et lors de la libération de la face antéro-latérale du rectum. La dissection de tous les ganglions de l'artère rectale moyenne ne paraît que difficilement possible si l'on veut préserver complètement le plexus hypogastrique inférieur. Dans les résections rectales pour cancer, la diminution des séquelles urinaires et sexuelles et la place de la préservation de l'innervation pelvienne a été récemment soulignée. Si la préservation du plexus hypogastrique supérieur pré-aortique et des nerfs hypogastriques ainsi que des nerfs érecteurs paraît toujours possible, le plexus hypogastrique inférieur paraît plus menacé et en cas d'extension latérale des tumeurs, son sacrifice unilatéral est autorisé pour ne pas compromettre la qualité carcinologique de l'exérèse.

b. Système nerveux somatique

Il permet le contrôle volontaire de l'exonération. Il existe :
- une zone sensitive, la muqueuse anorectale ;
- des voies nerveuses afférentes empruntant les lames sacropubiennes ;
- des centres effecteurs au niveau de la moelle, soumis au contrôle du cerveau (**Fig. 14.8**).

2. TRAITEMENT CHIRURGICAL DES CANCERS DU RECTUM

A. INTRODUCTION

La résection du rectum est la base du traitement. L'excision locale est l'exception. Historiquement, la majorité des cancers de l'ampoule rectale, à l'exception des lésions du tiers supérieur, était traitée par Amputation-Abdomino-Périnéale (AAP). Après libération du rectum au temps abdominal jusqu'au plancher pelvien, l'intervention comporte un temps périnéal réséquant largement la graisse des fosses ischiorectales et divisant le diaphragme musculaire pelvien. L'anus et son appareil musculaire sont réséqués en totalité ; l'intervention se termine par l'établissement d'une colostomie iliaque gauche définitive nécessitant un appareillage permanent.

La conservation sphinctérienne (CS) est un acquis important et récent dans le traitement chirurgical des cancers du rectum. Son but est d'éviter la colostomie définitive en maintenant un schéma corporel et une continence normale sans compromettre les chances de guérison carcinologique. La CS a été rendue possible par une meilleure connaissance du mode de dissémination du cancer rectal (justification carcinologique) et de la physiologie de la continence fécale (notion de continence sans rectum). La diffusion de la CS a ensuite été rendue possible par des progrès techniques (anastomoses colo-anales manuelles et mécaniques par voie transanale). Historiquement, une marge de sécurité de 5 cm en aval du pôle inférieur macroscopique de la tumeur était considérée comme nécessaire à la résection curative d'un cancer rectal. En fait, on a montré que l'extension microscopique pariétale distale ne dépasse le bord inférieur de la tumeur de plus de 2 cm que dans 2 % des cas, la même constatation a été faite pour

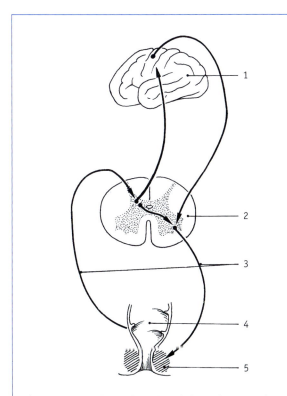

Fig. 14.8 – Mécanique schématique de la continence anale.
1. Cerveau
2. Moelle épinière
3. Voie des lames sacropubiennes
4. Rectum
5. Appareil sphinctérien

l'envahissement lymphatique distal. Il est donc possible de sectionner le rectum 2 cm sous le bord inférieur de la tumeur. Cette distance est mesurée par le chirurgien pièce en place sans traction ou après ablation de la pièce par l'IBODE. Une continence normale peut être maintenue après ablation complète du rectum à condition de préserver un appareil sphinctérien compétent. Il est nécessaire et suffisant de remplacer le rectum par un segment colique aux propriétés mécaniques identiques, c'est-à-dire transmettant la sensation de besoin, ayant une pression de base inférieure à la pression de base de l'appareil sphinctérien et adaptable, c'est-à-dire capable de se remplir à basse pression. En l'état actuel des techniques chirurgicales, les lésions du tiers supérieur (12 à 16 cm) et de la jonction rectosigmoïdienne sont, sauf exception, traitées par résection antérieure par voie abdominale avec anastomose colorectale haute (sur le rectum péritonisé) ou basse (sur le rectum sous-péritonéal). L'anastomose peut être confectionnée à la main par voie abdominale ou à la machine par voie transanale. Les lésions du tiers moyen opérées avec intention curative (7 à 12 cm) sont en règle générale des indications de CS. Les lésions du tiers inférieur (4 à 7 cm) sont pour la majeure partie des cas traitées par amputation abdominopérinéale (AAP), sauf évaluation de techniques nouvelles par des équipes spécialisées pour de petites tumeurs.

Nous décrirons successivement l'amputation abdominopérinéale, la proctectomie avec anastomose colo-anale et la résection antérieure du rectum avec anastomose colorectale.

B. AMPUTATION ABDOMINOPÉRINÉALE (AAP)

a. Définition

C'est l'exérèse du rectum et de l'anus par voie abdominale et périnéale.

b. Principe

- Libération du rectum jusqu'au plancher pelvien par voie abdominale.
- Résection de l'anus, de l'appareil musculaire et de la graisse des fosses ischiorectales par voie périnéale.
- Colostomie iliaque gauche définitive.

c. Position du patient (Fig. 14.9)

- Décubitus dorsal.
- Position de la taille : fesses légèrement débordantes de la table, cuisses fléchies sur le bassin en abduction maximum. Les fesses sont surélevées par un petit rouleau d'alèze. Les jambes seront protégées par des coussins et fixées aux jambières de la table par des bandes Velpeau®.
- Le bras gauche est le long du corps si possible ou sur un appui bras.
- Le bras droit est fixé par une bande Velpeau® au cerceau malléable.
- L'IBODE vérifie qu'il n'existe aucun point d'appui de compression ni d'étirement au niveau des jambes ou des bras.

d. La veille de l'intervention

EN SALLE D'OPÉRATION

- Vérification des équipements :
  - deux bistouris électriques ;
  - deux aspirateurs ;
  - deux scialytiques.
- L'IBODE vérifie le nombre de tables nécessaires, soit :
  - deux tables d'instrumentation (abdominale, périnéale) ;
  - deux assistants muets (abdominal, périnéal) ;
  - deux tabourets (pour asseoir les chirurgiens pendant le temps périnéal) ;
  - une estrade.

PRÉPARATION DU MATÉRIEL

- *Sur un assistant* :
  - un cadre de Bergeret avec deux curseurs de la table d'opération ;
  - le plateau d'antiseptique, la plaque de bistouri ;
  - le nécessaire pour le sondage vésical, pour le lavage rectal.
- *Dans le plateau ligatures* :
  - un stéridrap ;
  - des canules d'aspiration ;
  - les ligatures résorbables en brins et serties ;
  - des lames de bistouri.
- *Sur une table roulante* :
  - le matériel nécessaire à l'*installation du patient* (deux coussins, deux bandes Velpeau® pour fixer les jambes, une ou deux alèzes roulées pour mettre sous les fesses du patient) ;
  - le matériel pour le *drappage* ;
  - une *trousse proctologie* comprenant :
    - deux champs latéraux,
    - un champ de tête,
    - un champ de pied,
    - deux bottes,
    - un cache périnée,
    - cinq couvre-tables : un pour chaque assistant muet, un sous les fesses et deux pour les tables d'instruments,
    - un champ long,
    - deux bandes adhésives.
- *Autre matériel* :
  - deux câbles de bistouri électrique ;
  - deux tuyaux d'aspiration ;
  - un chauffe sérum ;
  - une cupule stérile ;
  - un haricot stérile (pour recevoir le rectum au temps périnéal) ;
  - des compresses radio-opaques ;
  - des boulettes, des tampons ;
  - des pinces à sutures automatiques (type TA 55, GIA 60).

CHIRURGIE DU RECTUM ET DE L'ANUS

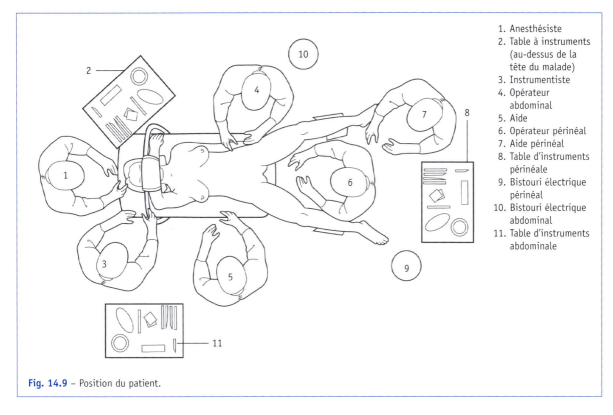

1. Anesthésiste
2. Table à instruments (au-dessus de la tête du malade)
3. Instrumentiste
4. Opérateur abdominal
5. Aide
6. Opérateur périnéal
7. Aide périnéal
8. Table d'instruments périnéale
9. Bistouri électrique périnéal
10. Bistouri électrique abdominal
11. Table d'instruments abdominale

Fig. 14.9 – Position du patient.

LES INSTRUMENTS

- Le conteneur *Base abdominale* avec des instruments longs :
  - des ciseaux, Bengoléa, porte-aiguilles, pinces à disséquer de 24 cm, 30 cm ;
  - des clamps droits, carrés de 24 et 30 cm ;
  - des valves larges et profondes type Leriche.

- Le conteneur *Base périnéale* avec :
  - des instruments (ciseaux, pinces à disséquer de 18 cm, des Bengoléa de 24 cm) ;
  - des écarteurs de Farabeuf ;
  - des valves de Colin, valves vaginales.

e. Le matin de l'intervention

AVANT L'ARRIVÉE DU MALADE

L'IBODE procédera à la désinfection des surfaces, du scialytique et vérifiera le bon fonctionnement du scialytique, des bistouris électriques, des sources d'aspiration.

À L'ARRIVÉE DU PATIENT

L'IBODE accueillera le patient, vérifiera son identité. Elle consultera le dossier infirmier, le dossier médical, la feuille d'anesthésie pour prendre connaissance du patient afin d'établir un diagnostic infirmier et de commencer une démarche de soins (allergie, prothèse de hanche, anxiété, etc.) et de mettre en œuvre les actions adéquates.

L'équipe d'anesthésie prendra en charge le patient. L'IBODE pourra :
- mettre en place la sonde vésicale ;
- positionner le matériel nécessaire à l'intervention (assistant muet, table d'instrumentation, bistouris électriques, scialytique en fonction du schéma décrit plus haut) ;
- installer le patient sous la surveillance du médecin anesthésiste et du chirurgien ;
- fixer la plaque du bistouri électrique ;
- aider le chirurgien à positionner le cadre de Bergeret.

Le chirurgien fera un lavage rectal avec du sérum bétadiné, fermera l'anus avec un fil serti s'il le juge nécessaire.

L'IBODE nettoiera la peau avec un antiseptique.

L'IBODE donnera à l'instrumentiste le matériel nécessaire pour l'intervention abdominale et périnéale, en vérifiant l'intégrité des sachets, les témoins de stérilisations.

L'équipe chirurgicale se lave et s'habille.

Installation de l'équipe et disposition du matériel dans la salle d'opération.

Un assistant muet sera positionné après l'intubation avec l'accord des anesthésistes au-dessus de la table suffisamment haut pour que les anesthésistes puissent avoir accès à la sonde d'intubation si besoin.

f. Déroulement de l'intervention

Tableau 14.1 et **Fig. 14.10** à **14.18**.

Tab. 14.1 – Amputation abdominopérinéale du rectum.

Temps opératoires	Action de l'IBODE instrumentiste	Action de l'IBODE circulante
	• Réalisation de la table d'instruments pour le temps abdominal, pour le temps périnéal. • Comptage des textiles.	• Donne le matériel nécessaire en vérifiant les témoins de stérilisation. • Note sur le registre le compte des compresses, de champs abdominaux, les tampons, les boulettes.
Antisepsie large de la peau (abdomen jusqu'au mamelon, périnée jusqu'à mi-cuisse).	Cupule avec antiseptique, porte tampon.	• Allume le scialytique et le positionne. • Recueille le plateau badigeon.
Drappage : • toile sur l'assistant muet ; • champ de tête ; • toile sous les fesses (changement de gants) ; • bottes sur les jambes ; • cache périnée ; • champs latéraux ; • champs de pied ; • stéridrap.	Donne au chirurgien le matériel nécessaire au drappage.	• Donne des gants. • Écrit sur la fiche du patient les éléments demandés : l'identité, le type de l'intervention, le K op…
Changement de gants		
Incision médiane sus et sous-ombilicale.	• Fixe le câble de BE, l'aspiration. • Compresses. • Bistouri. • Pinces hémostatiques. • Écarteurs de Farabeuf.	• Branche les câbles. • Note l'heure du début de l'intervention.
Exploration.	Évacue les instruments d'ouverture.	
Exposition • Champs de bordure. • Valves de Bergeret.	Installe le cadre de Lortat Jacob, les instruments de 24 cm, les écarteurs de Bergeret, les lames malléables, les champs abdominaux.	Vérifie le bon emplacement du scialytique.
Mise en place des champs abdominaux et des valves malléables pour refouler le grêle.	Champs abdominaux. • Valves malléables. • Museux ou pinces longuettes pour les fixer.	
Dissection et section des vaisseaux (tronc de l'artère mésentérique inférieure).	• Ciseaux à disséquer. • Pinces à disséquer. • Bengoléa. • Fils résorbables. • Ciseaux à fils.	
Curage ganglionnaire (ganglion apical mésentérique).		• Bon anapathologique • Met le prélèvement dans un pot contenant du liquide de conservation.
Libération du côlon gauche et du sigmoïde.	• Ciseaux. • Pinces à disséquer. • Bengoléa. • Fils résorbables. • Ciseaux à fils.	
Repérage de l'uretère gauche.	• Plus ou moins lacs. • Dissecteur. • Bengoléa. • Pince repère.	
Division du mésocôlon.		▶

CHIRURGIE DU RECTUM ET DE L'ANUS

Tab. 14.1 – (*suite*).

Temps opératoires	Action de l'IBODE instrumentiste	Action de l'IBODE circulante
Section colique.	**Temps septique** • Mise en place des champs sur l'assistant muet sur le champ opératoire. • GIA • Antiseptique sur la tranche (tampon).	
Ouverture du péritoine pelvien.	• Ciseaux (28, 30 cm). • Pinces à disséquer.	
Libération du plan antérieur • Cloison rectovaginale chez la femme. • Plan recto-vésico-génital chez l'homme.	• Bengoléa ; Santy. • Fils résorbables. • Ciseaux à fils.	
Libération des ailerons de chaque côté.	Même instruments.	Premier comptage des textiles, servira de repère avant le temps périnéal.
Temps périnéal Il peut être réalisé par une deuxième équipe et donc en même temps que la dissection rectale du temps abdominal ou par le même chirurgien à la suite du temps abdominal.		
	Changement de gants.	Allume le deuxième scialytique. Positionne le petit assistant entre les jambes fléchies du patient.
Couvre-table sur l'assistant muet.	Donne le couvre-table de l'assistant muet.	Assoie l'équipe chirurgicale.
À nouveau **antisepsie du périnée**.	• Cupule + antiseptique, porte-tampon. • Fixe le câble du bistouri électrique. • Connecte le tuyau et la canule d'aspiration.	• Branche le câble de bistouri. • Branche le tuyau d'aspiration.
Éventuellement **fermeture de l'anus**.	Porte-aiguille, fils, ciseaux qui seront évacués après.	
Résection de l'anus – dissection de l'appareil musculaire de l'anus, sphincter anal.	• Bistouri lame 23. • Pince à disséquer. • Halstead. • Compresses radio-opaques. • Bistouri électrique. • Pince à disséquer. • Écarteurs de Farabeuf (petits et grands).	Prévient l'anesthésiste du branchement du deuxième aspirateur (évaluation des pertes sanguines).
Ligature des vaisseaux. **Résection large** de la graisse des fosses ischiorectales.	• Pince hémostatique. • Fils résorbables en brin. • Ciseaux à disséquer. • Pince à disséquer.	
Clivage rectal afin de rejoindre le clivage abdominal.	• Ciseaux, pince à disséquer de 24 cm. • Bengoléa, fils résorbables. • Écarteur type Colin.	
Retournement de la pièce au travers du périnée.	Babcock pour attraper le rectum.	Récupère la pièce et l'achemine vers le service d'anatomie pathologique.
Lavage. **Vérification de l'hémostase.**	• Cupule, haricot, sérum physiologique. • Pince hémostatique type Bengoléa. • Bistouri électrique.	
Drainage périnéal.	• Deux drains aspiratifs type Shirley (permet de faire une irrigation lavage si besoin). • Fil de fixation, ciseaux. • Compte des textiles du temps abdominal et périnéal.	• Donne les drains, note sur la feuille « transmission bloc, service de soin, date ». • Relie les drains au système d'aspiration (dépression à -30).
Fermeture de la peau périnéale ou **drainage ouvert** par un Mickulicz.	• Porte-aiguilles fils non résorbables, ciseaux courts. • Nettoyage de la plaie. • Réalisation du pansement.	

▶

Tab. 14.1 – (suite).

Temps opératoires	Action de l'IBODE instrumentiste	Action de l'IBODE circulante
	Évacuation du matériel souillé	
Reprise du temps abdominal : si même équipe, changement de gants.		
Vérification de l'hémostase du petit bassin.	• Compresses, pinces hémostatiques, BE. • Porte-aiguilles, fils sertis résorbables. • Pinces à disséquer, ciseaux.	Donne le matériel nécessaire à l'IBODE instrumentiste.
Possibilité d'une épiploplastie pour combler la cavité rectale et éviter les problèmes septiques dus à la communication abdominopérinéale.		
Confection de la colostomie iliaque gauche sous péritonéale à l'emplacement prévu avant l'intervention afin d'appareiller correctement la stomie.	• Deux Kocher pour tendre la peau. • Bistouri à peau. • Bistouri électrique. • Écarteurs de Farabeuf. • Ciseaux à disséquer. • Babcock pour attraper le côlon G et le sortir à travers la paroi. • Recouvre le côlon gauche d'un champ.	
Péritonisation.	• Porte-aiguilles. • Fils résorbables. • Pince à disséquer. • Ciseaux.	
Grande toilette abdominale et drainage.	• Drain de Redon. • Fils de fixation. • Ciseaux.	Donne le matériel nécessaire et note le site des drainages sur la fiche de transmission.
	Comptage des textiles	
	• Élimine de son assistant les instruments utilisés. • Changement de gants.	Note sur le cahier le compte des textiles.
Fermeture de la paroi.	Paquet paroi comprenant : • porte-aiguilles ; • fils résorbables et non résorbables ; • pinces à disséquer ; • ciseaux, pinces hémostatiques ; • écarteurs de Farabeuf ; • antiseptique ; • compresses ; • protège la peau par des compresses et un champ.	Donne le matériel nécessaire à la fermeture de la paroi abdominale.
Ouverture et fixation de la stomie.	• Antiseptique, compresses. • Ciseaux. • Pince à disséquer. • Porte-aiguilles avec fils résorbables.	• Connecte les drains aspiratifs aux bocaux (type Redon). • Donne le matériel nécessaire.
L'intervention est terminée.	• Réalisation des pansements en commençant par le temps abdominal. • Appareillage de la stomie. • Évacuation du matériel souillé. • Participe avec l'équipe anesthésie au transfert du malade dans son lit. • Rassemble les différents dossiers. • Complète les feuilles de transmission, d'écologie, de budget du service…	

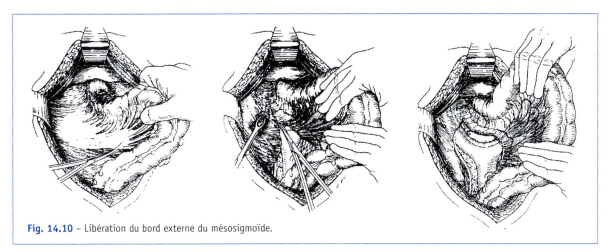

Fig. 14.10 – Libération du bord externe du mésosigmoïde.

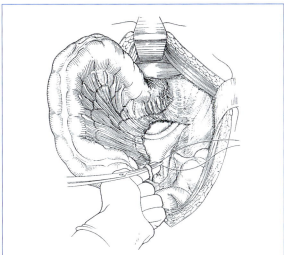

Fig. 14.11 – Libération du bord interne du mésosigmoïde. Ligature de l'artère mésentérique inférieure.

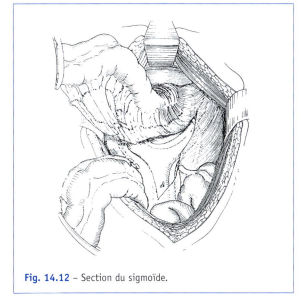

Fig. 14.12 – Section du sigmoïde.

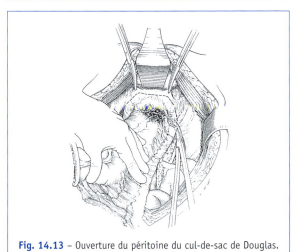

Fig. 14.13 – Ouverture du péritoine du cul-de-sac de Douglas.

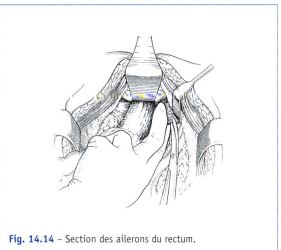

Fig. 14.14 – Section des ailerons du rectum.

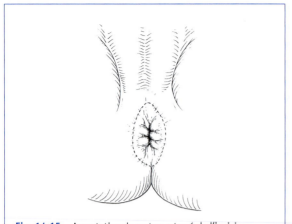

Fig. 14.15 – Amputation du rectum : tracé de l'incision périnéale.

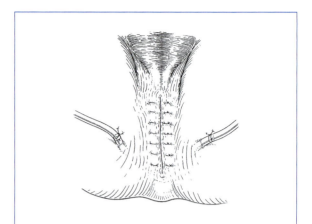

Fig. 14.16 – Amputation du rectum : aspect du périnée à la fin de l'intervention.

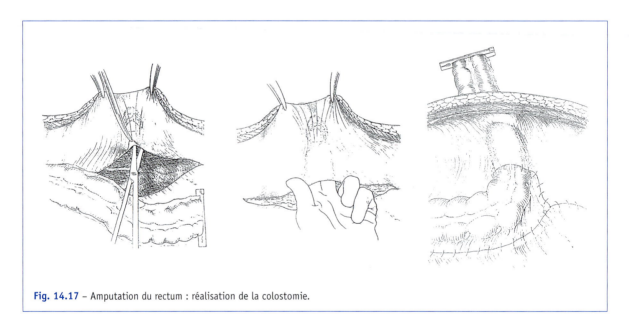

Fig. 14.17 – Amputation du rectum : réalisation de la colostomie.

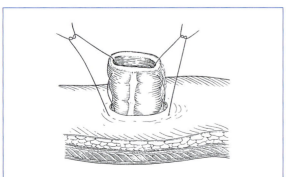

Fig. 14.18 – Amputation du rectum : réalisation de la colostomie.

C. LA RÉSECTION ANTÉRIEURE DU RECTUM AVEC ANASTOMOSE COLORECTALE

a. Définition

C'est l'exérèse de la partie supérieure du rectum par voie abdominale pure.

b. Principe

C'est l'exérèse de la partie haute du rectum par une médiane suivie du rétablissement de la continuité par une anastomose colorectale manuelle ou mécanique.

Indication : cancer du tiers supérieur de l'ampoule et de la jonction rectosigmoïdienne.

CHIRURGIE DU RECTUM ET DE L'ANUS

c. Position du patient (Fig. 14.19)

- Le malade est en décubitus dorsal.
- Le bras droit est sur le cerceau malléable.
- Le bras gauche est sur un appui bras, ou le long du corps. Dès que le patient sera endormi, l'IBODE posera une sonde vésicale et le chirurgien lavera le rectum.
- Pour l'anastomose manuelle, il faudra prévoir des fixe-cuisses.
- Pour l'anastomose mécanique, les jambes du malade seront d'emblée écartées, fesses un peu surélevées pour permettre le passage de la pince à suture circulaire par l'anus.

d. Position de l'équipe et disposition du matériel (cf. Fig. 14.19)

Le chirurgien est à gauche. Il peut changer de place au cours de l'intervention.
Son aide et l'instrumentiste seront en face.

e. Matériel prévu

EN SALLE

- Un cadre de Bergeret.
- Des fixe-cuisses (si anastomose manuelle).
- Des coussins, des bandes Velpeau® (si anastomose mécanique).
- Un kit sondage.
- Le matériel nécessaire pour le lavage rectal :
  - un apontex ;
  - une sonde rectale lubrifiée avec de la vaseline ;
  - une seringue à vessie ;
  - une cupule comprenant du sérum physiologique avec un antiseptique ;
  - des gants jetables.
- Une plaque de bistouri électrique, LigaSure®, Harmonic Scalpel®.
- Le nécessaire pour l'asepsie de la peau.
- Dans un plateau :
  - un film adhésif type stéridrap ;
  - deux canules d'aspiration ;
  - trois lames de bistouri ;
  - des fils résorbables en brin, sertis ;
  - un lacs.

SUR UNE TABLE ROULANTE OU UN CADDIE

- Le pack universel comprenant :
  - deux champs latéraux ;

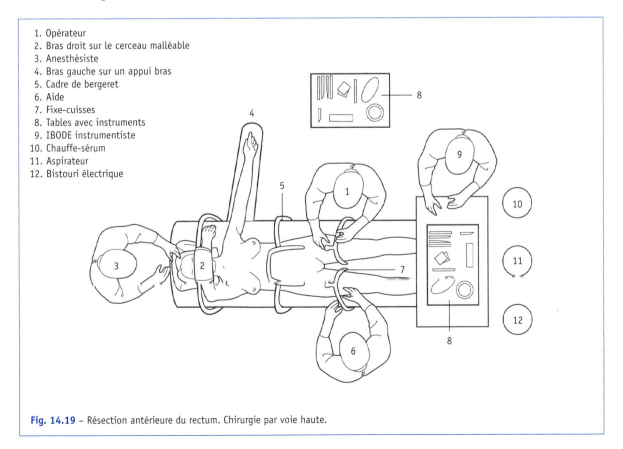

1. Opérateur
2. Bras droit sur le cerceau malléable
3. Anesthésiste
4. Bras gauche sur un appui bras
5. Cadre de bergeret
6. Aide
7. Fixe-cuisses
8. Tables avec instruments
9. IBODE instrumentiste
10. Chauffe-sérum
11. Aspirateur
12. Bistouri électrique

Fig. 14.19 – Résection antérieure du rectum. Chirurgie par voie haute.

- un champ de pied ;
- un champ de tête ;
- deux bandes adhésives.
- Deux champs de table.
- Des compresses radio-opaques.
- Des champs abdominaux.
- Des boulettes, des tampons.
- Un câble de bistouri électrique.
- Un tuyau d'aspiration.
- Une poire à sérum.
- Un chauffe-sérum, des flacons de sérum physiologique.
- Un cache-sexe, un champ de table supplémentaire, deux bottes si l'anastomose transanale est mécanique.
- Une boîte d'instruments type *Base abdomen* (cf. liste).
- Des instruments supplémentaires sous sachet :
  - une valve malléable ;
  - une valve de Leriche longue et étroite.
- Des instruments à suture mécanique :
  - type GIA ;
  - TA 55 longue ;
  - pince à clips.

♦ *Remarque* ♦ Si l'anastomose est mécanique, rajouter une pince à anastomose circulaire type PCEEA, une pince à bourse, le fil pour réaliser la bourse et la vaseline pour lubrifier la pince.

f. Déroulement de l'intervention
(**Fig. 14.20** à **14.28**)

- *Antisepsie* de la peau.
- *Drappage*.
- *Incision* sus- et sous-ombilicale.

- *Exploration*.
- *Exposition* :
  - champs de bordure ;
  - valve de Bergeret ;
  - valve sus-pubienne ;
  - champs abdominaux ;
  - grande valve de Leriche ;
  - valves malléables pour refouler le grêle.

- *Dissection et section* des vaisseaux (tronc de l'artère mésentérique inférieure) : pinces à disséquer ; ciseaux ; bistouri électrique ; Bengoléa ; ligature ; pince à clips.

- *Curage ganglionnaire* (l'IBODE récupère le prélèvement apical, c'est-à-dire au niveau de la ligature vasculaire, qui est adressé à part).

- *Décollement colopariétal gauche* (mêmes instruments).

- *Repérage de l'uretère gauche* avec mise sur lacs si besoin (ciseaux, dissecteur, pince à disséquer, lacs, pince repère).

- *Section du sigmoïde,* temps septique : champs abdominaux de protection ; GIA ; antiseptique sur la tranche de section.

- *Libération du rectum* (instruments de 28 voire 30 cm) :
  - d'abord le plan postérieur ;
  - les parois latérales (selon l'ampleur de la protectomie) ;
  - la face antérieure.

- *Section du rectum* :
  - entre deux clamps carrés ou avec une TA 55 longue et un clamp ;
  - bistouri long lame 23 ou ciseaux de Thorek coudées à 90° ;
  - antiseptiques sur les tranches de section.

- *Examen de la pièce d'exérèse* pour vérifier les limites de section (prévoir 1 cm si besoin).

- *Réinstallation complète* afin de décrocher l'angle gauche si besoin pour éviter une traction de l'anastomose.

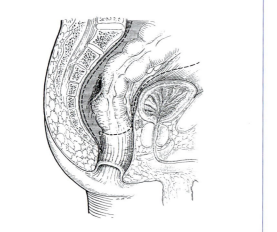

Fig. 14.20 – Limites de la résection rectale.

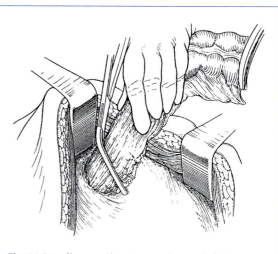

Fig. 14.21 – Clampage du rectum au-dessous de la tumeur.

CHIRURGIE DU RECTUM ET DE L'ANUS

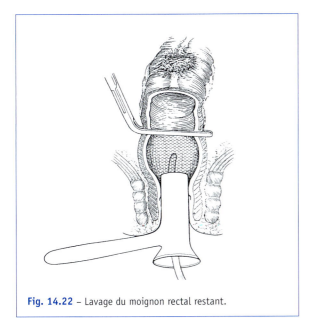

Fig. 14.22 – Lavage du moignon rectal restant.

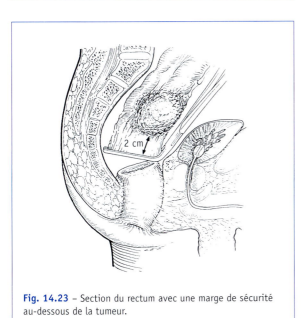

Fig. 14.23 – Section du rectum avec une marge de sécurité au-dessous de la tumeur.

- *Anastomose colorectale*, temps septique :
  - anastomose manuelle : le plus souvent latéroterminale, en un plan, à points séparés au fil résorbable déc. 1,5 (ciseaux, pinces à disséquer, porte-aiguilles, pinces repère, aspirateur) ;
  - anastomose mécanique :
    - réalisation d'une bourse sur le côlon descendant,
    - introduction de la tête de la pince mécanique lubrifiée,
    - introduction par l'anus de la pince mécanique lubrifiée après dilatation anale au doigt,

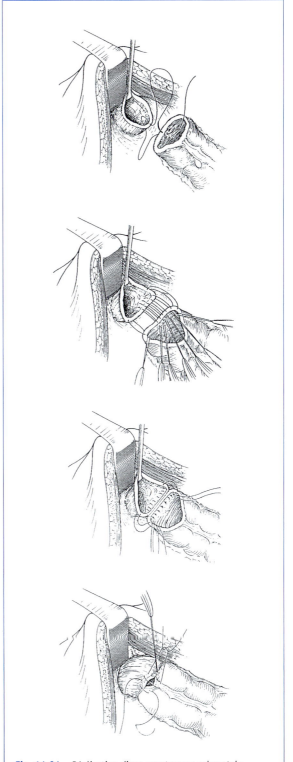

Fig. 14.24 – Réalisation d'une anastomose colorectale manuelle.

CHIRURGIE ABDOMINODIGESTIVE

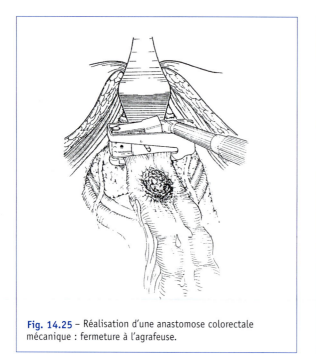

Fig. 14.25 – Réalisation d'une anastomose colorectale mécanique : fermeture à l'agrafeuse.

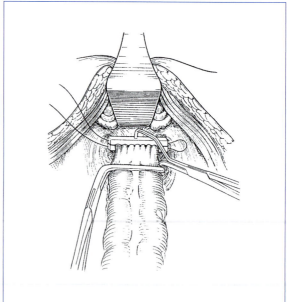

Fig. 14.26 – Réalisation d'une anastomose colorectale mécanique : préparation de la bourse.

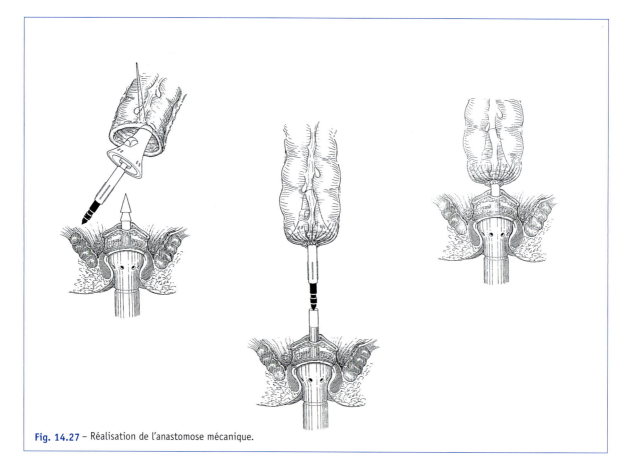

Fig. 14.27 – Réalisation de l'anastomose mécanique.

CHIRURGIE DU RECTUM ET DE L'ANUS

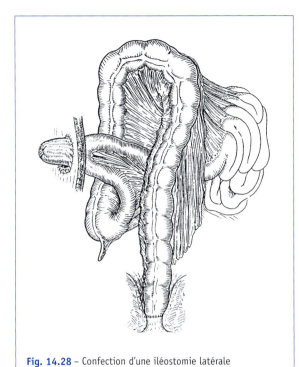

Fig. 14.28 – Confection d'une iléostomie latérale de protection.

– transfixion de la ligne d'agrafes linéaire (TA) disposée par voie abdominale,
– connexion entre la tête et l'enclume de la pince circulaire,
– fermeture de la pince,
– serrage des agrafes et section,
– extraction délicate de la pince par l'anus,
– vérification des collerettes de section.

- *Fin du temps septique* (changement de gants).
- *Grande toilette péritonéale* (sérum tiède avec antiseptique, aspiration avec une canule propre).
- *Vérification de l'hémostase* (pince à disséquer, compresses, bistouri électrique).
- *Comptage des textiles*.
- *Drainage* en fonction de l'opérateur (drains, fil de fixation).
- *Fermeture* et *pansement*

D. PROTECTOMIE AVEC ANASTOMOSE COLO-ANALE

a. Définition

C'est la résection complète du rectum jusqu'au bord supérieur du canal anal (proctectomie) suivie d'une mucosectomie du canal anal et d'une anastomose colo-anale manuelle réalisée par voie transanale.

b. Principe

Il s'agit d'une opération en deux temps.

- Par voie abdominale, libération du côlon, libération et résection complète du rectum.
- Par voie transanale, mucosectomie, abaissement transanal du côlon et anastomose colo-anale manuelle.

c. Position du malade

- Installé d'emblée pour un abord double, abdominal et transanal.
- Décubitus dorsal.
- Position de la taille : fesses légèrement débordantes de la table, cuisses fléchies sur le bassin à 120°, en abduction. Les jambes reposent sur des coussins et sont fixées aux jambières par des bandes Velpeau®.
- L'IBODE devra vérifier qu'il n'existe aucun point d'étirement ou de compression.
- Le malade sera sondé et le rectum sera lavé.

d. Position de l'équipe et positionnement dans la salle d'opération (*cf.* schéma AAP)

Cette intervention nécessite un double abord abdominal et transanal. Elle est réalisée par une seule équipe en plusieurs temps.

- *Pour le temps abdominal*. Le chirurgien est à gauche du patient, son premier aide est en face ainsi que l'instrumentiste. Après l'intubation, un assistant muet est positionné au niveau de sa tête.
- *Pour le temps périnéal*. Le chirurgien et son aide se placent entre les jambes du patient. L'IBODE est derrière eux.

e. Matériel et équipement en salle d'opération

- Deux bistouris électriques.
- Deux sources d'aspiration.
- Deux scialytiques.
- Deux tables d'instrumentation.
- Deux assistants muets :
  – un au-dessus de la tête du patient pour le temps abdominal ;
  – un entre les jambes du patient pour le temps périnéal.
- Un cadre de Bergeret.
- Un plateau comprenant :
  – un antiseptique, des compresses ;
  – la plaque de bistouri électrique ;
  – le nécessaire pour le sondage.
- Le nécessaire pour faire un lavage rectal :
  – une cupule ;

- une sonde rectale lubrifiée ;
- du sérum physiologique ;
- une seringue de 50 cc à embout conique.
- Le nécessaire pour l'installation du patient :
  - deux coussins ;
  - deux bandes Velpeau®.
- Le pack de drappage comprenant :
  - deux champs latéraux ;
  - un champ de tête ;
  - un champ de pied ;
  - un cache-sexe ;
  - deux bottes ;
  - quatre couvre-tables ;
  - un champ long ;
  - des bandes adhésives ;
- Un chauffe sérum.
- Deux câbles de bistouri électrique.
- Deux tuyaux d'aspirateur avec deux canules.
- Un haricot stérile.
- Des compresses radio-opaques.
- Des champs abdominaux.
- Des tampons, des boulettes.
- Un champ adhésif type stéridrap.
- Trois lames de bistouri.
- Des ligatures résorbables en brin, serties.
- Les conteneurs à instruments :
  - abdomen (*cf.* liste en annexe) ;
  - périnée.
- Les pinces mécaniques type TA 30 – TA 55, pinces à clips.
- Petit matériel spécifique pour le temps périnéal :
  - un flacon de Xylocaïne® adrénalinée à 1 % ;
  - une seringue de 20 cc – une aiguille verte ;
  - deux ampoules de vaseline stérile ;
  - un écarteur de Lone Star, de Parks ;
  - un haricot stérile.

f. Déroulement de l'intervention

- *Antisepsie* : de l'abdomen ; du périnée.
- *Drappage* : de l'abdomen ; du périnée.

PREMIER TEMPS ABDOMINAL

- *Incision médiane* sus et sous-ombilicale.
- *Exploration* (évacuation des instruments courts d'ouverture).
- *Exposition* :
  - champs latéraux, valve de Bergeret ;
  - champs abdominaux, valve malléable ;
  - valve de Leriche profonde.

- *Dissection* :
  - ligature de l'artère mésentérique inférieure et de la veine ;
  - curage ganglionnaire (prélèvement apical séparé) ;
  - repérage de l'uretère gauche et si besoin mise sur lacs ;
  - décollement colopariétal ;
  - division du mésocôlon.
- *Section du sigmoïde*, temps septique :
  - protection avec des champs abdominaux ;
  - pince à suture mécanique type TA 55 ; GIA ;
  - clamp droit, ciseaux ou bistouri ;
  - antiseptique.
- *Ouverture du péritoine pelvien* (grande valve de Leriche pour refouler la vessie).
- *Dissection du rectum sous-péritonéal* jusqu'au plancher musculaire pelvien :
  - instruments longs de 28-30 cm ;
  - clips ;
  - bistouri électrique en position fulguration.
- *Exérèse de la pièce* :
  - clamps à rectum, agrafage à la TA 30 au bord supérieur du canal anal (**Fig. 14.29**) ;
  - récupération par l'IBODE circulante de la pièce ;
  - examen de la pièce par le chirurgien pour vérifier la limite de section rectale (prévoir 1 cm).
- *Lavage*.
- *Mobilisation colique gauche* – décollement colo-épiploïque complet.

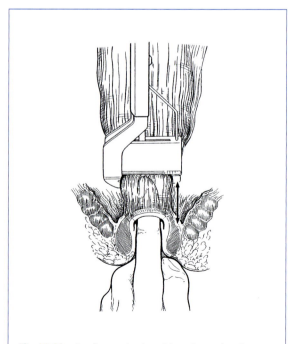

Fig. 14.29 – Agrafage au bord supérieur du canal anal.

CHIRURGIE DU RECTUM ET DE L'ANUS

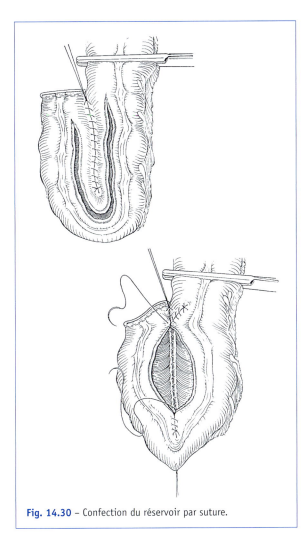

Fig. 14.30 – Confection du réservoir par suture.

- *Ligatures vasculaires* d'abaissement intéressant si nécessaire les vaisseaux de l'angle colique gauche et la veine mésentérique inférieure. Il faut trouver un compromis entre longueur du côlon et vascularisation.

- *Recoupe colique* si besoin.

- *Possibilité de confectionner un réservoir colique* pour remplacer le rôle de l'ampoule rectale.

- *Le réservoir* (**Fig. 14.30**) :
  - positionnement des deux jambages du réservoir ;
  - adossement séroséreux par un surjet postérieur ;
  - colotomie verticale sur le bord antimésocolique ;
  - confection du réservoir par surjet extramuqueux ;
  - repérage de l'extrémité du réservoir pour faciliter sa descente en transanale (fils repères).

Le réservoir colique peut être confectionné à la pince mécanique type GIA, voire endo GIA (**Fig. 14.31**).

- *Lavage abdominal*.

- *Vérification de l'hémostase*.

DEUXIÈME TEMPS PÉRINÉAL

- À nouveau *antisepsie* du périnée.

- *Exposition* à l'aide de l'écarteur de Lone Star ou écarteur de Gelpi.

- *Infiltration* à la Xylocaïne® adrénalinée à 1 % du plan sous-muqueux au-dessus de la ligne pectinée.

- *Incision circulaire* de la muqueuse au bistouri électrique.

- *Mucosectomie* allant jusqu'à réséquer la ligne d'agrafes disposée par voie abdominale au bord supérieur du canal anal (**Fig. 14.32**).

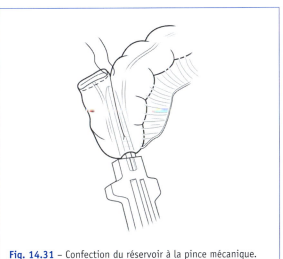

Fig. 14.31 – Confection du réservoir à la pince mécanique.

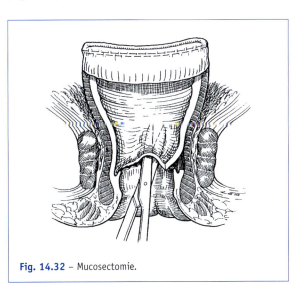

Fig. 14.32 – Mucosectomie.

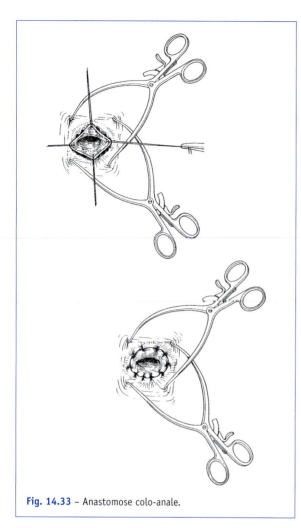

Fig. 14.33 – Anastomose colo-anale.

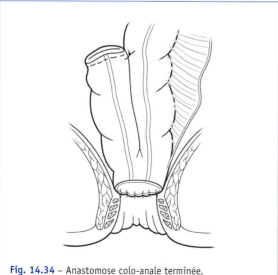

Fig. 14.34 – Anastomose colo-anale terminée.

- *Passage des points de repère :*

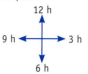

- *Descente transanale du côlon* avec ou sans réservoir. Ce geste est guidé par l'aide de l'équipe abdominale (récupération du côlon grâce aux fils repères).
- *Ouverture du côlon* ou du réservoir (recoupe de la ligne d'agrafes).
- *Les points de repère sont repassés* dans le réservoir.
- *Anastomose colo-anale* quadrant par quadrant au fil résorbable déc. 1,5 (**Fig. 14.33** et **14.34**).
- *Drainage :* sonde type Foley dans le réservoir colique ou manchette huilée transanale.
- *Pansement.*

REPRISE DU TEMPS ABDOMINAL

- *Possibilité de faire une stomie de protection* (iléostomie).
- *Vérification* des hémostases.
- *Drainage.*
- *Fermeture.*
- *Pansement.*
- *Évacuation du matériel,* remise en état de la salle d'opération.
- L'IBODE participe avec l'équipe d'anesthésie au transfert du patient dans son lit.

3. TRAITEMENT CHIRURGICAL DES TROUBLES DE LA STATIQUE RECTALE

A. DÉFINITIONS – NOSOLOGIE (Fig. 14.35 à 14.38)

Le prolapsus rectal est l'issue à travers l'anus de la paroi rectale retournée. Dans le prolapsus muqueux, seule la muqueuse est intéressée ; elle glisse sur le plan sous-muqueux, double la muqueuse du canal anal et vient déborder la marge anale comme la doublure d'une manche de veste. Dans le prolapsus total (PTR), l'anomalie intéresse toute la paroi du rectum. Le PTR survient le plus souvent mais non exclusivement chez les femmes âgées au plancher pelvien altéré (antécédents gynéco-obstétricaux, sénescence tissulaire). Le PTR n'est en fait que le plus connu et le plus facile à diagnostiquer des troubles de la statique rectale. Il a été suggéré qu'il existe deux types de défécation.

- Par inhibition réflexe du faisceau puborectal du releveur : la défécation est rapide et se fait sans effort de poussée ; c'est la défécation physiologique.

- En l'absence de relâchement réflexe puborectal, la défécation se fait alors au prix d'efforts de poussées intenses et répétés par étirement passif du puborectal ; c'est la défécation pathologique ou traumatique.

On comprend alors que c'est la partie basse de la paroi rectale antérieure qui est électivement sollicitée lors des efforts de poussée. À terme, se produit un glissement de la paroi rectale antérieure vers le canal, constituant un prolapsus rectal antérieur qui se développe et peut atteindre la marge anale. Ces *prolapsus internes* peuvent s'ulcérer avec une survenue de rectorragies ou d'un syndrome rectal (*syndrome de l'ulcère solitaire du rectum*). Chez certains patients, ce prolapsus interne vient au contact de l'épithélium sensible du canal anal et majore les difficultés d'évacuation, obligeant les malades à des manœuvres digitales réduisant le prolapsus et libérant le canal anal. On explique ainsi la survenue des *prolapsus internes* mais aussi des *rectocèles antérieures*. Ces efforts de poussées répétés ont comme deuxième conséquence l'affaissement progressif de la sangle puborectale et du plancher pelvien et leur descente sous la ligne pubococcygienne. Cette *descente périnéale* entraîne un étirement des *nerfs pelviens* (neuropathie honteuse d'étirement) favorisant la survenue d'une *incontinence fécale par hypotonie musculaire*.

B. PRINCIPES DU TRAITEMENT CHIRURGICAL DES TROUBLES DE LA STATIQUE RECTALE

La PTR dans sa forme habituelle est une indication opératoire quasi formelle. La rectopexie au promontoire, ou intervention de Orr-Loygue, est l'intervention préférée des chirurgiens français (**Fig. 14.39 a, b, c**). Elle consiste à disséquer le rectum sous-péritonéal par laparotomie jusqu'au plancher pelvien musculaire, à le remonter dans l'abdomen et à le maintenir dans cette position à l'aide de deux bandelettes prothétiques fixées au rectum libéré d'une part et au promontoire d'autre part.

Les alternatives à la rectopexie au promontoire ne se discutent que dans des cas particuliers, notamment chez le malade âgé. C'est le cas notamment dans l'intervention de Delorme qui

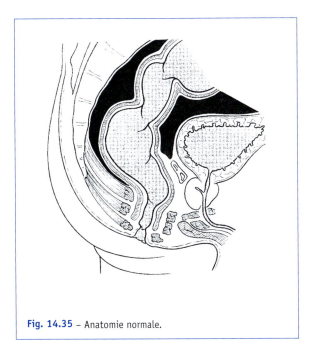

Fig. 14.35 – Anatomie normale.

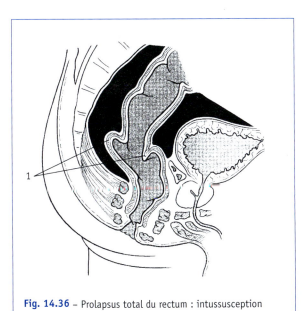

Fig. 14.36 – Prolapsus total du rectum : intussusception primaire (1).

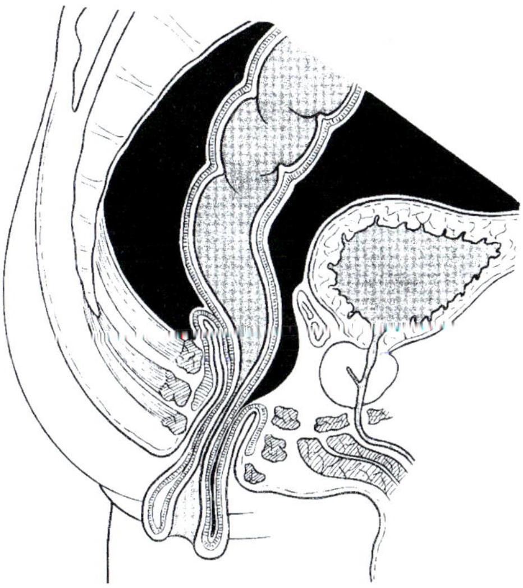

Fig. 14.37 – Prolapsus total du rectum : prolapsus total extériorisé.

CHIRURGIE ABDOMINODIGESTIVE

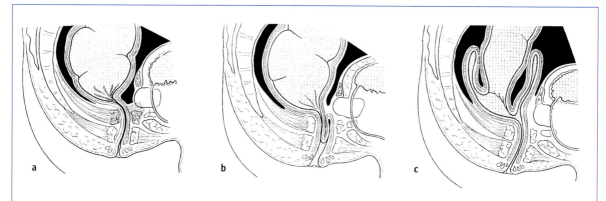

Fig. 14.38 – Prolapsus internes. **a.** Anatomie normale. **b.** Prolapsus partiel antérieur atteignant le canal anal. **c.** Prolapsus total s'écrasant sur l'angle anorectal.

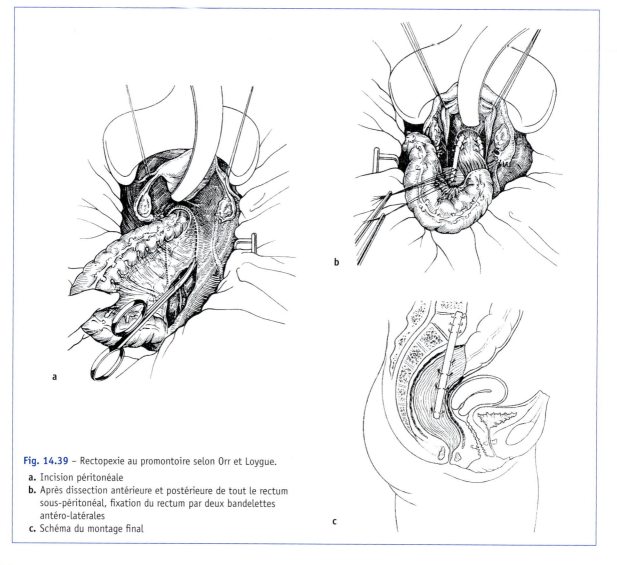

Fig. 14.39 – Rectopexie au promontoire selon Orr et Loygue.
  a. Incision péritonéale
  b. Après dissection antérieure et postérieure de tout le rectum sous-péritonéal, fixation du rectum par deux bandelettes antéro-latérales
  c. Schéma du montage final

CHIRURGIE DU RECTUM ET DE L'ANUS

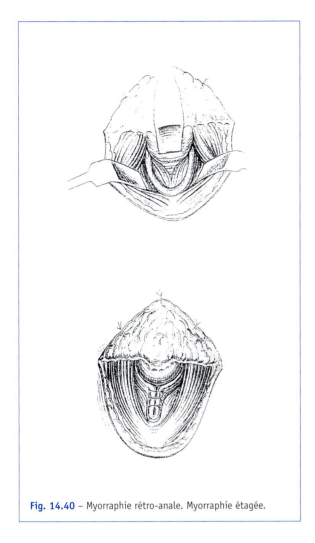

Fig. 14.40 – Myorraphie rétro-anale. Myorraphie étagée.

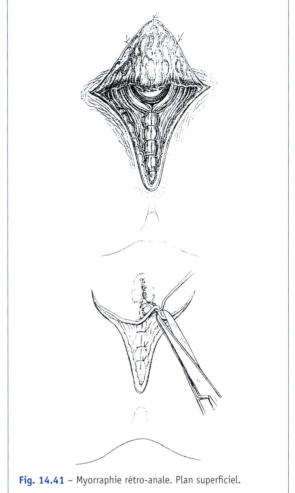

Fig. 14.41 – Myorraphie rétro-anale. Plan superficiel.

sera détaillée plus loin. Dans les troubles de la statique rectale sans prolapsus extériorisé, les indications chirurgicales sont plus rares et plus discutées. Il faut retenir l'intervention de Delorme dans les prolapsus internes distaux atteignant le canal anal et le traitement des rectocèles associant excision muqueuse et plicature musculaire antérieure par voie transanale comme l'intervention de Sullivan.

Le traitement de l'incontinence fécale est difficile. La correction efficace d'un prolapsus total du rectum associé par promotofixation améliore grandement la continence dans 40 à 60 % des cas. En l'absence de prolapsus total du rectum ou après correction de celui-ci, une incontinence fécale persistante est due à la neuropathie honteuse, qu'elle soit isolée ou associée à une lésion sphinctérienne postobstétricale ancienne. On peut alors proposer une *myorraphie recto-anale de Parks* (**Fig. 14.40** et **14.41**) associée au besoin à une réparation sphinctérienne antérieure réalisant alors une *réparation périnale complète* (**Fig. 14.42**).

C. L'INTERVENTION DE DELORME

a. Définition

C'est le traitement par voie périnéale pure d'un prolapsus total extériorisé du rectum.

b. Principe

L'intervention comprend une mucosectomie, une plicature musculaire longitudinale en accordéon et une suture muqueuse.

c. Position du patient

- Décubitus dorsal.
- Position de la taille : jambes écartées en abduction maximale ; cuisses fléchies à 90° sur le bassin ; fesses débordant au plan de la table.
- Prévoir des épaulières.
- Sondage urinaire.

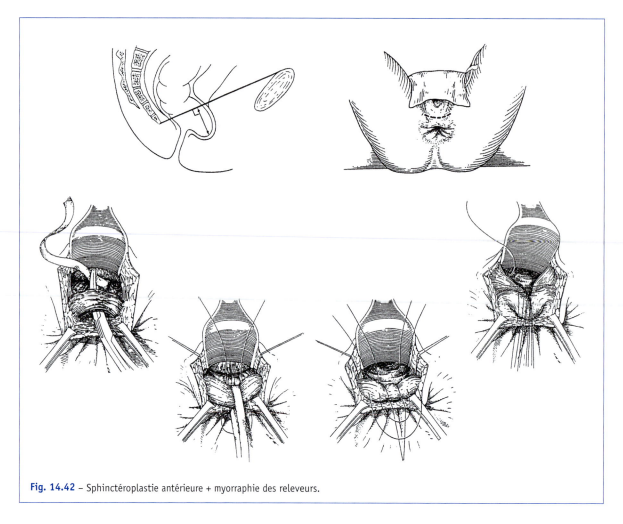

Fig. 14.42 – Sphinctéroplastie antérieure + myorraphie des releveurs.

d. Matériel nécessaire

- Bistouri électrique.
- Aspirateur.
- Petit assistant muet entre les cuisses du patient.
- Deux tabourets pour l'opérateur et son aide.
- Une petite table pour les instruments stériles.
- Boîte *Périnée* (liste jointe).
- Un pack de drappage comprenant : une toile ; deux jambières ; un champ long ; une bande adhésive.
- Des compresses.
- Un câble de bistouri électrique.
- Un tuyau d'aspiration et une canule d'aspiration.
- Une seringue de 20 cc avec une aiguille fine, de la Xylocaïne® adrénalinée à 1 %.
- Deux ampoules de vaseline stérile.
- Deux lames de bistouri 23.
- Ligature résorbable déc. 1,5 ; non résorbable déc. 3.
- Une manchette huilée en drainage.

e. Déroulement de l'intervention
(**Fig. 14.43** à **14.46**)

- *Antisepsie* de la peau.
- *Drappage*.
- *Extériorisation* du prolapsus à l'aide de pinces de Judd.
- *Repérage* de la ligne pectinée.
- *Infiltration* à la Xylocaïne® adrénalinée du plan sous-muqueux au-dessus de la ligne pectinée.
- *Mucosectomie* au bistouri électrique.
- *Traction* du lambeau muqueux avec quatre Judd.
- *Le cylindre muqueux doit faire deux fois* la longueur du tube extériorisé (sommet du prolapsus).
- *Plicature musculaire longitudinale* au fil non résorbable monobrin déc. 3.

CHIRURGIE DU RECTUM ET DE L'ANUS

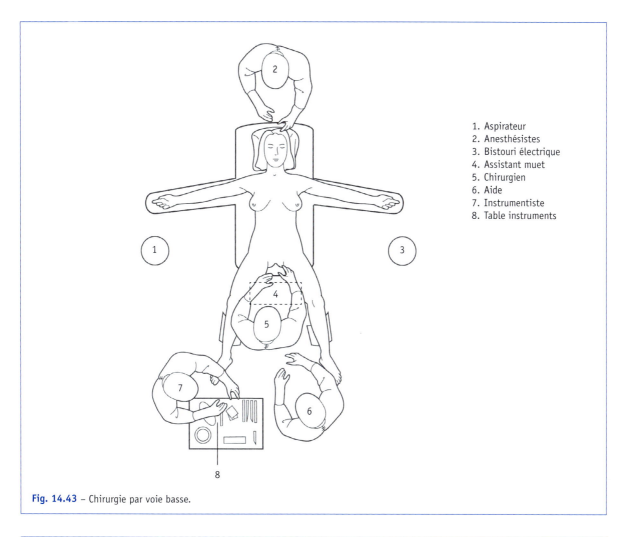

1. Aspirateur
2. Anesthésistes
3. Bistouri électrique
4. Assistant muet
5. Chirurgien
6. Aide
7. Instrumentiste
8. Table instruments

Fig. 14.43 – Chirurgie par voie basse.

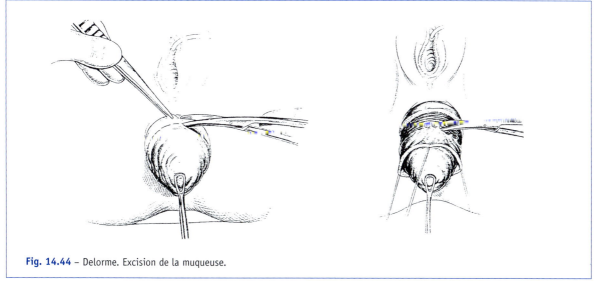

Fig. 14.44 – Delorme. Excision de la muqueuse.

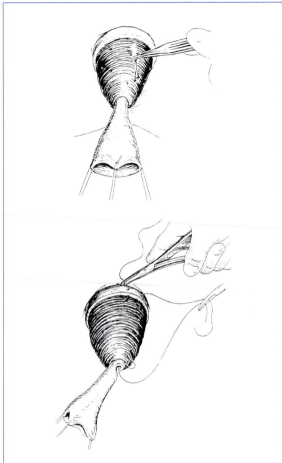

Fig. 14.45 – Delorme. Révision de l'hémostase. Plicature musculaire et suture muqueuse colo-anale.

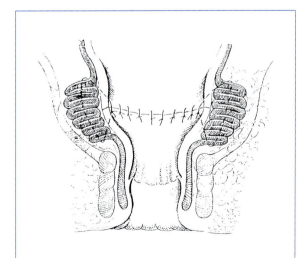

Fig. 14.46 – Delorme. Aspect définitif en coupe frontale.

- *Section* du lambeau muqueux.

♦ *Remarque* ♦ L'IBODE se chargera de recueillir ce lambeau muqueux pour l'acheminer vers le laboratoire d'anatomie pathologique.

- *Suture mucomuqueuse* au fil résorbable déc. 1,5 afin d'enfouir les fils de plicature musculaire.
- *Vérification* de l'hémostase.
- *Drainage transanal* par une manchette huilée.
- L'intervention est terminée.
- *Nettoyage du périnée*.
- *Réalisation du pansement* à l'aide d'un coussin stérile et d'un unislip.

4. RECTOCOLITE ULCÉRO-HÉMORRAGIQUE (RCH)

Définition : l'inflammation de la muqueuse entraîne une hypersécrétion de mucus et accélère le transit intestinal ; les ulcérations, mettant à nu la musculeuse sont à l'origine de saignements ; le symptôme essentiel de la colite ulcéreuse est une diarrhée, fréquente, impérieuse, faite de selles liquides glairosanglantes. Dans la RCH seule la muqueuse du recto-côlon est atteinte, l'intestin grêle est toujours sain. L'inflammation débute à la partie basse du rectum puis s'étend vers le haut pour atteindre tout ou partie du côlon. Chez la majorité des patients, l'atteinte intestinale reste limitée en hauteur et la maladie, qui évolue par poussées espacées, est contrôlable par le traitement médical. Dans un tiers des cas environ, l'inflammation s'étend du rectum à l'ensemble du côlon. C'est dans ces colites ulcéreuses étendues que la chirurgie peut être nécessaire si le traitement médical échoue.

A. RCH – INDICATIONS CHIRURGICALES

La chirurgie se discute en urgence (colites aiguës graves) ou électivement (formes chroniques).

a. Colites aiguës graves

La diarrhée glairosanglante est profuse (jusqu'à 20 ou 30 évacuations diurnes ou nocturnes). Les pertes protéiques et hydroélectrolytiques entraînent une dénutrition et une déshydratation rapides ; les ulcérations profondes et confluentes saignent parfois massivement et autorisent le passage des germes intestinaux dans la circulation générale avec un risque de choc septique. Dans les colites aiguës graves, l'absence d'amélioration rapide sous traitement médical est une indication chirurgicale urgente (classiquement avant le cinquième jour).

b. Formes chroniques

La maladie, plus ou moins ancienne, évoluant par poussées plus ou moins rapprochées, est mal contrôlée par le traitement médical. La chirurgie élective programmée se discute dans différentes circonstances.

ALTÉRATION DE L'ÉTAT GÉNÉRAL

La répétition des poussées entraîne une asthénie, une anémie et une fatigue générale retentissant sur la vie quotidienne (personnelle, familiale, professionnelle) de ces adultes jeunes.

SYMPTÔMES INVALIDANTS

Le plus gênant pour les patients est l'impériosité : fibreux et rétracté, le rectum a perdu sa fonction de réservoir (microrectie) obligeant les malades à des passages aux toilettes urgents et répétés le jour comme la nuit. Même en l'absence de signes généraux de gravité, l'impériosité de ce syndrome rectal est très invalidante.

MANIFESTATIONS EXTRADIGESTIVES

Surtout cutanées, oculaires, articulaires et hépatiques. Elles sont améliorées par le traitement médical de la maladie intestinale ; lorsque celui-ci échoue, la chirurgie d'exérèse intestinale peut être nécessaire.

CANCER COLORECTAL

L'inflammation chronique augmente le risque de cancer colorectal. C'est une éventualité rare, nulle avant dix ans d'évolution et dont le risque est estimé à 1 % par an, au-delà de la dixième année. 10 % des patients seraient atteints au bout de vingt ans d'évolution. Il est maintenant possible d'anticiper (surveillance endoscopique) et de proposer un traitement chirurgical plus rapide, avant l'apparition du cancer.

B. RCH – CHOIX D'UNE INTERVENTION

Il est différent selon les circonstances. Dans les colites aiguës graves, il faut opérer avant la survenue de complications mortelles. Chez les malades anémiés, septiques, dénutris, au côlon non préparé, la seule intervention est la *colectomie subtotale* en conservant l'intestin terminal (rectum ± sigmoïde distal) *sans anastomose*. L'intervention est terminée par une iléostomie terminale. Le moignon rectosigmoïdien peut être soit fermé et abandonné (opération de Hartmann), soit mis à la peau (sigmoïdostomie) (**Fig. 14.47**).

Après restauration de l'état général et sevrage médicamenteux (quatre à six mois) il est possible de rétablir la continuité digestive.

À froid, le traitement chirurgical a deux objectifs.

- *La coloproctectomie totale* guérit le malade en un temps mais au prix d'une iléostomie définitive (**Fig. 14.48** et **14.49**) nécessitant un appareillage permanent. Mal acceptée par les malades jeunes, elle ne conserve que des indications de nécessité (incompétence du sphincter anal par exemple).

- *La colectomie totale* avec anastomose iléorectale n'est possible que si le rectum conservé est encore souple et peu atteint. Elle est illogique (le rectum conservé est malade et nécessitera une surveillance endoscopique régulière) mais permet d'éviter une iléostomie définitive. Mais même dans ces cas, les poussées itératives de rectite et la dégradation du confort conduiront une fois sur trois à transformer l'interven-

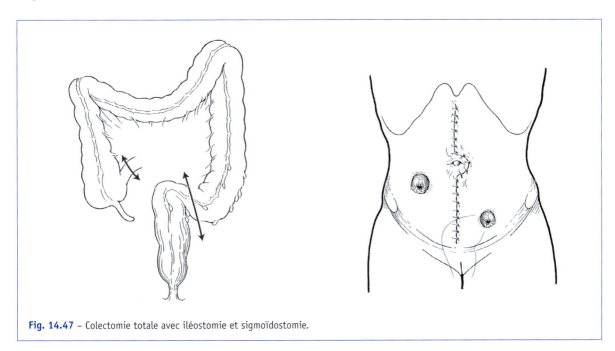

Fig. 14.47 – Colectomie totale avec iléostomie et sigmoïdostomie.

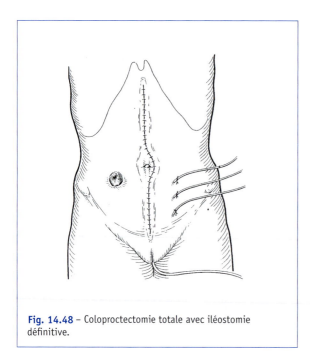

Fig. 14.48 – Coloproctectomie totale avec iléostomie définitive.

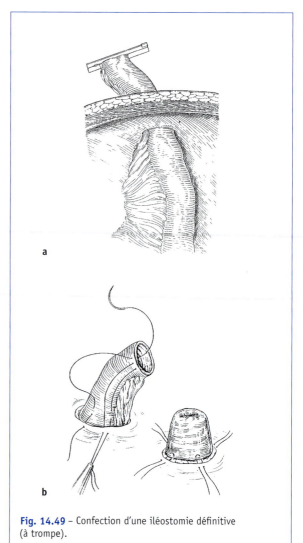

Fig. 14.49 – Confection d'une iléostomie définitive (à trompe).

tion initiale (protectomie avec iléostomie définitive ou restauration de la fonction sphinctérienne).

Une intervention permet en effet d'éradiquer la maladie et d'éviter une iléostomie définitive : c'est la *coloproctectomie avec réservoir iléal pelvien et anastomose iléo-anale*. L'ensemble du côlon et du rectum sont libérés ; le rectum est sectionné au bord supérieur du canal anal ; réalisation d'un réservoir aux dépens des 40 ou 50 derniers centimètres de grêle. Le sommet du réservoir est anastomosé à l'anus par voie endo-anale après mucosectomie de la partie haute du canal anal. Cette anastomose est habituellement protégée par une iléostomie latérale temporaire qui sera fermée dans un second temps opératoire, deux à trois mois plus tard.

Plusieurs conditions sont impératives avant de proposer une intervention complexe nécessitant plusieurs hospitalisations et dont le but est essentiellement fonctionnel (éviter l'iléostomie définitive).

- L'avis et l'information complète des malades sont essentiels et nécessitent souvent plusieurs consultations préopératoires.
- Il faut avoir éliminé une maladie de Crohn (MC), maladie inflammatoire d'étiologie inconnue comme la RCH qu'elle peut parfois simuler, la MC peut atteindre tout le tube digestif de la bouche à l'anus et en particulier l'intestin grêle. L'inflammation, à la différence de la RCH, n'est pas limitée à la muqueuse mais atteint (ou dépasse) la totalité de la paroi intestinale. Ceci est particulièrement important au niveau du canal anal du fait du risque de fistules, d'abcès et de lésions du sphincter. Ce risque et celui lié à la possible atteinte du grêle terminal font de la MC une contre-indication à l'anastomose iléo-anale.

- Dans le but de diminuer les risques de complications liées à l'anastomose iléo-anale, les malades en colite aiguë grave et les malades chroniques sous corticoïdes à hautes doses doivent avoir une colectomie sub-totale préalable et seront donc opérés en trois temps.

À terme (quatre à six mois après la fermeture de l'iléostomie de protection), l'anastomose iléo-anale donne en moyenne quatre à six selles par jour, sans impériosité, c'est-à-dire avec la possibilité de différer l'évacuation de plus de trente minutes. Seuls 20 % des patients se lèvent la nuit pour aller à la selle plus d'une fois par semaine.

C. RCH – ANASTOMOSE ILÉO-ANALE

(**Fig. 14.50** et **14.51** ; *cf.* **Fig. 14.29**, p. 124 ; **14.52** ; *cf.* **Fig. 14.32** et **14.33**, p. 126 ; **14.53** à **14.55**)

a. Installation habituelle

TEMPS ABDOMINAL

- *Laparotomie médiane.*

- *Mobilisation du cadre colique.*

- *Section du grêle terminal* au ras de la jonction iléocæcale en préservant l'intégralité des branches iléales des vaisseaux iléocoliques.

- *Ouverture du péritoine pelvien* et dissection du rectum.

- Dans le but d'éviter les séquelles urogénitales liées aux traumatismes nerveux, *l'exérèse rectale* se fait classiquement au contact de la paroi musculaire, en avant de la bifurcation de l'hémorroïdale supérieure en respectant tout le mésorectum. À condition de respecter les nerfs hypogastriques, il est en fait possible (et plus simple) de passer en arrière du mésorectum qui est réséqué. En avant et latéralement, la dissection se fait dans tous les cas au contact de la paroi rectale.

- *Transsection (TA 30) du rectum* au bord supérieur du canal anal, à 2 cm au-dessus de la ligne pectinée. La position de la

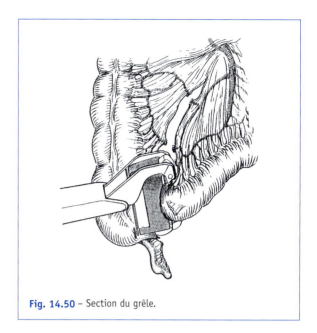

Fig. 14.50 – Section du grêle.

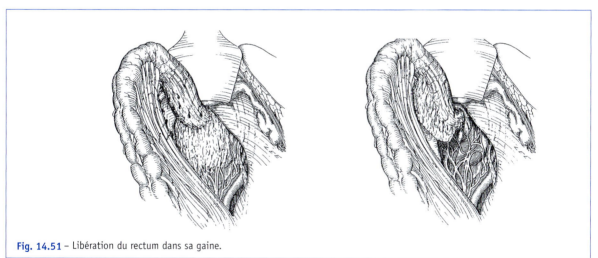

Fig. 14.51 – Libération du rectum dans sa gaine.

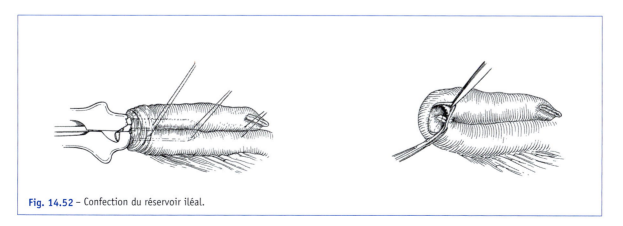

Fig. 14.52 – Confection du réservoir iléal.

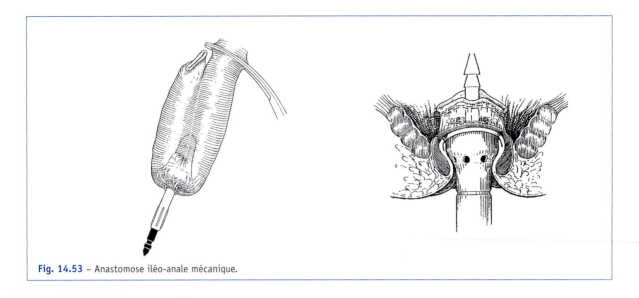

Fig. 14.53 – Anastomose iléo-anale mécanique.

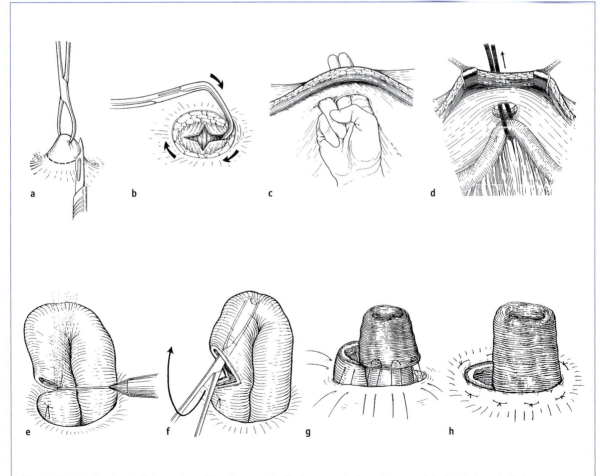

Fig. 14.54 – Réalisation de l'iléostomie. **a.** Résection cutanée ; **b.** Ouverture de l'aponévrose ; **c.** Création du tunnel ; **d.** Passage du grêle ; **e.** Ouverture de l'anse d'amont ; **f.** Éversion du sommet de l'anse ; **g.** Suture de la trompe ; **h.** Aspect définitif.

CHIRURGIE DU RECTUM ET DE L'ANUS

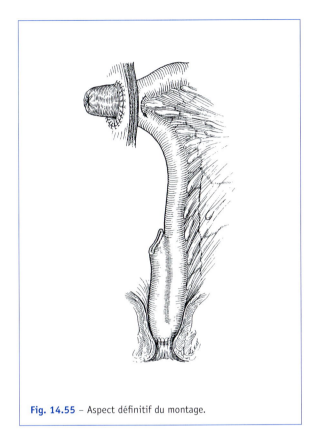

Fig. 14.55 – Aspect définitif du montage.

ligne d'agrafes est vérifiée par le doigt endo-anal du deuxième aide (deux phalanges).

- Confection d'un réservoir iléal en J :
  - mobilisation de la racine du mésentère du plan rétropéritonéal jusqu'au troisième duodénum ;
  - mobilisation duodénopancréatique et de l'angle duodénojéjunal ;
  - libération de l'axe vasculaire mésentérique supérieur ;
  - des ligatures vasculaires sont parfois nécessaires pour permettre d'abaisser le point déclive du grêle (situé à environ 20 cm de la jonction iléocæcale) en dessous du bord inférieur de la symphyse pubienne. La ligature intéresse soit la terminaison de l'axe vasculaire mésentérique supérieur, soit le pédicule iléocæcal ;
  - adossement, en J, des deux jambages du réservoir ;
  - confection du réservoir à la GIA, la pince est introduite soit par le sommet du J, soit par deux entérostomies situées à mi-hauteur du réservoir, nécessitant alors de recouper l'éperon situé à son sommet (GIA) ;
  - les orifices d'introduction de la GIA sont refermés par un surjet de 4/0 ;
  - l'anastomose mécanique par transfixion sans mucosectomie, est possible dès ce stade. La technique classique comporte un temps périnéal de mucosectomie et d'anastomose manuelle.

TEMPS PÉRINÉAL

- *Mise en place d'un écarteur autostatique* avec dilatation modérée (Lone Star, Gelpy).
- *Repérage de la ligne pectinée.*
- *Infiltration du plan sous-muqueux* 5 mm au-dessus de la ligne pectinée.
- *Mucosectomie* allant jusqu'à réséquer la ligne d'agrafes disposée par voie abdominale.
- *Descente transanale du réservoir* : une longue pince passée par l'opérateur par voie transanale tracte deux fils repérant le site d'entérotomie au sommet du réservoir ;
- *Fixation (séromusculeuse) du réservoir* à la musculeuse de la partie haute du canal anal par quatre points cardinaux de 3/0.
- *Entérotomie.*
- *Anastomose iléo-anale* à points séparés cadran par cadran ; les points sont totaux sur l'anus, extramuqueux sur le grêle.
- *Mise en place d'une sonde* (Foley) drainant le réservoir. Fixation. Retour à l'abdomen. Drainage pelvien. Confection d'une iléostomie latérale fonctionnellement terminalisée et fermeture habituelle.

5. CHIRURGIE DE L'ANUS

Guy Samama

A. HÉMORROÏDES

Les hémorroïdes sont des dilatations variqueuses de la région anale. Elles sont habituellement disposées en trois paquets principaux situés à 3 heures, 7 heures et 11 heures en position de la taille.

a. Matériel nécessaire

- Une boîte A*ppendicite*.
- Une boîte de champs périnée avec bottes stériles.

b. Installation du malade

Position de la taille, les fesses débordant le plan de la table. Vérification du rasage périnéal. Chez l'homme le scrotum est ramené sur l'abdomen et maintenu par un élastoplaste.

c. Conduite de l'intervention (Fig. 14.56 à 14.58)

- Pas de dilatation anale.
- Une pince de Kocher est mise sur chaque hémorroïde de façon à bien l'exposer. Dissection de son pédicule qui est lié. Exérèse de l'hémorroïde.
- On obtient ainsi l'exérèse des trois paquets hémorroïdaires en ménageant entre eux de larges ponts de muqueuse saine

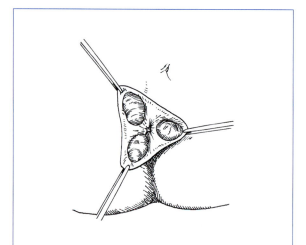

Fig. 14.56 – Exposition des trois paquets hémorroïdaires.

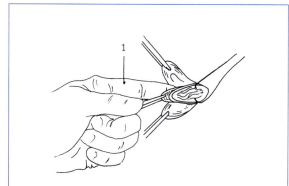

Fig. 14.57 – Ligature de l'hémorroïde située à trois heures.
1. L'index tend l'hémorroïde

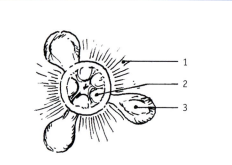

Fig. 14.58 – Aspect définitif.
1. Ponts de muqueuse saine
2. Orifice anal
3. Hémorroïde réséquée

qui sont à l'origine de la régénération et garant d'une cicatrisation sans sténose.

• L'intervention est terminée, soit sans aucun pansement, soit en mettant dans l'anus un rouleau de gazes vaselinées qui sera spontanément éliminé par le malade à son réveil.

B. FISTULES ANALES

La fistule anale se présente sous forme d'un trajet communicant par une crypte avec la lumière du canal anal en haut, s'extériorisant à la fesse en bas.

Le problème de ces fistules est double :
– d'une part retrouver l'orifice supérieur endo-anal ;
– d'autre part savoir si la fistule est intrasphinctérienne (entre la muqueuse anale et le sphincter), transsphinctérienne (traversant le sphincter externe de l'anus) ou enfin extrasphinctérienne (en dehors du sphincter externe).

a. Matériel nécessaire

• Une boîte *Appendicite*.
• Un dilatateur anal et des valves à anus fines et longues.
• Une boîte de champs périnée avec bottes stériles.
• Un bistouri électrique.
• Du bleu de Méthylène et une seringue.
• Un siège pour l'opérateur.

b. Installation du malade

Position de la taille, les fesses débordant le plan de la table. Vérification du rasage périnéal. Chez l'homme, le scrotum est ramené sur l'abdomen et maintenu par une bande d'élastoplaste.

c. Conduite de l'intervention

• *Dilatation anale* douce et toilette de la cavité à la compresse imbibée d'antiseptique.

• *Injection d'un peu de bleu de Méthylène* ou mieux, d'air poussé par une seringue par l'orifice externe permet de repérer l'orifice interne qui est alors cathétérisé de préférence de haut en bas et non pas à partir de l'orifice fessier avec un stylet ou une sonde cannelée.

• *Si la fistule est intrasphinctérienne*, elle sera mise à plat par section au bistouri électrique de tous les tissus soulevés par la sonde cannelée.

• *Si la fistule est trans- ou extrasphinctérienne*, la mise à plat exige la section de tout ou partie du sphincter.

On ne peut sectionner de façon simple ce sphincter sans risquer des troubles de la continence. On utilise la méthode de l'élastique : dans le trajet de la fistule, on passe un élastique. En serrant celui-ci régulièrement toutes les semaines, on

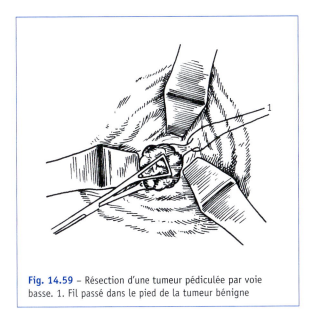

Fig. 14.59 – Résection d'une tumeur pédiculée par voie basse. 1. Fil passé dans le pied de la tumeur bénigne

obtient une section progressive du sphincter qui cicatrise au fur et à mesure.

d. Pansement

Un cylindre de gazes vaselinées est introduit dans le canal anal. Il sera spontanément éliminé par le malade à son réveil.

C. EXÉRÈSE DES TUMEURS BÉNIGNES DU RECTUM PAR VOIE BASSE

Certaines tumeurs pédiculées mais également sessiles peuvent être enlevées par voie basse.

a. Matériel nécessaire

- Un jeu de valves à anus qui sont longues et fines.
- Un aspirateur.
- Un bistouri électrique.
- Une boîte *Appendicite* quand la tumeur n'est pas située trop haut.
- Sinon, une boîte *Abdomen*.
- Une boîte de champs périnée avec bottes stériles.

b. Installation du malade

- Position de la taille, fesses débordant le plan de la table.
- Épaulières.
- Les organes génitaux externes de l'homme ramenés sur l'abdomen et maintenu par un élastoplaste.
- Vérification du rasage périnéal.

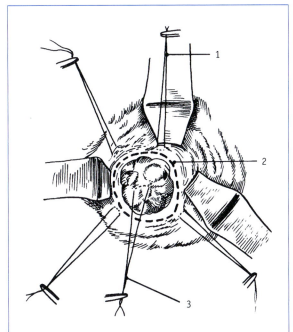

Fig. 14.60 – Résection d'une tumeur sessile par voie basse.
1. Fil tendant la muqueuse saine
2. Limites de la résection
3. Fil tendant la tumeur

c. Conduite de l'intervention

- *Toilette rectale* : seringue de Guyon, sonde rectale n° 30, solution d'antiseptique dans une grande cupule.

- *Dilatation anale* : douce à la main et mise en place des valves qui sont confiées à l'aide.

- *Repérage de la tumeur*.

- *S'il s'agit d'une tumeur pédiculée* (**Fig. 14.59**), on la prend dans une pince cadre pour tendre le pédicule, le lier à sa base et enlever la pièce qui sera confiée à l'anatomopathologie après avoir repéré le pédicule avec un fil par exemple. Ce repérage est fondamental car en cas de transformation maligne, il est capital de savoir si le pédicule est envahi ou non.

- *S'il s'agit d'une tumeur sessile* (**Fig. 14.60**) : on l'accroche en y passant une aiguille courbe d'un matériel solide. Les deux brins sont gardés longs sur pince repère.

- *À deux centimètres de la tumeur*, autour d'elle, on passe de même quatre fils rétracteurs aux quatre points cardinaux en muqueuse saine. Les brins seront gardés sur pinces repères.

- On procédera alors à l'exérèse tumorale en fermant la brèche par des points séparés d'un fil de calibre 3 ou 4/0 à résorption lente.

- *Pas de pansement*.

15. Chirurgie du foie

Guy Samama
Laurence Chiche

Indispensable à la vie, le foie est un organe thoraco-abdominal car il est situé dans l'abdomen, mais sa projection est essentiellement thoracique. Il occupe la région sous-phrénique droite et se prolonge vers l'épigastre et la région sous-phrénique gauche (**Fig. 15.1**).

Le foie est l'organe le plus volumineux de l'organisme. Il pèse environ 1 500 g. Il est constitué d'un tissu rouge brun assez ferme mais friable, entouré toutefois d'une capsule un peu plus solide, la capsule de Glisson.

Vers l'avant, son accès est barré par les dernières côtes, le rebord chondrocostal et le sternum.

En haut, il est moulé par l'hémicoupole diaphragmatique droite.

En arrière, sa projection est également thoraco-abdominale puisqu'il répond, dans sa partie supérieure, au thorax avec le poumon droit et sa plèvre, et dans sa partie inférieure, à la région lombaire avec notamment le rein droit.

Enfin, dans l'abdomen, il est en rapport avec l'œsophage, l'estomac et la région cœliaque, le duodénum, le pédicule hépatique et l'angle droit du côlon (**Fig. 15.2** à **15.4**). Les **Fig. 15.5** à **15.7** résument la morphologie du foie et ses principaux rapports.

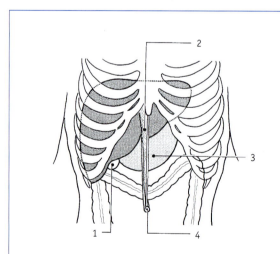

Fig. 15.1 – Situation du foie (extrait de Cady et Kron, Anatomie du corps humain, Fasc. 3, Maloine).
1. Vésicule biliaire
2. Lig. falciforme
3. Estomac
4. Ombilic

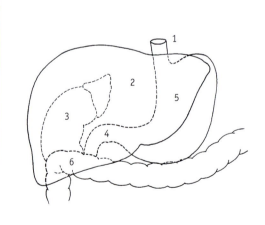

Fig. 15.2 – Rapports avec les viscères abdominaux.
1. Œsophage abdominal
2. Région cœliaque
3. Rein
4. Duodénum
5. Estomac
6. Côlon

CHIRURGIE DU FOIE

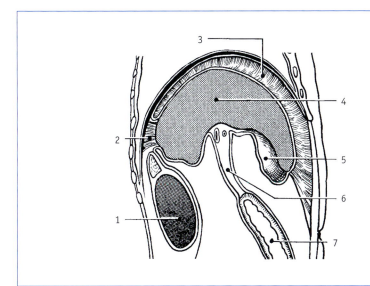

Fig. 15.3 – Coupe sagittale du foie en place *(extrait de Cady et Kron, Anatomie du corps humain, Fasc. 3, Maloine).*

1. Rein droit
2. Lig. coronaire
3. Lig. falciforme
4. Foie
5. Vésicule biliaire
6. Petit épiploon
7. Duodénum

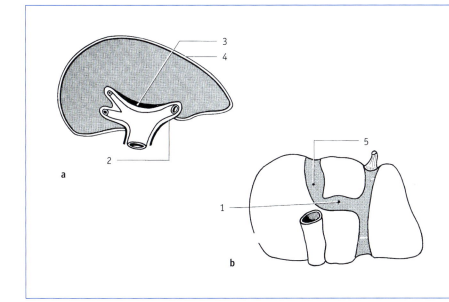

Fig. 15.4 – Capsule de Glisson : renforcement au niveau des plaques vésiculaire et hilaire : **a.** Vue antérieure ; **b.** Vue postérieure *(extrait de Cady et Kron, Anatomie du corps humain, Fasc. 3, Maloine).*

1. Plaque hilaire
2. Enveloppe vasculobiliaire
3. Plaque hilaire
4. Enveloppe conjonctive
5. Plaque vésiculaire

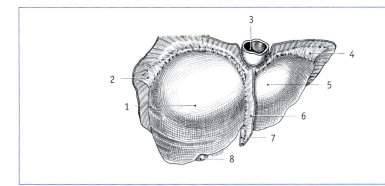

Fig. 15.5 – Face supérieure et ligaments du foie *(extrait de Cady et Kron, Anatomie du corps humain, Fasc. 3, Maloine).*

1. Lobe droit du foie
2. Lig. triangulaire droit
3. V. cave inférieure
4. Lig. triangulaire gauche
5. Lobe gauche du foie
6. Lig. falciforme
7. Lig. rond
8. Vésicule biliaire

CHIRURGIE ABDOMINODIGESTIVE

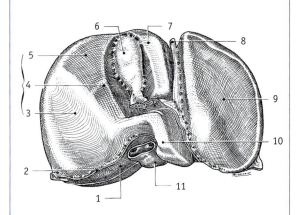

Fig. 15.6 – Face inférieure du foie. Le pédicule hépatique est sectionné au niveau du hile *(extrait de Cady et Kron, Anatomie du corps humain, Fasc. 3, Maloine)*.

1. Face postérieure
2. Feuillet inférieur du lig. coronaire
3. Empreinte rénale
4. Empreinte duodénale
5. Empreinte colique

Lobe droit :
6. Vésicule biliaire
7. Lobe carré
8. Lig. rond et sillon antéropostérieur gauche

Lobe gauche :
9. Empreinte gastrique
10. Lobe de Spiegel
11. VCI

1. LES ÉLÉMENTS QUI TRAVERSENT LE FOIE

Le pédicule hépatique est un ensemble vasculobiliaire qui comprend essentiellement la veine porte, l'artère hépatique et la voie biliaire principale. Cet ensemble est tendu, anatomiquement, du bord supérieur du premier duodénum au hile du foie qui est une dépression transversale située à la face inférieure de l'organe (*cf.* **Fig. 15.4**).

Au niveau de ce hile, la veine porte, l'artère hépatique et la voie biliaire bifurquent en deux pédicules, droit et gauche.

Il y aura d'autres bifurcations à l'intérieur même du parenchyme hépatique, mais deux caractéristiques demeureront constantes.

- On trouvera toujours au sein d'un même pédicule un élément veineux dépendant du système porte, un élément artériel dépendant de l'artère hépatique et un élément biliaire.

- Ces pédicules, que l'on appelle pédicules portes car centrés sur la veine porte, sont entourés d'une gaine qui vient de la capsule de Glisson (**Fig. 15.8**).

Le flux sanguin qui traverse le foie est drainé par les veines sus-hépatiques (**Fig. 15.9**). On distingue des veines sus-hépatiques principales et accessoires.

- Les veines sus-hépatiques principales sont au nombre de trois : droite, moyenne et gauche. Les sus-hépatiques

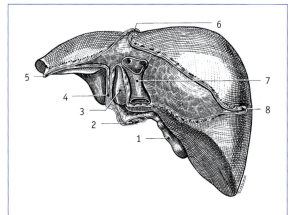

Fig. 15.7 – Face postérieure du foie : le ligament coronaire *(extrait de Cady et Kron, Anatomie du corps humain, Fasc. 3, Maloine)*.

1. Vésicule biliaire
2. Hile du foie
3. Lobe de Spiegel
4. Petit épiploon
5. Lig triangulaire gauche
6. Lig. falciforme
7. VCI
8. Lig. triangulaire droit

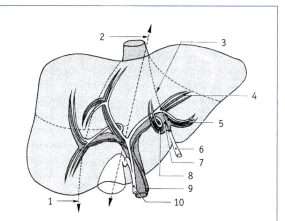

Fig. 15.8 – Pédicules vasculobiliaires *(extrait de Cady et Kron, Anatomie du corps humain, Fasc. 3, Maloine)*.

1. Scissure latérale droite
2. Grande scissure
3. Scissure ombilicale
4. Pédicule du segment II
5. Pédicule du segment III
6. Lig. rond
7. Récessus de Rex
8. Pédicule du segment IV
9. A. hépatique
10. Cholédoque

CHIRURGIE DU FOIE

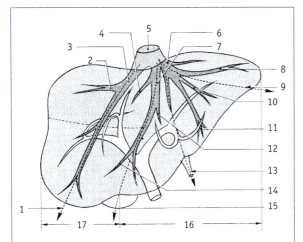

Fig. 15.9 – Disposition de la veine porte et des veines sus-hépatiques *(extrait de Cady et Kron, Anatomie du corps humain, Fasc. 3, Maloine).*

1. Scissure latérale droite
2. Affluent postérieur du segment VII
3. V. sus-hépatique droite
4. Affluent du segment VIII
5. VCI
6. V. sus-hépatique gauche (secteur sus-hépatique gauche)
7. V. sagittale médiane (secteur sus-hépatique médian)
8. Affluent transverse
9. Scissure latérale gauche
10. Affluent intermédiaire
11. Affluent antéro-postérieur
12. Affluent du segment IV
13. Scissure ombilicale
14. Affluent du segment V
15. Grande scissure
16. Foie gauche
17. Foie droit

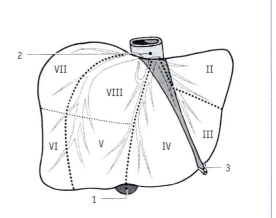

Fig. 15.10 – Segmentation hépatique portale, vue antérieure *(extrait de Cady et Kron, Anatomie du corps humain, Fasc. 3, Maloine).*

1. Vésicule biliaire
2. VCI
3. Lig. rond

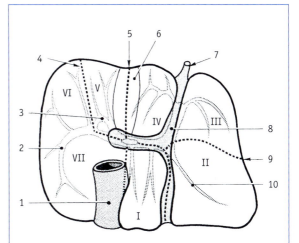

Fig. 15.11 – Segmentation hépatique portale, vue inférieure *(extrait de Cady et Kron, Anatomie du corps humain, Fasc. 3, Maloine).*

1. VCI
2. V. latérale droite
3. V. paramédiane droite
4. Scissure porte droite
5. Scissure porte profonde
6. Lit vésiculaire
7. Lig. rond
8. V. paramédiane gauche (récessus de Rex)
9. Scissure porte gauche
10. V. latérale gauche

moyenne et gauche s'unissent un peu avant leur terminaison en un tronc commun qui se jette comme la veine sus-hépatique droite dans la veine cave inférieure.

- Les veines sus-hépatiques accessoires sont plus ou moins nombreuses et se jettent directement dans la veine cave sur toute la hauteur de son trajet rétrohépatique. Elles drainent essentiellement une partie du lobe droit

2. LA SEGMENTATION DU FOIE (Fig. 15.10 et 15.11)

Classiquement, l'examen de la face antérieure du foie permet de distinguer deux lobes séparés par le ligament falciforme ou ligament suspenseur qui est tendu du ligament rond en avant aux ligaments triangulaires droit et gauche et à la veine cave inférieure en arrière.

En fait, la chirurgie hépatique n'a pris son essor que depuis la compréhension de la segmentation fonctionnelle du foie basée sur la division des pédicules portes.

Au niveau du hile du foie, le tronc de la veine porte se divise en veine porte droite destinée au foie droit et veine porte gauche destinée au foie gauche. La limite entre ces deux territoires vasculaires et fonctionnels est précise : c'est la scissure porte principale (scissure purement fonctionnelle car rien ne la marque à la surface du foie). Elle va du bord gauche de la veine cave inférieure au fond de la vésicule biliaire. Cette scissure porte principale ne coïncide pas avec le ligament suspenseur et donc, la segmentation fonctionnelle ne se superpose pas à la description anatomique classique : celle-ci est abandonnée ; la dénomination du lobe hépatique ne doit plus être que fonctionnelle ou vasculaire.

Le lobe droit est divisé en deux secteurs (latéral et paramédian droits) par la scissure porte droite.

Le lobe gauche est également divisé en deux secteurs (latéral et paramédian gauche) par la scissure porte gauche.

Au total, on aboutit à huit segments fonctionnels et vasculaires principaux que l'on numérote de I à VIII dans le sens des aiguilles d'une montre.

Les segments II, III, IV, V, VI et VII occupent toute l'épaisseur du parenchyme hépatique : on les voit aussi bien à la face supérieure qu'à la face inférieure du foie.

Le segment I n'est visible qu'à la face inférieure du foie.

Le segment VIII n'est visible qu'à la face supérieure du foie.

Il faut noter que dans chaque scissure porte qui correspond à la frontière entre deux territoires portes contigus se trouve une veine sus-hépatique. Ainsi par exemple, le plan de la scissure porte principale qui sépare les lobes droit et gauche du foie est occupé par la veine sus-hépatique sagitale médiane : l'ouverture de la grande scissure conduit directement sur elle ; inversement, tant qu'on n'a pas trouvé la veine sus-hépatique médiane, c'est que l'on n'est pas dans le plan de la grande scissure.

3. LES VOIES D'ABORD DU FOIE (Fig. 15.12)

De multiples voies d'abord ont été proposées ; nous ne parlerons que des principales voies communément utilisées.

A. LA VOIE MÉDIANE (cf. Fig. 15.12 a)

Il s'agit d'une incision médiane sus-ombilicale qui franchit la peau, l'aponévrose au niveau de la ligne blanche et le péritoine. La section du ligament rond entre deux ligatures et la section du ligament suspenseur ouvrent l'accès du foie. Cette incision peut être agrandie :
- vers le bas, en sous-ombilical ;
- vers le haut (cf **Fig. 15.12 b**) :
  - par résection de l'appendice xyphoïde,
  - par sternotomie médiane : l'incision cutanée remonte sur le sternum. La face postérieure de celui-ci est dégagée au doigt. Une pince coupante ou une scie oscillante permettent la sternotomie.

B. LA SOUS-COSTALE DROITE (cf. Fig. 15.12 c)

Le tracé de l'incision suit le rebord chondrocostal à 2 cm de celui-ci environ.

Cette incision peut être agrandie vers la gauche en bi-sous-costale ; à condition de disposer d'un double rétrac-

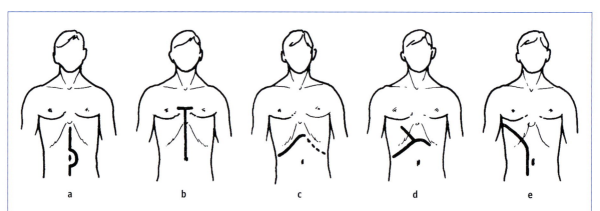

Fig. 15.12 – Les principales voies d'abord du foie.
a. Médiane sus-ombilicale agrandie en sous-ombilicale
b. Médiane agrandie en sternotomie
c. Sous-costale droite avec agrandissement en sous-costale gauche
d. Sous-costale agrandie vers le thorax
e. Tracé de la thoraco-phréno-laparotomie droite

teur sternal, pour suspendre l'auvent costal, il s'agit d'une incision qui donne un bon jour sur l'ensemble du foie.
Il est également possible d'y raccorder une incision qui ouvre le thorax (cf. **Fig. 15.12 d**).

C. LA THORACO-PHRÉNO-LAPAROTOMIE DROITE

(cf. **Fig. 15.12 e**)

Le patient est installé et calé en position de trois quarts gauche. Le bras droit est suspendu au cadre rigide des anesthésistes pour dégager parfaitement l'hémithorax droit.
Un billot est placé à l'aplomb de l'appendice xyphoïde. L'incision cutanée suit l'axe de la septième côte droite du creux de l'aisselle jusqu'au rebord costal, puis elle rejoint obliquement l'ombilic. L'ouverture de l'abdomen ne présente aucune particularité.
Pour le thorax, une fois la septième côte exposée, elle est ruginée au niveau de ses deux faces et de ses deux bords. On peut soit l'ôter complètement, soit pratiquer la résection de 1 cm de sa longueur environ à la partie postérieure de l'incision. De toute façon, il faut également réséquer un fragment de cartilage costal.
Un écarteur de Finochietto écarte les berges de l'incision et permet de poursuivre par l'incision du diaphragme depuis l'incision chondrale jusqu'à la veine cave. Il faut prévoir pour ce temps des aiguilles serties de fils solides, car l'ouverture du diaphragme se fait en règle générale entre deux rangées de ligatures préventives (cf. « Thoraco-phréno-laparotomie »).

4. HÉPATECTOMIES

A. MATÉRIEL NÉCESSAIRE

Le matériel nécessaire dépend en partie de la voie d'abord choisie. Dans tous les cas, il faudra une boîte *Abdomen*, des pinces à clips, un jeu de clamps vasculaires dont un clamp de Satinsky et un clamp atraumatique (ex. : clamps de Crafoord) pour le pédicule glissonien, des lacs et des fragments de tube (caoutchouc, Silastic®) pour le clampage vasculaire à distance. Ce matériel est en règle générale suffisant pour une voie d'abord purement abdominale, ou qui ne s'étend pas au-delà de l'appendice xyphoïde.
Il faut y adjoindre une boîte *Thorax* avec rugines, costotome, écarteurs de Finochietto en cas de sternotomie médiane ou de thoraco-phréno-laparotomie.
En cas d'utilisation du rétracteur sus-sternal, prévoir son système de fixation, soit par l'intermédiaire de piquets, soit au cadre rigide des anesthésistes.
Les techniques modernes d'exploration peropératoire du foie nécessitent l'utilisation d'un échographe dont les sondes sont stérilisables et qui, éventuellement, peuvent passer dans un trocart de cœlioscopie de 10 mm de diamètre.

La dissection du parenchyme hépatique peut se faire au doigt (digitoclasie) ou en le fragmentant à l'aide d'une pince type Kelly (Kellyclasie) mais il est utile de disposer d'un dissecteur ultrasonique (Cavitron). Cet appareillage devient indispensable dès que l'on aborde la chirurgie hépatique par voie cœlioscopique.

B. POSITION DE L'OPÉRÉ

Elle dépend bien entendu de la voie d'abord choisie.

- Décubitus dorsal strict pour une incision médiane.
- Décubitus dorsal avec un rouleau d'alèses glissé sous l'hémicorps droit pour dégager un peu le flanc droit en cas de sous-costale droite plus ou mois agrandie en bi-sous-costale.
- Décubitus latéral gauche avec billot à l'aplomb de l'appendice xyphoïde en cas de thoraco-phréno-laparotomie droite.

C. POSITION DE L'OPÉRATEUR

Selon la voie d'abord, l'exérèse à réaliser et le temps opératoire, l'opérateur peut se placer à droite ou à gauche.

a. Quelle technique ?

Il existe deux grandes façons d'aborder une résection hépatique majeure.

- Ligature première des pédicules et section dernière du parenchyme.
- Abord transparenchymateux des pédicules.

b. La conjuration du risque vasculaire

Mais quelle que soit la technique employée et le type de résection majeure réalisée (droite, gauche), il faudra se préparer à une exclusion vasculaire du foie en plaçant :
  – un lacs sur la veine cave inférieure au-dessus des veines sus-hépatiques ;
  – un lacs sur la veine cave inférieure entre le foie et les veines rénales ;
  – un lacs sur l'ensemble du pédicule hépatique.

c. Hépatectomie droite (Fig. 15.13)

VOIE D'ABORD
- Thoraco-phréno-laparotomie droite.
- Bi-sous-costale.

MISE EN PLACE DES LACS VASCULAIRES
- Un lacs est passé autour du pédicule hépatique. Les deux extrémités du lacs traversent la lumière d'un segment de tube (caoutchouc, Silastic®) et sont repérées par une pince de Kocher (**Fig. 15.14**).
- Découverte de la veine cave inférieure derrière le pédicule hépatique et mise en place d'un lacs de la même façon (cf. **Fig. 15.14** et **15.15**).

CHIRURGIE ABDOMINODIGESTIVE

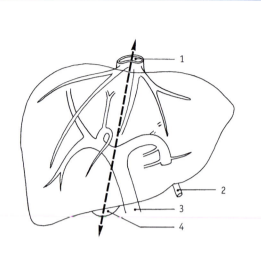

Fig. 15.13 – Limites entre foie droit et foie gauche.

1. V. cave inférieure
2. Lig. rond
3. V. porte
4. Vésicule biliaire

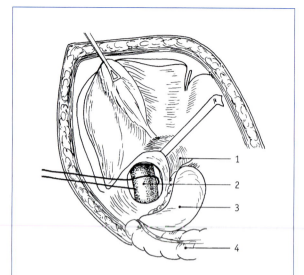

Fig. 15.15 – Mise de la veine cave inférieure sur lacs entre le foie et la veine rénale.

1. Petit épiploon récliné
2. VCI
3. Duodénopancréas décollé
4. Côlon transverse

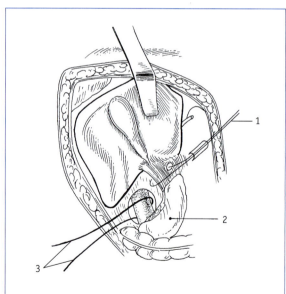

Fig. 15.14 – Mise en place d'un lacs autour du pédicule hépatique.

1. Lacs autour du pédicule hépatique
2. Duodénopancréas décollé
3. Lacs autour de la veine cave inférieure

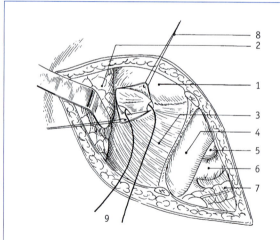

Fig. 15.16 – Mise de la VCI sur lacs au-dessus des VSH (par thoraco-phréno-laparotomie droite).

1. Cœur
2. Poumon droit récliné par une valve
3. Diaphragme
4. Foie
5. Vésicule biliaire
6. Estomac
7. Côlon transverse
8. Fil suspendant le péricarde
9. Lacs passé autour de la VCI

CHIRURGIE DU FOIE

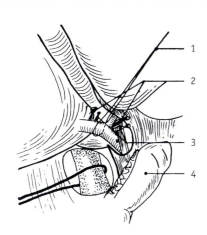

Fig. 15.17 – Abord des éléments glissoniens dans le hile.
1. Fil passé autour de la branche droite de la v. porte
2. Canal hilaire hépatique droit lié
3. A. hépatique droite liée
4. Duodénopancréas rabattu vers la gauche

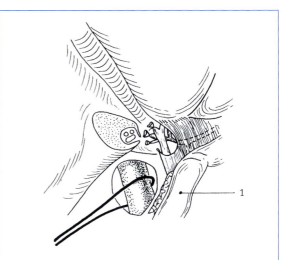

Fig. 15.18 – Ligature de tous les éléments glissoniens destinés au foie droit dans le hile.

De la superficie à la profondeur : plan hilaire ; plan artériel ; plan portal.

1. Duodénopancréas

- Mise en place d'un lacs autour de la veine cave inférieure au-dessus des veines sus-hépatiques (**Fig. 15.16**) :
  – *en cas de thoraco-phréno-laparotomie* : ouverture du péricarde juste au-dessus du diaphragme et contrôle de la veine cave inférieure intrapéricardique ;
  – *en cas de voie abdominale pure* : le ligament rond est lié et sectionné. Son extrémité hépatique tenue dans une pince de Kocher servira de tracteur. Section de proche en proche du ligament falciforme jusqu'à ce qu'il s'élargisse vers les ligaments triangulaires. La dissection est alors menée prudemment à la boulette montée jusqu'à découvrir une portion suffisante de veine cave inférieure entre le diaphragme et les veines sus-hépatiques. Passage d'un lacs.

DÉROULEMENT DE L'INTERVENTION AVEC LIGATURE PREMIÈRE DES PÉDICULES

- *Cholécystectomie*. Mise en place d'un drain transcystique qui servira pour les contrôles et le drainage éventuel de la voie biliaire.

- *Abord du pédicule hépatique*. Au niveau du hile avec dissection à la boulette montée de la veine porte, de l'artère hépatique, du canal hépatique commun et de leur bifurcation. Habituellement, on procède dans l'ordre (**Fig. 15.17** et **15.18**) :
  – à la ligature-section de l'artère hépatique droite, le plus à droite possible de la bifurcation. L'hémifoie droit change alors nettement de couleur et passe au rouge violacé ;
  – à la ligature-section du canal hépatique droit, le plus à droite possible du confluent biliaire supérieur ;
  – à la ligature-section de la branche droite et de la veine porte, également aussi à droite que possible.

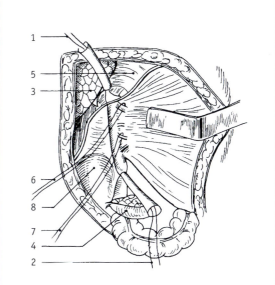

Fig. 15.19 – Abord latéral droit de la VCI rétrohépatique.
1. et 2. Lacs sur la VCI
3. Poumon
4. Duodénopancréas
5. Diaphragme
6. Fil passé autour de la VSH supérieure droite
7. Fil passé autour d'une petite VSH
8. Saillie du rein droit

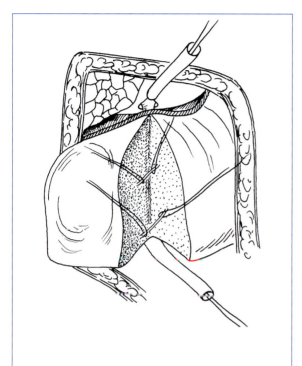

Fig. 15.20 – Ouverture de la scissure porte principale. Ligature des vaisseaux que l'on sent se tendre au cours de la digitoclasie.

- *Libération des attaches péritonéales du foie droit.* Section du ligament triangulaire droit et du ligament coronaire qui unit le bord latéral du foie au péritoine. La dissection est ensuite menée à la boulette jusqu'à dégager la face latérale de la veine cave inférieure tout le long de son trajet rétrohépatique (**Fig. 15.19**).

- *Ligature des veines sus-hépatiques accessoires.* À la boulette, les petites veines sus-hépatiques sont dégagées une à une, sûrement liées et sectionnées.

- *Ligature de la veine sus-hépatique droite.* C'est le temps le plus délicat. La terminaison de la veine sus-hépatique droite est isolée. Un passe-fil ramène un brin de fil solide, ce qui permet une bonne ligature. Après section de la veine, il y a intérêt à reprendre cette ligature côté veine cave par un point transfixiant.

Il est parfois plus sécurisant de faire cette hémostase à l'agrafeuse linéaire vasculaire.

- *Section du parenchyme* (**Fig. 15.20**). La capsule de Glisson est ouverte au bistouri électrique ou à la lame selon une ligne qui va du fond du lit vésiculaire à la veine cave inférieure. Cette ligne qui figure la scissure porte principale est déjà matérialisée par la limite nette qui sépare le foie ischémique du lobe gauche normal.

Le parenchyme est effondré par digitoclasie, c'est-à-dire en l'écrasant entre pouce et index, Kellyclasie ou au Cavitron. Les tractus que l'on sent se tendre entre les deux doigts sont des éléments vasculobiliaires qui sont pincés par des petites pinces et sectionnés.

Une fois l'hépatectomie faite, les pinces seront remplacées par des ligatures fines ou des clips.

- *Contrôle de l'étanchéité.* Le contrôle de l'étanchéité de la tranche hépatique est réalisé par injection de sérum physiologique teinté de bleu de Méthylène injecté par le drain transcystique.

DÉROULEMENT DE L'INTERVENTION AVEC ABORD TRANSPARENCHYMATEUX DES PÉDICULES
(**Fig. 15.21** et **15.22**)

- *Cholécystectomie.* Avec mise en place d'un drain transcystique.

- *Libération des attaches péritonéales du foie droit.* Section du ligament triangulaire droit et du ligament coronaire qui unit le bord latéral du foie au péritoine. La dissection est ensuite menée à la boulette jusqu'à dégager la face latérale de la veine cave inférieure tout le long de son trajet rétrohépatique.

- *Clampage du pédicule hépatique ou manœuvre de Pringle.* La durée raisonnable de ce clampage varie avec l'état fonctionnel du foie. On peut habituellement procéder de la manière suivante : 20 min de clampage, 5 à 10 min de déclampage, 20 min de clampage, etc.

- *La capsule de Glisson est ouverte.* Au bistouri électrique ou à la lame selon une ligne qui va du fond de la vésicule à la veine cave inférieure.

- *Digitoclasie, Kellyclasie du parenchyme.* En partant du bord antérieur du foie jusqu'à la partie droite du hile où les éléments sont momentanément clampés en bloc dans une forte pince comme une pince de Kelly.

- On peut également *utiliser le dissecteur ultrasonique.* Tous les tractus fibreux qui se tendent sont pincés par de petites pinces et sectionnés.

- Toujours par digitoclasie, *abord de la veine sus-hépatique droite*, ligature et section. Une fois la section faite, il y a intérêt à reprendre la ligature côté cave par un point transfixiant.

- *Ligature et section*, une à une, des veines sus-hépatiques accessoires en passant par la tranche hépatique.

- *Ablation de la pièce.*

- On peut alors *reprendre un à un les éléments du pédicule portal* clampés par la pince de Kelly et les lier.

- *Contrôle de l'étanchéité.* Le contrôle de l'étanchéité de la tranche hépatique est réalisé par l'injection de sérum physiologique teinté de bleu de Méthylène, injecté par le drain transcystique.

- *Fin de l'intervention.* Ablation des lacs veineux. Drainage au contact de la tranche hépatique, ou application de colle biologique. Reconstitution de la paroi sur un drain thoracique type drain de Mathey en cas de voie abdominothoracique.

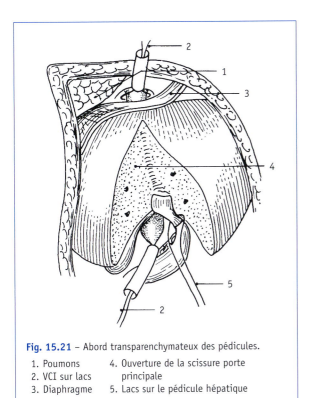

Fig. 15.21 – Abord transparenchymateux des pédicules.
1. Poumons
2. VCI sur lacs
3. Diaphragme
4. Ouverture de la scissure porte principale
5. Lacs sur le pédicule hépatique

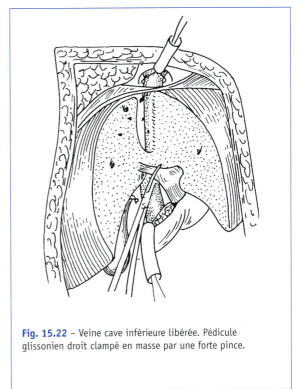

Fig. 15.22 – Veine cave inférieure libérée. Pédicule glissonien droit clampé en masse par une forte pince.

d. Hépatectomie gauche

VOIE D'ABORD

- Médiane sus-ombilicale agrandie éventuellement en sternotomie médiane.
- Bi-sous-costale.

MISE EN PLACE DES LACS VASCULAIRES

- Un lacs est placé autour du pédicule hépatique. Les deux extrémités du lacs traversent la lumière d'un segment de tube (caoutchouc, Silastic®) et sont repérées par une pince de Kocher.
- Découverte de la veine cave inférieure derrière le pédicule hépatique et mise en place d'un lacs de la même façon.
- Mise en place d'un lacs sur la veine cave inférieure au-dessus des veines sus-hépatiques :
  - *en cas de sternotomie médiane* : l'ouverture de la plèvre droite donne accès au péricarde. Ouverture du péricarde juste au-dessus du diaphragme et contrôle de la veine cave inférieure intrapéricardique ;
  - *en cas de voie abdominale pure* : le ligament rond est lié et sectionné. Son extrémité hépatique tenue dans une pince de Kocher servira de tracteur. Section de proche en proche du ligament falciforme jusqu'à ce qu'il s'élargisse vers les ligaments triangulaires. La dissection est alors menée prudemment à la boulette montée jusqu'à découvrir une portion suffisante de veine cave inférieure entre le diaphragme et les veines sus-hépatique. Passage d'un lacs.

CHOLANGIOGRAPHIE PEROPÉRATOIRE

Une cartographie précise de l'arbre biliaire intrahépatique est capitale en raison de la fréquence des variations. Comme la cholécystectomie n'est pas indiquée dans les hépatectomies gauches, elle peut être faite par injection directe du produit de contraste dans la vésicule biliaire qui demeurera en place.

ÉCHOGRAPHIE PEROPÉRATOIRE

Elle permet de compléter le bilan préopératoire et l'exploration manuelle peropératoire en repérant la tumeur, ses limites et ses rapports avec notamment les axes vasculaires. Elle permet aussi de localiser les vaisseaux importants comme la veine sus-hépatique gauche qui, par sa fragilité et le risque d'embolie gazeuse qui entraîne son effraction, représente un grand danger.

DÉROULEMENT DE L'INTERVENTION AVEC LIGATURE PREMIÈRE DES PÉDICULES (**Fig. 15.23** et **15.24**)

- *Abord du pédicule hépatique.* Au niveau du hile avec dissection à la boulette montée de la veine porte, de l'artère hépatique, du canal hépatique commun et de leur bifurcation. Habituellement, on procède dans l'ordre :
  - à la ligature-section de l'artère hépatique gauche le plus à gauche possible de la bifurcation. L'hémifoie gauche

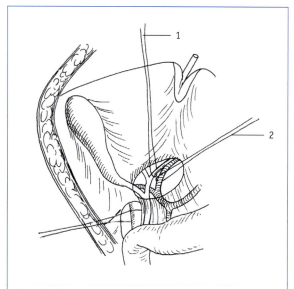

Fig. 15.23 – Isolement de l'artère hépatique gauche et du canal hépatique gauche.
1. Fil passé sous l'a. hépatique gauche
2. Fil passé sous le canal hépatique gauche (le plan portal n'est pas figuré)

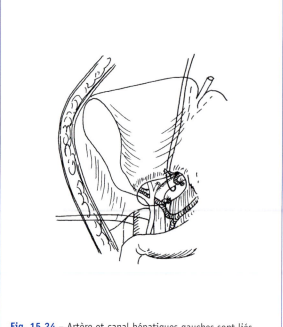

Fig. 15.24 – Artère et canal hépatiques gauches sont liés. Un fil est passé sous la veine porte gauche.

change alors nettement de couleur et passe au rouge violacé ;
– à la ligature-section du canal hépatique gauche le plus à gauche possible du confluent biliaire supérieur ;
– à la ligature-section de la branche gauche de la veine porte également le plus à gauche possible.

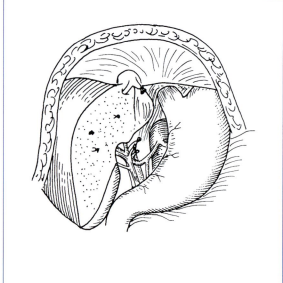

Fig. 15.25 – Hépatectomie gauche faite.

- *Libération des attaches péritonéales du foie gauche.*

- *Ligature de la veine sus-hépatique gauche.* La veine sus-hépatique gauche chemine de façon assez superficielle sous la capsule de Glisson. Une courte incision hépatique en regard de la veine cave inférieure permet de repérer le tronc commun et la terminaison des veines sus-hépatiques gauche et médiane. On respecte cette dernière pour ne dégager et lier que la veine sus-hépatique gauche.

- *Section du parenchyme.* La capsule de Glisson est ouverte au bistouri électrique ou à la lame selon une ligne qui va du bord gauche du lit vésiculaire au bord gauche de la veine cave inférieure. Cette ligne qui figure la scissure porte principale est déjà matérialisée par la limite nette qui sépare le foie ischémique du lobe droit normal.

- *Le parenchyme est effondré par digitoclasie*, c'est-à-dire en l'écrasant entre pouce et index, Kellyclasie ou au dissecteur ultrasonique. Les tractus que l'on sent se tendre entre les deux doigts sont des éléments vasculobiliaires qui sont pincés par de petites pinces et sectionnés.

- *Une fois l'hépatectomie faite*, les pinces seront remplacées par des ligatures fines ou des clips (**Fig. 15.25**).

DÉROULEMENT DE L'INTERVENTION AVEC ABORD TRANSPARENCHYMATEUX DES PÉDICULES

- *Clampage du pédicule hépatique* : manœuvre de Pringle, qui a été décrite précédemment.

- *La capsule de Glisson est ouverte* au bistouri électrique ou à la lame selon une ligne qui va au bord médial de la vésicule au bord gauche de la veine cave inférieure.

- *Digitoclasie ou Kellyclasie du parenchyme* en partant du bord antérieur du foie jusqu'à la partie gauche du hile où les éléments sont momentanément clampés en bloc dans une forte pince comme une pince de Kelly.

Tous les tractus fibreux qui se tendent sont pincés par de petites pinces et sectionnés.

- *Toutes les hémostases et les biliostases des petits éléments peuvent être faites à l'aide de clips métalliques.* Les éléments plus importants doivent être individualisés et liés avec un fil solide.

- *Toujours par digitoclasie*, on progresse vers le flanc gauche de la veine cave inférieure où la veine sus-hépatique gauche est reconnue avant sa confluence avec la veine sus-hépatique moyenne. Elle est liée et sectionnée.

- *Le repérage échographique peropératoire de la veine sus-hépatique gauche est utile.* Son hémostase et sa section peuvent être faites aussi à l'agrafeuse linéaire vasculaire.

- On peut alors *reprendre un à un les éléments du pédicule portal* clampés par la pince de Kelly et les lier.

LE SEGMENT I EST MÉNAGÉ

Il est à noter que, dans l'hépatectomie gauche ainsi décrite, le secteur I (ou lobe de Spiegel) est ménagé : son territoire est habituellement indépendant du foie gauche proprement dit.

FIN DE L'INTERVENTION

Ablation des lacs veineux. Drainage au contact de la tranche hépatique ou application de colle biologique.

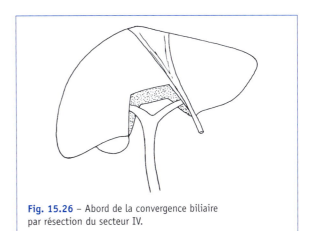

Fig. 15.26 – Abord de la convergence biliaire par résection du secteur IV.

Reconstitution de la paroi sur un drain thoracique du type drain de Mathey en cas de voie abdominothoracique.

e. Résection du segment IV (**Fig. 15.26**)

Parmi toutes les hépatectomies segmentaires ou sectorielles, la résection du segment IV est la plus utilisée.

Les limites de ce segment sont :
- *en avant* : le bord antérieur du foie ;
- *en arrière* : le hile ;
- *à gauche* : le ligament falciforme ;
- *à droite* : le bord médial de la vésicule biliaire.

Son exérèse se fait simplement par digitoclasie : elle offre un jour remarquable sur la convergence des canaux biliaires droit et gauche.

16. Chirurgie des voies biliaires extrahépatiques

Jean-Louis Brefort
Guy Samama

1. RAPPEL ANATOMIQUE

Les voies biliaires extrahépatiques se répartissent en voie biliaire principale et voie biliaire accessoire.

A. CONSTITUTION (Fig. 16.1)

a. Voie biliaire principale

Le canal hépatique droit, drainant la bile du foie droit, et le canal hépatique gauche, drainant la bile du foie gauche, se réunissent au niveau du hile du foie pour former le canal hépatique commun : c'est le confluent biliaire supérieur.
Le canal hépatique commun reçoit le canal cystique pour former le canal cholédoque : c'est le confluent biliaire inférieur.
Le canal cholédoque se termine au niveau de la face interne du deuxième duodénum. Cette terminaison est habituellement conjointe avec le canal de Wirsung qui véhicule la sécrétion pancréatique externe : c'est l'ampoule de Vater (**Fig. 16.2**), munie d'un système sphinctérien assez complexe, le sphincter d'Oddi. Ce mode de terminaison conjointe explique la possibilité d'intrication des pathologies biliaire et pancréatique, comme par exemple la pancréatite aiguë des lithiases biliaires.

b. Voie biliaire accessoire

C'est la vésicule biliaire, plaquée contre la face inférieure du lobe droit du foie, au niveau du lit vésiculaire, par le péritoine (**Fig. 16.3**).
On lui reconnaît quatre parties, le fond, le corps, l'infundibulum et le col.
Elle se prolonge par le canal cystique qui se jette dans le canal hépatique commun au niveau du confluent biliaire inférieur pour donner le canal cholédoque.

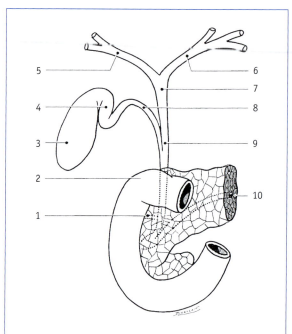

Fig. 16.1 – Constitution schématique des voies biliaires *(d'après Cady et Kron, Anatomie du corps humain, Fasc. 3, Maloine).*

1. Canal de Santorini
2. Duodénum
3. Vésicule biliaire
4. Col
5. Canal hépatique droit
6. Canal hépatique gauche
7. Canal hépatique commun
8. Canal cystique
9. Canal cholédoque
10. Canal de Wirsung

CHIRURGIE DES VOIES BILIAIRES EXTRAHÉPATIQUES

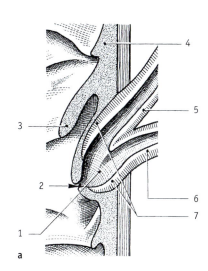
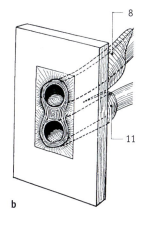
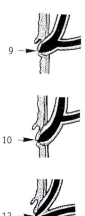

Fig. 16.2 – **a.** Ampoule de Vater et sphincter d'Oddi. – **b.** Fenêtre duodénale. – **c.** Les trois types d'abouchement du cholédoque (d'après Cady et Kron, Anatomie du corps humain, Fasc. 3, Maloine).

a Coupe longitudinale de l'ampoule de Vater.
1. Ampoule de Vater
2. Grande caroncule
3. Capuchon
4. Muqueuse duodénale
5. Sphincter du cholédoque
6. Sphincter du Wirsung
7. Sphincter commun

c Mode d'abouchement
8. Sphincter cholédocien
9. Type I – Avec ampoule de Vater
10. Type II – Avec canal commun
11. Sphincter du Wirsung
12. Type III – Abouchement séparé

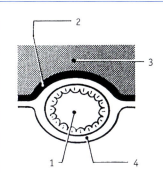

Fig. 16.3 – Fossette cystique (d'après Cady et Kron, Anatomie du corps humain, Fasc. 3, Maloine).

1. Vésicule biliaire
2. Plaque cystique
3. Foie
4. Péritoine

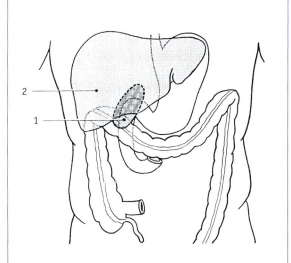

Fig. 16.4 – Projection de la vésicule biliaire (d'après Cady et Kron, Anatomie du corps humain, Fasc. 3, Maloine).

1. Vésicule biliaire
2. Foie

B. RAPPORTS PRINCIPAUX (Fig. 16.4 et 16.5)

- *Entre le hile du foie et le bord supérieur du premier duodénum.* Le canal hépatocholédoque fait partie d'un ensemble. Le pédicule hépatique est composé essentiellement par :
  - la veine porte, élément plus postérieur du pédicule qui résulte de la confluence, derrière le pancréas, de la veine mésentérique supérieure et du tronc splénomésaraïque. Elle se termine au niveau du hile en deux branches droite et gauche ;

CHIRURGIE ABDOMINODIGESTIVE

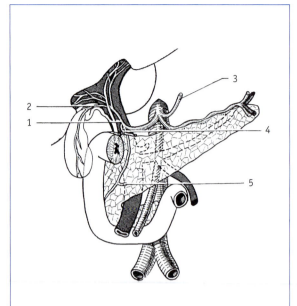

Fig. 16.5 – Pédicule hépatique (d'après Cady et Kron, Anatomie du corps humain, Fasc. 3, Maloine).

1. A. hépatique
2. A. cystique
3. A. coronaire stomachique
4. A. pylorique
5. A. gastro-épiploïque droite

2. CHIRURGIE DES VOIES BILIAIRES : GÉNÉRALITÉS

Depuis quelques années, la chirurgie des voies biliaires a été bouleversée par l'essor de la cœlioscopie. Actuellement, la plupart des cholécystectomies se font selon cette technique (cf. Samama G., *L'infirmière de bloc opératoire en vidéochirurgie*, Maloine). Elle est de plus en plus utilisée pour opérer la lithiase de la voie biliaire principale.

Toute cœlioscopie peut être transformée en laparotomie en cas de difficulté. D'autre part, un calcul de la voie biliaire principale peut être découvert lors de la cholangiographie au cours d'une cholécystectomie. Aussi, pour toute intervention, même la plus simple, le matériel complet devra être disponible.

MATÉRIEL NÉCESSAIRE

- Boîte *Abdomen*.
- Matériel de cœlioscopie :
  - insufflateur avec bouteille de gaz remplie ;
  - source de lumière froide avec câble ;
  - caméra, magnétoscope, moniteur ;
  - trocarts de 10 et de 5 et éventuels réducteurs ;
  - optiques à 0° et 30° ;
  - boîte d'instruments de cœlioscopie ;
  - clips métalliques avec pince porte-clips ;
  - tuyau d'insufflation, aiguille de Palmer ;
  - seringue en verre, aiguille verte à intramusculaire ;
  - pour le lavage : poches de sérum physiologique, tubulures de perfusion et d'aspiration ; éventuel appareil irrigateur.
- Matériel pour cholangiographie :
  - appareil de radiographie ou radioscopie ;
  - Télébrix ou Radiosélectan ;
  - paravent plombé ou tabliers de plomb ;
  - par laparotomie : canules de Caroli, tubulure adaptable et seringue ;
  - par cœlioscopie : sondes longues et fines type Chevassu n° 6 ou 7 que l'on peut introduire dans l'abdomen par un cathlon, seringue adaptable.

Il est souvent utile de faire un cliché radiologique sur table avant mise en place des champs pour s'assurer que le patient est bien positionné, qu'il n'y a pas d'interposition d'objets radio-opaques et que les constantes de l'appareil sont bonnes. Ceci est moins utile lorsque l'on dispose d'une scopie.

- Matériel pour explorer la voie biliaire principale :
  - pinces à calculs type Mirizzi ;
  - sondes de Dormia, sondes de Fogarty biliaires ;
  - tire-papille de Hepp ;
  - cholédoscope : souple ou rigide, avec son alimentation en sérum et sa lumière froide ;
  - drains de Kehr de différentes tailles, drains transcystique d'Escat.

— l'artère hépatique propre dont l'origine peut être décrite comme suit. Le tronc cœliaque, première branche importante de l'aorte après sa traversée diaphragmatique, bifurque en artère splénique et artère hépatique commune. Cette artère hépatique commune donne l'artère gastroduodénale et l'artère hépatique propre. L'artère hépatique propre monte devant la partie gauche de la veine porte. Elle donne l'artère cystique qui vascularise la vésicule biliaire et se divise en artères hépatiques droite et gauche destinées aux lobes droit et gauche du foie ;

— le canal hépatocholédoque qui chemine devant la partie droite de la veine porte, dans le même plan frontal que l'artère hépatique propre ;

— des voies lymphatiques interrompues de ganglions, le long du pédicule hépatique.

- *À l'étage duodénopancréatique*. Le cholédoque passe derrière le premier duodénum, derrière puis au sein même de la tête pancréatique pour se terminer au niveau de l'ampoule de Vater. Dans la lumière duodénale, cet orifice s'appelle la papille.

En fait, si la description ci-dessus demeure la plus fréquente, elle est loin d'être constante. Les variations touchent essentiellement les voies biliaires. Elles doivent être soigneusement reconnues à la dissection par l'opérateur, avant toute ligature ou, *a fortiori*, section d'un quelconque canal biliaire.

CHIRURGIE DES VOIES BILIAIRES EXTRAHÉPATIQUES

3. CHOLÉCYSTECTOMIE SIMPLE POUR LITHIASE PAR VOIE CŒLIOSCOPIQUE

Le déroulement de cette intervention est décrit dans le **tableau 16.1**.

a. Définition

Ablation de la vésicule biliaire.

b. Principes

Le pneumopéritoine effectué, l'intervention consiste à disséquer le canal cystique, contrôler la bonne perméabilité de la voie biliaire par cholangiographie, clipper et sectionner le cystique et l'artère cystique, puis faire l'exérèse de la vésicule biliaire.

c. En priorité pour la panseuse

- Désinfecter le matériel thermosensible : après avoir testé la caméra, l'immerger (si elle est immergeable) avec le câble de lumière froide et les optiques.

- Remplir un bac de rinçage autoclavé avec de l'eau stérile.

- Mettre dans la salle un flacon d'eau stérile à chauffer.

d. Préparation de la salle

- Mettre en salle l'armoire vidéo et le chariot caddie contenant les compléments spécifiques à la cœlioscopie (matériel à usage unique notamment).

- Vérifier les différents équipements avec une attention particulière à l'armoire vidéo : éléments sous tension, bouteille de CO_2 ouverte (remplissage vérifié), éventuellement système d'enregistrement d'images.

e. Préparation de la table

L'opérateur travaille entre les jambes du patient. Mettre un drap en double sous le corps du patient et un drap plié sous chaque jambe. Prévoir des Velcros ou des bandes Velpeau® pour fixer les jambes. Prévoir des appuis latéraux. N'ôter les appuis cuisses qu'après l'endormissement du patient.

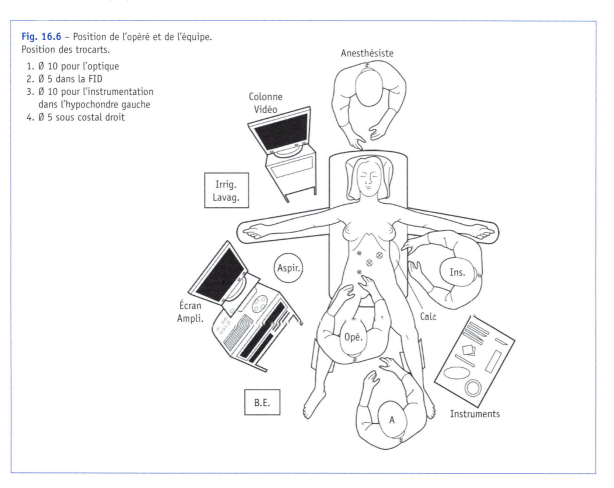

Fig. 16.6 – Position de l'opéré et de l'équipe. Position des trocarts.
1. Ø 10 pour l'optique
2. Ø 5 dans la FID
3. Ø 10 pour l'instrumentation dans l'hypochondre gauche
4. Ø 5 sous costal droit

f. Installation du patient (Fig. 16.6)

La position relative du patient, de l'équipe et du matériel est indiquée sur le schéma. Le patient est mis :
- en décubitus dorsal ;
- fesses au bord du plateau tronc de la table ;
- jambes en abduction, légère flexion des cuisses sur l'abdomen, fixées par des Velcros ou des bandes Velpeau® ;
- appui latéral à gauche pour maintenir le patient lors des changements de position ;
- contrôle des points de compression ;
- contrôle de la propreté de l'ombilic ;
- pose de la plaque de bistouri électrique sur la cuisse droite.

Tab. 16.1 – Cholecystéctomie cœlioscopique.

Technique	Instrumentiste	Circulante
Réalisation du pneumopéritoine		
Moucheture sur la peau (souvent dans l'hypochondre gauche).	Lame 11.	
Introduction de l'aiguille de Palmer qui aura été testée (le mandrin poussé par le ressort coulisse bien et ne reste pas coincé dans l'aiguille)	Aiguille de Palmer.	
• Test de sécurité : une seringue en verre est branchée sur l'aiguille de Palmer (le piston de la seringue aura été humidifié avec du sérum pour qu'il coulisse bien). • L'opérateur aspire : rien ne vient (l'aiguille n'est pas dans un vaisseau). Puis, quelques cc d'air sont poussés sans difficulté et ils ne peuvent être réaspirés (l'aiguille n'est pas dans la paroi).	Seringue en verre 20 cc.	
L'aiguille est raccordée au tuyau d'insufflation et l'insufflation commence au débit minimum. Si la pression affichée par l'insufflateur n'augmente pas de manière importante, la panseuse, sur ordre de l'opérateur, met celui-ci en position de débit courant.		Branche le tuyau d'insufflation.
• Pendant la création du pneumopéritoine, les autres branchements sont faits : caméra, lumière froide, optique, perfusion et aspiration, bistouri électrique. • Balance des blancs devant l'optique.	• Adapte les câbles de lumière froide et de la caméra. • Mise au point des blancs avec une compresse.	Connecte les câbles, allume la lumière, appuie sur le bouton de la balance des blancs.
Pose du premier trocart à l'ombilic		
• Incision de la peau. • Test de sécurité : ponction à l'aiguille IM dans toutes les directions pour vérifier la présence du pneumopéritoine. Introduction du trocart de 10. • Vérification immédiate de sa position par introduction de l'optique.	• Lame 11. • Aiguille verte et seringue. • Installe le système de lavage-aspiration. L'optique est essuyé avec du non tissé.	Donne trocarts. Branche l'aspiration et le système d'irrigation.
Les autres trocarts sont introduits sous contrôle de la vue selon le schéma.		
Ablation de l'aiguille de Palmer, l'insufflation est branchée sur un trocart.		
Mise en place du patient par l'anesthésiste : proclive et roulis à gauche.		
Exploration		
L'opérateur profite de la cœliscopie pour inspecter l'ensemble de la cavité abdominale à la recherche d'une anomalie.	• Toute la dissection en cœlioscopie se fait en s'exposant avec des pinces à préhension type pinces fenêtrées, avec le crochet à coaguler ou des ciseaux. Un dissecteur est parfois utile de même qu'une pince fine pour coaguler.	▶

CHIRURGIE DES VOIES BILIAIRES EXTRAHÉPATIQUES

Tab. 16.1 – (suite).

Technique	Instrumentiste	Circulante
	• L'instrumentiste retire et introduit les instruments dans les trocarts sans que l'opérateur ait à quitter l'écran des yeux. Elle veille à ce que la coagulation ne soit pas branchée sur un instrument situé hors du champ de la caméra.	
Exposition		
Un palpeur (généralement l'instrument de lavage), introduit dans le trocart de 5 en sous-costal droit, récline le foie vers le haut. Une pince atraumatique introduite dans le trocart de la FID saisit le collet vésiculaire pour tendre le pédicule cystique.	Palpeur, pince fenêtrée, crochet à coaguler ou ciseaux, branche ou débranche la coagulation selon les différentes phases.	
Dissection du canal cystique		
Pose d'un clip sur le cystique côté vésiculaire.	Pince à clips armée.	• Donne des clips. • Donne le cathlon et la sonde pour cholangio (Chevassu n° 6 ou 7).
Cholangiographie (technique du service)		
Mise en place d'un cathlon transpariétal en regard de la vésicule.	Cathlon, Chevassu avec son mandrin ou adapté à une seringue remplie de produit de contraste et purgée.	Appelle le manipulateur radio.
Introduction d'une sonde de Chevassu purgée avec du produit de contraste.		
Ouverture du canal cystique.	Ciseaux.	Donne un champ de protection.
Introduction de la sonde de Chevassu dans le cystique et fixation de celle-ci par un clip ou à l'aide d'une pince de Babcock.	Pince à clips montée.	
Cholangiographie elle-même qui nécessite de protéger le champ opératoire par un champ de protection et de remettre le patient horizontal. Si l'on dispose d'une scopie, l'opérateur observe le remplissage progressif de la voie biliaire et choisit les bons moments pour prendre les radiographies.	• Champ de protection. • Prépare le paravent plombé. • Protège la table d'instruments.	• Le patient est remis à plat. • Surveille les connections de l'armoire vidéo pendant la translation de la table. • Arrête le magnétoscope.
Ablation du champ de protection et réinstallation complète après changement de gants.	• Donne des gants. • Surveille la réinstallation des instruments.	Remise en route du magnétoscope.
Ablation de la sonde de Chevassu.	Pince fenêtrée.	
Le canal cystique est clippé puis sectionné.	Clips, ciseaux.	
Dissection, clippage et section de l'artère cystique.	Crochet, dissecteur, clips, ciseaux.	Surveille l'approvisionnement en clips.
Dissection de la vésicule au crochet à coaguler ou aux ciseaux.	Crochet, ciseaux.	
Extraction de la vésicule		
Celle-ci se fait en sac étanche.	Sac à vésicule.	Donne sac à vésicule.
L'optique est mise dans le trocart de 10 du flanc gauche et une grosse pince à préhension, introduite dans le trocart ombilical, saisit le collet de la vésicule. Celle-ci est extraite par l'ombilic après ponction (pour vider la bile), et après éventuel agrandissement sur la peau et l'aponévrose aux ciseaux.	Seringue et aiguille pour ponctionner la vésicule, pinces de Kocher, bistouri froid pour agrandissement cutané, ciseaux de Mayo, Farabeuf.	• Allume le scialytique. • Récupère la vésicule, l'ouvre et la montre au chirurgien. • Envoi au service d'anatomopathologie, bon rempli.

▶

Tab. 16.1 – *(suite)*.

Technique	Instrumentiste	Circulante
Toilette sous-hépatique au sérum		
• Réintroduction du trocart ombilical. • L'étanchéité après agrandissement peut être assurée en refermant partiellement la peau avec une pince à champs ou un fil serti. • L'optique est remis en position. • Toilette avec le perfuseur-aspirateur.	Pince à champs ou fil serti.	
Ablation des trocarts sous contrôle de la vue.		
Évacuation du pneumopéritoine		
Fermeture de l'aponévrose ombilicale.	Fil à résorption lente serti sur aiguille courbe.	Donne les fils.
Fermeture de la peau.	Fil à peau.	

4. CHOLÉCYSTECTOMIE SIMPLE POUR LITHIASE PAR LAPAROTOMIE

Toute cholécystectomie commencée en cœlioscopie peut être, en cas de difficultés, convertie en laparotomie. De même, dans certaines conditions (cholécystites importantes, pancréatiques), la cholécystectomie peut être faite d'emblée en laparotomie.

• *Voie d'abord*. Elle est variable mais le plus souvent, soit une médiane sus-ombilicale, soit une sous-costale droite. De toute façon, il faudra un bistouri lame 23, une pince à hémostase, deux pinces de Kocher, une paire de ciseaux de Mayo et deux écarteurs de Farabeuf.

• *Exploration*. Une fois le péritoine ouvert, l'opérateur procède à une exploration manuelle de la région sous-hépatique mais aussi du reste de la cavité abdominale pendant que l'instrumentiste élimine les instruments qui ont servi à l'ouverture au profit des instruments longs.

• Installation des champs de bordure, du système d'écarteur choisi et des petits champs de protection abdominaux.

• Le foie est relevé par une valve malléable. Une pince atraumatique (cœur, Duval, Babcock) est placée sur l'infundibulum cystique. Sa traction permet d'étaler le pédicule hépatique.

• *Dissection du canal cystique*. Elle ne sera considérée comme acquise que lorsque l'opérateur aura parfaitement reconnu le trépied biliaire, c'est-à-dire la confluence cystique-hépatique-commun-cholédoque (**Fig. 16.7**).

• *Ligature de canal cystique*. Un passe-fil ramène autour du canal cystique un brin de fil solide qui est noué côté vésicule pour éviter la migration accidentelle de microlithiases de la vésicule vers le cholédoque. Le fil est gardé long sur pince repère. Un deuxième fil est ramené autour du canal cystique côté cholédoque : il est gardé en attente, sans être noué, sur pince repère (**Fig. 16.8**).

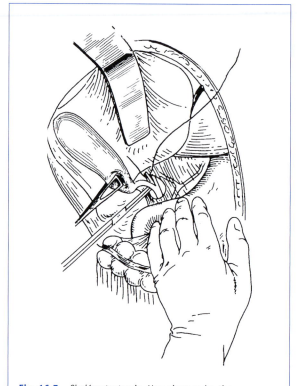

Fig. 16.7 – Cholécystectomie. Une pince cadre tire l'infundibulum cystique. Un fil est ramené sous le canal cystique.

• *Cholangiographie peropératoire* (**Fig. 16.9**) :
– l'instrumentiste réclame la présence du manipulateur radio ;
– le canal cystique est partiellement sectionné aux ciseaux à disséquer fins. Dès que sa lumière est ouverte, un peu de bile apparaît. L'opérateur introduit alors dans le canal cys-

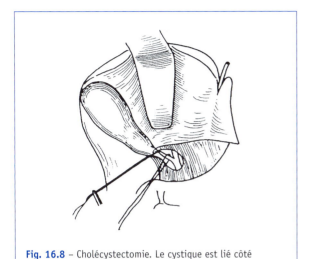

Fig. 16.8 – Cholécystectomie. Le cystique est lié côté vésicule. Un deuxième fil est en attente côté cholédoque.

tique en direction du cholédoque le matériel de canulation choisi : canule de Caroli, drain de Pedinielli, etc. Le fil qui était resté en attente est noué sur ce matériel de canulation pour assurer l'étanchéité du montage. Les deux brins sont gardés longs ;
– adaptation sur le matériel de canulation d'une tubulure reliée à une seringue contenant le produit de contraste et purgée soigneusement de toute bulle d'air.
On retire tout le matériel radio-opaque du champ opératoire. On protège la table d'instruments et le champ opératoire avec de grands champs stériles avant la mise en place de l'appareil de radiographie.
Quand on ne dispose pas d'amplificateur de brillance, on pratique, de principe, trois clichés : un avec une faible injection de produit opaque de façon à obtenir une image en demi-teinte pour ne pas noyer la voie biliaire principale ; un en réplétion complète pour avoir une bonne cartographie des voies biliaires à la fois intra- et extrahépatique ; un enfin sans nouvelle injection, pour apprécier l'évacuation duodénale du produit.

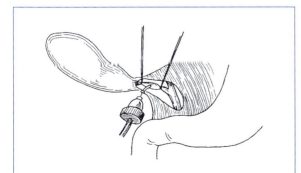

Fig. 16.9 – Cholécystectomie. La canule de Caroli est mise en place. Le deuxième fil est serré sur la canule.

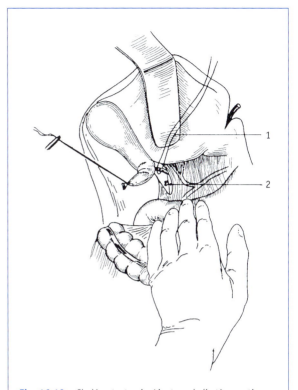

Fig. 16.10 – Cholécystectomie. Ligature de l'artère cystique.
1. Fil passé sous l'a. cystique
2. Canal cystique lié au ras du cholédoque et sectionné

Quand on dispose d'un amplificateur de brillance, on suit sur l'écran la progression du produit de contraste et on prend les clichés à la demande.
Dans le cas d'une cholécystectomie simple pour lithiase, cette cholangiographie peropératoire est normale.

• Retrait de l'appareil de radio et réinstallation du champ opératoire.

• À l'aide d'un bistouri, lame triangle, montée sur un manche long, section du fil qui maintenait le matériel de canulation. Retrait de ce matériel. Ligature définitive du canal cystique avec du fil résorbable et section.

• Ligature puis section de l'artère cystique (**Fig. 16.10**).

• Libération progressive de la vésicule biliaire, de la face inférieure du foie aux ciseaux ou à la boulette, avec hémostase, pas à pas (**Fig. 16.11**).

• Ablation de la pièce. Celle-ci est confiée à la panseuse qui l'ouvre, recueille les calculs, lave la muqueuse et la montre à l'opérateur qui l'inspecte pour y dépister un cancer éventuel qui peut être associé à la lithiase. Cette vésicule sera ensuite l'objet d'un examen anatomopathologique. Il faut remplir le bon d'examen anatomopathologique.

• Révision de la cavité abdominale.

CHIRURGIE ABDOMINODIGESTIVE

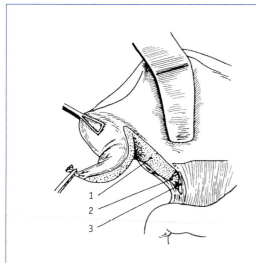

Fig. 16.11 – Cholécystectomie. Libération progressive de la vésicule.
1. Lit vésiculaire
2. A. cystique liée
3. Canal cystique lié

- *Drainage de la région sous-hépatique*. Badigeonnage de la peau du flanc droit avec un tampon antiseptique, contre-incision avec un bistouri propre, passage d'une grosse pince type Kelly qui ramène une lame de Delbet qui sera fixée à la peau à l'aide d'un fil solide serti dans une aiguille courbe.
- Comptage des textiles.
- Changement de gants de l'équipe. Mise au propre du champ opératoire et fermeture à l'aide des instruments propres habituellement regroupés dans un paquet paroi.
- Pansement.

5. CHOLÉCYSTECTOMIE : VARIANTE D'AVANT EN ARRIÈRE

Quand l'abord premier du pédicule hépatique est rendu périlleux par l'importance des phénomènes inflammatoires, on peut procéder à la libération de la vésicule en commençant par le fond pour progresser prudemment vers le confluent biliaire inférieur. Parfois même, l'opérateur ouvre volontairement le fond vésiculaire, évacue les calculs et introduit l'index dans la vésicule qui se dissèque alors pratiquement comme un sac herniaire. Cette libération est un peu plus hémorragique qu'une cholécystectomie habituelle puisque l'artère cystique n'a pas été liée.

De toute façon, en cas de difficultés majeures, l'opérateur préférera réaliser une cholécystectomie incomplète que d'avoir à réparer une plaie de la voie biliaire principale.

6. INTERVENTION POUR LITHIASE DE LA VOIE BILIAIRE PRINCIPALE

La lithiase de la voie biliaire principale est parfois connue avant l'intervention. Dans 10 à 15 % des cas environ, sa découverte constitue une surprise à la radiographie peropératoire, faite systématiquement pour une lithiase vésiculaire isolée ne devant au départ être traitée que par une cholécystectomie simple.

Le déroulement de l'intervention est identique à ce qui a été décrit pour la cholécystectomie jusqu'à l'ablation de la pièce comprise.

Se succèdent ensuite différents temps.

a. Décollement duodénopancréatique

Incision du péritoine au bord externe du deuxième duodénum puis mobilisation en bloc de l'ensemble duodénopancréatique, soit au tampon monté, soit plus simplement au doigt (**Fig. 16.12** et **16.13**).

b. Cholédocotomie sus-duodénale

Incision de cholédoque au-dessus du duodénum, dans l'axe du canal avec un bistouri lame triangle, montée sur un manche long. Les deux berges de la cholédocotomie sont immédiatement suspendues avec du fil fin 3 ou 4/0 serti sur aiguille courbe. Les deux brins de chaque point transfixiant sont gardés longs, sans être noués, sur deux pinces repères type Baby-Kocher ou Halstead (**Fig. 16.14**).

c. Extraction des calculs

L'instrumentiste étale sur un petit champ l'ensemble des pinces à calculs. C'est l'opérateur qui choisit la pince qui lui convient en fonction de la partie de la voie biliaire qu'il veut désobstruer. Il peut aussi utiliser, selon ses habitudes, d'autres types de matériel, sonde de Dormia, etc.

d. Vérification de la perméabilité du sphincter d'Oddi

Elle est parfois évidente car la pince à calculs, après désobstruction du cholédoque, passe presque spontanément dans le duodénum. Ailleurs, à l'aide d'une sonde urétérale introduite par la cholédocotomie, on s'assurera que le sphincter d'Oddi est facilement franchissable.

e. Lavage de la voie biliaire principale

Il se fait avec une sonde molle, type Nelaton ou sonde d'aspiration trachéale ; du sérum physiologique ; une seringue 20 cc. Introduction de la sonde par la cholédocotomie loin en aval puis loin en amont et injection du sérum physiologique en force. Le sérum revient vers la cholédocotomie, ramenant avec lui boue et débris biliaires.

CHIRURGIE DES VOIES BILIAIRES EXTRAHÉPATIQUES

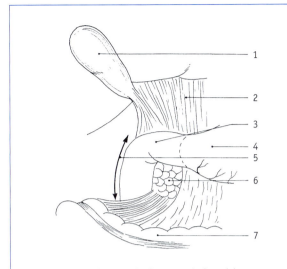

Fig. 16.12 – Décollement duodénopancréatique (1).
1. Vésicule biliaire
2. Petit épiploon
3. Duodénum
4. Estomac
5. Tracé de l'incision péritonéale
6. Tête du pancréas
7. Côlon transverse

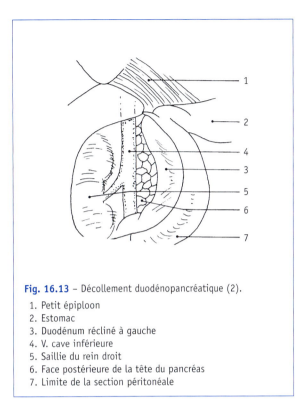

Fig. 16.13 – Décollement duodénopancréatique (2).
1. Petit épiploon
2. Estomac
3. Duodénum récliné à gauche
4. V. cave inférieure
5. Saillie du rein droit
6. Face postérieure de la tête du pancréas
7. Limite de la section péritonéale

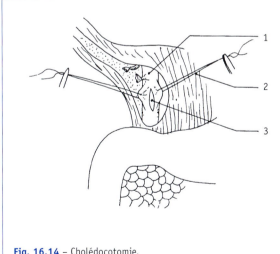

Fig. 16.14 – Cholédocotomie.
1. Cholédoque
2. Fil de suspension
3. Cholédocotomie longitudinale sus-duodénale

f. Vérification de l'absence de lithiase résiduelle

Le problème se pose de façon très différente selon que l'on dispose d'un cholédoscope ou non.

- *Si l'on dispose d'un cholédoscope*, on peut s'assurer *de visu* de la vacuité des voies biliaires. De surcroît, le jet d'eau du cholédoscope assure le lavage du canal hépatocholédoque. En cas de lithiase résiduelle, on peut la retirer sous contrôle de la vue avec la pince à calcul de l'appareil ou tout autre matériel d'extraction.

- *Si l'on ne dispose pas de cholédoscope*, le contrôle sera radiologique, après mise en place d'un drain de Kehr.

g. Fermeture de la cholédocotomie

Il y a dès lors trois possibilités.

FERMETURE SUR UN DRAIN DE KEHR (LE PLUS FRÉQUEMMENT) (**Fig. 16.15**)

Après les manœuvres instrumentales faites dans le cholédoque (extraction de calculs, cholédoscopie) il peut exister une difficulté d'écoulement de la bile par la papille pendant quelques jours. Pour éviter l'hyperpression (qui pourrait être dangereuse pour la suture), il est possible de drainer la voie biliaire par un drain de Kehr ou un drain transcystique.

Un drain de Kehr a la forme d'un T. Souvent, l'opérateur le recoupe pour donner à la petite branche tubulaire la forme d'une gouttière. Cette partie est placée à une extrémité de la cholédocotomie qui est refermée par un surjet de fil résorbable 4/0. Le drain est ensuite passé en transpariétal : après moucheture cutanée au bistouri, la paroi est transfixiée par une pince fine Bengoléa qui permet de passer le drain de

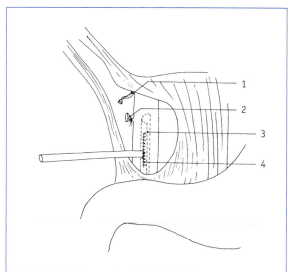

Fig. 16.15 – Mise en place du drain de Kehr.
1. A. cystique liée
2. Canal cystique lié
3. Drain de Kehr en place
4. Cholédocotomie fermée

dedans en dehors. Le drain est fixé à la peau par un fil non résorbable. Une cholangiographie de contrôle sera faite quelques jours après pour s'assurer de la vacuité de la voie biliaire. Après le trentième jour, le drain peut être ôté par simple traction (les accolements se sont faits autour, et la bile ne peut plus s'écouler dans la cavité péritonéale).

Un drain transcystique peut être mis à la place d'un drain de Kehr. Le principe est le même mais ici, la cholédocotomie est refermée entièrement, le drain est passé par le moignon de canal cystique et fixé par un fil à résorption rapide. Il s'agit de drains type Escat comportant des renflements en olive permettant une bonne tenue par la ligature.

FERMETURE SIMPLE

C'est ce que l'on appelle la cholédocotomie idéale. L'opérateur peut dans certains cas décider de ne pas drainer la voie biliaire principale et de fermer simplement la cholédocotomie par un surjet de fil résorbable 4/0. Les suites sont simplifiées mais cela nous prive de la cholangiographie postopératoire.

ANASTOMOSE CHOLÉDOCODUODÉNALE

Dans de rares cas, l'opérateur peut transformer la cholédocotomie en anastomose cholédocoduodénale (pour le détail, se reporter au chapitre qui traite de ces anastomoses).

h. Fin de l'intervention

Elle est conduite comme dans une cholécystectomie simple : drainage, révision de la cavité abdominale, comptage des textiles ; changement de gants, d'instruments et mise au propre du champ opératoire ; fermeture ; pansement.

i. Intervention par cœlioscopie pour lithiase de la voie biliaire principale

Cette intervention est actuellement bien codifiée (cf. Samama G., *L'infirmière de bloc opératoire en vidéochirurgie*, Maloine).

Le principe est le même que par laparotomie. Le début est identique à la cholécystectomie par cœlioscopie. Après la cholangiographie, le cholédoque est ouvert à l'aide d'un ténotome à lame rétractable. Cet instrument peut être introduit par un trocart déjà en place ou par un trocart supplémentaire. Un cholédoscope souple est introduit, soit en transcutané (après retrait d'un trocart), soit par un trocart en place, soit après insertion d'un trocart sans valve. En effet, le cholédoscope souple est particulièrement fragile au niveau de sa zone de béquillage. S'il n'est pas retiré strictement dans l'axe, la membrane qui recouvre la zone de béquillage et qui assure l'étanchéité se déchire au contact des bords du trocart et le cholédoscope doit être (très coûteusement) réparé. L'extraction de calculs se fait à la sonde de Dormia, ou à la Fogarty biliaire, voire à la pince de Mirizzi introduite en transpariétal. Comme en laparotomie, le cholédoque est refermé sur un drain de Kehr par un surjet de fil résorbable.

7. SPHINCTÉROTOMIES

A. DÉFINITION

On entend par sphinctérotomie, la section plus ou moins large du sphincter d'Oddi.

La sphinctérotomie est indiquée schématiquement dans deux cas : l'oddite scléreuse et le calcul cholédocien que l'on ne peut pas extraire par la cholédocotomie, notamment en cas d'enclavement dans l'ampoule de Vater (**Fig. 16.16**).

B. SPHINCTÉROTOMIE : PLACE CHRONOLOGIQUE

En règle générale, la sphinctérotomie vient après la cholécystectomie, le décollement duodénopancréatique, l'ouverture du cholédoque sus-duodénal et les tentatives d'extraction des calculs pour la cholédocotomie. Un calcul enclavé dans l'ampoule de Vater, inenlevable par voie haute, conduit à pratiquer une sphinctérotomie pour l'accoucher par voie basse.

C. RÉALISATION DE LA SPHINCTÉROTOMIE

a. Essai de localisation de la papille avant toute ouverture duodénale

- Parfois, on sent parfaitement le calcul enclavé : la papille est à ce niveau.

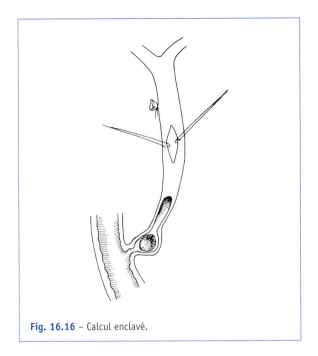

Fig. 16.16 – Calcul enclavé.

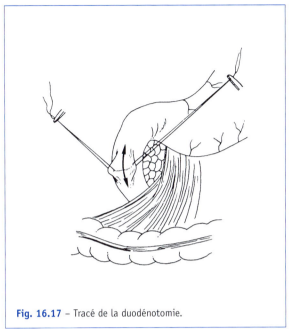

Fig. 16.17 – Tracé de la duodénotomie.

- Ailleurs, on ne sent rien : on introduit alors par la cholédocotomie la tige métallique du tire-papille de Hepp vers le bas. La perception de sa saillie permet de localiser la papille.

b. Ouverture du duodénum

- En regard de la papille (**Fig. 16.17**), les deux lèvres de l'incision sont repérées par deux fils maintenus par deux pinces.

- En cas de calcul perceptible dans l'ampoule de Vater, on sectionne le sphincter d'Oddi sur le calcul qui sert de billot au bistouri lame triangle, monté sur un manche long. Dès que l'ouverture est suffisante, l'extraction du calcul devient aisée (**Fig. 16.18** et **16.19**).

- Si l'on utilise le tire-papille, on assujettit l'extrémité olivaire qui est encore visible au niveau de la cholédocotomie dans la sonde en gomme (**Fig. 16.20** et **16.21**).

- En tirant par le bout duodénal du tire-papille, on fait progresser cette sonde en gomme dans le cholédoque jusqu'à ce qu'elle fasse saillie au niveau du sphincter d'Oddi. On peut alors inciser celui-ci comme précédemment au bistouri sur la sonde billot.

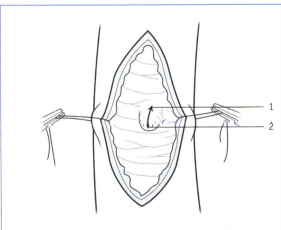

Fig. 16.18 – Duodénum ouvert. Repérage de la papille.
1. Tracé de l'incision
2. Saillie de la papille

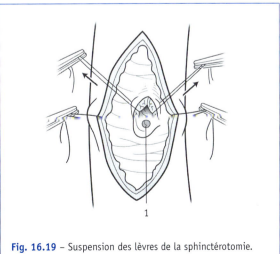

Fig. 16.19 – Suspension des lèvres de la sphinctérotomie.
1. Orifice du canal de Wirsung

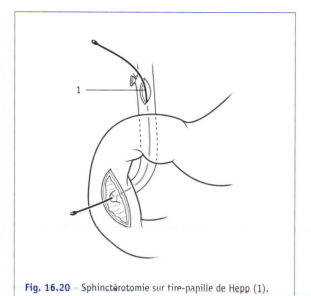

Fig. 16.20 – Sphinctérotomie sur tire-papille de Hepp (1).
1. Passage de la tige métallique du tire-papille de Hepp

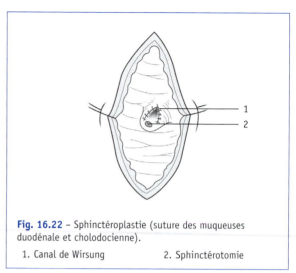

Fig. 16.22 – Sphinctéroplastie (suture des muqueuses duodénale et cholodocienne).
1. Canal de Wirsung   2. Sphinctérotomie

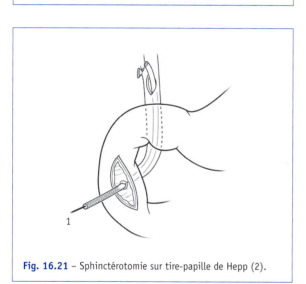

Fig. 16.21 – Sphinctérotomie sur tire-papille de Hepp (2).

Certains opérateurs complètent la sphinctérotomie par une sphinctéroplastie, c'est-à-dire la suture, par quelques points de matériel fin et résorbable, des muqueuses cholédociennes et duodénales après repérage de l'orifice du canal de Wirsung (**Fig. 16.22**).

D. FIN DE L'INTERVENTION

Le duodénum est refermé selon les règles de toute suture intestinale (cf. « Entérorraphie »).
Le cholédoque est refermé sur un drain de Kehr.
La fin de l'intervention est identique à ce qui a été décrit pour les cholécystectomies.

8. ANASTOMOSES BILIODIGESTIVES

A. INDICATIONS

On réalise une anastomose biliodigestive essentiellement :
– quand il existe une oddite scléreuse et que l'on ne veut pas faire de sphinctérotomie ;
– quand il existe une compression permanente du bas cholédoque (par un cancer du pancréas par exemple) ;
– quand on n'est pas certain d'avoir pu retirer tous les calculs de la voie biliaire principale (au cours d'un empierrement hépatocholédocien par exemple).

B. LES DIFFÉRENTES ANASTOMOSES BILIODIGESTIVES

Il existe de nombreux types d'anastomoses biliodigestives, mais les deux plus utilisées sont l'anastomose cholédocoduodénale et l'anastomose hépaticojéjunale.

a. Anastomose cholédocoduodénale (Fig. 16.23)

Elle est habituellement latéro-latérale. Le cholédoque avait été incisé juste au-dessus du duodénum pour l'extraction des calculs.
La cavité abdominale est protégée par des champs Tétra® et le duodénum est incisé presque au contact de l'incision cholédocienne. Les deux lèvres de l'incision sont éventuellement repérées par deux fils.
L'anastomose unira en latéro-latéral le cholédoque et le duodénum.
Le calibre de l'anastomose doit être supérieur à 1,5 cm. Tous les fils du plan postérieur sont passés avant d'être noués : il faudra donc deux porte-aiguilles, des pinces repères et des compresses pour séparer ces dernières les unes des autres.

CHIRURGIE DES VOIES BILIAIRES EXTRAHÉPATIQUES

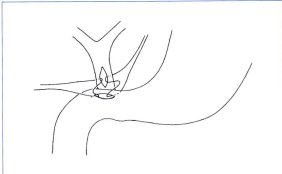

Fig. 16.23 – Anastomoses biliodigestives. Confection d'une anastomose cholédocoduodénale latéro-latérale.

Une fois les points du plan postérieur noués et sectionnés, on pratique de même pour le plan antérieur.

- *Avantage* : l'anastomose cholédocoduodénale est de réalisation rapide et aisée.

- *Inconvénients* : elle est obligatoirement proche du duodénum donc du pancréas et risque d'être précocement envahie en cas de cancer de la tête du pancréas par exemple. On admet de plus qu'elle serait moins fiable à terme : c'est la raison pour laquelle on la réserve en règle générale aux sujets en mauvais état général.

b. Anastomose hépaticojéjunale (Fig. 16.24)

Elle est habituellement latéro-latérale au sommet d'une anse en Y (*cf.* « Anse en Y »).

L'ouverture de la voie biliaire principale porte sur le cholédoque mais surtout sur l'hépatique commun et le canal hépatique gauche qui reste longtemps assez superficiel pour être d'un abord chirurgical facile.

Comme précédemment, on passera tous les fils du plan postérieur sans les nouer (deux porte-aiguilles, des pinces repères, des compresses) puis, une fois ce plan terminé, tous les fils du plan antérieur.

- *Avantages* : l'anastomose peut se faire sur une plus grande longueur qu'une anastomose cholédocoduodénale. Elle est reportée à distance d'un éventuel cancer pancréatique. Elle

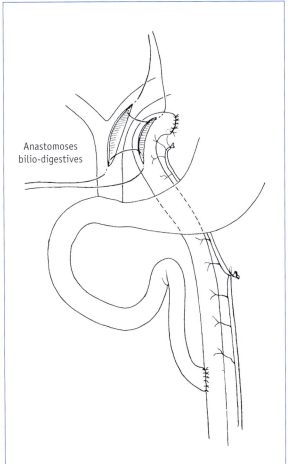

Fig. 16.24 – Anastomoses biliodigestives. Confection d'une hépaticojéjunostomie sur anse en Y (l'anse en Y passe derrière l'estomac, par l'arrière-cavité des épiploons).

expose moins au reflux alimentaire dans les voies biliaires que l'anastomose cholédocoduodénale.

- *Inconvénients* : ce sont ceux de la confection d'une anse en Y ; mobilisation d'une anse, section vasculaire, anastomose au pied de l'anse. La durée de l'intervention est plus longue.

17. Hypertension portale

Guy Samama
Laurence Chiche

1. BASES ANATOMIQUES ET PHYSIOPATHOLOGIQUES DE L'HYPERTENSION PORTALE

A. ANATOMIE DU SYSTÈME PORTE

Le drainage veineux des viscères et organes intra-abdominaux se fait vers le foie et constitue le système porte. La veine splénique (drainage de la rate et d'une partie du pancréas) s'unit à la veine mésentérique inférieure (drainage du côlon gauche) pour donner, en arrière du pancréas, le tronc splénomésaraïque. Celui-ci reçoit la veine mésentérique supérieure (drainage du côlon droit et de l'ensemble du grêle) pour donner le tronc porte qui chemine dans le pédicule hépatique. Les troncs splénomésaraïque et porte reçoivent des collatérales, notamment la veine coronaire stomachique (drainage du bas œsophage) et le tronc porte se divise en une branche droite et une branche gauche qui, dans le foie, se subdivise en suivant la segmentation hépatique pour aboutir au sinusoïde hépatique. Le foie se draine ensuite, *via* les trois veines sus-hépatiques, dans la veine cave inférieure (**Fig. 17.1**).

La circulation portale constitue l'élément essentiel de la vascularisation du foie (70 % du flux), le reste étant assuré par l'artère hépatique.

B. PHYSIOLOGIE

La pression normale dans la veine porte est d'environ 12 à 15 cm d'eau. Cette pression peut augmenter en cas d'obstacle à la circulation portale, l'hypertension portale (HTP) se définit par une pression > 15 cm.

On distingue trois types d'obstacles.

- *L'obstacle infrahépatique* : la cause la plus fréquente est la thrombose de la veine porte. Cette thrombose peut être de cause multiple et s'étendre du tronc porte à la veine mésentérique et à la veine splénique.

- *L'obstacle intrahépatique* : c'est le bloc hépatique qui est le plus souvent constitué par la **cirrhose** ; c'est la circonstance de loin la plus fréquente dans la chirurgie de l'HTP.

- *L'obstacle suprahépatique* au niveau de la veine cave suprahépatique ou des veines sus-hépatiques comme dans le syndrome du Budd-Chiari.

À l'état physiologique, il n'y a pas de communication entre le système porte et le système cave. Néanmoins il existe, à l'intérieur de la paroi de certains viscères comme le bas œsophage, la grosse tubérosité gastrique et le canal anal, de fines anastomoses reliant les deux systèmes veineux qui ne sont pas fonctionnelles à l'état physiologique. En cas d'HTP, ces petites anastomoses deviennent fonctionnelles et se dilatent. Les parois sont très fines, fragiles. Elles sont situées sur le bas œsophage dans la région cardiotubérositaire et au niveau du bas rectum et du canal anal (**Fig. 17.2**). On voit par ailleurs se dilater tous les vaisseaux du système porte, en particulier les veines du grand épiploon, de l'estomac. Se reperméabilise la veine ombilicale dans le ligament rond et apparaissent des néovascularisations, en particulier autour du pédicule hépatique. Lorsque la veine porte est thrombosée, se développe une néovascularisation appelée cavernome porte.

C. CONSÉQUENCES DE L'HYPERTENSION PORTALE

Sur le plan clinique, l'HTP expose aux **hémorragies digestives** par rupture de ces varices anormales. La plus fréquente complication est la rupture de varices œsophagiennes ou cardiotubérositaires entraînant des hématémèses et des hémorragies digestives basses parfois mortelles. L'hypertension portale peut être aussi responsable de l'apparition d'**ascite** lorsque s'associe un certain degré d'insuffisance hépatocellulaire, c'est-à-dire en règle générale lorsqu'il existe une cirrhose.

HYPERTENSION PORTALE

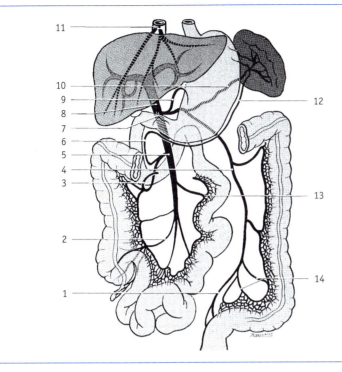

Fig. 17.1 – Diagramme du tronc porte *(extrait de Cady et Kron,* Anatomie du corps humain, *Fasc. 3, Maloine).*

1. V. hémorroïdale supérieure
2. V. caeco-appendiculo-colique
3. V. colique supérieure droite
4. V. mésentérique inférieure
5. V. mésentérique supérieure
6. V. gastro-épiploïque droite
7. V. pylorique
8. V. porte
9. V. coronaire stomachique
10. V. splénique
11. VCI
12. V. gastro-épiploïque gauche
13. Vv. jéjuno-iléales
14. Vv. sigmoïdiennes

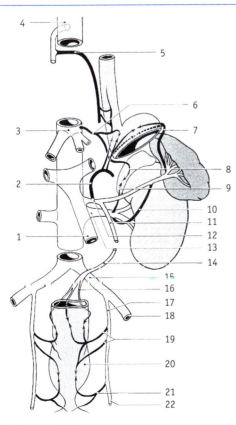

Fig. 17.2 – Anastomoses portocaves *(extrait de Cady et Kron,* Anatomie du corps humain, *Fasc. 3, Maloine).*

1. V. mésentérique supérieure
2. V. coronaire stomachique
3. V. cave inférieure
4. V. cave supérieure
5. V. hémi-azygos inférieure
6. V. diaphragmatique inférieure gauche
7. Vv. gastriques courtes
8. V. surrénale supérieure
9. V. surrénale moyenne
10. Anastomose splénorénale directe
11. V. mésentérique inférieure
12. V. splénique
13. V. rénale
14. V. mésentérique inférieure
15. V. iliaque primitive
16. V. hémorroïdale supérieure
17. V. iliaque interne
18. V. iliaque externe
19. V. hémorroïdale moyenne
20. Rectum
21. V. hémorroïdale inférieure
22. V. honteuse interne

Dernière conséquence, sur le plan chirurgical, l'existence de cette circulation veineuse dilatée à pression élevée fait que les dissections sont hémorragiques, d'autant que d'autres facteurs liés à la cirrhose peuvent entraîner des troubles de l'hémostase (thrombopénie, diminution des facteurs de coagulation).

2. CHIRURGIE DE L'HYPERTENSION PORTALE

A. CIRCONSTANCES

L'hypertension portale peut être longtemps asymptomatique. Lorsqu'elle devient symptomatique, il s'agit le plus souvent de rupture de varices œsophagiennes et/ou d'ascite.

La rupture de varices œsophagiennes est traitée médicalement dans un premier temps.

- *Par la compression directe* grâce l'introduction dans l'estomac d'une sonde de Blackmore ou de Linton qui, grâce à un ballonnet gonflé au niveau des varices, fait une compression qui arrête l'hémorragie.
- *Par des médicaments* qui diminuent la pression porte, c'est le cas des bêtabloquants, de la vasopressine, de la glypressine et de la somatostatine.
- *Par la sclérothérapie endoscopique* visant à scléroser les varices lors d'une fibroscopie.

L'ascite aussi est traitée médicalement par diurétiques et ponctions d'ascite itératives. Le chirurgien est sollicité dans deux circonstances.

- *En cas d'hémorragie* : soit en urgence lorsque les méthodes médicales d'hémostase sont inefficaces, soit en période élective pour éviter la récidive de ces hémorragies malgré une sclérothérapie faite par les endoscopistes.
- *En cas d'ascite réfractaire au traitement médical* (dérivation porte, shunt de Leveen).

Ces interventions se font en règle générale chez les cirrhotiques, sachant que ce type d'interventions s'adresse à des patients dont l'insuffisance hépatocellulaire est très modérée, c'est-à-dire qu'ils sont Child A ou B.

Cette chirurgie de l'hémorragie due à l'HTP comporte plusieurs interventions dont les principes ne sont pas tout à fait les mêmes, leur action étant plus directe sur les varices.

- Certaines traitent directement les varices œsophagiennes et gastriques : c'est l'intervention de dévascularisation œsogastrique ou intervention de Sugiura.
- D'autres ont pour but de traiter l'HTP elle-même, c'est-à-dire faire baisser la pression porte en dérivant le flux porte dans le flux cave. Ce sont les dérivations portocaves : anastomose portocave sur le tronc porte, anastomose splénorénale, anastomose mésentéricocave. Les varices s'effacent en quelques semaines.
- Enfin, on peut aussi traiter la cause de l'HTP, c'est-à-dire la cirrhose, et c'est le domaine de la transplantation hépatique.

B. LES ANASTOMOSES PORTOCAVES

a. Principe

Le principe est de dériver le flux porte dans le flux cave, sachant qu'il faut au mieux préserver un flux hépatique. Autrement dit, cette anastomose doit être partielle, ou encore dite sélective. En effet, le risque, lorsque tout le flux mésentéricoporte est dérivé dans le flux cave, est l'encéphalopathie hépatique postopératoire dont le mécanisme est mal compris mais certainement en rapport avec la diminution voire l'absence de perfusion portale hépatique, ce qui empêche le foie de détoxifier le sang portal.

On distingue ainsi plusieurs types d'anastomoses portocaves selon qu'elles dérivent complètement (les anastomoses portales totales) ou partiellement (dérivations portales sélectives) le flux porte.

Il est en fait plus simple de classer ces anastomoses portocaves sur des critères anatomiques selon l'endroit où siège l'anastomose.

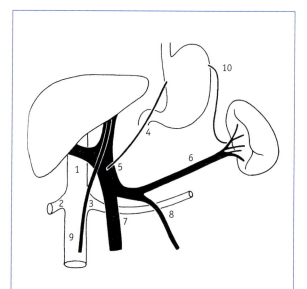

Fig. 17.3 – Diagramme des systèmes porte et cave.

1. V. cave inférieure
2. V. rénale droite
3. V. rénale gauche
4. V. coronaire stomachique
5. V. porte
6. V. splénique
7. V. mésentérique supérieure
8. V. mésentérique inférieure
9. V. ombilicale
10. Vaisseaux courts de l'estomac

HYPERTENSION PORTALE

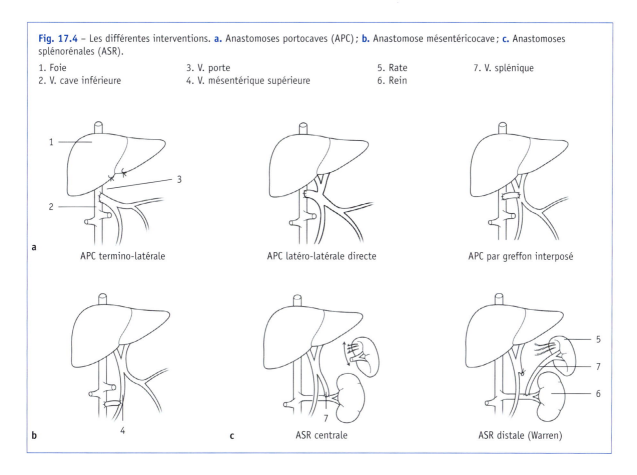

Fig. 17.4 – Les différentes interventions. **a.** Anastomoses portocaves (APC) ; **b.** Anastomose mésentéricocave ; **c.** Anastomoses splénorénales (ASR).

1. Foie
2. V. cave inférieure
3. V. porte
4. V. mésentérique supérieure
5. Rate
6. Rein
7. V. splénique

APC termino-latérale APC latéro-latérale directe APC par greffon interposé

ASR centrale ASR distale (Warren)

- *Les anastomoses portocaves tronculaires* utilisant le tronc de la veine porte en l'anastomosant à la veine cave, ce qui est l'opération la plus simple compte tenu de la proximité des deux vaisseaux.

- *Les anastomoses portocaves radiculaires*, c'est-à-dire utilisant une branche du système porte :
  – l'anastomose splénorénale proximale associant une splénectomie ;
  – l'anastomose splénorénale distale sans splénectomie (opération de Warren) ;
  – l'anastomose mésentéricocave (intervention de Drapanas) ;
  – l'intervention d'Inokushi ou coronarocave utilisant la veine coronaire (pratiquement non faite en France).

Actuellement, le choix de l'anastomose portocave se fait selon plusieurs critères :
  – l'anatomie spécifique du malade et de son système porte ;
  – l'âge du patient et surtout l'éventualité d'une transplantation ultérieure ;
  – l'habitude et la conviction du chirurgien.

Ne seront traitées ici que les anastomoses les plus fréquentes : l'anastomose portocave, l'anastomose mésentéricocave et l'anastomose splénorénale.

b. Matériel

Cette chirurgie est une chirurgie vasculaire et digestive. Elle nécessite donc le matériel adéquat aux deux spécialités.

- *Pour la prise de pressions* : la tendance actuelle est de réaliser des anastomoses sélectives, notamment dans les anastomoses portocaves et, pour cela, faire une anastomose latéro-latérale et choisir un diamètre d'anastomose selon la pression porte et la pression cave, c'est-à-dire le gradient qui existe entre les deux pressions. Ce gradient peut être mesuré en peropératoire, d'où l'importance d'avoir le matériel nécessaire, c'est-à-dire un appareil simple pour mesurer cette pression, appareil dont les anesthésistes se servent couramment (kit de monitorage de pressions, Baxter Pi 260), auquel on reliera un petit cathéter sur lequel sera branché une aiguille intradermique très fine qui sera plantée directement dans les vaisseaux ;

- *Pour disséquer les vaisseaux, les clamper et faire l'anastomose* : pinces, ciseaux, lacs, clamps, fils vasculaires et éventuellement prothèses. Pour l'anastomose mésentéricocave ou l'anastomose portocave calibrée avec greffon interposé, il sera nécessaire de prévoir des prothèses vasculaires qui sont soit des greffons en polytétrafluoroéthylène (PTFE) annelé inex-

Tab. 17.1 – Déroulement des différentes anastomoses portocaves.

	Anastomose portocave calibrée	Anastomose mésentéricocave	Anastomose splénorénale
Position du malade	• Décubitus dorsal éventuellement très léger. • Décubitus latéral gauche avec billot sous l'omoplate droite et la fesse droite, le bras droit surélevé au-dessus de la tête.	Décubitus dorsal.	Décubitus dorsal, léger décubitus latéral droit sur deux billots de faible hauteur sous l'omoplate gauche et la fesse gauche.
Voie d'abord	Sous-costale droite bien prolongée dans le flanc.	Médiane ou horizontale transverse au-dessus de l'ombilic.	Sous-costale gauche ou voie lombaire.
Temps d'exploration	Prélèvement d'une éventuelle ascite ; exploration manuelle et échographie du foie ; vérification de la perméabilité des vaisseaux portaux par la palpation et l'échographie ; biopsie hépatique au bistouri froid ; hémostases par suture appuyée.		
Dissection	• Libération en soulevant la voie biliaire par un écarteur à hile du tronc porte. • Ligature des branches collatérales. • Mise sur lacs. • Dissection en regard de la face antérieure de la veine cave sur 5 cm. Prise des pressions portales et caves. • Calcul du gradient. Choix du calibre d'anastomose.	• Côlon transverse relevé mettant en tension mésentère et mésocôlon. • Ouverture du péritoine de la racine du mésentère. • Dissection de la veine mésentérique supérieure sur plusieurs centimètres, mise sur lacs, contrôle des veines collatérales. • Libération de la veine cave inférieure en réalisant un décollement duodéno-pancréatique au niveau de D3.	• Ouverture du ligament gastrocolique en respectant les vaisseaux courts. • Abaissement de l'angle colique gauche. • Dissection du bord inférieur du pancréas. • Ligature des nombreuses collatérales de la veine splénique par ligature de Prolène®. • Ligature souvent nécessaire de la veine mésentérique inférieure. • Dissection de la veine rénale aidée par l'identification palpatoire du hile du rein. • Mise sur lacs de la veine rénale. • Cette veine rénale est clampée par deux bull-dogs de même que la veine splénique.
Anastomose	• Clampage latéral par Satinsky des deux vaisseaux. • Veinotomie au bistouri, réalisation de l'anastomose soit directe latéro-latérale par deux hémisurjets de Prolène® soit par un greffon interposé de Gore-Tex® (si gros Spiegel). • Avant déclampage, flush au sérum héparine. • Anastomose en tension, hémostase, nouvelle prise de pressions.	• Les deux vaisseaux peuvent être clampés latéralement par un Satinsky. • La mésentérique peut être clampée complètement. • Choix de la prothèse. • Suture première prothèse veine cave par deux hémisurjets de fil non résorbable. • Déclampage de la cave, clampage de la prothèse. • Hémostase. • Implantation de la prothèse sur la veine mésentérique.	Selon le type de splénorénale, la veine rénale est : • sectionnée près du hile et le bout splénique est anastomosé en termino-latéral sur la veine rénale ; • sectionnée au niveau de l'isthme pancréatique et le bout proximal est anastomosé en termino-latéral sur la veine rénale.
Prise de pression	Avant et après déclampage de l'anastomose.	Avant et après clampage de la prothèse.	Mesure des pressions avant et après déclampage.
Geste associé	Une cholécystectomie peut être nécessaire (faite après l'anastomose), une ligature de la veine coronaire stomachique.		Splénectomie en cas de spléno-rénale centrale.
Drainage	Le mieux est d'éviter d'en faire sinon un Redon aspiratif (risque d'ascite postopératoire), fermeture très étanche et soigneuse sur l'hémostase et la solidité.	Le mieux est d'éviter d'en faire sinon un Redon aspiratif (risque d'ascite postopératoire), fermeture très étanche et soigneuse sur l'hémostase et la solidité.	Module aspiratif dans la loge splénique si nécessaire.

HYPERTENSION PORTALE

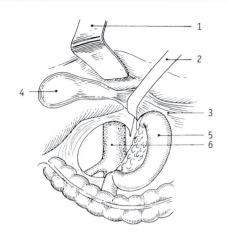

Fig. 17.5 – Réalisation d'une anastomose portocave termino-latérale : exposition de la veine cave inférieure.

1. Valve malléable relevant le foie
2. Écarteur de Farabeuf réclinant le pédicule hépatique
3. Pédicule hépatique
4. Vésicule biliaire
5. Bloc duodénopancréatique récliné vers la gauche
6. V. cave inférieure

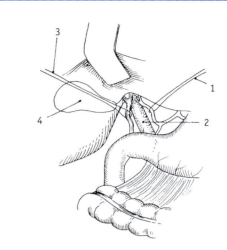

Fig. 17.6 – Réalisation d'une anastomose portocave termino-latérale : exposition de la veine porte dans le pédicule hépatique.

1. A. hépatique sur lacs
2. V. porte
3. Canal hépatocholédoque sur lacs
4. Vésiculaire biliaire

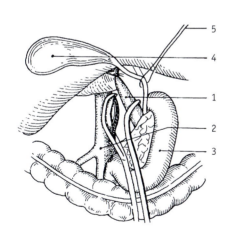

Fig. 17.7 – Réalisation d'une anastomose portocave termino-latérale : préparation de l'anastomose portocave termino-latérale.

1. V. porte liée au ras de sa bifurcation et clampée à la base du pédicule hépatique
2. Clampage latéral de la VCI (une pastille de VCI est découpée pour l'anastomose)
3. Bloc duodénopancréatique décollé et récliné vers la gauche
4. Vésicule biliaire
5. Lacs soulevant le cholédoque

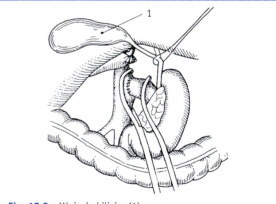

Fig. 17.8 – Vésicule biliaire (1).

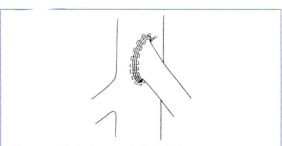

Fig. 17.9 – Surjet éversant de Blalock. Anastomose portocave termino-latérale faite.

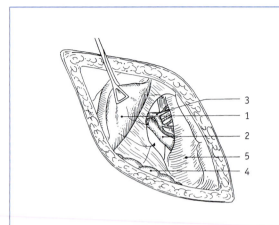

Fig. 17.10 – Réalisation d'une anastomose splénorénale distale : ouverture de l'épiploon gastrosplénique. Exposition des vaisseaux spléniques.

1. Estomac attiré vers la droite
2. V. splénique
3. A. splénique
4. Côlon transverse
5. Rate

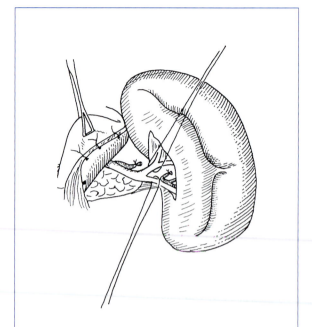

Fig. 17.11 – Réalisation d'une anastomose splénorénale distale : ligature des vaisseaux spléniques. L'artère splénique est sectionnée entre deux ligatures. Un fil est passé sous les deux branches principales de la veine splénique.

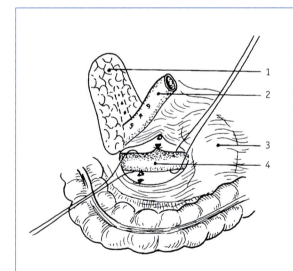

Fig. 17.12 – Préparation de l'anastomose splénorénale.

1. Face postérieure du pancréas qui a été relevé
2. V. splénique libérée du pancréas
3. Saillie du rein gauche
4. V. rénale gauche libérée et mise sur lacs

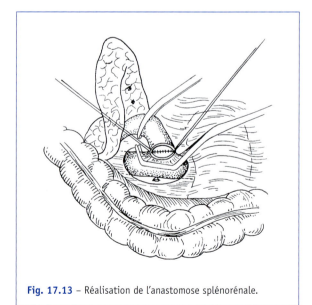

Fig. 17.13 – Réalisation de l'anastomose splénorénale.

tensible, soit une prothèse en Dacron de 16 à 20 mm de diamètre pour les anastomoses mésentéricocaves. Le diamètre des prothèses sera en règle générale décidé en peropératoire par le chirurgien.

♦ *Matériel nécessaire* ♦
- Une boîte de chirurgie vasculaire (*cf.* boîte V*asculaire*).
- Écarteur et valve d'exposition selon la voie d'abord, écarteur à hile du rein.

HYPERTENSION PORTALE

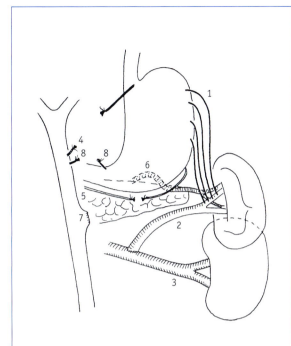

Fig. 17.14 – Diagramme de l'intervention de Warren. Anastomoses splénorénale et distale.

1. Vaisseaux courts ménagés absolument
2. V. splénique
3. V. rénale gauche
4. V. coronaire stomachique liée
5. Arc vasculaire de la grande courbure sectionné
6. A. splénique conservée (ce qui donne une anastomose splénorénale artérialisée)
7. Tronc splénomésaraïque sectionné à sa terminaison dans la v. porte
8. V. pylorique sectionnée

- Pinces à disséquer de De Bakey, pinces gainées.
- Ciseaux à disséquer fins (Demartel, Metzenbaum, Potts).
- Lacs en tissus siliconés type vessel loop, surgi-loop.
- Porte-aiguilles vasculaire, mono-fils non résorbables décimale 1,5/1.
- Bistouri à lame pointue n° 11, des seringues à embout olivaire pour lavage, du sérum hépariné.
- Clamps et notamment des petits clamps de Satinsky, des clamps de Babcock, des bull-dogs.
- Des pinces à calcul et une Fogarty pour enlever éventuellement un caillot dans la veine porte.
- Le raccord de pression pour prises de pression portale.
- Coton ou compresses hémostatiques.

c. Technique

Elle est exposée dans le **Tableau 17.1**.

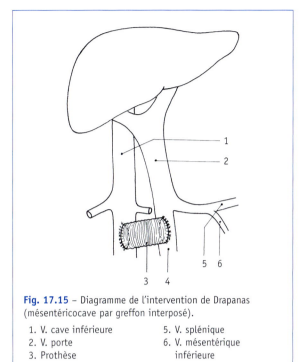

Fig. 17.15 – Diagramme de l'intervention de Drapanas (mésentéricocave par greffon interposé).

1. V. cave inférieure
2. V. porte
3. Prothèse
4. V. mésentérique supérieure
5. V. splénique
6. V. mésentérique inférieure

C. LES AUTRES INTERVENTIONS

a. L'intervention de Sugiura ou dévascularisation

Les déconnections vasculaires ont été souvent réalisées au Japon. Dans la description initiale, il s'agissait d'une intervention lourde faite par une double voie thoracique et abdominale associant une splénectomie et une dévascularisation du corps gastrique de tout l'œsophage abdominothoracique et une transsection œsophagienne. Cette intervention a été simplifiée. On la réalise maintenant par une voie abdominale pure et la transsection œsophagienne est rendue plus facile par l'utilisation de pinces automatiques type EEA. Cette intervention compte plusieurs temps.

- *Laparotomie* médiane ou bi-sous-costale.
- *Splénectomie* avec ligature des vaisseaux courts prolongée sur toute la grande courbure de l'estomac.
- *Dévascularisation* de toutes les afférences vasculaires allant de l'œsophage abdominal et à la petite courbure de l'estomac (ces ligatures se font au dissecteur permettant d'individualiser et de lier les vaisseaux ou par individualisation et section sur pince des vaisseaux) ; une fois l'estomac et l'œsophage terminal totalement déconnectés, on réalise une gastrotomie haute pour introduire une pince EEA dont la tête est mise dans l'œsophage ; le coup de pince est appliqué réalisant ainsi, sans

section vraie de l'œsophage, un agrafage de sa paroi qui interrompt les varices. La gastrotomie est refermée à la main ou par un coup de pince TA. La loge splénique est drainée par un module aspiratif. On essaie de reconstituer l'angle de Hiss éventuellement par une valve antireflux.

b. Le shunt de Leveen

Cette intervention n'est pratiquement plus réalisée. Il faut néanmoins en connaître son principe. Il s'agit de traiter les ascites réfractaires, irréductibles et chroniques. Le principe est de dériver l'ascite qui se forme en permanence dans la veine jugulaire. Il s'agit d'une intervention simple qui consiste à mettre un cathéter dans l'abdomen par une mini-incision, à faire cheminer ce cathéter en sous-cutané, de l'incision abdominale jusqu'à la veine jugulaire interne droite et d'implanter le cathéter dans la veine. Ce système a une valve antireflux et permet le passage de l'ascite dans la veine jugulaire. Il faut, bien entendu, auparavant, s'assurer de l'absence de surinfection d'ascite.

Cette intervention, couramment réalisée il y a plusieurs années, ne l'est plus que dans des cas extrêmement particuliers. Elle peut même être faite sous anesthésie locale. Il faut connaître son existence.

3. CONCLUSION

Les suites opératoires de cette chirurgie sont essentiellement dépendantes du degré d'insuffisance hépatique. Une simple laparotomie chez un cirrhotique peut être mal tolérée.

- C'est pourquoi s'est développée une technique de dérivations portocaves sans laparotomie : le shunt intrahépatique (ou TIPS) qui utilise une prothèse métallique mise dans le parenchyme hépatique par voie jugulaire entre la veine sus-hépatique en général droite et la branche portale droite. Cette technique nécessitant un contrôle échographique et radiologique se fait le plus souvent en salle de radiologie dans l'asepsie chirurgicale. Ses résultats sont très encourageants.

- La chirurgie de l'HTP, en dehors de l'extrême urgence, ne doit se faire que lorsque l'insuffisance hépatique de départ est modérée : lorsque la cirrhose est grave, le traitement de l'hypertension portale est la transplantation hépatique lorsqu'elle est possible.

4. BOÎTE *VASCULAIRE*

a. Écarteurs

- Une valve de Polosson.
- Deux valves de Leriche : une étroite, une large (gravée).
- Deux valves de Bergeret.
- Une paire de Hartmann.
- Une paire de Farabeuf.
- Deux valves malléables gainées.

b. Ciseaux

- Un Dubost de 30 cm.
- Trois Metzembaum (28-23-18).
- Un ciseau 23 à fils.
- Un ciseau à disséquer pointu.
- Deux Potts courbes sur le champ.
- Deux Mayo 16 cm.
- Deux Metzembaum dorés (16-23).

c. Pinces à disséquer

- Une pince fine bleue 23 cm.
- Deux De Bakey 24 cm.
- Deux à mors tungstène 25 cm.
- Une à mors tungstène fine.
- Une fine à griffes.
- Une De Bakey 30 cm.

d. Clamps

- Un grand angle 130°.
- Deux Satinsky (13 et 26 cm).
- Deux clamps droits.
- Un clamp à 90°.
- Quatre clamps aortiques courbes.
- Quatre clamps Pilling (trois grands, un Satinsky ou un De Bakey).

e. Porte-aiguilles et instruments longs sur longuette + Museux

- Deux Hyder 13 cm.
- Un gros 19 cm, un fin 19 cm.
- Deux de 23 cm.
- Deux de climdal ryder noir de 24 cm.
- Deux fins de 26 cm, un de 27 cm.
- Une Santy longue.
- Deux Babcock.
- Un Duval.
- Deux pinces en cœur.
- Deux clamps à drains.
- Quatre Jean-Louis Faure.
- Deux Judd.

- Sept Bengoléa + quatre Bengoléa courtes + une grosse.
- Trois dissecteurs dont un Semb.
- Deux dissecteurs de Redon, un grand et un petit.

f. Instruments courts sur une Museux
- Une Kelly.
- Deux Péan.
- Six Halstead.
- Quatre Kocher.
- Huit baby-Kocher.
- Deux pinces à champ.

g. Divers
- Un prolongateur.
- Deux bistouris.
- Un écarteur à hile rénal.
- Un crochet à artère.

h. Paquet paroi
- Deux Farabeuf.
- Deux pinces à disséquer à griffes.
- Une Mayo courbe.
- Quatre Kocher.
- Deux porte-aiguilles courts.
- Deux pinces à champs.

i. Dans un sac
- Une canule à héparine courbe + une droite.
- Deux érignes.
- Sept baby bull-dogs gainés.
- Deux grands bull-dogs.
- Quatre grandes cupules.
- Deux petites cupules + quatre à usage unique.
- Un cadre de Lortat Jacob.
- Une Museux gravée porte-tampon.
- Un témoin.

18. Chirurgie du pancréas

Jean-Louis Brefort
Guy Samama

1. RAPPEL ANATOMIQUE

A. DESCRIPTION (Fig. 18.1)

Le pancréas est un organe profond, presque entièrement rétropéritonéal, d'accès mal commode. Il est allongé transversalement et sa direction est oblique en haut et à gauche.
On lui distingue essentiellement trois parties : la tête, le corps et la queue.

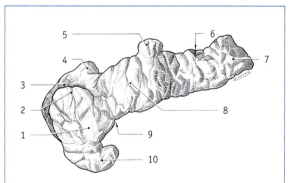

Fig. 18.1 – Configuration du pancréas *(extrait de Cady et Kron,* Anatomie du corps humain, *Fasc. 3, Maloine).*

1. Tête
2. Tubercule pancréatique antérieur
3. Échancrure duodénale
4. Tubercule pancréatique postérieur (ou épiploïque)
5. Tubercule pancréatique gauche
6. Échancrure des vaisseaux spléniques
7. Queue
8. Corps
9. Col
10. Crochet

a. La tête

Elle est sertie dans le cadre duodénal dont elle est solidaire.
Elle est barrée à l'union de ses deux tiers supérieurs et de son tiers inférieur par l'insertion de la racine du mésocôlon transverse. Ainsi donc, si la plus grande partie de la tête se projette dans l'étage sus-mésocolique, un tiers environ se projette dans l'étage sous-mésocolique (**Fig. 18.2**).

- *Rapports avec le cholédoque.* Le cholédoque chemine à la face postérieure de la tête du pancréas, d'abord superficiellement puis en plein parenchyme. Il se termine au bord interne du deuxième duodénum, au niveau de l'ampoule de Vater qui lui est commun avec le canal de Wirsung (**Fig. 18.3** à **18.5**).

- *Le crochet ou petit pancréas.* La tête du pancréas émet un prolongement derrière les vaisseaux mésentériques supérieurs. C'est l'uncus ou petit pancréas.

- *Prolongement rétroportal de la tête.* C'est une lame conjonctive dense, formée d'éléments nerveux et lymphatiques qui est tendue, schématiquement, de la tête du pancréas à l'aorte en passant en arrière de la veine porte.

b. Le corps

Il est entièrement situé au-dessus de la racine du mésocôlon transverse. Le feuillet péritonéal qui le recouvre constitue la paroi postérieure de la poche rétrogastrique de l'arrière-cavité des épiploons (ACE) (*cf.* **Fig. 18.2**).

c. La queue

C'est la seule partie intrapéritonéale du pancréas puisque, contrairement à la tête et au corps de l'organe, elle est tapissée de péritoine sur ses deux faces. Ces deux feuillets péritonéaux sont tendus de la queue du pancréas au hile de la rate : c'est l'épiploon pancréatosplénique dans lequel passent artère et veine spléniques ainsi que les voies lymphatiques satellites.

CHIRURGIE DU PANCRÉAS

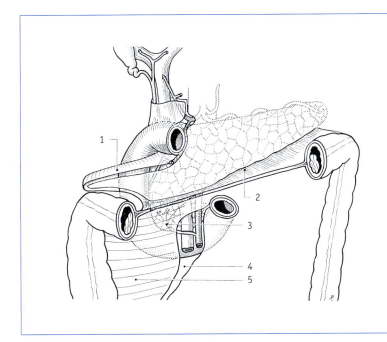

Fig. 18.2 – Rapports péritonéaux *(extrait de Cady et Kron,* Anatomie du corps humain, *Fasc. 3, Maloine).*

1. Diverticule droit du sac épiploïque
2. Racine du mésocôlon transverse
3. A. colique supérieure droite
4. Racine du mésentère
5. Mésocôlon ascendant

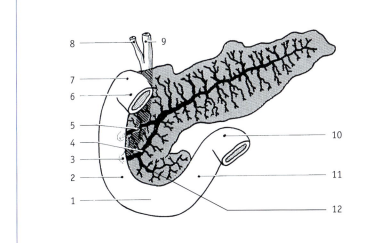

Fig. 18.3 – Rapports du duodénopancréas et des voies biliaires *(extrait de Cady et Kron,* Anatomie du corps humain, *Fasc. 3, Maloine).*

1. 3e duodénum
2. 2e duodénum
3. Ampoule de Vater
4. Canal de Wirsung
5. Canal de Santorini
6. 1er duodénum
7. Genu superius
8. Canal cystique
9. Canal hépatocholédoque
10. Angle duodénojéjunal
11. 4e duodénum
12. Canal inférieur de la tête

d. Les canaux excréteurs du pancréas

Le pancréas est une glande à double sécrétion, interne et externe (*cf.* section « Rappel physiologique » p. 181). Il possède habituellement trois canaux excréteurs :
- un canal principal, le canal de Wirsung ;
- deux canaux accessoires, le canal de Santorini et le canal inférieur de la tête.

CANAL DE WIRSUNG (*cf.* **Fig. 18.3** et **18.4**)

Le canal de Wirsung parcourt la totalité du pancréas. Horizontal dans la queue et le corps, il devient ensuite presque vertical puis de nouveau horizontal au niveau de la tête, ces deux changements de direction lui conférant un trajet en baïonnette. Il se termine à la face interne du deuxième duodénum dans l'ampoule de Vater qui lui est commune avec la terminaison du cholédoque.

CANAL DE SANTORINI (*cf.* **Fig. 18.3** et **18.4**)

Fréquent mais non constant, le canal de Santorini draine vers le duodénum la partie supérieure de la tête pancréatique.

CANAL INFÉRIEUR DE LA TÊTE

Il draine la partie de la tête sous-jacente au canal de Wirsung ainsi que le petit pancréas. Il se jette habituellement dans le canal de Wirsung dont il constitue un affluent.

CHIRURGIE ABDOMINODIGESTIVE

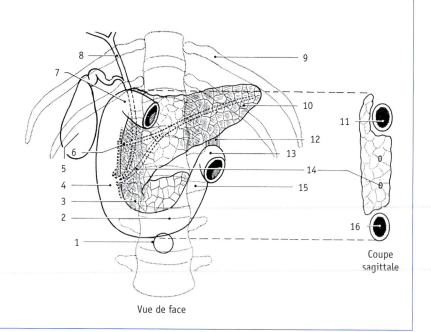

Fig. 18.4 – Rapports d'ensemble avec les voies biliaires *(extrait de Cady et Kron,* Anatomie du corps humain, *Fasc. 3, Maloine).*

1. Projection de l'ombilic
2. 3ᵉ duodénum
3. Tête du pancréas et petit pancréas
4. 2ᵉ duodénum
5. Vésicule biliaire
6. Canal de Santorini
7. 1ᵉʳ duodénum
8. Canal hépatocholédoque
9. 11ᵉ côte
10. Queue du pancréas
11. 1ᵉʳ duodénum
12. Muscle de Treitz
13. Angle duodénojéjunal
14. Canal de Wirsung
15. 4ᵉ duodénum
16. 3ᵉ duodénum

Vue de face

Coupe sagittale

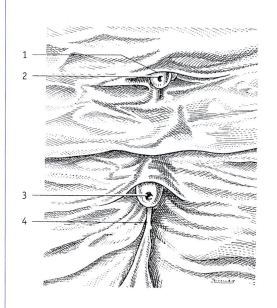

Fig. 18.5 – Configuration interne du deuxième duodénum *(extrait de Cady et Kron,* Anatomie du corps humain, *Fasc. 3, Maloine).*

1. Capuchon
2. Orifice du canal de Santorini
3. La papille : orifice de l'ampoule de Vater
4. Frein

B. CONNEXIONS VASCULAIRES DU PANCRÉAS
(**Fig. 18.6** et **18.7**)

a. L'isthme du pancréas

La jonction tête-corps est en rapport avec des éléments vasculaires importants.

• *En haut*. Le tronc cœliaque, les artères hépatique, splénique et gastroduodénale. Le tronc cœliaque, première branche importante de l'aorte abdominale (sous-diaphragmatique), bifurque en artère splénique et artère hépatique commune.
À la base du pédicule hépatique, l'artère hépatique commune donne l'artère gastroduodénale et devient l'artère hépatique propre qui monte sur la partie gauche de la face antérieure de la veine porte.

• *En arrière*. La veine mésentérique supérieure, le tronc splénomésaraïque et la veine porte. La veine mésentérique supérieure draine le sang veineux venu du grêle et du côlon droit. Elle est située à droite de l'artère mésentérique supérieure et monte verticalement derrière l'isthme du pancréas. Le tronc splénomésaraïque résulte de la confluence de la veine mésentérique inférieure qui draine le sang colique gauche et la veine splénique.
La veine mésentérique supérieure reçoit le tronc splénomésaraïque pour former la veine porte qui constituera l'élément le plus postérieur du pédicule hépatique.

• *En bas*. Artère et veine mésentériques supérieures. La veine est située à droite de l'artère. En arrière des vaisseaux mésentériques supérieurs la tête du pancréas pousse un petit prolongement : le crochet, ou uncus, ou petit pancréas (de Winslow).

CHIRURGIE DU PANCRÉAS

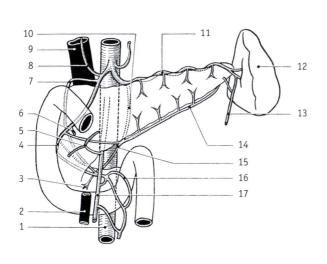

Fig. 18.6 – Artères *(extrait de Cady et Kron, Anatomie du corps humain, Fasc. 3, Maloine)*.

1. Aorte
2. V. mésentérique supérieure
3. Rameau du crochet
4. Arcade antérieure et inférieure
5. A. colique supérieure droite
6. A. gastro-épiploïque droite
7. Arcade postérieure et supérieure
8. A. hépatique propre
9. V. porte
10. A. pancréatique dorsale
11. A. splénique
12. Rate
13. A. gastro-épiploïque gauche
14. A. pancréatique inférieure
15. Arcade anastomotique
16. A. de l'angle duodénojéjunal
17. A. mésentérique supérieure

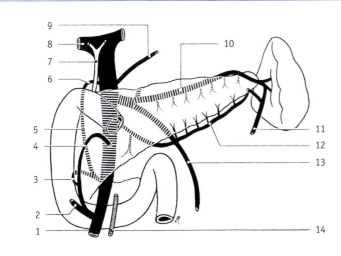

Fig. 18.7 – Veines *(extrait de Cady et Kron, Anatomie du corps humain, Fasc. 3, Maloine)*.

1. V. mésentérique supérieure
2. V. colique supérieure droite
3. Arcade antérieure et inférieure
4. V. gastro-épiploïque droite
5. Arcade postérieure et supérieure
6. V. pancréatico-duodénal postérieure et supérieure
7. Canal hépatocholédoque
8. V. porte
9. V. gastrique gauche (coronaire stomachique)
10. A. splénique
11. V. gastro-épiploïque gauche
12. V. pancréatique inférieure
13. V. mésentérique inférieure
14. A. mésentérique supérieure

b. Le corps et la queue

Ils sont en rapport essentiellement avec les vaisseaux spléniques, à savoir :
– la veine splénique, rectiligne, cachée derrière la portion corporéocaudale du pancréas ;
– l'artère splénique, sinueuse, située au-dessus de la veine, chevauchant le bord supérieur du pancréas.

c. Rapports péritonéaux

Le pancréas est une glande presque entièrement rétropéritonéale accolée au plan pariétal postérieur par le fascia de Treitz. Trois schémas permettent de comprendre les rapports péritonéaux.

- *Coupe sagittale*. Elle permet de voir :
  – l'accolement par le fascia de Treitz (**Fig. 18.8**) ;
  – le corps du pancréas situé dans le fond de l'arrière-cavité des épiploons ;
  – la racine du mésocôlon transverse au bord inférieur du pancréas.

- *Vue antérieure*. Elle permet de voir que la tête du pancréas est barrée par la racine apparente du mésocôlon transverse et que le dégagement de cette tête nécessite l'abaissement de cette racine (**Fig. 18.9**).

- *Coupe horizontale*. Situation de l'épiploon pancréatosplénique et gastrosplénique (**Fig. 18.10**).

CHIRURGIE ABDOMINODIGESTIVE

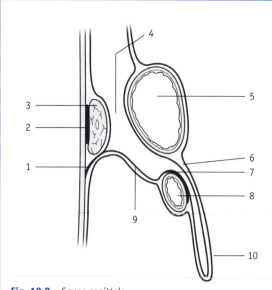

Fig. 18.8 – Coupe sagittale.
1. Racine du mésocôlon transverse
2. Fascia de Treitz
3. Pancréas
4. Arrière-cavité des épiploons
5. Estomac
6. Lig. gastrocolique
7. Accollement colo-épiploïque
8. Côlon transverse
9. Mésocôlon transverse
10. Grand épiploon

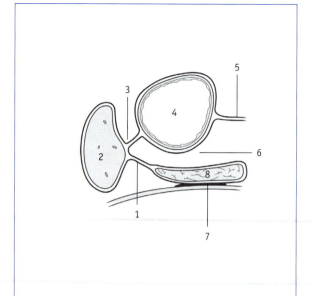

Fig. 18.10 – Coupe horizontale.
1. Lig. pancréaticosplénique
2. Rate
3. Lig. gastrosplénique
4. Estomac
5. Petit épiploon
6. Arrière-cavité des épiploons
7. Fascia de Treitz
8. Pancréas

Fig. 18.9 – Principaux rapports du pancréas.
1. Estomac
2. Foie
3. Lig. rond
4. Rate
5. Vésicule biliaire
6. Aorte
7. A. hépatique commune
8. A. splénique
9. A. hépatique gauche
10. Cholédoque
11. Duodénum
12. A. gastroduodénale
13. Pancréas
14. A. gastro-épiploïque gauche
15. Mésocôlon transverse
16. Côlon transverse
17. Saillie du rein droit

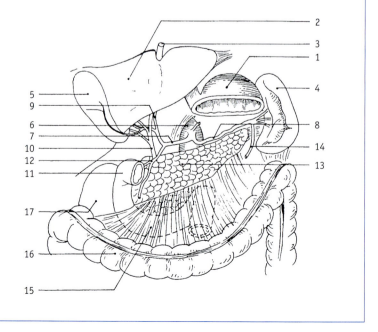

d. Rapports dans la loge

Le duodénum entoure la tête du pancréas et en est indissociable. La terminaison du canal cholédoque est d'abord rétropancréatique et pénètre ensuite dans la glande pour se terminer au bord interne du deuxième duodénum (D2) au niveau de la papille par un abouchement commun avec le canal de Wirsung.

Le plan veineux est intimement accolé à la face postérieure de la glande comprenant la veine splénique et la terminaison de la veine mésentérique inférieure formant le tronc spléno-mésaraïque, ce dernier se joignant à la veine mésentérique supérieure pour former l'origine de la veine porte.

Le pédicule mésentérique supérieur (veine à droite, artère à gauche) est d'abord rétropancréatique puis passe en avant du petit pancréas et de D3.

e. Rapports en dehors de la loge

- *En arrière*, les gros vaisseaux axiaux : aorte et veine cave ; les reins et leurs pédicules.
- *En avant et en haut*, l'estomac.
- *En haut*, le pédicule hépatique avec ses éléments, puis le foie ; la rate vers le hile de laquelle se rapproche la queue du pancréas.

C. VASCULARISATION

a. Vascularisation de la tête

- *Artères*. Les artères de la tête du pancréas proviennent d'arcades vasculaires constituées par l'anastomose de branches venues de l'artère gastroduodénale et de l'artère mésentérique supérieure.
- *Veines*. Les veines sont schématiquement satellites des artères. Elles se jettent dans la veine porte et la veine mésentérique supérieure.

b. Vascularisation corporéocaudale

- *Artères*. La vascularisation artérielle corporéocaudale est assurée par l'artère splénique soit seule, soit associée à des arcades artérielles rétropancréatiques.
- *Veines*. Les veines corporéocaudales se jettent dans la veine splénique.

D. LYMPHATIQUES

Les voies lymphatiques sont satellites des trajets vasculaires. Elles sont interrompues par des relais ganglionnaires qui se terminent au niveau de l'origine aortique du tronc cœliaque et de l'artère mésentérique supérieure.

2. RAPPEL PHYSIOLOGIQUE

Le pancréas est une glande à double sécrétion, à la fois externe et interne.

A. LE PANCRÉAS EXOCRINE

Les acinius pancréatiques sécrètent de nombreuses enzymes intervenant dans la digestion des glucides, des lipides et des protides. Le suc pancréatique, collecté par les canaux excréteurs (Wirsung, Santorini), se déverse dans le duodénum où il se mêle avec le bol alimentaire.

B. LE PANCRÉAS ENDOCRINE

Les îlots de Langerhans sécrètent deux hormones qui sont déversées dans le sang et agissent essentiellement sur le métabolisme des sucres ; ce sont l'insuline qui provoque une hypoglycémie et le glucagon qui provoque une hyperglycémie.

3. VOIES D'ABORD DU PANCRÉAS

Le pancréas est un organe transversal, on peut aborder électivement une partie de la glande par une incision appropriée : ombilico-sous-costale gauche ou incision angulaire (Rio-Branco).

Mais dans la pratique, les voies d'abord les plus utilisées sont :
- la médiane sus-ombilicale débordant plus ou moins largement en sous-ombilicale ;
- l'incision transverse sus-ombilicale agrandie à la demande dans les flancs ;
- la bi-sous-costale.

4. EXPLORATION CHIRURGICALE DU PANCRÉAS (Fig. 18.11 à 18.13)

Le pancréas est un organe profond, presque complètement rétropéritonéal. Son abord chirurgical, avant tout acte chirurgical pancréatique à proprement parler, nécessite des manœuvres plus ou moins importantes.

A. EXPLORATION CHIRURGICALE

Pour pénétrer dans l'arrière-cavité des épiploons et aborder le corps du pancréas, il existe trois possibilités.

a. Passer au travers du ligament gastrocolique

C'est une ligature-section de méso par petites prises successives nécessitant une pince à disséquer, une ou deux paires de

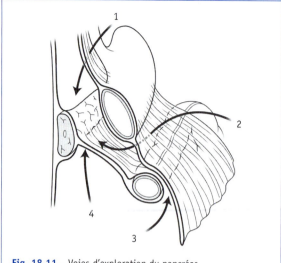

Fig. 18.11 – Voies d'exploration du pancréas.
1. À travers le petit épiploon
2. À travers le lig. gastrocolique
3. Décollement colo-épiploïque
4. Sous la racine du mésocôlon transverse

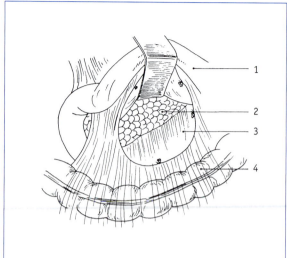

Fig. 18.13 – Exploration du pancréas par le ligament gastro-colique.
1. Estomac relevé
2. Corps du pancréas
3. Lig. gastrocolique ouvert
4. Côlon transverse

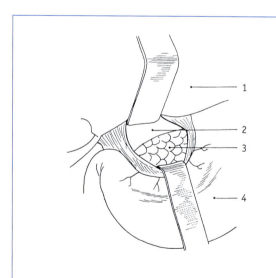

Fig. 18.12 – Exploration par le petit épiploon.
1. Foie
2. Petit épiploon ouvert
3. Corps du pancréas
4. Estomac

ciseaux, des pinces de Bengoléa ou de Christophe, parfois un passe-fils, des brins de fil à résorption lente 2/0.

b. Effondrer le petit épiploon

Par simple section de sa partie moyenne dite pars flacida très peu vascularisée.

c. Faire un décollement colo-épiploïque

L'aide soutient l'un des deux éléments à séparer (côlon ou épiploon). Le chirurgien exerce une traction sur l'autre élément pour présenter la zone à sectionner. La section se fait au bistouri électrique. Quelques hémostases peuvent être complétées avec une pince à coaguler ou par une ligature au fil résorbable.

Pour explorer la tête du pancréas, deux manœuvres sont réalisées.

- *Abaissement de la racine du mésocôlon transverse.* L'amorce de décollement se fait par section du péritoine après quelques coagulations (pince à disséquer), puis l'abaissement lui-même se fait au tampon monté, aux ciseaux ou au doigt.

- *Décollement duodénopancréatique.* Là encore, l'amorce de décollement se fait par section du péritoine le long du bord droit de D2, puis l'on utilise un tampon monté, des ciseaux ou les doigts.

B. EXPLORATION RADIOLOGIQUE

Dans certaines interventions, il est utile de faire une radioscopie et/ou une radiographie du canal de Wirsung, ou bien des faux kystes du pancréas. Il faudra donc prévoir, comme pour la chirurgie des voies biliaires, le matériel de radio et les moyens de protection (tablier de plomb ou écran plombé). Il faudra également prévenir le manipulateur. Dans certains cas, lorsque l'on ne dispose pas de la scopie, il est utile de faire un cliché de l'abdomen sans préparation avant d'installer les champs ; cela permet de vérifier les constantes de l'appareil, la position du patient sur la table, l'absence d'interposition d'éléments radio-opaques.

C. EXPLORATION ÉCHOGRAPHIQUE

L'échographie peropératoire est parfois utilisée dans le repérage de certaines lésions ou des canaux excréteurs. Il faut demander au chirurgien lors du staff, ou lors de l'établissement du programme opératoire, si ce type de matériel lui sera nécessaire.

5. LES BIOPSIES ET EXÉRÈSES LIMITÉES DU PANCRÉAS

Il s'agit de prélever une petite partie de la glande, que ce soit pour avoir l'analyse histologique d'une lésion suspecte ou lors d'une exérèse limitée d'une tumeur endocrine. Le pancréas, même dans sa périphérie, est parcouru par de multiples petits canaux glandulaires et leur effraction est inévitable au cours d'un prélèvement. Par ailleurs, en dehors de conditions pathologiques comme les pancréatites chroniques, le pancréas est une glande très friable et toute suture a tendance à le déchirer. De plus, le pancréas est un organe profond et central, difficile à drainer. Le problème ici n'est donc pas de faire le prélèvement, mais *d'éviter la fistule pancréatique* qui risque de se produire.

Le prélèvement chirurgical direct se fait par les voies d'abord décrites dans les généralités, ou au cours d'une autre intervention. Une pince à griffes soulève un coin glandulaire qui est découpé au bistouri à lame.

L'hémostase se fait par coagulation à l'aide d'une pince fine, ou par des points de fil à résorption lente.

Plusieurs procédés sont utilisés pour éviter la fistule.

- La fermeture glandulaire est difficile du fait de la fragilité de la glande, mais peut être essayée pour des petits prélèvements. Elle se fait alors au fil fin résorbable.

- Utilisation de colle biologique.

- Capitonnage avec un fragment d'épiploon fixé par des points fins de fil résorbable.

- Si la zone de prélèvement est trop large ou profonde, réalisation d'une anastomose entre la brèche pancréatique et un viscère digestif de voisinage : essentiellement la face postérieure de l'estomac. Cette anastomose est faite par points séparés de fil résorbable 3/0 ou 4/0.

- Pour ne pas perdre de temps, l'instrumentiste disposera de deux porte-aiguilles et de pinces repère en nombre suffisant. Il s'agit d'un temps septique.

Le prélèvement sera envoyé en examen extemporané s'il est assez volumineux et après avis du chirurgien.

Le drainage n'est pas obligatoire mais prudent. Il peut se faire par lame de Delbet (si l'on peut l'extérioriser en déclive), ou par drain capillaire.

Dans certains cas, on peut faire la biopsie à l'aide d'une aiguille de type Tru-Cut. Elle peut être directe et l'orifice d'entrée est refermé après avec un fil résorbable. Le risque de fistule est alors faible. Lorsque la biopsie se fait dans la tête, l'aiguille est introduite en transduodénal. Si une fuite se produit, elle se fait dans le duodénum et il n'y a pas de fistule extériorisée. Le chirurgien, après décollement duodénopancréatique, empaume la tête du pancréas, repérant par palpation la tumeur entre ses doigts, et introduit dans son autre main l'aiguille à biopsie. Après retrait de l'aiguille, le point d'introduction sur le duodénum est refermé par un point en X de fil résorbable.

6. LA CHIRURGIE DES PANCRÉATITES AIGUËS EN POUSSÉE

La pancréatite aiguë est une maladie grave dans laquelle il existe une inflammation du pancréas et surtout une nécrose extensive des tissus glandulaires et périglandulaires, pouvant s'accompagner d'infections et d'hémorragies. Cette nécrose est due en partie à une autodigestion des tissus par des enzymes pancréatiques activées.

Les deux causes principales de pancréatite aiguë dans notre pays sont l'alcool et la lithiase biliaire. Nous avons vu en effet que le canal de Wirsung se terminait au niveau de la papille par un canal commun avec le cholédoque. Un calcul dans le bas cholédoque peut obstruer ce dernier et le canal de Wirsung provoquant une hyperpression canalaire et un reflux de bile dans le suc pancréatique, activant ainsi certaines enzymes.

Une fois la poussée aiguë de pancréatite déclenchée, aucun traitement ne peut l'arrêter. Le chirurgien n'intervient qu'à main forcée, le plus tard possible dans l'histoire de la maladie et se borne à traiter les conséquences et les complications (abcès, fistule, etc.).

Les objectifs de l'intervention seront donc :
– drainer les collections abcédées ;
– enlever les tissus nécrosés qui entretiennent l'infection, c'est la nécrosectomie ;
– traiter éventuellement la cause de la pancréatite par cholécystectomie avec ou sans drainage biliaire ;
– faire une toilette péritonéale et des décollements ;
– drainer largement le pancréas et les zones de coulées de nécrose ;
– réaliser une jéjunostomie d'alimentation ;
– effectuer d'éventuelles stomies de dérivation intestinales s'il existe une nécrose menaçante du grêle et surtout du côlon.

L'intervention est souvent faite dans des conditions d'urgence. C'est une intervention septique.

a. Matériel

- Une boîte *Abdomen*.
- Du sérum tiède en abondance.
- Le matériel pour chirurgie des voies biliaires (*cf.* chapitre 16, « Voies biliaires extrahépatiques »).
- Des sondes pour jéjunostomie et gastrotomie éventuelles.
- Des drains tubulaires, lames de Delbet, sac de Mickulicz, mèches à prostate.
- Écarteurs habituels.

b. Position du patient

Décubitus dorsal, sondage vésical, avec ou sans billot en fonction du chirurgien.

c. Incision

Le plus souvent une médiane car cela permet d'explorer la totalité de l'abdomen.

d. Exposition

Mise en place des valves ou des écarteurs.

e. Large découverte du pancréas

- Effondrement du ligament gastrocolique.
- Abaissement si possible de la racine du mésocôlon transverse.
- Décollement duodénopancréatique.

f. Décollement des fascias de Toldt droit et gauche

g. Ouverture des collections

(Prélèvements bactériologiques) et lavage.

h. Ablation des tissus nécrotiques

À l'aide de pinces (en cœur ou longuette), à la curette ou plus prudemment au doigt.

i. Cholécystectomie avec si possible cholangiographie

Drainage éventuel des voies biliaires par un drain transcystique (l'abord du pédicule hépatique pour exploration de la voie biliaire principale est souvent très difficile voire dangereux du fait de la nécrose périglandulaire et de l'inflammation).

j. Toilette généralisée au sérum tiède

k. Drainages

- Des fascias de Toldt et du décollement duodénopancréatique par des lames de Delbet.
- Drainage capillaire éventuel du corps du pancréas (Mickulicz) extériorisé par l'incision ou une contre-incision.
- Autres drainages en fonction des collections rencontrées.

l. Jéjunostomie d'alimentation

(*Cf.* chapitre 12, « Chirurgie de l'intestin grêle ») Éventuelles stomies autres.

m. Comptage des textiles

n. Fermeture

o. Pansement et appareillage des drainages

Les suites opératoires dépendent de l'évolution de la maladie et de l'état général du patient. Des réinterventions sont parfois nécessaires pour complément de nécrosectomie ou drainage de nouveaux abcès.

7. TRAITEMENT CHIRURGICAL DES PSEUDOKYSTES DU PANCRÉAS

Les pseudokystes surviennent à la suite de poussée de pancréatite aiguë. Ce sont des collections de liquide pancréatique sans paroi propre, ce qui les différencie des vrais kystes qui, eux, ont une paroi cellulaire. La paroi des pseudokystes est faite de l'agglutination des tissus avoisinants épaissis par une sclérose réactionnelle.

- Il existe deux types de pseudokystes :
  – les collections liquidiennes isolées qui n'ont aucune communication avec les canaux pancréatiques. Ce sont les **pseudokystes non communicants** ;
  – les collections ayant gardé une communication avec les canaux pancréatiques. Ces sont les **pseudokystes communicants**.

- Les pseudokystes communicants ne peuvent être traités par simple ponction ou drainage externe car, alimentés par les canaux pancréatiques, ils se reconstituent. Ils doivent donc être opérés lorsqu'ils se compliquent d'infection, d'hémorragie ou lorsqu'ils deviennent compressifs en augmentant de volume.

- Les pseudokystes hémorragiques sont souvent enchâssés dans la glande pancréatique et doivent être enlevés avec la partie du pancréas qui les contient. Cela conduit à des exérèses partielles : pancréatectomie gauche ou même duodénopancréatectomie céphalique (*cf.* ci-après, *cf.* « Pancréatectomies »).

- Les pseudokystes infectés ou compressifs doivent être drainés. On ne peut les drainer vers l'extérieur sous peine de créer une fistule pancréatique intarissable. Il faut donc leur assurer un drainage permanent dans le tube digestif en faisant une anastomose kystodigestive.

- Trois anastomoses sont possibles en fonction de la localisation du pseudokyste : anastomose kystogastrique, kystoduodénale, kystojéjunale.

CHIRURGIE DU PANCRÉAS

8. KYSTOGASTROSTOMIE TRANSGASTRIQUE

La kystogastrostomie transgastrique (**Fig. 18.14**) et le rôle de la circulante sont décrits dans le **Tableau 18.1**.

a. Matériel nécessaire

- Boîte *Abdomen*.
- Jeu de valves.
- Appareil de radiographie.

b. Position de l'opéré

Décubitus dorsal, bras en croix, éventuel billot en fonction du chirurgien.

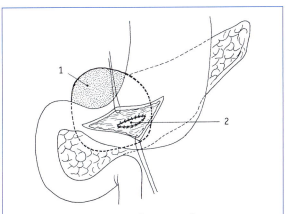

Fig. 18.14 – Kystogastrostomie transgastrique.
1. Pseudokyste. 2. Anastomose kystogastrique

Tab. 18.1 – Kystogastrotomie transgastrique.

Temps opératoire	Instrumentation	Circulante
Incision Médiane ou horizontale.	• Bistouri. • Kochers. • Pince à hémostase fine. • Ciseaux de Mayo. • Farabeuf.	• Règle la lumière. • Règle le bistouri électrique. • Branche l'aspirateur.
Exploration de l'abdomen et mise en place des systèmes d'**écarteurs**.	Valves de Bergeret ou autre écarteur.	
Repérage du kyste au palper (refoule l'estomac vers l'avant). Utilisation éventuelle d'une échographie peropératoire si difficulté de repérage.	Éventuelle sonde échographique.	Branche la sonde d'écho.
Protection de l'abdomen par des champs humides.	Champs Tétra® humides	Donne du sérum tiède.
TEMPS SEPTIQUE		
Gastrotomie antérieure • La paroi gastrique est soulevée par deux pinces à préhension entre lesquelles se fait l'incision. • L'incision se fait au bistouri avec agrandissement aux ciseaux. • L'aspirateur sera prêt et fonctionnel. Un tampon antiseptique est passé sur les berges de la gastrotomie. Les deux berges sont repérées par des fils sertis (résorbables 3/0) mis sur des pinces repères.	• Pince à disséquer, pinces de Duval ou Babcock. • Bistouri à lame, bistouri électrique, ciseaux. • Aspirateur fonctionnel. • Tampon avec antiseptique. • Fils sertis 3/0 montés. • Pinces de Christophe.	• Donne des fils. • Donne antiseptique dans une cupule. • Donne seringue et cathlon pour le temps suivant.
Ponction du kyste au travers de la paroi postérieure de l'estomac à l'aide d'un cathlon et d'une seringue de 20 mL. Prélèvement bactériologique du liquide.	• Cathlon moyen. • Seringue 20 cc. • Bouchon.	• Remplit le bon pour la bactériologie. • Prépare le sac pour la seringue de prélèvement.
Opacification du kyste à l'aide d'un produit de contraste hydrosoluble. Ceci permet de voir la forme et le volume du kyste, son caractère communicant, la communication éventuelle avec d'autres éléments kystiques.	• Seringue + bout de tubulure de perfusion purgé contenant le produit de contraste. • Champ de protection.	• Donne le produit de contraste et la tubulure, le champ de protection. • Prévient le manipulateur radio.
Ouverture large de la paroi gastrokystique en se servant du cathlon comme guide. Cette ouverture se fait au bistouri électrique, en élargissant ensuite aux ciseaux.	• Bistouri à lame neuve. • Bistouri électrique. • Ciseaux, pince pour hémostases.	• Donne une lame de bistouri. • Ajuste la lumière.

▶

Tab. 18.1 – (suite).

Temps opératoire	Instrumentation	Circulante
Aspiration du contenu du kyste	Aspirateur.	
Passage de points séparés Fil résorbable 3/0 sur les berges de l'ouverture (plus dans un but d'hémostase que pour solidariser le kyste à l'estomac).	• Fils résorbables 3/0. • Deux porte-aiguilles. • Ciseaux.	Donne les fils en quantité suffisante.
Fermeture de la gastrotomie antérieure (points séparés ou surjet de fil résorbable 3/0).	Idem.	
FIN DU TEMPS SEPTIQUE		
Toilette péritonéale	Sérum tiède, antiseptique.	Donne le sérum tiède et des gants.
Comptage des textiles		Remplit les cahiers de salle.
Fermeture	• Gants propres. • Paquet paroi.	

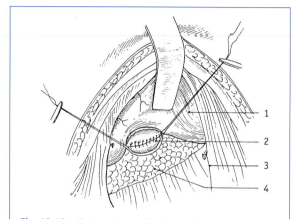

Fig. 18.15 – Kystogastrostomie rétrogastrique.
1. Estomac relevé (face postérieure)
2. Anastomose kystogastrique (plan postérieur fait)
3. Ligament gastrocolique ouvert
4. Pancréas

♦ *Remarque* ♦ Il existe une autre possibilité : c'est l'anastomose kystogastrique rétrogastrique (**Fig. 18.15**). Après pénétration dans l'arrière-cavité des épiploons par le petit épiploon ou au travers du ligament gastrocolique, une ouverture est pratiquée dans la paroi postérieure de l'estomac et dans la paroi antérieure du kyste (lorsqu'il existe un espace entre les deux). Une anastomose est ensuite faite dans les deux ouvertures, le plus souvent par points séparés, selon les principes habituels des anastomoses digestives.

9. KYSTODUODÉNOSTOMIE (Fig. 18.16)

S'adresse à un pseudokyste de la tête du pancréas.
Le début de l'intervention est identique à la kystogastrostomie.

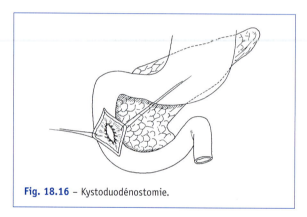

Fig. 18.16 – Kystoduodénostomie.

• *Incision*.

• *Exploration de l'abdomen* et mise en place des systèmes d'écarteurs.

• *Repérage du kyste au palper*. Utilisation éventuelle d'une échographie peropératoire en cas de difficulté de repérage.

• *Protection de l'abdomen* par des champs humides.

• *Décollement duodénopancréatique*.

• *Ponction transduodénale* du kyste (bactériologie) et opacification.

• *Éventuelle opacification* des voies biliaires pour préciser les rapports du bas cholédoque avec le kyste et un obstacle possible. Cette cholangiographie peut se faire par ponction directe de la vésicule ou par le cystique avec cholécystectomie.

A. TEMPS SEPTIQUE

• *Duodénotomie* sur le bord externe de D2 et repérage des berges (temps septique).

• *Ouverture large* de la paroi kystoduodénale au bord interne de D2. Cette communication kystoduodénale se fait de préférence sous la papille.

- *Aspiration* du contenu du kyste.
- *Passage de points séparés* de fil résorbable sur les berges de la communication.
- *Fermeture* de la duodénotomie.

B. FIN DU TEMPS SEPTIQUE

Éventuel drainage du décollement par une lame de Delbet extériorisée par le flanc droit.

10. KYSTOJÉJUNOSTOMIE (Fig. 18.17)

Par rapport aux autres modes de drainage, la kystojéjunostomie présente un double avantage :
  – elle est applicable à tous les types de kystes, notamment ceux dont le point déclive est trop bas pour qu'une anastomose kystogastrique soit complètement efficace ;
  – montée sur une anse en Y, elle ne souffre pas de reflux alimentaire dans la cavité kystique.

TEMPS OPÉRATOIRES

- *Pénétration dans l'arrière-cavité des épiploons* par le ligament gastrocolique ou par décollement colo-épiploïque.
- *Ponction du kyste*, prélèvement chimique et bactériologique. Kystographie.
- *Préparation d'une anse en Y* ou d'une anse en oméga (*cf.* chapitre 12, « Chirurgie de l'intestin grêle ») qui est montée de préférence en transmésocolique.
- *Anastomose kystojéjunale* au point déclive du kyste mesurant au moins 5 cm, selon la technique propre à chaque opérateur : si par exemple il s'agit d'une anastomose en un plan à points séparés, il faudra deux porte-aiguilles, des pinces repères, des compresses pour séparer les fils ou une pince longuette pour enfiler les pinces repères ; le plan postérieur est monté d'abord ; le plan antérieur ensuite.
- *Fixation de l'anse intestinale* montée à la brèche mésocolique par quelques points de fils 3/0.

11. DRAINAGE EXTERNE D'UN PSEUDOKYSTE NON COMMUNICANT (Fig. 18.18)

L'intervention consiste en la mise en place d'une grosse sonde de Pezzer dans le pseudokyste. Elle n'est indiquée

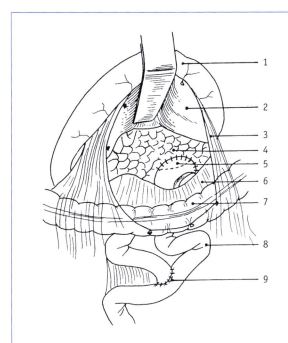

Fig. 18.17 – Kystojéjunostomie sur anse en Y.
1. Estomac relevé
2. Face postérieure de l'estomac
3. Lig. gastrocolique ouvert
4. Pancréas
5. Anastomose kystojéjunale
6. Mésocôlon transverse
7. Côlon transverse
8. Anse en Y
9. Anastomose au pied de l'anse

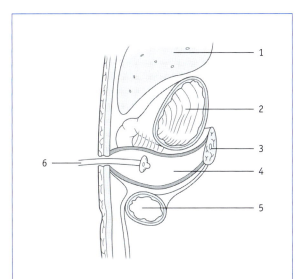

Fig. 18.18 – Drainage externe d'un pseudokyste du pancréas par une sonde de Pezzer.
1. Foie
2. Estomac
3. Pancréas
4. Pseudokyste
5. Côlon
6. Pezzer

habituellement que dans le traitement des pseudokystes qui ne communiquent pas avec le Wirsung. Sinon, on risquerait d'aboutir à une fistule pancréatique externe intarissable.

- Après prélèvement chimique et bactériologique du kyste.

- Après kystographie pour éliminer une communication avec le canal de Wirsung : faufilage d'une bourse d'un fil fin 3/0 dont les deux brins sont gardés longs sur pince repère. Ouverture du pseudokyste au centre de la bourse. Évacuation du contenu à l'aspirateur. Mise en place d'une sonde de Pezzer n° 30 dont le sommet est réséqué. La bourse est serrée sur la sonde de Pezzer pour assurer l'étanchéité.

- La sonde de Pezzer s'extériorisera par un orifice propre. La paroi du pseudokyste est amarrée autour de l'orifice de sortie de la sonde comme dans une gastrostomie de décharge (cf. chapitre 11, « Chirurgie de l'estomac »).

- L'intervention est terminée comme de coutume.

12. DÉRIVATION WIRSUNGOJÉJUNALE

La pancréatite chronique est une maladie caractérisée par une sclérose évolutive des tissus pancréatiques et péripancréatiques. Il existe aussi une calcification de la glande et des dilatations étagées du Wirsung entrecoupées de sténoses, le canal prenant un aspect dit moniliforme. Il s'ensuit une insuffisance pancréatique aussi bien interne qu'externe. Les douleurs abdominales sont fréquentes et sont dues soit à une fibrose périglandulaire enserrant les plexus nerveux, soit à une hypertension d'une partie du canal de Wirsung en amont d'une sténose. Le chirurgien peut agir sur cette dernière cause en faisant une anastomose wirsungojéjunale.

Comme pour les pseudokystes, l'anse jéjunale est montée sur une anse en oméga ou une anse en Y. À noter que le pancréas dans les pancréatites chroniques est fibreux et qu'il offre une bonne tenue aux fils lors de l'anastomose.

- ♦ **Matériel** ♦ Boîte *Abdomen* :
  - jeu de valves ;
  - appareil de radiographie ;
  - matériel à cholangiographie.

- *Position*. Décubitus dorsal, bras en croix. Éventuel billot en fonction du chirurgien. Opérateur le plus souvent à droite.

- *Incision*. Médiane sus-ombilicale éventuellement agrandie ou horizontale.

- *Exploration*. Abdominale et mise en place du système d'écartement.

- *Effondrement du ligament gastrocolique* pour découvrir la face antérieure du corps du pancréas.

- *Repérage du Wirsung*. Le Wirsung dilaté est en général repérable à la palpation. En cas de difficulté, un repérage échographique peut être utile.

A. TEMPS SEPTIQUE

- *Ponction* et opacification du Wirsung, ce qui donne une idée de sa position et de son aspect global (existence de dilatations étagées).

- *Ouverture du canal* au bistouri à lame en se servant de l'aiguille à ponction comme guide.

- *Agrandissement de l'ouverture* à toute la longueur du Wirsung aux ciseaux. Quelques points d'hémostase sur les berges au fil résorbable.

- *Confection d'une anse jéjunale en Y* (cf. chapitre 12, « Chirurgie de l'intestin grêle ») qui est montée en transmésocolique. Protection de l'abdomen par des champs humides.

- *Confection d'une anastomose wirsungojéjunale* par points séparés de fil résorbable (cf. « Gastrojéjunostomie » p. 64).

B. FIN DU TEMPS SEPTIQUE

- Toilette péritonéale.
- Comptage des textiles.
- Fermeture.

13. SPLÉNOPANCRÉATECTOMIE GAUCHE
(Tab. 18.2 et Fig. 18.19 à Fig. 18.23)

C'est l'exérèse de la rate et d'une partie plus ou moins étendue de la queue et du corps du pancréas. Cette intervention peut se pratiquer pour une pancréatite chronique, pour une tumeur de la queue du pancréas ou pour des pseudokystes localisés à cet endroit.

a. Remarques

Il n'est pas en théorie nécessaire de retirer la rate lorsque l'on retire la queue du pancréas. Cependant, la vascularisation de la queue du pancréas est assurée par de multiples petites branches issues des vaisseaux spléniques. Si l'on veut conserver la rate de manière certaine, il vaut mieux respecter l'artère et la veine spléniques et donc les disséquer pas à pas le long de leur trajet rétro- et sus-pancréatique, ligaturant au fur et à mesure les petits vaisseaux de rencontre. Ceci peut s'avérer particulièrement délicat, surtout s'il existe une sclérose périglandulaire. Par ailleurs, en cas de lésion maligne, il vaut mieux passer au large et de toute façon retirer la rate dont le hile peut contenir des adénopathies métastatiques. C'est pourquoi nous décrirons l'intervention comportant la splénectomie.

Une fois le pancréas sectionné, il est important de savoir si le Wirsung restant est bien libre. En effet, s'il existe un obstacle, comme une sténose canalaire, au niveau de la tête du pancréas, la tranche de section pancréatique ne peut être fermée car l'hypertension canalaire entraînera une désunion de la suture et sera source d'une fistule pancréatique intarissable. C'est la

CHIRURGIE DU PANCRÉAS

Tab. 18.2 – Splénopancréatectomie gauche.

Temps opératoire	Instrumentation	Circulante
Incision Médiane sus-ombilicale éventuellement agrandie ou horizontale.	Bistouri, Kochers, pince à hémostase fine, ciseaux de Mayo, Farabeuf.	• Règle la lumière. • Règle le bistouri électrique. • Branche l'aspirateur.
Exploration et mise en place du système d'**écartement**.	Valves de Bergeret ou autre écarteur.	
Effondrement du ligament gastrocolique Il permet de pénétrer dans l'ACE et de découvrir la face antérieure du corps du pancréas.	• Deux paires de ciseaux, des pinces de Bengoléa. • Fil monté sur Bengoléa.	Donne du fil bobine en quantité suffisante. (**Fig. 18.19**)
Section du ligament gastrosplénique La progression se fait pas à pas le long de la grande courbure gastrique en ligaturant les vaisseaux courts.	• *Idem* + dissecteur. • Éventuels clips. • Valve pour estomac.	Règle la lumière. (**Fig. 18.20**)
Décollement splénopancréatique • Le chirurgien passe une main derrière la rate qu'il bascule vers la droite. Il découvre ainsi les adhérences péritonéales postérieures qu'il sectionne aux ciseaux. Le décollement se fait ensuite à la main ou au tampon monté. • Quelques hémostases sont faites au bistouri électrique. • Deux ou trois petits champs sont tassés dans la loge splénique.	• Pince à disséquer. • Bistouri électrique. • Ciseaux longs. • Tampon monté ou boulettes (comptées). • Petits champs humides.	• Donne le sérum tiède. • Éventuellement donne des petits champs en complément.
Ligature et section des vaisseaux spléniques en arrière du pancréas.	• Dissecteur. • Fils résorbables ou non montés sur Bengoléa. • Ciseaux.	(**Fig. 18.21**) Donne le fil souhaité.
Section du pancréas • Au bistouri électrique et au bistouri à lame. • Quelques hémostases sont faites par coagulation ou au fil serti résorbable fin.	• Fils sertis montés, bistouri à lame. • Pince à hémostase. • Aspirateur fonctionnel.	
Exploration radiologique du canal de Wirsung : par un petit cathéter, éventuellement fixé par un fil fin résorbable, réalisation d'une pancréatographie descendante en injectant un produit de contraste hydrosoluble.	• Cathlon, fil serti 4/0 résorbable. • Seringue et tubulure avec produit de contraste hydrosoluble. • Champ de protection.	• Donne seringue, produit de contraste, tubulure, le champ de protection. • Prévient le manipulateur radio. (**Fig. 18.22**)
Il n'y a pas d'obstacle : **suture simple de la tranche du pancréas** par points séparés ou surjet avec du fil à résorption lente, avec parfois ligature séparée du Wirsung.	• Fil serti résorbable 2/0 avec un ou deux porte-aiguilles. • Ciseaux.	• Réajuste la lumière. • Donne des fils. (**Fig. 18.23**)
Il y a un obstacle sur le Wirsung : confection d'une **anastomose jéjunopancréatique** sur une anse en Y montée en transmésocolique (*cf.* chapitre 12, « Chirurgie de l'intestin grêle »). L'anastomose peut être faite en un ou deux plans, latéro-terminale ou termino-terminale.	• Ciseaux de Metzembaum. • Pinces de Bengoléa. • Fil bobine résorbable. • Agrafeuse linéaire. • Fil serti pour anastomose au pied de l'anse et sur le pancréas. • Champs de protection. • Ciseaux.	• Réajuste la lumière. • Donne des fils en quantité suffisante.
Drainage éventuel de l'hypochondre gauche.	• Tampon + antiseptique. • Lame de bistouri neuve. • Pince de Kelly. • Lame de Delbet.	Donne une nouvelle lame de bistouri et une lame de Delbet.
Toilette péritonéale.	Sérum tiède, antiseptique.	Donne le sérum tiède et des gants.
Comptage des textiles.	Sérum tiède, antiseptique.	Remplit les cahiers de salle.
Fermeture.	• Gants propres. • Paquet paroi.	

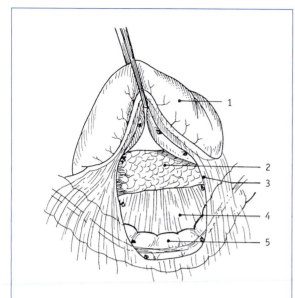

Fig. 18.19 – Splénopancréatectomie gauche. Pénétration de l'ACE.

1. Estomac soulevé par un lacs
2. Pancréas
3. Lig. gastrocolique ouvert
4. Mésocôlon transverse
5. Côlon transverse

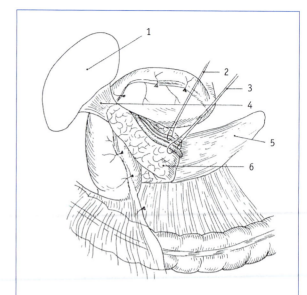

Fig. 18.21 – Décollement postérieur du pancréas.

1. Rate basculée vers la droite
2. Fil passé autour de l'a. splénique
3. Fil passé autour de la v. splénique
4. Épiploon pancréatosplénique
5. Lit du pancréas
6. Face postérieure du pancréas

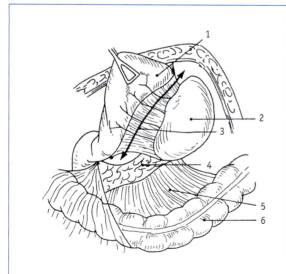

Fig. 18.20 – Section du mésogastrosplénique.

1. Estomac
2. Rate
3. Tracé de la section
4. Pancréas
5. Mésocôlon transverse
6. Côlon transverse

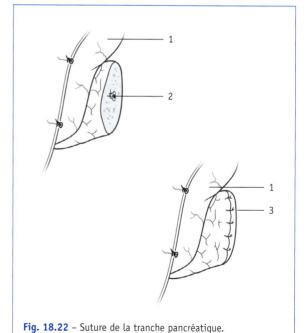

Fig. 18.22 – Suture de la tranche pancréatique.

1. Estomac
2. Ligature de Wirsung
3. Suture du moignon pancréatique

CHIRURGIE DU PANCRÉAS

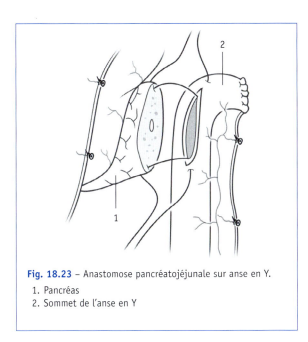

Fig. 18.23 – Anastomose pancréatojéjunale sur anse en Y.
1. Pancréas
2. Sommet de l'anse en Y

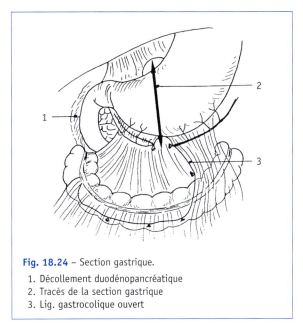

Fig. 18.24 – Section gastrique.
1. Décollement duodénopancréatique
2. Tracés de la section gastrique
3. Lig. gastrocolique ouvert

raison pour laquelle il faut disposer impérativement d'une opacification du Wirsung pré- ou peropératoire. S'il n'existe aucun obstacle, la tranche de section pancréatique peut être refermée, sinon il faut l'anastomoser à une anse jéjunale.

b. Matériel nécessaire

- Boîte *Abdomen*.
- Instruments longs.
- Jeu de valves.
- Clamps vasculaires.
- Appareil de radiographie.

c. Position de l'opéré

Décubitus dorsal avec ou sans billot selon l'opérateur.

d. Position de l'équipe

L'opérateur est à droite de l'opéré, ses aides en face.

e. Radiographie

Éventuelle de l'abdomen sur table (en fonction du matériel dont on dispose).

14. DUODÉNOPANCRÉATECTOMIE CÉPHALIQUE (DPC)

La DPC consiste en l'ablation de la tête du pancréas, du duodénum de la partie distale de l'estomac et, le plus souvent, de la première anse grêle. On réalise ce type d'intervention essentiellement dans les cancers de la tête du pancréas, dans les tumeurs de l'ampoule de Vater (ampullomes vatériens), mais aussi dans certaines affections bénignes comme les pseudokystes hémorragiques de la tête du pancréas et les pancréatites calcifiantes de la tête.

a. Remarque

L'ablation du duodénum est obligatoire car il ne peut être dissocié de la tête du pancréas. L'ablation de l'antre rend la technique plus facile et diminue fortement la sécrétion gastrique acide en supprimant les cellules à gastrine (hormone produite par des cellules situées dans l'antre, responsable de la commande hormonale de la sécrétion gastrique acide). Ceci diminue le risque d'apparition d'ulcère sur l'anse jéjunale anastomosée à l'estomac pour rétablir la continuité digestive.
L'intervention que nous décrirons ici est la DPC pour cancer de la tête du pancréas (**Fig. 18.24** à **18.36**).

b. Matériel nécessaire

- Boîte *Abdomen* et éventuel complément d'instruments sous sachet.
- Jeu de valves.
- Clamps vasculaires.
- Appareil de radiographie.
- Agrafeuses linéaires.
- LigaSure®, Harmonic Scalpel®.

c. Position de l'opéré

Décubitus dorsal. Sondé. Éventuel billot en fonction du chirurgien.

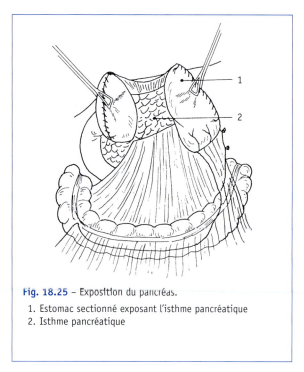

Fig. 18.25 – Exposition du pancréas.
1. Estomac sectionné exposant l'isthme pancréatique
2. Isthme pancréatique

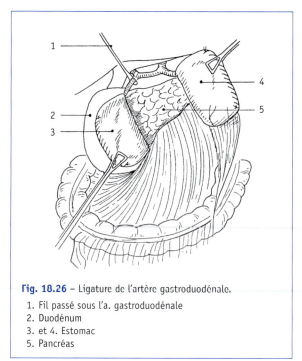

Fig. 18.26 – Ligature de l'artère gastroduodénale.
1. Fil passé sous l'a. gastroduodénale
2. Duodénum
3. et 4. Estomac
5. Pancréas

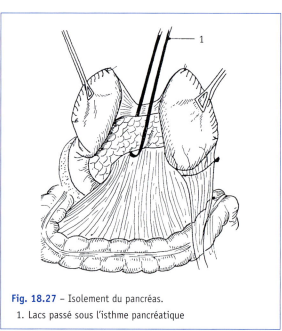

Fig. 18.27 – Isolement du pancréas.
1. Lacs passé sous l'isthme pancréatique

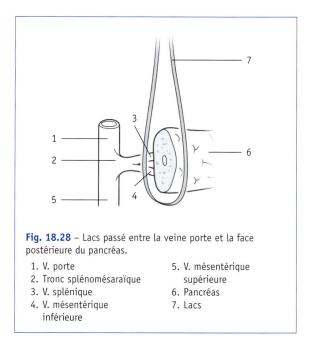

Fig. 18.28 – Lacs passé entre la veine porte et la face postérieure du pancréas.
1. V. porte
2. Tronc splénomésaraïque
3. V. splénique
4. V. mésentérique inférieure
5. V. mésentérique supérieure
6. Pancréas
7. Lacs

d. Position de l'équipe
(**Tab. 18.3** et *cf.* **Fig. 18.24 à 18.30**)

Selon ses habitudes et en fonction de la voie d'abord, l'opérateur se place à droite ou à gauche. Il changera de côté si le besoin s'en fait sentir.

Parfois, une biopsie avec examen extemporané est nécessaire pour s'assurer du caractère néoplasique de la lésion.
De petites veines, parfois très courtes, viennent de la face postérieure de la tête du pancréas et se jettent dans la veine porte ou la veine mésentérique supérieure. Leur ligature doit être faite pas à pas, souvent au fil fin monobrin serti. Leur arra-

CHIRURGIE DU PANCRÉAS

Tab. 18.3 – Duodénopancréatectomie céphalique pour cancer.

Temps opératoire	Instrumentation	Circulante
Incision Souvent une médiane sus-ombilicale plus ou moins agrandie en sous-ombilical. Possible incision transversale.	• Bistouri. • Pinces de Kocher. • Pince fine à hémostase. • Ciseaux de Mayo. • Farabeuf.	• Règle la lumière. • Règle le bistouri électrique. • Branche l'aspirateur.
Exposition	• Valve de Bergeret ou autre écarteur. • Champs humides.	• Règle la lumière. • Donne sérum tiède.
Bilan d'extension Recherche d'une contre-indication à l'exérèse : métastases hépatiques, ganglionnaire, envahissement de voisinage ou du péritoine.	• Valve vaginale ou Leriche. • Pince à disséquer. • Ciseaux. • Bengoléa. • Ligatures. • Clips.	• Bon d'anatomopathologie • Demande l'examen extemporané.
Décollement colo-épiploïque et donc pénétration dans l'ACE (ce qui permettra d'emmener la partie droite du grand épiploon avec la pièce opératoire).	• Pince de Duval ou pince en cœur. • Bistouri électrique. • Pince à hémostase.	
Décollement duodénopancréatique (*Cf.* **Fig. 18.24**)	*Idem.*	
Section de l'estomac Après ligature et section des arcades vasculaires de la grande et petite courbures gastriques, section de l'estomac à l'agrafeuse linéaire. Nettoyage des tranches avec un tampon imbibé d'antiseptique. (*Cf.* **Fig. 18.25**)	• Deux paires de ciseaux. • Pinces de Bengoléa. • Fils bobine. • Agrafeuses linéaires. • Bistouri lame neuve. • Tampon + antiseptique.	• Donne les agrafeuses linéaires et les recharges. • Lame de bistouri. • Antiseptique.
Ligature de l'artère gastroduodénale Elle naît de l'artère hépatique commune et passe en arrière du premier duodénum. Elle est liée et sectionnée au-dessus de D1 après avoir repéré le trajet de l'artère hépatique. (*Cf.* **Fig. 18.26**)	• Pince à disséquer. • Ciseaux. • Pinces de Bengoléa. • Dissecteur. • Fils bobine.	Donne du fil bobine qu'utilise l'opérateur (souvent tressé non résorbable).
Libération de la face postérieure du pancréas Le péritoine pariétal postérieur qui recouvre le pancréas est incisé aux bords supérieur et inférieur de l'organe un peu à gauche des vaisseaux mésentériques supérieurs. Au doigt, à la boulette ou aux ciseaux, on libère la face postérieure du corps du pancréas en passant devant la veine porte. (*Cf.* **Fig. 18.27** et **18.28**)	• Pince à disséquer. • Ciseaux. • Boulette montée. • Petite lame malléable fine. • Dissecteur, lacs humidifié. • Pince repère.	• Ajuste la lumière. • Donne lacs.
Section du pancréas Une arcade vasculaire court le long des bords supérieur et inférieur du pancréas. Leur hémostase préventive est réalisée au fil serti fin 3/0. Section prudente du pancréas au bistouri lame 23 en ayant éventuellement glissé une valve malléable étroite derrière pour éviter une blessure accidentelle de la veine porte. (*Cf.* **Fig. 18.29**)	• Fils sertis montés. • Bistouri lame neuve. • Pince fine à hémostase. • Lame malléable fine. • Aspirateur fonctionnel.	• Donne lame de bistouri 23. • Donne les fils.
Libération de la veine porte La tranche pancréatique est réclinée vers la droite à l'aide d'une pince (Babcock, Duval, etc.) et la libération se poursuit aux ciseaux ou à la boulette. (*Cf.* **Fig. 18.30**)	• Duval, pince à disséquer, ciseaux fins, fils monobrins sertis montés. • Aspirateur fonctionnel.	• Lumière. • S'assure qu'il ne manque pas de fils et de textiles.

▶

Tab. 18.3 – (suite).

Temps opératoire	Instrumentation	Circulante
Décroisement		
Refoulement du côlon transverse et de son méso vers le haut.	• Champ humide, lame malléable. • Pince à disséquer. • Ciseaux, Bengoléa. • Fils bobine. • Fils sertis pour hémostase.	• Réajuste la lumière. • Surveille l'approvisionnement en fils. • Donne agrafeuse linéaire et recharges. • Réajuste la lumière à la fin de ce temps.
Section du péritoine le long de D4.		
Section du muscle de Treitz entre deux ligatures (petit faisceau musculaire qui unit l'angle duodénojéjunal au plan pariétal postérieur).		
Section de la première anse à l'agrafeuse linéaire.		
Libération pas à pas de D4 puis de D3 le plus loin possible vers la droite.		
Décroisement et réinstallation du champ opératoire précédent.		
• **Section de la voie biliaire** • Le cholédoque est disséqué sur toute sa circonférence. • Clampage par un petit clamp bull-dog atraumatique. • Section aux ciseaux.	• Pince à disséquer. • Ciseaux. • Bull-dog. • Aspirateur.	(Fig. 18.32)
Libération du petit pancréas		
La dissection se fait progressivement à la boulette ou aux ciseaux. Les hémostases prudentes se font comme précédemment à la face antérieure de la veine porte. La lame rétroportale est enfin ligaturée en plusieurs prises et sectionnée.	• Pince à disséquer. • Ciseaux fins. • Fils monobrins sertis montés. • Aspirateur. • Bengoléa, fils montés.	(Fig. 18.33)
La pièce est envoyée en anatomopathologie.	Donne la pièce à la circulante.	Bon d'anatomopathologie. Envoie la pièce.

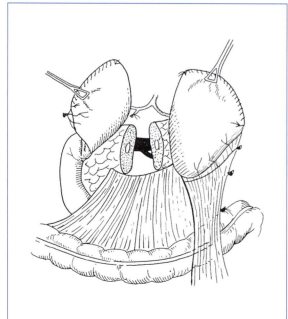

Fig. 18.29 – Section du pancréas. Le plan veineux reste dans le fond du plan opératoire.

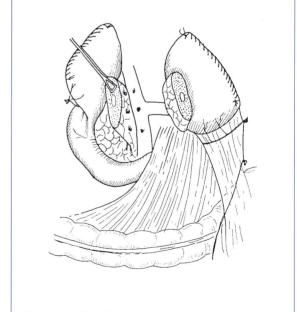

Fig. 18.30 – Libération de la veine porte.
(Ligature des veinules qui amarrent la face postérieure de la tête à la veine porte.)

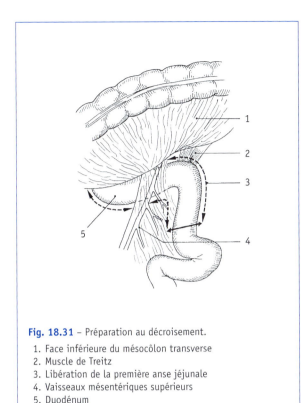

Fig. 18.31 – Préparation au décroisement.
1. Face inférieure du mésocôlon transverse
2. Muscle de Treitz
3. Libération de la première anse jéjunale
4. Vaisseaux mésentériques supérieurs
5. Duodénum

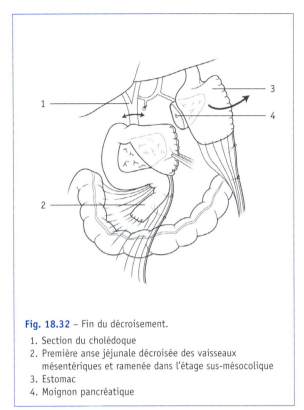

Fig. 18.32 – Fin du décroisement.
1. Section du cholédoque
2. Première anse jéjunale décroisée des vaisseaux mésentériques et ramenée dans l'étage sus-mésocolique
3. Estomac
4. Moignon pancréatique

chage accidentel équivaut à une plaie de la veine porte, responsable d'une hémorragie importante. Un aspirateur et des clamps vasculaires doivent être prêts.

e. Section de la première anse jéjunale et manœuvre du décroisement (cf. **Fig. 18.31**)

Il est plus simple d'enlever le duodénum en totalité et d'utiliser la deuxième anse jéjunale, mobile, pour rétablir les continuités. Or D3 et D4 se trouvent dans l'étage sous-mésocolique et les vaisseaux mésentériques supérieurs, qu'il faut bien entendu préserver, passent devant D3. Il faut donc, en sous-mésocolique, sectionner la première anse jéjunale, libérer complètement D3 et D4, puis faire passer cette partie libérée sous les vaisseaux mésentériques supérieurs pour la récupérer dans le champ opératoire précédent (c'est la manœuvre du décroisement sous entendu entre D3 et les vaisseaux mésentériques supérieurs).

f. Libération du petit pancréas et section du prolongement rétroportal

La pièce opératoire ne tient plus que par ces éléments qui se trouvent sur le bord droit et à la face postérieure de l'axe veineux. Le petit pancréas est à la face postérieure des vaisseaux mésentériques. Le prolongement rétroportal du pancréas est une lame de tissu conjonctif unissant la tête du pancréas et l'aorte en passant en arrière de la veine porte.

g. Rétablissement des continuités digestives

Quand la pièce opératoire est réséquée, on se trouve devant un moignon gastrique, une tranche pancréatique, un cholédoque sectionné et un grêle également sectionné. De nombreux montages ont été proposés pour rétablir les continuités digestives. D'une manière générale, il est souhaitable que :
– l'anastomose pancréatique soit en amont de l'anastomose biliaire. C'est en effet l'anastomose la plus fragile avec un haut risque de fuites. Il est préférable qu'à son niveau, les sucs pancréatiques ne soient pas mélangés à de la bile (ce qui les rend plus actifs).
– l'anastomose biliaire soit en amont de l'anastomose gastrique. Ainsi, le liquide gastrique sera tamponné par les sécrétions biliopancréatiques alcalines, ce qui diminue le risque d'ulcère sur l'anastomose.

Le montage que nous décrivons est celui de Child, l'anse jéjunale étant anastomosée successivement au pancréas, au cholédoque et à l'estomac.

Ces trois anastomoses sont des temps septiques et nécessitent donc les précautions habituelles (protection par des champs, changement d'instruments et de gants à la fin).

CHIRURGIE ABDOMINODIGESTIVE

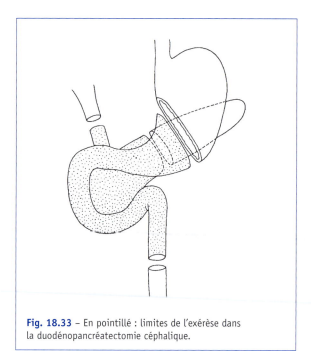

Fig. 18.33 – En pointillé : limites de l'exérèse dans la duodénopancréatectomie céphalique.

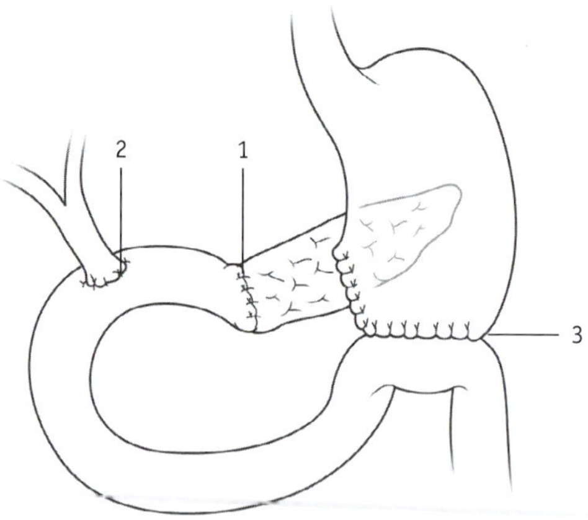

Fig. 18.34 – Rétablissement des continuités selon Child.
1. Anastomose pancréatojéjunale
2. Anastomose cholédocojéjunale
3. Anastomose gastrojéjunale

Tab. 18.6 – Anastomoses.

Temps opératoire	Instrumentation	Circulante
Anastomose pancréatojéjunale		
• En un ou deux plans, par points séparés de fils résorbables. • Elle peut être termino-terminale ou latéro-terminale (latérale sur le jéjunum).	• Deux porte-aiguilles, fils. • Ciseaux. • Pinces-repères. • Compresses.	Ajuste la lumière. (**Fig. 18.34**)
Anastomose cholédocojéjunale		
Par points séparés de fils résorbables 4/0.	Idem.	
Anastomose gastrojéjunale		
• Recoupe de la ligne d'agrafes. • Anastomose par points séparés ou surjet de fils résorbables 3/0 par exemple.	• Ciseaux de Mayo. • Fils montés. • Aspirateur.	

Tab. 18.7 – Fin de l'intervention.

Temps opératoire	Instrumentation	Circulante
Toilette péritonéale.	Sérum tiède.	Donne le sérum avec ou sans antiseptique.
Drainage Lame de Delbet arrivant au voisinage de l'anastomose pancréatique et extériorisée par le flanc droit.	• Tampon antiseptique. • Lame de bistouri propre. • Kelly. • Lame de Delbet.	Donne lame de bistouri 23 et lame de Delbet.
Comptage des textiles		
Fermeture	• Gants propres. • Paquet paroi.	Remplit les cahiers de salle.
Pansement		

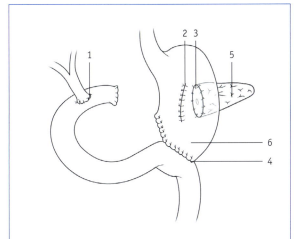

Fig. 18.35 – Anastomose pancréatogastrique.

1. Anastomose cholédocojéjunale
2. Gastrotomie antérieure
3. Anastomose pancréatogastrique postérieure
4. Anastomose gastrojéjunale
5. Pancréas
6. Estomac

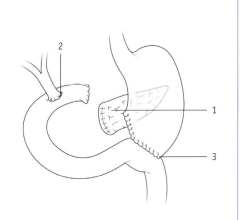

Fig. 18.36 – Pas d'anastomose pancréatojéjunale. Le moignon pancréatique est fermé.

1. Moignon pancréatique fermé
2. Anastomose cholédocojéjunale
3. Ansatomose gastrojéjunale

h. Variante

L'anastomose du moignon pancréatique peut se faire à la face postérieure de l'estomac. La ligne d'agrafes sur l'estomac est recoupée en prévision de l'anastomose gastrojéjunale. Une courte gastrotomie est faite sur la face postérieure de l'estomac, laissant juste pénétrer le moignon du pancréas qui est fixé ainsi par l'intérieur par des points séparés de fils résorbable. Ce type d'anastomose aurait moins de risque de fuites que la pancréatojéjunale (cf. **Fig. 18.35**).

D'autres procédés ont été proposés pour supprimer l'anastomose pancréatique : pancréatectomie totale, fermeture du moignon de pancréas avec ou sans injection préalable de colle dans le canal de Wirsung (cf. **Fig. 18.36**).

15. TRAITEMENT PALLIATIF DES CANCERS DE LA TÊTE DU PANCRÉAS

Le développement du cancer de la tête du pancréas entraîne :
- une compression du cholédoque pancréatique avec ictère et surtout prurit très pénible entraînant des lésions de grattage et insomnies ;
- une compression de la partie terminale du canal de Wirsung avec hyperpression d'amont ;
- une compression duodénale qui peut gêner l'évacuation gastrique.

Quand la DPC est impossible, on peut soulager les patients en pratiquant des dérivations palliatives.

a. Dérivation biliaire

Cholédocoduodénale (cf. chapitre 16, « Chirurgie des voies biliaires ») ou cholédocojéjunale sur anse en Y (cf. chapitre 12, « Chirurgie de l'intestin grêle »).

b. Dérivation digestive

Gastrojéjunostomie (cf. chapitre 11, « Chirurgie de l'estomac ») latéro-latérale sur la première anse jéjunale ou, si l'on a monté une anse en Y sur le cholédoque, anastomose gastrojéjunale sur cette même anse à 40 cm environ de l'anastomose biliodigestive.

c. Dérivation pancréatique

C'est une wirsungojéjunostomie. Elle est moins souvent pratiquée. Elle comporte un repérage du canal de Wirsung par la ponction, puis son ouverture sur plusieurs centimètres. On construit ensuite une wirsungojéjunostomie latéro-latérale en bâtissant complètement le plan postérieur avant de le nouer, puis on réalise le plan antérieur.

19. Hernies

Yannick Le Roux
Guy Samama

Les hernies sont l'issue des viscères et du péritoine hors des limites de la cavité abdominale par un orifice naturel : aine (inguinal, crural), ligne blanche, ombilical, trou obturateur, diaphragme. Elles résultent d'une inadéquation entre la qualité pariétale et la pression abdominale.

1. RAPPEL ANATOMIQUE (Fig. 19.1)

Les hernies de l'aine sont les plus fréquentes.
Les hernies sont dites inguinales si elles siègent au-dessus d'une ligne tendue entre le pubis et l'épine iliaque antéro-supérieure. Ce sont des hernies crurales si elles siègent en dessous de cette ligne.

A. LE PLAN DU GRAND OBLIQUE, L'ARCADE CRURALE

a. Les piliers de l'orifice superficiel

L'aponévrose du grand oblique est le premier plan solide. Ses fibres divergent pour former un pilier interne et un pilier externe : cette divergence délimite l'orifice inguinal superficiel.

b. L'arcade crurale

Elle poursuit la limite inférieure de l'aponévrose du grand oblique, tendue depuis l'épine iliaque antéro-supérieure à l'épine du pubis.

B. LE PLAN DES CRÉMASTERS ET DU CORDON

- L'incision oblique découvre le plan musculaire postérieur du canal inguinal contre lequel est plaqué le cordon qui l'a traversé à l'orifice inguinal profond (OIP).

- Le cordon spermatique : déférent, artère spermatique, plexus veineux, artère déférentielle en arrière ; il est entouré d'une fibreuse et des crémasters qui permettent la rétraction du testis.

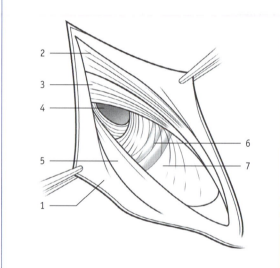

Fig. 19.1 – Région inguinale.
1. Grand oblique (aponévrose ouverte)
2. Petit oblique
3. Transverse
4. Orifice profond du canal inguinal
5. Arcade crurale
6. Pédicule épigastrique
   (visible par transparence à travers le fascia transversalis)
7. Fascia transversalis

- Des éléments nerveux sont plaqués contre le cordon et peuvent être lésés lors de la dissection.

C. LE PLAN MUSCULAIRE POSTÉRIEUR, LE FASCIA TRANSVERSALIS

La paroi postérieure du canal inguinal est formée par les muscles petit oblique et transverse prolongés vers le bas par le fascia transversalis, enveloppe fibreuse qui couvre la face profonde du transverse et plus généralement la paroi abdominale vers le bassin jusqu'au ligament de Cooper.

D. ESPACE SOUS-PÉRITONÉAL

Il apparaît après section du fascia transversalis : graisse prépéritonéale, pédicule épigastrique en dehors, Cooper en bas, vessie en dessous, vaisseaux fémoraux en dehors et en bas.

E. ANATOMIE DES HERNIES

a. Hernies inguinales

C'est le passage d'un diverticule péritonéal à travers la paroi postérieure du canal inguinal.

- *Oblique externe*. Ce sont les plus fréquentes, situées en dehors du pédicule épigastrique, elles suivent le cordon vers le scrotum. Elles sont le plus souvent congénitales par persistance du canal péritonéovaginal. C'est la hernie de l'enfant, celle de l'adulte jeune.

- *Directe*. C'est une hernie de faiblesse, du sujet âgé, siégeant en dedans du pédicule épigastrique.

- *Rarement oblique interne*, entre artère ombilicale et grand droit.

b. Hernie crurale

C'est la hernie de la femme, elle siège en dedans des vaisseaux fémoraux sous l'arcade crurale.

2. PRINCIPE DE L'INTERVENTION

L'intervention consiste à rendre plus solide la paroi postérieure après avoir disséqué les éléments anatomiques et le sac péritonéal.
Deux types d'intervention sont possibles.

- L'utilisation de ligaments et des fascias en place : ce sont les herniorraphies. Plusieurs techniques sont décrites. Les plus fréquentes sont : Shouldice, Bassini, Mac Vay (voie inguinale).

- L'utilisation d'une prothèse qui va se substituer à la paroi postérieure – en tulle de Mersilène®, en Dacron®, en Gore-Tex®.

3. PRÉPARATION À L'INTERVENTION

A. SALLE

La vérification du bon fonctionnement de tout l'équipement de la salle est le premier temps.

- Table d'opération.
- Éclairage.
- Bistouri électrique.
- Aspiration disponible mais non systématique.

Le matériel nécessaire à l'intervention est préparé de manière chronologique, les témoins de stérilisation sont vérifiés.

- Instrumentation non spécifique : chirurgie de dissection, adaptée à la morphologie du patient.

- Compresses radio-opaques (comptées), tampons montés (comptés).

- Les fils sont préparés pour la dissection et la réparation :
  – bobine résorbable 3/0 ;
  – réparation : les fils synthétiques non résorbables en polyamide (nylon ; Crinercé®) sont bien tolérés, solides de décimale 3 ; les tressés sont à éviter ; les fils d'acier semblent être les fils donnant les meilleurs résultats à distance, mais de manipulation plus délicate ;
  – fil synthétique résorbable 3/0 pour la ligature du sac ;
  – type d'aiguille : de section ronde ou triangulaire selon le chirurgien.

B. MALADE

a. Accueil au bloc

Vérification et lecture du dossier administratif, médical, radiologique et infirmier (recherche d'allergies). La propreté, le rasage (depuis l'abdomen jusqu'au tiers supérieur des cuisses) sont vérifiés. Toute dermatose infectée est une contre-indication à la chirurgie herniaire.

b. Anesthésie

Plusieurs types d'anesthésie sont possibles.
L'anesthésie générale ou l'anesthésie locorégionale sont les plus utilisées. L'anesthésie locale est possible mais nécessite la parfaite coopération du patient, la patience du chirurgien.

c. En salle

Le patient est installé en décubitus dorsal, bras en croix ou le long du corps.
Les voies d'abord veineuses sont contrôlées ainsi que les points de compression éventuels.
La plaque du bistouri électrique est installée sur la cuisse.

4. LA TECHNIQUE OPÉRATOIRE PAR VOIE INGUINALE

Elle est décrite dans le **Tableau 19.1**.

CHIRURGIE ABDOMINODIGESTIVE

Tab. 19.1 – Cure de hernie par voie conventionnelle.

Temps opératoire	Matériel
Tracé de l'incision : • oblique de 5 à 7 cm (épine du pubis, bissectrice entre l'épine du pubis et l'épine iliaque antéro-supérieure, et médiane) ; • transversale.	Crayon dermographique.
Badigeonnage large de l'abdomen depuis l'ombilic jusqu'à la racine des cuisses, pubis.	• Antiseptique compatible. • Cupule. • Tampon + porte-tampon.
Drappage.	• Pinces plates. • Bandes adhésives.
Fixation bistouri électrique ± aspiration.	• Instruments courts. • Bistouri froid, électrique.
• Incision cutanée et sous-cutanée. • Ouverture de l'aponévrose du grand oblique en respectant les rameaux nerveux (**Fig. 19.2**).	• Pince à disséquer à griffes et sans griffe. • Halstead, Kocher (2). • Ciseaux type Mayo courbe ou Metzembaum. • Écarteur type Farabeuf et autostatique type Beckmann. • Tampons montés sur Kelly.
Apparition du tendon conjoint (réunion du petit oblique et du transverse).	• Lacs nylon + pince repère. • Pince d'Ombredanne.
Dissection du cordon qui est isolé. (**Fig. 19.3**)	• Pince de Christophe. • Fil résorbable type 3/0.
Isolement des éléments du cordon : • ligature du crémaster ; • éléments vasculaires ; • déférent (**Fig. 19.4**).	• Tampons montés.
Dissection du sac herniaire ± ouverture de celui-ci (si hernie oblique externe). (**Fig. 19.5**)	• Porte-aiguilles. • Fil serti à résorption lente. • Ciseaux.
Ligature du sac.	• Pince à disséquer. • Metzembaum ou bistouri électrique.
Résection du sac.	
Ouverture en arrière du fascia transversalis depuis l'épine du pubis à l'orifice inguinal profond. (**Fig. 19.6**)	• Tampon monté. • Deux pinces de Halstead.
Dissection de l'espace de Bogros : face profonde du fascia transversalis, Cooper, vaisseaux fémoraux.	• Porte-aiguilles, pince à disséquer, ciseaux à fils. • Deux à trois fils non résorbables 2/0.

Réparation
• Herniorraphie :
• Shouldice ; de principe chez l'homme. Trois surjets aller et retour en paletot intéressant Cooper, fascia transversalis, arcade crurale, conjoint.
• L'aponévrose du grand oblique est suturée en préfuniculaire par un surjet (**Fig. 19.7** à **19.13**) ;
• Mac Vay ; chez la femme, car ferme l'anneau crural. Incision gaine du droit. Suture par des points séparés :
  – cinq premiers : conjoint/fascia ⇒ Cooper,
  – trois derniers : conjoint + fascia gaine des vaisseaux et arcade crurale,
  – surjet sur l'aponévrose du grand oblique (**Fig. 19.14** et **19.15**) ;
• Bassini : suture du conjoint à l'arcade crurale par des points séparés. Suture de l'aponévrose du grand oblique en préfuniculaire (**Fig. 19.16** et **19.17**).
• Réparation prothétique (**Fig. 19.18** à **19.20**) en cas de récidive ou de mauvaise qualité des tissus.
	• Huit pinces repères.
	• Cinq à six fils non résorbables 2/0.
	
	• Identique.
	
	• Même matériel.

Règles d'asepsie : changement de gants, *no touch*.	Fil non résorbable.
	Plaque de Mersilène® ou de Gore-Tex®. ▶

Tab. 19.1 – (suite).

Temps opératoire	Matériel
Consiste à glisser sous le fascia transversalis la prothèse et à la fixer au conjoint (face profonde) en haut, au Cooper en bas, aux droits.	Changement de gants et d'instruments non obligatoire.
• Fermeture. • Drainage éventuel et se fait le plus souvent sur un Redon.	• Résorbable type 3/0 serti. • Agrafes, fils.
Sous peau.	
Peau.	

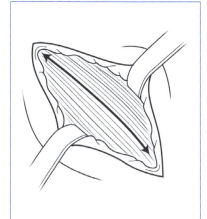

Fig. 19.2 – Incision de l'aponévrose du grand oblique.

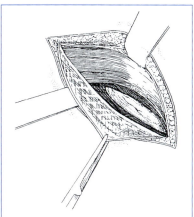

Fig. 19.3 – Visualisation du cordon après incision longitudinale du crémaster.

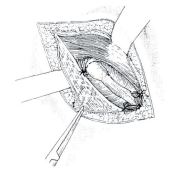

Fig. 19.4 – L'excision des deux lambeaux de crémaster fait apparaître le fascia transversalis. Le lambeau situé au contact de l'orifice inguinal profond est conservé et sera utilisé lors de la réparation pariétale.

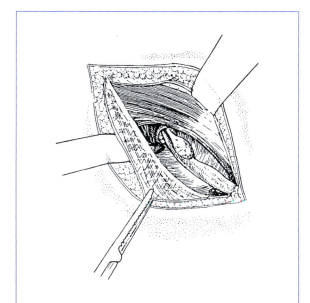

Fig. 19.5 – Ouverture du fascia transversalis au niveau de l'orifice inguinal profond. Dissection et exérèse du sac herniaire.

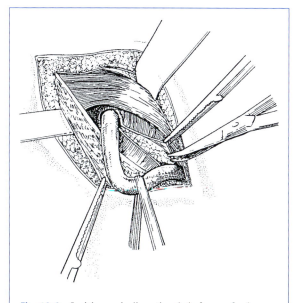

Fig. 19.6 – Incision, puis dissection de la face profonde du fascia transversalis.

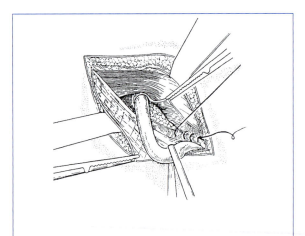

Fig. 19.7 – Premier surjet aller. Le lambeau supérieur de fascia transversalis est relevé.

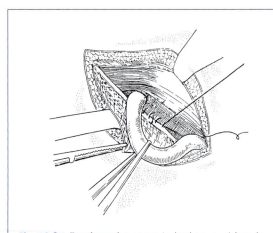

Fig. 19.8 – Premier surjet retour. Le lambeau supérieur du fascia transversalis est rabattu, puis suturé à l'arcade crurale.

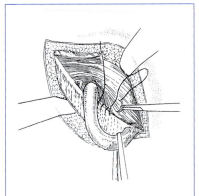

Fig. 19.9 – Deuxième surjet aller. L'aponévrose du grand oblique est rabattue, sa face postérieure est accolée à celle de l'aponévrose du petit oblique.

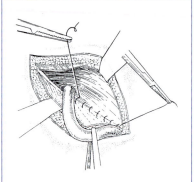

Fig. 19.10 – L'aller du deuxième surjet est terminé. L'aponévrose du grand oblique est remontée vers le haut.

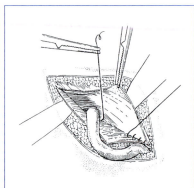

Fig. 19.11 – Deuxième surjet retour.

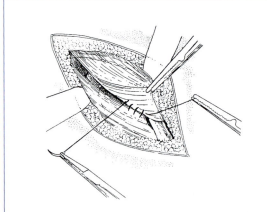

Fig. 19.12 – Troisième surjet aller. Le premier point calibre l'orifice inguinal superficiel.

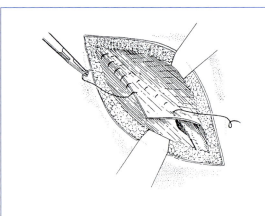

Fig. 19.13 – Troisième surjet retour.

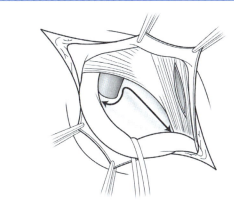

Fig. 19.14 – Intervention de Mac Vay. Incision de décharge de l'aponévrose du grand droit : le fascia transversalis a été ouvert. Le trait plein souligne le ligament de Cooper et la gaine externe des vaisseaux.

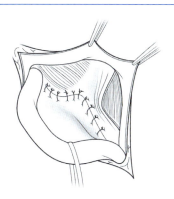

Fig. 19.15 – Intervention de Mac Vay. Plan postérieur achevé. Noter l'aspect triangulaire pris par l'incision de décharge du grand droit.

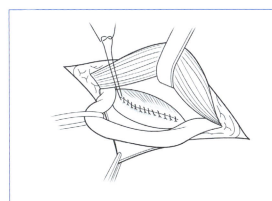

Fig. 19.16 – Technique de Bassini. Remise en tension du fascia transversalis.

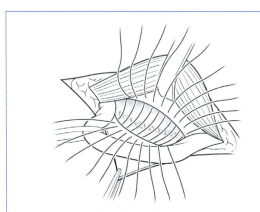

Fig. 19.17 – Technique de Bassini. Suture du transverse à l'arcade.

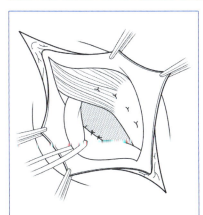

Fig. 19.18 – Plastie prothétique (d'après Rives).

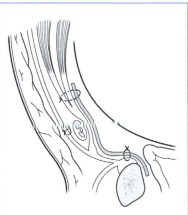

Fig. 19.19 – Plastie prothétique (d'après Rives) : vue en coupe sagittale de la région inguinale, prothèse en place.

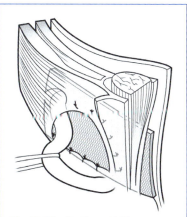

Fig. 19.20 – Plastie prothétique (d'après Rives).

5. TECHNIQUE PAR VOIE ABDOMINALE OU PRÉPÉRITONÉALE

Cette intervention consiste à glisser une grande prothèse non résorbable en avant du péritoine et ce, de manière bilatérale. Ses indications actuelles sont les hernies récidivées et/ou bilatérales et surtout les contre-indications anesthésiques et/ou chirurgicales à la mise en place d'une prothèse par voie cœlioscopique.

Cette intervention est une intervention de chirurgie abdominale de classe I.

La préparation de la salle n'a aucune spécificité. L'instrumentation n'est pas non plus spécifique : il s'agit d'une chirurgie de dissection mais il faut prévoir des instruments longs. Les écarteurs sont adaptés à la demande du chirurgien (Gosset, Ricard), une à deux valves vaginales. Il faut prévoir de manière systématique une aspiration et un sondage urinaire.

Le **Tableau 19.2** décrit la cure de hernie par voie conventionnelle prépéritonéale.

Tab. 19.2 – Cure de hernie par voie conventionnelle prépéritonéale.

Temps opératoire	Matériel
Tracé de l'incision : • médiane verticale sous-ombilicale ; • incision de Pfannenstiel que nous décrirons ici.	Crayon dermographique.
Badigeonnage large de l'abdomen, du mamelon jusqu'à la racine des cuisses, y compris le pubis.	• Antiseptique compatible. • Tampons + porte-tampons.
Drappage.	
Fixation du bistouri électrique et de l'aspiration.	Bandes adhésives.
Incision cutanée et sous-cutanée.	• Instruments courts. • Bistouri électrique. • Ciseaux de Mayo. • Pince à coaguler.
Ouverture de l'aponévrose du grand oblique.	• Pince à disséquer à griffes. • Ciseaux de Mayo. • Bistouri électrique.
Décollement au tampon monté de la face antérieure des muscles droits et des muscles larges de l'abdomen du plan aponévrotique.	• Tampon monté. • Pince à coaguler. • Ciseaux de Mayo. • Pince de Kocher. • Farabeuf.
Séparation des muscles droits sur la ligne médiane.	• Pince à disséquer • Ciseaux de Mayo.
Dissection de chaque côté de l'espace de Bogros de manière à isoler parfaitement en dehors et en bas les vaisseaux fémoraux, en dehors et en haut le psoas, en bas le Cooper.	• Tampon monté. • Valve vaginale ou écarteur de Hartmann.
Mise du cordon sur lacs.	• Pince à disséquer longue. • Dissecteur. • Lacs. • Pince repère.
Dissection des éléments du cordon. Le sac herniaire est refoulé.	• Tampon monté. • Pince à disséquer. • Ciseaux. • Bistouri électrique.
Mise en place des points de fixation inférieurs de la prothèse qui seront passés et repérés sur le Cooper, deux points sur chaque branche iliopubienne.	• Quatre fils non résorbables sertis n° 1. • Porte-aiguilles long. • Pince à disséquer. • Pince repère.
Les fils repères sont passés dans la prothèse.	• Changement de gants. • Pince à disséquer. • Porte-aiguilles. • Pince repère.

Tab. 19.2 – (suite).

Temps opératoire	Matériel
La prothèse est alors descendue au contact du Cooper et va parfaitement recouvrir la paroi abdominale antérieure et les orifices inguinaux profonds et cruraux.	• Valves malléables • Valves vaginales. • Ciseaux longs.
La plaque est parfaitement positionnée ensuite vers le haut mais non fixée au muscle psoas et ce, de chaque côté.	
• **Temps de fermeture :** la prothèse est fixée par un point de rapprochement à la partie haute de la séparation des muscles grands droits. • **Deux points de fil résorbable** de rapprochement entre les muscles grands droits. Fermeture de l'aponévrose du grand oblique de la gaine antérieure des muscles grands droits par deux hémisurjets de fil résorbable n° 1.	• Comptage des textiles. • Préparation de la fermeture. • Il n'y a pas de changement d'instruments. • Ciseaux longs et ciseaux de Mayo. • Pince à disséquer. • Porte-aiguilles long et porte-aiguilles court. • Quatre fils résorbables n° 1 sont préparés et montés.
Le drainage n'est pas systématique mais s'effectue au mieux par des drains aspiratifs.	• Redon. • Fil Nylon 2/0. • Porte-aiguilles.
Agrafes ou fil sur la peau.	Pansement.

6. COMPLICATIONS

A. PEROPÉRATOIRES

Leur fréquence est mal connue et dépend de plusieurs facteurs :
- l'expérience du chirurgien ;
- le type de hernie (volume, récidive) ;
- le type de réparation (important par voie abdominale).

a. Lésions vasculaires

Les lésions des vaisseaux iliaques externes sont rares et entraînent une hémorragie peropératoire majeure. L'installation rapide d'une aspiration et l'utilisation de techniques de chirurgie vasculaire sont nécessaires.
La compression de la veine iliaque passe plus facilement inaperçue et se manifestera par un œdème postopératoire.

b. Lésions nerveuses

Par voie inguinale, les blessures ou section des nerfs génito-crural ou abdominogénital vont entraîner une anesthésie ou des douleurs postopératoires pouvant entraîner une réintervention.
Par voie abdominale, la paralysie crurale par hématome du psoas ou par lésion du crural sur les points de fixation de la plaque est une lésion grave.

c. Lésions du cordon

Les lésions vasculaires entraînent l'orchite postopératoire parfois suivie de l'atrophie testiculaire (3 %).
La réparation d'une plaie du déférent est indispensable chez l'adulte jeune (fils non résorbables 6/0).

d. Les lésions vésicales

Elles sont rencontrées essentiellement par voie inguinale, par ouverture d'une corne vésicale dans une hernie par glissement. C'est une complication non dramatique. La suture au fil résorbable est réalisée en un ou deux plans, avec drainage transurétral laissé en place dix jours. La réparation herniaire prothétique est déconseillée.

e. Les lésions intestinales

Elles sont rares et se rencontrent lors de la ligature haute du sac, la réparation intestinale est classique. La réparation prothétique est contre-indiquée.

B. COMPLICATIONS GÉNÉRALES POSTOPÉRATOIRES

a. La morbidité

Elle est de 6 %, identique à celle d'autres interventions de même importance, liée au terrain et non à la technique. Les complications les plus fréquentes sont pulmonaires et thromboemboliques.

b. La mortalité

Elle est de 0,2 % et dépend essentiellement du terrain.

C. COMPLICATIONS POSTOPÉRATOIRES LOCORÉGIONALES

a. Hématomes

C'est l'apanage des prothèses mises par voie inguinale, le drainage systématique n'a aucune influence.

Par voie abdominale, l'hématome du psoas avec paralysie crurale est une complication majeure pour ses conséquences fonctionnelles.

b. Les suppurations (entre 1 et 3 %)

Elles peuvent être majeures après la mise en place d'une prothèse. Les règles strictes d'asepsie doivent être respectées.
- *Avant intervention,* par la désinfection complète de la peau, et par vérification de la peau et recherche de dermatose infectée.
- *En peropératoire*, technique de *no touch* orthopédique : doubles gants, salle propre si prothèse.
- *En postopératoire,* par la surveillance attentive de la cicatrice.

c. Les complications testiculaires

Elles posent un problème médicolégal chez l'adulte jeune.

d. Les séquelles neurologiques

Presque tous les opérés présentent des paresthésies, une hypoesthésie temporaire de la région inguinale après intervention par voie inguinale. Les douleurs peuvent être de type névrome et imposer une réintervention.

e. Récidives

Elles sont rares à l'heure actuelle avec la technique de Shouldice.

Elles sont exceptionnelles après la mise en place d'une prothèse par voie abdominale.

Actuellement, les hernies de l'aine sont traitées pour beaucoup d'équipes par mise en place d'une prothèse non résorbable par voie cœlioscopique. *Cf.* Samama G., *L'infirmière de bloc opératoire en vidéochirurgie*, Maloine.

20. Éventrations

Yannick Le Roux
Guy Samama

L'éventration est toujours secondaire à une chirurgie abdominale, quelle qu'elle soit : médiane, incision transversale, voire simple orifice de lame. Elle est représentée par un orifice musculo-aponévrotique et par la protrusion d'un sac péritonéal contenant des viscères et recouvert d'un simple revêtement cutané.

1. PHYSIOPATHOGÉNIE – ÉVOLUTION

A. FACTEURS FAVORISANTS

- Terrain : obésité, travail de force, diabète, prise de corticoïdes, bronchiteux.
- Intervention initiale septique ou compliquée d'abcès de paroi.
- Plus fréquemment, incision médiane que transversale.

B. ÉVOLUTION

Une éventration ne peut que s'agrandir avec au maximum, exclusion des viscères de la cavité abdominale, posant des problèmes respiratoires majeurs à la réintégration.
Elle peut également s'étrangler. Ceci explique que l'indication opératoire est formelle, sauf cas particuliers. Délai : plus de six mois après l'intervention initiale, surtout en cas de complication septique initiale.

2. ANATOMIE ET PHYSIOPATHOLOGIE

Si les éventrations petite et moyenne ne posent pas de problème, le développement des grandes éventrations détermine l'apparition d'une véritable maladie de l'éventré qui touche la peau, les muscles mais aussi et surtout la mécanique respiratoire et les grandes fonctions viscérales.

A. LA PEAU

Le développement de l'éventration entraîne un amincissement progressif des couches superficielles de la peau et du tissu cellulaire sous-cutané. Il en résulte souvent l'apparition d'un véritable ulcère trophique que l'on peut observer dans les grandes éventrations, nécessitant parfois un traitement chirurgical en deux temps en obtenant d'abord la solution du problème cutané.

B. LES MUSCLES

Dans les éventrations médianes, qui sont les plus fréquentes (80 à 85 % des cas), l'éventration représente une véritable désinsertion musculaire portant sur les muscles larges de l'abdomen qui se rétractent, conduisant à l'atrophie et à la sclérose. Cette notion amène à considérer trois étages dans la paroi abdominale.

- *Un étage supérieur* : insertion chondrocostale où les fibres sont courtes et la rétraction irrécupérable.
- *Un étage moyen* : fibres longues. Rétraction récupérable.
- *Un étage inférieur* : insertion sur le bassin. Fibres courtes. Rétraction irrécupérable.

C. RESPIRATION

La réintégration des viscères n'ayant plus leur place dans la cavité abdominale entraîne dans les grosses éventrations une gêne respiratoire plus ou moins importante et parfois même l'impossibilité de fermer la paroi.

3. RÉPARATION

A. LE MALADE

a. Identité – Vérifications

- *Première mesure* : vérification de l'identité du patient.
- *Rasage* : abdomen (des mamelons au tiers supérieur des cuisses).
- *Propreté cutanée* : une dermatose infectée est une contre-indication à la chirurgie et tout risque septique contre-indique formellement la pose d'une prothèse non résorbable.

b. Installation

- Décubitus dorsal.
- Bras en croix.
- Contrôle voie d'abord veineuse, points de compression.
- Bistouri électrique.
- Sondage vésical selon les souhaits de l'opérateur.

B. LA SALLE

- *Instrumentation* : boîte *Abdomen*.
- *Écarteurs* : rarement Bergeret, le plus rarement valves type Leriche, vaginales.
- *Aspiration* : systématique.
- *Fils* : bobine de résorbable pour le temps de dissection. Pour la réparation : nylon 0, ou Mersuture® en fonction de l'habitude de l'opérateur, de l'utilisation du matériel prothétique.

4. PRINCIPES DU TRAITEMENT CHIRURGICAL

Le traitement chirurgical idéal des éventrations répond à trois objectifs : fermer la brèche pariétale, rétablir une paroi abdominale correcte et réinsérer la sangle musculaire.

Essentiellement, deux types de traitement sont possibles :
- suture simple ou raphie quand le diamètre de l'éventration ne dépasse pas 5 cm ;
- mise en place d'une prothèse quand le diamètre de l'éventration dépasse 10 cm ; entre 5 et 10 cm, le choix est possible.

En cas d'utilisation de prothèse, seules les prothèses non résorbables ont l'ambition de traiter définitivement l'éventration. Les prothèses résorbables sont destinées par définition à disparaître, entraînant en règle la réapparition de l'éventration.

5. TECHNIQUE OPÉRATOIRE

Elle est décrite au **Tableau 20.1**.

6. INDICATIONS

Les **prothèses** doivent être proscrites à la moindre menace de contamination septique.

Elles sont indiquées surtout dans les éventrations médianes avec perte de substance (grandes éventrations). Elles le sont

Tab. 20.1 – Traitement des éventrations.

Temps opératoire	Matériel
Tracé de l'incision.	Crayon dermographique.
Badigeonnage large de tout l'abdomen.	Antiseptique compatible.
Drappage + stéridrap.	
• Incision cutanée. • Reprise de toute l'ancienne incision avec excision de la cicatrice cutanée.	Instruments courts : • bistouri + bistouri électrique ; • pince à disséquer ; • Kocher – pinces à champs ; • ciseaux à disséquer (Mayo, Metzenbaum) ; • Farabeuf.
Dissection du plan aponévrotique et libération complète des berges de l'éventration.	• Tampons montés. • Pinces à disséquer – ciseaux de Mayo, Bengoléa : instruments longs.
Viscérolyse complète du contenu de l'éventration et de la cavité abdominale.	Valves.
Excision des berges.	
Réparation Méthode n'utilisant pas la prothèse pariétale : suture et plastie. • Suture : en un ou plusieurs plans. Elle n'est envisageable que pour les éventrations petites et moyennes sans perte de substance. On peut s'aider d'incisions de décharge sur le feuillet antérieur de la gaine du muscle droit.	• Pinces à champs. Pince à disséquer longues à griffes, ciseaux longs. • Pince à disséquer à griffes ; ciseaux longs et courts ; porte-aiguilles, fil serti sur aiguille, résorbable ou non, solide. • Bistouri électrique.

Tab. 20.1 – (suite).

Temps opératoire	Matériel
• Autoplasties : font intervenir des plasties aponévrotiques et musculaires utilisant les éléments anatomiques de la paroi abdominale : – *Judd* : suture en paletot de l'aponévrose, c'est-à-dire en faisant chevaucher largement ses bords l'un sur l'autre (**Fig. 20.1**) ; – *Quenu* : incision, retournement et suture entre elles des parties internes du feuillet antérieur de la gaine des droits, ce qui donne un plan supplémentaire sur la ligne médiane (**Fig. 20.2**) ; – *Welti* : étalement du muscle grand droit : libération de la face antérieure du droit, ouverture de la gaine par deux incisions longitudinales. Les bords internes sont suturés à points séparés, la face antérieure du muscle est laissée à nu ; – toutes ces plasties peuvent être utilisées avec la mise en place des prothèses (**Fig. 20.3**). Les prothèses : • légères, solides, souples ; • treillis à larges mailles.	• Même matériel. • Asepsie orthopédique. • Changement de gants. • Porte-aiguilles longs. • Mersuture® n° 1 serti. • Valves malléables. • Pinces à disséquer longues. • Pinces repères.
Insertion de la prothèse la plus grande possible dans les deux dimensions, fixée le plus loin possible dans les flancs et en tout cas au-delà du bord externe des muscles droits.	
Où la placer : soit en intrapéritonéal, soit en prépéritonéal (**Fig. 20.4** et **20.5**).	
Fixée : • agrafes ; • points séparés de Mersilène.	
Fermeture des muscles en avant de la prothèse.	
Drainage par un ou deux Redon au contact de la prothèse.	• Redon. • Bocaux, fixations.
Compte des textiles.	
Fermeture cutanée et sous-cutanée : drainage non systématique de l'espace sous-cutané.	Agrafes, fils.
Sanglage ou pansement compressif.	

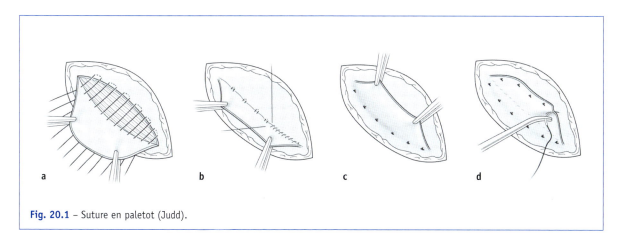

Fig. 20.1 – Suture en paletot (Judd).

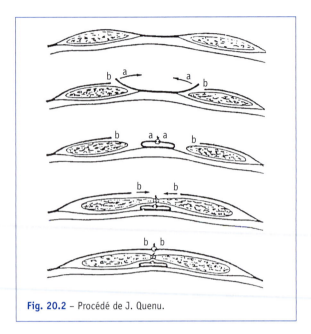

Fig. 20.2 – Procédé de J. Quenu.

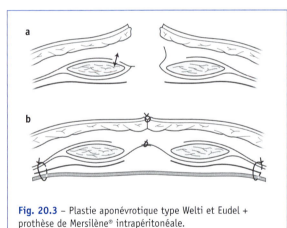

Fig. 20.3 – Plastie aponévrotique type Welti et Eudel + prothèse de Mersilène® intrapéritonéale.

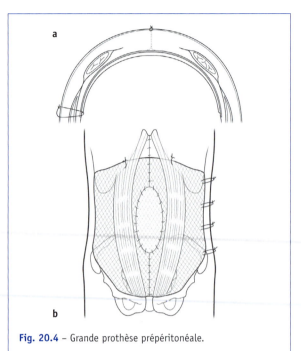

Fig. 20.4 – Grande prothèse prépéritonéale.

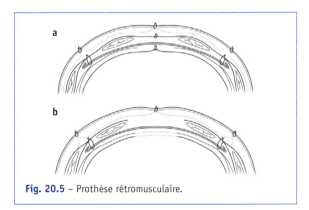

Fig. 20.5 – Prothèse rétromusculaire.

également en cas de récidives et pour les éventrations périphériques avec désinsertion musculaire (inguinales, sous-costales, médiane sus-pubiennes et épigastriques).

Les **plasties** sont indiquées surtout dans les éventrations médianes de première intention sans perte de substance, l'éventration des flancs et le risque d'infection.

7. COMPLICATIONS

a. Peropératoires

- Plaie digestive.
- Plaie vésicale.
- Ces plaies contre-indiquent la pose de prothèse.

b. Postopératoires

Elles sont décrites au **Tableau 20.2**.

Tab. 20.2 – Complications postopératoires.

	Plasties	**Prothèses**
Mortalité	2,1 %	4,0 %
Respiratoires	2,8 %	3,1 %
Embolies	1,6 %	2,4 %
Hématomes	3,0 %	3,0 %
Sepsis	8,0 %	6,0 %
Occlusions	1,0 %	3,0 %

♦ *Remarque* ♦ À distance, risque de récidive.

21. Chirurgie de la rate

Yannick Le Roux
Guy Samama

La rate est un organe faisant partie du système hématopoïétique et lymphatique. Elle a donc deux rôles principaux :
- elle participe à la destruction des éléments figurés du sang vieilli (globules rouges et plaquettes) ;
- elle a un rôle dans le système immunitaire et dans la coopération entre immunités humorale et cellulaire en particulier dans la défense contre certaines bactéries encapsulées (bacille gram- et pneumocoque).

Nous allons aborder ici deux types de chirurgie concernant la rate et nous n'aborderons pas la chirurgie de l'hypertension portale. Ces deux types de chirurgie sont complètement différents.

- *En urgence.* En cas de lésion traumatique, le traitement sera soit une splénectomie, soit un traitement conservateur de la lésion splénique.

- *À froid.* Chirurgie programmée : splénectomie totale ou splénectomie partielle par laparotomie ou par cœlioscopie, pour certaines pathologies hématologiques (purpura thrombopénique idiopathique, anémie hémolytique auto-immune), maladie du métabolisme, pathologie tumorale (tumeurs primitive ou secondaire, en particulier les lymphomes), pathologies infectieuses et tout particulièrement les abcès spléniques.

Nous aborderons donc, après un bref rappel anatomique, la chirurgie splénique par laparotomie. La splénectomie cœlioscopique est traitée ailleurs (*cf.* Samama G., *L'infirmière de bloc opératoire en vidéochirurgie*, Maloine).

1. ANATOMIE (Fig. 21.1, 21.2 et 21.3)

La rate est un organe plein, intra-abdominal, de l'étage sus-mésocolique. Elle est située dans la loge sous-diaphragmatique gauche, limitée en arrière, en haut et en dehors par le diaphragme, en bas par l'angle colique gauche, en dedans et en avant par l'estomac et le pancréas et en arrière par le rein gauche et la surrénale gauche.

La rate pèse environ 200 g, mesure 12 cm de hauteur, 8 cm de largeur et 4 cm d'épaisseur. Chez le vivant, elle est rouge violacée, elle est entourée de péritoine qui forme, chez l'enfant, une véritable capsule résistante, ce qui entraîne une diminution considérable de la chirurgie splénique dans les traumatismes spléniques de l'enfant.

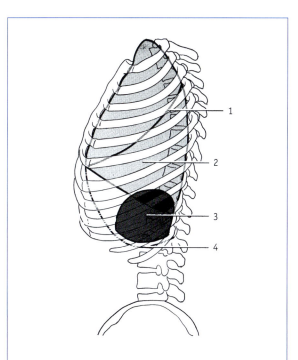

Fig. 21.1 – Projection de la rate *(extrait de Cady et Kron, Anatomie du corps humain, Fasc. 3, Maloine).*

1. Scissure
2. Poumon gauche
3. Rate
4. Bord inférieur de la plèvre

CHIRURGIE ABDOMINODIGESTIVE

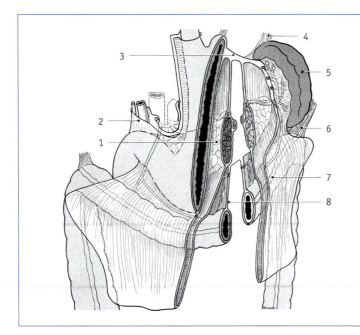

Fig. 21.2 – Épiploons gastro- et pancréatico-spléniques *(extrait de Cady et Kron,* Anatomie du corps humain*, Fasc. 3, Maloine).*

1. Pancréas et mésogastre postérieur
2. Petit épiploon
3. Lig. phrénicogastrique
4. Lig. phrénicosplénique
5. Face diaphragmatique
6. Sustentaculum lienis
7. Grand épiploon sectionné
8. Mésocôlon transverse

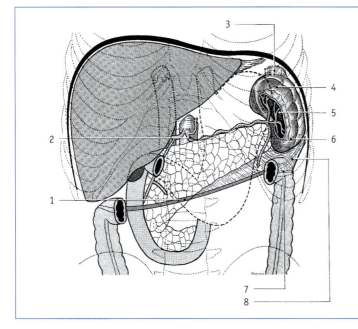

Fig. 21.3 – Rapports de la rate *(extrait de Cady et Kron,* Anatomie du corps humain*, Fasc. 3, Maloine).*

1. Racine du mésocôlon transverse
2. A. splénique
3. Lig. phrénicosplénique
4. Face gastrique
5. Hile
6. Base
7. Grand épiploon sectionné
8. Sustentaculum lienis

La rate a une forme de tétraèdre dont le grand axe est oblique en haut, en arrière et à gauche.

Elle présente quatre faces, une base et un sommet.

- Une face postéro-externe ou face diaphragmatique, convexe qui est en rapport avec le diaphragme et au-delà, la cavité pleurale et le poumon.

- Une face postéro-interne ou face rénale en rapport avec le rein gauche et la surrénale.

- Une face antéro-interne ou face gastrique en rapport avec la queue du pancréas et la grande courbure gastrique. Sur cette face antéro-interne est située une fossette appelée hile splénique où arrivent les branches de l'artère splénique et d'où partent les branches de la veine splénique.

- Une face inférieure ou base, en rapport avec l'angle colique gauche.

- Un sommet en rapport avec les piliers du diaphragme.

La rate est entièrement entourée de péritoine viscéral qui se réfléchit au niveau du hile et forme ainsi deux ligaments ou deux épiploons, le ligament gastrosplénique reliant la rate à l'estomac et le pancréaticosplénique en arrière. Entre ces deux ligaments, se trouve l'arrière-cavité des épiploons, que nous reverrons lors des techniques de splénectomie.

La vascularisation de la rate est de type terminal et segmentaire, organisée à la manière d'une pile d'assiettes indépendantes les unes des autres. La vascularisation artérielle est assurée par l'artère splénique qui chemine au bord supérieur du pancréas et se divise théoriquement en deux branches : une branche polaire supérieure, une branche polaire inférieure. La veine splénique est située en arrière du pancréas ; deux veines polaires : une polaire inférieure et une polaire supérieure. Le système de retour veineux fait partie du système porte.

2. TRAUMATISMES SPLÉNIQUES

Le diagnostic en est facilement fait. Le traitement doit tenir compte des complications inhérentes à la splénectomie, en particulier des complications infectieuses, de l'âge du patient et des circonstances du traumatisme. On a le choix selon le cas entre :
– une splénectomie totale ;
– un traitement conservateur.

A. MATÉRIEL NÉCESSAIRE

Il ne faut pas oublier qu'il s'agit d'un contexte d'urgence et qu'il n'y a aucun matériel spécifique. Il faut disposer d'une boîte *Abdomen* avec des instruments longs et une boîte de clamps vasculaires disponibles en salle. Le choix du type d'écarteurs dépend des opérateurs et de leurs habitudes. On peut utiliser un cadre rigide de Bergeret, ou des autostatiques. Prévoir du sérum tiède en abondance et de nombreux textiles.

B. INSTALLATION DU PATIENT

C'est une installation standard de laparotomie en urgence. Le patient est installé en décubitus dorsal, les fixe-cuisses sont posés, les bras sont en croix et le sondage vésical est systématique. L'infirmière circulante doit vérifier la plaque de bistouri électrique et s'assurer de l'absence de points de compression.

C. DÉROULEMENT DE L'INTERVENTION

L'intervention débute par un badigeonnage large depuis le thorax, l'abdomen jusqu'au tiers supérieur des cuisses, y compris le pubis, avec un antiseptique compatible. L'opérateur est installé à droite du patient, l'aide en face, la panseuse à gauche.

La voie d'abord est une voie médiane à cheval sur l'ombilic, car cette voie permet de traiter toutes les lésions intra- et rétro-péritonéales et le cas échéant, de s'agrandir en xyphopubienne vers le thorax. L'ouverture est rapide, ne pas se soucier de l'hémostase, qui sera réalisée ensuite. Les écarteurs sont installés. Le premier temps consiste en l'évacuation rapide à la main et à l'aspirateur des caillots de l'hypochondre gauche. L'opérateur passe une main derrière la rate et la ramène doucement vers la partie médiane, assurant ainsi une hémostase provisoire par compression sur le billot rachidien. Un à deux champs Tétra® sont tassés dans l'hypochondre gauche.

Un clampage du pédicule splénique sera assuré par des pinces type Santi ou par un grand clamp vasculaire du genre clamp de De Bakey aortique.

L'hémostase temporaire étant faite, il est permis de faire un bilan des lésions spléniques et de décider de la conduite à tenir quant à la lésion splénique.

a. Splénectomie totale (polytraumatisme, lésions vasculaires) (Fig. 21.4)

- Section du pédicule splénique en aval du clamp de De Bakey à l'aide de ciseaux longs.

- Ablation de la pièce qui est gardée sur un champ stérile sur l'assistant muet.

- Ligature du pédicule splénique assurée par un fil serti ou une ligature sur pince de Bengoléa, fils résorbables ou non résorbables solides.

- Ablation des champs de la loge splénique et lavage de cette loge.

- L'hémostase est complétée au besoin par quelques ligatures au résorbable 3/0 ou par quelques coagulations.

- Le bilan de toute la cavité intra-abdominale est réalisé depuis les coupoles jusqu'au petit bassin, ainsi que le rétropéritoine.

- On peut réaliser, en cas de splénectomie totale, une autotransplantation splénique qui consiste à greffer des tranches de rate dans le grand épiploon. Ces tranches de 5 cm × 2 cm de largeur et 1 cm d'épaisseur seront mises dans le grand épiploon. Les tranches sont prélevées dans la rate qui vient d'être enlevée, à l'aide d'une lame propre de bistouri et d'une pince à disséquer. Ces fragments spléniques, préalablement décapsulés, seront enfouis par des bourses de fil résorbable 3/0 dans le grand épiploon.

- Le compte des textiles est ensuite réalisé. Le drainage de la loge splénique n'est pas systématique et n'est envisagé qu'en cas d'hémostase non satisfaisante ou d'un doute sur une plaie de la queue du pancréas, afin de diriger une fistule.

- Après un changement de gants de toute l'équipe chirurgicale, c'est le temps de la fermeture pariétale à l'aide d'instruments propres. La fermeture s'effectue par deux hémisurjets de résorbables n° 1 sur l'aponévrose et des agrafes sur la peau.

- Pansement définitif.

CHIRURGIE ABDOMINODIGESTIVE

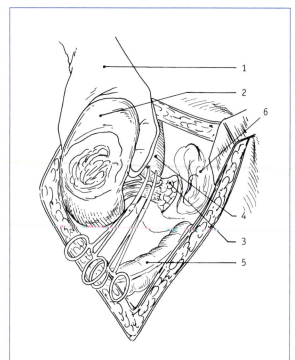

Fig. 21.4 – Splénectomie pour rate traumatique. La rate lésée est extériorisée. Deux fortes pinces clampent le pédicule.

1. Main gauche de l'opérateur
2. Rate extériorisée
3. Pancréas
4. Estomac
5. Côlon transverse
6. Champ tassé dans la loge splénique

b. Traitement conservateur

Plusieurs procédés ont été décrits pour le traitement conservateur des traumatismes spléniques. Les procédés sont les suivants.

HÉMOSTASE DE CONTACT

Soit par électrocoagulation soit par coagulation par infrarouges, soit par l'utilisation de colles biologiques type collagène. Ces hémostases peuvent venir en complément d'autres techniques et ne concernent que des petites lésions superficielles. Elles sont indiquées essentiellement lors des décapsulations spléniques.

SUTURES

Elles peuvent être capsulaires, en particulier chez l'enfant, et se font au fil résorbable. Elles peuvent être parenchymateuses par des points en U, assurés sur des pledgets comme en chirurgie vasculaire.

Les sutures sont aléatoires et ne concernent que les petites lésions.

SPLÉNECTOMIE PARTIELLE ET ENVELOPPEMENT

La splénectomie partielle est basée sur l'organisation vasculaire de la rate sous forme segmentaire. Il faut pour cela qu'il y ait une fracture franche transversale de la rate. Après ligature élective d'une branche de l'artère splénique au fil résorbable, la section du parenchyme splénique sera assurée sur une pince type TA90. Il faut des conditions particulières, notamment une rate fine. Enfin, la technique qui, lorsqu'elle est possible, est à notre avis la technique de choix dans les traumatismes spléniques à l'heure actuelle, est l'enveloppement de la rate par une prothèse périsplénique qui est en fait un filet de Vicryl®, qui réalise une néocapsule. Il s'agit d'un filet à larges mailles avec trois bourses concentriques qui seront serrées progressivement. L'hémostase est toujours assurée par un clamp vasculaire et la rate bien empaumée dans la main, le filet est mis à la face postéro-externe de la rate et les trois bourses sont serrées de manière successive. Au besoin, quelques points sont rajoutés sur ce filet de manière à parfaire la compression.

Une fois l'hémostase obtenue par quelque moyen que ce soit, le déroulement de l'intervention est inchangé. C'est le bilan de toute la cavité intrapéritonéale, depuis les coupoles jusqu'au pelvis et de l'espace rétropéritonéal. Un lavage soigneux de la cavité péritonéale est réalisé au sérum tiède. Les différents caillots sont évacués. Ici encore, le drainage n'est pas systématique et ne se fait qu'en cas d'hémostase imparfaite.

Le temps de fermeture pariétale ne présente aucune particularité. Il s'effectue avec des instruments propres et après changement de gants de toute l'équipe chirurgicale. Le plan aponévrotique sera suturé au fil résorbable et le plan cutané fermé aux agrafes ou au fil.

3. SPLÉNECTOMIE À FROID : SPLÉNECTOMIE PROGRAMMÉE (Fig. 21.5 et 21.6)

Il s'agit d'une intervention de classe I dont les difficultés techniques dépendent de quatre paramètres :
- obésité du patient ;
- existence d'une splénomégalie ;
- existence d'adénopathie au niveau du pédicule splénique (lymphome) ;
- existence d'adhérence périsplénique (hématome, abcès splénique).

Un des soucis constant au cours de la splénectomie est de limiter au maximum les pertes sanguines. C'est la raison pour laquelle, en chirurgie réglée, on réalise un abord premier des vaisseaux, en particulier un abord premier de l'artère splénique de manière à la clamper. Le clampage de celle-ci assure une vidange splénique et une réduction d'environ un tiers du volume de la rate.

Deux techniques sont possibles : la splénectomie par laparotomie qui reste l'intervention standard, et la splénectomie par cœlioscopie qui est réservée à des cas bien particuliers, comme les petites rates des anémies hémolytiques auto-immunes et des purpuras thrombopéniques idiopathiques (*cf.* Samama G., *L'infirmière de bloc opératoire en vidéochirurgie*, Maloine).

a. Préparation de la salle

Vérification du bon fonctionnement de tout l'équipement.

- Table d'opération.
- Éclairage.
- Bistouri électrique.
- Aspiration systématique en bon état de marche.

Il faut préparer le matériel nécessaire à l'intervention de manière chronologique et vérifier les témoins de stérilisation.

L'instrumentation est non spécifique. Il s'agit d'une chirurgie abdominale standard. Il faut toutefois prévoir :

– une boîte de clamps vasculaires (clamps aortiques, Satinsky) ;

– des instruments longs et en particulier des pinces de Santi ;

– des compresses radio-opaques comptées ;

– des tampons montés ;

– les fils : bobine de fil résorbable 2/0, fil serti résorbable 3/0, bobine de fil résorbable 0 ;

– des clips hémostatiques peuvent être utilisés pour la gastrolyse de la grande courbure : pinces multiclips à usage unique, barrettes et pinces à clips réutilisables.

b. Le malade

ACCUEIL AU BLOC

Vérification et lecture du dossier administratif, médical, radiologique et infirmier, recherche d'allergie.

ANESTHÉSIE

Il s'agit d'une anesthésie standard pour chirurgie abdominale avec nécessité d'au moins une voie d'abord veineuse de gros calibre, voire une voie veineuse centrale si un saignement particulièrement important est prévisible. Il est donc nécessaire de laisser aux anesthésistes la totale liberté des bras.

c. En salle

Le patient est installé en décubitus dorsal, bras en croix. On vérifie l'absence de point de compression. Un sondage vésical peut être nécessaire dans certaines circonstances : intervention potentiellement hémorragique, risques anesthésiques, splénomégalie importante atteignant ou dépassant l'ombilic.

d. Déroulement de l'intervention

L'intervention est décrite dans le **Tableau 21.1**.

L'opérateur est à droite, l'aide en face, l'instrumentiste à gauche de l'aide.

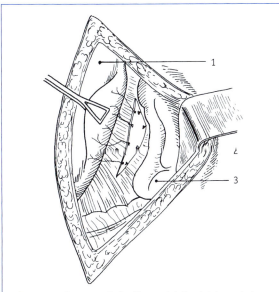

Fig. 21.5 – Ouverture de l'arrière-cavité des épiploons le long de la grande courbure.
1. Estomac
2. Épiploon gastrosplénique
3. Rate

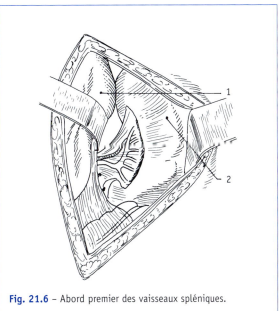

Fig. 21.6 – Abord premier des vaisseaux spléniques.
1. Estomac
2. Rate

Tab. 21.1 – Splénectomie totale par laparotomie.

Temps opératoire	Matériel
Tracé de l'incision : médiane sus-ombilicale, sous-costale gauche.	Crayon.
Badigeonnage thorax et abdomen.	• Porte-tampon. • Cupule. • Antiseptique compatible.
Drappage, fixation bistouri électrique et aspirateur.	
Pénétration dans l'abdomen.	Instruments courts. • Bistouri à lame 23. • Pince à disséquer. • Hémostase. • Kocher. • Mayo droits ou courbes.
• Pénétration dans l'ACE (arrière-cavité des épiploons). • Ligature pas à pas de tous les vaisseaux courts.	• Bengoléa. • Passe-fils. • Ciseaux à disséquer. • Brins de fils de type Vicryl® 2/1. • Pinces à clips. • Ciseaux.
Ouverture large de l'arrière-cavité des épiploons permet de prendre la grande courbure dans une pince de Babcock traumatique et de la rabattre vers la droite.	• Pince de Babcock. • Pince en cœur.
Poursuite de la gastrolyse.	
Découverte de l'artère splénique au bord supérieur du pancréas laquée, clampée.	• Liganyl®. • Dissecteur. • Pince à disséquer. • Bull-dog.
Ligature des vaisseaux dans le hile.	• Pince à disséquer. • Passe-fil. • Fil sur pince de Bengoléa. • Ciseaux.
Libération des attaches péritonéales.	• Pince à disséquer. • Bistouri électrique. • Ciseaux longs. • Passe-fil. • Fil sur pince. • Ciseaux.
Ligature des vaisseaux dans le hile.	
Ablation de la rate.	
Retrait du clampage.	
Vérification de l'hémostase.	
Recherche rates accessoires.	
Drainage selon l'opérateur.	
Comptage des textiles.	
Fermeture. Fermeture du plan musculo-aponévrotique par des hémisurjets de fil serti n° 1. Agrafes sur la peau.	Changement de gants, plaque et paroi, instruments courts 16 cm.

22. Chirurgie d'urgence en chirurgie abdominale

Guy Samama

Ce qui fait la spécificité de la chirurgie d'urgence, c'est essentiellement l'état d'esprit dans lequel elle est abordée et qui peut se résumer en deux principes :
- il faut être prêt à tout, car plus que dans la chirurgie froide, les surprises sont nombreuses ;
- il faut s'installer en prévoyant le pire.

Sur le plan purement technique, les gestes de base ne sont pas différents de ce qui a été décrit au cours des différents chapitres traités jusqu'à présent.

De façon schématique, l'urgence en chirurgie abdominale est constituée par trois grands syndromes : l'hémorragie, la péritonite et l'occlusion.

1. LE SYNDROME HÉMORRAGIQUE

Il faut différencier :
- l'hémorragie qui s'extériorise par le tube digestif ;
- l'hémorragie intrapéritonéale.

A. HÉMORRAGIE EXTÉRIORISÉE PAR LE TUBE DIGESTIF

a. Diagnostic du siège

Dans certains cas, en fonction du mode d'extériorisation de l'hémorragie, on peut se faire une idée du diagnostic, au moins topographique, de la lésion qui saigne.

- L'association d'une hématémèse (vomissement de sang rouge) et de méléna (émission par l'anus de sang noir, poisseux, en voie de digestion) oriente vers une lésion siégeant entre l'œsophage et l'ampoule de Vater, c'est-à-dire le milieu du deuxième duodénum.

- Un méléna isolé traduit une lésion siégeant habituellement entre le deuxième duodénum et l'angle droit du côlon.

- Une rectorragie (émission par l'anus de sang rouge) signe une lésion siégeant en aval de l'angle droit du côlon.

Cette systématisation est bien entendu schématique. Elle n'est plus valable dès que l'hémorragie atteint un certain débit ; car elle se traduira alors quelle qu'en soit l'origine topographique par une rectorragie.

b. Tactique opératoire

Deux situations différentes sont à envisager selon que le diagnostic topographique de la lésion qui saigne est fait ou non.

LE DIAGNOSTIC EST FAIT

L'intervention ne comporte pas de particularités ; l'installation du malade, le matériel nécessaire, la position des différents membres de l'équipe et le déroulement de l'intervention sont connus.

Ce peut être selon le cas :
- l'hémostase d'un ulcère hémorragique ;
- l'exérèse d'une tumeur du grêle ;
- une hémicolectomie droite.

LE DIAGNOSTIC N'EST PAS FAIT

♦ *Matériel nécessaire* ♦ Une boîte *Abdomen* que l'on complétera éventuellement selon les besoins.

- *Installation du malade :*
  - décubitus dorsal, sondage vésical ;
  - épaulières, fixe-cuisses ;
  - écarteurs au choix de l'opérateur.

- *Voie d'abord.* Médiane à cheval sur l'ombilic qui sera agrandie selon les besoins.

- *Déroulement de l'intervention :*
  - ouverture (instruments courts adaptés) ;
  - mise en place d'un système d'écarteurs prévus ;
  - exploration : on voit le sang à travers la paroi du grêle ;
  - repérage : (pas toujours facile) de la lésion qui saigne et traitement.

B. HÉMORRAGIE INTRAPÉRITONÉALE

Les trois grandes causes d'hémorragie intrapéritonéale sont :
- la rupture de grossesse extra-utérine ;
- les traumatismes du foie ;
- les ruptures de rate ;
- plus rarement les traumatismes du mésentère.

Sur le plan tactique, deux situations sont à envisager selon que l'on envisage ou non une lésion du foie droit.

a. Lésion du foie droit

Une lésion du foie droit est probable ou simplement possible et il faut prévoir la possibilité de pratiquer une thoracophrénolaparotomie droite.

- *Installation du malade* :
  - décubitus dorsal. Une alèze roulée est placée sous l'hémicorps droit, le long du rachis, ce qui incline le sujet un peu vers la gauche et dégage parfaitement l'hémithorax droit, qui sera obligatoirement inclus dans le champ opératoire ;
  - le malade est temporairement ramené à l'horizontale en donnant à la table d'opération un peu de roulis à droite ;
  - le bras gauche est sur un support, à la disposition des anesthésistes ;
  - le bras droit est suspendu au cadre rigide des anesthésistes à l'aide d'un petit champ Tétra® de façon à parfaitement dégager le champ opératoire ;
  - le cadre de Bergeret est formellement proscrit car il empêcherait la réalisation de la thoracophrénolaparotomie.

♦ *Matériel nécessaire* ♦ Boîte *Abdomen* pour commencer. Elle sera complétée selon les nécessités par une boîte *Thorax* et une boîte *Clamps vasculaires*.

- *Position de l'équipe.* L'opérateur est à droite et ses deux aides en face de lui.

- *Déroulement de l'intervention.*

- *Courte médiane à cheval sur l'ombilic*. Évacuation des caillots et repérage de la lésion qui saigne. Hémostase temporaire selon les possibilités (au doigt, en tassant des champs, etc.).

- *Agrandissement de l'incision*, selon les besoins (vers l'appendice xyphoïde, vers le thorax).

- *Installation correcte du champ opératoire.*

- *Traitement de la lésion*. Suture du foie, méchage, hépatectomie plus ou moins réglée.

b. Lésion hépatique droite exclue

- *Installation du malade* :
  - décubitus dorsal ;
  - fixe-cuisses ;
  - épaulières.

On peut utiliser le cadre de Bergeret en cas de certitude absolue de l'intégrité hépatique. La prudence incite plutôt à utiliser d'autres types d'écarteurs : Gosset, Ricard, etc.

♦ *Matériel nécessaire* ♦
- Une boîte supplément de valves avec un compas et une valve sus-pubienne.
- Une boîte *Abdomen*.
- Une boîte *Hystérectomie*.

- *Position de l'opérateur.*

L'opérateur s'installe en fonction de la plus forte probabilité lésionnelle (à droite pour une rate, à gauche pour une grossesse extra-utérine, quitte à changer de côté si le besoin s'en fait sentir.

- *Déroulement de l'intervention.*

- *L'incision* est une médiane à cheval sur l'ombilic qui permet de faire le diagnostic lésionnel.

- *Agrandissement* en fonction des constatations, vers le haut ou vers le bas. Ensuite selon le cas :
  - splénectomie ;
  - annexectomie.

2. LA PÉRITONITE

Les causes les plus fréquentes de péritonite sont :
- la perforation d'un ulcère gastroduodénal ;
- la complication d'une cholécystite ;
- la complication d'une appendicite ;
- la perforation d'un diverticule colique ;
- la complication d'une infection génitale chez la femme (mais cette pelvipéritonite génitale ne constitue pas habituellement une indication opératoire d'urgence si l'on est certain du diagnostic).

a. Installation du malade

- Décubitus dorsal, fixe-cuisses, épaulières, cadre rigide des anesthésistes capable de supporter un système de rétracteurs sus-sternal.

- Écarteurs auto-statiques abdominaux au choix de l'opérateur.

- Sondage vésical dans tous les cas.

- En cas de suspicion de lithiase biliaire, cliché abdomen préopératoire sur table, comme pour toute chirurgie biliaire.

b. Voie d'abord

En règle générale, c'est une médiane :
- adaptée à l'organe lésé quand le diagnostic lésionnel est fait ;
- à cheval sur l'ombilic puis agrandie selon les besoins en cas d'incertitude.

Ce peut être une incision de Mac Burney quand le diagnostic d'appendicite est évident en sachant qu'en cas de péritonite de la grande cavité, on sera de toute façon contraint de repasser par la médiane pour faire la toilette péritonéale.

c. Déroulement de l'intervention

- L'incision se fait avec un minimum d'instruments.
- Agrandissement en fonction des constatations peropératoires et installation définitive du champ.
- Prélèvement du pus péritonéal pour examen bactériologique : identification des germes, culture et antibiogramme.
- Traitement de la lésion causale : sortir à ce moment le matériel approprié (boîte *Gastrectomie*, *Voies biliaires*, etc.).
- Toilette péritonéale très soigneuse en lavant abondamment l'abdomen avec un sérum tiède récupéré à l'aspirateur. Ce nettoyage de l'ensemble de la cavité péritonéale est extrêmement important.
- Drainage de la cavité abdominale ou non selon les habitudes de chaque opérateur.

3. OCCLUSION

L'occlusion intestinale peut siéger sur le grêle ou sur le côlon.

A. OCCLUSION DU GRÊLE

a. Position du malade

Décubitus dorsal.

b. Matériel

Boîte *Abdomen*.

c. Voie d'abord

Médiane à cheval sur l'ombilic.

d. Déroulement de l'intervention

- Ouverture, mise en place des champs de bordure et du système d'écarteurs auto-statiques choisi.
- L'obstacle responsable de l'occlusion se trouve à la jonction entre le grêle plat et le grêle dilaté.
- Levée de l'obstacle (section bride, détorsion de volvulus, etc.).
- Lorsque le grêle a une vitalité douteuse, il faut l'envelopper dans des champs Tétra® imbibés de sérum très chaud et injecter de la novocaïne dans son méso. Cette substance, par son effet vasodilatateur, permet la récupération des spasmes vasculaires. (Il faut une seringue de 20 cc, une aiguille bleue et de la novocaïne.)
- Si le doute persiste ou *a fortiori* si le grêle est manifestement nécrotique, il faut pratiquer une résection de grêle avec habituellement anastomose termino-terminale (*cf.* chapitre 12, « Chirurgie de l'intestin grêle »).

- La vidange du grêle dilaté ne se fait pas par entérotomie, mais plutôt en refoulant le contenu du grêle vers l'estomac où il est aspiré par l'intermédiaire de la sonde gastrique des anesthésistes.

B. OCCLUSIONS COLIQUES

Les deux grandes causes d'occlusion colique sont le cancer du côlon gauche et le volvulus du sigmoïde.

a. Cancer du côlon gauche

En urgence, le but est de pratiquer une colostomie latérale sur baguette, de proche amont par rapport à la tumeur de façon à pouvoir préparer le côlon pour une colectomie réglée à froid quelques jours plus tard.

- *Matériel*. Boîte *Appendicectomie*, une baguette.
- *Voie d'abord*. Incision iliaque gauche ou sous-costale selon la localisation du cancer.
- *Extériorisation du côlon* maintenu par une baguette traversant le méso.
- *L'ouverture* se fera de préférence à la 48e heure. En attendant, il faut faire un pansement gras.

b. Volvulus du sigmoïde

Il faut tenter, autant que faire se peut, d'obtenir une détorsion en introduisant par l'anus une sonde rectale à quoi l'on essaie prudemment de faire franchir le pied du volvulus.
Le succès se traduit immédiatement par une débâcle gazeuse et diarrhéique entraînant une réduction considérable du météorisme abdominal.
La résection sigmoïdienne sera menée à froid après préparation colique.
En cas d'échec, on pratique une résection sigmoïdienne soit avec anastomose termino-terminale, soit avec abouchement des deux extrémités à la peau. Dans ce cas, le rétablissement de la continuité sera secondaire.
Pour la résection :
– boîte *Abdomen* pour le matériel ;
– *voie d'abord* médiane sous-ombilicale agrandie selon les besoins au-dessus de l'ombilic.

4. APPENDICITE (ET MECKEL)

A. RAPPEL ANATOMIQUE (Fig. 22.1)

L'appendice iléocæcal est un petit tube borgne qui s'implante sur la base à la face interne du cæcum au-dessous de la terminaison de la dernière anse grêle.
Par rapport au cæcum, sa position la plus fréquente est latérale interne, mais il peut occuper d'autres situations, notamment rétrocæcale, mésocœliaque (sa pointe est au milieu des

CHIRURGIE ABDOMINODIGESTIVE

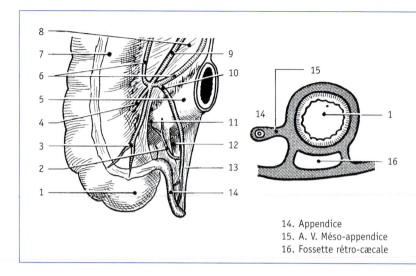

Fig. 22.1. a – Cæco-appendice et ses vaisseaux. **b** – Coupe horizontale passant par le cæcum *(extrait de Cady et Kron, Anatomie du corps humain, Fasc. 3, Maloine).*

1. Cæcum
2. A. récurrente iléale
3. A. cæcale antérieure
4. A. cæcale postérieure
5. Iléon
6. A. iléo-colique
7. Côlon ascendant
8. Mésentère
9. A. colique inférieure droite
10. A. appendiculaire
11. Fossette iléo-cæcale
12. Fossette iléo-appendiculaire
13. Méso-appendice
14. Appendice
15. A. V. Méso-appendice
16. Fossette rétro-cæcale

anses grêles), sous-hépatique ou pelvienne. Cela explique certaines modifications du tableau clinique et permet de pressentir certaines difficultés opératoires.

Comme le cæcum, l'appendice est (normalement) couvert de péritoine sur toutes ses faces, l'adossement des deux feuillets péritonéaux au bord supérieur de l'organe constitue le méso-appendice qui dépend du mésentère et au sein duquel chemine la branche de l'artère iléo-cæco-appendiculaire qui lui est destinée.

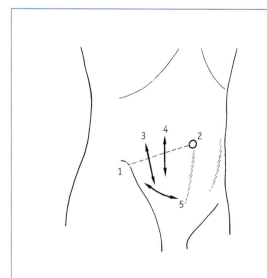

Fig. 22.2 – Voies d'abord de l'appendicectomie.
1. Épine iliaque antéro-supérieure
2. Ombilic
3. Incision de Mac Burney
4. Incision de Jalaquier
5. Incision de Roux

Comme le cæcum, il est donc mobile, ce qui permet de l'extérioriser pour en pratiquer l'exérèse.

B. INSTALLATION DE L'OPÉRÉ

Décubitus dorsal. Tout l'abdomen doit être rasé et badigeonné d'antiseptiques, car toute appendicectomie par Mac Burney peut nécessiter une médiane complémentaire. L'installation des champs se fera en conséquence.

C. MATÉRIEL NÉCESSAIRE

Les instruments sont en règle réunis dans une boîte *Appendicectomie*. On se trouvera bien de disposer d'un bistouri électrique. L'aspirateur doit pouvoir être installé rapidement.

Une boîte *Abdomen* doit être disponible au cas où un élément imprévu contraindrait à passer par médiane.

D. PLAN DE L'ÉQUIPE

L'opérateur est à droite et son aide en face de lui.

E. DÉROULEMENT DE L'INTERVENTION

a. Incision

De multiples incisions ont été décrites, plus ou moins longues, plus ou moins verticales. Chaque opérateur a ses préférences. Quelle qu'elle soit, une règle est capitale : au moindre problème, l'opérateur s'agrandira (**Fig. 22.2**).

On franchit successivement la peau et la graisse sous-cutanée (bistouri lame 23, pinces à griffes, pinces à hémostase, écarteurs de Farabeuf), le plan musculo-aponévrotique et le péritoine.

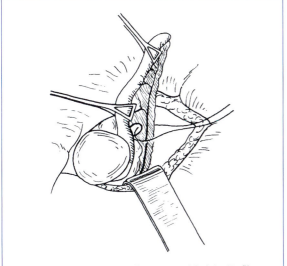

Fig. 22.3 – Cæcum et appendice sont extériorisés. Un fil est passé à la racine du méso-appendice.

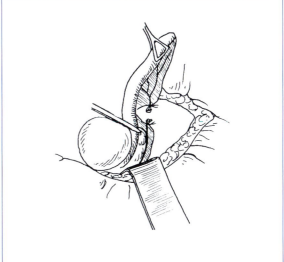

Fig. 22.4 – Le méso-appendice est sectionné. Une pince de Kocher écrase la base de l'appendice.

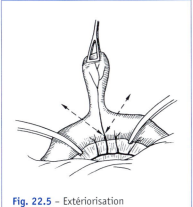

Fig. 22.5 – Extériorisation du diverticule de Meckel.

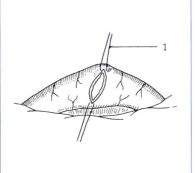

Fig. 22.6 – Diverticule de Meckel réséqué. 1. Fil tracteur

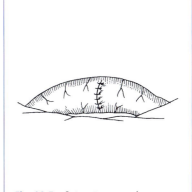

Fig. 22.7 – Suture transversale.

b. Extériorisation du cæcum

Il est empaumé à l'aide d'une compresse dépliée et accouché hors de l'incision. Il entraîne avec lui l'appendice qui est saisi dans une pince atraumatique (type : pinces en cœur ou pinces cadre de Duval).

c. Ligatures du méso-appendice

Un fil solide est passé autour du méso-appendice. Il est lié et le méso-appendice est sectionné entre le nœud et l'appendice (**Fig. 22.3**).

d. Appendicectomie

La base de l'appendice est écrasée avec une pince de Kocher par exemple, liée et sectionnée (**Fig. 22.4**) : la pièce est confiée à l'infirmière de salle d'opération pour examen anatomo-pathologique. Celle-ci donne de l'antiseptique (une goutte d'Hibitane® ou de Bétadine®) afin que l'opérateur nettoie la lumière du moignon appendiculaire qui jouxte la ligature. L'instrument qui a servi à cet usage (manche du bistouri à lame) est rejeté avec la pièce d'exérèse.

Pour ceux qui enfouissent le moignon, il faut prévoir un fil 3/0 serti sur aiguille courbe.

e. Toilette

À l'aide d'une compresse montée sur une longuette, l'opérateur nettoie la région.

f. Réintégration du cæcum dans l'abdomen

g. Recherche du diverticule de Meckel

Le diverticule de Meckel est un reliquat embryologique qui apparaît comme une saillie en doigt de gant plus ou moins prononcée, implantée en règle sur le bord libre (ou anti-mésentérique du grêle) au niveau de l'iléon.

Pour le découvrir, on extériorise la dernière anse grêle et on remonte progressivement sur une longueur d'un mètre environ.

S'il existe un diverticule de Meckel et si les conditions locales s'y prêtent (pas de péritonite), il faut le réséquer.

Cela revient à pratiquer une courte entérectomie plus ou moins complète (**Fig. 22.5** à **22.7**).

Il faudra deux clamps souples pris dans la boîte *Abdomen*. La suture, après la résection, obéit aux règles de l'entérorraphie (*cf.* chapitre 12, « Chirurgie de l'intestin grêle »).

h. Examen des organes génitaux internes

Chez la femme, l'opérateur palpera l'utérus et l'annexe droite. Il est moins constant qu'il puisse accéder à l'annexe gauche.

i. Drainage

Quand un drainage est indiqué (ce qui est l'éventualité la moins fréquente), il se fait selon les habitudes de l'opérateur : en général, une lame de Delbet plongeant dans le cul-de-sac de Douglas et s'extériorisant au niveau de l'angle inférieur de la plaie opératoire.

j. Fermeture

Plan à plan selon les habitudes de chacun.

♦ *Remarque* ♦ L'appendicectomie peut être faite par voie cœlioscopique. *Cf.* Samama G., *L'infirmière de bloc opératoire en vidéochirurgie*, Maloine.

TROISIÈME PARTIE
Chirurgie vasculaire périphérique

Olivier Coffin
Ludovic Berger
Rachid Ben-Soussia

23. Généralités et particularités en chirurgie vasculaire périphérique

1. RAPPEL ANATOMIQUE

A. L'AORTE (Fig. 23.1 et 23.2)

a. L'aorte thoracique (du ventricule gauche au diaphragme)

La portion ascendante (segment I) donne au ras de la valve aortique les artères coronaires droite et gauche.

La crosse de l'aorte (segment II) donne dans l'ordre : le tronc artériel brachiocéphalique (TABC), la carotide primitive gauche (CPG), la sous-clavière gauche.

La portion descendante (segment III) donne les artères intercostales ou radiculaires desquelles naît une artère importante pour la vascularisation de la moelle dorsolombaire au niveau de D11, ou D12 gauche (artère d'Adamkiewicz), dont la lésion sera source de paraplégie.

b. L'aorte abdominale (du diaphragme à la bifurcation aortique)

Elle donne dans l'ordre : le tronc cœliaque, la mésentérique supérieure, les artères rénales, la mésentérique inférieure.

À face postérieure naissent les artères lombaires et l'artère sacrée moyenne.

♦ *Remarque* ♦ L'aorte sus-rénale est le segment IV, l'aorte sous-rénale le V.

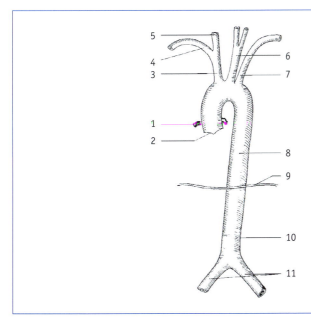

Fig. 23.1 – Aorte.
1. A. coronaire
2. Valve aortique
3. Tronc artériel brachiocéphalique
4. A. sous-clavière droite
5. A. carotide primitive droite
6. A. carotide primitive gauche
7. A. sous-clavière gauche
8. Aorte thoracique
9. Diaphragme
10. Aorte abdominale
11. Aa. iliaques primitives

CHIRURGIE VASCULAIRE PÉRIPHÉRIQUE

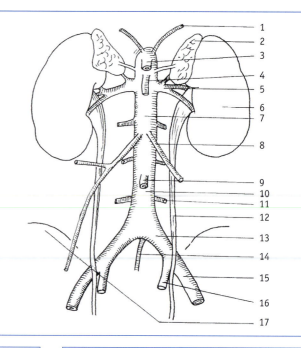

Fig. 23.2 – Distribution de l'aorte abdominale.

1. A. diaphragmatique inférieure
2. Surrénale
3. Tronc cœliaque
4. A. mésentérique supérieure
5. A. rénale
6. Rein
7. Aorte
8. A. spermatique
9. A. mésentérique inférieure
10. Aorte
11. A. lombaire
12. Uretère
13. A. iliaque primitive
14. A. sacrée moyenne
15. A. iliaque externe
16. A. iliaque interne
17. Crête iliaque

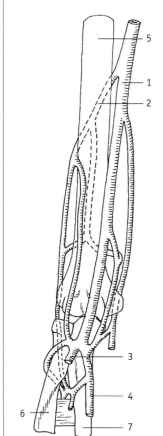

Fig. 23.3 – Artère humérale : sa distribution ; la bifurcation en artères radiale et cubitale.

1. A. humérale
2. A. humérale profonde
3. A. radiale
4. A. cubitale
5. Humérus
6. Radius
7. Cubitus

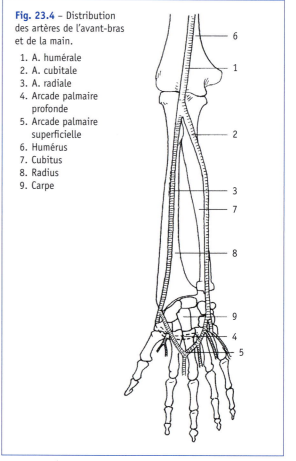

Fig. 23.4 – Distribution des artères de l'avant-bras et de la main.

1. A. humérale
2. A. cubitale
3. A. radiale
4. Arcade palmaire profonde
5. Arcade palmaire superficielle
6. Humérus
7. Cubitus
8. Radius
9. Carpe

GÉNÉRALITÉS ET PARTICULARITÉS EN CHIRURGIE VASCULAIRE PÉRIPHÉRIQUE

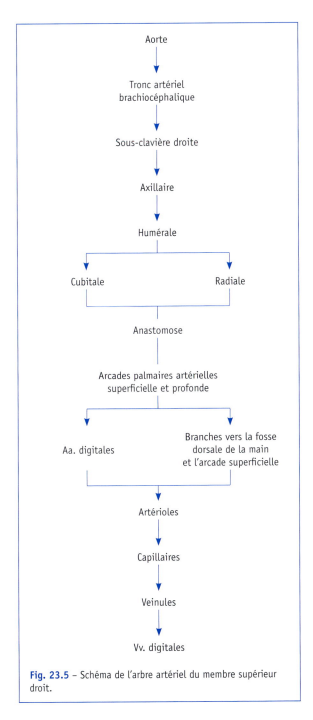

Fig. 23.5 – Schéma de l'arbre artériel du membre supérieur droit.

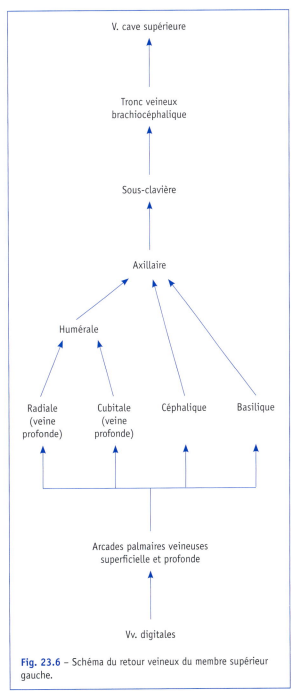

Fig. 23.6 – Schéma du retour veineux du membre supérieur gauche.

B. LE SYSTÈME ARTÉRIEL ET VEINEUX DU MEMBRE SUPÉRIEUR

Le système artériel et veineux des membres supérieurs est décrit dans les **figures 23.3** à **23.6**.

C. LE SYSTÈME ARTÉRIEL ET VEINEUX DU MEMBRE INFÉRIEUR

Pour le réseau veineux, on distingue les veines profondes satellites des artères et les veines superficielles avec leur topographie propre (*cf.* chapitre 27, « Varices ») (**Fig. 23.7** à **23.10**).

CHIRURGIE VASCULAIRE PÉRIPHÉRIQUE

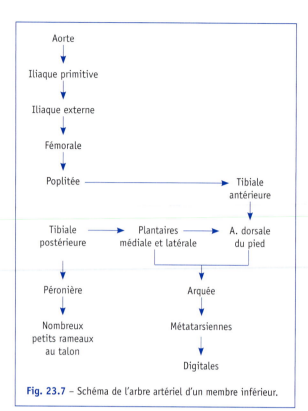

Fig. 23.7 – Schéma de l'arbre artériel d'un membre inférieur.

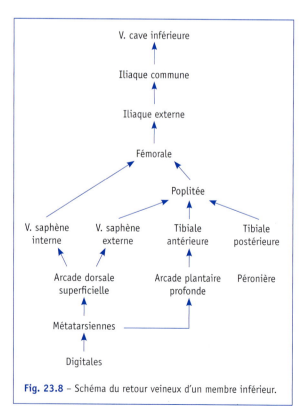

Fig. 23.8 – Schéma du retour veineux d'un membre inférieur.

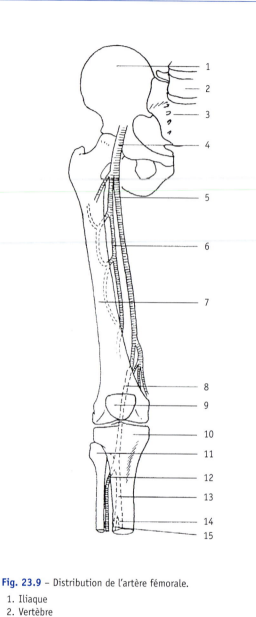

Fig. 23.9 – Distribution de l'artère fémorale.

1. Iliaque
2. Vertèbre
3. Sacrum
4. A. commune
5. A. fémorale superficielle
6. A. fémorale profonde
7. Fémur
8. A. poplitée
9. Rotule
10. Tibia
11. Péroné
12. A. tibiale antérieure
13. Tronc tibiopéronier
14. A. tibiale postérieure
15. A. péronière

GÉNÉRALITÉS ET PARTICULARITÉS EN CHIRURGIE VASCULAIRE PÉRIPHÉRIQUE

2. RAPPEL HISTOLOGIQUE

A. L'ARTÈRE (Fig. 23.11)

Les artères sont constituées de trois tuniques :
- une *externe* ou adventice ;
- une *moyenne* ou média contenant des fibres musculaires ;
- une *interne* ou intima en contact avec le sang par les cellules endothéliales.

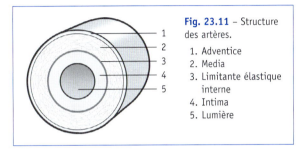

Fig. 23.11 – Structure des artères.
1. Adventice
2. Media
3. Limitante élastique interne
4. Intima
5. Lumière

B. LA VEINE

Les veines ont le même nombre de tuniques que les artères mais sont plus fines car la média possède beaucoup moins de fibres musculaires. Elles ont en outre la particularité de posséder des valvules antireflux.

3. PHYSIOPATHOLOGIE ARTÉRIELLE

A. L'ARTÉRIOPATHIE OBLITÉRANTE

C'est une maladie qui touche toutes les artères, mais prédomine au niveau des membres inférieurs, des troncs supra-aortiques (TSA) et des coronaires.
Elle atteint les artères de gros et moyen calibres et correspond à un dépôt pariétal de lipides et de tissu fibreux.

a. Physiopathologie

Elle entraîne des rétrécissements (sténoses) et des occlusions (thromboses) quantifiables par échoDoppler et artériographie.

b. Clinique

- Pour l'artériopathie des membres inférieurs : *cf.* la classification de Leriche et Fontaine (**Tab. 23.1**).

- La claudication intermittente correspond à une douleur musculaire survenant à la marche. La distance parcourue avant l'apparition de la douleur définit le *périmètre de marche*. Un périmètre inférieur à 250 m constitue une indication chirurgicale.

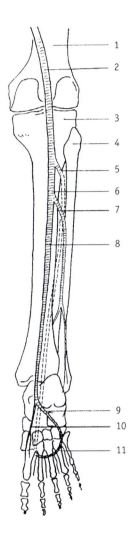

Fig. 23.10 – Distribution des artères de jambe.
1. Fémur
2. A. poplitée
3. Tibia
4. Péroné
5. A. tibiale antérieure
6. Tronc tibiopéronier
7. A. péronière
8. A. tibiale postérieure
9. A. plantaire externe
10. A. plantaire interne
11. Arcade plantaire

- *Pour le cœur*, c'est l'angor et le risque d'infarctus.
- Pour les TSA, ce sont les accidents vasculaires ischémiques (transitoires ou non).

Tab. 23.1 – La classification de Leriche et Fontaine.

Stade	Clinique
I	Diminution des pouls. Pas de signe fonctionnel.
II	Claudication intermittente.
III	Douleur de décubitus.
IV	Gangrène.

c. Risques évolutifs

Ils sont liés à l'évolution de la plaque d'athérome qui peut s'ulcérer ou se rompre.
- Thrombose (ischémie chronique ou aiguë).
- Hématome de la plaque (risque de dissection).
- Embolie du réseau d'aval (cholestérolique ou fibrinocruorique) avec risque d'ischémie aiguë dans le territoire embolisé.

d. Étiologie

- *L'athérome* avec comme facteurs de risque : l'âge, le sexe masculin, l'HTA, l'hypercholestérolémie, le tabac, le diabète, les antécédents familiaux…
- *Les artériopathies* non athéromateuses :
  – artérites inflammatoires : Horton, Takayasu, Buerger, Lupus ;
  – traumatismes ;
  – dysplasies.

D'où nécessité d'une étude anatomopathologique des pièces opératoires lorsqu'il n'y a pas de facteurs de risques évidents.

B. L'ISCHÉMIE AIGUË DES MEMBRES INFÉRIEURS

C'est une interruption brutale du flux artériel par un thrombus. C'est une urgence médicochirurgicale engageant le pronostic fonctionnel mais aussi vital.

a. Clinique

Douleur, pâleur, diminution de la température locale, abolition des pouls en aval de l'embole, impotence fonctionnelle.
Les premières structures à souffrir étant les nerfs et les muscles, on distingue deux tableaux :
  – l'ischémie subaiguë dominée par la douleur et de prise en charge médicale initialement ;
  – l'ischémie aiguë sensitivomotrice avec anesthésie et paralysie réalisant une urgence chirurgicale.

b. Risques évolutifs

- Ischémie irréversible en cas de retard de prise en charge conduisant à l'amputation.
- Extension distale du thrombus au niveau des collatérales.

c. Étiologie

- Thrombose aiguë sur artériopathie oblitérante ou artères saines (trouble de l'hémostase, cathéter…).
- Embolies dont le point de départ peut être cardiaque ou artériel (anévrismes, artériopathie oblitérante, postcathétérisation…).

C. LA MALADIE ANÉVRISMALE

a. Définition d'un anévrisme

- C'est la perte pour une artère du parallélisme de ses parois, celles-ci s'éloignant l'une de l'autre. Dans la portion anévrismale, le diamètre externe de l'artère est donc augmenté. Il n'en est pas de même pour le diamètre interne car au fur et à mesure que les parois s'éloignent, l'espace laissé vacant est comblé par des dépôts fibrinocruoriques réalisant un thrombus mural qui ménage un diamètre constant au chenal circulant (**Fig. 23.12**).
- L'aspect le plus courant est l'anévrisme fusiforme mais il peut également être sacciforme (**Fig. 23.13**).
- Cliniquement, il correspond à une masse expansible et battante au rythme des pulsations.
- Les localisations les plus fréquemment rencontrées sont dans l'ordre : l'aorte abdominale sous-rénale, l'artère poplitée, l'aorte thoracique, l'artère fémorale.
- Leur mode de découverte sera soit l'expression d'une complication, soit fortuit par échographie ou scanner abdominal lors de l'exploration d'une symptomatologie abdominale ou dans le cadre d'un bilan cardiovasculaire complet.

b. Risque évolutif

Spontanément, tout anévrisme augmente de taille de façon exponentielle avec le temps. Cette augmentation de taille expose à diverses complications selon la localisation de l'anévrisme :
  – *au niveau aortique*, la rupture essentiellement, ainsi que des signes de compression de voisinage ;
  – *au niveau poplité*, l'embolie jambière à partir du thrombus mural.

c. Étiologie

- Dans près de 95 % des cas, l'origine est athéromateuse favorisée par une HTA.

GÉNÉRALITÉS ET PARTICULARITÉS EN CHIRURGIE VASCULAIRE PÉRIPHÉRIQUE

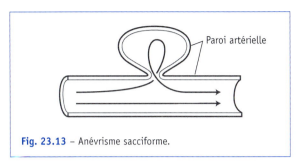

Fig. 23.13 – Anévrisme sacciforme.

d. Diagnostic différentiel : le faux anévrisme

C'est un hématome circulant constitué en regard d'une brèche artérielle n'ayant pas cicatrisé (plaie, point de ponction, désunion anastomotique partielle...). Cet hématome communique avec l'artère par un collet (brèche artérielle) et n'est donc pas composé de paroi artérielle contrairement au vrai anévrisme (**Fig. 23.14**).

4. LES GESTES DE BASE COMMUNS À TOUTE INTERVENTION VASCULAIRE

A. ABORD DE L'ARTÈRE

Les incisions suivent en général les axes vasculaires.
La recherche de l'artère pourra être guidée par la perception de ses battements ou de sa calcification.
L'abord à proprement parler de l'artère se fait au moment de l'ouverture de la gaine vasculaire après ouverture de la chemise artérielle (**Fig. 23.15** et **23.16**).
Le contrôle artériel se fait à l'aide de lacs en Silastic® (*vessel loop*) passés dans la chemise de l'artère autour de celle-ci grâce à un dissecteur (**Fig. 23.17** et **23.18**). Ces lacs doivent être positionnés en amont et en aval de la zone prévue de l'artériotomie, aux emplacements de clampage, mais aussi sur les collatérales.

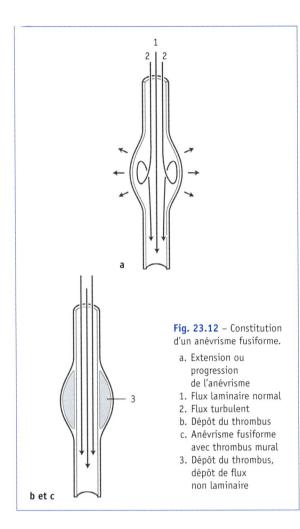

Fig. 23.12 – Constitution d'un anévrisme fusiforme.
a. Extension ou progression de l'anévrisme
1. Flux laminaire normal
2. Flux turbulent
b. Dépôt du thrombus
c. Anévrisme fusiforme avec thrombus mural
3. Dépôt du thrombus, dépôt de flux non laminaire

- Les autres causes peuvent être : les dysplasies conjonctivo-élastiques, les artérites inflammatoires, des causes infectieuses (syphilis, staphylocoques, streptocoques, salmonelles, mycoses...).

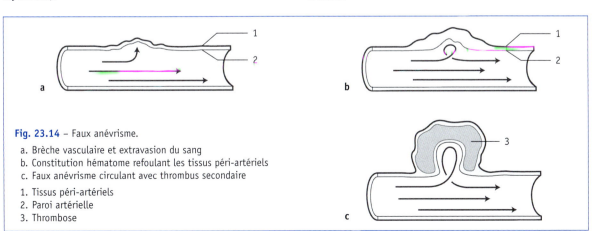

Fig. 23.14 – Faux anévrisme.
a. Brèche vasculaire et extravasation du sang
b. Constitution hématome refoulant les tissus péri-artériels
c. Faux anévrisme circulant avec thrombus secondaire

1. Tissus péri-artériels
2. Paroi artérielle
3. Thrombose

CHIRURGIE VASCULAIRE PÉRIPHÉRIQUE

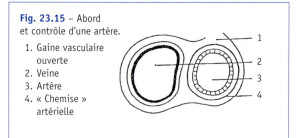

Fig. 23.15 – Abord et contrôle d'une artère.
1. Gaine vasculaire ouverte
2. Veine
3. Artère
4. « Chemise » artérielle

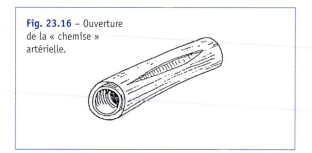

Fig. 23.16 – Ouverture de la « chemise » artérielle.

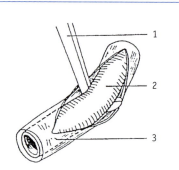

Fig. 23.17 – Passage d'un dissecteur autour de l'artère, dans sa « chemise ».
1. Dissecteur
2. Artère
3. « Chemise » artérielle

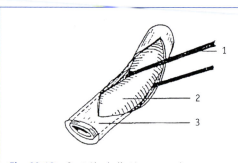

Fig. 23.18 – Contrôle de l'artère par un lacs.
1. Lacs
2. Artère
3. « Chemise »

B. CLAMPAGE

C'est l'interruption complète ou non du flux sanguin au sein d'un vaisseau.

Avant sa réalisation définitive, il est nécessaire de réaliser une héparinisation soit générale, soit régionale par l'artériotomie, afin d'éviter une thrombose dans la colonne de sang qui stagne en amont et en aval de la zone clampée.

a. Clampage externe

De manière courante, ceci est réalisé grâce à des *clamps à crémaillère* dont la pression peut être ajustée avec finesse. Il en existe un grand nombre en fonction de leur taille, de leur forme, et donc de leur indication par exemple clampage total ou partiel (latéral ou tangentiel) (**Fig. 23.19**).

Ce sont des instruments fragiles ne devant pas être serrés en dehors de leur utilisation. Enfin, pour les prothèses, on utilise préférentiellement des clamps gainés d'un revêtement en caoutchouc qui sont moins traumatisants.

Pour les artères de petit calibre, on utilise plus volontiers des clamps à ressort : bull-dogs, Yasargil®... Ce sont des clamps présentant un faible encombrement, mais dont la pression est préétablie (**Fig. 23.20**).

Il existe enfin quelques artifices pour le contrôle des artérioles. Le retour sanguin au niveau de celles-ci pouvant être évité :
— soit par la technique de Blalock, en passant le lacs deux fois autour du vaisseau, le flux étant interrompu par la traction d'une pince repère sur les deux chefs réunis (**Fig. 23.21** à **23.23**) ;
— soit à l'aide d'un clip temporaire.

Se rappeler quand même la possibilité de réaliser une simple compression manuelle.

Une dernière méthode de contrôle vasculaire est la bande d'Esmarch.

b. Clampage endoluminal

C'est un clampage non traumatisant pour les vaisseaux, ne nécessitant pas de dissection extensive, et pouvant agir à distance de l'artériotomie.

Il peut être réalisé par une sonde de Fogarty pour les vaisseaux de petit et moyen calibre. Pour les gros vaisseaux (artères iliaques...), l'utilisation d'une sonde Folley est plus adaptée.

Il peut être utilisé dans plusieurs situations :
— ouverture vasculaire volontaire ou non, alors que le vaisseau est inaccessible à un clampage externe (notamment dans les reprises) ;
— calcification massive de la paroi artérielle rendant le clampage impossible ;
— étroitesse de la voie d'abord (artère carotide interne en distalité, artères iliaques, artères jambières, artère fémorale profonde distale...).

GÉNÉRALITÉS ET PARTICULARITÉS EN CHIRURGIE VASCULAIRE PÉRIPHÉRIQUE

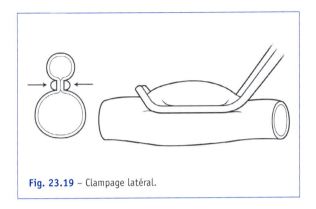

Fig. 23.19 – Clampage latéral.

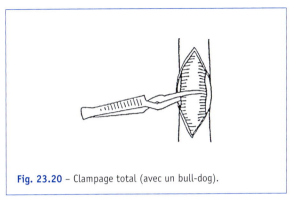

Fig. 23.20 – Clampage total (avec un bull-dog).

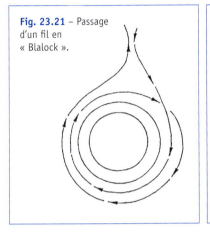

Fig. 23.21 – Passage d'un fil en « Blalock ».

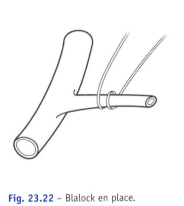

Fig. 23.22 – Blalock en place.

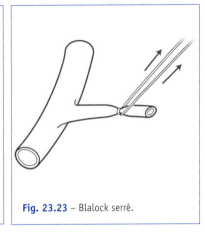

Fig. 23.23 – Blalock serré.

C. ARTÉRIOTOMIE

L'artériotomie peut être transversale ou longitudinale (**Fig. 23.24**).

Transversale, elle offre un jour bref, suffisant pour une embolectomie à la Fogarty, et permettant une suture simple sans risque de sténose secondaire.

Longitudinale, elle offre un jour étendu et peut être agrandie à la demande. Par contre, elle expose au risque de réaliser une suture sténosante, ceci devant être prévenu par certains artifices (*cf.* « Fermeture vasculaire » p. 234).

L'artériotomie est commencée au bistouri à lame triangulaire (11, 13) et est agrandie aux ciseaux fins (Potts, Martel) ou plus fort en cas de calcification importante (Metzenbaum).

La paroi artérielle ne sera manipulée qu'avec des pinces de Cushing ou de De Bakey.

D. PURGE

La ou les purges doivent porter sur tous les segments ; la portion d'amont, celle d'aval, mais aussi le jambage d'une prothèse par exemple. Elles peuvent être réalisées à tout moment au cours de l'intervention, et devront toujours précéder le dernier point de l'anastomose.

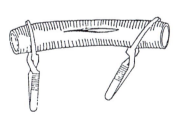

Artériotomie longitudinale (contrôle d'amont et d'aval par deux bull-dogs).

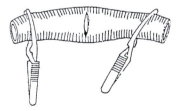

Artériotomie transversale (contrôle d'amont et d'aval par deux bull-dogs).

Fig. 23.24 – Différents types d'artériotomies.

Elles sont toujours faites les unes après les autres afin de pouvoir tester chaque segment individuellement. Elles consistent en une levée progressive du clampage.

Elles permettent :
- l'élimination d'éventuels débris fibrinocruoriques formés dans les segments clampés, ainsi que l'air pour éviter les embolies à la remise en charge ;
- de tester la qualité du flux d'amont, et du retour d'aval.

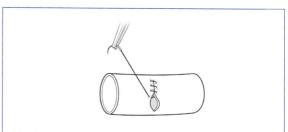

Fig. 23.25 – Suture directe. Suture par surjet simple.

E. FERMETURE VASCULAIRE

La fermeture d'une artériotomie se fera par suture directe ou sur un patch.

Les anastomoses correspondent à l'affrontement de vaisseaux ou prothèse soit en termino-terminal, soit en termino-latéral. Le fil, garant de l'étanchéité primaire mais aussi au long cours avec les prothèses, est non résorbable.

a. Le fil

Le fil utilisé est généralement du monobrin de polyéthylène (Prolène®, Surgilène®...), doublement serti d'aiguilles cylindriques de tailles variables (6 à 26 mm en 3/8 ou 4/8 de cercle), mais peut être dans certain cas tressé (Tricon®).

Il doit être disponible en plusieurs longueurs et en particulier des grandes (50 cm, 75 cm...), ainsi qu'en plusieurs tailles (3/0 à 8/0).

Le choix du fil importe au chirurgien et sera adapté à la taille du vaisseau et à sa paroi (calcifiée, endartériectomisée).

Ce fil ne doit pas être traumatisé et en particulier pincé avec un instrument, ce qui pourrait le fragiliser et l'exposer à une rupture immédiate ou à distance.

b. Les sutures vasculaires

Elles doivent répondre à deux impératifs : l'étanchéité et le respect de la lumière vasculaire.

Dans le cas d'une *artériotomie transversale*, le risque de sténose est nul, la suture sera directe. On réalisera donc soit deux hémisurjets que l'on nouera entre eux, soit un seul surjet simple (**Fig. 23.25**) que l'on arrêtera sur un point d'angle qui sera passé de dedans en dehors grâce à un fil doublement serti. Il faudra opter pour une suture par points séparés pour les vaisseaux de petits calibres.

Pour une *artériotomie longitudinale*, la suture par simple surjet est possible avec du fil fin pour un opérateur entraîné. Toutefois, on peut au besoin fermer l'artériotomie sur un patch. C'est une pièce de veine ou prothèse découpée en ellipse et suturée aux berges de l'artériotomie par un surjet circulaire. La taille du patch doit être calculée avec précision pour ne pas entraîner d'augmentation de la lumière (**Fig. 23.26**).

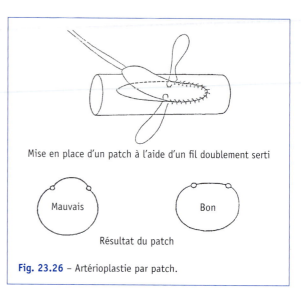

Mise en place d'un patch à l'aide d'un fil doublement serti

Mauvais   Bon

Résultat du patch

Fig. 23.26 – Artérioplastie par patch.

c. Les anastomoses vasculaires (Fig. 23.27 à 23.30)

Elles sont soit :
- termino-latérales ;
- termino-terminales ;

Fig. 23.27 – Suture termino-terminale. Suture par points simples.

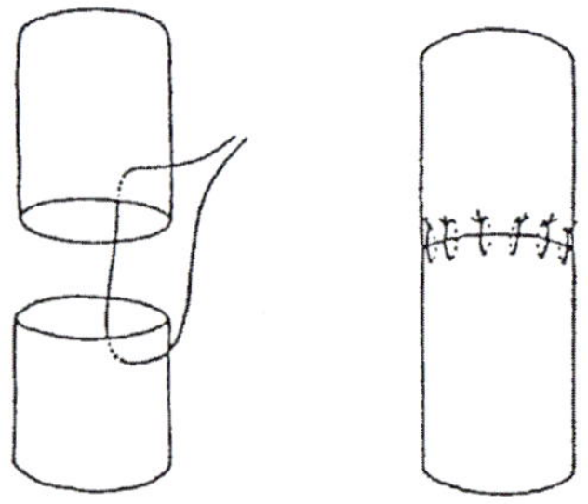

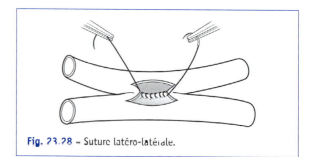

Fig. 23.28 – Suture latéro-latérale.

GÉNÉRALITÉS ET PARTICULARITÉS EN CHIRURGIE VASCULAIRE PÉRIPHÉRIQUE

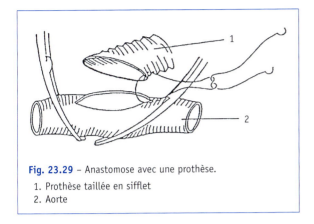

Fig. 23.29 – Anastomose avec une prothèse.
1. Prothèse taillée en sifflet
2. Aorte

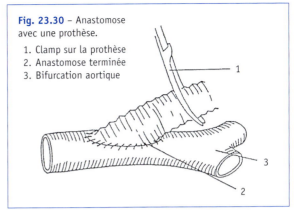

Fig. 23.30 – Anastomose avec une prothèse.
1. Clamp sur la prothèse
2. Anastomose terminée
3. Bifurcation aortique

– latéro-latérales.
Elles peuvent mettre en rapport :
– deux artères ;
– une artère et une veine ;
– une artère et une prothèse ;
– une veine et une prothèse, etc.

Leur réalisation doit tenir compte de certaines règles ; ainsi entre deux artères, le surjet sera passé de dehors en dedans de la paroi de l'artère d'amont et de dedans en dehors de celle d'aval. Ainsi, on aura évité de créer un décollement intimal (*flap*) au niveau de l'artère d'aval que le flux sanguin pourrait faire évoluer vers une dissection. Pour la même raison, lorsque l'anastomose se fait entre une veine (ou une prothèse) et une artère, c'est la paroi de celle-ci que l'on franchira de dedans en dehors.

F. ÉTANCHÉITÉ

Elle sera assurée par une attention particulière dans la réalisation du surjet. Celui-ci peut être soit tendu après chaque passage d'aiguille, soit à la fin de l'anastomose à l'aide d'un crochet, dans ce cas, on parle de *surjet suspendu* (technique appropriée aux anastomoses réalisées dans l'étroitesse). La tension du surjet est l'élément fondamental à respecter pour assurer l'étanchéité de l'anastomose. Le chef ne travaillant pas sera repéré par un bull-dog gainé dans l'attente d'être utilisé.
En cas de fuite au déclampage et selon son importance, différents moyens sont utilisables pour y remédier :
– en cas de fuite minime ou simple trou d'aiguille, on pourra tasser du coton (qu'il faudra comptabiliser) pendant quelques minutes ; celui-ci ne sera décollé qu'après humidification au sérum ;
– en cas de fuites plus importantes, on pourra ajouter des points simples ou en X au niveau de celles-ci. Au besoin, le surjet peut être retendu grâce à un fil de traction, d'où l'importance de bien le tendre lors de sa réalisation ;
– on doit savoir enfin recommencer l'anastomose si besoin.
Il faut également savoir qu'avec certains matériaux prothétiques, il peut exister quelques instants une suffusion (Dacron®) ou des fuites au niveau des trous d'aiguilles (PTFE). Dans ce dernier cas, noter l'existence de fil spécial pour les sutures avec une aiguille de diamètre inférieur à celui du fil (fil de Gore-Tex®).

5. PRINCIPALES TECHNIQUES CHIRURGICALES EN PATHOLOGIE ARTÉRIELLE

Le chirurgien vasculaire a pour objectif de rétablir un flux sanguin normal au sein d'une artère d'un réseau vasculaire… À cet effet, différents gestes sont réalisables : thrombo-endartériectomies, pontages, embolectomies, sympathectomies, angioplasties transluminales.

A. LA THROMBO-ENDARTÉRIECTOMIE (TEA)

C'est l'ablation au cours d'un même geste de la plaque d'athérome (endartériectomie) et du thrombus s'étant développé à son contact (thrombo-endartériectomie). Le principe étant de trouver le plan de clivage entre la plaque et la partie externe de la paroi artérielle. Ce geste est réalisé à l'aide de spatules. Elle peut être réalisée selon trois techniques.

a. À ciel ouvert

Pour les TEA courtes (carotide, fémorale commune…), grâce à une artériotomie longitudinale permettant le contrôle visuel du geste. Il faut prendre garde à ménager un arrêt le plus net possible de la TEA en particulier en aval avec au besoin fixation de la plaque pour éviter tout risque de dissection par des points de Kunlin ou surjet de Sisteron, noués à l'extérieur (**Fig. 23.31** et **23.32**).

b. Semi-close

Lorsque l'endartériectomie est étendue au-delà de l'artériotomie. Cela correspond à des TEA importantes (artère iliaque externe, artère fémorale superficielle). Classiquement, elle sera faite entre deux artériotomies à la spatule, ou aux anneaux de

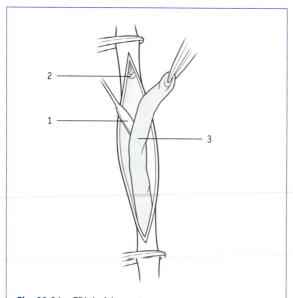

Fig. 23.31 – TEA à ciel ouvert.
1. Spatule
2. Arrêt de la plaque
3. Séquestre

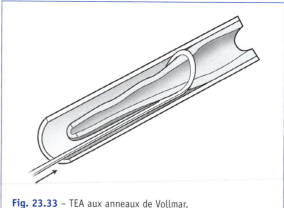

Fig. 23.33 – TEA aux anneaux de Vollmar.

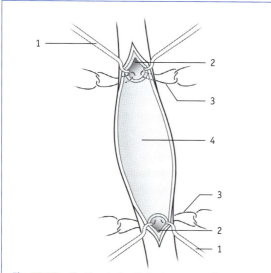

Fig. 23.32 – Fixation de l'arrêt de plaque par points de Kunlin.
1. Crochet vasculaire
2. Séquestre laissé en place
3. Point de Kunlin amarrant le séquestre
4. Lumière artérielle

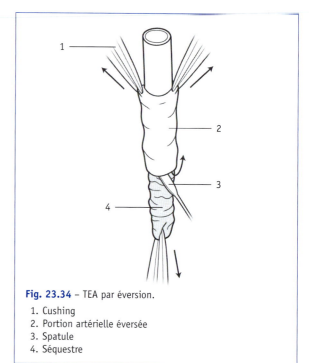

Fig. 23.34 – TEA par éversion.
1. Cushing
2. Portion artérielle éversée
3. Spatule
4. Séquestre

c. Par éversion

Pour les TEA courtes (carotide, lésion courte de la fémorale superficielle…). Cette fois, le principe est d'invaginer la portion d'artère destinée à être endartériectomisée après l'avoir sectionnée transversalement à distance de la lésion. Cette invagination se faisant selon le plan de clivage de l'endartériectomie menée à la spatule jusqu'en zone saine. Une fois le contrôle de l'arrêt de plaque fait, il ne reste qu'à réinvaginer l'artère et l'anastomoser. Ce procédé permet : de retirer, en monobloc la plaque d'athérome, d'éviter de larges artériotomies, et surtout de réaliser une anastomose termino-terminale, avec moins de risque de sténose (**Fig. 23.34**).

Vollmar dont le diamètre est le plus proche possible de celui de l'artère et la progression menée dans un plan de clivage amorcé à la spatule (**Fig. 23.33**).

B. LES PONTAGES

C'est la mise en place d'un substitut artériel, entre deux segments vasculaires, ayant pour but de court-circuiter une portion pathologique.

Ils se définissent par leurs insertions proximales et distales : aorto-iliaque, fémoropoplitée…

Ils peuvent emprunter le trajet du vaisseau remplacé, et sont *anatomiques*. Mais dans certains cas, leur trajet n'est plus celui d'un axe vasculaire habituel, et sont dits *extra-anatomiques*, axillofémoral, fémorofémoral croisé, iliofémoral croisé…

Les matériaux utilisables pour ces pontages sont très variés.

a. Les veines

Les propres veines du patient (autogreffe veineuse) sont le matériel le plus adapté pour la réalisation de pontage de petit et moyen calibre car c'est celui qui offre le moins de résistance à l'écoulement sanguin et donne les meilleurs résultats au long cours.

Sont utilisées en priorité les veines superficielles des membres inférieurs (veines saphène interne jambière ou crurale et veine saphène externe), surtout pour les pontages sous-inguinaux, carotidiens ou coronaires.

Il faut bien avoir à l'esprit que le capital veineux d'un patient n'est pas infini, il faudra savoir l'économiser.

Enfin, la particularité des veines est l'existence de valvules. Il importe donc de les utiliser dans le sens hémodynamique physiologique (c'est-à-dire les retourner) : *pontage veineux inversé*. Toutefois, dans le cadre des pontages fémorojambiers, on peut laisser la veine en place, l'anastomoser sans la retourner ce qui impose de la dévalvuler (dévalvuleur) : *pontage veineux* in situ.

♦ *Remarque* ♦ Lors de l'installation des champs, on prévoit toujours la possibilité de réaliser un prélèvement de matériel veineux.

b. Les prothèses synthétiques

Ce sont des structures tubulaires inertes de remplacement vasculaire. Il en existe deux familles selon le type de polymère utilisé : le Dacron® ou le Téflon®.

LES PROTHÈSES DACRON®

Les prothèses Dacron® (polytéréphtalate d'éthylène) sont des textiles. Elles sont donc poreuses, permettant une colonisation conjonctivale. Elles sont tissées, ou tricotées, certaines étant en plus recouvertes de velours. Elles sont enduites de collagène pour assurer leur étanchéité immédiate.

Les *prothèses tissées* offrent une certaine rigidité mais présentent un risque d'effilochage après leur recoupe, ce qui oblige à la réalisation de points larges. Ce type de prothèse conviendra à des gros vaisseaux comme l'aorte.

Les *prothèses tricotées*, plus souples et ne s'effilochant pas, autorisent la réalisation de points moins larges, ce qui est plus adapté aux vaisseaux de moyen calibre (iliaques, fémorales communes…).

Les prothèses tricotées chaînées permettent elles aussi de faire de petits points mais ont en plus l'avantage d'une rigidité intermédiaire entre prothèses tissées et tricotées.

LES PROTHÈSES TÉFLON®

Les prothèses Téflon® (polytétrafluorate d'éthylène) sont étanches car non poreuses. Elles sont faciles à travailler car très souples, se découpant aisément et régulièrement (pas de risque d'effilochage comme avec le Dacron®). Adaptées aux vaisseaux de moyen calibre, elles sont principalement utilisées dans les pontages sous-inguinaux ou axillofémoraux.

Par contre, elles présentent deux inconvénients : elles doivent être ajustées précisément car elles ne sont pas extensibles, et leur consistance fait que le trou d'aiguille persistera indéfiniment, pouvant réaliser une petite fuite au déclampage.

♦ *Remarque* ♦ Il ne se produit jamais de cicatrisation entre le vaisseau et la prothèse, ce qui expose au risque de désunion ou un faux anévrisme à distance.

Ce sont des matériaux plus thrombogène que les veines. L'anastomose doit être réalisée sans tension mais la prothèse ne doit pas froncer.

On évitera les torsions axiales (ligne repère sur la prothèse).

AUTRE MATÉRIEL DE SUBSTITUTION VASCULAIRE

Il s'agit des allogreffes artérielles. Elles ont leurs propres indications et sont des techniques d'exceptions. Elles sont recueillies dans le cadre d'un prélèvement multi-organe. Elles doivent être conservées au sein d'une banque par cryocongélation dans la plupart des cas.

6. LES INSTRUMENTS

A. LA LOGIQUE D'UNE BOÎTE EN VASCULAIRE

Elle comporte l'instrumentation d'installation ; l'abord et la dissection ; le clampage ; le geste vasculaire ; la fermeture.

a. Installation

- Les pinces :
    - six à huit pinces à champs, soit pinces de Jayle, soit pinces Crabes ;
    - six pinces de Kocher ;
    - six Ombredane ;
    - six à huit pinces de Péan, ou de Terrier.
- Le bistouri électrique.
- L'aspirateur (tuyau assez long et canule stérile à usage unique).
- Deux modèles de *canule* seront prévus :
    - gros module (crépine) pour les inondations ;
    - canule fine pour une aspiration plus sélective.

♦ *Remarque* ♦ Le fonctionnement de l'aspiration et de la coagulation sera testé avant l'intervention. Un champignon ou une poignée stérile seront utilisés pour régler la direction de l'éclairage du scialytique par l'équipe opératoire.

- Un champ adhésif stérile pour ceux qui l'utilisent.
- Des champs de bordure et du fil serti (porte-aiguilles, pince à disséquer à griffes, ciseaux) pour ceux qui les cousent.
- Des grandes compresses, comptées, radio-opaques.

b. L'abord et la dissection

La longueur des instruments sera proportionnelle à la profondeur du champ opératoire, parfois deux séries successives d'instruments seront utilisées.

- Le bistouri sera à manche à lames amovibles, à usage unique.
- Les écarteurs seront de différents types : Farabeuf ; Hartmann ; Ricard ; Beckmann.
- Des valves de différentes tailles, notamment des valves de Leriche.
- Une valve sus-pubienne reliée à des piquets de Toupet par un compas ou une chaîne, ou encore, un écarteur d'Olivier.
- De même, dans la boîte *Aorte*, un écarteur de Finochietto, à crémaillère, sera indispensable. En effet, dans les ruptures anévrismales, une courte thoracotomie gauche permet de faire un clampage provisoire sus-diaphragmatique de l'aorte. Ce qui permet d'aborder, *très rapidement*, l'anévrisme *au sec*, de clamper le collet et de relâcher le clampage intrathoracique.
- Des rugines et un costotome.
- Les pinces à disséquer :
  - à griffes et mousses de différentes longueurs ;
  - fines à hémostases ;
  - de Resano ;
  - de De Bakey de différentes longueurs.
- Les ciseaux :
  - Mayo courbe et droit ;
  - Metzembaum et Klikenberg ;
  - Dubost.
- Dissecteurs ou passe-fils, soit à 90° ou à 45°, ainsi qu'un dissecteur grand modèle, type Saylors, permettant de tourner autour d'une aorte ou d'une veine cave.
- Des lacs, en nombre suffisant et de couleurs différentes.
- Il faut bien entendu prévoir, en nombre suffisant également, des pinces de :
  - Kocher ;
  - Péan ;
  - Kelly ;
  - Halstead.
- Des pinces de Bengoléa, avec et sans griffes.
- Deux pinces longuettes, une droite et une courbe, qui peuvent soit servir de porte-tampon, ou de porte-boulette, ou à passer le jambage d'une prothèse.

- Les porte-aiguilles seront de deux types, simples ou ordinaires, pour se border ou refermer une paroi. Sophistiqués type Crile-Wood, ou Snowden-Pencer, ou mors de diamant pour la précision de la suture vasculaire. Leur nombre et leur longueur seront étudiés en fonction de la composition de chaque boîte.
- On prévoira également pour la durée de l'intervention des cupules de taille différente qui serviront à contenir :
  - de l'héparine ;
  - du sérum ;
  - de l'huile de vaseline ;
  - un antiseptique.
- Des seringues stériles, à usage unique, de 5, 10 et 20 mL.

c. Les clamps

Ce sont des pinces qui rapprochent l'une de l'autre les parois d'une artère, interrompant ainsi son flux.

Ils doivent être *atraumatiques*, un clamp au repos ne doit jamais avoir les mors resserrés, il doit persister un écart entre eux.

On distingue plusieurs sortes de clamps :
- les petits clamps, dits encore bull-dogs, où la force de préhension n'est pas réglable. Ils sont soit mus par un ressort, soit l'entrecroisement des branches fait ressort. Les mors sont modelés avec des stries et des canelures atraumatiques ;
- les autres clamps (il en existe plus d'une centaine) peuvent être regroupés suivant quelques types.

Ces clamps comportent des poignées à anneau et une crémaillère analogue à celle d'un porte-aiguilles, mais plus longue, ce qui permet d'adapter le clamp à la taille du vaisseau, mais, surtout, de régler la force de clampage. Il en existe deux grandes familles : les clamps à clampage transversal et les clamps à clampage latéral.

LE CLAMPAGE TRANSVERSAL

La taille des clamps varie en fonction de la taille du vaisseau. On en distingue des droits, des inclinés sur champs à 90° ou à 45°, des courbes sur champs.

Il en existe pour les vaisseaux périphériques et d'autres pour l'aorte. À ce sujet, il faut toujours avoir un ou plusieurs clamps à longues branches pour les sujets obèses et profonds, les anneaux du clamp devant toujours sortir de l'incision.

LE CLAMPAGE LATÉRAL

Ils dérivent tous du clamp de Satinski. Les tailles et les formes sont différentes. Il en existe pour l'aorte et pour les vaisseaux périphériques.

Chez l'enfant (en cas de plaies artérielles), on utilisera soit des petits modèles de clamp pour vaisseaux périphériques, soit des bull-dogs.

Le clampage d'un segment de vaisseaux entre deux clamps permet de travailler l'intérieur du vaisseau à sec.

Les clamps sont le pivot de la chirurgie artérielle, on ne doit pas regarder à leur prix, qui est élevé, et prendre ce qui semble être le meilleur ; inversement, ces stipulations indiquent un entretien parfait car la durée de vie d'un clamp peut et doit être longue.

d. Les instruments du geste vasculaire

- Les *pinces à disséquer*. Atraumatiques ; essentiellement les pinces de De Bakey.
- Les *bistouris*. De deux tailles de manche (15 et 23 cm) munis de lame poignard de 13 pour les artériotomies.
- Les *ciseaux*. L'artériotomie est agrandie au ciseau et l'artère est parfois recoupée. Sur artère saine ou sur petits vaisseaux, nous utilisons les ciseaux fins de De Martel, Potts ou Cushing. Sur artère athéromateuse ou vaisseaux plus importants, nous passons au Metzembaum. Pour l'aorte, Klikenberg ou Dubost.
- Les *décolleurs spatules ou dissecteurs*. Ce sont des instruments minces en forme de spatule qui permettent de décoller le séquestre. Il en existe de différentes tailles.
- Les *anneaux de Vollmar*. Ce sont des anneaux en fil métallique de tailles différentes correspondants aux dimensions des vaisseaux, les plus souvent rencontrés, ils sont soudés à une tige et inclinés à 110° sur celle-ci. Ils sont utilisés pour décoller le séquestre à distance de l'artériotomie.
- Les *porte-aiguilles*. Ils doivent être adaptés à la taille et aux types des aiguilles utilisées.
- Des *canules d'irrigation* de taille et de forme différentes, parfois coudées, servant à laver l'intérieur de l'artère. Elles sont métalliques, à embout atraumatique et se montent sur une seringue.
- Les *crochets à vaisseaux*. Ce sont de petits crochets à angle droit destinés à présenter la paroi d'un vaisseau ou d'une prothèse lors d'une anastomose.
- Des *boulettes de coton hydrophile* stérile pour l'hémostase au niveau des sutures vasculaires.
- Des *boulettes de gaze* ou noisettes pour la dissection.

e. Instruments de fermeture

Ils sont regroupés à part dans le paquet paroi et ne comportent pas de particularité.

B. EXEMPLES DE BOÎTES

- Une boîte *Aorte* :
  un porte instruments ;
  – Kelly ;
  – Halstead ;
  – Kocher ;
  – Ombredane ;
  – Bengoléa ;
  – longuettes, une droite et une courbe ;
  – cupules grandes et petites ;
  – bistouri 4 et 5 ;
  – pinces de De Bakey courtes et longues ;
  – pinces de Cushing courtes et longues ;
  – ciseaux de Metzembaum courts et longs ;
  – ciseaux de Mayo droits et courbes ;
  – Beckmanns (30/2, 30/3) ;
  – écarteurs de Farabeuf et de Hartmann ;
  – valves de Leriche grandes et moyennes ;
  – valve rétrosternale de Rocard avec chaîne ;
  – valve de Chevret ;
  – écarteur autostatique de Ricard ;
  – dissecteur moyen ;
  – pinces à clips longues, normale et fine ;
  – clamps de grandes tailles pour l'aorte, un droit, un courbe, deux clamps à anévrisme, un Satinsky ;
  – deux clamps à iliaques ;
  – spatule, curette ;
  – crochet ;
  – porte-aiguilles, long, moyen et court ;
  – canule à Héparine.
- Une boîte *Vasculaire périphérique* :
  – Kelly ;
  – Halstead ;
  – Kocher ;
  – Ombredane ;
  – longuettes droite et courbe ;
  – cupules ;
  – bistouri 4 et 5 ;
  – pinces de De Bakey courtes ;
  – pinces de Cushing courtes ;
  – ciseaux de Metzembaum courts ;
  – ciseaux de Potts ou Martel ;
  – ciseaux de Mayo droits ;
  – écarteurs de Farabeuf ;
  – Beckmann 30/2 ;
  – dissecteurs (moyen et fin) ;
  – pinces à clips (normale et fine) ;
  – clamps angulés, clamps courbes ;
  – bull-dogs ;
  – spatules fines articulées ou non ;
  – canules à héparine à bout olivaire ;
  – porte-aiguilles, un fort, un fin et un très fin ;
  – crochets.
- Une boîte *Amputation* :
  – cupules ;
  – Kelly ;
  – Kocher ;
  – Ombredane ;
  – Museus ;
  – bistouri n° 4 ;
  – pinces à disséquer sans et avec griffes ;
  – ciseaux de Mayo ;
  – écarteurs de Farabeuf ;
  – rétracteur de Percy ;
  – rugines de Farabeuf ou de Lambote ;
  – scies égoïnes à dos mobile grande et petite ;
  – couteau à amputation ;
  – pince gouge et de Liston (Bécassine) ;
  – râpe ;
  – porte-aiguilles.

24. Interventions de base de la chirurgie artérielle périphérique

1. CHIRURGIE DE LA BIFURCATION CAROTIDIENNE

En matière de chirurgie supra-aortique, l'intervention la plus fréquente est la TEA de la bifurcation carotidienne et de l'artère carotide interne (ACI).

La bifurcation carotidienne et l'ACI sont une localisation de la maladie athéromateuse qu'il faut savoir rechercher chez le malade vasculaire. En effet, les lésions carotidiennes liées à l'athérosclérose sont responsables d'une grande partie des AVC de type ischémique.

Une plaque d'athérome carotidienne peut donner lieu à un accident ischémique par embole dans un hémisphère cérébral ou au sein de la rétine, *via* l'artère centrale de la rétine, collatérale de la carotide interne. Selon l'importance de cet embole l'accident sera réversible ou non, définissant un accident vasculaire ischémique transitoire (durée inférieure à 1 heure) ou constitué (durée supérieure à 1 heure).

L'évolution naturelle de la plaque se fait vers une augmentation progressive de la sténose à l'origine de deux complications :
- bas débit cérébral par diminution des capacités d'adaptation à une chute tensionnelle, par exemple (difficulté pour augmenter l'apport artériel);
- occlusion complète.

a. Indications

On différenciera deux types de populations pour la prise en charge chirurgicale des lésions carotidiennes :
- les *patients symptomatiques* ayant présenté un ou plusieurs accidents ischémiques transitoires hémisphériques ou oculaires. L'indication est formelle, si la sténose est chiffrée à plus de 60 %, discutable entre 50 et 60 %. Chez les patients victimes d'un accident ischémique constitué, l'attitude est partagée, mais si l'on opte pour l'intervention, celle-ci ne se fera qu'une fois la phase de récupération passée et le déficit stabilisé;
- les *patients asymptomatiques*, avec une sténose serrée, c'est-à-dire supérieure à 70 %, ou une sténose qui s'accentue nettement entre deux examens successifs.

b. Anatomie chirurgicale (Fig. 24.1 et 24.2)

Les troncs supra-aortiques (TSA) correspondent aux collatérales de l'aorte en destination des membres supérieurs (artères sous-clavières), du cou, et de la tête (artère carotide primitive, artères vertébrales).

À droite, artère sous-clavière et artère carotide primitive (ACP) naissent d'un tronc commun : le tronc artériel brachiocéphalique (TABC), alors qu'à gauche, elles prennent leur origine séparément de la crosse de l'aorte.

Chaque ACP donne une artère carotide externe (ACE), responsable d'une partie de la vascularisation du cou et de la face, et une artère carotide interne (ACI) à destinée encéphalique et oculaire.

L'artère vertébrale naît pour sa part de la sous-clavière. Elle est, comme l'ACI, à destinée encéphalique.

L'axe carotidien composé de l'ACP puis de l'ACI a un trajet ascendant, vertical, oblique en arrière. Il est recouvert par le relief du sterno-cléido-mastoïdien (SCM). La bifurcation carotidienne intervient au niveau de C4, on y retrouve une ACE qui s'écarte en avant de l'ACI.

Les rapports les plus directs de l'axe carotidien sont la veine jugulaire interne (VJI) en dehors, et le nerf pneumogastrique (X) en arrière. Ils composent le paquet vasculo-nerveux jugulo-carotidien. On notera enfin les rapports que présentent le grand hypoglosse et le glossopharyngien avec l'ACI distale.

c. Installation

- Cou, visage et extrémité supérieure du thorax sont rasés. Les cheveux regroupés dans un bonnet.

- Intervention pouvant être réalisée sous anesthésie locorégionale à la Xylocaïne® ; anesthésie plan par plan pouvant être complétée d'un bloc cervical.

INTERVENTIONS DE BASE DE LA CHIRURGIE ARTÉRIELLE PÉRIPHÉRIQUE

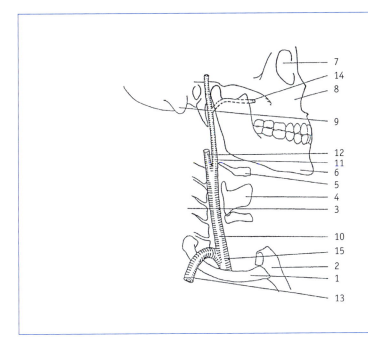

Fig. 24.1 – Artères carotides.

1. 1re côte
2. Sternum
3. Rachis cervical
4. Cartilage thyroïde
5. Os hyoïde
6. Maxillaire inférieur
7. Orbite
8. Maxillaire supérieur
9. Apophyse mastoïde
10. A. carotide primitive droite
11. A. carotide extrême droite
12. A. carotide interne droite
13. A. sous-clavière droite
14. A. maxillaire interne
15. Tronc artériel branchiocéphalique

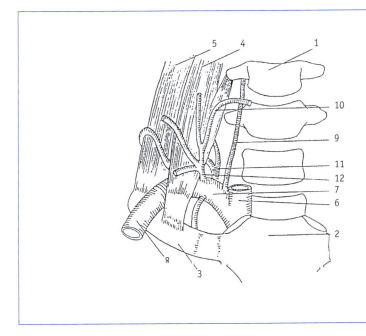

Fig. 24.2 – Principales branches de l'artère sous-clavière.

1. Vertèbre cervicale
2. Sternum
3. 1re côte avec son cartilage
4. M. scalène antérieur
5. M. scalène moyen
6. A. carotide primitive droite
7. A. sous-clavière droite
8. A. axillaire
9. A. vertébrale
10. A. thyroïdienne inférieure
11. Tronc intercostal
12. Tronc thyro-bicervico-scapulaire

- Décubitus dorsal, tête tournée du côté opposé.
- Bras homolatéral le long du corps.
- Billot sous les épaules réalisant une extension cervicale.
- Table horizontale, ou légère rotation côté opposé.
- Champs disposés selon un trapèze délimité par le lobe de l'oreille, le bord inférieur du menton, la fourchette sternale et le moignon de l'épaule.
- En cas de pontage veineux un triangle de Scarpa sera mis dans le champ.
- L'opérateur et l'instrumentiste se placent du côté à opérer, l'aide en face.
- Assistant aux pieds du malade.
- Un shunt carotidien sera toujours en salle en cas de nécessité.

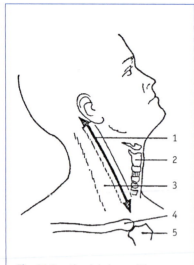

Fig. 24.3 – Abord de la carotide.
1. Tracé de l'incision
2. Squelette du larynx
3. Relief du m. sterno-cléido-mastoïdien
4. Clavicule
5. Sternum

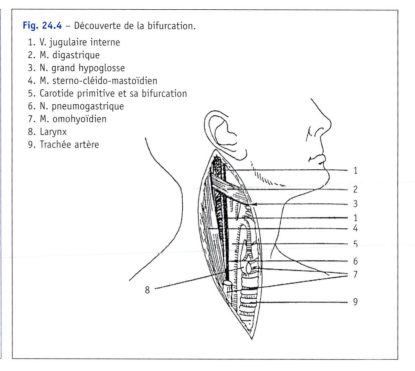

Fig. 24.4 – Découverte de la bifurcation.
1. V. jugulaire interne
2. M. digastrique
3. N. grand hypoglosse
4. M. sterno-cléido-mastoïdien
5. Carotide primitive et sa bifurcation
6. N. pneumogastrique
7. M. omohyoïdien
8. Larynx
9. Trachée artère

d. Les temps opératoires

LA VOIE D'ABORD (Fig. 24.3 et 24.4)

- Incision selon le bord antérieur du SCM.
- Incision de l'aponévrose cervicale superficielle selon le même tracé.
- Le SCM est récliné et écarté à l'aide d'un Beckmann exposant la VJI.
- Section entre deux ligatures du tronc thyro-linguo-facial, collatérale de la VJI croisant la face antérieure de l'axe carotidien.
- La VJI est récliné en dehors en repositionnant le Beckmann et la dissection est poursuivie en dedans de celle-ci.
- Ouverture de la gaine artérielle, libération de la carotide de sa chemise artérielle, mise sur lacs de la bifurcation.
- L'extension vers le haut se fait par section du muscle digastrique. Elle impose un repérage soigneux du nerf grand hypoglosse.

LE CLAMPAGE

- Le *triple clampage carotidien* se fera après héparinisation générale en commençant par l'ACI en zone saine pour éviter tout accident embolique lié à une rupture de la plaque par les clamps.
- *Tolérance au clampage*. Le but est de dépister une souffrance cérébrale par hypovascularisation du fait du clampage. Sous anesthésie locale, on recherchera un déficit controlatéral avec la participation du patient. Sous anesthésie générale, on peut mesurer la pression résiduelle en aval du clamp, évaluer la qualité du reflux par déclampage, ou encore réaliser en peropératoire un EEG ou un échoDoppler transcrânien.

L'ENDARTÉRIECTOMIE

Elle sera réalisée soit pas éversion après transsection de l'origine de l'ACI, soit à ciel ouvert après artériotomie longitudinale à cheval sur l'ACI et l'ACP.

Dès l'artériotomie réalisée, vérification du retour sanguin par déclampage de l'ACI, ce qui permet encore d'évaluer la tolérance au clampage.

En cas de retour sanguin de mauvaise qualité, ou de prise de pressions non satisfaisantes, mise en place d'un shunt artériel temporaire assurant une protection encéphalique durant l'intervention (**Fig. 24.5**).

L'endartériectomie à la spatule ramène le séquestre athéromateux en bloc. Une attention particulière sera portée à l'arrêt de l'endartériectomie. Elle intéressera les trois axes artériels.

Chaque artère est examinée à la loupe de l'intérieur en injectant du sérum pour la nettoyer et surtout s'assurer de l'absence de débris et de décollement intimal.

FIN DE L'INTERVENTION

- Fermeture artérielle selon les règles habituelles.
- Purge et déclampage en débutant par l'ACP, puis l'ACE pour éviter tout embole de débris résiduels. Le surjet est noué dans le même temps.

INTERVENTIONS DE BASE DE LA CHIRURGIE ARTÉRIELLE PÉRIPHÉRIQUE

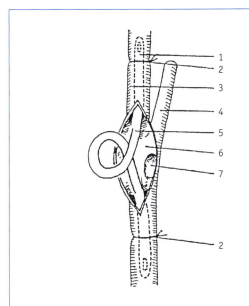

Fig. 24.5 – Shunt en place.
1. Shunt interne en place
2. Lien assurant l'étanchéité
3. Carotide interne
4. Carotide externe
5. Shunt interne
6. Artériotomie carotidienne
7. Ostium de la carotide interne

- Vérification de l'hémostase.
- Fermeture en deux plans sur Redon aspiratif.
- Pansement non compressif.

♦ *Remarque* ♦ Un contrôle artériographique peut être réalisé sur table par ponction de l'ACP. En cas de pontage veineux carotidien, la saphène crurale constitue le matériel le plus adapté.

Une attention particulière doit être portée sur la qualité de l'hémostase et sur l'efficacité du drainage car la survenue d'un hématome au niveau cervical peut devenir asphyxiant s'il est volumineux.

e. Fiche technique : boîte *Carotide*

- Clamps neurochirurgicaux type Yasergyl.
- Instruments de microchirurgie sous sachet.
- Shunt carotidien.
- Loupes.

2. CHIRURGIE AORTO-ILIAQUE

Elle peut s'envisager dans le cadre de l'anévrisme de l'aorte abdominale et dans la maladie oblitérante touchant les axes iliaques.

A. CHIRURGIE DE L'ANÉVRISME AORTIQUE SOUS-RÉNAL

L'anévrisme aortique sous-rénal est la localisation anévrismale la plus courante avec une extension fréquente aux artères iliaques.

Cliniquement, il reste longtemps silencieux. Il est souvent découvert de façon fortuite par échographie ou scanner abdominal, lors de l'exploration d'une sympatomatologie abdominale ou dans le cadre d'un bilan cardiovasculaire complet.

On en rapprochera d'un point de vue chirurgical les dolichoméga-artères aortique et iliaques.

Le traitement consiste en une mise à plat greffe prothétique. Ce traitement chirurgical justifie un bilan cardiologique préopératoire complet, car le clampage de l'aorte représente une véritable épreuve d'effort.

a. Indications

Elle est formelle et urgente devant l'existence d'une complication, crise fissuraire, ou *a fortiori* rupture anévrismale.

Elle est licite devant un anévrisme dont le diamètre dépasse 5 cm, et se discute à partir de 4 cm si celui-ci augmente rapidement de volume entre deux consultations successives, car le risque de rupture devient important dans ces cas.

♦ *Remarque* ♦ La mortalité pour un anévrisme opéré en urgence est de 50 % contre 4 % à froid.

b. Anatomie chirurgicale (Fig. 24.6 et 24.7)

L'aorte abdominale fait suite à l'aorte thoracique en passant entre les piliers du diaphragme et se termine à la hauteur de la 4e vertèbre lombaire en bifurcation iliaque.

C'est un élément rétropéritonéal plaqué contre le flanc antérolatéral gauche des vertèbres, en arrière du péritoine pariétal postérieur.

En arrière, elle répond aux veines lombaires gauches et à la terminaison de la veine iliaque gauche ; en avant, à la veine rénale gauche puis aux viscères de la cavité péritonéale (bloc duodénopancréatique, racine du mésentère, du mésocôlon transverse et sigmoïde).

Latéralement, ces rapports sont constitués par les chaînes sympathiques et l'appareil urinaire, ainsi qu'à droite par la veine cave inférieure.

Ces collatérales ont été évoquées plus haut, mais on retiendra plus particulièrement les artères rénales, la mésentérique inférieure, et les artères lombaires.

c. Installation

- Décubitus dorsal, patient rasé depuis les mamelons jusqu'à mi-cuisses.
- Patient sondé.
- Bras à 90° disponibles pour les anesthésistes.

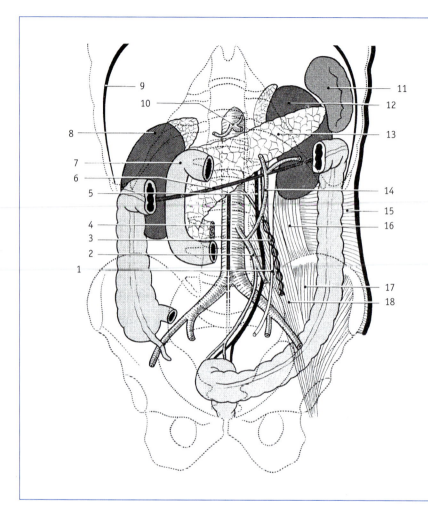

Fig. 24.6 – Rapports d'ensemble de l'aorte abdominale. Le côlon transverse est sectionné (extrait de Cady et Kron, *Anatomie du corps humain*, Fasc. 3, Maloine).

1. Uretère gauche
2. A. mésentérique inférieure
3. Vaisseaux spermatiques
4. Racine du mésodorsal primitif
5. V. mésentérique inférieure
6. Racine du mésocôlon transverse
7. Duodénum
8. Rein droit
9. Diaphragme
10. Tronc cœliaque
11. Rate
12. Rein gauche
13. Pancréas
14. A. colique supérieure gauche
15. M. transverse
16. M. carré des lombes
17. M. iliaque
18. M. psoas

- Arceau au-dessus de la tête du patient pour y accrocher la chaîne de la valve rétrosternale, ou pour certains, cadre de Bergeret.
- Billot transversal sous la pointe des omoplates.
- Champ comprenant la totalité de l'abdomen et les deux triangles de Scarpa.
- Cache-sexe.
- Aspiration, et Cell-saver®.
- Opérateur à la gauche du patient.
- Deux aides en face de l'opérateur, une instrumentiste à sa gauche, assistant aux pieds du malade.

d. Les temps opératoires

La voie d'abord décrite est la plus souvent réalisée à savoir la laparotomie, ou voie *transpéritonéale* par opposition aux voies *sous-péritonéales*.

La technique chirurgicale décrite sera la mise à plat greffe d'une prothèse aorto-aortique pour sa simplicité didactique.

VOIE D'ABORD

- Laparotomie médiane ou transversale selon les cas (**Fig. 24.8**).
- Incision cutanée et musculo-aponévrotique selon le même tracé.
- Ouverture du péritoine avec les précautions habituelles.
- Mise en place du système d'écarteurs autostatiques choisi (**Fig. 24.9**).
- Exposition de l'angle duodénojéjunal par éviscération (à droite) ou rangement des anses grêles (gouttière pariéto-colique droite et sous l'auvent costal). En bas, la vessie et le côlon sigmoïde seront également refoulés. Les viscères abdominaux ainsi écartés seront maintenus à l'aide de valve de Leriche et protégés par des champs humides.
- Ouverture du péritoine pariétal postérieur verticalement au bord gauche du 4e duodénum et poursuivie vers le bas à l'aplomb de l'aorte (**Fig. 24.10**).
- Les valves sont alors repositionnées en haut sous le bloc duodénopancréatique, en bas sous les replis péritonéaux.

INTERVENTIONS DE BASE DE LA CHIRURGIE ARTÉRIELLE PÉRIPHÉRIQUE

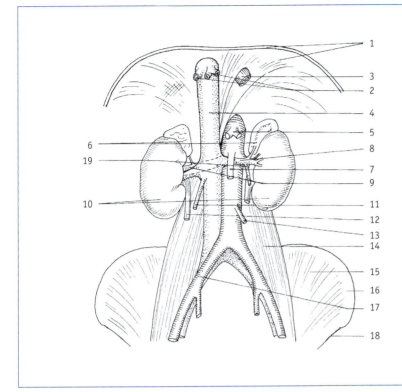

Fig. 24.7 – Aorte et veine cave inférieure.

1. Diaphragme
2. Vv. sus-hépatiques
3. Œsophage
4. V. cave inférieure
5. Tronc cœliaque
6. Capsules surrénales
7. A. mésentérique supérieure
8. V. rénale gauche
9. Aa. rénales
10. Reins
11. V. génitale droite
12. Uretère droit
13. A. mésentérique inférieure
14. M. psoas
15. M. iliaque
16. Crête iliaque
17. A. iliaque primitive droite
18. Arcade crurale
19. V. génitale gauche

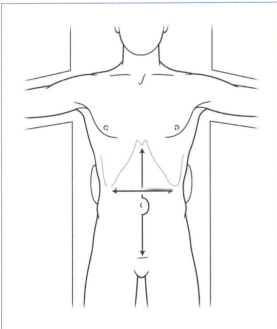

Fig. 24.8 – Installation et voie d'abord (incision).

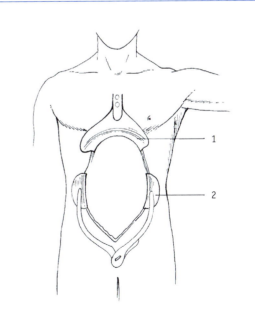

Fig. 24.9 – Mise en place des écarteurs pour l'exposition de la bifurcation aortique.

1. Valve rétrosternale
2. Écarteurs de Ricard

CHIRURGIE VASCULAIRE PÉRIPHÉRIQUE

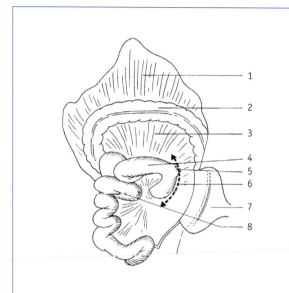

Fig. 24.10 – Éviscération et tracé de l'incision.
1. Grand épiploon
2. Côlon transverse ramené sur le thorax
3. Mésocôlon transverse
4. Duodénum
5. Angle de Treitz (avec le muscle de Treitz)
6. Tracé de l'incision sur D4
7. Valve
8. Grêle éviscéré

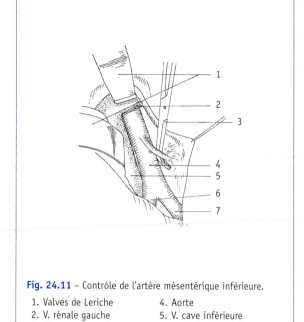

Fig. 24.11 – Contrôle de l'artère mésentérique inférieure.
1. Valves de Leriche
2. V. rénale gauche
3. Dissecteur passé sous l'artère mésentérique inférieure
4. Aorte
5. V. cave inférieure
6. A. iliaque primitive droite
7. A. iliaque primitive gauche

- L'exposition s'achève par dissection du tissu cellulograisseux pré-aortique en prenant garde d'objectiver l'artère mésentérique inférieure qui sera mise sur lacs et clampée par un bull-dog (**Fig. 24.11**), ainsi que les uretères qui croisent la face antérieure des artères iliaques primitives.
- La limite supérieure de l'abord est représentée par la veine rénale gauche, la limite inférieure par la bifurcation iliaque qui sera contrôlée par lacs.

MISE À PLAT GREFFE

- Héparinisation générale.
- Clampage aortique au ras de la veine rénale gauche (**Fig. 24.12**), anesthésistes prévenus.
- Ouverture longitudinale de l'anévrisme, aspiration à portée de la main (**Fig. 24.13**).
- Évacuation du thrombus mural à la main.
- Contrôle iliaque par clamps iliaques ou endovasculaires par sondes de Folley.
- Hémostase des artères lombaires par point en X par voie endoluminale avec fil tressé serti non résorbable 00 (**Fig. 24.14**).
- Section de l'anévrisme sur toute sa circonférence au niveau du collet aortique et selon son extension distale au niveau de la bifurcation ou sur les iliaques.
- La paroi postérieure de l'anévrisme est laissée en place.

- Mesure du diamètre aortique pour adapter celui de la prothèse (Dacron®).
- Confection première de l'anastomose proximale en termino-terminal au monobrin non résorbable 4/0 (**Fig. 24.15**).
- Héparinisation du corps de la prothèse, clampage de celle-ci avec clamp à prothèse.
- Mise en charge de l'anastomose supérieure, vérification de l'étanchéité.
- Recoupe distale de la prothèse.
- Confection de l'anastomose distale au niveau de la bifurcation en termino-terminal (**Fig. 24.16**).
- Purge avant de nouer le surjet.
- Déclampage progressif après avoir averti les anesthésistes.
- Vérification de l'hémostase.
- Réimplantation dans le corps de la prothèse de l'artère mésentérique inférieure au 7/0 avec loupe et instruments de microchirurgie (**Fig. 24.17**). Elle se fait sous clampage latéral partiel. La prothèse sera découpée au thermocuter pour éviter l'effilochage.

FIN DE L'INTERVENTION

- Compte des compresses et des cotons.
- Fermeture coque anévrismale sur la prothèse.
- Affaissement du billot.

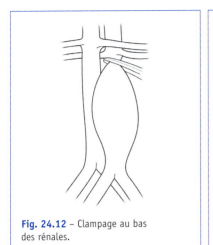

Fig. 24.12 – Clampage au bas des rénales.

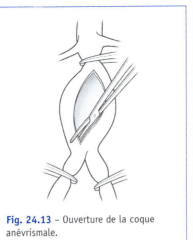

Fig. 24.13 – Ouverture de la coque anévrismale.

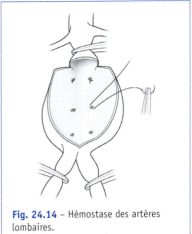

Fig. 24.14 – Hémostase des artères lombaires.

- Réparation du péritoine viscéral postérieur au résorbable 4/0.
- Rangement des anses intestinales.
- Fermeture pariétale selon les méthodes usuelles.
- Vérification du bon fonctionnement du montage par palpation des pouls distaux.

e. En pratique

L'extension anévrismale sur les axes iliaques conduit fréquemment à la mise en place de prothèses bifurquées, en Y inversé, aorto-bi-iliaques ou aorto-bi-fémorales. Certains points doivent alors être précisés.

- Pour *les prothèses aorto-bi-iliaques*. L'intervention diffère peu de celle décrite si l'anastomose distale du jambage se fait en termino-terminal sur l'iliaque primitive (**Fig. 24.18**). Par contre, en cas d'anastomose au niveau de l'iliaque externe, celle-ci peut se faire en termino-terminal, en cas de sacrifice de l'iliaque interne ou de réimplantation dans le jambage, mais aussi en termino-latéral, après ligature ou suture de l'iliaque primitive. Dans ce dernier cas l'iliaque interne sera vascularisée de façon rétrograde (**Fig. 24.19**).

- Pour *les prothèses aorto-bi-fémorales*. Le jambage sera tunnelisé vers le triangle de Scarpa en passant sous l'uretère et en prenant garde de ne pas lui imprimer de torsion. Mise en tension modérée de la prothèse pour l'ajuster (membre inférieur en extension). L'anastomose sera termino-latérale, l'artère iliaque interne sera réimplantée dans le jambage si possible.

Dans le cas particulier de l'anévrisme rompu, l'urgence est au clampage de l'aorte. Celui-ci peut être réalisé par voie transpéritonéale, ou en deux temps par clampage de l'aorte thoracique en premier (boîte *Thorax*).

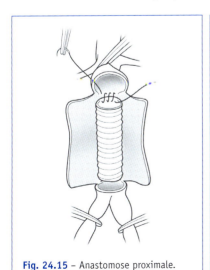

Fig. 24.15 – Anastomose proximale.

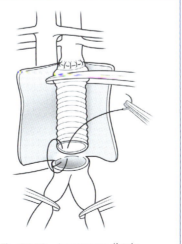

Fig. 24.16 – Anastomose distale du tube aorto-aortique.

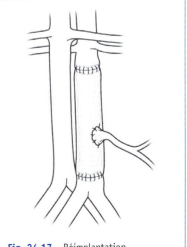

Fig. 24.17 – Réimplantation mésentérique inférieure.

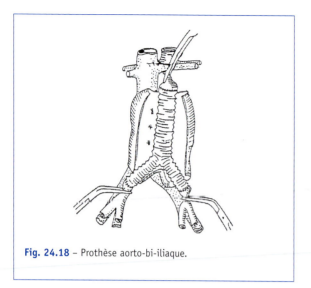

Fig. 24.18 – Prothèse aorto-bi-iliaque.

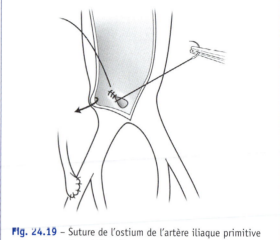

Fig. 24.19 – Suture de l'ostium de l'artère iliaque primitive en cas de pontage bifurqué.

Enfin, soulignons le développement récent de techniques endoluminales pour la prise en charge des anévrismes aortiques.

f. Fiche technique

- Boîte *Aorte* : grands clamps, clamps à prothèse.
- Boîte *Thorax* : écarteur à crémaillère de Finochietto, rugine, costotome.
- Porte-instruments.
- Valves gainées, champs humides.
- Mesureurs à prothèse.
- Instruments de microchirurgie, dilatateurs, clamps de Satinski, thermocuter (réimplantation mésentérique).

B. THROMBO-ENDARTÉRIECTOMIE DE L'AXE ILIAQUE

L'oblitération iliaque ou iliofémorale est une atteinte classique chez l'artéritique. Cliniquement, elle se traduira par une abolition du pouls fémoral, une claudication de la fesse (iliaque externe, fémorale commune) et une impuissance (iliaque interne). Si ce tableau est bilatéral, il définira le syndrome de Leriche et correspondra à une occlusion de la bifurcation aortique.

Il a été choisi de décrire une TEA unilatérale iliaque primitive par voie sous-péritonéale transverse de Rob.

a. Indications

L'indication opératoire repose sur le retentissement clinique des lésions, un stade II fort (périmètre serré) par exemple.

L'étendue de la TEA sera évaluée en préopératoire par des clichés d'artériographie, et par échoDoppler. On aura à l'esprit que c'est un segment vasculaire difficile à étudier, ce qui peut amener à modifier la prise en charge en peropératoire.

Ce geste peut également être décidé lorsqu'au décours d'une « fogartysation » des axes fémoraux, l'opacification de contrôle retrouve une lésion iliaque comme facteur déclenchant de la thrombose aiguë.

La TEA sera retenue de préférence chez le sujet jeune plutôt qu'un pontage.

Pour les lésions courtes, on lui préférera l'angioplastie transluminale.

b. Anatomie chirurgicale

L'axe iliaque débute à la bifurcation aortique par *l'artère iliaque primitive* (ou commune). À ce niveau, on notera les rapports postérieurs qui existent avec la veine iliaque commune gauche.

L'iliaque primitive se divise ensuite en *iliaque interne* (ou artère hypogastrique), à destination des éléments pelviens, et *iliaque externe* qui donne la fémorale commune sous l'arcade crurale.

L'axe iliaque est croisé à sa face antérieure par l'uretère, ainsi qu'à gauche par la racine du mésocôlon sigmoïde. Il repose à la face antéro-interne du muscle psoas, principal repère anatomique de la région. Plus externe, on retrouve le nerf crural et le fémorocutané.

c. Installation

- Décubitus dorsal, patient rasé depuis les mamelons jusqu'à mi-cuisses.
- Patient sondé.
- Bras à 90° disponibles pour les anesthésistes.
- Billot longitudinal côté à opérer, dégageant le flanc.
- Table radiotransparente, en dégageant la région iliaque.

- Champ comprenant la totalité de l'abdomen et les deux triangles de Scarpa, en dégageant bien le flanc du côté à opérer.
- Cache-sexe.
- Aspiration.
- Opérateur et instrumentiste côté à opérer, aides en face.

d. Les temps opératoires

- Voie d'abord.
- Incision cutanée allant de la pointe de la 12e côte, à un point situé deux travers de doigts sous l'ombilic (**Fig. 24.20**).
- Ouverture de l'aponévrose superficielle selon le même tracé. La gaine du grand droit est ouverte (**Fig. 24.21**).
- Les muscles obliques de l'abdomen sont dissociés dans l'axe de leurs fibres puis écartés par des Farabeuf.
- Ouverture de l'aponévrose postérieure du muscle transverse.
- Décollement du sac péritonéal au doigt et tampon monté, puis refoulement vers la ligne médiane. Il sera maintenu par l'aide au moyen de valves de Leriche.
- L'uretère doit suivre le sac péritonéal dans son décollement (**Fig. 24.22**).
- Une fois le muscle psoas repéré, on progresse à sa face antérieure jusqu'aux vaisseaux iliaques. À gauche, c'est l'artère iliaque primitive que l'on rencontre en premier ; à droite, ce sera la veine iliaque commune, avec en dedans l'artère.
- À gauche, on apercevra la mésentérique inférieure se tendre vers le haut.
- Mise sur lacs de l'iliaque primitive et de sa bifurcation (*cf.* **Fig. 24.22**).

THROMBO-ENDARTÉRIECTOMIE

- Héparinisation générale.
- Clampage externe (clamps iliaques) ou endovasculaire (sonde de Fogarty).
- TEA réalisée par *éversion* après transsection de la terminaison iliaque primitive, en l'absence de lésions au niveau de la bifurcation iliaque. Au contraire, si on retrouve une extension des lésions athéromateuses sur les iliaques externe et interne, une artériotomie longitudinale, à cheval sur l'iliaque primitive et externe, exposera l'ostium de l'iliaque interne et permettra de réaliser une TEA *à ciel ouvert* dans de bonnes conditions.
- La TEA est menée selon les techniques habituelles : décollement à la spatule, retrait du séquestre, vérification de l'arrêt, lavage, fixation de la plaque (points de Kunlin).

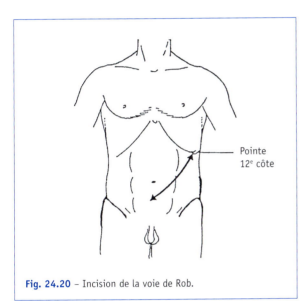

Pointe 12e côte

Fig. 24.20 – Incision de la voie de Rob.

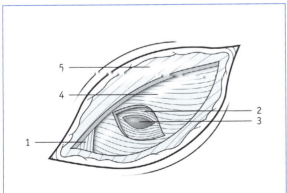

Fig. 24.21 – Dissociation des muscles obliques de l'abdomen.
1. M. grand droit
2. M. transverse
3. Sac péritonéal
4. M. petit oblique
5. M. grand oblique

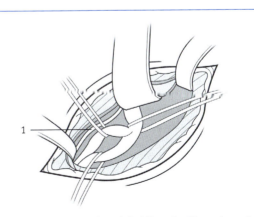

Fig. 24.22 – Mise sur lacs de la bifurcation iliaque (on voit l'uretère accolé au sac péritonéal).
1. Uretère

CHIRURGIE VASCULAIRE PÉRIPHÉRIQUE

FIN DE L'INTERVENTION

- Fermeture de l'artériotomie avec les précautions d'usage.
- Purge de chaque segment artériel, le surjet est noué.
- Vérification de l'hémostase.
- Vérification de l'efficacité du geste : palpation du pouls fémoral et parfois artériographie sur table.
- Compte des compresses.
- Drainage aspiratif par Redon® (au besoin).
- Suture d'une éventuelle brèche péritonéale au résorbable 3/0.
- Fermeture de la voie d'abord plan par plan.

♦ *Remarques* ♦ Cette chirurgie a été progressivement supplantée par l'angioplastie transluminale, même pour des lésions étendues ou touchant la bifurcation iliaque. Des techniques d'endartériectomie iliofémorale ont été décrites, qui nécessitent un abord fémoral supplémentaire. Dans ce cas, la TEA iliaque externe est menée à partir de la fémorale commune, et poursuivie aux anneaux de Vollmar jusqu'à rejoindre l'artériotomie iliaque. Toutefois, on remarquera que la jonction iliofémorale est un segment sur lequel surviennent plus fréquemment des resténoses ou thromboses tardives. Certains préféreront pour cette raison un remplacement prothétique à ce niveau.

e. Fiche technique

- Boîte *Aorte* : Leriche, Ricard, clamps iliaques, instruments longs.
- Boîte *Vasculaire périphérique* : instruments fins ; Potts, Martel, spatules fines, loupes, Cushing, porte-aiguilles fins.
- Sondes de Fogarty n° 5/7.
- Produit de contraste dilué, écran plombé.

3. CHIRURGIE DU TRÉPIED FÉMORAL

C'est l'abord le plus courant de la chirurgie vasculaire, car le trépied fémoral est le passage quasi obligatoire de toute revascularisation artérielle des membres inférieurs. Il faut traiter avec beaucoup de soin chaque étape de cet abord afin d'éviter une complication locale (désunion cutanée, lymphorrée) pouvant elle-même évoluer vers l'infection d'une prothèse sous-jacente.

A. INDICATIONS

a. Chirurgie localisée du trépied fémoral

- Sténose fémorale commune ou fémorale profonde.
- Anévrisme fémoral commun (rare).
- Complication tardive d'une anastomose (faux anévrisme, re-sténose).
- Complication d'une ponction fémorale pour artériographie ou dilatation (faux anévrisme, fistule artérioveineuse).
- Embolectomie à la sonde de Fogarty.

b. Chirurgie de rencontre

- Zone d'arrivée ou de départ d'un pontage (aorto-ilio-fémoral, fémoral croisé, axillofémoral, fémoropoplité ou jambier) ;
- Canulation fémorale lors d'une circulation extracorporelle.

B. ANATOMIE CHIRURGICALE DU TRÉPIED FÉMORAL (Fig. 24.23)

Le trépied fémoral est composé de l'artère fémorale commune, de l'artère fémorale profonde et de l'origine de l'artère fémorale superficielle. Il se situe dans la région située à l'origine de la cuisse que l'on appelle le triangle de Scarpa.
Il est limité en haut par l'arcade crurale qui marque la transition entre l'artère iliaque externe et l'artère fémorale commune.
Les rapports internes sont les veines fémorales et la veine saphène interne (plus superficielle). Les rapports externes sont le muscle couturier et le nerf fémoral, dont des branches sensitives passent très près du trépied fémoral.
La lame ganglionnaire, composée d'une quinzaine de ganglions, s'étend de la crosse de la veine saphène interne au bord interne du muscle couturier.
L'artère fémorale profonde naît de la face postéro-externe de l'artère fémorale commune et vascularise la cuisse. L'artère fémorale superficielle débouche sur l'artère poplitée qui vascularise la jambe et le pied. En cas d'occlusion de l'artère fémorale superficielle (fréquent), l'artère fémorale profonde peut développer en quelques mois ses collatérales allant vers l'artère poplitée.

C. L'INTERVENTION

a. Installation

- Rasage de la région péri-ombilicale au genou, pubis compris.
- Décubitus dorsal.
- Pack universel et cache-sexe.
- En cas d'obésité, traction de l'abdomen vers le haut avec un Élastoplast® pour dégager le pli de l'aine.
- Opérateur du côté à opérer, aide en face.

b. Les temps opératoires

ABORD (Fig. 24.24 et 24.25)

- Incision cutanée sur le relief du muscle couturier, débutant au pli de l'aine et descendant sur 10 cm. Écarteurs de Farabeuf pour l'aide.

INTERVENTIONS DE BASE DE LA CHIRURGIE ARTÉRIELLE PÉRIPHÉRIQUE

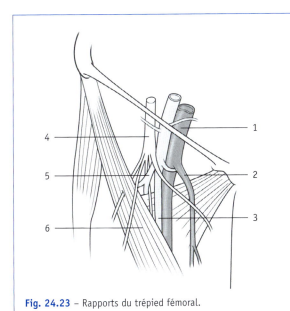

Fig. 24.23 – Rapports du trépied fémoral.
1. V. fémorale commune
2. V. saphène interne
3. A. fémorale superficielle
4. N. crural
5. A. fémorale profonde
6. M. couturier

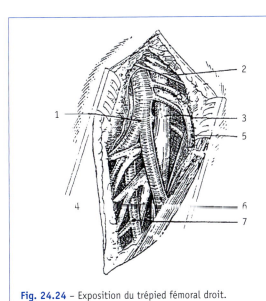

Fig. 24.24 – Exposition du trépied fémoral droit.
1. A. fémorale commune
2. Arcade crurale
3. V. fémorale commune
4. V. fémorale profonde
5. V. saphène interne
6. A. fémorale superficielle
7. A. fémorale profonde

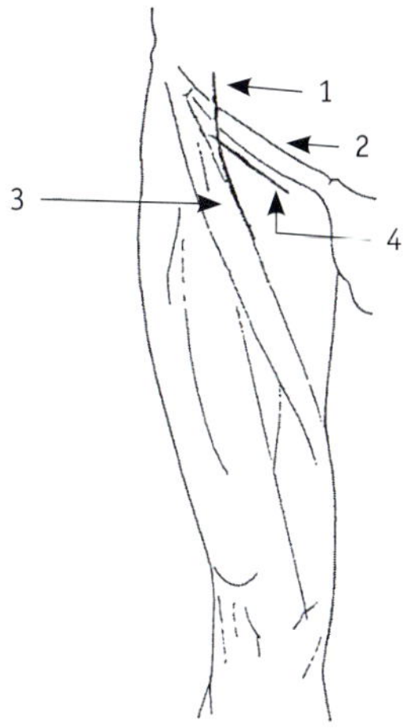

Fig. 24.25 – Abord du trépied fémoral.
1. Voie d'abord externe du trépied fémoral
2. Arcade crurale
3. M. couturier
4. Abord parallèle à l'arcade crurale

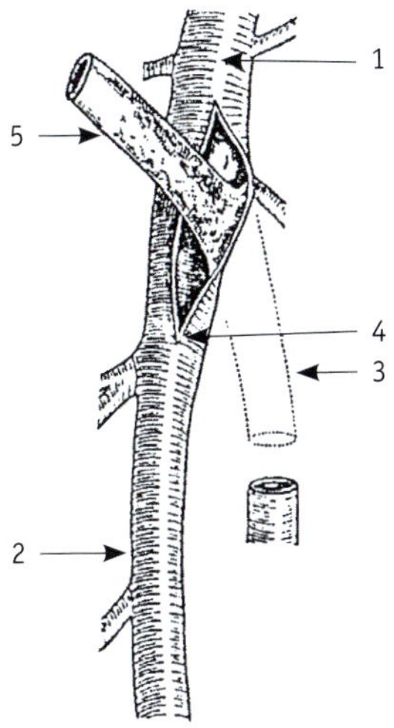

Fig. 24.26 – Endartériectomie du trépied fémoral.
1. A. fémorale commune
2. A. fémorale profonde
3. A. fémorale superficielle (transsection)
4. Artérotomie fémorale commune prolongée sur l'a. fémorale profonde
5. Endartériectomie par éversion de l'a. fémorale superficielle

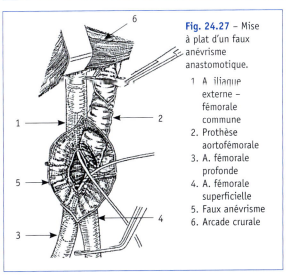

Fig. 24.27 – Mise à plat d'un faux anévrisme anastomotique.
1. A. iliaque externe – fémorale commune
2. Prothèse aortofémorale
3. A. fémorale profonde
4. A. fémorale superficielle
5. Faux anévrisme
6. Arcade crurale

- Incision du plan sous-cutané au bistouri à lame à l'aplomb, jusqu'à l'aponévrose du muscle couturier, qui est disséqué sur sa face interne sans l'ouvrir (risque de lésion nerveuse).
- Hémostase sélective par clips et bistouri électrique.
- Mise en place d'un écarteur de Beckmann entre en dedans toute la lame ganglionnaire, et en dehors la face interne du muscle couturier.
- L'ouverture de l'aponévrose fémorale permet d'aborder la gaine vasculaire qui est disséquée en haut jusqu'à l'arcade crurale.
- Mise sur lacs des artères fémorales commune, superficielle puis profonde.
- *Vessel loop* passés en Blalock sur les collatérales de l'artère fémorale commune.
- La dissection de l'artère fémorale profonde peut être réalisée sur plusieurs centimètres en aval. Il faut lier les branches veineuses de la veine fémorale profonde qui la précroise.
- Pour l'exposition de la partie haute de l'artère fémorale commune, il faut un écarteur de Farabeuf ; chez l'obèse, prévoir des Farabeuf de gros modèle (ou une valve vaginale) glissés sous l'arcade crurale.
- Cet abord externe du trépied fémoral permet de ne pas traumatiser la lame ganglionnaire (risque de lymphocèle ou lymphorrée). Il peut être étendu en aval à la demande, et en haut après section de l'arcade crurale.
- Lorsqu'on prélève la veine saphène interne pour réaliser un pontage fémoropoplité ou jambier, on peut réaliser un abord interne, centré sur celle-ci.
- Dans le cas où seul le contrôle de l'artère fémorale commune est nécessaire (embolectomie par exemple), on se limitera à un abord parallèle à l'arcade crurale, de 5 cm de longueur.

GESTE ARTÉRIEL (Fig. 24.26)

Thrombo-endartériectomie du trépied fémoral

- Après héparinisation par voie générale, clampage des trois artères fémorales.
- Artériotomie longitudinale sur la fémorale commune, se dirigeant sur la fémorale profonde (bistouri lame 11, ciseaux fins).
- Décollement à ciel ouvert du séquestre à la spatule (fine puis grosse). Ablation du séquestre avec éventuelle transsection d'amont et d'aval (ciseaux à adapter en fonction de la calcification du séquestre).
- Lavage au sérum et éventuel complément d'endartériectomie (épluchage avec petites compresses mouillées, Halstead, De Bakey ou Cushing).
- Fixation de la zone d'arrêt de la TEA si l'endartère d'aval se décolle lors de seringuage sous pression par des points de Kunlin (6/0 ou 7/0).

- Fermeture de l'artériotomie par suture directe ou sur patch (5 à 7/0).
- Purge d'amont et d'aval avant de nouer les deux hémisurjets.
- Déclampage et vérification de l'étanchéité.
- S'il existe une sténose sur les premiers centimètres de la fémorale superficielle, on réalise une transsection de la fémorale superficielle en zone saine (quelques centimètres). La TEA est faite par éversion (spatule), puis on anastomose les deux segments de la fémorale superficielle par surjet de 6/0 ou 7/0.
- Un ou deux drains de Redon.
- Fermeture de la voie d'abord.
- Pansement.

Mise à plat d'un faux anévrisme anastomotique (sur prothèse aortofémorale) (Fig. 24.27)

Une pince à disséquer de type Rézano permet une meilleure préhension de tissus cicatriciels (réabord). Prévoir plusieurs ligatures serties (5 ou 6/0) pour d'éventuelles plaies veineuses lors de la dissection.

On réduit la redissection du trépied fémoral au minimum (risque de plaie veineuse en dedans, de plaie nerveuse en dehors).

- Le premier temps est de découvrir la terminaison de la prothèse juste en amont du faux anévrisme, au ras de l'arcade crurale, puis la fémorale superficielle quelques centimètres après son origine, en zone vierge. On évite de disséquer l'artère fémorale commune où siègent en général l'anastomose et le faux anévrisme, ainsi que l'artère fémorale profonde qui est située à sa face postérieure (risque de la léser et de réaliser des plaies veineuses).
- Héparinisation par voie générale.
- Clampage de la terminaison de la prothèse, et de la fémorale superficielle.
- Ouverture de l'anastomose et du faux anévrisme, et repérage de l'ostium de la fémorale profonde (aspirateur efficace).
- Clampage par sonde de Fogarty de la fémorale profonde et de l'iliaque externe.
- Résection de toute la zone pathologique.
- Ligature de l'iliaque externe (surjet 5/0).
- Rétablissement de la continuité par interposition d'une prothèse (PTFE 6 ou 8) entre en haut la prothèse clampée, et en bas la fémorale commune (5 ou 6/0).
- Purge et déclampage.
- Un ou deux drains de Redon.
- Fermeture de la voie d'abord.
- Pansement.

◆ *Remarques* ◆ Lorsque l'abord du Scarpa est un des multiples temps d'une intervention (ex. : pontage aorto-bi-fémoral), il

INTERVENTIONS DE BASE DE LA CHIRURGIE ARTÉRIELLE PÉRIPHÉRIQUE

faut desserrer le Beckmann dès que le geste est terminé sur le Scarpa (risque d'ischémie cutanée).

c. Fiche technique : boîte *Vasculaire périphérique*

- Clamps à prothèse (pour mise à plat d'un faux anévrisme).
- Prévoir sonde de Fogarty 5 et 7.

4. PONTAGES FÉMOROPOPLITÉS ET FÉMOROJAMBIERS

Les revascularisations fémoropoplitées et jambières sont des interventions courantes. Lorsque le pontage dépasse l'articulation du genou, il faut tout faire pour réaliser celui-ci avec une veine. Les pontages veineux donnent dans ces interventions d'excellents résultats, alors que ceux réalisés avec une prothèse (PTFE) sont plus aléatoires. La présence d'une veine de bonne qualité autorise toutes les audaces (pontage très distal, sur les artères du pied). Néanmoins, l'échec d'un pontage distal aggrave la symptomatologie préopératoire, ce qui peut conduire à une amputation.

a. Indications

Toute ischémie critique (stade III ou IV de Leriche et Fontaine) doit être explorée à la recherche d'une artère poplitée ou de jambe pontable, afin de sauver le membre. Les seules contre-indications sont le sujet grabataire et la présence de nécroses trop importantes, en particulier du talon.

Par contre, pour les stades II (claudication), il est illicite de réaliser un tel pontage sans avoir essayé un traitement médical optimal (sevrage tabagique, traitement des autres facteurs de risque, rééducation de la marche, etc.), qui permet le plus souvent une guérison par le développement des artères collatérales.

Du point de vue anatomique, il faut que l'axe d'amont soit normal (pas de sténose aorto-iliaque), et qu'en dessous de la thrombose fémorale superficielle, un axe artériel perméable (poplité ou jambier) existe.

b. Anatomie chirurgicale (Fig. 24.28)

L'artère fémorale superficielle chemine à la partie antéro-interne de la cuisse. Elle devient poplitée haute au niveau du canal de Hunter où elle a un rapport intime avec l'anneau fibreux du muscle grand adducteur. L'artère poplitée, située en arrière du genou se divise en trois segments : haute, rétro-articulaire et basse.

La poplitée basse donne les trois artères de jambes :
- la tibiale antérieure qui traverse la membrane interosseuse et descend dans la loge antéro-externe pour donner l'artère pédieuse à la face antérieure du pied ;

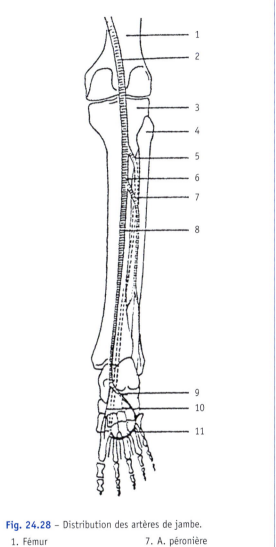

Fig. 24.28 – Distribution des artères de jambe.

1. Fémur
2. A. poplitée
3. Tibia
4. Péroné
5. A. tibiale antérieure
6. Tronc tibiopéronier
7. A. péronière
8. A. tibiale postérieure
9. A. plantaire externe
10. A. plantaire interne
11. Arcade plantaire

- le tronc tibiopéronier se divise en péronière (artère profonde et s'arrêtant au niveau des malléoles), et la tibiale postérieure qui descend en arrière de la malléole interne et se terminant à la face interne du pied.

Chaque artère de jambe est accompagnée de deux veines du même nom.

La veine utilisée pour ces pontages est la veine saphène interne homolatérale. Elle débute en avant de la malléole interne, monte verticalement en arrière du tibia, contourne en arrière la face latérale du condyle interne du fémur, puis monte

CHIRURGIE VASCULAIRE PÉRIPHÉRIQUE

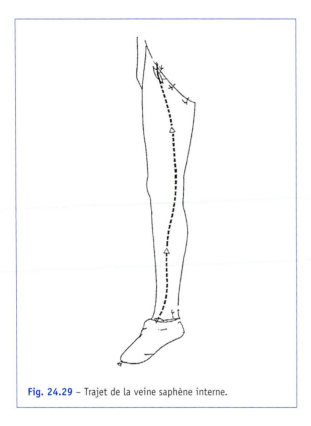

Fig. 24.29 – Trajet de la veine saphène interne.

à la face interne de la cuisse. Elle se termine dans la veine fémorale commune, 4 cm sous l'arcade crurale, en décrivant une crosse (**Fig. 24.29**).

c. Installation

- Rasage de l'ombilic aux orteils, pubis compris.
- Les zones nécrotiques ou infectées au niveau du pied sont enveloppées dans un stéridrap.
- Le membre inférieur est complètement badigeonné dans un jersey stérile.
- Pack de champs en U.
- Cache-sexe.
- En cas de prélèvement veineux complémentaire, prévoir un champs englobant le membre inférieur controlatéral supérieur (table à bras).

d. Les temps opératoires

VOIES D'ABORD DE L'ARTÈRE POPLITÉE (**Fig. 24.30** à **24.32**)

Pour la *poplitée basse*, l'incision cutanée chemine 1 à 2 cm en arrière du bord interne du tibia, à la partie haute de la jambe, et s'arrête en arrière du condyle fémoral interne. On découvre la veine saphène interne, qu'il faut récliner. Incision de l'aponévrose jambière et décollement du muscle jumeau interne de la face postérieure du tibia (mise en place du Beckmann). La partie haute de l'abord est limitée par les tendons des muscles de la patte d'oie, qui peuvent être sectionnés au besoin. Au fond du décollement, la gaine vasculaire est incisée. Le nerf sciatique poplité interne est plus postérieur. Il faut séparer l'artère des deux veines qui l'accompagnent et poursuivre vers le bas jusqu'à la naissance de l'artère tibiale antérieure et le tronc tibiopéronier où débute l'arcade du soléaire.

Pour la *poplitée haute*, l'incision cutanée débute en arrière du condyle fémoral interne, et se dirige en haut sur le relief du muscle couturier (10 cm). La veine saphène interne est respectée. On pénètre en avant ou en arrière du muscle couturier (mise en place du Beckmann) pour découvrir le tendon du muscle grand adducteur. La section de ce tendon permet d'exposer la jonction fémorale superficielle-poplitée haute. En aval de ce tendon, la poplitée est facilement repérée dans un espace cellulograisseux.

VOIES D'ABORD DES ARTÈRES DE JAMBE

L'artère tibiale antérieure peut être abordée de son origine jusqu'à la pédieuse. L'incision cutanée passe au milieu de la loge antéro-externe de la jambe (8 cm). L'aponévrose incisée, on découvre aisément l'artère entre le muscle tibial antérieur et le long extenseur des orteils (**Fig. 24.33**).

L'artère tibiale postérieure peut être abordée de son origine jusqu'à sa partie rétromalléolaire par voie interne. Pour ses deux tiers proximaux, l'incision cutanée est celle de la veine saphène interne. Après ouverture de l'aponévrose, on récline en arrière le muscle jumeau interne puis on désinsère le muscle soléaire en arrière du tibia. L'artère tibiale postérieure est découverte en incisant l'aponévrose profonde. Pour son tiers inférieur, l'incision cutanée se fait en arrière de la malléole interne (**Fig. 24.34**).

L'artère péronière est abordée par voie interne dans sa moitié proximale comme pour l'artère tibiale postérieure mais elle y est plus profonde. Pour son abord du tiers moyen et distal, l'incision cutanée sera externe, centrée sur le péroné. Après libération à la rugine, le péroné sera réséqué sur 8 cm (scie de Gigli), permettant de découvrir l'artère péronière.

GESTE ARTÉRIEL

- Abord du trépied fémoral et de l'artère distale (poplitée, artère de jambe).
- Prélèvement de la veine saphène interne : saphène crurale pour un pontage fémoropoplité haut, saphène crurale et jambière pour un pontage fémorojambier. Ligature des collatérales (fil ou clip), ligature ou surjet sur la crosse (5/0). La veine est alors lavée et testée sous tension (sérum hépariné). Réparations d'éventuelles fuites ou zones ectasiques (6/0 ou 7/0) (**Fig. 24.35**).
- Héparinisation par voie générale.
- Triple clampage du trépied fémoral.
- Artériotomie longitudinale sur la fémorale commune.

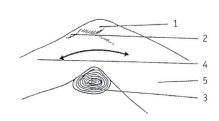

Fig. 24.30 – Tracé de l'incision.

1. Saillie de la rotule
2. Saillie de la tubérosité tibiale antérieure
3. Rouleau d'alèses stériles maintenant le genou en semi-flexion
4. Jambe
5. Cuisse

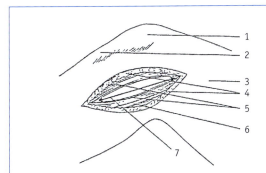

Fig. 24.31 – Les plans superficiels.

1. Saillie de la rotule
2. Saillie de la tubérosité tibiale antérieure
3. Cuisse
4. Tissus cellulaires sous-cutanés
5. Fascia
6. V. saphène interne réclinée
7. Incision de l'aponévrose

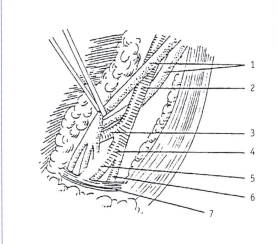

Fig. 24.32 – Abord de l'artère poplitée.

1. Vv. poplitées
2. A. poplitée basse
3. A. tibiale antérieure
4. Tronc tibiopéronier
5. A. péronière
6. A. tibiale postérieure
7. Arcade du soléaire

- La crosse de la saphène est anastomosée avec la fémorale commune (5/0 ou 6/0). Pour les pontages fémoropoplités, si le calibre de la veine est constant, la crosse de la saphène peut être anastomosée à l'artère poplitée, en position dite inversée.

- Déclampage et dévalvulation (dévalvuleur de diamètre 2,5 mm ou 3,5 mm), sauf si la veine est en position inversée.

- Héparinisation de la veine.

- Tunnelisation de la veine en position anatomique (le long de l'axe fémoropoplité) ou extra-anatomique (sous-cutané externe ou interne).

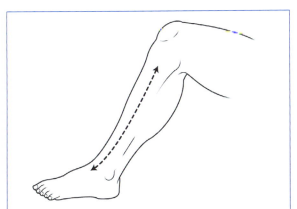

Fig. 24.33 – Ligne d'incision de l'artère tibiale antérieure.

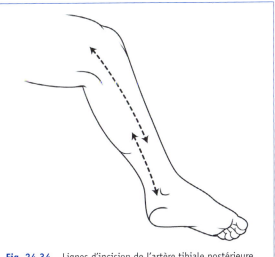

Fig. 24.34 – Lignes d'incision de l'artère tibiale postérieure.

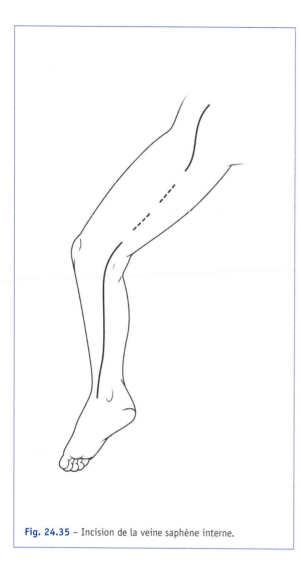

Fig. 24.35 – Incision de la veine saphène interne.

- Clampage de l'artère distale. Pour les artères de jambes, le clampage par la bande d'Esmach permet de réaliser l'artériotomie et l'anastomose sans traumatisme artériel. Elle est serrée du pied jusqu'au genou, membre surélevé, afin de vider la jambe de son sang. La partie distale est desserrée en ne laissant que la partie au niveau du genou serrée comme un garrot. Lorsque l'artère est souple, on peut la clamper par des clamps microchirurgicaux.
- Anastomose distale (7/0) à l'aide d'instruments microchirurgicaux.
- Purge et déclampage.
- Contrôle du pontage, au mieux par une artériographie sur table.
- Un Redon au Scarpa, un sur l'anastomose distale et deux pour le prélèvement de la veine saphène interne.
- Pansement.

♦ *Remarques* ♦ Le point de départ de ces pontages est en règle générale la fémorale commune, mais peut être aussi la fémorale superficielle ou la poplitée.

Le prélèvement de toute la veine saphène interne peut être évité dans les pontages *in situ* dévalvulés. Seules les deux extrémités du pontage sont disséquées pour réaliser les anastomoses avec l'artère correspondante. Les branches veineuses collatérales sont repérées par artériographie ou angioscopie et liées par des contre-incisions électives.

En cas de veine saphène interne défectueuse ou déjà utilisée, on s'efforcera de trouver une autre veine (saphène interne controlatérale, veine du bras, saphène externe). En cas d'utilisation d'une prothèse pour un pontage passant le genou, il faut interposer un segment veineux entre la prothèse et l'anastomose distale : pontage composite ou coiffe (*cuff*).

e. Fiche technique : boîte *Vasculaire périphérique*

- Sonde de Fogarty 3 et 5.
- Tunnelisateur.
- Billot stérile pour positionner la jambe.
- Instruments de microchirurgie pour l'anastomose jambière.
- Prothèse et clamps à prothèse.
- Dévalvuleurs.

5. « FOGARTYSATION »

C'est une intervention permettant de retirer un caillot frais d'une artère à l'aide d'une sonde de Fogarty (sonde à ballonnet). Ce caillot peut être un embole, mais aussi un thrombus récent non adhérant à l'intima. Cette technique décrite pour les embolectomies a également prouvé son utilité dans le *retrait du thrombus récent* (thrombectomie), ce qui représente dorénavant sa *principale indication*.

Les deux abords les plus fréquemment réalisés étant celui de l'artère humérale et celui de l'artère fémorale.

L'indication peut porter sur une *artère saine*, l'occlusion correspondant à un embole ou à une thrombose récente postcathétérisation, posttraumatique, par allergie à l'héparine, ou peropératoire (clampage).

Quand l'indication portera sur une *artère pathologique*, l'occlusion pourra en plus correspondre à l'évolution d'une sténose vers la thrombose.

Devant une ischémie aiguë, cette intervention sera réalisée au mieux avant la sixième heure.

♦ *Remarque* ♦ La technique d'embolectomie sur artère saine sera décrite, respectivement, au niveau du membre supérieur, puis inférieur.

A. EMBOLECTOMIE HUMÉRALE

a. Anatomie chirurgicale (Fig. 24.36)

L'artère humérale fait suite à l'artère axillaire sous le tendon du muscle grand pectoral et se divise en artères radiale et cubitale au pli du coude sous l'expansion aponévrotique du biceps. Sa direction est donc celle d'une ligne réunissant le creux de l'aisselle et le milieu du pli du coude.

Elle circule dans le canal brachial de Cruveilhier constitué en arrière par la cloison intermusculaire, en dehors par le coraco-brachial et le brachial antérieur, en haut par le court biceps et en dedans par l'aponévrose superficielle et la peau.

Elle est accompagnée de deux veines satellites et de nerfs : le nerf médian sur tout sa longueur croisant sa face interne, et le nerf cubital à son origine qui fuit progressivement dans la loge postérieure à travers la cloison intermusculaire interne.

b. Installation

- Décubitus dorsal.
- Membre supérieur à 90° sur une table à bras radiotransparente en extension et supination.
- Membre rasé y compris creux de l'aisselle.
- Opérateur entre bras et thorax, aide en face, instrumentiste en bout de table.
- Membre dans un jersey, champs percé ou champs en U remontant jusqu'au creux de l'aisselle.

c. Les temps opératoires

VOIE D'ABORD (Fig. 24.37 et 24.38)

- L'abord le plus couramment réalisé pour l'artère humérale se fait au tiers moyen.
- L'incision se fait sur une ligne joignant le creux de l'aisselle et le milieu du pli du coude, entre les reliefs bicipital et tricipital, légèrement décalé en avant pour éviter la veine basilique. Elle débute à la jonction 1/3 supérieur – 1/3 moyen et mesure 5 à 6 cm.
- Une fois l'aponévrose brachiale superficielle ouverte, le biceps est récliné en dehors et le paquet vasculo-nerveux apparaît, le canal brachial de Cruveilhier venant d'être ouvert.
- La gaine périvasculaire est alors ouverte. Le premier élément du pédicule étant le médian croisant la face interne de l'artère humérale, celui-ci est récliné en dehors.
- L'artère est alors isolée de ses veines satellites et mise sur lacs, ses collatérales sont contrôlées par des bull-dogs ou des lacs passés en Blalock.

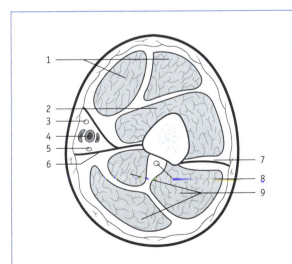

Fig. 24.36 – Coupe du tiers moyen du bras droit.
1. Biceps
2. Brachial antérieur
3. Nerf médian
4. A. humérale (dans le canal de Cruveilhier)
5. Nerf cubital
6. Cloison intermusculaire interne
7. Cloison intermusculaire externe
8. Radial
9. Triceps

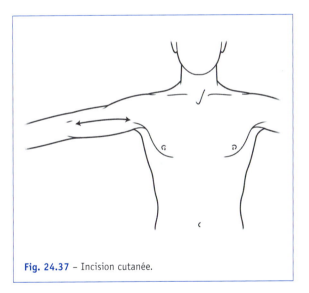

Fig. 24.37 – Incision cutanée.

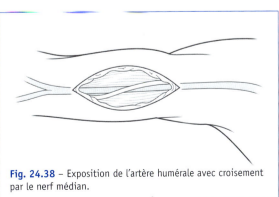

Fig. 24.38 – Exposition de l'artère humérale avec croisement par le nerf médian.

CHIRURGIE VASCULAIRE PÉRIPHÉRIQUE

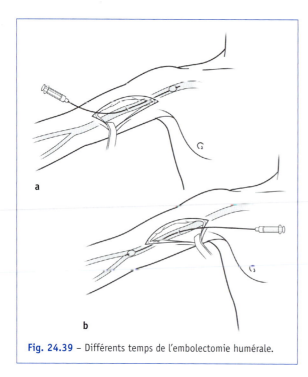

Fig. 24.39 – Différents temps de l'embolectomie humérale.

EMBOLECTOMIE (Fig. 24.39)

- Héparinisation générale.
- Clampage de l'artère en amont et en aval de la future artériotomie.
- Artériotomie transversale.
- Le ballonnet de la sonde est testé (Fogarty n° 3).
- La sonde est introduite par l'artériotomie vers l'amont en ouvrant le clamp. Le ballonnet gonflé, on retire lentement la sonde en ramenant le caillot par l'artériotomie. Cette opération est renouvelée jusqu'à l'obtention de flux sanguin satisfaisant. Le geste peut être complété par une injection *in situ* d'héparine ou de fibrinolytique. Le clamp est alors resserré.
- Étude macroscopique du caillot, habituellement noir. Blanc, il devra faire évoquer un thrombus plaquettaire pouvant correspondre à une allergie à l'héparine. Au moindre doute, on réalisera une étude anatomopathologique du caillot.
- La même manœuvre est réalisée vers l'aval.
- Artériographie peropératoire pour s'assurer de l'absence de caillots résiduels ou de lésion liée à la fogartysation et pour dépister une sténose, ou un anévrisme d'amont à l'origine de l'embole.
- En cas de spasme artériel, injection *in situ* de vasodilatateurs.

FIN DE L'INTERVENTION

- Purge, fermeture de l'artériotomie par des points séparés (6/0 ou 7/0), vérification de l'hémostase, drainage, fermeture plan par plan, pansement non compressif.

- Vérification des pouls distaux, de la recoloration, du réchauffement.
- Héparine et vasodilatateurs en postopératoire.

♦ *Remarques* ♦ Le ballonnet peut être gonflé à l'eau ou à l'air, l'air semblant moins traumatisant pour la paroi artérielle. Il appartient à l'instrumentiste de le tester, et de ne pas dépasser le volume maximum autorisé pour le ballonnet avec la seringue.

En cas d'ischémie distale résiduelle, possibilité de réaliser une sympathectomie thoracique.

On rapprochera des embolectomies humérales décrites, les thrombectomies sur artère saine dont l'indication la plus fréquente est la thrombose postcathétérisation.

d. Fiche technique : boîte *Vasculaire périphérique*

- Fogarty n° 3.
- Seringues 20 cc et canule à bout olivaire.
- Héparine diluée avec du sérum physiologique 1 mg/20 cc.
- Fibrinolytique : Urokinase (seringue différente de l'héparine).
- Vasodilatateur : Papaverine (seringue différente de l'héparine).
- Seringue 50 cc pour produit de contraste.
- Tablier de plomb ou écran.

B. EMBOLECTOMIE FÉMOROPOPLITÉE

L'embolie fémoropoplitée est la localisation la plus fréquente. Elle est accessible à une fogartysation à partir de la fémorale commune, mais justifie un bilan lésionnel pré- ou peropératoire (selon l'urgence) à la recherche d'embole jambier ou de thrombose extensive dont la présence imposera une attitude complémentaire.

a. Anatomie chirurgicale

La vascularisation des membres inférieurs se fait à partir d'un axe de transfert ilio-fémoro-poplité (iliaque externe, fémorale commune, fémorale superficielle, poplitée) et de deux réseaux de distribution : un pour la cuisse grâce à la fémorale profonde à partir du trépied fémoral et un pour la jambe grâce aux trois artères jambières naissant de l'artère poplitée.

L'abord du trépied fémoral au Scarpa et l'abord poplité bas sont donc deux zones anatomiques stratégiques pour la désoblitération artérielle d'un membre inférieur selon l'étendue de l'embolie.

b. Installation

- Décubitus dorsal, membre inférieur rasé jusqu'à la racine.
- Membre inférieur entier dans le champ opératoire dans un jersey stérile.

- Cache-sexe et champs en U remontant jusqu'à la racine du membre.
- Si on prévoit un abord poplité un champ stérile sera roulé sous le genou pour le soutenir.
- Pour le Scarpa : opérateur côté à opérer. Pour l'abord poplité bas : opérateur en face. L'aide est du côté opposé à l'opérateur, l'instrumentiste du même côté.
- En cas d'artériographie peropératoire, porter un tablier ou prévoir un écran et s'assurer que la table est radiotransparente.

c. Les temps opératoires

PRISE EN CHARGE DU TRÉPIED

Voie d'abord
- Abord du trépied fémoral selon la technique habituelle.
- Mise sur lacs du trépied et contrôle des collatérales (**Fig. 24.40**).

Embolectomie (**Fig. 24.41**).
- Héparinisation générale.
- Clampage des fémorales commune, superficielle, et profonde.
- ♦ *Remarque* ♦ Selon le risque de fragmentation du caillot, contrôle d'amont au doigt et clampage d'aval après désoblitération.
- Artériotomie transversale réalisée sur la fémorale commune à sa face antérieure 1 cm en amont de l'ostium de la fémorale profonde. Extraction du caillot et étude macroscopique de celui-ci.
- On vérifie alors si la paroi artérielle est saine.
- Embolectomie selon la méthode habituelle successivement de l'axe fémoral superficiel (Fogarty n° 3 ou 5), profond (n° 3 ou 5), et iliaque (n° 7).
- Héparinisation *in situ*.

Fin de l'intervention
- *Artériographie sur table* : fémorale commune clampée, injection de 20 cc de produit de contraste dans la fémorale superficielle puis profonde, clichés pris avec l'appareil portable permettant de visualiser tout le membre inférieur (grand format), complétée des clichés tardifs distaux. On recherchera : un embole résiduel, une lésion liée au passage de la sonde, une artère pathologique (diagnostic différentiel).
- En cas d'emboles résiduels, *on complète la désobstruction* à partir du trépied ou par un abord poplité bas.
- En cas de résultat satisfaisant, *on referme l'artériotomie* par deux hémisurjets de Prolène® 6/0 ; vérification de l'hémostase ; fermeture plan par plan sur drainage aspiratif.
- En postopératoire, surveillance du pouls, de la recoloration, du réchauffement, de l'œdème de revascularisation. Prescription de vasodilatateurs, d'héparine.

PRISE EN CHARGE POPLITÉE BASSE

Elle peut être décidée d'emblée devant un tableau clinique évocateur d'une ischémie distale ou sur des clichés d'artériographie préopératoire objectivant un embole poplité et jambier. Elle peut également intervenir en complément d'une

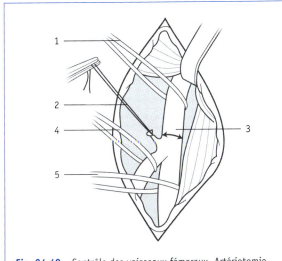

Fig. 24.40 – Contrôle des vaisseaux fémoraux. Artériotomie.
1. Lacs sur l'a. fémorale commune
2. Blalock sur une artère collatérale
3. Artériotomie transversale
4. Lacs sur l'a. fémorale profonde
5. Lacs sur l'a. fémorale superficielle

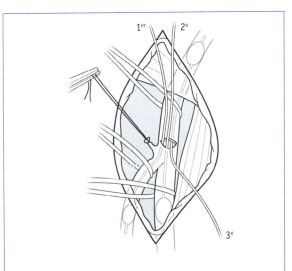

Fig. 24.41 – Succession des gestes de fogartysation au niveau du triangle de Scarpa.
Succession des passages de la sonde de Fogarty
1re. A. fémorale profonde
2e. A. fémorale superficielle
3e. A. fémorale commune et iliaque externe

désoblitération fémorale superficielle incomplète menée à partir du trépied.

Voie d'abord

- L'abord est mené selon la technique habituelle mais on prendra soin de disséquer l'origine de la tibiale antérieure et les éléments du tronc tibiopéronier.

- Mise sur lacs de la poplitée basse, de la tibiale antérieure, du tronc tibiopéronier ou de ses collatérales.

Embolectomie

- Contrôle vasculaire par *vessel loop* ou bull-dogs.
- Artériotomie transversale poplitée basse à sa face interne en amont de l'ostium de la tibiale antérieure.
- Désobstruction des trois axes jambiers à l'aide d'une sonde de Fogarty n° 2 et de l'artère poplitée à l'aide d'une Fogarty n° 3. Puis héparinisation locale.

Fin de l'intervention

- Contrôle du réseau jambier et périmalléolaire par artériographie peropératoire.
- Au besoin, en cas de désobstruction incomplète, injection *in situ* de thrombolytiques.
- Fermeture de l'artériotomie et de la voie d'abord selon la technique habituelle.
- Surveillance postopératoire habituelle. Mais il faudra porter une attention plus particulière à l'œdème de revascularisation.
- ◆ Remarque ◆ Le ballonnet peut être gonflé à l'eau ou à l'air. L'air semblant moins traumatisant pour la paroi artérielle. Il appartient à l'instrumentiste de le tester, et de ne pas dépasser le volume maximum autorisé pour le ballonnet avec la seringue.

Retenir que la fogartysation au niveau des membres inférieurs s'adresse en fait à une artère plus souvent pathologique que saine. On rapprochera donc de la technique d'embolectomie décrite la thrombectomie sur artère pathologique, en sachant toutefois qu'il sera nécessaire d'y associer une prise en charge spécifique pour prévenir la récidive.

On pourra également recourir à la fogartysation devant des thromboses de pontage (jambage d'une culotte artérofémorale par exemple).

En cas d'ischémie sensitivomotrice prolongée, certains gestes devront être réalisés pour atténuer les manifestations du syndrome de revascularisation.

L'APONÉVROTOMIE

Elle consiste en l'ouverture des loges musculaires par incision de leur aponévrose. L'œdème lié à la revascularisation peut être, selon son importance, à l'origine d'une souffrance musculo-nerveuse. En apparaissant dans l'espace inextensible constitué par les loges musculaires, il y provoque une augmentation de pression, source de souffrance tissulaire. L'aponévrotomie permet d'éviter cette hyperpression interne.

LE LAVAGE DE MEMBRE

Il consiste en l'irrigation d'un membre par voie artérielle avec du sérum physiologique dans le but de l'épurer d'une partie des déchets formés au cours de l'ischémie. De la sorte, le syndrome métabolique (insuffisance rénale, hyperkaliémie avec risque de mort subite...) lié à la revascularisation en sera atténué.

d. Fiche technique : boîte *Vasculaire périphérique*

- Fogarty n° 2, n° 3, n° 5 et n° 7.
- Seringue 20 cc et canule à bout olivaire.
- Héparine diluée avec du sérum physiologique 1 mg/20 cc.
- Fibrinolytique : Urokinase (seringue différente de l'héparine).
- Vasodilatateur : Papaverine (seringue différente de l'héparine).
- Seringue 50 cc pour produit de contraste.
- Tablier de plomb ou écran.

6. SYMPATHECTOMIE LOMBAIRE

Restée jusqu'en 1960 la principale intervention de la chirurgie vasculaire, elle n'est plus qu'au second plan avec des indications restreintes, mais qu'il faut connaître.

La sympathectomie lombaire est une intervention permettant de supprimer le tonus sympathique vasoconstricteur dans le but d'entraîner une vasodilatation permanente essentiellement cutanée.

Elle consiste en la résection des ganglions de la chaîne sympathique lombaire.

a. Indications

Dans l'artérite oblitérante distale des membres inférieurs, avec troubles throphiques limités, seule ou associée à un geste de revascularisation.

Dans l'artérite de Buerger de par l'atteinte capillaire préférentielle.

Elle sera d'autant plus efficace si les tests prédictifs sont positifs ; tests d'hyperhémie, traitement d'épreuve aux vasodilatateurs...

Elle est contre-indiquée en cas d'ulcères veineux, de séquelles de phlébites, de lymphœdème.

b. Anatomie chirurgicale des chaînes sympathiques abdominales (Fig. 24.42)

- Il y en a une à droite et une à gauche. Elles font suite aux chaînes thoraciques et précèdent les chaînes sacrées (ou pelviennes). Ce sont des éléments rétropéritonéaux, reposant sur la face latérale des corps vertébraux.

INTERVENTIONS DE BASE DE LA CHIRURGIE ARTÉRIELLE PÉRIPHÉRIQUE

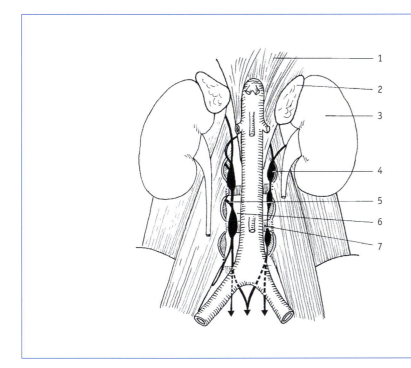

Fig. 24.42 – Topographie du sympathique lombaire.

1. Diaphragme
2. Surrénale
3. Rein
4. Ganglion sympathique
5. Rameau communicant
6. Vertèbre
7. Disque intervertébral

- En arrière passent les vaisseaux lombaires (artère et veines).
- En avant, la chaîne droite est recouverte par la VCI, la gauche par les ganglions lymphatiques latéro-aortiques.
- Elles sont formées de quatre ganglions dont le premier est masqué par le pilier du diaphragme. Le dernier se situe sous les axes iliaques.

c. Installation (Fig. 24.43)

- Hémiabdomen et hémithorax rasés.
- Décubitus dorsal, billot transversal sous les fosses lombaires et sous le genou du côté à opérer permettant de détendre le psoas.
- Appuis au niveau du bassin et du thorax côté non opéré en prévision de la réalisation d'un roulis.
- Prévoir des instruments longs, un bistouri électrique ainsi qu'une aspiration.
- Champ en cadre englobant l'hémiabdomen à opérer.
- Opérateur et instrumentiste du côté à opérer, l'aide en face.

d. Les temps opératoires

VOIE D'ABORD (cf. **Fig. 24.43** ; **Fig. 24.44** et **Fig. 24.45**)

- Incision cutanée allant de la pointe de la 11ᵉ côte, oblique en bas et en dedans, vers un point situé à trois travers de doigts en avant de l'épine iliaque antéro-supérieure (7 à 10 cm).
- L'aponévrose du grand oblique est incisée suivant l'axe de l'abord cutané.

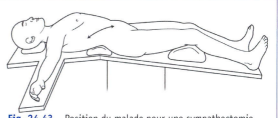

Fig. 24.43 – Position du malade pour une sympathectomie droite par voie rétropéritonéale.

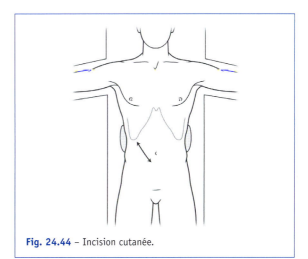

Fig. 24.44 – Incision cutanée.

261

CHIRURGIE VASCULAIRE PÉRIPHÉRIQUE

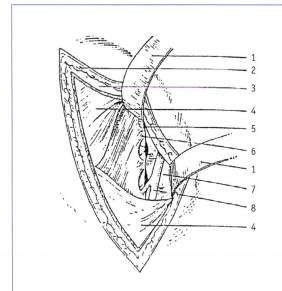

Fig. 24.45 – Exposition de la chaîne sympathique.
1. Valve de Leriche
2. Tissu cellulaire sous-cutané
3. M. grand oblique incisé
4. Mm. petit oblique et transverse incisés
5. Chaîne sympathique
6. Arcade du m. psoas
7. Vertèbre
8. V. cave inférieure

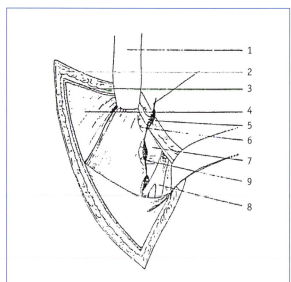

Fig. 24.46 – Excision de la chaîne sympathique lombaire.
1. Valve de Leriche
2. Tissu cellulaire sous-cutané
3. M. grand oblique incisé
4. Mm. petit oblique et transverse incisés
5. Ganglion sympathique
6. Arcade du m. psoas
7. Vertèbre
8. V. cave inférieure
9. Rameau communicant

- Les plans musculaires : grand oblique, petit oblique, transverse sont ouverts dans l'axe de leurs fibres puis écartés par des écarteurs de Farabeuf.

- Incision de l'aponévrose postérieure du muscle transverse et amorce du décollement du sac péritonéal.

- Refoulement en dedans, au doigt et au tampon monté, du sac péritonéal, le but étant de ne pas l'ouvrir. Il sera retenu par l'aide au moyen de valves de Leriche.

- Une fois le muscle psoas repéré, on progresse en avant de lui et l'on découvre les vaisseaux abdominaux ainsi que les corps vertébraux.

- La palpation retrouve à la face latérale des corps vertébraux un cordon fibreux correspondant à la chaîne sympathique.

- Éventuelle section du pilier du diaphragme pour objectiver le premier ganglion de la chaîne lombaire.

SYMPATHECTOMIE (Fig. 24.46)

- La chaîne sympathique est décollée du plan vertébral à l'aide de crochets ou d'un dissecteur puis sectionnée au-dessus du premier ganglion après ligature.

- Elle doit être retirée dans son ensemble, on vérifiera bien que l'on ramène au minimum trois ganglions, les rameaux collatéraux ayant été sectionnés après électrocoagulations.

FIN DE L'INTERVENTION

- Hémostase soigneuse de la fosse lombaire, toilettage.

- Compte des compresses, drainage aspiratif par Redon (au besoin).

- Suture d'une éventuelle brèche péritonéale au résorbable 3/0.

- Fermeture plan par plan après avoir retiré le billot.

◆ *Remarques* ◆ C'est une intervention au champ étroit et profond surtout chez l'obèse. L'écartement par les valves de Leriche doit être prudent pour éviter un arrachement d'une veine lombaire dont l'hémostase sera difficile et rendra très utile une aspiration.

La sympatholyse percutanée par injection sous contrôle scanographique de phénol à 7 % est une alternative pour les patients fragiles. L'effet semble moins durable que celui de la sympathectomie.

C'est une intervention pouvant être réalisée sous cœlioscopie après avoir créé un rétropneumopéritoine.

La sympathectomie connaît également des indications au niveau thoracique (artérite des membres supérieurs, hypersudation palmaire, syndrome de Raynaud…)

e. Fiche technique : boîte *Aorte*

- Instruments longs : Bengoléa, grande De Bakey, Metzembaum longs, pince à clip longue.
- Bistouri électrique.
- Brin de Vicryl 3/0 (ligature).
- Vicryl serti 3/0 (péritoine).

7. AMPUTATIONS

Elles sont souvent considérées comme un échec par le patient, son entourage, et par le chirurgien. On opposera toutefois l'amputation distale avec retentissement fonctionnel moindre et l'amputation proximale.
L'indication d'une amputation en chirurgie vasculaire est inévitable devant une ischémie dépassée, et en cas d'infection massive, en particulier chez le diabétique.
Il incombe au chirurgien vasculaire de tout tenter pour la limiter en réalisant un geste de revascularisation au préalable.
Le dogme, s'il ne devait en exister qu'un, étant de faire l'impossible pour conserver le genou.

A. AMPUTATION D'ORTEIL

Il est possible de réaliser l'amputation en aval de chaque articulation d'un orteil. Le raisonnement quant aux choix du niveau reste le même. Toutefois, la désarticulation métatarsophalangienne reste l'intervention la plus couramment réalisée.

a. Anatomie chirurgicale

Une coupe à ce niveau retrouvera à la face dorsale le tendon extenseur, à la face plantaire le tendon fléchisseur commun, latéralement les pédicules vasculo-nerveux et les tendons des muscles intrinsèques du pied de façon plus évidente au niveau du gros orteil (**Fig. 24.47**).

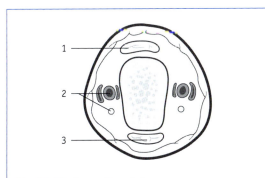

Fig. 24.47 – Coupe d'un orteil.
1. Tendon extenseur
2. Pédicule vasculo-nerveux latéral
3. Tendon fléchisseur

b. Installation

- Intervention pouvant être réalisée sous anesthésie locale (Xylocaïne®).
- Décubitus dorsal ou position semi-assise en cas d'intolérance.
- Absorbex® sous le pied, ce dernier en bout de table.
- En cas d'amputation pour infection, prélèvement bactériologique avant le badigeonnage.

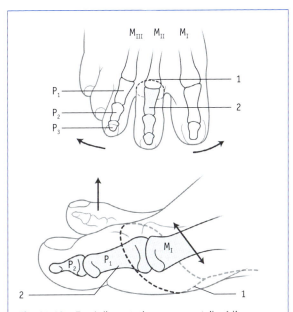

Fig. 24.48 – Tracé d'amputation pour un orteil médian et pour le gros orteil.
1. Tracé amputation
2. Portion réséquée

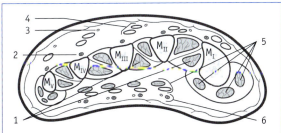

Fig. 24.49 – Coupe métatarsienne droite.
1. Muscles intrinsèques
2. A. interosseuse dorsale
3. Nerf (branche du nerf sciatique poplité externe)
4. Système extenseur
5. Systèmes fléchisseurs
6. Pédicules vasculo-nerveux digitaux plantaires
M_I 1er métartasien
M_V 5e métartasien

- Pied et jambe badigeonnés, protégés dans un jersey stérile.
- Champ percé de membre inférieur.
- Opérateur au pied de la table.
- Ne pas négliger l'éclairage.

c. Les temps opératoires

- En cas d'intervention sous anesthésie locale, faire une anesthésie en bague à la racine de l'orteil et interdigitale.
- Incision cutanée elliptique à la racine de l'orteil (**Fig. 24.48**).
- Section des tendons de la façon la plus proximale possible.
- Ouverture de la capsule articulaire et désarticulation de la métatarsophalangienne. Nouveau prélèvement bactériologique.
- Ruginage ou résection à la pince gouge de la tête du métatarsien enlevant la totalité du cartilage
- Normalement, il n'y a pas d'hémostase à faire.
- Rapprochement sans tension des plans sous-cutanés sauf en cas d'infection.
- Pas de fermeture cutanée.
- Pansement au tulle gras ou bétadiné non compressif refait à la 48e heure.

♦ *Remarque* ♦ Il faudra prendre garde à ne pas créer de troubles de la statique par des amputations portant sur plusieurs orteils, ou selon un tracé atypique. Il sera préférable de réaliser une amputation transmétatarsienne.

d. Fiche technique : boîte *Amputation*

- Écouvillon et seringue pour prélèvement bactériologique.
- Pinces gouge, bécassine ; rugine.
- Tulle gras, tulle bétadiné.

B. AMPUTATION TRANSMÉTATARSIENNE

C'est le dernier niveau qui permet au patient de déambuler sans prothèse et avec des chaussures ordinaires en bourrant l'extrémité avec du coton ou de la mousse.

a. Anatomie chirurgicale

La coupe du pied passant par le tiers moyen des métatarses permet d'objectiver plusieurs plans : un superficiel, un osseux, et un plantaire. Ainsi pour un métatarse donné, on retrouve un système extenseur et un pédicule vasculo-nerveux (artère interosseuse dorsale, branche du SPE) à la face dorsale, un groupe de muscles intrinsèques, et à la face plantaire un système fléchisseur et un des pédicules vasculo-nerveux digitaux plantaires (**Fig. 24.49**).

b. Installation

- Décubitus dorsal ou position semi-assise en cas d'intolérance.
- Absorbex® sous le pied, ce dernier en bout de table.
- Prélèvements bactériologiques si besoin.
- Pied et jambe badigeonnés, protégés dans un jersey stérile.
- Champs percé de membre inférieur.
- Opérateur en dehors du membre, l'aide en dedans.
- Pas de garrot.
- Ne pas négliger l'éclairage.

c. Les temps opératoires

- Incision cutanée réalisant deux lambeaux, un dorsal 1 cm avant les métatarsophalangiennes, et un plantaire plus long à l'aplomb des têtes des métatarses. Les incisions dorsale et plantaire se rejoignant en décrivant des traits de refend latéraux (**Fig. 24.50**).
- Dissection du lambeau plantaire au contact des diaphyses métatarsiennes après section des tendons fléchisseurs.
- Section des tendons extenseurs et ruginage à minima de la face dorsale des métatarsiens.
- Protection des tissus mous et en particulier du lambeau plantaire.
- Section des métatarsiens à la scie égoïne.
- Régularisation des tranches de section osseuses à la pince gouge.
- Hémostase si besoin par ligature ou coagulation.
- Section la plus proximale possible de tout tendon encore visible.
- Le lambeau plantaire est rabattu sur la tranche d'amputation après interposition de deux demi-lames de Delbet.
- Suture de l'aponévrose par des points largement espacés de fil résorbable.
- Pas de fermeture cutanée sauf signes de bonne vascularisation et absence d'infection.
- Pansement tulle gras, américain, bande Velpeau® faiblement serrée.

♦ *Remarques* ♦ Il y a quelques précautions à prendre pour prévenir ou minimiser une infection quasi constante :
  – résection complète des tendons de la zone d'amputation ;
  – suture aponévrotique limitant la nécrose cutanée ;
  – surveillance d'un œdème postopératoire justifiant l'ablation de quelques points ;
  – antibiothérapie systématique adaptée aux prélèvements bactériologiques.

En peropératoire, l'aide prendra garde de respecter le talon et l'empaumera pour maintenir le pied. L'appui est autorisé dès la phase œdémateuse passée.

d. Fiche technique : boîte *Amputation*

- Écouvillon et seringue pour prélèvement bactériologique.
- Pince gouge et bécassine ; rugine ; scie égoïne.

INTERVENTIONS DE BASE DE LA CHIRURGIE ARTÉRIELLE PÉRIPHÉRIQUE

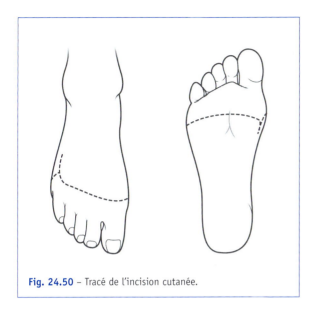

Fig. 24.50 – Tracé de l'incision cutanée.

- Bobine ou serti résorbable, coagulation.
- Lame de Delbet.
- Tulle gras, tulle bétadiné.

C. AMPUTATION DE JAMBE

Ce doit être l'amputation de la dernière chance car son échec conduira à la perte du genou, ce que l'on doit éviter à tout prix. On se donnera donc toute les chances de succès par un geste de revascularisation du réseau fémoral profond en sachant que si celui-ci est de bonne qualité, n'importe quelle amputation de jambe cicatrisera avec le temps.

a. Anatomie chirurgicale

Description d'une coupe au tiers moyen de jambe, siège le plus adapté à une amputation de jambe.
À la face antérieure, on retrouve deux loges : une antérieure et une antéro-externe. Le pédicule vasculo-nerveux tibial antérieur chemine dans la loge antérieure contre l'aponévrose interosseuse entre l'extenseur commun et le jambier antérieur, la loge antéro-externe contenant les muscles péroniers latéraux.
Ces deux loges sont très sensibles à l'ischémie et ne contiennent qu'un faible volume musculaire, pour ces deux raisons le lambeau de recouvrement ne peut être réalisé à leurs dépens.
À la face postérieure, on retrouve également deux loges : une superficielle et une profonde. La loge profonde contient les éléments vasculo-nerveux tibial postérieur et péronier, les muscles de cette loge étant le fléchisseur commun des orteils, celui du gros orteil et le jambier postérieur. Cette loge est elle aussi très sensible à l'ischémie. La loge superficielle, composée du triceps sural plus volumineux, autorise un lambeau de recouvrement postérieur de bonne qualité (**Fig. 24.51**).

b. Installation

- Décubitus dorsal, coussin sous la fesse côté amputation.
- Membre inférieur rasé.
- Prélèvement bactériologique au besoin.
- Membre inférieur badigeonné jusqu'à la racine, protégé dans un jersey stérile.
- Champs en U ou champ percé orthopédique de membre inférieur remonté jusqu'à mi-cuisse.
- Opérateur en dehors, aide en dedans maintenant le genou en flexion à 100° rotule au zénith.
- Pas de garrot.
- Ne pas négliger l'éclairage.

c. Les temps opératoires

- Incision cutanée asymétrique au tiers moyen de la jambe réalisant deux lambeaux antérieur et postérieur, ce dernier étant le plus important, décrivant une incision dite en gueule de requin (**Fig. 24.52**).
- Section des masses musculaires antérieures en portant la jambe en abduction.
- Contrôle du paquet vasculo-nerveux antérieur par une Halstead puis ligature avec un fil résorbable.
- Section après mise en tension du nerf tibial antérieur et du musculocutané.
- On porte alors le membre en abduction genou fléchi, pied reposant sur son bord externe.

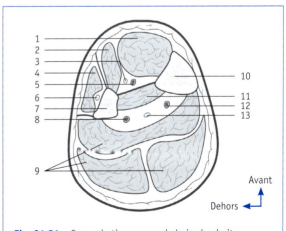

Fig. 24.51 – Coupe du tiers moyen de la jambe droite.

1. M. tibial antérieur
2. M. extenseur commun
3. N. tibial antérieur
4. M. péronier latéral
5. A. tibiale antérieure
6. N. musculocutané
7. Péroné
8. A. péronière
9. M. triceps sural
10. Tibia
11. M. tibial postérieur
12. A. tibiale postérieure
13. N. tibial postérieur

CHIRURGIE VASCULAIRE PÉRIPHÉRIQUE

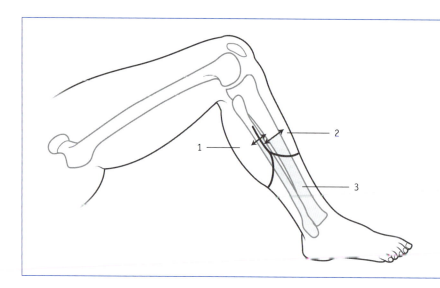

Fig. 24.52 – Tracé de l'incision d'une amputation du tiers moyen de la jambe.
1. Niveau coupe péroné plus proximal grand tibia
2. Niveau coupe tibia
3. Portion réséquée

- Section du triceps en biseau oblique en haut et en avant jusqu'à l'ouverture de la loge profonde.
- Contrôle et ligature des deux pédicules postérieurs.
- Section du nerf tibial postérieur après mise en tension.
- Section des muscles de la loge profonde, de l'aponévrose interosseuse et de l'aponévrose externe.
- On rugine alors le tibia et le péroné sur quelques centimètres vers le haut afin de réaliser la section osseuse de façon plus proximale que celles des tissus mous.
- Le membre est mis en extension, les parties molles d'amont protégées par le rétracteur de Percy maintenu par l'aide.
- Section des os en s'attachant à sectionner le péroné plus haut que le tibia.
- Les tranches de section osseuse sont arrondies à la pince gouge ou à la râpe.
- Vérification de l'hémostase et du bon positionnement du lambeau postérieur par rapport à la coupe osseuse.
- Le lambeau postérieur est rabattu sur deux demi-lames de Delbet. Sont réalisés quelques points aponévrotiques largement espacés au fil à résorption lente.
- Suture cutanée sans tension autorisée en cas de bonne vascularisation des tranches de section cutanées.
- Pansement au tulle gras ou bétadiné, avec américains et bande Velpeau® que l'on prendra soin de ne pas trop serrer.

♦ *Remarques* ♦ L'incision est asymétrique pour éviter de faire porter la zone de suture en regard du moignon tibial qui la soumettrait à traumatisme lors de l'appui. Les masses musculaires postérieures étant plus volumineuses, le lambeau postérieur doit toujours être le plus long.

Dans le cas d'une amputation réalisée au décours d'une ischémie aiguë, il n'est pas rare que le tracé de l'incision soit atypique, répondant à des impératifs de viabilité des tissus.

L'amputation devra toujours se faire de façon la plus distale possible afin de conserver le bras de levier le plus important possible.

L'appui et l'appareillage seront possibles une fois l'œdème en cours de régression et le risque de nécrose du moignon passé (J15).

La *cicatrisation définitive* nécessite environ trois mois.

d. Fiche technique : boîte *Amputation*

- Écouvillon et seringue pour prélèvement bactériologique.
- Pinces gouge et bécassine, rugine, scie égoïne, râpe.
- Rétracteur de Percy.
- Bobine ou serti résorbable 3/0, coagulation.
- Lame de Delbet.
- Tulle gras, tulle bétadiné.

D. AMPUTATION DE CUISSE

Son indication est plus souvent portée dans un tableau d'ischémie aiguë dont le niveau de l'occlusion ne rend pas toujours possible la réalisation d'une amputation à l'union tiers moyen-tiers inférieur de jambe. Elle peut aussi être indiquée après échec d'une amputation de jambe. C'est dans ce dernier cas que l'on décrira l'amputation typique du tiers inférieur de cuisse. Dans les autres situations, il faudra toujours privilégier la longueur du fût fémoral par rapport au tracé de l'amputation.

a. Anatomie chirurgicale (Fig. 24.53)

Description d'une coupe de cuisse à l'union tiers moyen-tiers inférieur (*amputation typique de cuisse*).
Les cloisons intermusculaires interne et externe délimitent la coupe en deux parties :

INTERVENTIONS DE BASE DE LA CHIRURGIE ARTÉRIELLE PÉRIPHÉRIQUE

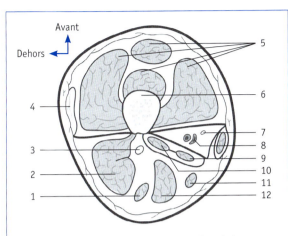

Fig. 24.53 – Coupe du tiers moyen de la cuisse droite. « Ischiojambiers » : biceps, semi-tendineux, semi-membraneux ; « Muscles de la patte d'oie » : semi-tendineux, droit interne, couturier.

1. M. semi-tendineux
2. M. biceps crural
3. N. grand sciatique
4. M. tenseur du fascia lata
5. M. quadricipital
6. Fémur
7. N. saphène interne
8. Vaisseaux fémoraux superficiels
9. M. couturier
10. M. grand adducteur
11. M. droit interne
12. M. semi-membraneux

— une *loge antérieure* comprenant les masses musculaires du quadriceps ;
— une *loge postérieure* comportant les ischiojambiers (biceps crural, semimembraneux, semitendineux), les muscles de la patte d'oie (semitendineux, droit interne, couturier), le grand adducteur, le nerf sciatique, et le pédicule vasculaire fémoral superficiel accompagné d'un nerf saphène interne.

b. Installation

- Décubitus dorsal, coussin sous la fesse côté opéré.
- Membre inférieur rasé dans son ensemble.
- Écouvillon et seringue pour prélèvement bactériologique.
- Membre inférieur badigeonné jusqu'à la racine protégé dans un jersey stérile.
- Champs en U ou champ percé orthopédique de membre inférieur remonté jusqu'à la racine.
- Opérateur en dehors, aide en dedans maintenant le genou en flexion réalisant selon la nécessité, de l'adduction ou de l'abduction.
- Pas de garrot.
- Ne pas négliger l'éclairage.

c. Les temps opératoires

- Incision cutanée asymétrique *en gueule de requin* affleurant en avant le bord supérieur de la rotule et passant en arrière dans le pli du genou (**Fig. 24.54**).
- Section au couteau à amputation du tendon quatricipital, des ischiojambiers, des muscles de la patte d'oie, et du grand adducteur.
- Ligature du pédicule fémoral superficiel.
- Mise en tension du sciatique pour pouvoir le recouper aussi haut que possible après ligature.
- Le fût fémoral est ruginé vers le haut sur quelques centimètres.

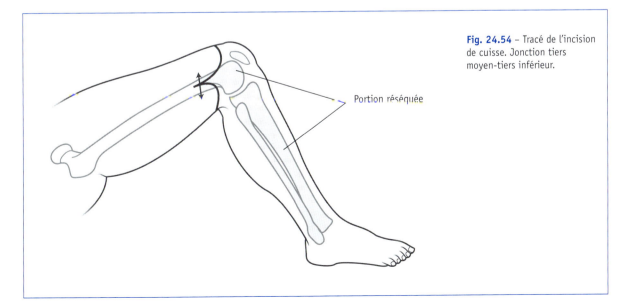

Fig. 24.54 – Tracé de l'incision de cuisse. Jonction tiers moyen-tiers inférieur.

- Section osseuse à la scie égoïne après protection des parties molles avec le rétracteur de Percy maintenu par l'aide.
- La tranche de section osseuse est arrondie à la râpe.
- Hémostases des masses musculaires au bistouri électrique.
- Le lambeau postérieur est rabattu sur deux demi-lames de Delbet. Sont réalisés quelques points aponévrotiques largement espacés au fil à résorption lente.
- Suture cutanée selon les principes habituels.
- Pansement au tulle gras ou bétadiné, avec américains et bande Velpeau® que l'on prendra soin de ne pas trop serrer.

♦ *Remarques* ♦ Dans l'amputation de cuisse plus qu'ailleurs, il faut conserver le bras de levier le plus important possible. Ainsi, mieux vaut une amputation atypique et basse que typique et haute.

L'amputation réalisée au tiers supérieur de cuisse est la dernière étape avant la désarticulation de hanche lourde de conséquences pour le patient.

d. Fiche technique : boîte *Amputation*

- Écouvillon et seringue pour prélèvement bactériologique.
- Pince gouge ; rugine ; scie égoïne ; râpe.
- Couteau à amputation.
- Rétracteur de Percy.
- Bobine et serti résorbable 3/0, coagulation.
- Lame de Delbet.

25. Chirurgie endovasculaire

1. GÉNÉRALITÉS

A. INTÉRÊTS ET POSSIBILITÉS DU TRAITEMENT ENDOVASCULAIRE

L'apparition des techniques endovasculaires il y a environ un quart de siècle a « révolutionné » la chirurgie vasculaire du fait des multiples possibilités thérapeutiques qu'elles offrent. Le traitement endovasculaire permet :
- de dilater les sténoses artérielles (élargir la lumière artérielle pour rétablir un flux sanguin suffisant) ;
- de recanaliser des segments artériels occlus (parfois sur des longueurs importantes) ;
- d'exclure des anévrismes dans différentes localisations, en particulier l'aorte abdominale et l'aorte thoracique ;
- d'emboliser des anévrismes ;
- de thrombo-aspirer ou de réaliser une fibrinolyse *in situ* au niveau d'une artère fraîchement occluse.

B. AVANTAGES

La chirurgie endovasculaire est une chirurgie « mini-invasive ». L'abord chirurgical peut être exclusivement percutané et la procédure peut se faire sous anesthésie locale. De ce fait, ces procédures permettent de supplanter la chirurgie conventionnelle comportant un risque de morbimortalité non négligeable.

- La *navigation endovasculaire* permet de traiter des lésions très distales en particulier des axes de jambe jusque-là difficilement traités en chirurgie conventionnelle.

- La *chirurgie combinée conventionnelle et endovasculaire* permet de simplifier le geste thérapeutique et de traiter plusieurs étages vasculaires en même temps. À titre d'exemple, on pourra pratiquer la thrombo-endartériectomie du trépied fémoral et l'angioplastie iliaque et/ou de l'artère fémorale superficielle au cours du même geste thérapeutique.

2. MATÉRIEL ENDOVASCULAIRE DE BASE

La réalisation des procédures endovasculaires impose une parfaite connaissance du matériel dont les caractéristiques sont actuellement bien standardisées avec différentes unités de mesure qui sont utilisées.

Le matériel de base comprend les aiguilles pour ponction artérielle, les introducteurs, les guides, les cathéters, les ballons et les stents.

A. LE MATÉRIEL DE PONCTION ARTÉRIELLE

On utilise des cathlons ou des aiguilles à biseau court de calibre 18 Gauge. Ces aiguilles admettent au maximum des guides de 0,038 pouces.

B. LES INTRODUCTEURS

Ils permettent de protéger la paroi artérielle des traumatismes engendrés par les échanges de guides, de cathéters et le passage des ballons.

- Le *kit d'un introducteur* comprend :
  - l'aiguille de ponction ;
  - un guide ;
  - l'introducteur avec son dilatateur ;
  - une seringue.

Les introducteurs sont munis d'une valve d'étanchéité et d'une voie latérale permettant l'injection de sérum et de produit de contraste.

Le calibre d'un introducteur est mesuré en French (1 F = 1/3 mm). Ce calibre est la taille maximum du cathéter que peut admettre l'introducteur.

La longueur de l'introducteur peut aller de 6 à 10 cm.

- Les *introducteurs longs* sont utilisés comme cathéters porteurs pour travailler au plus près de la lésion à traiter. En général, la forme des introducteurs utilisés est droite. Il existe des introducteurs courbes préformés, pour permettre de naviguer dans des segments angulés ou tortueux.

C. LES GUIDES

Ils permettent la navigation intra-artérielle. Ils servent de rail pour faire progresser les cathéters. Un guide est constitué d'une âme rigide enveloppée d'un matériau plus souple.
Les guides sont caractérisés par leur longueur, leur diamètre, leur rigidité, leur revêtement et la forme de leur extrémité distale :
- les longueurs varient de 145 à 260 cm ;
- les diamètres les plus utilisés sont le 0,035, 0,018 et 0,014 ;
- le choix du diamètre sera fonction de l'artère et de la lésion à franchir et devra être compatible avec le matériel à utiliser (ou sera alors échangé pendant la procédure). À titre d'exemple, les guides 0,035 sont utilisés pour les angioplasties iliaques, les guides 0,014 et 0,018 sont utilisés pour les angioplasties des artères de jambe.

Différents guides sont disponibles :
- les *guides hydrophiles* (Térumo® Glidewire) permettent le passage des sténoses serrées ;
- les *guides extrarigides* (Amplatz®, Super-stiff®) sont utilisés pour monter des gaines de gros diamètre (ex. : endoprothèse aortique) ;
- les *guides spéciaux* 0,018 hydrophiles (V18) sont utilisés pour les angioplasties carotidiennes ;
- les *guides en J* sont recommandés pour les recanalisations sous-intimales.

D. LES CATHÉTERS D'ANGIOGRAPHIE

Différents cathéters sont disponibles. Ils diffèrent par leur matériau constituant, leur diamètre, leur longueur et surtout la forme de leur extrémité qui détermine leur indication. Ils peuvent avoir des caractéristiques supplémentaires comme un revêtement hydrophile, des marqueurs radio-opaques ou des graduations.
Pendant la navigation, leur intérêt est double pour le guide : ils permettent à la fois de le rigidifier et de le diriger.

• Les *cathéters de diagnostic artériographique* ont un diamètre de 4F ou 5F.

• Les *cathéters guides pour technique co-axiale ou thrombo-aspiration* ont un calibre de 6 à 8F.
Parmi les cathéters utilisés de manière courante on retrouve :
- les *cathéters droit ou queue de cochon* pour les artériographies ;
- les *cathéters droits en 5F* utilisés comme cathéters d'échange ou pour franchissement des sténoses ;
- les *cathéters vertébraux* (*multipurpose*) utilisés pour orienter un guide vers une branche artérielle ou une sténose excentrée (RDC cathétérisme artère rénale ; U.F. cross over) ;

- les *cathéters gradués* qui permettent des mesures précises, indispensables pour le bilan des anévrismes avant le traitement par endoprothèse.

E. LES BALLONS DE DILATATION

Deux propriétés physiques d'un ballon sont à la base de l'angioplastie endoluminale d'un vaisseau :
- la loi de Laplace fait que, à pression constante, la tension pariétale augmente avec le diamètre ;
- plus un ballon est gros, plus sa pression de rupture est faible.

Les ballons actuels sont constitués de polyéthylène, de polyéthylène théraphtalate (PET) ou de nylon.
Il existe *deux types d'architectures de ballons* : les systèmes co-axiaux et les systèmes monorails. Ces derniers passent sur les guides les plus fins, avec moins de longueur de guide nécessaire.
Les cathéters à ballonnet (**Fig. 25.1**) sont caractérisés par :
- le diamètre du ballon gonflé ;
- la longueur utile du ballon gonflé ;
- la distance entre l'extrémité distale et le ballon ;
- la longueur utile du cathéter porteur ;
- le diamètre de l'introducteur à utiliser ;
- la pression maximum recommandée ;
- la pression de rupture ;
- le degré de compliance.

Un ballon idéal doit avoir une bonne resistance longitudinale, un faible coefficient de frottement et être souple.
Tout ballon d'angioplastie est caractérisé par une table de pressions, dont la *pression nominale* et la *pression de rupture*. La pression nominale est la pression à laquelle le ballon atteint le diamètre du ballon indiqué. La pression de rupture est la pression au-delà de laquelle le ballon peut éclater.
Pour l'inflation, le ballon est relié à une seringue remplie pour moitié de sérum et pour moitié de produit de contraste. L'inflateur comprend un manomètre permettant de contrôler la pression d'inflation.

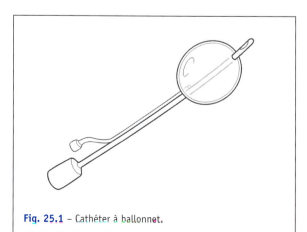

Fig. 25.1 – Cathéter à ballonnet.

F. LES STENTS

Un stent est un cylindre de matériel « grillagé » expansible, déployé dans une artère. Il exerce une force centrifuge sur la paroi artérielle, avec conservation d'une bonne ouverture de la lumière, et la restauration d'une paroi artérielle plus lisse.

Il s'agit d'un matériel implantable qui impose de prendre les mesures classiques de stérilité et de traçabilité. Un stent est défini par sa matière, son diamètre et sa longueur.

Il existe deux grands types de stents :
— les *stents expansibles sur ballon* (**Fig. 25.2**) (type Omnilink, Valeo, Genesis...). Le stent est serti sur le ballon d'un cathéter de dilatation. Le gonflage du ballonnet permet l'expansion et le largage du stent. Ces stents présentent l'avantage d'une facilité de mise en place et d'une précision du largage. Ils sont à proscrire pour le traitement des sites mobiles (car risque de fracture de stent) ;
— les *stents auto-expansibles* (type Luminexx, Absolute...) qui se déploient lorsqu'ils sont poussés en dehors de la gaine qui les maintient comprimés jusqu'au lieu de largage. La technique de pose est plus délicate. Certains stents à mémoire thermique de forme sont en alliage « nitinol ». Ils ont la propriété de reprendre leur forme initiale à la température du corps humain. Ces stents peuvent être utilisés dans des zones plus tortueuses, mais ont moins de force radiale que les stents sur ballon.
— les *stents couverts* sont plus récents (type Fluency, Atrium icast...). Il s'agit d'un stent classique, grillagé, doublé à sa face interne d'un manchon en tissu synthétique (Gore-Tex®). Les indications sont les anévrismes et les ruptures artérielles.

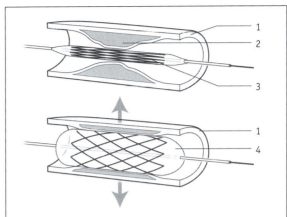

Fig. 25.2 – Stent expansible sur ballon. 1. Paroi artérielle ; 2. Plaque d'athérome ; 3. Stent comprimé ; 4. Stent déployé

G. ÉQUIPEMENT DE LA SALLE D'OPÉRATION

a. Table d'opération

Les tables d'opération adaptées à la chirurgie endovasculaire doivent être radiotransparentes pour l'acquisition d'images d'artériographies.

b. Amplificateur de brillance

L'utilisation d'un excellent amplificateur de brillance avec séquences vasculaires est indispensable pour la réalisation des procédures endovasculaires.

Les amplificateurs vasculaires doivent être puissants (temps de pose réduit) et avoir une bonne résolution en contraste.

Les procédures endovasculaires imposent l'utilisation de grands champs, la possibilité de numériser les images, ainsi que plusieurs modes de fonctionnement spécifiques (scopie, soustraction, *road mapping*...).

L'amplificateur est placé au-dessus du malade, au plus près de celui-ci, pour permettre d'élargir le champ et obtenir une meilleure image.

L'amplificateur est placé du côté opposé à l'opérateur, avec un habillage stérile. L'écran est placé face à l'opérateur.

c. L'injecteur

Il est utilisé pour opacifier l'aorte avec un cathéter diagnostique. Il est indispensable pour certaines procédures telles que les endoprothèses aortiques.

d. Matériel annexe

- Trousse de drapage stérile.
- Cupules (produit de contraste, anesthésique local).
- Plateau rempli de sérum hépariné.
- Compresses stériles.
- Seringues vissées (pour les injections de produit de contraste) et non vissées (pour les rinçures héparinées).

H. LA RADIOPROTECTION

Les mesures de radioprotection sont primordiales, surtout pour des équipes amenées à réaliser des procédures très régulièrement (tablier de plomb, gants plombés, lunettes plombées, protège-thyroïde, dosimètre électronique...).

3. GESTES DE BASE, COMMUNS À TOUTE PROCÉDURE ENDOVASCULAIRE

A. PONCTION ARTÉRIELLE ET MISE EN PLACE DE L'INTRODUCTEUR

L'introducteur existe le plus souvent sous forme de kit contenant une aiguille de ponction avec mandrin, un guide et l'introducteur lui-même relié à un robinet à trois voies avec son dilatateur. Il permet de réaliser la voie d'abord artérielle et de passer le matériel grâce à une seule ponction (**Fig. 25.3**).

Le choix du diamètre de l'introducteur est fonction de la taille de l'artère à traiter, ainsi que du matériel endovasculaire qu'il

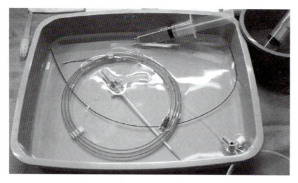
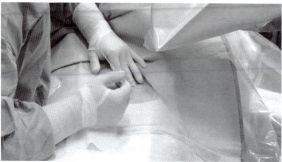
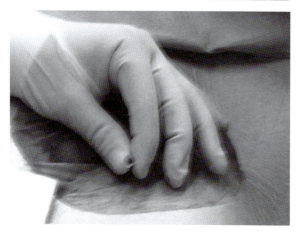

Fig. 25.3 – Ponction artérielle et mise en place de l'introducteur.

est prévu d'utiliser. Les introducteurs peuvent être changés en cours de procédure.

Après avoir purgé l'ensemble du kit et fermé le robinet à trois voies de l'introducteur, la procédure qui peut se faire sous anesthésie locale ou générale débute par la ponction à l'aiguille. Celle-ci est rétro- ou antérograde selon que l'on ponctionne à l'inverse ou dans le sens du flux artériel.

Dès que l'aiguille est dans la lumière artérielle, le mandrin est retiré de façon à vérifier ou obtenir un flux pulsé par le cathlon. L'étape suivante consiste à cathétériser l'artère souhaitée à l'aide du guide, puis à mettre en place l'introducteur après retrait du cathlon. Le dilatateur de l'introducteur est alors retiré. La dernière étape consiste à vérifier à la seringue l'existence d'un bon reflux par l'introducteur et de le rincer avec du sérum hépariné.

B. ARTÉRIOGRAPHIE

La visualisation de l'arbre artériel est une étape essentielle de repérage des lésions. L'artériographie est réalisée par une injection de produit de contraste qui peut se faire à la main ou à l'aide d'un injecteur. L'injection est faite à partir de l'introducteur préalablement mis en place, ou bien à travers une sonde d'angiographie amenée au plus près à l'aide d'un guide. Cette injection peut être gardée en mémoire par l'amplificateur de brillance. L'utilisation du mode *road mapping* permet de naviguer à l'intérieur des artères opacifiées.

C. CATHÉTÉRISME DE LA LÉSION

La progression du guide dans la lumière artérielle doit se faire impérativement sous contrôle scopique. Le *road mapping* peut aider pour franchir la lésion.

Une sonde de navigation est parfois nécessaire pour permettre le cathétérisme des lésions particulièrement sténosantes ou bien situées dans des segments artériels sinueux. Les guides doivent toujours être bien mouillés, et tenus fermement pendant les manœuvres de cathétérisme et les échanges de matériels.

Le guide, une fois en place, permet par définition de « guider » le matériel jusqu'au niveau de la lésion, tout en préservant la « vraie lumière ». Il ne doit être retiré qu'une fois la procédure terminée et contrôlée.

D. ANGIOPLASTIE

Le ballon d'angioplastie est mis en place après avoir été purgé. Il faut bien veiller à purger la lumière du ballon et non pas le robinet d'inflation. Sous contrôle scopique le ballon est monté sur le guide bien humidifié.

Une fois en place, il est relié à l'inflateur rempli d'un mélange sérum/produit de contraste. Le gonflement du ballon est toujours réalisé sous contrôle scopique, afin de visualiser la levée de la sténose et éviter toute surdilatation, mais aussi sous contrôle manométrique (atteinte de la pression nominale du ballon et respect de la pression de rupture).

La déflation du ballon est également réalisée sous contrôle scopique, puis le ballon est retiré en veillant bien à laisser le guide en place en cas de nécessité de traitement complémentaire.

E. CONTRÔLE

L'artériographie de contrôle est fondamentale et guide la suite de la procédure. Le résultat est alors jugé :

– comme satisfaisant et l'on retire le guide, puis l'introducteur ;

– s'il existe une sténose résiduelle (abstention si peu serrée), nouvelle dilatation, ou pose de stent non couvert ;
– en cas de dissection artérielle (abstention si peu étendue et bon passage du produit de contraste), nouvelle dilatation à basse pression pour « recoller » la paroi, pendant 3 min, ou pose de stent non couvert ;
– enfin, en cas de rupture artérielle, les options sont l'abstention, la pose de stent couvert, ou encore la conversion en chirurgie conventionnelle.

F. FIN DE LA PROCÉDURE

Après le contrôle final, le guide et l'introducteur seront retirés. Un guide doit être utilisé pour retirer tout cathéter angulé ou courbe car il faut le redresser pour éviter toute complication lors de son retrait.

L'hémostase du point de ponction peut se faire selon deux modalités :
– le plus commun est de réaliser une compression manuelle pendant 10 à 15 min selon la taille de l'introducteur. Après cette étape, un pansement compressif est posé pour une durée de 12 h en utilisant des compresses non marquées pliées en rectangle et maintenues par une bande adhésive épaisse (Élastoplast®) ;
– parfois, en cas d'utilisation d'introducteur de gros diamètre, la mise en place d'un dispositif de fermeture artérielle permet d'obtenir une étanchéité sans nécessité de compression.

4. PROCÉDURES ENDOVASCULAIRES LES PLUS COURANTES

A. ANGIOPLASTIE ILIAQUE

Les sténoses symptomatiques de l'artère iliaque peuvent être traitées par une procédure endovasculaire percutanée ou lors d'un geste chirurgical combiné du trépied fémoral.

a. Étapes de la technique percutanée

Position du patient en décubitus dorsal avec préparation des deux Scarpa.

- *Abord artériel fémoral* : la lésion peut être abordée par l'artère fémorale commune homolatérale, ou par l'artère fémorale commune controlatérale. Le geste est plus simple par une voie homolatérale.

- *Le plus souvent,* on ne retrouve *aucun pouls dans la fémorale commune*. On peut ponctionner une artère non pulsatile par guidage échographique ou à l'aide de la scopie, en repérant la tête fémorale, car l'artère fémorale la croise au niveau de la fovea centralis.

- *Évaluation de la lésion* : l'artériographie diagnostique avec incidences postéro-antérieures et obliques du pelvis permet de repérer la lésion. Une sténose courte et concentrique est considérée favorable. Les sténoses longues, excentriques et les occlusions sont plus difficiles à traiter.

- *Traversée de la lésion* : il est important de rester dans la vraie lumière. Les lésions peuvent être traversées par un guide 0,035 à extrémité angulée, aidé ou non par un cathéter, et/ou une imagerie en soustraction du réseau vasculaire. En règle générale, le guide est poussé avec prudence pour ne pas passer en dissection.

- *Angioplastie par ballonnet* : en fonction des données de l'artériographie diagnostique, on choisit le ballon. Les tailles habituelles des ballons pour l'artère iliaque commune sont de 7 à 10 mm. Les tailles habituelles des ballons pour l'artère iliaque externe sont de 6 à 8 mm.

- *Artériographie postangioplastie* (**Fig. 25.4**) : le résultat peut être satisfaisant, la fin de la procédure est alors annoncée ; ou non satisfaisant, imposant une nouvelle dilatation ou la pose d'un stent.

- Les indications du stent sont :
  – une sténose résiduelle supérieure à 30 % ;
  – un gradient de pression résiduel significatif ;
  – une dissection significative.

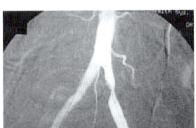
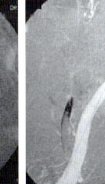

Fig. 25.4 – Artériographie pré- et postangioplastie.

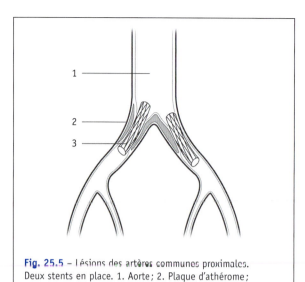

Fig. 25.5 – Lésions des artères communes proximales. Deux stents en place. 1. Aorte ; 2. Plaque d'athérome ; 3. Stent en place

Le choix du stent est surtout fonction du type et de la longueur de la lésion :
– les stents auto-expansibles sont indiqués pour les lésions longues chevauchant artère iliaque commune-artère iliaque externe et dans les vaisseaux tortueux. La taille est 10 à 20 % supérieure à celle du vaisseau ;
– les stents sertis sur ballon sont utilisés pour les lésions courtes dans un segment plus rectiligne et calcifiées. La taille est 5 à 10 % supérieure à celle du vaisseau.

b. Les formes topographiques d'une sténose iliaque

- *Lésions des ostiums des artères iliaques communes*. Ces lésions nécessitent souvent deux ballons (technique du *kissing balloon*) ; le deuxième ballon étant placé dans l'artère iliaque commune controlatérale.
- *Lésions des artères iliaques communes proximales* (**Fig. 25.5**) : les lésions non ostiales peuvent souvent être traitées par angioplastie ou stent sans avoir recours à une ponction de l'artère fémorale controlatérale.
- *Artère iliaque commune distale et iliaque externe proximale* : l'ostium de l'artère iliaque interne doit être préservé.
- *Lésions de l'artère iliaque externe moyenne* : les lésions de l'artère iliaque externe sont accessibles à une angioplastie percutanée. Un stent peut être posé d'emblée.
- *Lésions de l'artère iliaque externe distale* : il est recommandé de ne pas poser de stent qui traverse le ligament inguinal car il y a un risque de compression externe du stent.

c. Gestes après la procédure endovasculaire

- Compression au point de ponction pendant 15 à 20 min.
- Pansement compressif pendant 12 h.
- Antiagrégant plaquettaire en salle de réveil.
- Surveillance à l'hôpital pendant une nuit.
- Vérification de la qualité des pouls fémoral et distaux, ou mieux réalisation d'un Doppler de contrôle.

B. ANGIOPLASTIE FÉMOROPOPLITÉE

- La ponction artérielle s'effectue au niveau de la fémorale commune mais de façon antérograde.
- La ponction est plus difficile chez les sujets obèses et en cas de bifurcation haute. Le point d'entrée au niveau de la peau se situe un peu au-dessus du pli inguinal et peut permettre la ponction de l'artère fémorale commune en dessous de l'arcade crurale. La difficulté la plus fréquente est d'introduire le guide dans la fémorale superficielle, car celui-ci a tendance le plus souvent à glisser dans la fémorale profonde.
- L'artériographie diagnostique permet à la fois le repérage de la lésion et des branches collatérales que l'on doit tenter de préserver.
- En cas de sténoses multiples, on commence par le traitement de la sténose la plus distale. Le choix du ballon se fera en fonction de la taille et de l'étendue de la lésion. Schématiquement, on choisira 5 à 6 mm pour la fémorale superficielle et 4 à 5 mm pour l'artère poplitée.
- En cas de thrombose, la progression au sein de la zone oblitérée est obtenue par l'avancée successive du guide et du cathéter. Le guide est maintenu en place au cours de l'angioplastie, complétée ou non par un stent.
- Le contrôle artériographique concerne à la fois la zone dilatée et le lit d'aval poplité et jambier.

C. ANGIOPLASTIE RÉNALE

Le traitement endovasculaire des sténoses des artères rénales est devenu le traitement de référence, la chirurgie ne garde que des indications rares. L'abord des lésions s'est simplifié grâce aux cathéters guides, aux systèmes monorails et à l'avènement des endoprothèses.

a. Voie d'abord

L'abord est artériel. La voie fémorale est plus fréquemment utilisée. Un abord brachial peut être motivé en cas de pathologie aorto-iliaque sévère.

b. Matériel

- *Introducteurs et cathéter guides* : on utilise les introducteurs à valve de modèle long 40 à 50 cm. L'échange de l'introducteur par un cathéter-guide de calibre suffisant (6F ou 7F) permet d'effectuer des contrôles aortographiques alors qu'un guide reste en place dans l'artère rénale.
- *Cathétérisme de l'artère rénale* : le cathétérisme sélectif de l'artère rénale est réalisé après une aortographie de repérage de

face ou oblique au besoin sous *road mapping*. Plusieurs types de sondes sont à disposition (RDC, cobra, etc.). En cas de cathétérisme difficile, on aura recours à une sonde de Simmons.

- *Après cathétérisme de la lésion*, le guide de support 0,014 ou 0,018 est poussé prudemment au travers de la sténose jusqu'à une branche de division proximale.

c. Intervention

- *Angioplastie par ballonnet* : le bas profil des ballons monorail permet un franchissement peu traumatique des sténoses. Les ballons utilisés sont habituellement de 20 à 25 mm afin de ne dilater que la zone lésée. Le ballon est gonflé progressivement à l'aide d'un manomètre gradué. On vérifie ainsi sa bonne position en fonction de l'empreinte de la lésion.

- *Contrôle* : le contrôle angiographique par aortographie globale en laissant le guide en place à travers la sténose permet de vérifier le résultat de la dilatation.

- *Stenting rénal* : l'angioplastie par ballon des lésions ostiales athéroscléreuses est limitée par le faible taux de succès technique et un taux de resténose élevé. Pour cette raison, l'utilisation des stents à révolutionné l'angioplastie rénale percutanée.
On utilise plutôt des stents expansibles sur ballon ; leur longueur varie de 12 à 24 mm et leur diamètre de 4 à 7 mm.
Le stent est déployé à l'aide de l'inflateur. L'artériographie de contrôle vérifie la bonne expansion et localisation du stent.

D. TRAITEMENT ENDOVASCULAIRE DE L'ANÉVRISME DE L'AORTE ABDOMINALE

Depuis l'introduction dans les années 1990 du concept de traitement endovasculaire des anévrismes, de nombreux progrès on été faits.

a. Choix et dimensionnement de la prothèse

Les endoprothèses aorto-bi-iliaques sont de loin les plus utilisées. Elles sont techniquement possibles lorsque les artères iliaques présentent une zone non anévrismale d'au moins 1,5 cm. L'extrémité distale est au mieux en amont de la bifurcation hypogastrique.
Les endoprothèses aorto-uni-iliaques dégressives sont utilisées lorsqu'un des deux axes iliaques présente des lésions occlusives ou des tortuosités majeures. L'axe iliaque controlatéral à la prothèse est au besoin occlus par un *occluder* ou un court abord chirurgical, et l'intervention est complétée par un pontage iliofémoral croisé.

b. Procédure

ÉTAPES COMMUNES À TOUTES LES ENDOPROTHÈSES AORTIQUES (EA)

- Le patient est en décubitus dorsal sur une table radiotransparente.

- La procédure peut se faire sous anesthésie générale, locorégionale ou locale potentialisée.

- Le lanceur de l'EA est introduit par l'artère fémorale commune.

- L'abord de l'artère fémorale commune est classiquement chirurgical par une incision longitudinale ou transversale.

- Une angiographie permet le repérage de la position des artères rénales. Une héparinisation générale est réalisée.

- Le lanceur de l'EA est positionné dans l'aorte sous-rénale, l'extrémité proximale de l'EA située au bord inférieur de l'artère rénale la plus basse. La partie aortique de l'EA est déployée.

- Les bifurcations iliaques sont repérées et les jambages iliaques sont déployés.

- Une angiographie de contrôle vérifie l'absence de fuite directe proximale ou distale, la bonne perméabilité des artères rénales, iliaques internes et externes et de l'EA.

- Enfin, l'abord fémoral est fermé.

ÉTAPES SPÉCIFIQUES EN FONCTION DE LA CONFIGURATION

- Le déploiement d'une EA bifurquée modulaire nécessite le cathétérisme du moignon iliaque controlatéral qui est indispensable à la mise en place du jambage iliaque controlatéral.

- L'EA aorto-uni-iliaque nécessite de placer un obturateur dans l'artère iliaque controlatérale, la réalisation d'un pontage croisé fémorofémoral.

E. TRAITEMENT ENDOVASCULAIRE DES LÉSIONS DE L'AORTE THORACIQUE

Les lésions accessibles à ce traitement sont les anévrismes de la crosse et de l'aorte thoracique descendante, les dissections aortiques de type B (débutant en aval de l'origine de l'artère sous-clavière gauche), les ruptures de l'isthme aortique, les ulcères aortiques pénétrants, les hématomes intramuraux, les fistules aortobronchiques et aorto-œsophagiennes.
Le but du traitement endovasculaire est de couvrir la lésion aortique par une endoprothèse couverte qui doit être parfaitement étanche aux zones d'ancrage proximale et distale. Parfois, la trop grande proximité d'un ou plusieurs troncs supraaortiques ou d'une artère viscérale impose de dériver ces branches artérielles préalablement à la pose de l'endoprothèse. Cette dérivation peut être réalisée ou pas dans le même temps opératoire.

a. Conditions de réalisation

- L'intervention est réalisée au bloc opératoire sous anesthésie générale. La tension artérielle doit être monitorée pendant l'intervention car le largage de l'endoprothèse impose une pression aortique basse (entre 80 et 100 mmHg de pression artérielle systolique).

- La table d'opération radiotransparente est le plus souvent inversée pour pouvoir manœuvrer l'amplificateur de brillance depuis les Scarpa jusqu'à l'aorte thoracique et aux troncs supra-aortiques.
- L'amplificateur de brillance multichamps performant et l'injecteur sont indispensables.
- Le champage se fait de la région cervicale basse jusqu'aux genoux.

b. Procédure

Un des deux Scarpa est abordé chirurgicalement (souvent par abords transverses de moins de 5 cm). Ce Scarpa est choisi pour l'introduction de l'endoprothèse jusque dans l'aorte thoracique. Le Scarpa controlatéral est abordé par une ponction rétrograde de l'artère fémorale pour pouvoir réaliser les contrôles artériographiques.

PREMIER TEMPS DE LA PROCÉDURE

- Il s'agit de repérer la lésion à couvrir par l'endoprothèse. On utilise du matériel long avec un guide 0,035 de 260 cm et une sonde diagnostique de type « queue de cochon » radiomarquée reliée à l'injecteur pour la réalisation de l'aortographie.
- Après opacification aortique, un guide rigide de type Lunderquist de 260 cm est positionné dans la crosse aortique sans être poussé trop loin à cause du risque cardiaque. À partir de ce moment, la position du guide doit être précisément notée et jamais modifiée. Le champ de l'amplificateur de brillance doit comprendre l'aire cardiaque et l'extrémité distale du guide.

SYSTÈME D'INTRODUCTION (GAINE)

- Il est introduit sur le guide rigide et avancé jusqu'à la position souhaitée, aidé par des marqueurs radio-opaques.
- La gaine est ensuite retirée jusqu'au déploiement complet de l'endoprothèse, tout en contrôlant constamment sa position. Un système permet le largage définitif de l'endoprothèse.
- La sonde queue de cochon est montée par voie controlatérale pour l'aortographie de contrôle. L'existence de fuites proximales ou distales peut amener à l'utilisation d'un ballon de modelage aortique. Ce ballon est déployé à l'aide d'une seringue de 50 mL remplie de produit de contraste dilué.
- Une dernière aortographie est enfin réalisée à l'aide de la sonde queue de cochon pour vérifier le bon positionnement de l'endoprothèse, la perméabilité des troncs supra-aortiques et des artères viscérales, et l'absence de fuites ou de plicatures.
- La gaine, puis le cathéter et le guide, sont alors retirés. Le point d'introduction fémoral est soigneusement suturé au monofilament, et le Scarpa est fermé sur un drain de Redon. L'autre point de ponction est comprimé pendant 15 min avant la réalisation du pansement compressif.
- Le système d'endoprothèse thoracique peut comporter deux composants (proximal et distal) selon la longueur d'aorte à couvrir.

26. Plaies et contusions vasculaires

Chirurgie qui fait appel à l'ensemble des techniques de la chirurgie artérielle et veineuse, c'est une chirurgie complexe et parfois difficile, car la lésion vasculaire est rarement isolée. Des lésions cutanées, osseuses, nerveuses peuvent y être associées. Elle peut également siéger dans le cadre d'un polytraumatisme, enfin elle peut être associée à d'autres lésions viscérales dans le cadre de plaies par balle par exemple. C'est dire que ce genre de blessé peut rapidement entamer les ressources humaines et matérielles du bloc opératoire.

Nous n'allons pas envisager les problèmes les plus complexes dans le cadre de cet ouvrage. Nous allons nous contenter d'énoncer un certain nombre de vérités éternelles, ou supposées telles, dans le cadre des plaies vasculaires.

Nous considérerons d'abord le cas simple d'une plaie isolée, celle de l'artère fémorale au Scarpa, ou à la cuisse, ou humérale dans le canal de Cruveilhier. Ensuite, nous envisagerons le même genre de lésions vues dans le cadre d'une contusion du membre, avec lésions cutanées, osseuses, nerveuses et veineuses.

1. CAS SIMPLE – PLAIES ISOLÉES

Il existe *deux sortes de plaies* : les plaies qui s'extériorisent par un jet de sang rutilant, et celles qui se présentent comme un hématome pulsatile. Dans ce cas, si l'artère a fait son hémostase, une fistule artérioveineuse peut se constituer dans les mois qui vont suivre.

La plaie vasculaire fait recette. Le blessé arrive le plus souvent dans un concert de sirènes d'ambulances, de cris, de garrots, de compressions faites avec des linges souillés, trouvés sur les lieux du travail ou de l'accident.

L'entourage déclare constamment que la perte de sang a été importante.

A. PREMIÈRES RECOMMANDATIONS

- *La première tâche de la panseuse* sera d'éviter à tout prix que le blessé soit amené directement… au bloc opératoire. L'hémostase temporaire, mais efficace, est assurée par compression directe à l'aide d'un paquet de compresses stériles. Cela permet de déshabiller le blessé, de faire un prélèvement sanguin pour un groupe Rh, une numération et une hématocrite ; de poser une bonne voie veineuse pour restaurer la volémie avec des macromolécules, puis du sang, quand le groupe revient de façon à remonter la tension artérielle. Le patient mis sur la table d'opération est lavé, largement rasé, en prévoyant toujours la possibilité d'un prélèvement saphénien controlatéral : donc rasage de la cuisse opposée. Le matériel sera préparé en prévoyant très largement.

- *L'installation est le premier écueil*. Rappelons-le, la faute d'asepsie est inévitable. Il faudra d'ailleurs prévoir une casaque de plus qu'il n'y a d'opérateurs et d'aides. En effet, un aide s'habille, se gante et prépare la table dès l'entrée du blessé en salle d'opération ; prend le relais à la compression à l'aide d'un nouveau paquet de compresses stériles, pendant que le blessé est endormi.

- Le reste de l'équipe s'habille, le membre est badigeonné, les champs sont mis en place, sans oublier la préparation du champ pour prélèvement saphénien. Au dernier moment, le premier aide lâche la compression, ce qui permet de badigeonner ce dernier endroit, et va se changer. Un autre aide refait la compression sur la peau badigeonnée avec un nouveau paquet de compresses stériles.

- En matière de champ opératoire, il faut être large. Prévoir toujours l'accès en amont et en aval de la plaie.

- D'autre part, pour les atteintes au niveau de la racine des membres, prévoir toujours un abord supérieur pour clampage :

abord abdominal pour clampage de l'iliaque pour les plaies de la fémorale commune ; abord du thorax pour les plaies de l'axillaire. L'abord au point de clampage est rapide. Souvent, cela peut être fait par le même abord que la plaie. Le clampage étant fait, nous sommes *au sec*. Toute le monde peut commencer à respirer.

- Il reste à faire l'inventaire des lésions, ce qui permettra de régler la tactique opératoire. Il faut se rappeler qu'il faut dans l'ordre :
  - sauver la vie ;
  - sauver la fonction ;
  - sauver le membre.

B. LES DIFFÉRENT TYPES DE PLAIES ISOLÉES

Du plus simple au plus compliqué, plusieurs cas peuvent se présenter qui impliqueront des conduites thérapeutiques différentes.

- *Plaies punctiformes* n'ayant pas fait leur hémostase. Point en X au fil monobrin pour les aveugler.

- *Plaies linéaires*. Fermeture à points séparés de fil monobrin ou par un surjet.

- *Plaies irrégulières*. Régularisation des bords de la plaie aux ciseaux de Potts, ou de De Martel. Soit la suture est possible, soit un petit patch est nécessaire.

- *Plaies avec perte de substance*. Plusieurs cas :
  - la perte de substance est petite. Une résection du segment contus, quand elle est courte, permet une suture terminoterminale dont les résultats sont en général bons ;
  - la plaie est plus importante. Il va falloir soit mettre en place un patch veineux, soit réaliser un pontage pour rétablir la continuité vasculaire. En général, on préfère utiliser la veine saphène interne que l'on peut dédoubler pour réaliser un pontage sur un vaisseau de calibre important. Les prothèses synthétiques sont à éviter en raison du risque infectieux de ces plaies qui sont fréquemment souillées.

- *Contusion avec syndrome d'ischémie d'aval*. À la suite d'une compression brutale, l'artère peut présenter une fracture de l'intima qui se décolle, se retourne et fait clapet, interrompant le courant sanguin. En général, on réalise à ce niveau une artériotomie longitudinale après clampage. L'intima est refixée par des points de Kunlin, ou par un surjet de Sisteron. Un passage de sonde Fogarty est parfois nécessaire pour libérer une thrombose rapidement extensive. L'artériotomie sera refermée par un surjet, ou sur un patch.

2. PLAIES COMPLEXES AVEC LÉSIONS DE DIFFÉRENTS TISSUS

Nous allons envisager sommairement la conduite dans ce cas, étant entendu que pour les vaisseaux, la conduite sera identique au cas précédent.

- *L'os*. L'hémostase est réalisée provisoirement par clamps. L'os sera stabilisé en premier, afin de ne pas détruire un pontage délicat lors de la réduction d'une fracture en regard. Souvent, le procédé de choix est le fixateur externe, mais dans ce cas, l'aide devra être particulièrement attentif au passage des fils à proximité des différentes pièces du fixateur externe.

- *La veine*. Elle sera réparée avant l'artère. Une veine sur deux suffit, mais il faut se rappeler qu'un beau pontage artériel sans retour veineux est un non-sens.

- *Les nerfs*. Parfois, ils peuvent être suturés immédiatement et on le fera soit à l'œil nu, soit au microscope. Au cas où il y a perte de substance, les extrémités seront repérées par un fil non résorbable, de couleur, qui transfixie les extrémités. Cela permettra de les retrouver plus facilement quand une greffe est envisagée ultérieurement.

- *Les articulations* :
  - les luxations seront bien entendu réduites et fixées si elles sont incoercibles ;
  - les articulations seront refermées dans la mesure du possible ;
  - les ligaments seront réparés.

Au plâtre, on préférera les broches ou le fixateur externe : on peut ainsi mieux surveiller un membre qui, ne l'oublions pas, est porteur d'une plaie vasculaire réparée.

- *Les muscles*. Rapprochés au fil résorbable, les tendons seront, bien entendu, réparés.

- *La peau*. C'est là que siège le pronostic. Une couverture cutanée est indispensable. Les procédés plastiques sophistiqués seront écartés. On leur préférera les grands lambeaux simples, rustiques et efficaces. Dans certains cas, pour prévenir un effet de garrot au moment de l'œdème de revascularisation, des aponévrotomies (c'est-à-dire des sections des aponévroses sous-cutanées) dans le sens de l'axe du membre seront faites.

3. PLAIES VASCULAIRES AVEC LÉSIONS VISCÉRALES COMPLEXES

Dans ce cas, toutes les lésions seront soigneusement réparées. On évitera simplement, dans toute la mesure du possible, de faire côtoyer une suture digestive et un pontage en matériel synthétique.

27. Varices

Les varices des membres inférieurs sont des dilatations veineuses anormales par incompétence valvulaire, qui dépendent du territoire de la veine saphène interne et éventuellement de la veine saphène externe.
La partie chirurgicale du traitement comprend une crossectomie saphène externe, c'est-à-dire une section de sa crosse et une crossectomie saphène interne avec stripping plus ou moins long, c'est-à-dire un arrachage de la veine.

1. MATÉRIEL NÉCESSAIRE

- Pour le *temps saphène externe* (si ce temps est prévu) :
  - de la Xylocaïne® à 1 % non adrénalinée ;
  - une boîte *Petite chirurgie* ou *Appendicite*.
- Pour le *temps saphène interne* :
  - une boîte *Appendicite* peut suffire, mais on se trouvera bien de disposer en outre d'écarteurs autostatiques de Beckmann, d'une pince à disséquer de De Bakey et d'un dissecteur fin ;
  - un jeu de strippers à boule interchangeable ou à usage unique ;
  - du coton en larges bandes et des bandes Velpeau® stériles.

2. PRÉPARATION DU MALADE

Le ou les membres inférieurs (en cas de cure bilatérale) sont complètement rasés ; le pubis et la partie inférieure de l'abdomen également. Il appartient à la panseuse de le vérifier et au besoin de compléter ce rasage.

3. CROSSECTOMIE SAPHÈNE EXTERNE

- L'intervention est conduite sous anesthésie locale sur un malade en décubitus ventral.

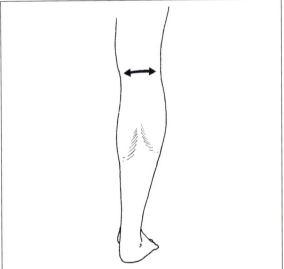

Fig. 27.1 – Temps saphène externe. Incision horizontale dans le creux poplité.

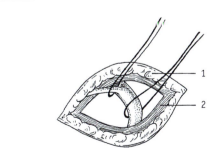

Fig. 27.2 – Ligature de la crosse de la saphène externe et d'une collatérale. 1. Tissu cellulaire sous-cutané 2. Aponévrose

CHIRURGIE VASCULAIRE PÉRIPHÉRIQUE

- Le champ opératoire comprend le creux poplité ; un simple champ perforé peut éventuellement suffire.
- Anesthésie locale.
- Incision dans un pli du creux poplité (**Fig. 27.1**).
- Découverte de la crosse qui est sectionnée entre deux ligatures de fil à résorption lente 2 ou 3/0.
- Fermeture en deux plans (**Fig. 27.2**) :
  - l'aponévrose est suturée au fil à résorption lente 2/0 ;
  - la peau est suturée par des points séparés de nylon 3/0.

4. CROSSECTOMIE ET STRIPPING DE LA SAPHÈNE INTERNE

a. Installation du patient

Décubitus dorsal. Épaulières.

b. Installation de l'équipe

L'opérateur se place du côté à opérer, son premier aide en face de lui.

c. Installation du champ opératoire

- Badigeonnage de tout le membre inférieur en commençant par les orteils. Le pied est enveloppé dans un jersey tubulaire de cuisse stérile qui permet de soulever le membre inférieur pour le badigeonner sur toutes ses faces.
- Badigeonnage de la partie attenante de l'abdomen.
- Le pubis et les régions génitales sont badigeonnées en dernier.
- Couverture du pubis : le membre étant maintenu élevé par l'aide, l'opérateur fixe un champ Tétra® sur le pubis pour l'exclure.
- Mise en place du reste des champs.
- Changement de gants, au moins pour l'opérateur qui a fixé le Tétra® sur le pubis.

d. Déroulement de l'intervention

- Mise du patient en Trendelenburg, ce qui favorise le retour veineux et donc vide les varices.
- Incision dans le pli de l'aine au bistouri lame 23 (**Fig. 27.3**).
- On tombe rapidement sur la saphène interne.
- Mise en place des écarteurs de Beckmann.
- La dissection est totalement menée à la pince de Kelly. Chaque collatérale est sectionnée entre deux ligatures de fil à résorption lente 3/0. La crosse de la saphène est ainsi complètement libérée de toutes ses afférences veineuses (**Fig. 27.4** et **27.5**). On repère l'endroit où elle plonge vers la profondeur pour se jeter dans la veine fémorale.

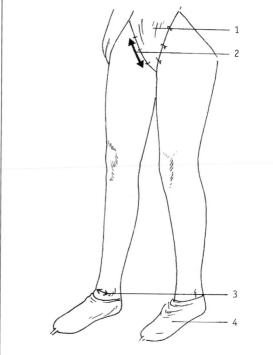

Fig. 27.3 – Temps saphène interne.
1. Petit champ Tétra® cousu
2. Incision dans le pli de l'aine
3. Abord prémalléolaire interne
4. Jersey de cuisse

- La crosse peut être alors liée avec du fil solide. Une pince de Kocher est placée sur le bout proximal de la crosse. Section entre la ligature et la Kocher (**Fig. 27.6**).
- Abord de la saphène prémalléolaire. Par une courte incision devant le bord antérieur de la malléole interne, à la cheville, on isole la veine saphène interne dans son trajet prémalléolaire. Elle est liée vers le pied par un fil résorbable 2/0.
- Passage du stripper (**Fig. 27.7**). Au niveau de la saphène prémalléolaire, une courte veinotomie en sifflet en aval de la ligature permet d'introduire le stripper muni d'une petite olive qui monte dans la lumière de la veine jusqu'au pli de l'aine où il bute sur la pince de Kocher. Une moucheture sur la veine à ce niveau permet de l'extérioriser.
- Éveinage (**Fig. 27.8**). À l'une des deux extrémités du stripper, au choix, on fixe une grosse boule. La veine est liée autour du stripper au ras de cette boule. La section de la saphène interne prémalléolaire est complétée. L'opérateur tire alors fermement sur l'autre extrémité du stripper. La grosse boule s'engage par l'incision sous la peau. On la voit cheminer en sous-cutané. Elle emmène la saphène interne en arrachant les collatérales. Elle s'extériorise au niveau de la deuxième incision : sur le stripper, tassée contre la grosse boule, la veine saphène interne.

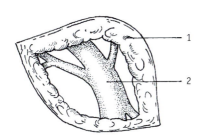

Fig. 27.4 – Exposition de la crosse de la saphène interne.
1. Tissu cellulaire sous-cutané
2. Crosse de la saphène interne avec ses principales branches

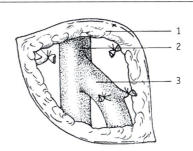

Fig. 27.5 – Exposition de la hanche de la saphène interne.
1. Tissu cellulaire sous-cutané
2. V. fémorale
3. Crosse de la saphène interne

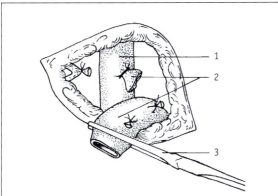

Fig. 27.6 – Section de la crosse de la saphène interne.
1. V. fémorale
2. Crosse de la saphène interne liée et sectionnée
3. Pince de Kocher tenant l'extrémité proximale de la crosse de la saphène interne

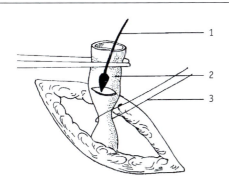

Fig. 27.7 – Stripping de haut en bas.
1. Stripper
2. Partie proximale de la crosse de la saphène interne
3. Gros fil servant de lacs autour de la saphène interne

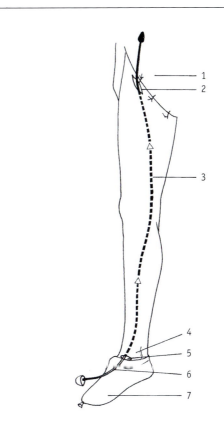

Fig. 27.8 – Stripping de bas en haut.
1. Champ Tétra® cousu
2. Incision inguinale
3. Trajet du stripper dans la v. saphène interne
4. Malléole interne
5. Introduction du stripper par l'incision prémalléolaire interne
6. Stripper
7. Jersey stérile

- Hémostase par compression du trajet veineux.
- Fermeture plan à plan selon les habitudes de chacun.
- Pansement modérément compressif à l'aide des bandes de coton et des bandes Velpeau® stériles.

♦ *Remarques* ♦ L'idéal est de ne faire que deux incisions, l'une à la malléole, l'autre au pli de l'aine. Le passage du stripper de bas en haut ne pose habituellement pas de problème, car il se fait dans le bon sens pour les valvules.

Certains opérateurs préfèrent descendre le stripper du pli de l'aine vers les malléoles. C'est surtout dans ces cas que le stripper peut buter de façon définitive dans une valvule et nécessiter des incisions de relais, notamment au pli de la jarretière.

QUATRIÈME PARTIE
Chirurgie des glandes thyroïde et parathyroïdes

Guy Samama

28. Chirurgie des glandes thyroïde et parathyroïdes

Les glandes thyroïde et parathyroïdes sont des glandes endocrines situées dans le même espace antérieur du cou, entre le cartilage thyroïde et le sternum.

1. THYROÏDE

La thyroïde (**Fig. 28.1**) est une glande endocrine médiane, impaire et symétrique.

Elle est située en avant et latéralement par rapport à la trachée-artère.

A. MORPHOLOGIE

La thyroïde est constituée de deux lobes en forme de pyramide à base inférieure et à pôle supérieur. Ces deux lobes sont situés de part et d'autre de la trachée. Ils sont reliés entre eux par l'isthme de la thyroïde, qui se trouve contre la face

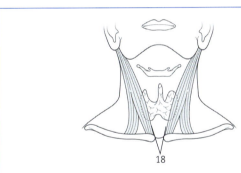
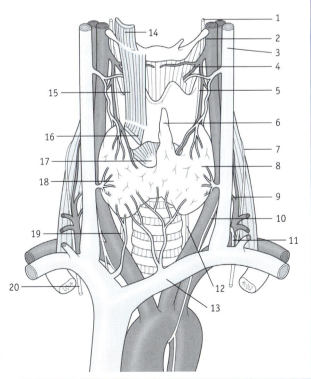

Fig. 28.1 – Glande thyroïde et ses vaisseaux (vue antérieure). Cartouche : situation de la thyroïde.

1. N. laryngé supérieur
2. A. carotide externe
3. V. jugulaire interne
4. R. interne du n. laryngé supérieur
5. R. externe du n. laryngé supérieur, a. thyroïdienne supérieure
6. Lobe pyramidal
7. N. phrénique gauche
8. Lobe gauche
9. A. thyroïdienne inférieure
10. A. carotide commune et n. vague gauches
11. Conduit thoracique
12. N. récurrent laryngé gauche
13. V. brachiocéphalique gauche
14. M. sternohyoïdien
15. M. thyrohyoïdien
16. M. sternothyroïdien
17. M. cricothyroïdien
18. Bord antérieur du m. sterno-cléido-mastoïdien
19. N. récurrent laryngé droit
20. N. phrénique droit

antérieure de la trachée, au niveau des 2e, 3e et 4e anneaux trachéaux auxquels il adhère.

L'isthme thyroïdien donne naissance au niveau de son bord supérieur à un prolongement vertical, inconstant : le lobe pyramidal (anciennement « pyramide de Lalouette »).

La thyroïde mesure environ 5 ou 6 cm de large et autant de hauteur. Elle pèse environ 30 grammes.

Son parenchyme est lobulé, de couleur rougeâtre et, surtout, ce qui est important sur le plan chirurgical, sa consistance est molle et sa texture est fragile.

B. RAPPORTS (Fig. 28.2)

- En avant, la thyroïde est en rapport avec les différents plans suivants, qui sont autant de plans à franchir pour accéder à la glande elle-même :
  – la peau ;
  – le tissu cellulaire sous-cutané ;
  – le muscle platysma (anciennement peaucier du cou) : c'est un muscle fin mais de grande importance dans la mimique ;
  – la lame superficielle du fascia cervical (aponévrose cervicale superficielle) qui, latéralement, tapisse les faces superficielles et profonde du muscle sterno-cléido-mastoïdien ;
  – l'aponévrose cervicale moyenne qui se dédouble latéralement pour envelopper les deux plans des muscles sous-hyoïdiens, à savoir le sternohyoïdien qui est le plus superficiel et le sternothyroïdien qui est le plus profond ;
  – on accède ainsi à la capsule thyroïdienne et à la thyroïde elle-même.

- Latéralement, de la superficie à la profondeur :
  – la peau ;
  – le muscle platysma ;
  – la lame superficielle du fascia cervical et le bord antérieur du sterno-cléido-mastoïdien ;

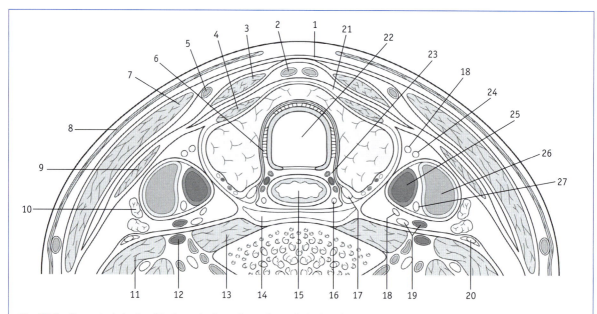

Fig. 28.2 – Rapports de la thyroïde. Coupe horizontale au niveau de C7 (partie antérieure).

1. Lame superficielle du fascia cervical
2. Vv. thyroïdiennes inférieures
3. M. sternohyoïdien
4. M. sternothyroïdien
5. V. jugulaire antérieure
6. Lig. thyrotrachéal latéral
7. M. sterno-cléido-mastoïdien
8. Platysma
9. M. omohyoïdien
10. Lnn. jugulaires latéraux
11. M. scalène antérieur
12. A. vertébrale
13. M. long du cou
14. Espace rétro-œsophagien
15. Œsophage
16. N. laryngé récurrent
17. Parathyroïde inférieure
18. Rr. cardiaques supérieurs
19. Ggl. cervical moyen, a. thyroïdienne inférieure
20. N. phrénique et lame prévertébrale
21. Lame prétrachéale musculaire
22. Trachée
23. A. et v. thyroïdiennes inférieures
24. Racine supérieure de l'anse cervicale
25. A. carotide commune
26. V. jugulaire interne
27. N. vague

– la veine jugulaire antérieure ;
– des rameaux nerveux (rameaux cardiaques supérieurs et racine supérieure de l'anse cervicale).

• En dehors et en arrière : la thyroïde répond au paquet vasculaire jugulocarotidien à savoir : l'artère carotide commune, la veine jugulaire interne et le nerf pneumogastrique ou nerf vague, dans l'angle dièdre postérieur de ces deux vaisseaux.

• En arrière et en dedans, la thyroïde répond :
– aux vaisseaux thyroïdiens inférieurs (artère et veine) ;
– aux nerfs récurrents laryngés droit et gauche dont l'importance est considérable car ils assurent l'innervation motrice des cordes vocales ;
– aux glandes parathyroïdes ;
– aux bords droit et gauche de l'œsophage, un peu plus à distance.

C. PHYSIOLOGIE

La glande thyroïde est une glande endocrine indispensable à la vie. Elle sécrète les hormones thyroïdiennes, tri- et tétra-iodo-thyronines (T3 et T4).

Ces hormones ont un rôle très important car elles activent l'ensemble des fonctions et des métabolismes de l'organisme.

La diminution (non compensée) de cette sécrétion hormonale entraîne un ralentissement de toutes les fonctions physiologiques. C'est l'hypothyroïdie ou myxœdème.

Une hypersécrétion entraîne une hyperactivité pathologique : c'est l'hyperthyroïdie (maladie de Basedow ou nodule toxique).

2. GLANDES PARATHYROÏDES

Les glandes parathyroïdes sont des glandes endocrines, en général au nombre de quatre : parathyroïdes supérieure droite, supérieure gauche, inférieure droite et inférieure gauche. Parfois, il n'y en a que trois. Parfois, il y en a cinq, voire six.

Leur siège est le plus souvent cervical dans la capsule thyroïdienne mais, parfois, il peut être rétro-œsophagien ou intra-thoracique, ce qui a bien entendu une incidence sur le plan clinique et chirurgical.

A. MORPHOLOGIE

Les glandes parathyroïdes sont de petites glandes oblongues aplaties, mesurant 6 à 7 mm de long, 4 mm de large et 1 à 2 mm d'épaisseur.

Leur couleur brunâtre est légèrement différente de celle du parenchyme thyroïdien, ce qui constitue un élément fondamental de leur reconnaissance au cours des dissections.

Elles sont souvent coiffées d'un peu de tissus adipeux nettement plus jaune.

B. RAPPORTS (Fig. 28.3)

Les parathyroïdes en position normale sont fixées à la face postéro-interne de la capsule thyroïdienne.

Elles sont en rapport très étroit avec les artères thyroïdiennes supérieure et inférieure dont elles reçoivent leur vascularisation artérielle. Elles peuvent être dévascularisées au cours des thyroïdectomies.

Les parathyroïdes inférieures sont en rapport étroit avec les nerfs récurrents droit et gauche qui représentent un risque chirurgical important au cours de la chirurgie de la thyroïde et des parathyroïdes.

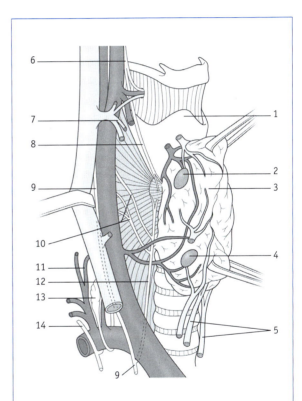

Fig. 28.3 – Glandes parathyroïdes droites.
1. Cartilage thyroïde
2. Glande parathyroïde supérieure
3. Lobe thyroïdien droit récliné en avant
4. Glande parathyroïde inférieure
5. Vv. thyroïdiennes inférieures
6. N. laryngé supérieur
7. Vv. thyroïdiennes supérieures
8. R. extérieur du n. laryngé supérieur
9. N. vague
10. Rr. pharyngiens
11. A. thyroïdienne inférieure
12. N. laryngé récurrent droit
13. Ggl. cervical inférieur
14. N. phrénique

C. PHYSIOLOGIE

Les parathyroïdes sécrètent une hormone : la parathormone. Par l'intermédiaire de la parathormone, les parathyroïdes interviennent dans le métabolisme du calcium. Dans les adénomes et les hyperplasies parathyroïdiens, une hypersécrétion de parathormone entraîne l'apparition d'une hypercalcémie.

3. VASCULARISATION DE LA THYROÏDE ET DES PARATHYROÏDES

A. ARTÈRES

La vascularisation artérielle est assurée par :
– les artères thyroïdiennes supérieures pour la thyroïde et les parathyroïdes supérieures ;
– les artères thyroïdiennes inférieures pour la thyroïde et les parathyroïdes inférieures.

B. VEINES

Les veines drainant la thyroïde et les parathyroïdes se jettent essentiellement dans les veines jugulaires internes en dehors et, vers le bas, dans le tronc veineux brachiocéphalique.

C. LYMPHATIQUES (Fig. 28.4)

La connaissance de l'anatomie des lymphatiques est d'une grande importance dans le traitement chirurgical des cancers de la thyroïde qui comportent un curage ganglionnaire.
Les lymphatiques de la thyroïde et des parathyroïdes se drainent dans :
– les ganglions (lymphonœuds) prélaryngés en haut ;
– les ganglions (lymphonœuds) prétrachéaux en bas ;
– les ganglions (lymphonœuds) latéro-trachéaux, en rapport proche avec les nerfs récurrents ;
– les ganglions (lymphonœuds) cervicaux profonds, le long de l'axe vasculaire jugulocarotidien.

4. CHIRURGIE

La chirurgie de la thyroïde et des parathyroïdes nécessite (à quelques détails près qui seront vus au fur et à mesure), le même matériel, la même installation du malade et le même abord chirurgical.

Les gestes les plus fréquemment réalisés sont :
– la lobo-isthmectomie thyroïdienne, c'est-à-dire une hémithyroïdectomie ;
– la thyroïdectomie totale, avec ou sans curage ganglionnaire selon le cas ;

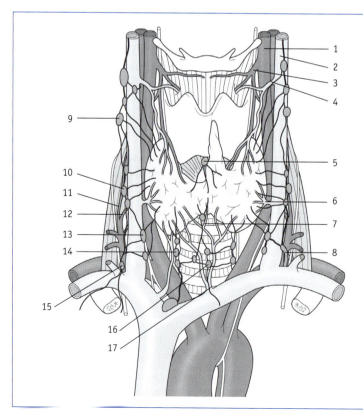

Fig. 28.4 – Vascularisation de la thyroïde.

1. A. carotide externe
2. V. jugulaire interne
3. A. thyroïdienne supérieure
4. V. thyroïdienne supérieure
5. Ln. prélaryngé
6. V. thyroïdienne inférieure
7. Ln. isthmique
8. Conduit thoracique
9. Lnn. cervicaux profonds supérieurs
10. Lnn. cervicaux profonds moyens
11. A. cervicale ascendante
12. A. thyroïdienne inférieure
13. Lnn. cervicaux profonds inférieurs
14. Lnn. latéro-trachéaux
15. Tronc lymphatique droit
16. Lnn. prétrachéaux
17. V. thyroïdienne inférieure

CHIRURGIE DES GLANDES THYROÏDE ET PARATHYROÏDES

– l'exérèse d'un adénome parathyroïdien ;
– la parathyroïdectomie subtotale.

♦ *Attention* ♦ Dans certains cas, l'opérateur aura besoin d'un **examen histopathologique extemporané et/ou d'un dosage extemporané de la parathormone.** La demande aura été faite en même temps que la programmation opératoire du malade mais il faudra le confirmer la veille de l'intervention.

A. MATÉRIEL NÉCESSAIRE

• Un billot en gel ou un rouleau d'alèzes de volume adapté, à glisser d'une épaule à l'autre pour installer la tête du malade en hyperextension.

• Un « rond » en gel pour maintenir la tête.

• Un crayon dermographique : le cou étant une « face sociale », la cicatrice de cervicotomie se doit d'être aussi harmonieuse que possible. Il vaut donc mieux la dessiner.

• Une boîte d'instruments courts (type : appendicectomie).

• Parfois, un écarteur de Beckmann de taille moyenne.

• Des petites boulettes (type : noisettes).

• Des compresses.

• La coagulation monopolaire.

• La coagulation bipolaire.

• Une pince à clips de taille moyenne.

• Du sérum dans une petite cupule pour laver le champ opératoire.

• Des fils de ligature à résorption lente (type : Polysorb®) de diamètre 2 ou 3/0.

• Des fils de suture à résorption lente (type : Polysorb®) de diamètre 3 et 4/0, sertis dans des aiguilles courbes.

• Un aspirateur à canule fine, en salle et non distribué de manière systématique.

• Des fils de Prolène® 4/0 sertis dans des aiguilles courbes, en salle et non distribués de manière systématique.

• Des lacs vasculaires souples en silicone, en salle et non distribués de manière systématique.

• Un drain aspiratif de type Redon ou Manovac®, en salle et non distribué de manière systématique.

B. INSTALLATION DU MALADE

L'installation du malade nécessite la mise en hyperextension de la tête, sur un malade endormi.
C'est une manœuvre potentiellement dangereuse qui ne doit être faite que sous la responsabilité (ou mieux, par) du chirurgien et de l'anesthésiste.
Décubitus dorsal, les deux bras le long du corps dans des gouttières.
Un rouleau d'alèzes d'épaisseur adaptée ou un billot en gel est mis transversalement sous les épaules.

L'hyperextension de la tête du malade est adaptée aux possibilités de son rachis cervical.
La partie occipitale du crâne repose dans le « rond » de tête. Certains opérateurs immobilisent l'installation à l'aide d'une bande collante (sparadrap) qui va d'un bord de la table d'opération à l'autre en prenant le menton.
Le champ opératoire badigeonné s'étend du menton en haut aux mamelons inclus en bas : la partie supérieure du thorax doit toujours être dans le champ opératoire dans l'hypothèse d'un agrandissement de l'incision vers le sternum.

C. DISPOSITION DE L'ÉQUIPE

• L'opérateur est, le plus souvent, du côté à opérer.

• L'aide est en face de lui.

• L'instrumentiste choisit sa position : il doit être confortablement installé pour avoir une vue parfaite sur le champ opératoire et transmettre correctement les instruments demandés. Il doit être en surplomb et donc, comme souvent, sur une estrade.

• Les instruments sont regroupés sur une table-pont ou assistant muet.

D. DÉROULEMENT DE LA CERVICOTOMIE

Ce temps est commun à toute la chirurgie thyroïdienne et parathyroïdienne.

• L'incision est dessinée au crayon dermographique. Ceci est très important car la cicatrice cervicale est exposée aux regards et se doit donc d'être parfaite.

• L'incision est en arc de cercle, d'un sterno-cléido-mastoïdien à l'autre, à deux travers de doigts environ du bord supérieur du manubrium sternal.

• L'incision de la peau et du tissu cellulaire sous-cutané est faite au bistouri à lame 23 (**Fig. 28.5**).

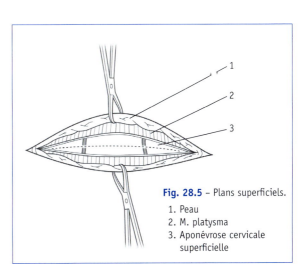

Fig. 28.5 – Plans superficiels.
1. Peau
2. M. platysma
3. Aponévrose cervicale superficielle

CHIRURGIE DES GLANDES THYROÏDE ET PARATHYROÏDES

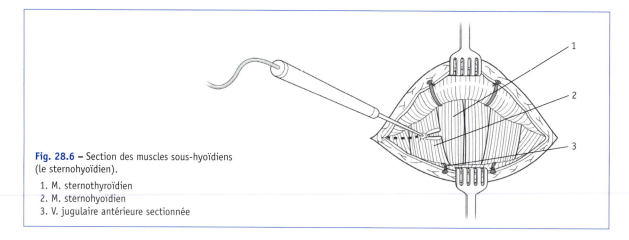

Fig. 28.6 – Section des muscles sous-hyoïdiens (le sternohyoïdien).
1. M. sternothyroïdien
2. M. sternohyoïdien
3. V. jugulaire antérieure sectionnée

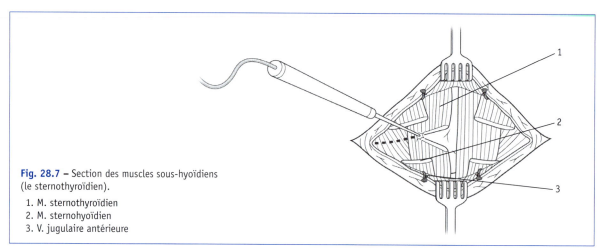

Fig. 28.7 – Section des muscles sous-hyoïdiens (le sternothyroïdien).
1. M. sternothyroïdien
2. M. sternohyoïdien
3. V. jugulaire antérieure

- L'incision du Platysma (peaucier du cou) se fait au bistouri électrique.
- Le deux veines jugulaires externes sont dégagées, liées au Polysorb 3/0 et sectionnées.
- Les deux plans des muscles sous-hyoïdiens sont dégagés l'un après l'autre de chaque côté et sectionnés au bistouri électrique (**Fig. 28.6** et **Fig. 28.7**).
- On se trouve dans la loge qui contient la thyroïde et les parathyroïdes.

E. RÉALISATION D'UNE LOBO-ISTHMECTOMIE POUR NODULE THYROÏDIEN

- Quelques veines thyroïdiennes se drainent vers le bas, dans le tronc veineux brachiocéphalique. Elles sont disséquées à l'aide d'une pince de De Bakey et d'une pince de Christophe, isolées, liées au Polysorb® 3/0 ou clipées et sectionnées (**Fig. 28.8**).

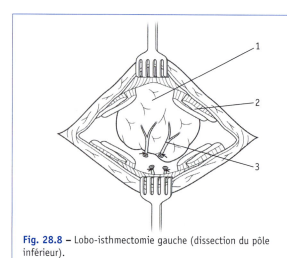

Fig. 28.8 – Lobo-isthmectomie gauche (dissection du pôle inférieur).
1. Lobe thyroïdien gauche
2. Mm. sous-hyoïdiens
3. Vv. du rideau veineux inférieur (vers le tronc veineux brachiocéphalique)

- La dissection du pôle inférieur du lobe à réséquer est faite à la boulette ou à l'aide de la pince de Christophe, en restant très au contact de la thyroïde, ce qui permet à ce pôle inférieur de monter dans le champ opératoire.
- La dissection des faces postéro-latérales se fait de la même façon.
- La parathyroïde inférieure est reconnue grâce à sa couleur légèrement différente. **Cette différence n'est bien vue que si le champ opératoire est parfaitement exsangue,** ce qui nécessite éventuellement de le laver avec un peu de sérum. Elle dégagée délicatement de la face postérieure de la thyroïde en respectant sa vascularisation.
- La veine et l'artère thyroïdienne inférieure sont dégagées. Leur hémostase est faite au niveau de leurs branches de division et non pas au niveau de leur tronc pour ne pas menacer la vascularisation de la parathyroïde inférieure (**Fig. 28.9**).
- Cette hémostase avant section peut se faire au Polysorb® 3/0, à l'aide de clips ou même, dans certains cas, à la coagulation bipolaire.
- Le nerf récurrent est repéré et libéré avec délicatesse car il est très fragile. Si l'on est obligé de faire des coagulations dans sa proximité, on utilisera la coagulation bipolaire pour éviter une diffusion calorique intempestive que pourrait entraîner l'utilisation de la coagulation monopolaire et qui pourrait léser le récurrent (**Fig. 28.10** et **Fig. 28.11**).
- Au niveau du pôle supérieur du lobe, le pédicule thyroïdien supérieur est disséqué au niveau de ses branches qui sont liées, clipées ou coagulées séparément avant section (**Fig. 28.12**).

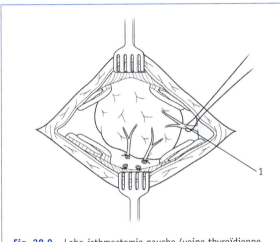

Fig. 28.9 – Lobo-isthmectomie gauche (veine thyroïdienne inférieure).
1. V. thyroïdienne inférieure

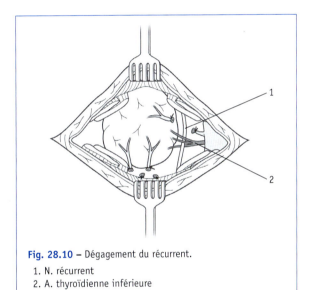

Fig. 28.10 – Dégagement du récurrent.
1. N. récurrent
2. A. thyroïdienne inférieure

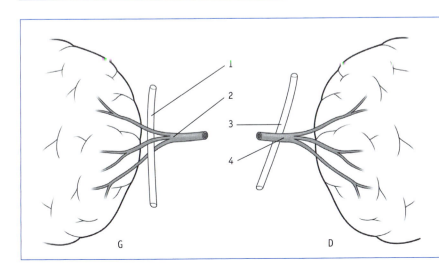

Fig. 28.11 – Rapport des récurrents droit et gauche avec les artères thyroïdiennes inférieures.
G : à gauche, entre les branches.
D : à droite, en arrière du tronc.
1. N. récurrent gauche
2. A. thyroïdienne inférieure gauche
3. N. récurrent droit
4. A. thyroïdienne inférieure droite

CHIRURGIE DES GLANDES THYROÏDE ET PARATHYROÏDES

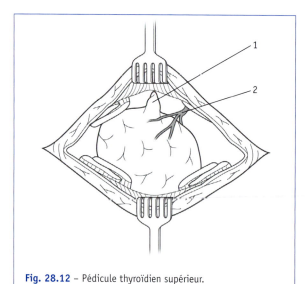

Fig. 28.12 – Pédicule thyroïdien supérieur.
1. Pyramide de Lalouette   2. Pédicule thyroïdien supérieur

- La glande parathyroïde supérieure n'est pas toujours vue si la dissection du lobe thyroïdien est restée très au contact de la capsule.
- Le lobe est rabattu vers la ligne médiane, ce qui permet de dégager la face postérieure de l'isthme.

- La face postérieure de l'isthme est libérée des anneaux trachéaux auxquels elle adhère aux ciseaux ou au bistouri électrique monopolaire car à ce niveau, il n'y a plus de danger.
- L'isthme est sectionné entre deux pinces du type Kocher.
- La pièce d'exérèse est confiée fraîche (sans formol) à l'IBODE circulant qui se charge de la transmettre à l'anatomopathologiste avec le bon sur lequel figure le numéro de téléphone permettant de recevoir, en salle, le résultat de l'examen.
- L'hémostase de la partie de l'isthme qui est resté en place est assurée par une ligature de Polysorb® 2 ou 3/0 ou un point passé de Polysorb® 2 ou 3/0.

F. RÉALISATION D'UNE THYROÏDECTOMIE TOTALE SANS CURAGE GANGLIONNAIRE POUR GOITRE SIMPLE NON NÉOPLASIQUE
(Fig. 28.13)

On fait une thyroïdectomie totale en cas de nodules bilobaires et pour certains opérateurs en cas de maladie de Basedow qui est une des causes d'hyperactivité thyroïdienne.
On répètera pour le deuxième côté les gestes qui ont été accomplis pour le premier.
L'équipe changera de position. L'opérateur et son aide changeront de côté. L'instrumentiste choisira la position dans laquelle il sera le plus efficace.

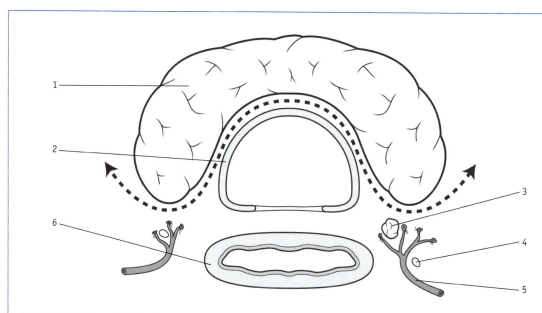

Fig. 28.13 – Limites de la thyroïdectomie totale extracapsulaire.
1. Thyroïde
2. Trachée-artère
3. Parathyroïde
4. N. récurrent
5. A. thyroïdienne inférieure
6. Œsophage

G. CURAGE GANGLIONNAIRE

En cas de cancer de la thyroïde, il faut faire une thyroïdectomie totale et un curage ganglionnaire. Ce curage intéresse les ganglions prélaryngés, prétrachéaux, latéro-trachéaux et cervicaux profonds.

L'exérèse des ganglions prélaryngés et prétrachéaux ne présente habituellement pas de difficulté. La dissection est menée à l'aide d'une pince de De Bakey et d'une pince de type Christophe. Les hémostases sont réalisées à la coagulation mono- ou bipolaire mais la lymphostase doit être faite avec des ligatures ou des clips, surtout en bout de chaîne ganglionnaire.

Les ganglions latéro-trachéaux sont proches des nerfs récurrents qu'il faut repérer et dégager avec une grande douceur car ils sont très fragiles. La coagulation monopolaire est à éviter.

Les ganglions cervicaux profonds sont situés le long de l'axe vasculaire jugulocarotidien. Leur curage nécessite souvent de mettre la veine jugulaire interne sur lacs.

Il faut donc prévoir des lacs souples, en silicone et non en tissus. La topographie des ganglions réséqués est identifiée pour l'examen anatomopathologique.

H. EXÉRÈSE D'UN ADÉNOME PARATHYROÏDIEN

Habituellement, la glande pathologique a été localisée en préopératoire par l'échographie cervicale et/ou la scintigraphie ce qui, bien entendu, facilite grandement la tâche de l'opérateur mais :
- ce n'est pas toujours le cas ;
- avoir une localisation préopératoire d'un adénome ne dispense pas, pour beaucoup d'équipes, d'explorer tous les autres sites parathyroïdiens car dans de rares cas, les adénomes peuvent être multiples et certains peuvent ne pas avoir été vus par les examens de localisation préopératoires.

Il faut prévoir un examen histopathologique extemporané de la pièce de résection pour confirmer qu'il s'agit bien d'un adénome. Quand cela est possible, il est utile de s'aider par le **dosage extemporané de la parathormone**. Elle est élevée en préopératoire. Elle chute après la résection de l'adénome.

La parathormone est **dosée immédiatement avant le début de la cervicotomie**.

Le deroulement de la cervicotomie est identique à ce qui a été décrit.

L'exérèse d'un adénome parathyroïdien nécessite la dissection de la face postérieure homolatérale de la thyroïde et le repérage du nerf récurrent.

Les principaux temps de l'intervention sont les suivants (**Fig. 28.14** et **Fig. 28.15**) :
- dissection, hémostase et section des veines thyroïdiennes qui se jettent vers le bas dans le tronc veineux brachiocéphalique ;
- libération du pôle inférieur du lobe thyroïdien puis de sa face postéro-latérale comme lors de la réalisation d'une lobo-isthmectomie ;

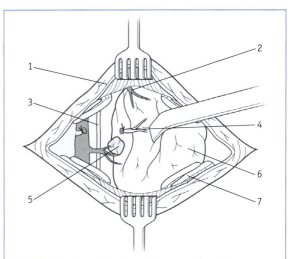

Fig. 28.14 – Exposition d'un adénome parathyroïdien inférieur droit.
1. M. platysma (peaucier du cou)
2. A. thyroïdienne supérieure
3. N. récurrent
4. V. thyroïdienne inférieure
5. Adénome inférieur
6. Thyroïde
7. Mm. sous-hyoïdiens

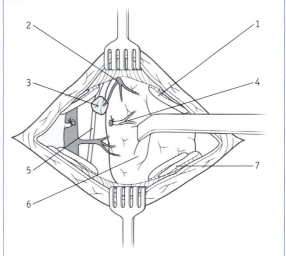

Fig. 28.15 – Exposition d'un adénome parathyroïdien supérieur droit.
1. Mm. sous-hyoïdiens
2. A. thyroïdienne supérieure
3. Adénome supérieur
4. V. thyroïdienne inférieure
5. N. récurrent
6. Thyroïde
7. Mm. sous-hyoïdiens

- dissection, hémostase et section de la veine thyroïdienne inférieure ;
- maintien d'un champ opératoire absolument exsangue en le lavant si nécessaire avec un peu de sérum ;
- repérage du nerf récurrent ;

– repérage de l'adénome parathyroïdien qui apparaît sous forme d'une petite tumeur ovalaire, de couleur légèrement plus sombre que la thyroïde avoisinante, souvent recouvert d'une frange graisseuse franchement jaune. La couleur de l'adénome change quand on le pince légèrement à l'aide d'une pince de De Bakey, contrairement à la thyroïde, ce qui favorise sa reconnaissance ;
– hémostase sélective de son pédicule vasculaire ;
– exérèse ;
– confirmation par un examen histopathologique extemporané ;
– nouveau dosage extemporané de la parathormone, 15 minutes au moins après l'exérèse de l'adénome : la diminution du taux de la parathormone doit être franche, laissée à l'appréciation de l'opérateur.

Pour la plupart des équipes, les autres sites parathyroïdiens sont explorés de manière systématique, y compris le site rétro-œsophagien et le site médiastinal supérieur.

I. PARATHYROÏDECTOMIE SUBTOTALE

Dans certaines maladies comme l'insuffisance rénale par exemple, il peut exister une hyperplasie parathyroïdienne qui touche les quatre glandes.

Cette hyperplasie entraîne les mêmes dysfonctionnements que l'adénome parathyroïdien.

Le traitement est la parathyroïdectomie subtotale, dite encore des 7/8e, qui consiste à réséquer complètement trois des quatre glandes et la moitié de la quatrième.

L'intervention est conduite comme dans l'adénome parathyroïdien. Mais il faut repérer toutes les glandes et confirmer l'exérèse par l'examen histologique extemporané.

J. FERMETURE DE LA CERVICOTOMIE

- Le champ opératoire est laissé absolument exsangue : la survenue d'un hématome compressif du cou postopératoire est une complication d'une grande gravité.

- Pour ceux qui le souhaitent : installation d'un drainage aspiratif, type Redon ou Manovac® (mais il s'agit parfois d'une fausse sécurité, selon l'expérience de l'auteur !).

- Retrait du billot :
  – l'anesthésiste maintient et soulage la tête du malade ;
  – l'opérateur et son aide soulèvent légèrement les épaules de malade ;
  – l'IBODE circulant retire le billot ;
  – l'anesthésiste met le cou en flexion sur la poitrine pour favoriser les sutures de la fermeture de la cervicotomie.

- Les muscles sous-hyoïdiens sont suturés plan à plan par deux surjets de fil à résorption lente 4/0.

- L'aide expose à l'aide de deux écarteurs de Farabeuf.

- L'opérateur utilise des **instruments courts** : une pince de De Bakey et un porte-aiguille.

- Le muscle peaucier du cou (platysma) est soigneusement suturé par un surjet de fil à résorption lente 4/0, en vérifiant constamment la position du menton qui doit demeurer au zénith.

- La suture cutanée est faite par des points séparés de fil non résorbable monobrin 4/0 ou à l'aide d'agrafes, selon les habitudes des équipes.

- L'intervention est terminée par la mise en place d'un pansement sec.

CINQUIÈME PARTIE
Orthopédie – Traumatologie

Claude Vielpeau
Bruno Locker
Alain Pierre
Didier Souques
Nathalie Hanouz
François Tirveillot
Christian Javois
Christian Thomassin

Introduction

L'orthopédie et la traumatologie s'adressent à l'appareil locomoteur, aussi bien à sa charpente (os et articulations), qu'à ses moteurs (muscles et tendons) et aux voies de transmission de la commande nerveuse.

Réparer les fractures (ostéosynthèses), remplacer les articulations (arthroplasties), refaire des ligaments (ligamentoplasties)... nécessite plusieurs étapes importantes : le diagnostic, l'évaluation du risque opératoire, l'intervention chirurgicale, les soins postopératoires. Parmi ces étapes, le geste opératoire n'est pas le moindre et ne supporte pas l'aventure. Cela suppose que l'opérateur ait fait un plan préopératoire précis, que l'équipe qui l'entoure soit rodée aux techniques et aux principes orthopédiques et que le matériel soit complet et bien entretenu. L'infirmière de bloc opératoire trouve dans cette discipline une place de choix, que ce soit dans son rôle de panseuse ou dans celui d'instrumentiste.

L'orthopédie-traumatologie nécessite un matériel abondant : instruments de base, appareillages ancillaires spécifiques et implants provisoires (matériel d'ostéosynthèse) et définitifs (prothèses). Un des rôles de l'infirmière de bloc opératoire est d'entretenir le matériel et d'assurer son renouvellement afin que les gammes d'implants restent complètes. Cela nécessite de sa part une parfaite connaissance de ce matériel.

Plus encore que pour d'autres organes, l'infection constitue une complication redoutable qui peut transformer la meilleure ostéosynthèse en interminable pseudarthrose septique, la meilleure prothèse en effroyable échec fonctionnel. La lutte contre l'infection est multidirectionnelle et interpelle tous les membres de l'équipe chirurgicale. C'est également un des rôles de l'infirmière de bloc opératoire que de veiller à la maintenance des salles, à la bonne stérilisation du matériel, à la bonne tenue du personnel dans l'enceinte opératoire. Enfin, le geste technique lui-même doit toujours être réglé. Cela suppose pour l'instrumentiste et la panseuse (deux rôles complémentaires) une bonne connaissance des techniques, des voies d'abord, du matériel nécessaire aux différents temps opératoires.

En rédigeant ce manuel, nous avons cherché à faire comprendre le « pourquoi » et le « comment », les deux questions qui justifient l'indication opératoire et sa réalisation technique.

Certes, nous avons eu conscience d'être imparfaits et incomplets.

Imparfaits car chaque opérateur a ses habitudes (voire ses manies) auxquelles chaque membre de l'équipe doit s'adapter. Nous n'avons que rapporté les nôtres, sachant qu'elles n'étaient pas toujours la seule vérité.

Incomplets car l'orthopédie est vaste, la traumatologie variée et il n'est pas possible de détailler toutes les interventions, toutes les prothèses, tous les modes d'ostéosynthèses.

Si le lecteur comprend qu'en orthopédie-traumatologie, rien de ce qui concerne le malade, la maladie et l'intervention ne doit être laissé au hasard, nous aurons atteint le but que nous nous étions fixé : faire que le rôle de l'infirmière de bloc opératoire ne consiste pas seulement à ouvrir des boîtes mais qu'elle soit un membre éclairé de l'équipe chirurgicale dont l'objectif est toujours de restaurer une fonction fondamentale : la fonction de relation.

Professeur C.

29. Particularités de l'anesthésie en orthopédie-traumatologie

Les interventions orthopédiques et traumatologiques peuvent être simples et courtes (telles les réductions fermées de fracture ou de luxation), mais il peut s'agir d'interventions majeures et longues (reprise de prothèse totale, ostéosynthèse de fracture du cotyle par exemple).

Chaque type d'intervention réclame une technique appropriée, qu'il s'agisse d'une anesthésie locorégionale, générale ou parfois de l'association des deux. Une attention particulière doit être attribuée au terrain de l'opéré, à la pose d'un garrot, à la prise d'une greffe, à la position sur la table et aux conditions opératoires elles-mêmes.

1. GÉNÉRALITÉS

L'anesthésie en orthopédie peut être simple si l'on ne considère que les interventions mineures en négligeant les facteurs individuels. Mais elle peut devenir compliquée si l'on parle des anesthésies en urgence, des polytraumatisés, des interventions majeures et des problèmes posés par le terrain (en particulier le vieillard). Il faut distinguer la chirurgie programmée et la chirurgie urgente.

A. LA CHIRURGIE PROGRAMMÉE

Il s'agit d'interventions telles que les arthroplasties de hanche et de genou dont le but est fonctionnel et antalgique. Il est alors interdit de prendre un risque disproportionné par rapport à la finalité de cette chirurgie.

C'est dire l'importance du bilan préopératoire bien codifié avec l'établissement d'un coefficient de risque opératoire et d'une surveillance postopératoire rigoureuse. Dans ce but, une « consultation préanesthésique » dans les jours qui précèdent l'acte opératoire (minimum deux jours) et une « visite » préanesthésique (dans les heures qui précèdent, minimum 2 h) ont été rendues obligatoires, afin de permettre l'évaluation des risques, l'information éclairée du patient sur ces risques et les techniques anesthésiques, analgésiques, transfusionnelles, etc., proposées (avec recueil de son consentement), la réalisation d'un examen clinique (obligatoire) et de tous les examens paracliniques jugés nécessaires.

La réalisation du programme opératoire sera effectuée au sein d'un « conseil de bloc » regroupant chirurgiens, anesthésistes et cadres infirmiers, et permettra de tenir compte des souhaits de chacun tout en considérant les particularités des patients (diabète, allergie au latex, sepsis, etc.) et des techniques anesthésiques envisagées (poses de cathéters, anesthésies locorégionales, etc.).

B. LA CHIRURGIE URGENTE

Elle demande aussi une évaluation du risque opératoire car elle peut être mal supportée. Parfois, le report de l'intervention permet une réanimation préopératoire diminuant ainsi le risque et améliorant le pronostic vital. L'exemple type de cette chirurgie est la fracture du col fémoral chez le vieillard, dont le traitement conservateur est désastreux du fait des complications du décubitus prolongé.

Quel que soit le degré d'urgence, un examen clinique et au besoin paraclinique est indispensable pour rechercher des lésions associées dans le cadre d'un polytraumatisme pouvant majorer les risques anesthésique et chirurgical.

L'interrogatoire du blessé ou de son entourage (lorsqu'il est possible) recherchera l'heure du dernier repas, les allergies, la prise de médicaments (anticoagulants)... Un minimum d'informations sera donné au patient sur son état et les actes que l'on prévoit de réaliser, et son consentement sera recueilli.

Une courte préparation de quelques heures peut être nécessaire pour réaliser l'acte chirurgical dans les meilleures condi-

ORTHOPÉDIE – TRAUMATOLOGIE

tions de sécurité (sédation, hémostase sommaire, remplissage, contrôle de la douleur, ventilation, administration d'antidotes ou antagonistes).

Le délai légal de jeûne de 6 h sera respecté (sauf urgence vitale) quelle que soit la technique anesthésique envisagée : en effet, une anesthésie locorégionale peut rapidement se transformer en anesthésie générale en cas d'échec ou d'inconfort du patient.

2. LES DIFFÉRENTS TYPES D'ANESTHÉSIE

Après vérification complète de son dossier, le patient à jeun (n'ayant ni bu, ni mangé, ni fumé depuis au minimum 6 h), prémédiqué, démaquillé (le vernis à ongle empêche la mesure de la SaO_2, et le maquillage perturbe la surveillance clinique), sans prothèses dentaire ou oculaire… est amené en salle de préanesthésie où il est monitoré et préparé à l'anesthésie.

L'accueil du patient doit être rassurant et détendu. Il est appelé par son nom et pas par son type d'intervention, les différents intervenants ont soin de se présenter à lui et de lui expliquer les gestes qu'ils vont réaliser afin de limiter au maximum le stress pré- et peropératoire générateur de complications anesthésiques et/ou les échecs de la locorégionales. Quelle que soit la technique envisagée, une voie veineuse de sécurité est systématiquement posée et les drogues et le matériel de réanimation cardiorespiratoire préparé.

A. LES ANESTHÉSIES LOCORÉGIONALES (ALR)

Grâce au développement du matériel, des anesthésiques locaux et à la formation des praticiens, ces techniques sont actuellement en plein essor, qu'elles soient utilisées seules ou en complément analgésique d'une anesthésie générale (elles sont alors réalisées avant l'AG pour en dépister leurs complications).

Elles ne peuvent être réalisées sans l'accord du patient et peuvent, comme l'anesthésie générale, être à l'origine d'accidents ou de complications rares mais souvent graves.

Elles nécessitent une bonne connaissance de l'anatomie et une pratique régulière. Le taux d'échec diminue au fur et à mesure de l'expérience du praticien (technique opérateur dépendante), mais il ne peut être nul en raison des variations anatomiques rencontrées chez les patients.

La réalisation d'une ALR représente en orthopédie la meilleure technique possible de prise en charge de la douleur et s'inscrit dans ce qu'il est maintenant convenu d'appeler la « réhabilitation postopératoire » en optimisant les résultats des interventions chirurgicales, en favorisant la rééducation, la mobilisation et en diminuant la durée de séjour.

La plupart des ALR (à l'exception des anesthésies rachidiennes et de l'ALR intraveineuse) nécessitent, pour le repérage des nerfs à anesthésier, l'utilisation d'un neurostimulateur relié au patient par une électrode, et à l'aiguille de ponction qui est gainée, isolée et ne conduit les impulsions électriques envoyées par le stimulateur qu'à son extrémité, permettant une localisation précise du nerf. Les neurostimulateurs modernes permettent grâce à des fonctions particulières de régler l'intensité du courant, sa durée et sa fréquence, réduisant autant que faire se peut l'inconfort du patient pendant la recherche des « réponses » motrices et optimisant l'efficacité des blocs. La recherche de déclenchement de paresthésies par « tâtonnement » avec une aiguille ne doit plus être réalisée.

Les aiguilles utilisées doivent être dotées d'un biseau court (30 à 45°) pour diminuer le risque de lésion neurologique (paresthésies, anesthésies, formation de névromes, etc.). Leur taille et leur calibre doivent être adaptés à la région abordée pour limiter les risques de blessures vasculaires, médullaires, pleurales… Certaines permettent l'insertion d'un cathéter qui, relié à un dispositif d'injection, délivre pendant plusieurs jours un anesthésique local pour optimiser l'analgésie postopératoire, la mobilisation et la rééducation. Ainsi, la durée d'intervention n'est pas un obstacle à la pratique de l'ALR, mais le confort de l'opéré se limite au maximum à quelques heures.

Les nouveaux anesthésiques locaux se caractérisent pour certains par leur rapidité et puissance d'action (Carbocaïne®) ou leur durée d'action prolongée avec moins de bloc moteur (Naropéine®), mais ils ont en commun une moindre toxicité. Bupivacaïne et lidocaïne sont toujours cependant utilisées notamment en raison de leur faible coût.

a. Les anesthésies locorégionales du membre supérieur

Selon le site opératoire, plusieurs techniques d'ALR sont pratiquées.

LE BLOC INTERSCALÉNIQUE

Réalisé au niveau de la partie moyenne du cou, dans le défilé des muscles scalènes, il va bloquer le plexus brachial à sa partie la plus proximale, permettant les interventions sur l'épaule, la moitié externe de la clavicule et les deux tiers supérieurs et externes du bras. Le nerf phrénique homolatéral est toujours intéressé par cette anesthésie, ce qui la contre-indique chez l'insuffisant respiratoire sévère ou en présence d'une lésion pulmonaire controlatérale. En raison de l'inconfort de la position opératoire, il est souvent associé à une sédation importante, voire à une anesthésie générale.

Le principal risque est la réalisation d'une rachianesthésie totale ou d'une péridurale cervicale avec arrêt cardiorespiratoire. Des incidents peuvent également se produire en raison des éléments vasculo-nerveux de proximité avec troubles de la déglutition et de la phonation ou injection intravasculaire, ainsi qu'un fréquent malaise type vagal majeur par déclenchement du réflexe de Bezold-Jarish avec hypotension et bradycardie sévère pouvant conduire à l'arrêt cardiaque.

Dans la chirurgie majeure de l'épaule (prothèse totale), un cathéter peut être inséré, permettant une rééducation indolore de bonne qualité. Dans certaines structures, les patients sortent rapidement de l'établissement de soins avec un dispositif d'injection continue et poursuivent leur rééducation à domicile.

LE BLOC SUS-CLAVICULAIRE

Il consiste à bloquer le plexus brachial, à son croisement avec le milieu de la clavicule, entre cette dernière et la première côte (**Fig. 29.1**). Ce bloc permet le plus souvent la chirurgie de la face externe de l'épaule, du bras, du coude, de l'avant-bras et de la main. Il est actuellement moins utilisé du fait de la direction postérieure de l'aiguille avec risque de lésion du dôme pleural et pneumothorax. Une radio pulmonaire de contrôle est systématique.

LE BLOC INFRACLAVICULAIRE

Il est, à l'opposé, très « utilisé » actuellement en raison de l'absence de risque de pneumothorax, du fait de la direction externe de l'aiguille, introduite dans la fossette sous-claviculaire, devant le processus coracoïde et en direction du creux axillaire. Il est réalisé pour la chirurgie du coude jusqu'à la main, mais nécessite parfois un complément sur le nerf musculocutané. Un cathéter peut être inséré, permettant une excellente analgésie dans la chirurgie complexe du coude, des arthrolyses, etc.

LE BLOC AXILLAIRE

Il a perdu beaucoup de ses adeptes depuis l'apparition du bloc huméral. Réalisé le long de l'artère dans le creux axillaire, il doit pour être fiable donner deux ou trois réponses différentes en neurostimulation, surtout pour la chirurgie du poignet où le blocage du musculocutané est indispensable. Ce bloc pouvait être réalisé autrefois par technique transartérielle (injection en avant et en arrière de l'artère) lorsque l'on ne disposait pas de neurostimulateur.

LE BLOC AU CANAL HUMÉRAL

C'est le bloc du membre supérieur le plus utilisé pour la chirurgie de la main et de l'avant-bras. Il consiste à bloquer séparément, mais par un seul point d'entrée devant l'artère humérale, chaque nerf à la jonction tiers supérieur-tiers moyen de l'humérus à savoir : musculocutané, ulnaire, médian, radial, cutané médial de l'avant-bras. Le succès de ce bloc est proche de 100 % car en présence d'une difficulté à bloquer l'un des nerfs (et donc la possibilité d'échec), ce dernier est identifié et un complément peut être réalisé plus bas (au coude, au poignet).

L'anesthésie (traçante) du cutané médial de l'avant-bras garantit une bonne tolérance du garrot.

LES BLOCS AU COUDE ET AU POIGNET

Ce sont souvent des blocs de complément pour un bloc réalisé plus haut et incomplet. Ils peuvent être réalisés isolément pour un site d'intervention très localisé et sans garrot (tunneloscopie, petite plaie, chirurgie du 5e doigt, etc.) au même titre que l'anesthésie des gaines au niveau de la main (tête des

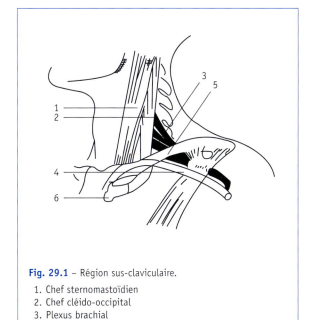

Fig. 29.1 – Région sus-claviculaire.
1. Chef sternomastoïdien
2. Chef cléido-occipital
3. Plexus brachial
4. A. sous-clavière
5. Clavicule
6. 1re côte

métas) et sont bien supérieurs aux injections interdigitales. Pour ces blocs distaux, il n'est jamais utilisé de solutions adrénalinées.

L'ANESTHÉSIE LOCORÉGIONALE PAR VOIE INTRAVEINEUSE
(**Fig. 29.2**)

Elle consiste à vider le membre supérieur du sang qu'il contient avec une bande Velpeau®, en la serrant à la racine du membre et en gonflant un garrot. Une injection d'anesthésique local est pratiquée par l'intermédiaire d'un cathéter préalablement posé. Un deuxième garrot est placé sous le premier garrot et gonflé après installation de l'anesthésie (environ 15 min). La vérification du matériel est fondamentale car un lâchage intempestif ou prématuré du garrot (moins de 45 min) provoquerait un passage brutal de l'anesthésique local dans le sang avec toxicité neurologique (crise convulsive) et cardiovasculaire (troubles du rythme). Cette technique permet les interventions de l'avant-bras et de la main d'une heure environ.

b. Les anesthésies locorégionales du membre inférieur

LA RACHIANESTHÉSIE (cf. **Fig. 6.1**, p. 26)

Elle consiste en l'injection d'un anesthésique local dans l'espace sous-arachnoïdien par une ponction lombaire. Elle permet les interventions sur les membres inférieurs et le périnée. Un cathéter peut être inséré dans cet espace, il permet une induction douce de l'anesthésie, évitant les chutes tension-

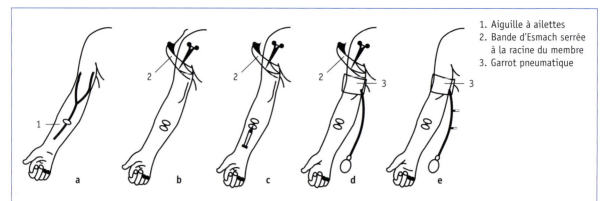

Fig. 29.2 – Anesthésie régionale intraveineuse du membre supérieur. **a.** Prise d'une voie veineuse sur le membre devant être anesthésié. **b.** Exsanguination du membre devant être anesthésié. **c.** Injection de la solution anesthésique. **d.** Mise en place du garrot en aval de la bande d'Esmarch. **e.** Le membre peut être opéré.

nelles chez les sujets fragiles et la possibilité de réinjecter si l'intervention se prolonge. Il s'agit de la rachianesthésie « continue ».

Le matériel actuel, de très faible calibre, permet de réaliser des rachianesthésies chez les sujets jeunes sans craindre les céphalées postrachianesthésie par fuite de LCR (moins de 1 %) et même d'être utilisé en ambulatoire.

L'ANESTHÉSIE PÉRIDURALE (cf. **Fig. 6.1**, p. 26)

Par voie lombaire, elle consiste à injecter un anesthésique local dans l'espace péridural au niveau du rachis lombaire. Cet espace est repéré par la méthode du mandrin liquide (existence de perte de résistance lors de la traversée du ligament jaune). Elle permet aussi les interventions abdominales basses et sur les membres inférieurs. Les avantages principaux de la péridurale sur la rachianesthésie sont la possibilité de réinjection d'anesthésique par l'intermédiaire d'un cathéter placé dans l'espace péridural et l'absence de céphalée en postopératoire.

Ce type d'anesthésie peut s'effectuer aussi par voie caudale.

LES BLOCS DU MEMBRE INFÉRIEUR

Le membre inférieur est innervé par deux plexus : le plexus lombaire et le plexus sacré. Il faudra donc en dehors d'une anesthésie rachidienne (rachianesthésie ou péridurale) réaliser au moins deux blocs distincts avec des volumes importants pour anesthésier totalement un membre, ce qui fait que ces blocs sont souvent utilisés pour l'analgésie postopératoire en complément d'une anesthésie rachidienne ou générale. D'autant plus que la présence d'un garrot de cuisse est vite mal tolérée sous bloc seul.

- **Le bloc paravertébral ou lombaire postérieur**. Il permet de bloquer les racines lombaires à la sortie du canal médullaire. Proche du rachis (mais beaucoup plus profond [8 cm environ]), c'est l'équivalent bas du bloc interscalénique dont il partage les risques : injection en rachianesthésie ou en péridurale et intravasculaire (avec en plus, le risque de lésion rénale, etc.). Il est utilisé essentiellement pour l'analgésie de la prothèse de hanche ou lorsque les voies lombaires antérieures sont impossibles. Il se réalise au niveau du dos, sur la ligne joignant les crêtes iliaques à 4 cm du rachis.

- **Le bloc fémoral ou lombaire antérieur**. Moins étendu au niveau de la hanche mais très facile à réaliser, il engendre une anesthésie de tout le territoire lombaire jusqu'à la malléole interne. Associé à un bloc sciatique, il permet de réaliser une arthroscopie du genou et des gestes mineurs sur la rotule. La pose d'un cathéter est possible et souvent utilisée pour l'analgésie et la rééducation après prothèse de genou, levant la contracture hyperalgique du quadriceps.

- **Les blocs sciatiques**. Le plexus sacré peut être bloqué haut en postérieur au niveau parasacré (équivalent sacré du bloc paravertébral) ; il permet en une seule injection d'anesthésier toutes les racines sacrées. Plus bas (à la fesse, sous le trochanter, par voie antérieure, latérale ou postérieure au-dessus du creux poplité), deux réponses (tibiale et fibulaire) et deux injections seront nécessaires.

Un « bibloc » fémoral et sciatique permettra la réalisation d'une arthroscopie de genou mais aussi d'une chirurgie du pied avec garrot positionné à la cheville.

Les blocs du pied sont utilisables pour des gestes sur l'avant-pied mais, nécessitant plusieurs injections, il ne sont pas toujours appréciés par les patients.

B. L'ANESTHÉSIE GÉNÉRALE

Elle est préférée quand l'anesthésie régionale est contre-indiquée, quand elle est demandée par le sujet ou quand l'intervention est très longue, inconfortable pour le malade.

De nombreuses techniques peuvent être employées et seront choisies par l'anesthésiste en fonction de la longueur de l'intervention, de la position du sujet sur la table, du terrain du patient. Suivant ces critères, le sujet sera intubé ou non, les anesthésiques les plus fréquemment employés sont soit gazeux tels le sévorane ou le desflurane, soit intraveineux seul (narconeuroleptanalgésie ou diazanalgésie par exemple). Certains malades à haut risque nécessiteront des précautions particulières.

- Pose d'une sonde gastrique si le sujet n'est pas à jeun ou s'il s'agit d'une intervention sur le rachis.
- Pose d'un cathéter de pression veineuse centrale et d'une sonde urinaire dans le cas de terrain à haut risque hémodynamique (insuffisant rénal, cardiaque).
- Pose d'une sonde thermique.
- Surveillance scopique du rythme cardiaque. Parfois, certains terrains nécessiteront la pose d'une sonde de Swan-Ganz et d'une surveillance de la pression artérielle par voie sanglante.

3. PIÈGES DES INTERVENTIONS ORTHOPÉDIQUES ET TRAUMATOLOGIQUES

A. LES GARROTS

La chirurgie des extrémités est réalisée dans la majorité des cas sous garrot. La position du garrot et le bon fonctionnement de celui-ci doivent être vérifiés par l'infirmière (en particulier quand il s'agit de locorégionale intraveineuse). L'heure à laquelle il est gonflé doit être soigneusement notée. Il est nécessaire de vérifier les indications fournies par le manomètre et de mentionner de temps à autre la durée de pose. Un garrot laissé trop longtemps gonflé peut entraîner des lésions vasculaires, et/ou nerveuses. Ceci peut se produire s'il est improprement appliqué ou gonflé à une pression trop élevée (250 mmHg maximum pour le membre supérieur et 400 mmHg maximum pour le membre inférieur). L'anesthésiste doit être prévenu du moment où le garrot est lâché.

B. TABLES OPÉRATOIRES

La plupart des interventions orthopédiques se font sur des tables standard mais certaines nécessitent l'utilisation de tables orthopédiques qui permettent d'exercer une traction sur le membre inférieur pour maintenir la réduction d'une fracture, ou une abduction de la jambe pour les clichés. Les patients installés sur ces tables sont souvent âgés. Du fait de l'absence de rembourrage du plateau, il faut, lors de l'installation, protéger par des coussinets les points de pression pour éviter des lésions nerveuses périphériques. Les mêmes précautions seront prises lors de l'utilisation du cadre de Castaing ou de la table de Cotrel pour les interventions sur le rachis (cadre qui permet une traction sur le rachis sur un malade en décubitus ventral et un réveil peropératoire pour s'assurer de l'absence de traction trop élevée sur les racines nerveuses).

C. INCIDENCE DES CONDITIONS OPÉRATOIRES

LE DÉCUBITUS DORSAL

Cette installation est sûrement la plus confortable, à la fois pour le patient et l'anesthésiste. L'anesthésie générale cependant, qu'il y ait ou non ventilation artificielle, entraîne une augmentation des résistances des voies aériennes et une augmentation de la force rétractile pulmonaire. Elle permet une meilleure surveillance des différents paramètres physiologiques (pression veineuse centrale, etc.).

LE DÉCUBITUS LATÉRAL

Chez le sujet anesthésié, la ventilation se fait préférentiellement au niveau le plus supérieur du poumon. Il est impératif de prévoir alors une intubation. Il faut se méfier des appuis thoraciques et iliaques qui pourraient gêner le retour veineux et s'assurer qu'il n'y a aucune compression vasculaire ni nerveuse. Tous les points d'appui doivent être rembourrés.

LE DÉCUBITUS VENTRAL

Par rapport au plan de la table, il nécessite la surélévation des épaules et des épines iliaques par des alèzes roulées, préalablement préparées, pour éviter la compression thoraco-abdominale, la stagnation du sang dans les membres inférieurs et permettre une bonne ampliation du thorax.

En outre, il faut insister, plus que dans toute autre chirurgie, sur l'asepsie de tous les gestes inhérents à l'anesthésie ou à sa surveillance (pose de cathéter, intubation, sondage). D'autre part, certaines interventions sont réalisées sous « serre » et les chirurgiens travaillent sous scaphandre. Ces conditions opératoires amènent à diminuer la température de la salle d'opération. Il faudra donc veiller à la déperdition calorique du sujet, lui transfuser du sang réchauffé, prévoir un matelas chauffant, bien couvrir le sujet après la pose des champs stériles et surveiller sa température par une sonde thermique.

LE BON FONCTIONNEMENT DE L'INSTALLATION TECHNIQUE DOIT ÊTRE VÉRIFIÉ

En particulier, la plaque du bistouri électrique doit être correctement disposée, le retour à la terre efficace, spécialement si le sujet est porteur d'un pacemaker (risque de troubles du rythme). Il ne doit pas y avoir d'interposition de liquide antiseptique entre la peau du malade et la plaque (risque de brûlure). Enfin, le neutre du scope doit être relié à la plaque avec un raccordement de tous les appareils à une seule terre.

COLLABORATION DE L'INFIRMIÈRE DE BLOC OPÉRATOIRE AVEC L'ANESTHÉSISTE

Comme nous l'avons dit précédemment, l'infirmière renseignera l'anesthésiste sur les principaux temps opératoires (incision, etc.), sur les complications, les changements de techniques chirurgicales, sur l'heure de pose et la levée du garrot, sur le temps de garrot, les pertes sanguines opératoires, le scellement des prothèses.

Enfin, elle veillera à ne pas quitter la salle d'opération sans s'assurer que l'anesthésiste n'ait besoin d'une assistance (malade agité, etc.).

D. PROBLÈMES POSÉS PAR LE TERRAIN

S'il s'agit de malades âgés, certains facteurs deviennent importants, tels :
- la localisation du traumatisme ;
- les tares préexistantes ;
- l'existence de certaines thérapeutiques en cours ;
- la durée d'attente pour les vieillards traumatisés.

Les grandes tares devront être recherchées : affection cardio-vasculaire, insuffisance respiratoire ou rénale, obésité, diabète, atteinte de la crase sanguine, polyarthrite rhumatoïde, etc.

4. LES PRINCIPAUX TYPES D'INTERVENTION

A. LE POLYTRAUMATISME

Ces blessés posent des problèmes difficiles à l'anesthésiste car, dans un premier temps, il est souvent nécessaire de recourir à la réanimation respiratoire et cardiovasculaire et, secondairement, il n'est pas rare d'être confronté à des troubles métaboliques.

B. LA CHIRURGIE DU RACHIS

La chirurgie du rachis cervical, thoracique et lombaire se pratique sur un patient soit en décubitus ventral avec des appuis sous le sternum et le bassin, soit dans la position cassée en chien de fusil.

L'induction de l'anesthésie et l'intubation se font en décubitus dorsal puis le malade est retourné précautionneusement, l'anesthésiste s'occupant des voies d'abord, du maintien de la tête et de la sonde d'intubation.

La chirurgie correctrice des cyphoses et cyphoscolioses (intervention de Harrington par exemple) nécessite, elle aussi, le décubitus ventral et se fait sur table de Cotrel. Là encore, l'installation devra être très précautionneuse et les points d'appui devront être protégés (avec réveil peropératoire lors de la détraction pour vérifier que les racines nerveuses ne sont pas étirées).

C. LES ARTHROPLASTIES DE HANCHE ET DE GENOU

L'exérèse de la tête du fémur après une fracture sous-capitale et son remplacement pour une prothèse n'entraîne pas d'hémorragie trop abondante. Par contre, la chirurgie de la hanche pour une atteinte ostéo-arthritique ou dégénérative est une chirurgie longue et hémorragique (surtout quand il s'agit de reprise de prothèse septique).

Certaines arthroplasties de la hanche ou du genou nécessitent un ciment osseux acrylique (méthacrylate de méthyle). Ce ciment peut être la cause d'accidents cardiovasculaires, surtout lors de la mise en place de la prothèse au niveau de la diaphyse fémorale. Ceci s'accompagne d'une diminution de la PaO_2 par augmentation du shunt veineux, d'une augmentation des résistances vasculaires pulmonaires par vasoconstriction et d'une diminution de la pression artérielle moyenne par vasodilatation périphérique. Toute cette symptomatologie peut aboutir à l'arrêt cardiaque irréversible. L'anesthésiste doit être prévenu par l'infirmière de la proximité du scellement pour prendre les dispositions appropriées, voire le retarder, si l'état du patient présente des inquiétudes. Il est inutile de rappeler que l'asepsie de tous les gestes est ici capitale car cette intervention consiste à implanter un matériel inerte.

5. CONCLUSION

L'anesthésie en orthopédie-traumatologie est intéressante par sa diversité :

- diversité d'âge (traumatologie infantile ou du vieillard, chirurgie arthroplastique du sujet âgé) ;
- diversité des techniques anesthésiques ;
- diversité de la durée et de la difficulté de l'acte chirurgical.

Tout acte anesthésique sera appliqué après examen du malade et évaluation du risque opératoire. Les interventions en orthopédie-traumatologie comportent de nombreux pièges, tels les garrots, le positionnement sur les différentes tables spécialisées, les gestes qui peuvent être septiques et le terrain parfois précaire des patients.

Devant cet ensemble de problèmes, l'infirmière de salle d'opération joue un rôle important de liaison entre le chirurgien et l'anesthésiste. Elle contribue à l'harmonie de l'activité du bloc opératoire par son rôle de veille et de prévention.

30. Préparation de l'opéré

Plusieurs techniques coexistent actuellement, certains préfèrent s'en tenir à la technique classique de préparation, la veille de l'intervention, d'autres adoptent une préparation extemporanée, etc.

Néanmoins, la plupart des services pratiquent une désinfection superficielle de la région opératoire : simple savonnage, alcool et pansement stérile pour éviter une « surinfection ».

Ce type de préparation permet d'éviter le développement de germes septiques libérés par le rasage, et qui ont largement le temps de proliférer dans les heures précédant l'intervention.

Différentes zones de préparation en fonction des interventions sont montrées dans les **figures 30.1** à **30.6**.

- *Intervention sur la colonne vertébrale et sa région* (cf. **Fig. 30.1**). Préparation allant de la nuque au creux poplité, avec rasage de l'aisselle et adaptations éventuelles suivant chaque cas : une intervention très limitée sur le haut du dos, par exemple, ne nécessite pas forcément une préparation allant jusqu'aux cuisses.

- *Intervention sur l'épaule et sa région* (cf. **Fig. 30.2**). Préparation allant de la nuque à la ceinture pelvienne, avec rasage de l'aisselle et préparation de tout le membre supérieur.

- *Intervention sur les membres supérieurs* (cf. **Fig. 30.3**). Préparation allant de l'épaule (rasage de l'aisselle) au bout des doigts.

- *Intervention sur la hanche et sa région* (cf. **Fig. 30.4**). Préparation allant de la base du thorax à l'extrémité des orteils, avec rasage du pubis :
  - raser soigneusement le pubis ;
  - protéger et isoler le périnée pour éviter toute contamination microbienne ;
  - préparer très largement le champ opératoire, en remontant jusqu'au thorax et en descendant jusqu'aux orteils inclus.

- *Intervention sur le fémur, sa région et le genou* (cf. **Fig. 30.5**). Préparation allant de la racine de la cuisse jusqu'aux orteils, avec rasage du pubis.

- *Intervention sur la jambe, la cheville ou le pied* (cf. **Fig. 30.6**). Préparation allant de la mi-cuisse jusqu'aux orteils.

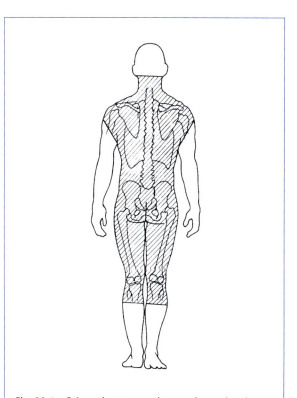

Fig. 30.1 – Préparation pour une intervention sur la colonne vertébrale ou sa région.

ORTHOPÉDIE – TRAUMATOLOGIE

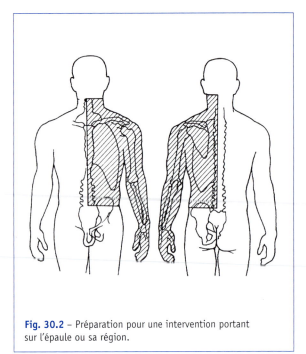

Fig. 30.2 – Préparation pour une intervention portant sur l'épaule ou sa région.

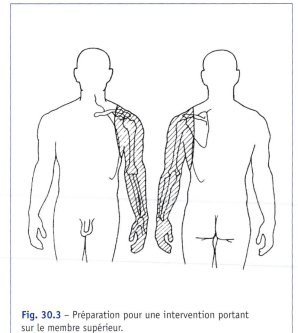

Fig. 30.3 – Préparation pour une intervention portant sur le membre supérieur.

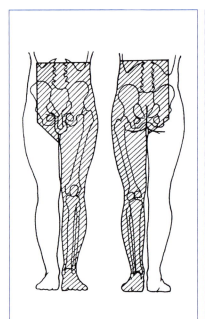

Fig. 30.4 – Préparation pour une intervention portant sur la hanche et sa région.

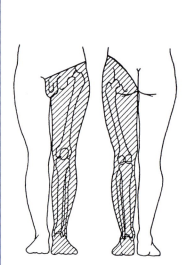

Fig. 30.5 – Préparation pour une intervention portant sur le fémur et sa région ainsi que le genou.

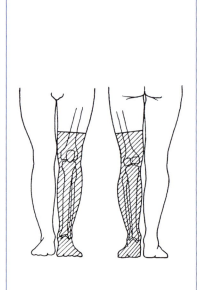

Fig. 30.6 – Préparation pour une intervention portant sur la jambe, la cheville ou le pied.

31. Tractions et suspensions

1. GÉNÉRALITÉS

A. LES INDICATIONS SONT VARIÉES

TRACTION TEMPORAIRE

- En attendant la chirurgie (fractures du col par exemple).
- Comme première étape thérapeutique (fracture comminutive qui sera plâtrée après un mois de traction).

TRACTION DÉFINITIVE

- La réduction et la contention de la fracture sont assurées par la traction.
- La traction sera donc forte et longue et nécessitera une grosse broche voire même un clou de Steinmann.

TRACTION POSTOPÉRATOIRE

- Traction suspension dans les ostéosynthèses fragiles pour diminuer les sollicitations.
- Alignement du membre pour lutter contre une attitude vicieuse ou conserver une position.

B. GÉNÉRALITÉS TECHNIQUES

DISPOSITIF DE TRACTION

- L'attelle en « U » pour la traction et l'étrier de Kirschner pour la suspension sont les systèmes les mieux tolérés.
- Parfois, on utilisera l'attelle de Boppe rectiligne ou en flexion.

LA BROCHE

- La broche de Kirschner (ou le clou de Steinmann) est introduite :
  - après ouverture cutanée au bistouri ;
  - de la zone où passent les éléments nobles vers l'autre partie ;
  - au moteur lent ;
  - de façon aseptique ;
  - dans la zone métaphysaire.
- On préférera une grosse broche (30) ou un clou si la traction doit être forte et prolongée pour limiter les risques infectieux.
- L'étrier de Böhler deviendra impératif dès qu'une mobilisation sous traction sera envisagée, car il tourne autour de la broche sans l'entraîner, évitant ainsi une infection locale.

PLACE DES ÉTRIERS ET POULIES

- La suspension doit être verticale par rapport à son point d'action pour ne pas interférer sur la traction (en la diminuant ou l'augmentant) et perdre de son efficacité.
- Il faut empêcher la traction d'arriver en bout de course, ce qui supprimerait son effet (butée sur une poulie, poids reposant sur le sol, etc.). Cela nécessite :
  - une surveillance régulière ;
  - que le corps du malade fasse contrepoids, donc que les pieds du lit soient surélevés.

2. LES DIFFÉRENTS TYPES

A. TRACTION TRANSTIBIALE (Tab. 31.1, Fig. 31.1 et 31.2)

INDICATIONS

- Réduction d'une luxation de hanche, synthèse d'une fracture du cotyle.
- En attendant une intervention (fracture du col fémoral ou du fémur).
- Traitement d'une fracture complexe du cotyle.

Tab. 31.1 – Traction transtibiale.

Technique	Matériel
Position du membre inférieur : allongé, bord interne du pied perpendiculaire au sol.	
Préparation de la zone opératoire.	• Tampon alcool iodé. • Gants stériles. • Champ perforé.
Repérage du point d'entrée 3 cm en arrière et en dehors de la tubérosité tibiale antérieure, 4 cm au-dessous de l'interligne.	
Anesthésie locale, ouverture.	• Xylocaïne® à 1 %. • Lame bistouri n° 11.
Mise en place de la broche.	• Broche de Kirschner 30/10e. • Moteur à rotation lente.
Anesthésie de la zone de sortie de la broche et ouverture.	• Xylocaïne®. • Lame de bistouri n° 11.
Mise en place de la traction	
Passage de l'attelle dans la broche.	Attelle en U avec hamac de jersey.
Serrage de l'étrier pour tendre la broche mais sans risquer de comprimer la peau.	Étrier de Kirschner.
Mise en place des fils de traction au bout de l'attelle de suspension sur l'étrier.	Fils de nylon (deux fois 4 m).
Positionnement des poulies sur le lit cadre afin de ramener tous les poids à la tête du lit.	Sept poulies.
Mise en place des poids	
• 2 à 8 kg de suspension. • 2 à 10 kg ou plus de traction. • 500 g pour maintenir le pied en rectitude par l'intermédiaire d'une chaussette en jersey fixée sur le pied (cf. **Fig. 31.2**).	• Poids (5 à 15 kg). • Trois porte-poids. • Une chaussette en jersey.
Surélévation des pieds du lit.	Cales en bois.
Vérification	
• Les poids ne touchent pas le sol. • Pas de butée sur les poulies. • La peau ne tend pas au niveau de la broche. • Pas de compression cutanée. • Bonne position du membre en rotation. • Pas de flessum important de hanche ou de genou. • Pas d'équin ou de varus du pied.	

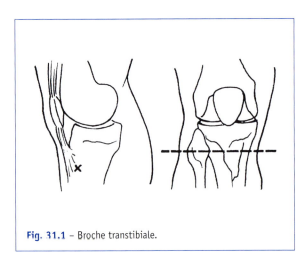

Fig. 31.1 – Broche transtibiale.

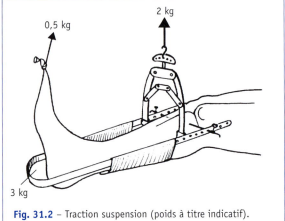

Fig. 31.2 – Traction suspension (poids à titre indicatif).

B. TRACTION TRANSCALCANÉENNE

INDICATIONS

- Fracture du pilon tibial complexe.
- Fracture de jambe notamment métaphysaire basse ouverte.
- Fracture articulaire complexe du genou.

TROIS PRINCIPES

- Traction transcalcanéenne par clou de Steinmann et étrier de Böhler.
- Détente des jumeaux par mise en flexion du genou.
- Contre-appui non traumatisant. Ce qui fait rejeter l'attelle de Boppe dont les appuis périnéal et poplité sont dangereux. On préfère des attelles de type Braun ou Merle d'Aubigné-Haddad.

INSTALLATION

Elle est décrite dans le **tableau 31.2**.

C. TRACTION-MOBILISATION DES FRACTURES DES PLATEAUX TIBIAUX (Tab. 31.3)

INDICATIONS

Fractures des plateaux tibiaux : traitement exclusif (plutôt dans les séparations que dans les enfoncements) ; complément d'une ostéosynthèse pour roder l'articulation sans contrainte sur les surfaces articulaires.

PRINCIPES

- Traction par clou calcanéen sur attelle rectiligne inclinée ou sur attelle en U.
- Mobilisation par une sangle passant autour de la cuisse et manœuvrée par le malade lui-même.

D. TRACTION TRANSOLÉCRANIENNE

INDICATIONS

Exceptionnelles : certaines fractures de l'humérus ou de la palette humérale.

Tab. 31.2 – Traction transcalcanéenne.

Technique	Matériel
Membre inférieur allongé, pied dans le vide maintenu en bonne position par un aide.	
• Désinfection cutanée. • Mise en place du champ.	• Alcool iodé. • Gants. • Tampons. • Champ perforé.
Repérage du point d'entrée à la face interne du calcanéum (fonction du type de fracture).	
• Anesthésie locale. • Incision.	• Xylocaïne® à 1 %. • Lame de bistouri n° 11.
Mise en place du clou de Steinmann au marteau perpendiculairement au tibia et parallèlement au sol, à travers l'étrier.	• Clou de Steinmann 40/10e. • 20 cm de long. • Marteau. • Étrier de Böhler.
• Anesthésie locale de la zone de sortie externe. • Incision cutanée au bistouri.	• Xylocaïne® à 1 % • Lame de bistouri n° 11
Mise en place du membre sur l'attelle puis des poids (3 à 5 kg), chaussette anti-équin.	• Attelle. • Porte-poids. • Poids, ficelle. • Jersey.

Tab. 31.3 – Traction-mobilisation des fractures des plateaux tibiaux.

Technique	Matériel
Mise en place d'un clou transcalcanéen et d'un étrier de Böhler.	Clou de Steinmann, etc.
Installation d'une attelle en U et d'un étrier de Kirschner pour la suspension.	• Attelle en U. • Jersey tubulaire. • Étrier de Kirschner. • Ficelle en nylon.
Mise en place des poids	
• 3 kg de traction. • 1 kg de suspension.	• Poids. • Porte-poids.
Sangle autour de la cuisse avec une poignée.	• Sangle. • Poulie. • Ficelle. • Poignée.

ORTHOPÉDIE – TRAUMATOLOGIE

TECHNIQUE

- Broche de Kirschner de 20/10ᵉ introduite de dedans en dehors verticalement, dans l'axe du bras.
- 2 kg suffisent en général pour décoller l'épaule du lit.
- L'avant-bras repose sur une attelle en U par l'intermédiaire d'un jersey tubulaire, horizontalement maintenue par 500 g à 1 kg.

E. TRACTION CRÂNIENNE (Fig. 31.3 et Tab. 31.4)

INDICATIONS

- Fractures du rachis cervical : comme traitement définitif ou pré- et peropératoire.
- Certaines scolioses.

TECHNIQUE

Le halo crânien est le système de traction le plus fiable. Bien toléré localement, excellents ancrages.

- Facilite les réglages : inclinaison latérale, flexion, extension, rotation.
- Adaptable sur un corset thoracique.

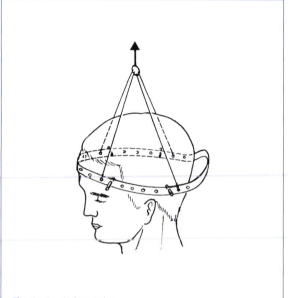

Fig. 31.3 – Halo crânien.

Tab. 31.4 – Traction crânienne.

Technique	Matériel
• Décubitus dorsal, tête soutenue par une planchette étroite. • Nettoyage des cheveux et passage du cuir chevelu à l'alcool iodé.	• Savon antiseptique. • Alcool iodé.
Choix du halo adapté à la tête du patient (cf. Fig. 31.3).	Halo.
Fixation provisoire par les quatre pointeaux à plaquettes.	Pointeaux de positionnement.
Pose des pointeaux de fixation	
• Deux antérieurs au niveau frontal juste en avant de la fosse temporale sous la racine des cheveux. • Deux postérieurs, 4 cm au-dessus et en arrière du conduit auditif externe.	Pointeaux de fixation.
Anesthésie locale.	Xylocaïne® à 1 %.
Vissage des pointeaux au tournevis (4 kg/m chez l'adulte, 3 kg/m chez l'enfant).	Tournevis dynamométrique.
Vérification de la solidité de la fixation du halo.	
Ablation des pointeaux de positionnement.	
Serrage des contre-écrous.	
Dans les jours suivants, vérification du serrage des pointeaux.	
Installation dans le lit	
• Lit en déclive, rectiligne. • Poulie à la tête du lit. • Alèses sous les épaules. • Deux ficelles antérieures et deux postérieures sont fixées sur le halo et reliées à la ficelle de traction.	• Poulie. • Alèse. • Ficelle en nylon.
Réglage en flexion-extension par la position des rênes antérieures et postérieures et celle de la poulie.	
Réglage de la rotation par des coussins latéraux.	Sacs de sable.
Traction (3 à 5 kg).	Poids (3 à 5 kg) et porte-poids.
Contrôle radiographique	
Face et profil.	

32. Appareils de contention externe (plâtres et résines)

> « Le plâtre permet de remplir exactement les indications du principe général de la contention des fractures : saisir et maintenir, dans un monde inaltérable, le membre fracturé au moment où il vient d'être rétabli dans sa forme normale. »
> Chavasse

1. GÉNÉRALITÉS

La confection d'un plâtre est un acte médical, qui doit être parfaitement adapté au malade, ainsi qu'au type et au site de la lésion à immobiliser.
La réalisation doit se faire dans de bonnes conditions.

A. PRÉPARATIFS

a. Les protections

En raison du caractère salissant du matériau, il faudra assurer la protection du patient (alèze, draps, etc.), des opérateurs (tabliers, gants, etc.) et du sol.

b. Être en nombre suffisant

En effet, la même personne ne peut tenir le membre, assurer le maintien de la réduction d'un éventuel foyer de fracture et confectionner le plâtre. En fonction des cas, il sera nécessaire d'être deux, voire trois personnes.

c. Préparation du matériel avant l'arrivée du patient

Les différents matériaux seront disposés sur une table protégée par un drap.

- *Des bandes plâtrées* :
  - emballées par paire dans des sachets de polyéthylène, leur largeur varie (5, 10, 15, 20, 25, 30, 40 cm), leur longueur est de 3 m ;
  - leur temps de prise est variable (*ex.* : Fish bleu, prise rapide ; Fish rose, prise lente) ;
  - il faudra donc préparer un assortiment de sachets ouverts, dont le nombre et les dimensions seront fonction du type d'appareil à réaliser.

- *Des rouleaux de jersey*. Le jersey de coton est employé pour séparer plâtre et peau. Il sera systématiquement posé sur le membre en deux épaisseurs. Il se présente en rouleaux dont la largeur est variable :
  - 5, 7, 10 cm pour le membre supérieur ;
  - 10-15 cm pour le membre inférieur ;
  - 20-50 cm pour le tronc.

Les bandes seront taillées plus longues de 10 cm que l'appareil de façon à pouvoir les retourner de 5 cm à chaque extrémité. Ceci permettra une finition esthétique et l'obtention de bords atraumatiques.

- *De l'eau chaude à 25 °C*. Elle sera placée dans une bassine, celle-ci étant tapissée d'un sac plastique (type sac poubelle). Cela simplifiera l'entretien du récipient.

- *Des matériaux de rembourrage*. Ils serviront à isoler les saillies osseuses et toute région pouvant être comprimée. Ils sont surtout employés si un œdème sous plâtre est prévisible. Leur emploi sera parcimonieux car, bien évidemment, ils créent une « chambre » pouvant permettre des mouvements dans l'appareil et diminuer l'efficacité de la contention.

♦ *Remarque* ♦ Le coton cardé est à bannir car il contient de nombreux germes. Il existe des bandes de coton ou de polyester d'emploi aisé et d'épaisseur constante. Des plaques de feutres sont aussi utilisées dans certains cas.

- *L'outillage* :
  - des ciseaux normaux ;
  - des lames de bistouri ± manche ;
  - une scie oscillante ;
  - des écarteurs à plâtre ;
  - des ciseaux à plâtre ;
  - des pinces modelantes.

- Le nécessaire pour la réalisation d'un pansement.

- De la vaseline et des bandes de toile si utilisation d'un cadre de Böhler.

- Du vernis et du gel antiplâtre.

- D'autres instruments (supports) seront vus en même temps que les appareils concernés.

B. PRISE EN CHARGE DU MALADE

Une fois ces préparatifs terminés, le malade conscient ou endormi est pris en charge.

Dans le premier cas, s'il est conscient, il faut le rassurer, lui expliquer ce qu'on va lui faire, l'installer confortablement, répondre à ses questions dans la mesure du possible en lui indiquant la durée approximative de l'immobilisation et lui donner certains conseils oralement, mais aussi par écrit.

Dans le deuxième cas, si le malade est inconscient, il faut encore plus se méfier de ne pas créer de points de compression car le patient ne peut pas s'en plaindre. Également, lors de la création d'une fenêtre ou lors de la fente d'un plâtre, il est nécessaire d'agir avec précaution car la scie oscillante peut blesser la peau (directement ou par brûlure).

Après nettoyage du segment à immobiliser, parage, sutures et pansements des différentes plaies accidentelles ou opératoires, l'équipe pourra débuter la confection de l'appareil plâtré.

Les différentes plaies seront repérées au préalable pour pouvoir réaliser des fenêtres en regard, si nécessaire.

C. RÉALISATION

a. Les buts

- Confectionner un appareil solide mais léger.
- Assurer une contention efficace et atraumatique (éviter les points de compressions et les extrémités irrégulières).
- Obtenir un résultat esthétique, ce qui a son importance, d'autant que l'appareil peut être mis en place pour une longue durée.

b. Emballage du membre dans du jersey

Celui-ci aura été préalablement coupé à la longueur désirée et roulé. Il sera ensuite déroulé sur le patient en évitant de faire des plis, sources de lésions cutanées.

c. Rembourrage d'emploi non systématique

Il sera disposé entre les deux jersey. Il est conseillé d'en disposer en regard des saillies osseuses et des trajets vasculaires, voire sur la totalité du segment en cas d'œdème prévisible, mais toujours une seule couche fine et régulière, en se rappelant que tout excès se fera au détriment de la contention.

d. Plâtrage

Pendant qu'un aide maintient le membre parfaitement immobile, dans la position souhaitée, et assure la réduction d'un éventuel foyer de fracture, une autre personne appliquera les bandes plâtrées.

LE TREMPAGE DES BANDES

Immerger totalement la bande (en ayant eu soin de repérer son extrémité) dans de l'eau propre et chaude pendant quelques secondes. Attendre presque la fin des bulles qui s'en échappent. Essorage doux ; la bande doit être bien humide au moment de la pose.

Une première couche sera disposée de façon circulaire sans aucune tension de la bande. La bande est simplement posée sur le membre. Les retours permettent une meilleure adaptation aux courbes.

La bande est empaumée d'une main, l'autre main se charge du lissage et du modelage, ceci pour éliminer l'air et augmenter la densité. Pour plus de facilité au déroulage de la bande, il est nécessaire que ce soit la face périphérique de la bande qui s'applique sur le membre.

Après cette première couche circulaire, une attelle postérieure sera posée dans certains cas. Elle se compose de bandes disposées en liasse selon le grand axe du membre, son épaisseur variant selon le type d'appareil.

Dans tous les cas, la réalisation se poursuivra par des couches circulaires. Insistons encore sur le lissage permanent chassant l'air, évitant ainsi l'aspect feuilleté, source de fragilité. Une grande rigidité sera ainsi obtenue malgré une faible épaisseur de plâtre.

LES ATTELLES

- Elles peuvent être employées seules (contention provisoire). Leur épaisseur sera alors de :
  - 12 à 16 couches au membre inférieur ;
  - 8 à 10 couches au membre supérieur.

Elles seront préalablement emballées dans un jersey pour certaines ou simplement appliquées sur le membre recouvert d'un jersey pour d'autres.

Dans tous les cas, elles seront rendues solidaires du membre grâce à des bandes Velpeau®.

- En renforcement d'un plâtre, elles sont disposées après une première couche circulaire, lorsque l'on souhaite un appareil très résistant.

Dans tous les cas, le trempage est plus bref que pour les bandes, l'essorage sera modéré pour ne pas perdre trop de plâtre.

Il est conseillé tout au long de la réalisation de l'appareil de se nettoyer fréquemment les mains pour ne pas incorporer des particules sèches formant des grumeaux et rendant la surface du plâtre irrégulière.

En fin de confection, on retourne les jersey aux extrémités, parfois après émondage des bords (pour enlever des parties saillantes) et quelques tours de bande supplémentaires assureront la finition.

Le membre doit être maintenu parfaitement immobile pendant toute la durée de la prise. Tout mouvement intempestif

APPAREILS DE CONTENTION EXTERNE (PLÂTRES ET RÉSINES)

est source de fissure donc d'inefficacité relative de l'appareillage. Le lissage et le modelage seront conduits de façon concomitante, jusqu'à la fin de la prise.

En fin de prise sera réalisé le polissage à l'aide d'un sachet de polyéthylène mouillé, ou simplement avec des gants propres et mouillés.

e. Le vernissage

Il est parfois indiqué, surtout si l'appareil est mis en place pour longtemps, ou lorsqu'il risque d'être dégradé par l'humidité. C'est le cas chez les petits enfants, ou chez les vieillards incontinents.

Le vernis permettra une meilleure conservation de l'appareil.

f. Contrôle radiographique

Il est réalisé lorsqu'un plâtre est confectionné pour une fracture. Les radiographies de face et de profil sont faites dès que l'appareil est rigide.

En fonction du résultat, on s'en tiendra là ou on sera amené à refaire l'appareil dans son intégrité.

Ailleurs, une gypsotomie sera indiquée.

Un contrôle scopique peut être réalisé mais il ne laissera pas de document (intérêt médicolégal).

g. Les fenêtres

Elles sont réalisées immédiatement ou après séchage complet.

- *Sur plâtre très frais,* avec un bistouri, en se méfiant de ne pas atteindre la peau, et donc d'une façon tangentielle, on découpera un rectangle en regard des zones repérées (pansements ou drain de Redon fixé). Le jersey ne sera ouvert que secondairement lorsqu'il sera nécessaire de refaire des soins. Le volet retiré pourra être conservé pour être reposé ultérieurement. Les berges de la fenêtre peuvent être bordées par le jersey sous-jacent retourné et solidarisé par des petites attelles plâtrées (deux épaisseurs).

- *Sur plâtre moins frais,* les fenêtres seront réalisées à la scie oscillante.

- Il en va de même lorsque l'on désire pratiquer une fente antérieure de l'appareil, ceci surtout quand un œdème important est prévisible (chirurgie sous garrot pneumatique).

h. Séchage

Si la prise du plâtre se fait en quelques minutes, la dessiccation complète et donc la dureté définitive ne seront obtenues qu'en 36 à 48 h.

Il faudra donc se prémunir contre tout appui intempestif ou contre tout point de compression sur le plâtre.

En avertir le patient, et prendre les dispositions nécessaires dans les services d'hospitalisation.

Pour ne pas ralentir le séchage, éviter d'enfermer le plâtre sous les couvertures, il faut le laisser à l'air libre.

Les processus accélérant le séchage – rampes chauffantes, séchoir à air chaud – nous paraissent superflus.

Enfin il serait souhaitable de voir inscrit sur les plâtres : nom du responsable, date de pose, date présumée d'ablation.

D. SURVEILLANCE

Dans les heures et jours suivant la confection, plusieurs éléments sont à surveiller :
- les phénomènes compressifs ;
- les déplacements secondaires ;
- l'infection sous plâtre ;
- les thrombophlébites.

a. Les phénomènes compressifs

Ils se manifestent par certains signes cliniques isolés ou associés devant inquiéter le patient et son entourage :
- un fourmillement des extrémités (paresthésies) ;
- une modification de la coloration (cyanose) ;
- une diminution de la chaleur distale.

Puis, plus tard, d'autres signes peuvent apparaître :
- des troubles sensitifs (dysesthésies puis anesthésie) ;
- des troubles moteurs (paralysie signant alors un état parfois dépassé où des séquelles sont possibles).

Ces éléments témoignent d'un garrot interne (aponévrose) ou externe (plâtre). Plusieurs facteurs sont en cause : œdème post-traumatique, appareil trop serré.

Dans tous les cas, ils doivent faire fendre l'appareil longitudinalement, jersey inclus. Si la décompression est insuffisante : bivalvage du plâtre (bivalvage : sections longitudinales latérales diamétralement opposées) avec dépose de la valve antérieure.

Si les troubles ne régressent pas rapidement, une aponévrotomie en urgence peut être nécessaire (section des aponévroses inextensibles formant un garrot interne en raison de l'augmentation de volume des loges musculaires).

Nous venons de décrire les syndromes des loges appelés syndrome de Volkmann du membre supérieur, mais pouvant aussi exister (quoique plus rare) au niveau du membre inférieur.

Pour prévenir les problèmes, surtout chez les patients retournant chez eux rapidement, il est souhaitable de leur expliquer les troubles sus-cités, mais aussi de leur en donner une liste imprimée avant leur sortie.

Certains éléments préventifs sont à retenir :
- surélévation des membres immobilisés ;
- anti-inflammatoires et anti-œdémateux (parentéraux ou *per os*).

b. Déplacements secondaires

Toujours possibles dans les fractures instables, surtout après la fonte de l'œdème. Dépistés par les radiographies systématiques à 48 h et à 8 jours, pouvant entraîner une reprise de la réduction.

Des douleurs sous plâtre peuvent en être le reflet.

c. Infection sous plâtre

Infection de plaies préexistantes ou apparition d'escarres sous plâtre. Surveillance des pansements, inquiétude devant une douleur localisée ou une tache sur le plâtre.
Toujours vérifier que la vaccination antitétanique du patient est à jour.

d. Thrombophlébite et risque d'embolie pulmonaire

- Prévenue par un traitement anticoagulant.
- Prévenue également par des contractions musculaires, isométriques sous plâtre, et si possible, par un travail constant de la mobilité périphérique (doigts, orteils).

Insistons ici sur le fait que cette complication est typiquement celle des patients immobilisés et que le diagnostic de phlébite sous plâtre n'est pas toujours aisé.

E. DÉPOSE

Réalisée pour un contrôle radiographique lors de la date d'un changement de plâtre ou à la date présumée de l'ablation définitive.

- *Bivalvage* à la scie oscillante en se méfiant toujours de ne pas blesser la peau en changeant rapidement d'endroit (brûlure) et en s'enfonçant très progressivement dans l'épaisseur du plâtre.
- *Section des extrémités* avec le ciseau à plâtre.
- *Écartement* des deux valves avec l'écarteur adéquat.
- *Section* du jersey aux ciseaux.

La valve postérieure peut être conservée provisoirement pour le confort du patient, le temps que les clichés soient réalisés.
On profitera d'un changement de plâtre pour ôter les fils de suture éventuels (noter que ceux-ci sont généralement enlevés dans des délais supérieurs aux délais habituels, cela ne représente pas un inconvénient majeur contrairement à ce que pensent certains patients).
Vérification de l'état cutané et soins appropriés si besoin.

♦ *À savoir* ♦ Légalement, un plâtre doit toujours être fendu avant la sortie d'un patient mais en pratique, cela n'est pas réalisé surtout par peur d'une fragilisation de l'appareil.
La conduite d'un véhicule est interdite avec un plâtre, sauf accord particulier avec l'assureur.

2. CAS PARTICULIERS

A. BROCHES NOYÉES DANS LE PLÂTRE

Parfois chez l'enfant : embrochage bipolaire noyé évitant les problèmes de rotation sous plâtre mais exposant l'os à une infection d'autant que les orifices d'entrée cutanée ne sont pas apparents.

Chez l'adulte aussi : notamment lors de la réduction d'une fracture de jambe sur cadre de Böhler ; une traction peut être réalisée pendant la confection du plâtre sur une broche ou plutôt un clou de Steinmann transcalcanéen.
La broche sera là aussi noyée dans le plâtre. On réalise des tours de bande en 8 de chiffre, prenant les deux extrémités. Son rôle est de pérenniser la traction et d'éviter la rotation. Au niveau de la peau, les orifices sont protégés par des pansements avec antiseptique (Bétadine® par exemple).

B. GYPSOTOMIE

Il s'agit ici de corriger une imperfection de réduction, apparaissant sur les radiographies de contrôle sans défaire totalement l'appareil ; ceci, non pas pour une simple économie de temps, mais parce que l'on ne pense pas avoir suffisamment de prise pour obtenir un résultat meilleur.
La gyptosomie peut se réaliser sur un malade conscient.
Elle comporte la création d'un trait de scie coupant le plâtre de façon circulaire au niveau du foyer de fracture.
La correction se fera en règle générale par ouverture du trait faisant bâiller la tranche de section d'un côté et réduisant ainsi la désaxation osseuse. Un coin sera placé dans l'ouverture (bouchon, etc.) et l'ensemble sera rendu solidaire par des tours de bandes supplémentaires pénétrant dans le trait de gypsotomie. Un nouveau contrôle radiographique s'imposera.
Ex. : persistance d'un varus sur fracture de jambe. Ouverture interne ramenant le segment inférieur en valgus.

C. LES PLÂTRES DU MEMBRE SUPÉRIEUR

a. Le plâtre brachio-antébrachio-palmaire

Surtout destiné aux fractures de l'avant-bras, diaphysaires et épiphysaires basses ; il s'adresse aussi à certains traumatismes du coude (luxation notamment).

PARTICULARITÉS AU NIVEAU DU MATÉRIEL

- Il peut être nécessaire d'avoir à sa disposition du matériel permettant de réaliser une traction et une contre-extension en vue de la réduction du foyer de fracture.

- Il s'agit d'une potence qui sera de préférence fixée à la table. À cette potence se fixeront des doigtiers japonais permettant une traction dans l'axe du membre par l'intermédiaire des doigts (**Fig. 32.1**).

- La contre-extension sera assurée au niveau du bras par une bande de toile reliée à des poids (seau d'eau).

- Avoir toujours à portée de main un nécessaire de brochage : broches de Kirschner Ø 15 à 20, pince coupante, pince tord-broches, poignée américaine.

- Le coude sera toujours pris dans le plâtre de façon à bloquer la pronosupination. Il sera toujours immobilisé à 90° de flexion (jamais à un angle plus aigu), l'avant-bras en position neutre de pronosupination (dite position fonctionnelle). Le poignet

APPAREILS DE CONTENTION EXTERNE (PLÂTRES ET RÉSINES)

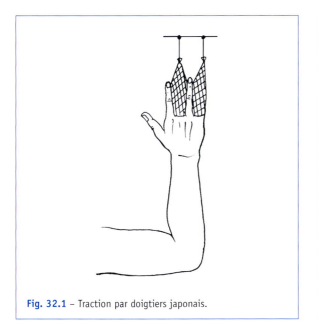

Fig. 32.1 – Traction par doigtiers japonais.

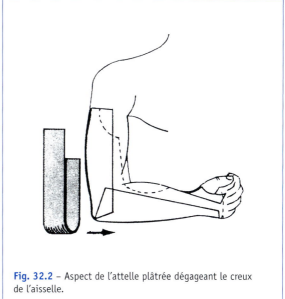

Fig. 32.2 – Aspect de l'attelle plâtrée dégageant le creux de l'aisselle.

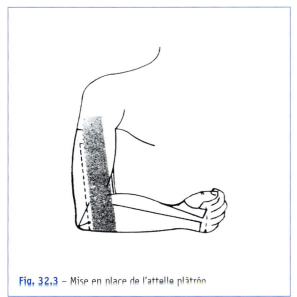

Fig. 32.3 – Mise en place de l'attelle plâtrée.

Fig. 32.4 – Plâtre antébrachiopalmaire.
Les métacarpophalangiennes sont dégagées, les mouvements du pouce sont libres. Le coude est à 90° de flexion.

sera en règle générale fixé en rectitude. Mais dans certains cas, il pourra être nécessaire de le positionner en flexion dorsale, flexion palmaire et/ou en inclinaison cubitale (surtout chez l'enfant).

• Les articulations métacarpophalangiennes doivent être libres. Pour le premier rayon, les mouvements de circumduction doivent être possibles.

En effet, ces articulations n'étant pas concernées et leur activité ne retentissant en rien sur le poignet immobilisé, elles n'ont aucune raison d'être bloquées.

• Au niveau de la partie proximale du plâtre, celui-ci doit monter assez haut, en dégageant suffisamment le creux de l'aisselle en dedans pour ne pas risquer de blesser la peau (sueur) (**Fig. 32.2** et **Fig. 32.3**).

• Mise en place du jersey : (avant réduction) jersey tubulaire de 5, 7 ou 10 cm de largeur et disposé en deux couches. L'orifice permettant le passage du pouce aura été découpé au préalable (toujours avoir un jersey plus long pour permettre les revers).

• Les bandes de plâtre : largeur 10 cm (parfois 15 pour les sujets corpulents) (les bandes de 5 cm ne sont employées que pour la confection de petites attelles ; en effet, leur faible largeur rend difficile leur pose à plat).

- Attelle postérieure, après première couche de circulaires : parfois nécessaire pour une plus grande solidité.

- Nombre de bandes : quatre à six.

- Position du patient : sans réduction, sujet assis membre maintenu par l'aide en position de fonction – immobilité parfaite du membre.

- Si une réduction est nécessaire, elle se fera sous anesthésie générale ou locorégionale.

- Patient allongé, excentré de la table vers le côté malade.

- Nécessité du matériel de réduction, parfois une table à bras, parfois un ampli de brillance.

- Mise en place des bandes plâtrées après éventuel rembourrage.

- En général, bandes circulaires sous tension (parfois renforcement par attelle postérieure et une attelle en U inféro-externe bloquant la flexion-extension).

- Au pli du coude, passer les bandes en 8 de chiffre pour éviter de venir au contact de la peau en avant.

- Lissage, polissage.

- Immobilité parfaite. Surveiller la position du coude (90°) (**Fig. 32.4**).

- Contrôle radiographique avant réveil.

- Fente antérieure si risque d'œdème.

- Surélévation, surveillance, anti-inflammatoires.

- Prévoir une « écharpe de jersey » pour maintenir le plâtre contre la poitrine.

b. Le plâtre antébrachial

LA MANCHETTE PLÂTRÉE (**Fig. 32.5**)

Ne bloquant pas la pronosupination, elle vient souvent relayer le précédent.

- Les principes sont identiques. Le coude est totalement libre.

- Deux à trois bandes de 10 cm sont nécessaires.

L'APPAREIL DE HENNEQUIN (**Fig. 32.6**)

- Large attelle fendue sur le bord cubital.

- Il se compose de bandes totalisant huit épaisseurs disposées en éventail par groupe de deux.

- Une fois l'attelle réalisée, elle est repliée en deux longitudinalement. Une échancrure en T est ménagée pour le passage du pouce.

- L'attelle est posée sur le membre emballé dans un jersey et rendue solidaire par des bandes Velpeau®.

c. Les plâtres du scaphoïde (**Fig. 32.7**)

L'immobilisation consécutive à une fracture du scaphoïde est toujours très longue (3 mois).

Cette durée sera divisée en deux ; pendant la première partie, le coude sera immobilisé. Il sera libéré en deuxième partie, la manchette relayant le brachiopalmaire.

L'immobilité du coude est nécessaire, car il existe un ligament radiocarpien, formant un billot en avant du scaphoïde et pouvant de ce fait solliciter le foyer de fracture lors des mouvements de pronosupination.

La seule caractéristique de ces plâtres, par rapport aux deux plâtres précédents, concerne l'immobilisation du pouce. Celui-ci sera fixé en position de fonction (antépulsion-opposition). Le plâtre descend jusqu'à l'interphalangienne du pouce, qu'il laissera libre, ainsi que les mouvements de la phalange distale du pouce qui doivent aussi être libres.

d. Le plâtre pendant (**Fig. 32.8**)

Employé dans le traitement des fractures de l'humérus, son rôle est d'exercer une traction dans l'axe du foyer de fracture.

Il s'agit d'un plâtre brachio-antébrachial (le poignet peut être laissé libre), dans lequel un poids a été inclus (poids de traction : 1 kg), au niveau du coude.

e. Le plâtre thoracobrachial

Appareil réalisé pour la contention de l'épaule.

Il englobe partiellement le thorax, l'épaule du côté sain est laissée libre. Il prend appui sur les deux crêtes iliaques.

Le membre malade est totalement plâtré, une valve supérieure pourra être retirée permettant la mobilisation du membre atteint (rééducation).

POSITION DU MEMBRE SUPÉRIEUR

- *Épaule* : abduction de 45 à 90°, selon les cas.

- *Rotation* : 0.

- *Antépulsion* : 30°.

- *Coude* : flexion 90°, pronosupination indifférente (0).

- *Poignet* : extension 10 à 20°.

- La main doit se retrouver en face du visage.

RÉALISATION

- Assez complexe.

- Patient assis ou debout. (Ce plâtre ne peut être fait en décubitus, il est donc réalisé en préopératoire dans les interventions orthopédiques.)

- Tout d'abord, confection de la partie thoracique :
  – deux jersey de coin ;
  – laisser du jeu au niveau abdominal (coton) ;
  – laisser les seins libres chez la femme ;
  – laisser l'épaule controlatérale libre ;
  – bien mouler sur les crêtes iliaques ;
  – employer des bandes circulaires et d'attelles.

APPAREILS DE CONTENTION EXTERNE (PLÂTRES ET RÉSINES)

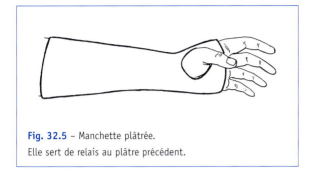

Fig. 32.5 – Manchette plâtrée.
Elle sert de relais au plâtre précédent.

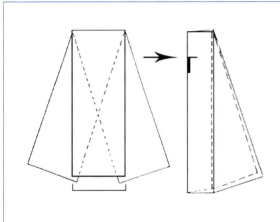

Fig. 32.6 – Appareil de Hennequin avec échancrure pour le pouce.

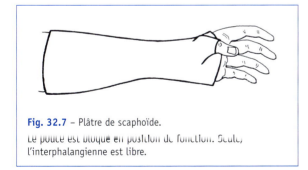

Fig. 32.7 – Plâtre de scaphoïde.
Le pouce est bloqué en position de fonction. Seule, l'interphalangienne est libre.

- Solidarisation du membre supérieur. Fixé dans la position souhaitée, il sera emballé dans deux jersey et largement cotonné.
- Passage d'une couche de bandes circulaires, puis pose de trois attelles :
  – axillaire médiane ;
  – axillaire postérieure ;
  – axillaire antérieure ;
  – allant du coude à l'aile iliaque.
- On termine ensuite par des bandes circulaires.

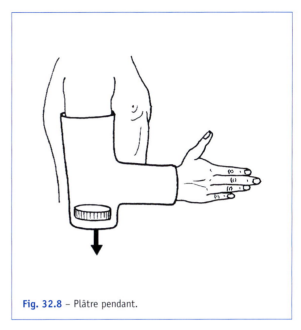

Fig. 32.8 – Plâtre pendant.

Après ablation de la valve supérieure du membre et création d'une fente latérale controlatérale, l'appareil peut être aisément retiré.

D. LES PLÂTRES DU MEMBRE INFÉRIEUR

a. La botte pédieuse (Fig. 32.9)

Elle peut être réalisée sur un patient en décubitus ventral, la jambe fléchie à 90°, ou en décubitus dorsal, un aide empaumant la cheville et le pied, et maintenant une flexion de 90° au niveau de la cheville.
Ce point est capital, car lors des traumatismes, le pied se met spontanément en équin.
Il faudra prendre garde de maintenir le pied à 0° dans le plan frontal (ni valgus, ni varus).
Seules exceptions : lors des ruptures du tendon d'Achille et lors de certaines fractures de l'astragale, le pied est volontairement immobilisé en équin.

INDICATIONS DE CETTE BOTTE PLÂTRÉE

- Entorses de cheville.
- Fracture isolée non déplacée de la malléole externe.
- Relais d'un cruropédieux lors de l'immobilisation d'une fracture de jambe.

TECHNIQUE

Jersey deux épaisseurs, Ø 10 cm, prévoir les revers, prévoir un prolongement plantaire en « semelle » pour l'appui des orteils (ceci est facultatif sauf dans certains cas, notamment s'il existe une paralysie du nerf sciatique poplité externe où les orteils auront tendance à se rétracter en flexion).

ORTHOPÉDIE – TRAUMATOLOGIE

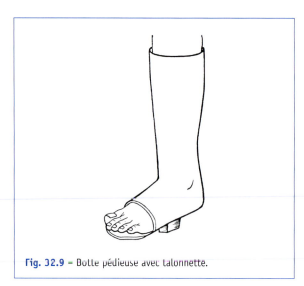

Fig. 32.9 – Botte pédieuse avec talonnette.

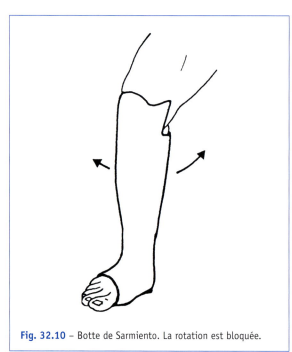

Fig. 32.10 – Botte de Sarmiento. La rotation est bloquée.

REMBOURRAGE ÉVENTUEL
- Sur les malléoles.
- Sur la tête du péroné (compression du nerf sciatique poplité externe).

PLÂTRE
- Utiliser des bandes de 10 ou 15 cm – quatre à six bandes.
- Première couche circulaire, posée, sans tension en 8 autour de la cheville.
- Puis éventuelle attelle postérieure.
- Compléter en circulaire.
- Immobilité parfaite de la cheville.

TALONNETTE
Si l'on désire confectionner un plâtre de marche. Lui prévoir une bonne assise… pas de vide entre la talonnette et la plante donc la poser sur une petite attelle plâtrée, son centre à l'aplomb de la corticale antérieure du tibia, presque au centre du pied et non pas sous le talon. Solidarisation par des tours de bande 10 cm en 8.

Bien préciser au patient que la solidité définitive nécessite une dessiccation de 48 h ; pas d'appui avant ce délai.

ARTIFICE
Pour mieux maintenir la position du pied lors de la prise du plâtre, prévoir une planchette (métal, plastique) sur laquelle la plante est posée. L'opérateur peut ainsi caler le pied contre lui et continuer de modeler et de lisser le plâtre pendant la prise.

- Revers aux extrémités, vérifier que celles-ci ne sont pas traumatisantes.
- Fente antérieure éventuelle.
- Surveillance : surélever, guetter et prévenir de la possibilité du syndrome des loges.
- Ne pas omettre l'ordonnance de cannes anglaises.

b. La botte type Sarmiento (Fig. 32.10)

Mêmes principes, mais elle permet de bloquer les phénomènes rotatoires au niveau du genou.

INDICATIONS
- Fracture de jambe.
- Fracture bimalléolaire.

PARTICULARITÉS
Prolongements à la partie supérieure. Le plâtre remonte en avant et latéralement au-dessus de la rotule, il doit être parfaitement moulé sur les faces latérales des condyles. La partie postérieure, le creux poplité, est laissée libre ce qui permet les mouvements de flexion-extension, sans autoriser la rotation.

c. La botte de Graffin

Rarement utilisée actuellement ; il s'agit d'une variante comportant une chambre vide en arrière sous le talon.
Elle était utilisée pour certaines fractures du calcanéum permettant l'appui sans solliciter le calcanéum.

d. Genouillère plâtrée (Fig. 32.11)

Réalisée en règle générale sur un membre en extension.

INDICATIONS
- Fracture de rotule, entorse du genou (dans ce cas, plâtrer avec 20° de flexion).
- Patient en décubitus dorsal.

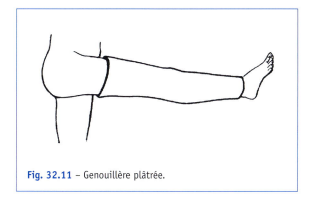

Fig. 32.11 – Genouillère plâtrée.

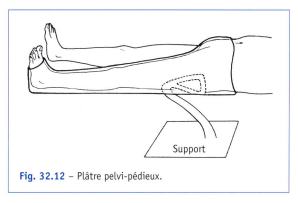

Fig. 32.12 – Plâtre pelvi-pédieux.

- Un aide empaume le talon et soulève le membre.
- Deux jersey (10 à 15 cm) – rembourrage éventuel des malléoles et condyles. (Ne pas abuser ; si le rembourrage est trop important, le plâtre risque de flotter sur le membre et de blesser la cheville au niveau des malléoles.)

PLÂTRE
- Bandes de 15 ou 20 cm ; 4 à 6.
- *Idem*, bien le mouler sans comprimer.
- Bandes circulaires +/– attelle postérieure.
- Revers aux extrémités.

e. Plâtre cruropédieux

Ici un matériel complémentaire peut être utilisé.

LA BARRE À GENOU

Il s'agit d'un support comprenant une barre entourée d'un cylindre de mousse qui viendra se loger dans le creux poplité, cela permettra d'appuyer le genou et de mieux tenir la position et le degré de flexion que l'on souhaite fixer.

LE CADRE DE BÖHLER

Pour les réductions orthopédiques des fractures de jambe. Il permet d'exercer une traction dans l'axe. Le genou est bloqué par la cuisse, l'articulation étant en flexion. Le pied est tracté dans l'axe le plus souvent par un étrier fixé sur une broche transcalcanéenne. Cette traction permettra de récupérer la longueur dans les fractures où existe un chevauchement. Grâce à des bandes de toile vaselinées, les déplacements dans le plan frontal ou sagittal pourront être corrigés. Les bandes de toile sont vaselinées pour pouvoir être aisément retirées en fin de confection de l'appareil.

INDICATION
- Fracture de jambe et fracture bimalléolaire.
- Entorses graves du genou (entorses opérées).

TECHNIQUE
- Après la mise en place de deux jersey de diamètre adapté et de rembourrage éventuel :

– pose de bandes circulaires. Éventuelle attelle postérieure ;
– complément en bandes circulaires.
- La cheville sera toujours fixée à 90° sur la jambe.
- Le genou de 0 à 30° de flexion suivant les cas.

f. Le plâtre pelvipédieux (Fig. 32.12)

Appareil réalisé en règle générale chez les petits enfants, il est indiqué pour les fractures de la diaphyse fémorale et de la hanche. Exceptionnellement chez l'adulte.

Il existe un support (que l'on ne trouve malheureusement pas dans tous les services) permettant de prendre un appui fessier et donc de pouvoir maintenir l'enfant en décubitus dorsal en ayant le champ totalement libre entre lui et la table.

Le plâtre immobilisera totalement le membre inférieur blessé, prenant tout le bassin englobant les deux crêtes iliaques pour bloquer tout mouvement du côté de la hanche concernée.

Prévoir des échancrures antérieures et postérieures suffisantes pour ne pas gêner les besoins naturels de l'enfant et pour éviter ainsi les souillures du plâtre et l'inconfort qu'elles entraîneraient.

E. LES RÉSINES

Il s'agit d'un appareil de contention orthopédique dont l'utilisation est proche de celle du plâtre mais avec certaines différences.

La présentation se fait sous forme de bande de différentes largeurs sous sachet aluminium fermé hermétiquement. L'ouverture intempestive du sachet va provoquer la polymérisation et la bande sera inutilisable. Le stockage doit se faire à température ambiante.

Les bandes sont composées de fibres de verre tricotées et enduites de résine de polyuréthane.

L'exposition à l'air provoque leur durcissement, celui-ci sera obtenu plus rapidement par pulvérisation d'eau ou par trempage de la bande dans l'eau froide.

Lors de l'utilisation, il faut porter des gants car la résine de polyuréthane adhère fortement à la peau (et aux vêtements). Il s'agit d'un produit inflammable.

a. Confection de l'appareil

Mise en place d'une ou deux épaisseurs de jersey sans pli qui sera recouvert d'une bande de coton au moins au niveau des protubérances osseuses et des plis en flexion.

Les bandes sont choisies de largeur adéquate et ouvertes une par une. Elles seront trempées dans l'eau froide ou pour avoir une possibilité de manipulation plus longue, l'appareil sera pulvérisé à la fin de sa confection.

Les bandes seront posées sans tension, pour cela il est conseillé de dérouler la bande d'une dizaine de centimètres puis de l'enrouler sur le membre et de recommencer. La bande recouvre les deux tiers de la bande précédente comme pour le plâtre ; quatre ou cinq couches suffisent pour obtenir une contention solide.

Temps de séchage environ 20 min.

b. Ablation de l'appareil

Elle se fait comme pour le plâtre à la scie classique, des lames plus rigides sont conseillées.

c. Avantages

L'appareil est plus léger et plus résistant, il ne craint pas les éclaboussures d'eau. Par contre, son immersion est déconseillée car il existe un phénomène de macération du jersey mouillé. Les bandes colorées ont un effet ludique pour les enfants.

Sa rigidité permet de réaliser plus facilement des fenêtres sans déstabiliser l'immobilisation.

Temps de séchage court.

d. Inconvénients

Cet appareil plus rigide supporte mal l'imperfection de pose, un pli ou une arête seront payés plus chèrement qu'avec un appareil en gypse.

Le moulage est très difficile et il n'est pas possible de réduire des fractures lors de la confection de l'appareil.

Les bords sont plus tranchants et devront être bien protégés.

Temps de séchage court.

e. Indications

- Immobilisation des entorses, immobilisation à visée antalgique, fractures non déplacées.

- Immobilisation des fractures réduites et ostéosynthésées.

- Complément d'immobilisation d'un plâtre brachio-antébrachio-palmaire en thoracobrachial pour la partie thoracique par exemple.

- Leur utilisation dans le cadre des réductions orthopédiques ne paraît pas souhaitable.

33. Installation du malade en orthopédie

En chirurgie orthopédique, l'installation du malade sur la table d'opération revêt une très grande importance. Chaque intervention doit correspondre à une disposition précise du malade sur la table.

Sur une table d'opération ordinaire, le malade peut être en décubitus dorsal, latéral, ventral, il peut être installé de trois quarts avec des coussins sous la fesse, etc.

Sur la table orthopédique, il est également possible de mettre l'opéré en décubitus dorsal ou ventral. Certaines tables permettent l'installation en décubitus latéral.

Les principales dispositions opératoires vont être successivement décrites, mais il faut préalablement insister sur plusieurs notions générales.

1. RÈGLES GÉNÉRALES D'INSTALLATION SUR TABLE D'OPÉRATION

Il faut garder présent à l'esprit que l'anesthésie générale prive l'opéré de sa sensibilité tégumentaire et profonde. Il est donc nécessaire de veiller à ce que l'installation sur la table d'opération ne soit pas génératrice d'escarres ou de paralysies.

Les escarres sont à redouter chez les sujets âgés dont la maigreur rend les reliefs osseux saillants. Ils surviennent avec prédilection en regard du sacrum, des talons dans la position de décubitus dorsal ; des épines iliaques antérosupérieures, des rotules en décubitus ventral ; des régions trochantériennes en décubitus latéral ; du périnée et du sacrum sur table orthopédique.

Pour les éviter, il faut que la table d'opération soit doublée d'un rembourrage assez épais, de bonne qualité, recouvrant les arêtes, les aspérités et les irrégularités du plateau de la table. Il faut aussi que les points d'appui d'un membre avec une partie du corps soient protégés (par exemple, en décubitus latéral les genoux doivent être séparés l'un de l'autre par un champ).

Des paralysies peuvent également se développer au cours de l'intervention, occasionnées par une compression ou une élongation d'un tronc nerveux. Il faut veiller à ce que le membre supérieur ne pende pas à l'extérieur de la table avant l'installation des champs (risque d'élongation du plexus brachial), que l'épaule ne soit pas mise en position forcée, que le membre supérieur fixé au cerceau malléable soit protégé par un rembourrage (risque de paralysie cubitale), que le bras soit dégagé du tronc dans le décubitus latéral (risque de lésion du nerf radial), que l'appui-genou ne comprime pas le col du péroné où le sciatique poplité externe est particulièrement vulnérable.

La position définie avant l'installation des champs ne doit pas varier en cours d'opération.

Cela suppose qu'elle soit bien choisie mais aussi que le malade soit efficacement fixé sur la table.

Ainsi, lorsqu'un coussin de table surélève une fesse, il faut mettre un appui contre le bassin controlatéral pour empêcher le malade de glisser. Lorsqu'un malade est en décubitus latéral, le bassin est solidement fixé entre un appui sacré et un appui thoracique, par exemple, en fixant le membre supérieur sur un cerceau au-dessus de la tête, ce qui évite au tronc de se tordre sur lui-même.

Il n'est pas possible de citer toutes les précautions nécessaires pour qu'une installation soit correcte, fiable et non dangereuse. L'infirmière de bloc opératoire (comme le reste de l'équipe) doit faire preuve de bon sens. C'est la seule garantie contre les déboires pendant l'opération et les accidents découverts au réveil.

2. PRINCIPES DE MISE EN PLACE DES CHAMPS OPÉRATOIRES

Généralement, le membre opéré est mis dans le champ opératoire de façon qu'il puisse être librement mobilisé pendant l'intervention. Cela nécessite que les champs ne soient pas disposés au hasard. Leur mise en place rigoureuse permet de ne jamais laisser apparaître de peau non préparée (périnée par exemple) lors des changements de position de membre.

Le principe de base pour isoler un membre est la mise en place de deux systèmes de champs perpendiculaires.

- *Un système longitudinal* : champs latéraux, parallèles au malade.

- *Un système transversal* : drap de séparation et drap de recouvrement, perpendiculaire à la table d'opération.

Ces deux systèmes, pincés à la racine du membre, le protègent dans toutes les directions.

Une bonne installation se définit par les critères suivants :
– un bon drapé avec le minimum de replis ;
– une absence d'interstices entre les champs par où pourraient se glisser les instruments ;
– une couverture totale de la table d'opération jusqu'au sol ne laissant apparaître que le membre opéré recouvert d'un jersey.

3. INSTALLATIONS POUR INTERVENTIONS SUR LE MEMBRE INFÉRIEUR

A. TABLE ORDINAIRE – DÉCUBITUS DORSAL

Cette disposition est utilisée pour la plupart des interventions sur le pied, la jambe et le genou, ainsi que pour certaines interventions sur la hanche, par voie antérieure.

Lorsque le malade est en décubitus dorsal, ses membres inférieurs se tournent en rotation externe sous l'effet de la pesanteur (en dehors d'une raideur de la hanche). Pour supprimer cette rotation externe gênante pour les abords antéro-externes du genou et externes de la cheville, il faut disposer un sac de sable, poussé sous la partie interne de la fesse, qui projette la hanche en avant, ce qui facilite l'utilisation de la voie d'abord antérieure (type Hueter).

Pour les interventions sur le genou (opérations ligamentaires, arthroplasties), un appui est souvent nécessaire. Placé sur le curseur de la table, l'appui doit être disposé par l'opérateur lui-même.

L'installation des champs est un peu différente selon qu'un garrot pneumatique est ou non utilisé.

a. Avec garrot pneumatique non stérile

La panseuse tient à deux mains le mollet du malade au-dessus de la table pendant que l'opérateur badigeonne soigneusement le pied avec l'antiseptique.

Un champ d'approche « de bout de table » est mis en place. L'aide stérile tient le membre inférieur surélevé par l'intermédiaire du jersey tubulé qui recouvre le pied. Ceci permet le badigeonnage du reste du membre, jusqu'au garrot.

Après le badigeonnage, la chaussette est remontée jusqu'au garrot non stérile :
– on enfile le champ perforé par le membre inférieur ;
– on découpe le champ opératoire et on pose un champ à inciser adhésif.

Pendant toute l'installation, l'aide stérile a maintenu le membre surélevé, ce qui permet un drainage veineux. Une bande de crêpe enroulée sur le membre depuis les orteils jusqu'au garrot complète la vidange sanguine avant la mise en pression du garrot. Le bistouri électrique et, éventuellement le moteur, sont installés.

b. Avec garrot pneumatique stérile ou sans garrot

Certaines interventions nécessitent que la racine du membre soit dégagée. C'est le cas de l'ostéotomie tibiale de correction d'axe ou prothèse totale de genou où l'on doit voir le membre inférieur dans son entier pour avoir un contrôle visuel de son axe global. C'est le cas également d'interventions sur la cuisse pour lesquelles la voie d'abord remonte trop haut pour qu'un garrot puisse être installé.

L'intervention commence comme dans le cas précédent :
– champ de bout de table ;
– badigeonnage de tout le membre jusqu'au niveau de l'ombilic.

Tous les champs utilisés sont à usage unique et non tissé.

L'aide continue à soutenir le membre inférieur par l'intermédiaire du jersey tubulé. Il peut s'agir d'un champ imperméable à usage unique, comme le précédent, dont l'échancrure adhésive est collée d'avant en arrière et finit de cerner complètement la racine du membre.

Le champ à inciser adhésif est appliqué sur la région opératoire. Deux draps sont alors mis en place, comme précédemment, l'un pour l'isoler de l'équipe anesthésique, l'autre pour recouvrir la table d'opération et le membre sain.

Le membre étant ainsi préparé, un garrot stérile peut être placé sur la cuisse, autour du jersey. Cela évite l'utilisation d'une bande d'Esmarch dont le contrôle de pression est absolument impossible.

B. TABLE ORDINAIRE – DÉCUBITUS LATÉRAL

C'est une position qui est souvent utilisée (pour les prothèses de hanche par exemple).

a. Fixation du malade

Le décubitus latéral doit être strict et le malade doit être fixé dans cette position afin qu'en cours d'intervention, le bassin ne puisse pas basculer, ce qui pourrait entraîner une mauvaise orientation des pièces prothétiques (cotyle en particulier).

- Deux appuis sont indispensables :
  – un appui pubien. Triangulaire, il s'appuie sur la symphyse pubienne comme son nom l'indique ;

– un appui sacré. Sa platine est rectangulaire et concave. Elle vient s'appliquer sur le sacrum au niveau du pli fessier, laissant libre la fesse du côté opéré. Un bon appui sacré doit avoir une platine radiotransparente. La tige métallique qui la fixe doit être excentrée. Ceci permet, en cours d'intervention, de poser une cassette radiographique, suffisamment basse pour contrôler la hanche.

- Deux appuis complémentaires proximaux :
  – un appui bras destiné à recevoir le membre supérieur du côté opéré. Il contribue à empêcher le thorax de tourner ;
  – un appui thoracique, mis en avant, contre le manubrium sternal ou en arrière entre les omoplates. Il contrôle la position du thorax.
- Deux appuis distaux pour soutenir le membre inférieur : le membre opéré repose sur deux « appuis à arthrodèse ».

Ils portent ce nom car ils étaient destinés à placer le membre inférieur pour réaliser une arthrodèse de hanche dans une position bien définie. L'appui-cuisse est placé juste au-dessus du genou, l'appui-cheville soutient la région supramalléolaire. Il est possible de modifier la position de la hanche en jouant sur les appuis :
  – en abduction-adduction : en soulevant ou en abaissant les deux appuis ;
  – en flexion-extension : en avançant ou en reculant l'appui-cuisse parallèlement au sol ;
  – en rotation externe ou interne : en abaissant ou en soulevant le seul appui-cheville (le genou étant fléchi).

L'infirmière de salle d'opération doit connaître les manipulations car certaines d'entre elles peuvent lui être demandées en cours d'intervention.

b. Préparation du membre

- Le pied badigeonné est recouvert par une stockinette (jersey tubulé + enveloppe caoutchouc, deux tailles : médium ou large).
- L'aide stérile saisit le pied et tient le membre en abduction-flexion rotation externe.

    Champ d'approche.

- Badigeonnage de tout le membre.
- Mise en place d'un champ imperméable à usage unique dont l'échancrure adhésive est appliquée autour de la racine de la cuisse. Ce champ couvre le membre inférieur opposé, les appuis et isole le périnée.
- Un deuxième champ semblable, posé sur le tronc, a son échancrure collée au-dessus de la crête iliaque, limitant complètement le membre inférieur.
- Déroulement de la stockinette puis mise en place de trois bandes adhésives.
- Un deuxième champ en U est appliqué.

- Mise en place de la deuxième stockinette avant de reposer le membre inférieur.
- Passage des câbles vers la tête du patient :
  – bistouri électrique ;
  – moteur à air comprimé.
- Mise en place du drap de tête ordinaire entre deux pieds à sérum, ou d'un champ de serre, lorsque le bloc en est équipé.
- Découpe du champ opératoire et pose d'un champ à inciser adhésif.

C. TABLE ORDINAIRE – DÉCUBITUS VENTRAL

La position en décubitus ventral du malade anesthésié limite son amplitude respiratoire. C'est pourquoi il est indispensable de glisser deux rouleaux (mousse ou alèses roulées) sous les clavicules et sous les crêtes iliaques. Cette installation met la région abdominothoracique dans le vide.

La préparation du membre inférieur est effectuée selon les mêmes principes que dans l'installation en décubitus dorsal.

D. TABLE ORTHOPÉDIQUE

- Il existe de nombreux modèles de tables orthopédiques mais le principe est toujours le même. Le thorax et la tête reposent sur un plateau de table ordinaire, prolongé par une étroite tablette supportant la partie basse de la colonne vertébrale.
- Les membres inférieurs sont dans le vide et sont fixés aux bras de la table orthopédique par une botte ou une broche transosseuse.
- Il est indispensable que l'infirmière de bloc opératoire connaisse parfaitement le maniement de la table orthopédique présente dans son bloc. En cours d'intervention, elle doit souvent effectuer les manipulations.

a. Traction – Détraction

Effectuer une manœuvre dans l'axe du membre, pour augmenter ou réduire sa longueur. Une manœuvre simultanée doit être réalisée sur le membre sain.

b. Abduction – Adduction

Manœuvre qui porte le membre parallèlement au sol (quand le malade est en décubitus dorsal) en écartement (abduction) ou en rapprochement (adduction) par rapport au membre opposé.

Attention, l'abduction doit s'accompagner d'un relâchement de la traction, sinon elle augmente automatiquement la largeur du membre.

c. Rotations

La rotation externe du membre porte le pied en dehors, la rotation interne en dedans.

♦ *Remarque* ♦ Toutes les manœuvres sont commandées du bout de la table orthopédique et nécessitent que la panseuse soulève la partie distale des champs de recouvrement. Il va de soi que ces gestes doivent être effectués avec douceur sous la direction de l'opérateur.

d. Complications spécifiques de la table orthopédique

Certaines complications spécifiques de la table orthopédique méritent une mention spéciale.

- *Escarre sacrée* : les malades âgés ou dénutris sont particulièrement fragiles à ce niveau. Il faut donc veiller à ce que les points d'appuis soient convenablement rembourrés.

- *Hématome génital – Impuissance* : pour que la traction dans l'axe du membre soit efficace, il faut qu'il existe une contre-extension. Elle est obtenue par l'existence d'un appui périnéal. Il faut veiller à ce que ce dernier soit bien rembourré et que les bourses et leur contenu soient latéralisés par rapport à lui. On doit se souvenir qu'une traction trop forte et un appui insuffisamment rembourré peuvent occasionner un hématome des grandes lèvres chez la femme ou des bourses chez l'homme, ainsi qu'une compression des nerfs honteux internes pouvant entraîner une impuissance sexuelle.

34. Cerclage

1. CE QU'IL FAUT COMPRENDRE

Le cerclage est actuellement utilisé dans trois circonstances :
- pour faire un montage provisoire ;
- comme méthode d'appoint ;
- comme ostéosynthèse isolée.

Il consiste à utiliser un fil, métallique ou non, pour maintenir en contact deux ou plusieurs segments osseux fracturés.

A. MONTAGE PROVISOIRE

Dans certaines fractures complexes (fracture sous-trochantérienne par exemple), la réduction est d'abord maintenue par des daviers. Mais ceux-ci encombrent le champ opératoire et gênent la mise en place du matériel d'ostéosynthèse (clou-plaque ou plaque). L'intervention est facilitée par le remplacement des daviers par un ou plusieurs cercles métalliques provisoires qui seront enlevés juste avant le serrage des vis.

B. MÉTHODE D'APPOINT

Le cerclage peut être utilisé en complément d'un autre matériel d'ostéosynthèse, pour rassembler des fragments intermédiaires. Cette indication est rare. Nous l'utilisons parfois pour éviter le déplacement secondaire d'un trait de refend produit lors du changement du composant fémoral d'une prothèse totale de hanche.

C. OSTÉOSYNTHÈSE ISOLÉE

Le cerclage n'est plus utilisé dans les fractures diaphysaires car il donne un montage trop fragile pour répondre aux exigences d'une authentique ostéosynthèse.
Il garde cependant des indications électives dans des fractures parcellaires ou apophysaires : olécrane, malléole interne du tibia, grand trochanter du fémur, rotule…

Il peut être mis en cerclage simple (contention statique des fragments) ou disposé dans une optique dynamique : le haubanage.

PRINCIPE DU HAUBAN

Examinons le dispositif expérimental suivant : une tige métallique (type piquet de tente) est disposée verticalement, reposant sur le sol par une extrémité. Sur le bout supérieur, sont fixés deux cordages dont l'un (A) est amarré au sol. Si l'on exerce une traction sur le cordage B, on observe que la tige a tendance à s'enfoncer dans le sol (**Fig. 34.1**).

Que se passe-t-il ? Le cordage joue le rôle de hauban. Il absorbe les forces de traction appliquées sur B et les transforme en forces de pression dans l'axe du piquet.
C'est le principe du haubanage.

Un cercle métallique disposé à la face antérieure d'une rotule fracturée et prenant appui dans le tendon quadricipital (Q) et le tendon rotulien (R) va absorber les forces de traction du quadriceps pour les transformer en forces de pression au niveau du foyer de fracture (**Fig. 34.2**).

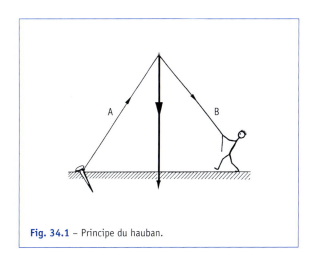

Fig. 34.1 – Principe du hauban.

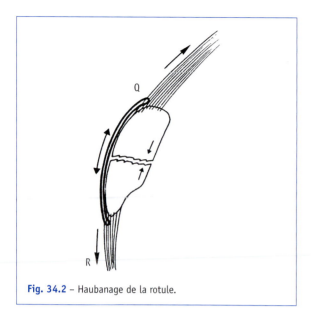

Fig. 34.2 – Haubanage de la rotule.

Un haubanage bien conçu et bien réalisé permet de rééduquer une fracture de rotule dans les jours qui suivent l'intervention sans risquer l'apparition d'un écart interfragmentaire.

2. CE QU'IL FAUT SAVOIR

Le matériel utilisé pour le cercle peut être métallique ou non. Chaque chirurgien a ses habitudes. Chaque type de fil a ses avantages et ses inconvénients.

A. LES FILS

a. Le fil métallique

- Il est solide et se voit à la radio. La radio-opacité du matériel est un avantage car elle permet l'analyse de la position du matériel. C'est aussi un inconvénient car le malade peut voir une rupture des fils survenue tardivement après consolidation, et qui n'a pas d'importance.

- Il n'est pas de manipulation facile, peut percer les gants. Le tortillon de fil peut entraîner des douleurs secondaires s'il n'est pas bien « effacé ».

- Le matériel est en acier le plus souvent et peut être tressé ou non. Les fils tressés sont moins malléables mais plus solides. Ils nécessitent des raccords de jonction spécifiques pour les serrer et les fixer.

b. Le fil non métallique

- Il doit être solide et non élastique, c'est pourquoi il n'est pas recommandé d'utiliser un fil tressé. On utilise généralement un faisceau de trois ou quatre crins de Florence.

- Il est plus difficile à serrer que le fil métallique. Le nœud peut entraîner des douleurs sous-cutanées secondaires.

- Notre préférence personnelle va au fil métallique.

B. LE MATÉRIEL

a. Le passe-fil

- Cet instrument est utilisé, comme son nom l'indique, pour passer le fil autour du fût diaphysaire ou à travers la partie terminale d'un tendon (quadricipital par exemple).

- Les passe-fils les plus utilisés ont différentes courbures pour s'adapter aux différentes conditions locales.

- Il peut avoir un chas à son extrémité (Doyen) ou bien être perforé en son centre sur toute sa longueur (Danis) (**Fig. 34.3**).

b. Le serre-fil

Il en existe deux types principaux.

LE TENSEUR DE DANIS (**Fig. 34.4**)

Il existe avec une variante représentée par le serre-fil d'Achach. Les brins du fil métallique sont croisés et chacun d'eux est maintenu sur une des petites branches de l'appareil. Le rapprochement des branches longues permet le serrage du fil. Le serre-fil est alors tourné d'un demi-tour sur lui-même puis dégagé. Il reste à terminer le tortillon à l'aide d'une pince universelle.

LE SERRE-FIL DE LOUTE (**Fig. 34.5**)

Il demande une manipulation un peu plus complexe, mais son encombrement est moindre. Il est plus indiqué lorsque le champ opératoire est étroit et profond.

Les deux brins du fil sont introduits dans l'orifice distal de l'appareil et sont bloqués par la tige intérieure. La tension du fil est obtenue en tournant la mollette « A ». Puis l'appareil est tourné sur lui-même pour produire le tortillon.

D'autres méthodes peuvent être utilisées : lorsque le champ opératoire est large et superficiel, les deux brins du fil peuvent être engagés dans un petit étrier de Kirschner qui tend le fil (comme une broche) (**Fig. 34.6**). Le tortillon est amorcé par une rotation de l'étrier sur lui-même, et complété à la pince universelle.

L'Association orthopédique suisse préconise, pour la fixation du grand trochanter, l'utilisation d'un fil dont le tortillon est préformé. Les brins A et B sont ramenés dans l'anse C après passage dans l'os. Un petit serre-fil spécial (**Fig. 34.7**) permet de tendre le fil dont les deux brins sont ensuite rabattus vers le haut, ce qui semble suffir pour procurer une bonne solidité.

c. La pince universelle

Elle est utilisée pour terminer le tortillon.

CERCLAGE

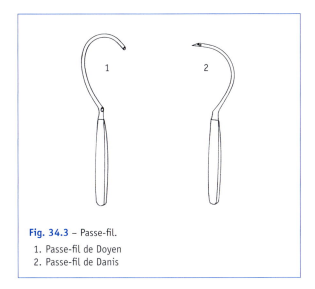

Fig. 34.3 – Passe-fil.
1. Passe-fil de Doyen
2. Passe-fil de Danis

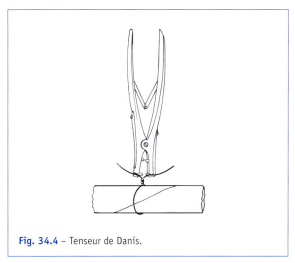

Fig. 34.4 – Tenseur de Danis.

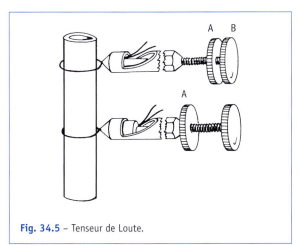

Fig. 34.5 – Tenseur de Loute.

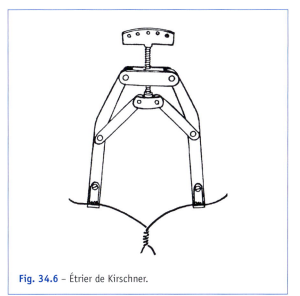

Fig. 34.6 – Étrier de Kirschner.

d. La pince coupante

Elle coupe le tortillon.

e. Le poussoir et le marteau

Ils permettent d'effacer le tortillon pour qu'il ne soit pas vulnérant pour les parties molles.

f. Des pinces plates

De différents types (par paires), elles sont utiles pour repérer les extrémités correspondantes de chaque fil et permettent de les reconnaître.

g. Des dominos

Il s'agit d'une petite pièce métallique implantable, de forme quadrangulaire et percée de deux canaux dans sa longueur. Elle est utilisée pour fixer les fils métalliques tressés qu'il est

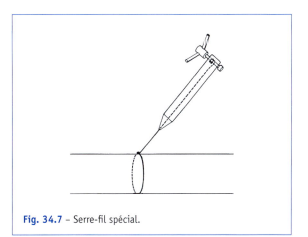

Fig. 34.7 – Serre-fil spécial.

impossible de maintenir par tortillon. Chaque brin est passé dans son canal propre mais dans des sens opposés. Ils sont mis en tension par un tendeur proche du serre-fil de Loute (livré avec le matériel) puis leur serrage est maintenu par écrasement du « domino » avec une pince spécifique livrée elle aussi avec le matériel.

C. EXEMPLE OPÉRATOIRE : CERCLAGE ET HAUBANAGE D'UNE FRACTURE TRANSVERSALE DE ROTULE (Tab. 34.1)

L'installation s'effectue sur table ordinaire, en décubitus dorsal avec garrot pneumatique.

Tab. 34.1 – Déroulement de l'intervention.

Technique	Matériel
Incision verticale.	Bistouri à peau.
Hémostase au bistouri électrique.	• Pince à disséquer à griffe. • Pince de Halstead. • Pince à disséquer sans griffe.
Décollement dans le plan avasculaire de l'hygroma prérotulien pour exposer la fracture.	• Pince à disséquer à griffes. • Bistouri 2. • Écarteurs de Farabeuf.
Préparation des surfaces fracturaires.	• Curette. • Sérum physiologique.
Réduction de la fracture, qui peut être maintenue provisoirement par des broches de Kirschner. Si celles-ci doivent être définitives, il faut qu'elles soient verticales et parallèles.	• Davier à rotule. • Moteur. • Broches de Kirschner.
Mise en place d'un fil métallique autour de la rotule (cerclage) et d'un autre fil prérotulien prenant appui dans le tendon quadricipital et dans le tendon rotulien (haubanage). Chaque fil est serré dans une pince de même type à ses deux extrémités.	• Passe-fil. • Deux fils métalliques. • Deux pinces de Terrier. • Deux pinces de Péan.
Serrage de fils.	• Tenseur de Danis. • Pince universelle. • Pince coupante. • Poussoir et marteau.
Fermeture des ailerons.	• Porte-aiguille armé. • Pince à disséquer à griffes.
Lâchage du garrot. Radio de contrôle.	• Compresse humide. • Bande de crêpe stérile. • Champs pour cassettes.
Hémostase.	Paquet fermeture.
Drain de Redon.	
Fermeture.	
Pansement compressif ± attelle plâtrée.	

35. Vissage

1. CE QU'IL FAUT COMPRENDRE

La vis a été utilisée dans le travail du bois bien avant de servir à la fixation des os. Le principe consiste à avoir une tenue dans l'objet à fixer grâce aux aspérités de la vis qui s'encastrent dans des dépressions correspondantes sur tout ou partie de sa longueur.

Mais il existe une différence fondamentale entre le bois et l'os. Le premier est élastique. Ses fibres se « tassent » devant la vis qui s'enfonce, et se resserrent ensuite sur elle. L'os, lui, est dur et risque d'éclater si on ne creuse pas préalablement le logement du filetage. C'est l'intérêt du taraudage.

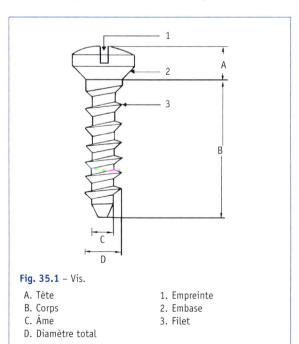

Fig. 35.1 – Vis.
A. Tête
B. Corps
C. Âme
D. Diamètre total
1. Empreinte
2. Embase
3. Filet

La vis est constituée de plusieurs parties.

A. LA TÊTE

C'est la portion renflée de la vis sur laquelle s'adapte le tournevis au niveau de l'empreinte et qui s'appuiera sur l'os (ou sur son logement dans une plaque) par l'embase (**Fig. 35.1**).

Il existe plusieurs sortes d'empreintes et chacune d'elles nécessite un tournevis correspondant. Elle peut être rectiligne (la plus simple), cruciforme (offrant une meilleure prise au tournevis), « Philips » (ressemblant à l'empreinte cruciforme mais plus profonde au centre), hexagonale (orifice à six pans) (**Fig. 35.2**).

Les empreintes cruciforme et hexagonale sont les plus courantes (Maconor, AO, cf. **Tab. 35.1** et **35.2**). Il semble que la normalisation européenne aille dans le sens de l'empreinte hexagonale qui assure une bonne tenue de la vis sur le tournevis et une bonne prise au vissage.

L'embase peut être plane, nécessitant absolument un viseur. Elle s'applique bien sur l'os quand elle lui est perpendiculaire.

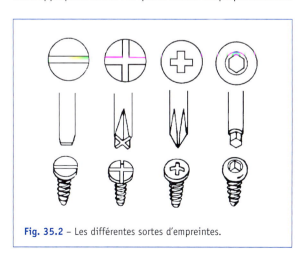

Fig. 35.2 – Les différentes sortes d'empreintes.

Les vis modernes ont une base sphérique, ce qui autorise un débattement.

Il existe aussi des vis avec empreinte hexagonale s'utilisant sur des plaques spécifiques (Surfix), ces vis se solidarisent à la plaque soit par un filetage spécifique (**Fig. 35.3**) soit par un contre-écrou de blocage. L'objectif de ces systèmes est d'augmenter la rigidité de la synthèse. Ces deux derniers types de vis nécessitent un ancillaire adapté fourni par le manufacturier.

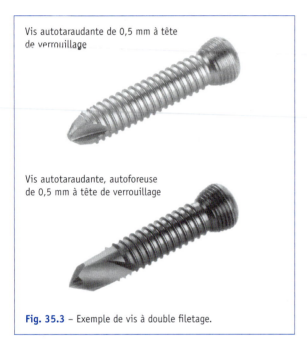

Vis autotaraudante de 0,5 mm à tête de verrouillage

Vis autotaraudante, autoforeuse de 0,5 mm à tête de verrouillage

Fig. 35.3 – Exemple de vis à double filetage.

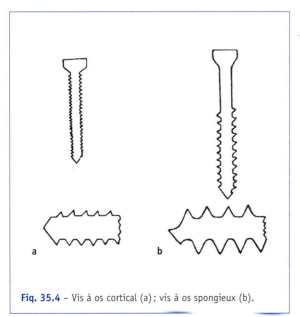

Fig. 35.4 – Vis à os cortical (a) ; vis à os spongieux (b).

B. LE CORPS

On distingue l'âme et le filet.

- L'*âme* est la partie pleine de la vis, qui détermine sa résistance.

- Le *filet* est la partie qui mord dans l'os. Il détermine la tenue de la vis. Le filet de chaque vis a des caractéristiques particulières. Sa coupe longitudinale (ou profil) doit avoir un dessin optima pour avoir la meilleure prise dans l'os. On caractérise surtout le filet par son pas. C'est la distance dont avance la vis à chaque tour. Le pas est donc court quand le filet est resserré. Il est long quand le filet est large. On distingue les *vis à os cortical* qui sont filetées sur toute la longueur du corps et qui ont un pas court, les *vis à os spongieux* qui sont filetées seulement sur la partie distale et dont le filet est large et le pas long (**Fig. 35.4**), et les *vis à double filet* qui ont un effet de compression (*cf.* **Fig. 35.3**) (vis de Herbert dans les fractures du scaphoïde).

C. LE TARAUDAGE

Nous avons vu plus haut que l'os n'est pas élastique. La mèche (ou foret) creuse un trou cylindrique dont le diamètre est proche de celui de l'âme de la vis.

Pour que le filet ait la meilleure prise, il faut que soit creusé dans l'os un filetage dont le profil soit aussi proche que possible de celui de la vis. Ce doit être un véritable moulage négatif de la vis.

Certaines vis creusent elles-mêmes le filetage dans l'os. Ce sont les vis autotaraudeuses (*cf.* **Fig. 35.3**). On les reconnaît par l'aspect de leur extrémité opposée à la tête. Elles ont un diamètre décroissant dans leurs derniers millimètres et surtout portent deux rainures longitudinales qui brisent les derniers tours du filet (vis Maconor).

Les vis corticales non autotaraudeuses ne comportent pas ces deux rainures à leur extrémité (vis AO). Préalablement à leur insertion, il est indispensable de préparer le filetage de l'os en utilisant un instrument spécial : le taraud.

Le taraudage préalable est toujours souhaitable (même pour les vis autotaraudeuses). Cela permet une adaptation plus exacte du filet de la vis au filetage de l'os en évitant des microfractures au fond du filetage osseux, qui diminue d'autant la tenue de la vis.

D. LE VISSAGE EN RAPPEL

Pour en comprendre le principe, examinons le dispositif expérimental suivant.

Un mur est percé d'un orifice de diamètre d. De l'autre côté du mur est situé un objet que vous voudriez attraper. Si le trou est trop juste, vous pourrez y introduire l'avant-bras, toucher l'objet ou le repousser, parfois le saisir mais vous ne pourrez pas le rapprocher. Si le trou est plus large, vous pourrez saisir l'objet et le ramener vers vous puisque votre avant-bras coulisse librement.

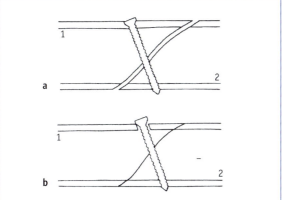

Fig. 35.5 – Vissage d'une fracture oblique. **a.** Sans « foirage » ; **b.** avec « foirage » dans la première corticale (1).
1 et 2. Corticales osseuses

Supposons une fracture oblique que vous voulez visser (**Fig. 35.5**). La fracture est réduite et maintenue par un davier. Avec une mèche correspondant au diamètre de l'âme, vous forez la corticale du fragment 1 puis celle du fragment 2. Le taraudage creuse le même filetage dans les deux fragments. L'insertion de la vis permet de maintenir les deux fragments dans cette position (avec parfois un petit écartement) (cf. **Fig. 35.5 a**). Si vous voulez augmenter la cohésion entre les deux fragments pour accroître la solidité du montage, il faut rapprocher fortement le fragment 2 du fragment 1. Pour ce faire, il est nécessaire que la vis coulisse librement dans le fragment 1 afin que, à la fin du vissage, quand l'embase prend appui sur la corticale, la prise de la vis dans le fragment 2 rappelle celui-ci. Cela nécessite de faire « foirer » la vis dans la première corticale (cf. **Fig. 35.5 b**).

Sur le plan pratique, on donne pour chaque vis deux diamètres de forets : l'un du diamètre de l'âme ; l'autre du diamètre extérieur du filet (pour permettre à la vis de coulisser librement dans la première corticale).

Cette technique de vissage en rappel n'est utilisée que dans deux circonstances :
– quand la vis est utilisée sans plaque, pour les fractures obliques, spiroïdes, ou pour tenir un troisième fragment ;
– quand la vis est utilisée avec plaque, uniquement si le fragment porteur de la deuxième corticale est différent du fragment porteur de la première corticale. Ce n'est généralement pas le cas des vis qui assurent la tenue des plaques et il faut alors forer les deux corticales au diamètre de l'âme.

2. CE QU'IL FAUT SAVOIR

A. DANS TOUS LES CAS

- L'instrumentiste doit toujours avoir un temps d'avance sur l'opérateur.
- Lorsqu'une mèche est montée sur le moteur, l'instrumentiste doit vérifier par quelques tours dans le vide qu'elle ne « fouette » pas, qu'elle n'est pas tordue.
- Quand la longueur de la vis à insérer est déterminée, l'instrumentiste la prépare sur le tournevis et en vérifie la taille à l'aide d'un décimètre métallique.

B. TECHNIQUE DU VISSAGE SIMPLE (Fig. 35.6)

- Marquage du point d'entrée de la vis à l'aide d'une pointe carrée.

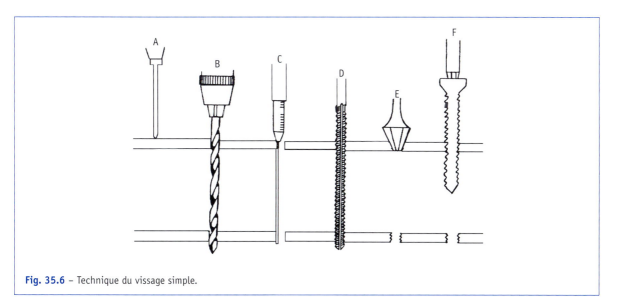

Fig. 35.6 – Technique du vissage simple.

ORTHOPÉDIE – TRAUMATOLOGIE

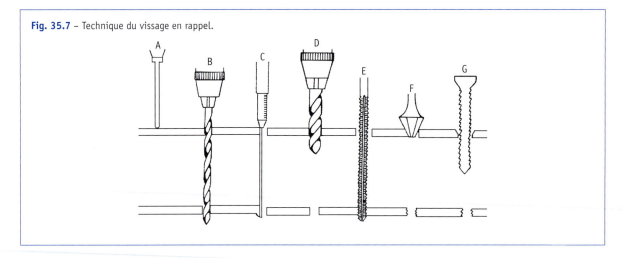

Fig. 35.7 – Technique du vissage en rappel.

- Forage des deux corticales avec la mèche correspondant au diamètre de l'âme (mèche 1).
- Mesure de la longueur du trajet à l'aide du mesure-vis.
- Taraudage (pendant que l'opérateur taraude, l'instrumentiste monte la vis choisie sur le tournevis avec sa gaine).
- Fraisage du logement de l'embase de la vis. Ce temps est facultatif et est supprimé si l'on utilise une rondelle.
- Insertion de la vis.

C. TECHNIQUE DU VISSAGE EN RAPPEL (Fig. 35.7)

Comme nous l'avons dit plus haut, visser en rappel consiste à faire coulisser la vis dans la première corticale, tandis qu'elle a une bonne prise dans la deuxième.
La fracture étant réduite, les différents temps sont les suivants.

- Marquage du point d'entrée de la vis à l'aide de la pointe carrée.
- Forage des deux corticales avec la mèche correspondant au diamètre de l'âme (mèche 1).
- Mesure de la longueur du trajet à l'aide du mesure-vis.
- Agrandissement du trou de la première corticale avec la mèche correspondant au diamètre extérieur de la vis (mèche 2).
- Taraudage.
- Fraisage du logement de l'embase de la vis (facultatif).
- Insertion de la vis.

D. TECHNIQUE DU VISSAGE SUR BROCHE

Il existe des vis perforées dont le diamètre varie de 2,2 (utilisation dans la technique d'ostéotomie du premier métatarsien) à 7 mm (vis de Vitwöet). Elles présentent l'intérêt de la précision de mise en place.

- Mise en place de la broche.
- Contrôle scopique ou radio éventuel.
- Forage à l'aide d'une mèche perforée.
- Passage d'un taraud perforé.
- Mise en place de la vis (tournevis perforé) et ablation de la broche.

E. VARIANTES DU VISSAGE EN RAPPEL

- Le matériel ancillaire de certaines visseries (AO) possède une « douille de centrage ». Son diamètre extérieur est celui de la « mèche à foirer » (mèche 1). Les temps du vissage en rappel sont alors différents :
  – marquage à la pointe carrée ;
  – forage du trou de glissement dans la première corticale (mèche 2) ;
  – forage de la deuxième corticale (mèche 1) à travers la douille de centrage introduite dans le trou de glissement ;
  – mesure ;
  – taraudage ;
  – fraisage ;
  – insertion de la vis.

- Forage premier de la deuxième corticale. Pour simplifier la visée dans la 2e corticale, il est possible de la forer avant la réduction de la fracture. Pour retrouver cet orifice une fois la réduction obtenue, il est alors indispensable d'utiliser un viseur spécial.

F. CAS PARTICULIERS

a. Vissage en épiphyse

Si l'on désire utiliser une vis à os cortical dans une épiphyse (malléole interne du tibia, extrémité supérieure du tibia, etc.), on peut suivre la technique de base avec des mèches montées sur le moteur. Il est également possible d'utiliser des pointes carrées dont le maniement à la main est plus facile et plus précis.

VISSAGE

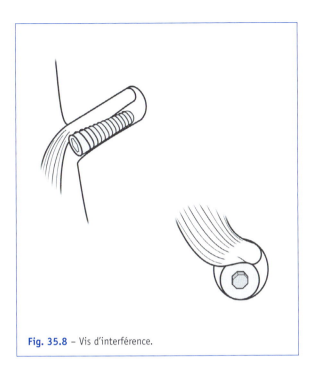

Fig. 35.8 – Vis d'interférence.

Pour insérer une vis de 5 mm (Maconor® par exemple), on utilise successivement la pointe carrée de 3 sur tout le trajet et la pointe carrée de 5 sur la longueur du trou de glissement.

b. Vis d'interférence

Il s'agit de vis d'interposition dont le concept se rapproche de celui du « coin ». En effet, la vis ne perfore aucun fragment, elle se place à force entre un fragment osseux et la paroi d'un tunnel osseux. Sa qualité principale est la résistance à l'arrachement. Elle est utilisée dans les ligamentoplasties du ligament croisé antérieur du genou pour maintenir la baguette osseuse du transplant dans son tunnel. Il s'agit d'une vis perforée sans tête et dont l'empreinte est hexagonale (**Fig. 35.8**).

c. Vis résorbables

Il existe des vis en matériaux résorbables : vis d'interférence, vis corticale… Leur utilisation se fait selon la méthode habituelle, seul le taraudage doit être très précis car ces vis sont fragiles lors du vissage.

d. Vis clavettes

Il s'agit de vis dont l'âme distale n'a pas de filet (utilisées dans certains ancillaires d'enclouage pour le verrouillage).

Tab. 35.1 – Visserie Maconor®.

Diamètre de la vis	Embase	Empreinte	Mèche n° 1	Mèche n° 2 (pour trou de glissement)	Longueurs
2,6 mm	plate	cruciforme	1,7 mm	2,5 mm	8-26 mm
3,6 mm	plate (petite tête) sphérique (grosse tête)	cruciforme	2,5 mm	3,5 mm	12-40 mm
5 mm	sphérique	hexagonale	3,5 mm	5 mm	20-100 mm
7 mm	sphérique	cruciforme	5 mm	petite tarière staca	50-140 mm
Vis à spongieux : • filetage 6 mm • partie lisse 3,5 mm	sphérique	cruciforme	2,5 mm	3,5 mm	35-100 mm

Tab. 35.2 – Visserie AO.

Nom de la vis	Diamètre	Embase	Empreinte	Mèche n° 1	Mèche n° 2 (pour trou de glissement)	Longueurs
Vis à corticale	4,5 mm	sphérique	hexagonale (3,5 mm)	3,2 mm	4,5 mm	14-70 mm
Vis à maléolle	4,5 mm	sphérique	hexagonale (3,5 mm)	3,2 mm	–	25-70 mm
Vis à spongieux (2 longueurs de filetage = 16 et 32 mm)	6,5 mm	sphérique	hexagonale (3,5 mm)	3,2 mm	pour tige (si nécessaire) 4,5 mm	25-110 mm (filetage 16) 30-110 mm (filetage 32)
Petite vis corticale	2,7 mm 3,5 mm	sphérique	hexagonale (2,5 mm)	2 mm 2,5 mm	2,7 mm 3,5 mm	6-24 mm 10-40 mm
Petite vis à spongieux (scaphoïde - pts fragments)	4 mm	sphérique	hexagonale (2,5 mm)	2 mm	–	10-50 mm
Mini-vis à corticale (doigts)	1,5 mm 2 mm	plate	cruciforme	1,1 mm 1,5 mm	1,5 mm 2 mm	6-16 mm 6-20 mm

36. Plaques

La plaque d'ostéosynthèse est une attelle métallique destinée à être appliquée sur une face de l'os et à y être fixée par vissage.

Il faut distinguer les plaques diaphysaires, rectilignes, utilisées pour l'ostéosynthèse des fractures diaphysaires. Elles sont peu utilisées sur le tibia et sur le fémur où beaucoup de chirurgiens leur préfèrent l'enclouage centromédullaire. Par contre, elles sont indiquées aux deux os de l'avant-bras et, à un degré moindre, sur l'humérus.

Les plaques épiphysaires sont des implants prégalbés à la forme de l'épiphyse à laquelle elles sont destinées.

1. LES PLAQUES DIAPHYSAIRES

Les deux systèmes les plus utilisés en France sont le matériel Maconor® (sigle de matériel de chirurgie orthopédique normalisé), développé sous l'égide de la Société française de chirurgie orthopédique et traumatologique, et le matériel AO (développé par l'Association d'orthopédie suisse).

Les plaques sont caractérisées par plusieurs éléments (**Fig. 36.1**).

- Leurs dimensions :
  - section qui conditionne leur résistance ;
  - longueur ;
  - largeur.
- Les trous :
  - nombre de trous ;
  - disposition des trous, en ligne ou en quinconce ;
  - intervalles entre les trous ;
  - forme des trous correspondant à l'embase des têtes de vis.
- Leur profil : plan, concave.
- Leur forme : droite, courbe.
- Leur face profonde : lisse, rugueuse assurant une meilleure adhérence.

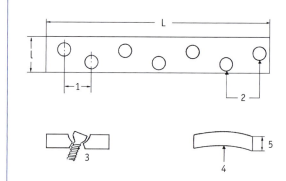

Fig. 36.1 – Caractéristiques d'une plaque.
L. Longueur
l. Largeur
1. Intervalle entre les trous
2. Disposition des trous en quinconce
3. Forme du trou permettant un débattement
4. Face profonde concave
5. Section

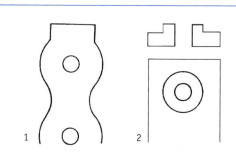

Fig. 36.2 – Renforcement d'une plaque.
1. En augmentant la largeur
2. Autour du trou

PLAQUES

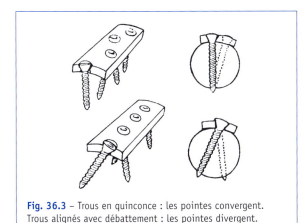

Fig. 36.3 – Trous en quinconce : les pointes convergent.
Trous alignés avec débattement : les pointes divergent.

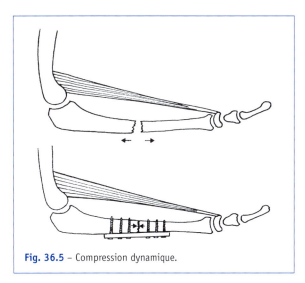

Fig. 36.5 – Compression dynamique.

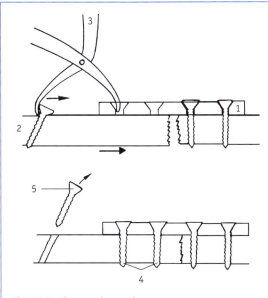

Fig. 36.4 – Compression statique.
1. Plaque fixée sur un des fragments osseux
2. Vis temporaire permettant la compression
3. Davier assurant la compression statique
4. Vis définitive dans le deuxième fragment osseux
5. Ablation de la vis temporaire

Les plaques sont réparties en séries ayant la même section, donc à peu près la même résistance.

Sur une plaque de section uniforme, l'existence d'un trou est responsable d'une perte de solidité. Une plaque régulière casse ou plie toujours au niveau d'un trou. Pour obtenir une résistance égale tout au long de la plaque, il faut donc :
— soit augmenter l'épaisseur (plaque de Roy-Camille pour rachis) ;
— soit augmenter la largeur (plaque Maconor® à bord festonné) (**Fig. 36.2**).

Les trous destinés à recevoir l'embase des vis sont caractéristiques de chaque plaque. Ils sont tous les mêmes dans une série donnée et conçus pour recevoir un diamètre de vis précis. Ils ont une forme généralement sphéroconique permettant de loger la tête sans qu'elle soit saillante. Ils autorisent généralement un débattement de 20° avec bon contact.

La disposition des trous en quinconce permettrait, pour certains, un meilleur débattement. Cette considération apparaît en fait plus théorique que réelle car l'intérêt du débattement se situe à la pointe de la vis et non sur la plaque (**Fig. 36.3**).

A. FONCTIONS DES PLAQUES DIAPHYSAIRES

Sur les diaphyses, les plaques vivent des contre-indications des clous (enfant, os non enclouables...).
On reconnaît, théoriquement, quatre fonctions différentes à la plaque (Muller).

a. Compression statique

Par divers artifices techniques, il est possible de comprimer le foyer de fracture en fixant la plaque (**Fig. 36.4**). Cela augmente la stabilité axiale de la fracture.

b. Compression dynamique

Lorsque la plaque est disposée sur la face de l'os opposée aux forces de compression (sur la convexité du déplacement fracturaire), elle absorbe les tensions et joue un rôle de hauban (**Fig. 36.5**), ne laissant que des forces de compression dans le foyer.

c. Neutralisation

La compression interfragmentaire est donnée par les vis isolées (*cf.* « Vissage ») mises en traction. Le rôle de la plaque est de protéger le foyer en neutralisant les forces de torsion axiale, de cisaillement, de flexion (**Fig. 36.6**).

d. Soutien

La plaque joue un rôle de soutien dans les fractures épiphyso-métaphysaires. Elle protège ou soutient une corticale mince et, grâce aux vis, solidarise les fragments entre eux (**Fig. 36.7**).

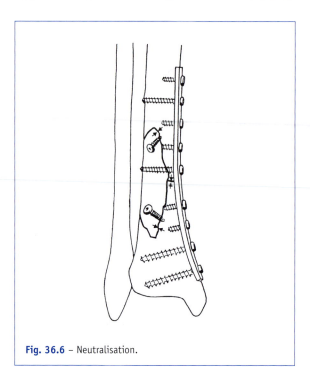

Fig. 36.6 – Neutralisation.

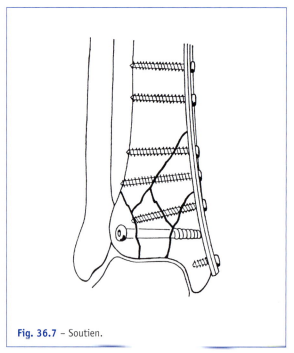

Fig. 36.7 – Soutien.

B. MODIFICATIONS DE LA FORME DES PLAQUES

Il peut être indiqué de modifier la forme de la plaque pour qu'elle s'adapte mieux à l'os. Chantourner la plaque signifie la tordre sur son axe de façon que ses deux extrémités ne soient pas dans le même plan. Ce geste est réalisé grâce aux fers à chantourner (**Fig. 36.8**).

Cintrer ou courber la plaque consiste à la rendre concave ou convexe, sans la tordre sur son axe. Une presse à courber (**Fig. 36.9**) permet de faire ce geste plus facilement qu'une paire de fers.

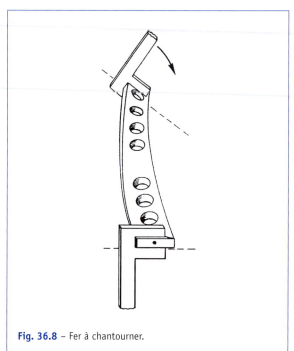

Fig. 36.8 – Fer à chantourner.

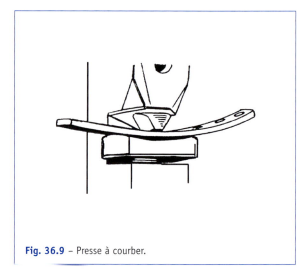

Fig. 36.9 – Presse à courber.

Le cintrage doit se faire entre les trous pour ne pas fragiliser la plaque. Il ne doit pas dépasser 10 à 15°.

Comme pour la visserie, il est important que l'infirmière de bloc opératoire connaisse parfaitement le matériel qui a été choisi par l'équipe chirurgicale. La série de plaques doit être complète pour pouvoir faire face à toutes les situations créées par l'urgence. L'infirmière de bloc opératoire est responsable du réassortiment du matériel utilisé.

À titre indicatif, nous reproduisons ici la liste des plaques de la série Maconor® avec les vis correspondantes.

Les plaques Maconor® (plaques à surface adhérente forgées) sont en acier inoxydable.

a. Plaques à avant-bras (série I)

Avant-bras (série I)	Nombre de trous	Longueur de plaque

• Épaisseur : 2,8 mm.
• Largeur : 10,0 mm.
• Vis correspondantes :
  - corticales : 3,5 mm ;
  - à spongieux : 4 mm.
	4 trous	55 mm

	5 trous	70 mm
	6 trous	85 mm
	7 trous	110 mm
	8 trous	115 mm
	9 trous	130 mm
	10 trous	145 mm
	12 trous	175 mm

b. Plaques à tibia (série II)

Plaques à tibia (série II)	Nombre de trous	Longueur de plaque

• Épaisseur : 3,8 mm.
• Largeur : 13,5 mm.
• Vis correspondantes :
  - corticales : 4 – 4,5 et 5 mm ;
  - à spongieux : 4,5 et 6,5 mm.
	2 trous	32 mm

	3 trous	50 mm
	4 trous	68 mm
	5 trous	86 mm
	6 trous	104 mm
	7 trous	122 mm
	8 trous	140 mm
	9 trous	158 mm
	10 trous	176 mm
	11 trous	194 mm
	12 trous	218 mm
	13 trous	230 mm
	14 trous	248 mm
	15 trous	266 mm
	16 trous	284 mm

c. Plaques intermédiaires (série 2)

Plaques intermédiaires (série 2)	Nombre de trous	Longueur de plaque

• Épaisseur : 3,2 mm.
• Largeur : 11,5 mm.
• Vis correspondantes :
  - corticales : 3,5 mm ;
  - à spongieux : 4,0 mm.
	4 trous	57 mm

	5 trous	72 mm
	6 trous	87 mm
	7 trous	102 mm
	8 trous	117 mm
	9 trous	132 mm
	10 trous	147 mm
	11 trous	162 mm
	12 trous	177 mm

d. Plaques à fémur

Plaques à fémur	Nombre de trous	Longueur de plaque

• Épaisseur : 6 mm.
• Largeur : 10 mm.
• Vis correspondantes :
  - corticales : 4 – 4,5 et 5 mm ;
  - à spongieux : 4,5 et 6,5 mm.
	8 trous	160 mm

	10 trous	200 mm
	12 trous	240 mm
	14 trous	280 mm
	16 trous	320 mm
	18 trous	360 mm

e. Plaques 1/3 tube : série 0

Plaques 1/3 tube (série 0)	Nombre de trous	Longueur de plaque

• Épaisseur : 1,4 mm.
• Largeur : 9 mm.
• Vis correspondantes :
  - corticales : 2,7 et 3,5 mm ;
  - à spongieux : 4 mm.
	4 trous	45 mm

	5 trous	57 mm
	6 trous	69 mm
	7 trous	81 mm
	8 trous	93 mm
	9 trous	105 mm
	10 trous	117 mm
	11 trous	129 mm
	12 trous	141 mm

C. ASSOCIATION PLAQUE ET VIS

Dans certains cas, il est utile d'associer plusieurs moyens d'ostéosynthèse, notamment dans les fractures comminutives (**Fig. 36.10** et **36.11**).

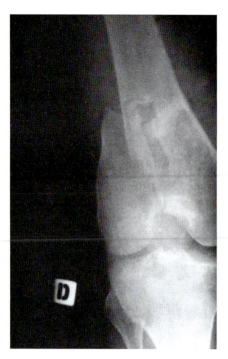

Fig. 36.10 – Fracture comminutive de l'extrémité inférieure du fémur.

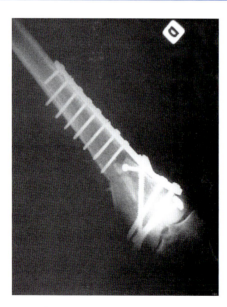

Fig. 36.11 – Ostéosynthèse par vis et plaque.

2. LES PLAQUES ÉPIPHYSAIRES

Les plaques rectilignes ne sont pas adaptées aux fractures épiphysométaphysaires car :
- du côté épiphysaire il n'y a pas assez de place pour mettre plusieurs vis ;
- les extrémités des os ont une anatomie tourmentée qui ne permet pas une bonne application des implants diaphysaires.

Il existe, sur le marché, de nombreuses variétés de plaques spéciales destinées à ostéosynthéser les fractures des extrémités osseuses. Les plaques de Kerboull ont une gamme très large et ont été étudiées pour la quasi-totalité des épiphyses.

A. MEMBRE SUPÉRIEUR

Extrémité supérieure de l'humérus (**Fig. 36.12**).
La plaque est destinée à la face externe de l'os. Posée par voie deltopectorale, elle s'adapte indifféremment à droite ou à gauche.

Nombre de trous par plaque	Longueur de plaque correspondante
3	84 mm
5	124 mm
8	183 mm

Les vis ont un diamètre de 5 mm.

a. Extrémité inférieure de l'humérus (Fig. 36.13)

Une plaque en Y est conçue pour être appliquée sur la face postérieure de la palette humérale. Une branche est vissée sur la diaphyse, les deux autres de part et d'autre de la fossette olécranienne. Elle a l'inconvénient de rendre rigide l'extrémité inférieure de l'humérus en supprimant son déjettement vers l'avant. Ces plaques existent en 7 et 9 trous.
Nous préférons les plaques destinées à la face externe de l'os. Elles sont posées par voie externe ou postérieure (**Fig. 35.14**).
La plaque de Kerboull est plane. Il existe une plaque droite et gauche.

Nombre de trous par plaque	Longueur de plaque correspondante
5	100 mm
6	120 mm

Les vis ont un diamètre de 5 mm.

PLAQUES

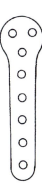

Fig. 36.12 – Plaque épiphysaire pour l'extrémité supérieure de l'humérus.

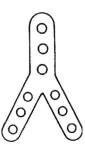

Fig. 36.13 – Plaque épiphysaire pour l'extrémité inférieure de l'humérus.

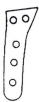

Fig. 36.14 – Plaque de Kerboull pour l'extrémité inférieure de l'humérus.

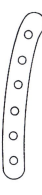

Fig. 36.15 – Plaque de Kerboull pour l'extrémité inférieure du radius.

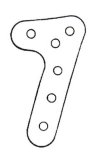

Fig. 36.16 – Plaque pour la face externe du tibia.

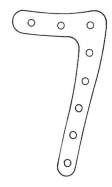

Fig. 36.17 – Plaque pour la face interne du tibia.

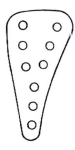

Fig. 36.18 – Plaque pour la face antérieure de l'extrémité inférieure du tibia.

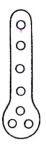

Fig. 36.19 – Plaque pour la face postérieure de l'extrémité inférieure du tibia.

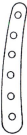

Fig. 36.20 – Plaque pour la face antérieure de l'extrémité inférieure du tibia.

La plaque de Lecestre a une forme de gouttière et est peut-être plus facile à appliquer sur le bord externe de l'humérus.

Nombre de trous par plaque	Longueur de plaque correspondante
7	100 mm
9	140 mm
11	160 mm

Les vis sont des vis Maconor® de diamètre 3,6 mm, petite tête ou vis à corticale de diamètre 3,5 mm (pour les plus basses, il peut être nécessaire de disposer de vis de 80 mm de longueur).

b. Extrémité inférieure du radius (Fig. 36.15)

Les fractures de Goyrand (extrémité inférieure du radius à déplacement antérieur) nécessitent souvent une stabilisation par plaque. La plaque de Kerboull reproduit la concavité antérieure de l'épiphyse. Elle est posée par voie antérieure et joue souvent un rôle de console. Elle est vissée dans la diaphyse et seulement appliquée sur l'épiphyse empêchant la reproduction du déplacement.

Épaisseur de plaque	Nombre de trous par plaque	Longueur de plaque correspondante (mm)
2 mm	2 ; 3 ; 4	45 ; 60 ; 0
3 mm	5 ; 6 ; 7	90 ; 105 ; 120

Les vis ont un diamètre de 3,6 mm.

B. MEMBRE INFÉRIEUR

a. Extrémité supérieure du tibia (Fig. 36.16 et 36.17)

Il existe deux plaques en L inversé pour la face externe et la face interne. Cette dernière se différencie de la plaque pour face externe par une « branche du L » plus longue.

Il existe pour chacune d'elles une variété droite et gauche. Il est possible de les reconnaître en sachant que la « branche du L » est toujours dirigée vers l'arrière, aussi bien pour la face externe que pour la face interne. Les vis ont un diamètre de 5 mm.

	Nombre de trous par plaque	Longueur de plaque correspondante
Face externe	3	80 mm
	4	100 mm
	5	120 mm
Face interne	4	100 mm
	5	120 mm
	6	140 mm
	7	160 mm

b. Extrémité inférieure du tibia (Fig. 36.18 et 36.19)

Il existe trois types de plaques de Kerboull.

- Pour la face antérieure : plaque triangulaire mince mais large, autant pour les fractures comminutives du pilon tibial (9 trous 100 mm).

- Pour la face postérieure.

Nombre de trous par plaque	Longueur de plaque correspondante
4	103 mm
5	123 mm
6	143 mm

- Pour la face interne (Fig. 36.20).

Nombre de trous par plaque	Longueur de plaque correspondante
6	100 mm
7	120 mm
8	143 mm

Ces trois plaques se posent avec des vis de diamètre de 5 mm.

C. LE SYSTÈME SURFIX

La philosophie de ces matériels est d'avoir une liaison rigide entre la vis et la plaque afin que l'implant soit monobloc, les vis étant fixées sur la plaque en plus de l'être dans l'os.

On comprend la différence avec les plaques Maconor® ou AO pour lesquelles les vis appuient uniquement la plaque sur l'os. La plaque Surfix® joue ainsi le rôle d'un « fixateur externe » implanté.

La plaque présente un trou dont l'empreinte est constituée de deux cercles excentrés (Fig. 36.21) de même diamètre avec une partie commune. L'un de ces cercles présente un filetage conique qui reçoit les vis de verrouillage spécifiques dont l'embase présente un pas correspondant. L'autre cercle présente une empreinte sphéroconique.

L'ancillaire est spécifique, il est composé de blocs de visée, de douille de guidage, de davier, de guide mèche fileté et non fileté, d'une mèche, d'un tournevis et d'un tournevis dynamométrique.

La gamme comprend des plaques métaphysaires de tibia : médiale, latérale, droite et gauche ; de plaques métaphysaires fémorales distales latérales droites et gauches.

La plaque Surfix® reprend le même principe de fixation rigide et solidaire de la plaque sur la vis. Ces plaques présentent des trous de vis avec un filetage. Sur ce filetage vient se visser un guide mèche qui impose l'orientation de la vis. Puis après taraudage, la vis est vissée dans l'os jusqu'à application forte de la plaque. Ensuite, sur le filetage de la plaque est vissé un contre-écrou qui bloque la vis à la plaque de façon forte et rigide.

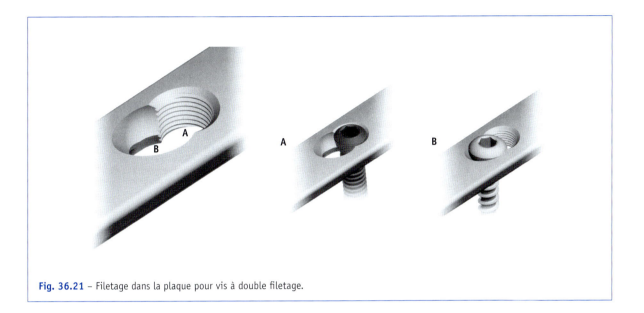

Fig. 36.21 – Filetage dans la plaque pour vis à double filetage.

3. FRAGILITÉ DES PLAQUES

Du fait de sa position périphérique sur l'os, la plaque est soumise à des forces importantes et, surtout, répétées. Il se produit une protection réciproque de l'os et de la plaque.

Pendant les premières semaines, la plaque fixe la fracture et soutient l'os. Mais il est indispensable que la consolidation osseuse se produise progressivement, soulageant d'autant les contraintes sur la plaque. Dans le cas contraire, il se produit une fracture de l'implant, appelée fracture de fatigue, car ce sont les micromouvements répétés qui entraînent le bris du matériel. La fracture de fatigue des plaques diaphysaires se produit tout particulièrement lorsqu'il existe un défaut osseux dans la zone du foyer de fracture située sur la face opposée à la plaque.

a. Fragilité de la diaphyse « plaquée »

Après consolidation, la plaque absorbe une partie des contraintes appliquées au segment de membre. Cela a deux conséquences :

– une fragilité aux extrémités de la plaque, tant qu'elle est en place, car c'est là que les contraintes passent de l'os à l'implant ;

– une transformation de l'os central situé sous la plaque car l'absence de contraintes à ce niveau tend à le transformer en tissu spongieux. Cela entraîne un risque de fracture de l'os dans les mois qui suivent une ablation de plaque diaphysaire (outre la fragilisation osseuse sur les trous de vis).

b. En pratique

• Pour ces raisons, l'enclouage centromédullaire est préférable à la plaque.

• Les plaques diaphysaires doivent être enlevées (en règle générale 18 mois à 2 ans après mise en place).

• Le blessé doit soulager l'appui sur le membre pendant les 2 mois qui suivent une ablation de plaque diaphysaire, le temps du remodelage osseux.

37. Enclouage centromédullaire (ECM)

Ce matériel a été introduit en France au cours de la Seconde Guerre mondiale suite aux travaux de Küntscher en Allemagne. Les deux grands principes sont la réduction à foyer fermé avec un montage interne rigide sans contention externe associée et l'utilisation d'un clou fendu en forme de trèfle sur une coupe. C'est une ostéosynthèse stable qui autorise une mobilisation précoce.

1. PRINCIPES THÉORIQUES

A. CONSOLIDATION

Les mécanismes de la consolidation sont bien décrits avec deux périodes et quatre phases.

- *Une période d'union avec deux phases.* La phase de réaction cellulaire dure 7 jours et est suivie de la phase du cal mou. Le cal mou se forme à partir d'un tissu de granulation. Il réalise ainsi un cal périphérique.

- *Une période de remodelage.* Elle débute vers la fin du premier mois avec la phase de minéralisation qui transforme le cal mou en cal dur pendant 16 semaines.

- Ensuite, la dernière phase est une phase de remodelage au cours de laquelle se produit une transformation de l'os immature reformé en os formé mature.

Parallèlement au cal périphérique ou périosté, un cal médullaire endosté ou interne se développe par prolifération de cellules ostéoblastiques intramédullaires. Mais il existe des différences importantes entre ces deux cals.

- *Cal périosté* : formation rapide, comble un espace interfragmentaire, valeur mécanique excellente, pas de contention associée nécessaire, stimulation par les contraintes en compression.

- *Cal endosté* : sa formation est plus lente, valeur mécanique moins bonne mais peut combler un espace interfragmentaire, une rigidité de contention est nécessaire.

B. PRINCIPES DE L'ECM

L'enclouage centromédullaire permet :
- une voie d'abord épiphysaire sans abord du foyer de fracture ;
- une réduction à foyer fermé par traction sous contrôle scopique ou radiographique ;
- l'utilisation première d'un guide et ensuite l'introduction d'un clou dans le canal médullaire avec ou sans alésage ;
- le coincement élastique transversal du clou.

Les deux principes fondamentaux sont le foyer fermé et le clou.

a. Le foyer fermé

Il respecte la vasculation périostée, il diminue le risque infectieux et il stimule l'ostéogenèse avec l'alésage.

b. Le clou

Il réalise une ostéosynthèse rigide qui permet une mobilisation immédiate et permet un appui immédiat quand le montage est stable.

Historiquement, on distingue deux périodes qui sont liées au développement de ce matériel :
- l'enclouage centromédullaire simple avec ou sans alésage ni verrouillage. Il s'agit d'un enclouage d'alignement qui nécessite le plus souvent une immobilisation plâtrée complémentaire. Il intéresse les fractures médiodiaphysaires transversales ou les fractures complexes « ouvertes » ;
- l'enclouage centromédullaire verrouillé avec alésage. On réalise, à l'aide de vis de verrouillage distal et proximal transfixiantes, un montage beaucoup plus efficace.

ENCLOUAGE CENTROMÉDULLAIRE (ECM)

Ainsi, on contrôle les rotations, les télescopages des différents fragments et les troubles d'angulation.

Deux types de montage peuvent être effectués selon le type de verrouillage dans l'ECM verrouillé (ECMV).

- *Le montage dynamique* où seul le verrouillage le plus proche du trait de fracture est réalisé. Ainsi, on contrôle la rotation.

- *Le montage statique* où le verrouillage distal et proximal sont réalisés. Ainsi, on neutralise le télescopage, les angulations résiduelles et les rotations.

Actuellement, il existe une controverse sur l'utilité de l'alésage. À côté des clous creux de gros diamètre qui sont mis avec l'alésage, il se développe une gamme de clous pleins mis sans alésage. Ceux-ci auraient l'avantage d'éviter le largage de micro-embols graisseux et d'altérer la vascularisation endomédullaire.

Aucune étude scientifique actuelle n'a montré le rôle néfaste de l'alésage qui permet d'utiliser des clous de plus gros diamètre, donc plus résistants. C'est pourquoi nous ne nous privons pas de cet artifice technique.

Les limites de l'enclouage ont été considérablement repoussées ces dernières années.

Voici résumées les indications des clous pour les fractures fermées au membre inférieur :

- *Clou gamma* :
  - fractures pertrochantériennes ;
  - fractures intertrochantériennes ;
  - fractures sous-trochantériennes hautes ;
  - fractures complexes ;
  - fractures étagées (pertrochantérienne, association col-diaphyse, diaphyse) ;
  - fractures trochantérodiaphysaires.

- *Clou de fémur* : fractures du fémur diaphyse incluant le quart inférieur de la diaphyse.

- *Clou de tibia* : fractures diaphyse incluant le quart inférieur selon certains auteurs.

Les fractures ouvertes de stade I sont également traitées par clou. Dans certains centres, on utilise l'ECM d'alignement non alésé pour les fractures ouvertes de stades II et III.

Au membre supérieur, il existe des clous d'humérus et aussi de cubitus.

Nous allons maintenant décrire chaque clou avec ses particularités.

2. MATÉRIEL COMMUN AUX DIFFÉRENTS CLOUS DISPONIBLES

A. MATÉRIEL ANCILLAIRE

- Un ancillaire de pose et un ancillaire de verrouillage proximal solidaire du porte-clou.

- Des alésoirs souples de 5,5 à 17 mm de diamètre (par 1/2 cm jusqu'à 11 cm puis 1 cm au-delà).

- Un moteur.

- Un guide boutonné utilisé pour la réduction et qui sert de guide pour l'alésage.

- Un guide non boutonné pour l'introduction définitive du clou.

- Un introducteur en Téflon® qui permet d'échanger le guide boutonné d'alésoir contre le guide final de pose de clou sans perdre la réduction.

Pour le verrouillage distal, il existe plusieurs procédés.

- Un cadre de visée solidaire de l'amplificateur mais d'utilisation difficile.

- Un cadre de visée solidaire du clou.

- Un viseur externe avec alignement des mires mais le plus souvent, celui-ci se fait à main levée.

- Un amplificateur de brillance plutôt que des radiographies. Néanmoins, les radios de contrôle préopératoires en séries peuvent être réalisées.

B. INSTRUMENTS CHIRURGICAUX DE BASE

Les instruments chirurgicaux de base sont utilisés pour l'ouverture et la fermeture.

C. INSTALLATION ET DRAPAGE ADÉQUAT

L'installation et le drapage doivent être contrôlés par le chirurgien.

3. LE CLOU GAMMA

Il a été développé par l'école de Strasbourg (Grosse et Kempf) dans les années 1989-1990.
Il associe un clou fémoral et une vis cervicale à foyer fermé.

LE CLOU

- Il peut être long ou court (200 mm). Le choix entre un clou long ou court dépend de la longueur du trait de fracture. Les clous longs ont une longueur variable comme celle des clous fémoraux normaux.

- Plusieurs angles cervicodiaphysaires sont possibles pour réaliser le positionnement optimal de la vis cervicale dans le tiers inférieur du col fémoral et de la tête fémorale.

- Il est nécessaire d'utiliser une vis de blocage par l'extrémité proximale du clou pour éviter toute migration et démontage de la vis cervicale. De la sorte, on réalise une compression dynamique lors de la mise en charge (une vis de verrouillage distale peut être utilisée).

- Sur les clous courts, la visée se fait à l'aide d'un cadre de visée qui est fixé sur le porte-clou.

- Sur les clous longs, la visée distale se fait comme pour les clous de fémur longs.

- Pour la partie proximale, il faut aléser jusqu'à 17 mm quelle que soit la taille du clou utilisé. Pour la partie distale (sous le petit trochanter), il faut aléser deux tailles (+ 2 mm) au-dessus (+++) du clou définitif qui sera mis en place.

- Il existe :
  - un clou droit ou gauche ;
  - trois angulations possibles 125°, 130°, 135° ;
  - une longueur clou court 200 mm avec trois diamètres distaux 11 mm, 12 mm, 14 mm ;
  - une longueur clou long 340 mm, 360 mm, 380 mm, 400 mm mais un seul diamètre 11 mm (aléser à 13 mm).

LA VIS CERVICALE

- Son extrémité est filetée et son corps comporte des rainures qui permettent son blocage. Plusieurs longueurs sont à notre disposition. Elle doit être positionnée grâce à un ancillaire solidaire du clou dans le tiers inférieur du col et de la tête fémorale.

- Pour la pose, il faut d'abord réaliser l'enclouage fémoral puis la mise en place de la vis cervicale.

A. INSTALLATION

Elle doit être faite par le chirurgien. Elle est identique à celle d'un clou de fémur. Parfois, elle ne nécessite pas la pose d'une traction transcondylienne et la chaussure de la table orthopédique peut suffire.
Le plus souvent, le membre non opéré est porté en flexion, abduction rotation externe. De la sorte, on dégage le passage de l'amplificateur de brillance pour la tête et le col fémoral. Réduction à foyer fermé et contre-appui thoracique.

B. DRAPAGE

Le membre est badigeonné sur toutes ses faces et le champ opératoire s'étend de la crête iliaque jusqu'au genou (en cas de clou long).
On utilise un champ vertical qui permet les manipulations de l'ampli sans réaliser de faute d'aseptie.

C. INSTALLATION DU MATÉRIEL (TABLE STÉRILE)

- *Pour l'ouverture :*
  - deux bistouris et un bistouri électrique ;
  - deux pinces à disséquer courtes ;
  - deux pinces à disséquer longues ;
  - une pince de Halstead ;
  - une pince de Bengoléa ;
  - deux paires d'écarteurs de Farabeuf ;
  - une paire de ciseaux.

- *Pour le temps osseux :*
  - une pointe carrée de 3, 5, 7, 9 mm ou la pointe carrée « queue de cochon » ;
  - l'ancillaire propre au clou ;
  - l'ancillaire d'alésage.

- *Pour la fermeture :*
  - un Redon ;
  - deux pinces à disséquer ;
  - un porte-aiguilles ;
  - une paire de Farabeuf ;
  - une paire de ciseaux ;
  - une pince de Halstead.

D. INTERVENTION

- Incision externe sur un patient en décubitus dorsal au-dessus du sommet du grand trochanter sur 8-10 cm.

- Hémostase soigneuse.

- Ouverture du fascia lata et dissection des fibres du moyen fessier dans le sens des fibres.

- Le point d'entrée est situé au sommet du grand trochanter. Attention : si le point d'entrée est trop interne (fossette digitale), le clou béquillé ne pourra pas être utilisé. Il est réalisé à l'aide de pointes carrées de taille croissante ou de la queue de cochon.

- Le guide boutonné est introduit dans le canal centro-médullaire et on effectue le passage du foyer de fracture sous contrôle scopique de face et de profil.

- Alésage progressif du grand trochanter jusqu'à 17 mm, qu'il s'agisse d'un gamma court ou long (bord inférieur du petit trochanter), et alésage de la diaphyse fémorale qui doit être alésée avec 2 mm de plus que la taille du clou choisi.

- Mise en place du clou avec le porte-clou en carbone radiotransparent. Il est introduit à la main (ne pas utiliser de marteau +++) sur le guide d'alésage. Il faut l'enfoncer suffisamment dans la diaphyse fémorale pour que l'orifice de la vis cervicale se projette dans le tiers inférieur du col.

- À l'aide du matériel ancillaire, on prépare l'emplacement de la vis cervicale avec successivement :
  - une broche filetée centrée sur la face et sur le profil grâce à l'ancillaire en carbone radiotransparent ;
  - une tarière avec sa poignée pour l'emplacement de la vis.

- Introduction de la vis cervicale montée sur son tournevis et en fin de vissage, le manche du tournevis doit être parallèle ou perpendiculaire au viseur pour permettre à la vis de blocage de limiter les rotations.

- On met en place la vis de blocage, introduite par la partie proximale du clou, elle bute sur une des quatre cannelures de la vis et empêche toute rotation.

- On réalise le verrouillage distal soit avec l'ancillaire de visée pour les clous courts, soit avec les techniques habituelles du verrouillage inférieur des clous du fémur (**Fig. 37.1**).

ENCLOUAGE CENTROMÉDULLAIRE (ECM)

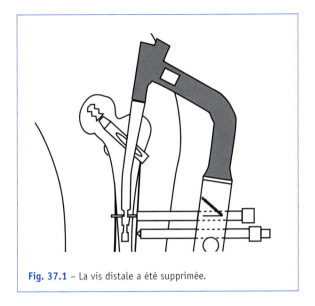

Fig. 37.1 – La vis distale a été supprimée.

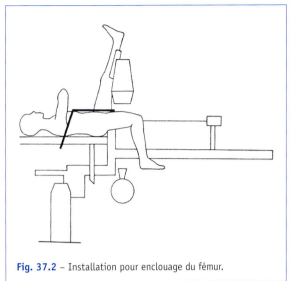

Fig. 37.2 – Installation pour enclouage du fémur.

E. SUITES OPÉRATOIRES

- Fermeture sur un drain de Redon en haut et ne pas oublier les incisions pour les vis distales.
- Mobilisation précoce, appui selon le type de fracture et la qualité de l'os.

4. LE CLOU DE FÉMUR

Actuellement, tous les industriels ont développé une gamme complète de clous de fémur et de tibia aux caractéristiques propres. Il est conseillé de consulter la notice pour chaque matériel afin de connaître :
- diamètres possibles et longueurs ;
- un clou droit et/ou un clou gauche ;
- angulation trou proximal ;
- trou distal : 2, 3, diamètre des vis ;
- porte-clou.

Les plus utilisés sont :
- clou de Grosse et Kempf ;
- clou de Ao ;
- clou de Russel Taylor ;
- clou Targon® ;
- clou à clavette de Langlais ;
- clou d'alignement de Küntscher.

A. INSTALLATION (Fig. 37.2)

Nous décrirons l'installation classique en décubitus dorsal sur table orthopédique type KIFA®.

- Une broche transtibiale posée aux admissions est remplacée par une broche de Steinmann transcondylienne. Celle-ci est solidarisée au bras controlatéral de la table par l'intermédiaire d'un étrier.

- Le membre opposé est porté en flexion forcée, abduction, rotation externe, et maintenu sur une attelle solidaire du même bras de la table afin de dégager le passage de l'amplificateur de brillance.

- Le périnée repose sur l'appui périnéal (bitte) qui est renforcé par une barre de contre-appui.

- Enfin, un appui thorax rejette celui-ci vers le côté opposé à la fracture. Cette installation doit faire saillir le grand trochanter pour permettre la manipulation des différents éléments dans l'axe du fémur.

- La fracture est ensuite réduite par manipulation de la table. Si celle-ci est instable, il faut avant toute installation stérile bien comprendre la manœuvre de réduction. Le contrôle radioscopique est indispensable, et le personnel porte pendant toutes ces manœuvres et jusqu'à la fin de l'intervention un tablier de plomb de 0,5 mm d'épaisseur.

B. INSTALLATION DU CHAMP OPÉRATOIRE

Le champ vertical qui couvre l'ensemble du fémur est utilisé de préférence, car il permet une bonne utilisation de l'amplificateur de brillance pendant les différents temps de l'intervention.

C. INSTALLATION DU MATÉRIEL

L'installation du matériel se fait sur une table stérile.
- *Pour l'ouverture :*
  - deux bistouris et un bistouri électrique ;
  - deux pinces à disséquer courtes ;
  - deux pinces à disséquer longues ;
  - une pince de Halstead ;

- une pince de Bengoléa ;
- deux paires d'écarteurs de Farabeuf ;
- une paire de ciseaux.
- *Pour le temps osseux* :
  - une pointe carrée de 5 ou 6 mm ;
  - l'ancillaire propre au clou ;
  - l'ancillaire d'alésage.
- *Pour la fermeture* :
  - un Redon ;
  - deux pinces à disséquer ;
  - un porte-aiguilles ;
  - une paire de Farabeuf ;
  - une paire de ciseaux ;
  - une pince de Halstead.

D. INTERVENTION

La réalisation du point d'entrée du clou est très importante. En effet, s'il est trop externe, il existe un risque de varus et d'écaille interne ; par contre, s'il est trop interne, on peut léser l'artère circonflexe.

a. Enclouage simple

- L'incision est externe au-dessus du sommet du grand trochanter, sur 8 à 10 cm, hémostase.
- Le bistouri profond ouvre l'aponévrose et les fibres du moyen fessier sont dilacérées.
- La pointe carrée perfore le sommet du grand trochanter sous contrôle scopique.
- Le guide-clou est poussé jusqu'au niveau de l'échancrure intercondylienne et la longueur du clou définitif est mesurée par soustraction.
- Le canal centromédullaire est alésé progressivement à partir de 8 mm jusqu'à ce que l'aléssoir morde franchement sur la face interne de la corticale. Les copeaux d'alésage sont évacués par rinçage pour éviter les calcifications dans le moyen fessier.
- Le guide Téflon® permet de changer le guide boutonné contre le guide définitif.
- Un clou d'un diamètre inférieur de 1 mm au dernier aléssoir est enfoncé au marteau.
- L'aponévrose est fermée sur un drain de Redon non aspiratif avec un fil d'Ercedex® 0, la sous-peau avec un fil à résorption lente 2/0, et la peau avec un fil de nylon 2/0.

b. Enclouage verrouillé

La technique de mise en place du clou est identique.

- Pour le verrouillage supérieur, le viseur supérieur est vissé sur le pas de vis proximal du clou. La douille est introduite et le pointeau marque la corticale externe. Un trou est foré au moteur avec une mèche de 5 mm et une vis autotaraudeuse est mise en place après mensuration avec le mesureur *ad hoc*.

- Le verrouillage inférieur nécessite la mise en place du cadre de visée stérile sur l'amplificateur de brillance. Le principe de ce viseur est de maintenir dans l'axe du rayonnement un guide mèche qui se projettera au centre de l'écran, selon un cercle parfait. La visée consistera à superposer ce cercle aux orifices du clou en déplaçant l'ampli.

- Le vissage est pratiqué de la même façon qu'en haut avec un forage à 6 mm de la corticale externe. L'incision de la peau et du fascia lata est faite à la pointe du bistouri.

E. SUITES OPÉRATOIRES

- Le malade est assis dans un fauteuil dès le lendemain, le Redon est enlevé au 2e jour. La rééducation du genou activo-passive est débutée au 2e jour.

- L'appui est possible au 5e jour dans les formes où l'on obtient un bon mur cortical interne.

5. LE CLOU DE TIBIA

Là aussi, de nombreux types d'implants existent à notre disposition et il est fortement conseillé de lire avec attention la notice du fabricant.

A. MATÉRIEL

a. Clou de Küntscher

Il s'agit d'un clou trifolié à la section, fendu à sa partie postérieure et béquillé à son extrémité supérieure pour s'adapter à ses conditions d'introduction.

- Son diamètre varie de 6 à 12 mm et sa longueur de 15 à 46 cm.
- Sa mise en place nécessite un guide-clou de 3 mm de diamètre pour les clous de 6 à 7 mm et de 3,5 mm de diamètre pour les clous de 8 et au-delà.
- Son extraction se fait par un œillet dans lequel se loge le crochet de l'extracteur.

b. Clou verrouillé de Kempf et Grosse

Il s'inspire du clou de fémur verrouillé, avec une extrémité proximale béquillée et percée de deux trous.

- Son diamètre varie de 11 à 15 mm et sa longueur de 27 à 37,5 cm.
- Sa mise en place nécessite un porte-clou et son boulon, une clé à pipe débouchée, un guide de 4 mm et un arrache-clou.
- L'ancillaire de verrouillage comprend :
  - pour le verrouillage supérieur, un cadre de visée, une clé à cardan, une douille, un pointeau, des mèches de 3,5 mm et de 5 mm, un mesureur, des vis de 5 mm (de 25 à 65 mm de long) et un tournevis ;
  - pour le verrouillage inférieur, un cadre de visée inférieur qui se montre sur l'amplificateur de brillance.

c. Ancillaire d'alésage

L'alésage n'est pas obligatoire et c'est le même que celui utilisé pour le fémur.

B. INSTALLATION (Fig. 37.3)

Nous décrirons l'installation sur table ordinaire et sans alésage. Le malade est en décubitus dorsal, le membre fracturé fléchi sur un appui-genou. La hauteur de l'appui est réglée de façon à permettre au pied, la fracture une fois réduite, de reposer à plat sur une table. On peut aussi utiliser la table orthopédique avec extension transcalcanéenne.

Le membre inférieur est entièrement badigeonné et recouvert d'un jersey stérile. L'installation est ensuite réalisée avec un champ perforé qui remonte à mi-cuisse.

L'installation se fait sur une table stérile.

- *Pour l'ouverture :*
  - deux bistouris à lame et un bistouri électrique ;
  - deux pinces à disséquer courtes ;
  - deux pinces à disséquer longues ;
  - une pince de Halstead ;
  - une paire d'écarteurs de Farabeuf ;
  - une rugine de Lambeau ;
  - une paire de ciseaux.

- *Pour le temps osseux :*
  - quatre pointes carrées (3, 4, 5, 6, 7) ;
  - l'ancillaire propre au clou ;
  - un marteau.

- *Pour la fermeture :*
  - deux pinces à disséquer ;
  - un Redon et son alène ;
  - un porte-aiguilles ;
  - une paire d'écarteurs de Farabeuf ;
  - une pince de Halstead ;
  - une paire de ciseaux.

C. INTERVENTION

a. Enclouage simple habituel (Fig. 37.4)

- L'incision est pararotulienne interne à 1 cm de la rotule sur 5 cm de haut, hémostase.

- Le bistouri long incise l'aponévrose et la capsule sans ouvrir la synoviale. L'insertion de la capsule sur le plateau tibial est ruginée et un écarteur récline le tendon rotulien permettant de voir la surface préspinale.

- La pointe carrée de 3 pénètre à cet endroit et gagne le canal médullaire. L'orifice est agrandi avec les pointes carrées de diamètre croissant.

- Le guide-clou est introduit jusqu'à l'épiphyse inférieure pendant que l'aide maintient la réduction. La longueur du clou est mesurée par soustraction.

- La réduction est contrôlée par radiographie ou par radioscopie. Le diamètre du clou est estimé sur les radiographies. Mise en place du clou au marteau, impaction du foyer et contrôle radio.

- La fermeture se fait sur un drain de Redon non aspiratif au fil à résorption lente 0 sur l'aponévrose, 2/0 sur la sous-peau et au nylon 2/0 sur la peau.

- Une attelle plâtrée cruropédieuse est remplacée au 7e jour par un plâtre circulaire.

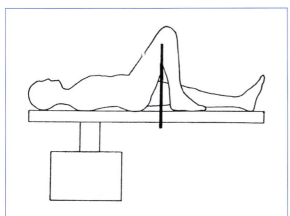

Fig. 37.3 – Installation pour enclouage du tibia.

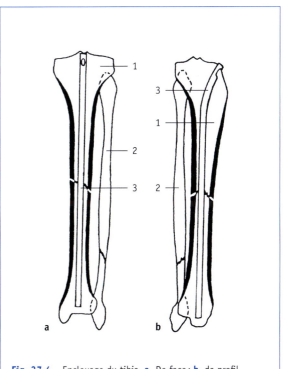

Fig. 37.4 – Enclouage du tibia. **a.** De face ; **b.** de profil.
1. Tibia ; 2. Péroné ; 3. Clou.

b. Enclouage avec alésage

Le premier guide est alors un guide boutonné, le canal centro-médullaire est alésé, un guide Téflon® permet l'échange des guides et un clou d'un diamètre inférieur de 0,5 mm au dernier alésoir est mis en place.

c. Enclouage verrouillé

Le verrouillage s'effectue comme pour le fémur à l'aide d'un guide vissé pour le verrouillage supérieur et d'un guide solidaire de l'amplificateur de brillance pour le verrouillage inférieur.

D. SUITES OPÉRATOIRES

Le drain est enlevé au 2e jour et le malade sort au 6e jour avec un plâtre complémentaire qui dépend du type de montage réalisé. En fonction du type de fracture et du type de montage, l'appui peut être autorisé à partir du 8e jour.

6. ENCLOUAGE DE L'HUMÉRUS

A. MATÉRIEL

- *Clou de Küntscher*. Ce sont les clous de Küntscher pour tibia qui sont utilisés. Les diamètres utiles sont les 6, 7 et 8 mm dans les petites longueurs. Le guide-clou mesure 80 cm de long et 3 mm de diamètre.
- *Clou de Postel*.
- *Clou de Seidel*.
- *Clou de Marchetti*.

De nouveaux matériaux sont mis à notre disposition par les industriels avec des caractéristiques différentes. Il est nécessaire de lire attentivement les documentations pour saisir toutes les finesses de chaque implant.

- *Ancillaire d'alésage*. On utilise l'ancillaire d'alésage standard avec un guide réintroducteur Téflon® spécial à cause de la petite taille des clous utilisés ici. Il présente un diamètre externe de 5,5 mm et interne de 4 mm.

Les principes sont les mêmes que pour l'enclouage fémoral. La voie d'abord est proximale épiphysaire au travers de la coiffe des rotateurs.

Ancillaire d'alésage après réduction du foyer de fracture à foyer fermé sous contrôle graphique.

Seul le clou de Marchetti est introduit par la fossette olécranienne et est mis de distal en proximal.

B. INSTALLATION (Fig. 37.5)

- Ponction demi-assise ou décubitus dorsal en dégageant bien l'épaule en dehors.
- Installation du champ opératoire.

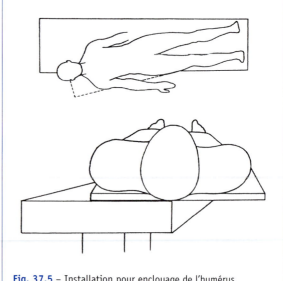

Fig. 37.5 – Installation pour enclouage de l'humérus.

- Il est réalisé avec un jersey stérile, un champ à usage unique, deux champs standards, et deux draps, un supérieur et un inférieur.
- Sur une table stérile, on installe le même matériel que celui détaillé pour l'enclouage du tibia. L'alésage est ici constant.

C. INTERVENTION

- Par un petit abord externe, la pointe carrée perfore le trochiter sous contrôle radio. Le guide boutonné de 2 mm est introduit pour permettre l'alésage. Le guide Téflon® spécial pour cette intervention permet l'échange des guides. La longueur du clou est connue par soustraction, son diamètre est inférieur de 0,5 mm au dernier alésage.
- Le clou est enfoncé au marteau. Tous les temps ont été suivis sur l'amplificateur de brillance. La fermeture est simple sur un drain de Redon non aspiratif et le malade quitte la salle avec un bandage de corps.

D. SUITES OPÉRATOIRES

Le drain est enlevé au 2e jour. Le membre supérieur est immobilisé coude au corps jusqu'à la consolidation de la fracture.

7. CONCLUSION

Bien maîtrisée, cette technique, quel que soit son site, a transformé le traitement et le pronostic des fractures diaphysaires et complexes des os longs. Elle autorise une mobilisation précoce avec un nursing d'excellente qualité et souvent une reprise de l'appui précoce.

38. Chirurgie de l'épaule

1. CE QU'IL FAUT COMPRENDRE

A. GÉNÉRALITÉS

L'épaule permet la mobilité du membre supérieur par rapport au tronc dans les trois directions de l'espace.

Cependant, lorsqu'on regarde un squelette, on remarque que le membre supérieur n'a de connexions osseuses avec le tronc que par l'intermédiaire de l'articulation sternoclaviculaire. Comment le membre supérieur tient-il donc au tronc ?

Il est suspendu par l'intermédiaire de la ceinture scapulaire formée par la clavicule et l'omoplate. Celle-ci a une forme de fer à cheval qui embrasse le pôle supérieur du thorax dans sa concavité.

Des muscles importants (sterno-cléido-mastoïdien et trapèze) relient ce fer à cheval au reste du corps, le suspendant à la tête et au cou (ce qui permet de hausser les épaules). D'autres fixent l'omoplate et la mobilisent sur le thorax.

Lorsqu'on parle d'articulation de l'épaule, on évoque plus un complexe physiologique (articulation omohumérale, omothoracique, acromioclaviculaire, etc.) qu'une entité anatomique, pourtant la chirurgie s'intéresse surtout à l'articulation omohumérale qui peut se luxer, s'enraidir, devenir douloureuse par arthrose, phénomènes inflammatoires ou séquelles de fractures de voisinage. Plus rarement, la chirurgie s'intéresse à l'articulation acromioclaviculaire. Quant au vaste espace de glissement entre la face profonde de l'omoplate et le gril costal, il est exceptionnel que le bistouri y pénètre, mais sa connaissance est importante pour comprendre qu'une arthrodèse entre l'omoplate et l'humérus puisse laisser subsister des mouvements non négligeables entre le bras et le tronc.

B. RAPPEL ANATOMIQUE

a. L'articulation omohumérale (Fig. 38.1)

Elle met en contact deux pièces osseuses extrêmement dissemblables : la glène de l'omoplate et la tête humérale.

LA GLÈNE DE L'OMOPLATE

Située à l'angle supéro-externe de l'omoplate, supportée par le pilier (qui est constitué par le bord interne de l'os), elle est ovalaire et presque plane.

Son étendue et sa profondeur sont agrandies par un fibrocartilage annulaire disposé à son pourtour (bourrelet glénoïdien).

LA TÊTE HUMÉRALE

Arrondie, elle représente le tiers d'une sphère de 3 cm de rayon. Elle regarde en haut, en dedans et en arrière.

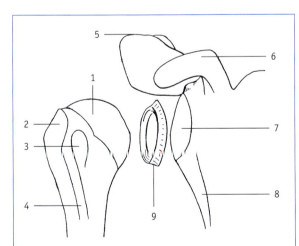

Fig. 38.1 – Articulation omohumérale.
1. Surface articulaire
2. Trochiter
3. Trochin
4. Coulisse bicipitale
5. Acromion
6. Apophyse coracoïde
7. Glène
8. Pilier de l'omoplate
9. Bourrelet glénoïdien

ORTHOPÉDIE – TRAUMATOLOGIE

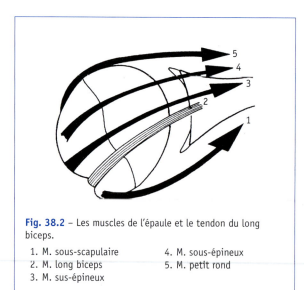

Fig. 38.2 – Les muscles de l'épaule et le tendon du long biceps.
1. M. sous-scapulaire
2. M. long biceps
3. M. sus-épineux
4. M. sous-épineux
5. M. petit rond

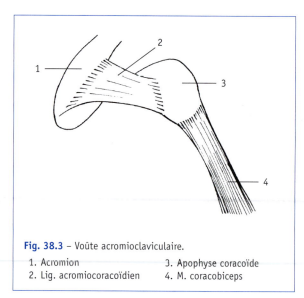

Fig. 38.3 – Voûte acromioclaviculaire.
1. Acromion
2. Lig. acromiocoracoïdien
3. Apophyse coracoïde
4. M. coracobiceps

En dehors de la tête humérale, on trouve deux tubérosités (le trochiter et le trochin) sur lesquelles s'insèrent des muscles importants (sus-épineux et sous-scapulaire). Ces deux saillies osseuses se prolongent vers le bas par deux crêtes. Ainsi se trouve limité un canal, transformé en un tunnel ostéofibreux par un ligament tendu entre les crêtes. C'est là que coulisse le tendon du long biceps à la sortie de sa traversée articulaire (**Fig. 38.2**).

La capsule articulaire forme un manchon fibreux qui s'insère au pourtour des surfaces articulaires de l'omoplate et de l'humérus. Voilà une anatomie bien simple qui met un volumineux segment de sphère en face d'une petite surface articulaire presque plane. C'est en fait très loin de la réalité fonctionnelle. La tête humérale est recouverte par deux étuis : l'un presque fixe (la voûte acromiocoracoïdienne), l'autre très mobile (la coiffe des rotateurs).

La voûte acromio-coracoïdienne

Elle est constituée en arrière par l'acromion, extrémité aplatie de l'épine de l'omoplate, et en avant par le ligament coraco-acromial tendu entre l'apophyse coracoïde et l'acromion (**Fig. 38.3**). Le bord antérieur tranchant de ce ligament prolonge le bord antérieur du muscle coracobiceps formant une ogive ligamentaire dont il sera question ultérieurement.

La coiffe des rotateurs

Elle s'insinue et glisse entre la tête et la voûte acromiocoracoïdienne. Elle est constituée par la juxtaposition des tendons du sous-scapulaire, sus-épineux, sous-épineux et petit rond dont les fibres s'intriquent avec celles de la capsule articulaire.

L'ensemble est recouvert par le deltoïde qui s'insère d'avant en arrière sur la clavicule, l'acromion et l'épine de l'omoplate. En bas, ces fibres se fixent sur la diaphyse humérale lui conférant une forme globalement triangulaire. Il forme le galbe externe de l'épaule. Des bourses séreuses séparent les différents plans.

NOTIONS DE PHYSIOLOGIE

L'épaule est certainement la plus mobile des articulations du corps humain. Elle forme une mécanique précise et complexe dont la tête humérale et la glène ne constituent que le centre et qui fait glisser également la tête sur la coiffe, la coiffe sous la voûte acromioclaviculaire, l'omoplate sur le thorax et, à un degré moindre, la clavicule sur l'acromion et même la clavicule sur le sternum, seul contact osseux, comme on l'a vu, entre le membre supérieur et le reste du corps.

Tous ces plans de glissement permettent de diriger le membre supérieur.

- *Dans le plan frontal :*
  - abduction (écartement) ;
  - adduction (mouvement impossible à l'état pur en raison de la présence du tronc).

- *Dans le plan sagittal :*
  - antépulsion ;
  - rétropulsion.

- *Dans le plan horizontal :*
  - rotation externe (qui, lorsque le coude est fléchi, amène la main vers l'extérieur) ;
  - rotation interne (qui porte la main derrière le dos).

Ces mouvements élémentaires peuvent être combinés. Ainsi pour faire de l'auto-stop, on utilise l'abduction et la rotation externe ; pour regarder l'heure à une montre-bracelet, on combine abduction, antépulsion et rotation interne. Tous les mouvements sont combinés dans la circumduction.

Le mouvement le plus utilisé combine abduction-antépulsion et rotation interne.

Actions musculaires – Physiologie de la coiffe

Tous les muscles qui agissent sur l'épaule ont pour effet de déterminer le mouvement mais aussi de « coapter » l'épaule

CHIRURGIE DE L'ÉPAULE

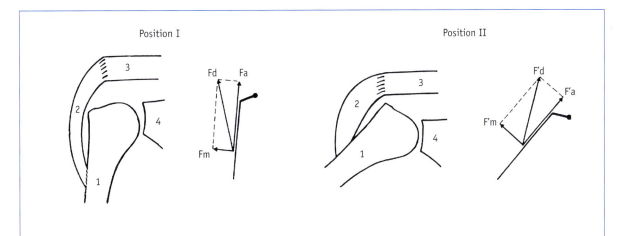

Fig. 38.4 – Mécanisme de l'abduction. 1. Humérus ; 2. Deltoïde ; 3. Voûte acromio-coracoïdienne ; 4. Omoplate.

Dans la position I (départ bras pendant) la force de contraction Fd se décompose en une petite force d'abduction Fm et une grande force d'ascension Fa.

Dans la position II, l'abduction étant déjà à 45°, la force F'd engendre une plus grande force d'abduction F'm et une moins grande force d'ascension F'a, qui a d'ailleurs tendance à mieux coapter les surfaces.

L'interposition d'un obstacle à l'ascension entre la tête et l'acromion permet de commencer le mouvement. C'est un des rôles du sus-épineux.

ou de suspendre le membre. Nous n'entrerons pas dans le détail de tous les mouvements de l'épaule, mais il faut cependant noter :

- *les muscles rotateurs internes :*
  - sous-scapulaire,
  - grand pectoral,
  - grand rond,
  - grand dorsal ;
- *les muscles rotateurs externes :*
  - sous-épineux,
  - petit rond.

Tous ces muscles sont également des coapteurs de l'épaule. Ils empêchent la tête humérale, par leur équilibre, de fuir en avant ou en arrière de la glène, aidés par la tension capsulaire. Il faut détailler un peu plus l'abduction car son mécanisme est intéressant à comprendre pour expliquer la pathogénie. Les deux muscles en cause sont le sus-épineux et le deltoïde (**Fig. 38.4**).

Lorsque le bras pend le long du corps, l'axe d'action du deltoïde est vertical. Sa contraction tend donc à faire monter la tête humérale.

Le sus-épineux, par contre, par sa direction presque horizontale, semblait tout désigné pour être le « starter » de l'abduction. Cette notion classique, conférant au sus-épineux le rôle de commencer l'abduction le temps que le deltoïde se trouve dans un axe plus adapté par rapport à l'humérus, a été battue en brèche par P. Dautry et J. Gosset et, plus récemment encore, par F. Mazas et J.-Y. de La Caffinière. Le rôle du sus-épineux est triple.

- *Coapteur de l'épaule*, il applique la tête contre la glène et s'oppose à son ascension en haut et en dehors sous l'effet de la traction du deltoïde.

- *Tenseur de la capsule*, il permet son passage sous la voûte acromiocoracoïdienne. Ceci est nécessaire au déroulement du mouvement tout comme une manche de chemise doit être tendue pour enfiler une manche de pull-over.

- *Abducteur*, il est certain qu'il peut à lui seul produire une abduction. Son action est donc utile mais non indispensable à la réalisation d'une abduction.

L'amplitude globale de l'articulation omohumérale en abduction est limitée à 90°. Pour élever le membre à la verticale, il faut associer une rotation de l'omoplate contre la paroi thoracique et une inclinaison du rachis.

b. L'articulation acromioclaviculaire

L'extrémité externe de la clavicule s'articule avec l'acromion (extrémité externe aplatie de l'épine de l'omoplate qui surplombe la tête humérale).

Les surfaces articulaires correspondantes sont planes et la clavicule semble posée sur l'acromion.

La clavicule est maintenue en place grâce à une capsule articulaire mais surtout par deux puissants ligaments à distance de l'articulation, tendus de bas en haut entre l'apophyse coracoïde et la face inférieure de la clavicule (**Fig. 38.5**). Ce sont les ligaments coracoclaviculaires. Ils sont rompus dans les disjonctions acromioclaviculaires graves (**Fig. 38.6** et **38.7**).

ORTHOPÉDIE – TRAUMATOLOGIE

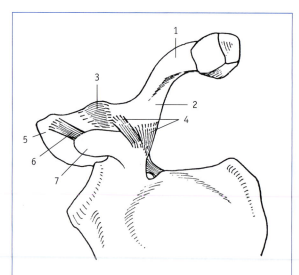

Fig. 38.5 – Articulation acromioclaviculaire.
1. Clavicule
2. Gouttière du m. sous-clavier
3. Capsule de l'articulation acromioclaviculaire
4. Ligg. coracoclaviculaires
5. Acromion
6. Lig. acromiocoracoïdien
7. Apophyse coracoïde

2. PROBLÈMES PARTICULIERS

- *Place de l'anesthésiste :*
  - pour une fois et idéalement, il est aux pieds (nécessité de longs tuyaux correctement fixés) ;
  - si l'anesthésiste demande à s'installer à la tête du patient, la position des pare-champs doit être soigneusement étudiée pour ne pas gêner l'opérateur d'une part et permettre la surveillance anesthésique d'autre part.

- *Incision petite et profonde* : seul l'opérateur et le premier aide peuvent bien voir. L'instrumentiste travaille souvent « à l'habitude et au jugé ».

- *Éclairage du champ opératoire* : assez difficile à ajuster (la panseuse a besoin d'un escabeau).

- Installation de l'opéré très importante.

- Nécessité du deuxième aide pour tenir le bras en l'air.

3. INSTALLATION

A. L'OPÉRÉ

Salle traditionnelle de préférence. Table ordinaire (**Fig. 38.8**).

- Installation du plateau de la table d'opération à l'envers,

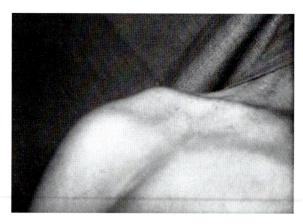

Fig. 38.6 – Luxation acromioclaviculaire.

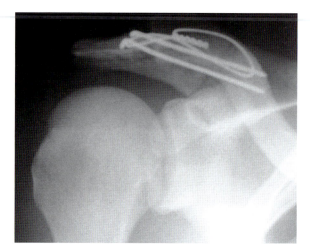

Fig. 38.7 – Traitement de luxation acromioclaviculaire par haubanage.

c'est-à-dire « la tête aux pieds » lorsque le socle de la table est fixe et excentré dans la salle.

- Après avoir effectué toutes les vérifications d'usage, le malade, endormi en salle de préanesthésie, est installé en décubitus dorsal, ou mieux encore, en position demi-assise, le membre supérieur dégagé de la table. Un coussin est placé entre le bord spinal de l'omoplate et le rachis, de façon qu'on puisse passer une main entre la table et la face postérieure de l'épaule.

- Un contre-appui est également installé.

- Fixation de la tête avec du sparadrap.

- Installation de la plaque du bistouri électrique sous la cuisse.

- L'autre bras est fixé sur une planchette.

- Veiller à ce que la sonde d'intubation soit placée dans la commissure des lèvres opposée à l'épaule opérée. La tête est tournée du côté non opéré et fixée dans cette position par de l'Élastoplast®.

CHIRURGIE DE L'ÉPAULE

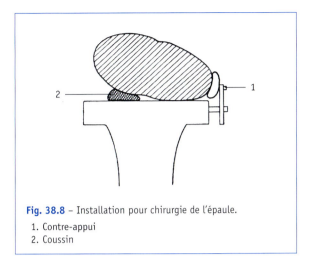

Fig. 38.8 – Installation pour chirurgie de l'épaule.
1. Contre-appui
2. Coussin

B. LES CHAMPS (Fig. 38.9)

a. Badigeonnage

Une cupule d'alcool iodé (si malade pas allergique) + pinceau. On commence par les doigts, la main qui sera saisie par le jersey tubulaire stérile, puis le bras, la région mammaire, on terminera par le creux axillaire.

b. Champs opératoires

- Alèses toilées sur le corps du malade, au ras du creux axillaire.
- Deux champs en U tête-bêche délimitant le champ opératoire.
- On monte le jersey tubulaire en recoupant au niveau du creux axillaire et en l'entourant d'un champ long avec trois pinces à champs (l'une en regard de l'articulation sternoclaviculaire, l'autre dans le creux axillaire, la troisième sur l'épine de l'omoplate) ou en le maintenant par des bandes collantes en cas d'utilisation de champs à usage unique.
- Un champ collé transparent sur le champ opératoire, après découpe du jersey tubulaire en regard de la voie d'abord.
- Un drap recouvre le corps du malade et est remonté sur deux pieds à sérum pour séparer des anesthésistes.
- Un petit champ « établi » pour fixation du bistouri électrique et de l'aspiration (nécessaire pour l'intervention de Bankart).
- Deuxième jersey sur la main et fixation de celle-ci (le bras en rotation interne sur le corps du patient) avec une pince plate.
- Changement de gants.

c. Place de l'équipe

- Chirurgien du côté de l'épaule à opérer.
- Un aide de part et d'autre du patient.
- L'instrumentiste entre le chirurgien et le premier aide.

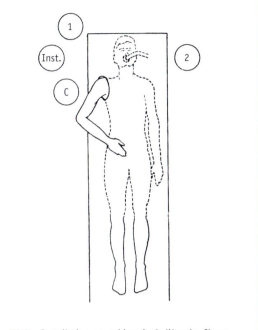

Fig. 38.9 – Installation pour chirurgie de l'épaule. Champ de séparation.
1. Premier aide
2. Deuxième aide
C. Chirurgien
Inst. Instrumentiste

4. VOIES D'ABORD DE L'ÉPAULE

La voie la plus utilisée est une voie antérieure dite deltopectorale.

L'incision est antérieure, le long du relief du bord antérieur du deltoïde, se dirigeant en haut vers la saillie de la coracoïde (**Fig. 38.10**).

Hémostase de la graisse sous-cutanée.

L'interstice entre muscles deltoïde et grand pectoral est marqué par la présence de la veine céphalique. Celle-ci doit parfois être liée.

Deux écarteurs de Farabeuf réclinent les deux berges du sillon deltopectoral pendant sa dissection (**Fig. 38.11**). Ils seront remplacés ensuite par un écarteur autostatique de type Beckman.

Au fond du décollement apparaît le muscle coracobiceps dirigé de haut en bas à partir de l'apophyse coracoïde située dans l'angle supérieur de l'incision.

Cette voie permet l'abord antérieur de l'articulation et de l'extrémité supérieure de l'humérus. Elle peut être prolongée vers le bas pour aborder la partie haute de la diaphyse en passant en arrière du biceps et en avant du triceps.

ORTHOPÉDIE – TRAUMATOLOGIE

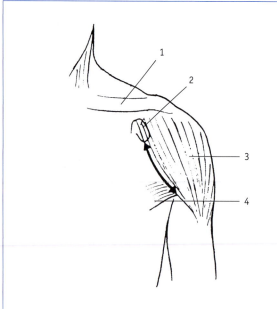

Fig. 38.10 – Incision cutanée.
1. Relief de la clavicule
2. Apophyse coracoïde
3. Galbe du deltoïde
4. Relief du m. grand pectoral

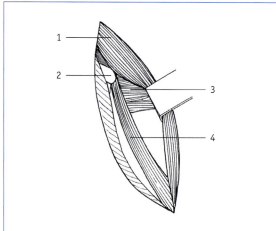

Fig. 38.11 – Ouverture du sillon delto-pectoral.
1. Coracoïde
2. Deltoïde
3. Relief du m. grand pectoral
4. M. coracobiceps

D'autres voies d'abord de l'épaule sont plus rarement utilisées.

• *La voie postérieure*, utilisée pour la mise en place (rare) des prothèses totales. Elle passe en arrière du deltoïde. Cette voie peut également être empruntée pour les arthrodèses.

• *La voie externe, transdeltoïdienne*, est une petite voie horizontale ou verticale sous-acromiale. Les fibres du deltoïde sont écartées verticalement.

• *La voie externe de Martini* est exceptionnellement empruntée. Elle consiste à désinsérer le deltoïde à sa partie basse et à le récliner vers le haut pour accéder à toute l'extrémité supérieure de l'humérus.

5. INTERVENTIONS

A. LUXATIONS RÉCIDIVANTES DE L'ÉPAULE

Seules les luxations récidivantes antérieures de l'épaule seront envisagées, les postérieures existent mais sont exceptionnelles.

Il faut comprendre d'abord quelles sont les causes de la luxation récidivante et quelles sont les lésions rencontrées.

Lors du rappel anatomique et physiologique, le manque d'emboîtement de l'articulation omohumérale a été décrit et par conséquent, l'importance que revêtent les muscles et la capsule.

Trois faits importants sont à noter dans la luxation récidivante antérieure.

• La distension capsulaire antérieure qui ne fait plus barrage à la sortie de la tête en avant. Elle revêt parfois l'aspect d'un décollement capsulopériosté qui ménage « une chambre » à la tête humérale à la face antérieure du col de l'omoplate. Il s'y associe souvent une lésion du bourrelet glénoïdien.

• Le déséquilibre des rotations de l'épaule avec une hyperrotation externe.

• L'existence parfois de lésions osseuses sur la tête et surtout sur la glène avec un éculement de sa marge antérieure dû aux passages répétés de la tête et qu'il faut savoir reconnaître avant l'intervention sur de bonnes radiographies de profil.

Les deux interventions les plus fréquemment réalisées vont être abordées : l'opération de Bankart et la butée coracoïdienne.

a. L'opération de Bankart (Tab. 38.1 et Fig. 38.12 à 38.15)

PRINCIPE

Elle consiste à supprimer la distension capsulaire ou la poche de décollement capsulopériosté en raccourcissant la capsule antérieure et en la réinsérant sur le rebord antérieur de la glène par des points transosseux. La réalisation de ces points est délicate et conditionne le résultat. Cette réinsertion antérieure de la capsule peut être facilitée par l'utilisation d'un système d'ancre intra-osseux auquel sont amarrés les fils de suture.

L'intervention se termine par une suture en paletot du sous-scapulaire pour retendre et renforcer son action rotatrice interne.

CHIRURGIE DE L'ÉPAULE

Tab. 38.1 – Opération de Bankart.

Technique	Matériel
Exploration	**Instruments longs**
• Le muscle coracobiceps est partiellement sectionné à 1 cm de son insertion sur la coracoïde. Parfois, il doit être complètement sectionné. Il est alors chargé sur un fil tracteur.	• Bistouri 23, bistouri électrique. • Pince à disséquer à griffes. • Ciseau à disséquer. • Porte-aiguilles armé avec Ercédex® Dec. 5 sur pince-repère. • Ciseau à fils (pour couper l'aiguille).
• Le muscle sous-scapulaire apparaît alors transversalement barrant le champ opératoire devant l'articulation. Il est sectionné pendant que le membre est porté en rotation externe. D'importants vaisseaux longent le bord inférieur du muscle. Il faut parfois en faire l'hémostase. • Le muscle chargé sur le fil tracteur est dégagé de la capsule et recliné en dedans. L'écarteur de Beckman est modifié pour charger le muscle récliné.	• Bistouri 23, bistouri électrique. • Pince à disséquer à griffes. • Bengoléa à griffes. • Pince à disséquer à griffes. • Compresses. • Bistouri 23. • Pince à disséquer à griffes. • Ciseau à disséquer.
Capsulotomie verticale, bras en rotation externe.	• Bistouri 11. • Pince à disséquer à griffes.
Exposition de la glène • La cuillère de Filippe rend d'importants services pour écarter la tête qu'elle embrasse dans sa concavité. • Examen des lésions avec parfois excision de fragments de bourrelet si l'on ne dispose pas d'ancre.	• Cuillère de Filippe ou écarteur contre-coudé. • Trois broches de Staca. • Marteau. • Bistouri 23. • Pince à disséquer.
Confection de trois tunnels osseux à travers le rebord antérieur de la glène si l'on ne dispose pas d'ancre. • Passage d'un fil dans chaque tunnel. • Les fils sont ensuite passés dans la lèvre externe de la capsule. • Serrage des fils tandis que le membre est porté en rotation interne (il demeurera ainsi jusqu'au pansement).	• Pointe carrée n° 3. • Pointe carrée contre-coudée. • Pince à champ longue ou pince de Pozzi. • Poussoir. • Porte-aiguilles armé d'un fil de Dexon® Dec. 7. • Aspiration si nécessaire. • Ciseau à fils. • Pince-repère. • Aiguille reverdin. • Pince serre-nœud. • Ciseaux à fils.
Ablation du Beckman	
• Suture du muscle sous-scapulaire en paletot. • Suture du muscle coracobiceps. • Complément hémostase.	• Une paire de Farabeuf. • Pince à hémostase. • Pince à disséquer à griffes. • Bistouri électrique.
Fermeture	**Instruments courts**
• Lavage. • Drainage aspiratif. • Fermeture du sillon deltopectoral par quelques points. • Sous-peau. • Peau.	• Changement de gants. • Deux petits Farabeuf. • Poire de sérum physiologique. • Compresses. • Pince à disséquer à griffes. • Drain de Redon + harpon. • Porte-aiguilles armé flexocrin. • Dec. 3 pour fixation. • Porte-aiguilles armé avec Ercédex® Dec. 4. • Pince à disséquer à griffes. • Pince serre-nœud. • Ciseaux à fils. • « Tapon » pour fils coupé. • Porte-aiguilles armé avec Ercédex® 3,5. • Puis Flexocrin® Dec. 3.

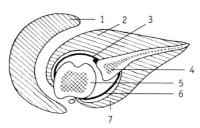

Fig. 38.12 – Luxation récidivante de l'épaule (opération de Bankart).

1. Deltoïde
2. M. sus-épineux
3. Capsule postérieure
4. Omoplate
5. Tête humérale
6. Capsule antérieure
7. M. sous-scapulaire

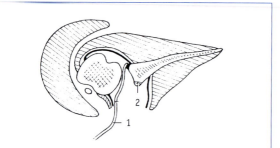

Fig. 38.13 – Luxation récidivante de l'épaule (opération de Bankart). 1. Cuiller de Filippe. 2. Tunnel transosseux.

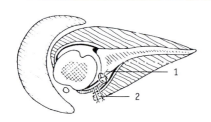

Fig. 38.14 – Luxation récidivante de l'épaule (opération de Bankart). 1. Réinsertion sur le tunnel de la berge externe de la capsule et du tendon du m. sous-scapulaire. 2. Suture en paletot du m. sous-scapulaire prenant la berge interne de la capsule.

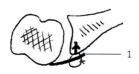

Fig. 38.15 – Luxation récidivante de l'épaule (opération de Bankart). 1. Réinsertion de la capsule par ancre intra-osseuse.

CE QU'IL FAUT SAVOIR

- Installation : *cf.* « Généralités ».
- Voie d'abord : antérieure, deltopectorale.

INSTRUMENTS COURTS DONNÉS À LA PANSEUSE

L'écarteur de Beckman est installé.

PANSEMENT

- Nettoyage au sérum physiologique, à l'éther + alcool.
- Deux compresses + un coussin américain + une bande Velpeau® de 20 cm.

BANDAGE DE CORPS

Celui-ci aura été installé sous le malade avant l'intervention pour faciliter l'immobilisation du membre contre le thorax en laissant main et poignet libres.

Le bandage sera laissé 3 semaines et on demande à l'opéré dès le lendemain de faire des contractions statiques du deltoïde « contre le bandage. »

Pendant les 4e et 5e semaines, une rééducation douce est entreprise en proscrivant la rotation externe qui ne commence qu'à la 6e semaine.

b. La butée osseuse

PRINCIPE (Fig. 38.16)

Le principe de base est d'utiliser un greffon osseux préglénoïdien pour « barrer la route » créée par les épisodes itératifs de luxations antéro-internes de la tête humérale. C'est Latarjet (1954) qui va rationaliser la technique de la butée coracoïdienne en proposant le vissage en situation affleurante, antéro-inférieure, de la branche horizontale de l'apophyse coracoïde. Patte améliore encore la technique selon le principe du triple verrouillage décrit ci-dessous.

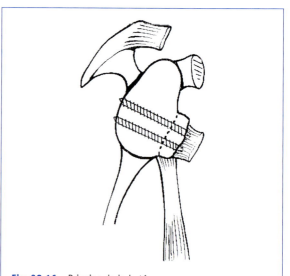

Fig. 38.16 – Principe de la butée.

Tab. 38.2 – La butée osseuse.

Technique	Matériel
Prélèvement de la butée (**Fig. 38.17**) La branche horizontale de l'apophyse coracoïde est exposée par la mise en place d'un écarteur contre-coudé supérieur, prenant appui au niveau de son « genou ». Le ligament acromiocoracoïdien est sectionné en son milieu de sorte qu'un centimètre du ligament reste inséré à la butée. Cette dernière est prélevée au ciseau à frapper ou à la scie oscillante.	• Bistouri 23. • Pince à disséquer à griffes. • Écarteur contre-coude Farabeuf. • Ciseau à disséquer. • Bistouri électrique. • Pince à hémostase (Bengoléa). • Rugine. • Ciseau à frapper (15 mm) ou scie oscillante.
Préparation de la butée : le greffon est retourné et sa face profonde est avivée. Le ou les trous de vis sont préparés.	• Pince gouge ou scie oscillante. • Moteur mèche de 5.
Dissociation du muscle sous-scapulaire (**Fig. 38.18**) À la jonction des deux tiers supérieurs et du tiers inférieur, on dissocie les fibres selon leur sens, au bistouri électrique puis au ciseau de Mayo. La dissociation en profondeur entre le plan capsulaire blanchâtre et le m. sous-scapulaire est étendue en dedans par insertion dans le plan de clivage d'une compresse plombée, dégageant la fosse sous-scapulaire. L'exposition est facilitée par la mise en place d'un écarteur contre-coudé en bas, d'un clou ou d'une broche fichée dans la partie antéro-supérieure du col de l'omoplate en haut.	• Bistouri électrique. • Ciseau de Mayo. • Farabeuf longs. • Écarteurs contre-coudés. • Clou de Steimann. • Compresse plombée.
Capsulotomie et exploration (*cf.* **Fig. 38.18**) Après repérage instrumental du rebord antérieur de la glène, on incise verticalement la capsule en regard. Le bord antéro-inférieur de la glène est exposé au bistouri puis avivé à la rugine et au ciseau à frapper.	• Pince à disséquer longue à griffes. • Bistouri lame 11. • Rugine. • Ciseaux à frapper (plat et courbe 10 mm).
Vissage de la butée (**Fig. 38.19**) (premier verrou selon Patte).	• Moteur. • Mèche 3,2 mm. • Vis malléolaire AO ou Maconor®.
Fermeture (*cf.* **Fig. 38.19** et **Fig. 38.20**). On suture de haut en bas la capsule, le reliquat de ligament acromiocoracoïdien au lambeau capsulaire externe (2ᵉ verrou selon Patte). Le muscle sous-scapulaire est affronté dans sa partie externe. La conservation de la continuité des fibres musculotendineuses du tiers inférieur du muscle sous-scapulaire constitue le 3ᵉ verrou selon Patte. Rapprochement de l'espace deltopectoral par deux ou trois points de fils résorbables. Drainage aspiratif. Sous-peau et peau.	• Fils résorbables. • Disséquer. • Porte-aiguilles. • Ciseaux à fils. *Cf.* Bankart.

CE QU'IL FAUT SAVOIR (**Tab. 38.2** et **Fig. 38.17** à **38.20**)

- Installation : *cf.* « Généralités ».
- Voie d'abord : deltopectorale sous-coracoïdienne.

B. ARTHROPLASTIE DE L'ÉPAULE (**Tab. 38.3**)

PRINCIPE

La reconstruction arthroplastique de l'articulation glénohumérale peut se justifier dans certains cas en traumatologie ou plus fréquemment dans le cadre d'une pathologie chronique, inflammatoire ou dégénérative (arthrose). On distingue deux types d'arthrose glénohumérale ou omarthrose :

– l'omarthrose primitive (coiffe des rotateurs fonctionnelle) ;
– l'omarthrose secondaire (après large rupture de la coiffe des rotateurs).

La voie d'abord, ainsi que le type d'implant, peuvent dépendre du type d'omarthrose. Nous exposerons dans ce chapitre la mise en place d'une prothèse d'épaule sur omarthrose centrée (omarthrose primitive) par la voie la plus habituelle, à savoir l'abord deltopectoral.

CE QU'IL FAUT SAVOIR

- Installation : *cf.* « Généralités ».
- Voie d'abord (**Fig. 38.21** et **38.22**).

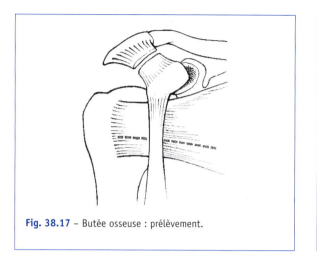

Fig. 38.17 – Butée osseuse : prélèvement.

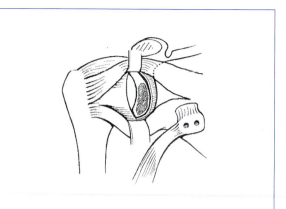

Fig. 38.18 – Butée osseuse : dissociation du sous-scapulaire et capsulotomie.

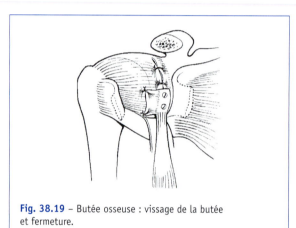

Fig. 38.19 – Butée osseuse : vissage de la butée et fermeture.

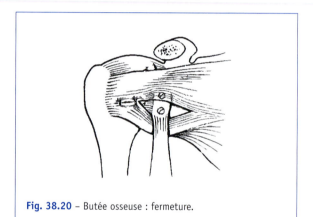

Fig. 38.20 – Butée osseuse : fermeture.

Tab. 38.3 – Arthroplastie de l'épaule.

Technique	Matériel
Exposition du muscle sous-scapulaire (cf. **Fig. 38. 21**). Après exposition du sillon delto-pectoral, on sectionne de haut en bas, en dehors de l'apophyse coracoïde et du petit pectoral, la partie inférieure du ligament acromiocoracoïdien puis le fascia clavi-pectoral au bord externe du muscle coracobiceps. Les limites supérieure et inférieure du muscle sous-scapulaire sont repérées après ouverture de la bourse sous-coracoïdienne en haut, incision partielle du muscle grand pectoral en bas si nécessaire (cf. **Fig. 38. 22**).	• Bistouri 23. • Pince à disséquer à griffes. • Écarteur de Beckman. • Écarteur de Farabeuf. • Écarteur contre-coudé. • Bistouri électrique.
Arthrotomie (**Fig. 38.23**) Incision des trois quarts supérieurs du muscle sous-scapulaire à 1 cm du bord interne de la coulisse bicipitale.	• Bistouri 11. • Pince à disséquer longue. • Porte-aiguilles long. • Fils-repères.
Libération du muscle sous-scapulaire : le débridement est réalisé au niveau de ses faces profonde et superficielle réalisant une « plastie d'allongement » dans le but de ne pas limiter la rotation externe après fermeture.	• Écarteur de Trillat. • Ciseaux de Mayo longs. • Rugine.
Exposition de la tête humérale. Le bras est porté en rotation externe, le quart inférieur du muscle sous-scapulaire et de la capsule restante sont désinsérés progressivement au ras de l'humérus afin de ne pas léser le nerf circonflexe. Puis la tête humérale est luxée en abduction, rotation externe et rétropulsion.	

Tab. 38.3 – (suite).

Technique	Matériel
Coupe de la tête humérale (Fig. 38.25). Elle est réalisée à la scie oscillante après émondage ostéophytique soigneux.	• Pince gouge. • Ciseaux à frapper de 10 mm. • Maillet – Scie oscillante.
Préparation métaphysodiaphysaire (Fig. 38.26). Le choix du type d'implant et sa taille ont été déterminés au préalable lors du programme préopératoire. Après préparation métaphysodiaphysaire de l'humérus à l'aide de râpes et alésoirs adaptés à la prothèse, on met en place un implant d'essai.	Ancillaire de la prothèse (râpes adaptées, etc.).
Temps glénoïdien (Fig. 38.27). Il n'est pas obligatoire si l'on choisit de réaliser une hémiarthroplastie. La difficulté de ce temps réside dans l'exposition qui conditionne le résultat.	Écarteurs contre-coudés.
La préparation glénoïdienne se fait à l'aide de l'ancillaire adapté à l'implant choisi (cimenté ou vissé).	Ancillaire.
Mise en place des implants d'essai, réduction et contrôle de la stabilité et de la mobilité.	
Mise en place des implants définitifs (prothèse humérale cimentée, implant glénoïdien cimenté ou vissé).	
Fermeture plan par plan sur drain aspiratif.	

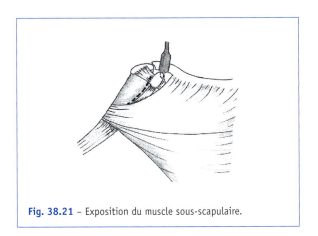

Fig. 38.21 – Exposition du muscle sous-scapulaire.

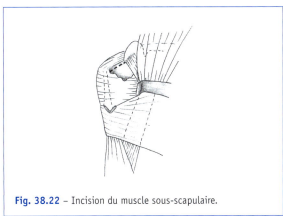

Fig. 38.22 – Incision du muscle sous-scapulaire.

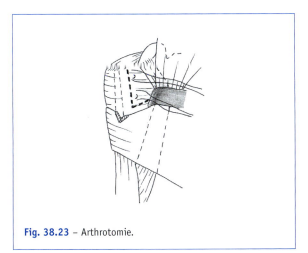

Fig. 38.23 – Arthrotomie.

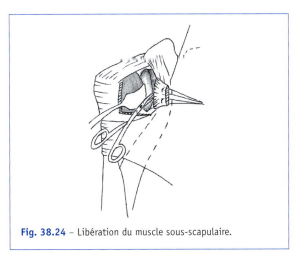

Fig. 38.24 – Libération du muscle sous-scapulaire.

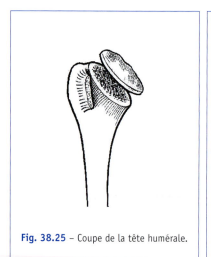

Fig. 38.25 – Coupe de la tête humérale.

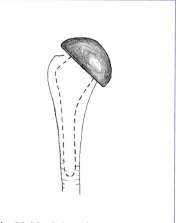

Fig. 38.26 – Préparation métaphysodiaphysaire.

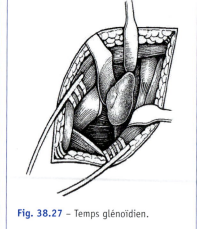

Fig. 38.27 – Temps glénoïdien.

C. DISJONCTIONS ACROMIOCLAVICULAIRES ANCIENNES

a. Introduction

La clavicule peut être disjointe de l'omoplate par un traumatisme. Cela suppose une rupture de la capsule acromioclaviculaire et des ligaments coracoclaviculaires (**Fig. 38.28**).

Lorsque la disjonction est importante et fraîche, il est possible de réparer les lésions :

– suture des ligaments coracoclaviculaires ;

– fixation provisoire de la clavicule à l'acromion par un embrochage et un haubanage (**Fig. 38.29**).

Lorsque la disjonction n'a pas été réparée, elle peut ultérieurement entraîner des troubles fonctionnels (douleurs, manque de force). Cliniquement, il est possible d'observer une saillie anormale de l'extrémité externe de la clavicule. Une pression exercée de haut en bas sur cette saillie la réduit, mais elle se reproduit dès que la pression se relâche, réalisant la sensation d'une « touche de piano ».

Il faut préciser que de telles disjonctions acromioclaviculaires anciennes sont souvent très bien tolérées.

La chirurgie n'est indiquée que lorsque la gêne fonctionnelle est importante. La technique que nous utilisons est celle de Dewar-Barrington (ou dans certains cas de résection du quart externe de la clavicule).

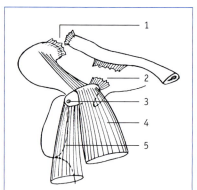

Fig. 38.28 – Disjonction acromio-claviculaire.

1. Disjonction acromioclaviculaire
2. Rupture des ligg. coracoclaviculaires
3. Apophyse coracoïde (déjà forée)
4. M. petit pectoral
5. M. coracobiceps

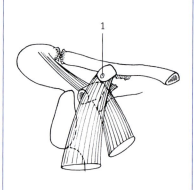

Fig. 38.29 – Intervention de Dewar-Barrington : section mobilisation de l'apophyse coracoïde.

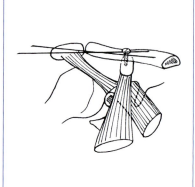

Fig. 38.30 – Intervention de Dewar-Barrington : fixation de la coracoïde à la clavicule et blocage de l'articulation acromioclaviculaire par deux broches.

b. Intervention de Dewar-Barrington

PRINCIPE

Le principe de l'opération de Dewar-Barrington est de :
- fixer provisoirement l'articulation par broche ;
- maintenir la clavicule abaissée en y fixant des muscles.

Le premier objectif est obtenu grâce à une excision des tissus fibreux interposés entre clavicule et acromion, puis en mettant en place une broche et un hauban.

Le deuxième objectif est atteint en vissant sur la clavicule la partie horizontale de l'apophyse coracoïde sur laquelle ont été laissées les insertions du petit pectoral et du coracobiceps (**Fig. 38.30**). Ces deux muscles, par la traction qu'ils exerceront vers le bas, peuvent s'opposer à la traction vers le haut effectuée par le trapèze.

TECHNIQUE

- La partie horizontale de la coracoïde est perforée par une mèche de 5 avant d'être sectionnée au ciseau ou à la scie.
- Le site claviculaire de fixation de la coracoïde est avivé et perforé à la mèche de 3,5 puis taraudé.
- Le fragment osseux est alors vissé par une vis Maconor® avec rondelle.
- Dans certains cas, il peut être plus aisé de fixer le fragment coracoïdien par un fil métallique passé dans deux petits tunnels claviculaires.

6. ARTHROSCOPIE DE L'ÉPAULE

Toutes les arthroscopies doivent être réalisées en milieu chirurgical, dans un bloc d'orthopédie, avec les mêmes précautions d'asepsie que pour une intervention orthopédique classique, dite à ciel ouvert.

A. MATÉRIEL

Il est identique à celui nécessaire à la réalisation de l'arthroscopie du genou. Il comprend le matériel optique, le matériel ancillaire et éventuellement une arthropompe et un système d'enregistrement des images.

a. Le matériel optique

- *L'optique ou arthroscope (stérile)*. On utilise dans l'épaule l'arthroscope de diamètre 4,5 mm (à 30°). C'est la pièce la plus fragile qui encore plus que le reste du matériel doit être préservée des chocs mécaniques.

- *Le câble (stérile)*. Il permet la transmission de la lumière jusqu'à l'articulation à explorer. Il doit être manié avec précaution, ne doit jamais être coudé, ce qui entraînerait une fracture au niveau des fibres optiques ou une détérioration au niveau des cristaux liquides.

- *La source lumineuse (non stérile)*. Elle comprend une lampe dont l'intensité est réglable, l'éclairage est transmis à l'articulation par l'intermédiaire du câble de l'arthroscope.

- *La caméra (stérile ou gainée par une housse stérile)*. Non obligatoire, elle fait partie de l'instrumentation de tout arthroscopiste à l'heure actuelle. Son utilisation facilite la réalisation du geste technique et diminue le risque de faute d'asepsie. Son coût élevé et sa fragilité doivent inciter à de grandes précautions d'usage et de maintenance.

b. Le matériel ancillaire

LE MATÉRIEL NON MOTORISÉ (STÉRILE)

Il comprend au minimum, ce minimum étant suffisant dans la majorité des cas :
- un bistouri lame 11 ;
- des aiguilles de repères ;
- une chemise de l'arthroscope avec mandrin mousse ;
- un crochet palpateur ;
- un résecteur ;
- un instrument préhensible ;
- une curette ;
- un bistouri électrique (son utilisation nécessite l'utilisation de glycocol comme liquide d'irrigation).

LE MATÉRIEL MOTORISÉ

Le matériel motorisé ou *shaver* est indispensable à la réalisation de certains gestes arthroscopiques, en particulier dans l'espace sous-acromial de l'épaule. Il nécessite actuellement l'acquisition de matériel à usage unique (fraises, couteaux, etc.) dont le coût est élevé.

c. L'arthropompe

Elle a pour but d'accroître la pression intra-articulaire de manière constante, d'améliorer l'exposition des différents éléments anatomiques et de faire diminuer le saignement intra-articulaire.

L'arthropompe est reliée à l'articulation par des tuyaux de vidange et de pompage présentés dans des packs stériles à usage unique et souvent onéreux. Sans arthropompe, l'augmentation de la pression intra-articulaire est obtenue en surélevant la poche de sérum physiologique selon le principe des vases communicants, en exerçant au besoin une pression sur la poche à l'aide d'un système type brassard manométrique.

d. Le système d'enregistrement des images

L'enregistrement des images est possible par l'intermédiaire d'un magnétoscope ou d'un appareil photographique.

B. INSTALLATION

a. Le patient

Deux types d'installation sont utilisés.

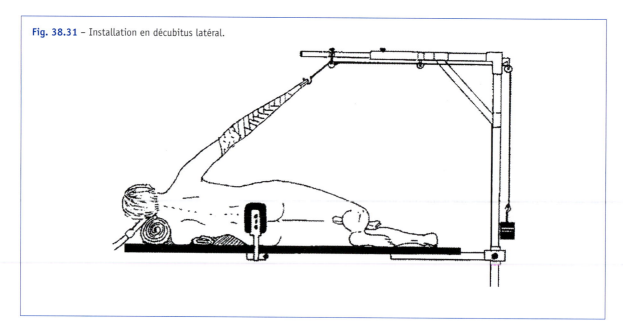

Fig. 38.31 – Installation en décubitus latéral.

EN DÉCUBITUS LATÉRAL (**Fig. 38.31**)

Elle nécessite l'utilisation d'appuis au niveau du pubis, du sacrum, et si nécessaire aux niveaux du sternum et de la région dorsale. Un dispositif de traction s'appliquant sur l'avant-bras permet une décoaptation de l'interligne gléno-humérale et maintient une abduction de 40°. Le champage utilise, dans la plupart des cas, des packs à usage unique qui permettent d'isoler complètement l'épaule, l'ensemble du membre supérieur doit pouvoir être manipulé dans tous les plans de l'espace si besoin, en conservant ou non le système de traction.

EN POSITION DEMI-ASSISE (*BEACH CHAIR*)

La table est installée en position demi-assise ou simplement cassée en deux avec coussin sous les genoux. Le poids du membre réalise une traction spontanée vers le bas et il peut être manipulé dans toutes les positions sans aucune restriction. L'avant-bras repose sur un appui.

Cette installation permet de pallier les éventuelles complications neurologiques en rapport avec la traction du membre supérieur d'une part, de passer à une chirurgie à ciel ouvert si nécessaire en conservant la même installation d'autre part.

b. Le matériel

LE MATÉRIEL NON STÉRILE

Ce matériel comprend la source de la lumière froide, le moniteur, la vidéo et le moteur du *shaver*. L'ensemble peut être installé dans une armoire ou « colonne arthroscopique » montée sur roulettes, située du côté opposé à l'opérateur, ou encore être séparé et positionné sur tables distinctes selon l'habitude de l'opérateur. Dans tous les cas, il faut prévoir le passage des câbles de telle façon que la longueur soit suffisante, autorisant la gestuelle de l'opérateur et les mouvements de l'articulation arthroscopée.

LE MATÉRIEL STÉRILE

La table d'instrumentation dépend de l'installation du patient. En position de décubitus latéral, la table est idéalement passée à cheval au-dessus du bassin du patient. Lorsque le patient est installé en position demi-assise, la table peut être positionnée, soit du côté du membre à opérer, soit à cheval au-dessus du bassin. Enfin l'utilisation systématique des deux tables permet d'être à l'aise pour installer l'ensemble du matériel.

c. L'équipe

- *Place des anesthésistes* : (*cf.* « Généralités »).

- *Place du chirurgien* : le chirurgien et son aide sont situés du côté de l'articulation à explorer, dans le dos du patient s'il est installé en décubitus latéral.

- *Place des infirmières* : il faut rappeler ici que l'arthroscopie est une intervention chirurgicale orthopédique qui doit être réalisée dans des conditions d'asepsie rigoureuse. C'est-à-dire que ce type d'intervention nécessite la présence, dans la salle d'opération, de deux infirmières diplômées d'État : d'une part une infirmière dite « panseuse » ou « circulante », et d'autre part une infirmière dite « instrumentiste ». L'instrumentiste participe avec le chirurgien à l'installation du malade. Elle veille à la protection mécanique de tous les instruments d'arthroscopie fragiles. Elle doit vérifier à la fin de l'intervention chirurgicale le bon fonctionnement de tous les instruments qui ont été utilisés. C'est elle qui en début d'intervention veille à l'application stricte des protocoles de décontamination, de stérilisation.

CHIRURGIE DE L'ÉPAULE

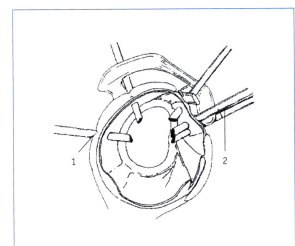

Fig. 38.32 – Voies d'abord de l'arthroscopie de l'épaule.
1. Abord postérieur
2. Abord antérieur extracoracoïdien

C. VOIES D'ABORD EN ARTHROSCOPIE DE L'ÉPAULE

a. Exploration de l'articulation glénohumérale

Plusieurs voies sont décrites (**Fig. 38.32**). Nous utilisons classiquement l'abord postérieur et l'abord antérieur sus- et extracoracoïdien.

• *L'abord postérieur*. La voie postérieure est utilisée pour la mise en place de l'optique. Son point d'entrée est le *soft point* des Anglo-Saxons ; il est situé à 2-3 cm en dessous et 1-2 cm en dedans de l'angle postéro-externe de l'acromion, dans l'intervalle des muscles sous-épineux et petit rond.

• *L'abord antérieur sus- et extracoracoïdien* (technique de Wissinger).

b. Exploration de la bourse sous-acromiale

Elle est réalisée en utilisant la même incision cutanée que la voie d'abord postérieure de l'articulation glénohumérale. L'exploration glénohumérale terminée, on repositionne le trocart mousse dans la chemise de l'arthroscope, l'ensemble canule trocart est retiré de l'articulation jusqu'en atmosphère sous-cutanée, puis est poussé en avant en le dirigeant obliquement vers le haut jusqu'à obtenir un contact osseux avec la face inférieure de l'acromion.

Une seconde voie instrumentale est nécessaire. Elle est située à 2,5 cm du bord latéral de l'acromion et à 2 cm en avant de la ligne axillaire afin d'accéder facilement à la face inférieure du bec acromial.

D. INTERVENTIONS SOUS ARTHROSCOPIE

Voici, sans les détailler, les différentes interventions de l'épaule qui sont réalisées par arthroscopie.

• *L'acromioplastie arthroscopique*.

• *L'évacuation des calcifications intratendineuses*. Le traitement arthroscopique trouve, ici, une de ses meilleures indications.

• *Pathologie du long biceps et lésions du bourrelet*.

• *Réparation des ruptures de la coiffe des rotateurs*.

• *Traitement des instabilités antérieures*. Ces techniques sont actuellement en phase d'évaluation et ne cessent de se perfectionner.

• *Enraidissement de l'épaule et traitement arthroscopie* (capsulotomie antérieure ou antéro-inférieure).

a. Acromioplastie sous arthroscopie
(**Fig. 38.33** et **38.34**)

Cette intervention est proposée dans le conflit douloureux, dans le cadre du traitement des tendinopathies non rompues ou rompues de la coiffe, dans certains cas de tendinopathies calcifiantes.

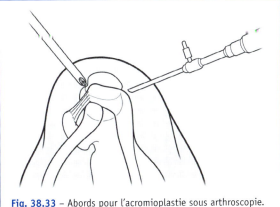

Fig. 38.33 – Abords pour l'acromioplastie sous arthroscopie.

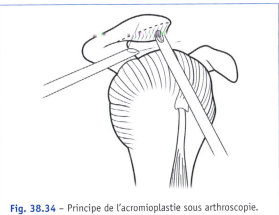

Fig. 38.34 – Principe de l'acromioplastie sous arthroscopie.

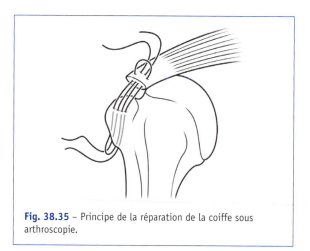

Fig. 38.35 – Principe de la réparation de la coiffe sous arthroscopie.

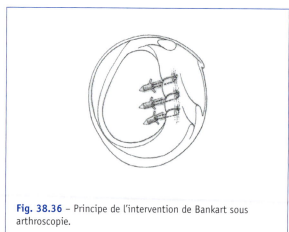

Fig. 38.36 – Principe de l'intervention de Bankart sous arthroscopie.

b. Réparation des ruptures transfixiantes de la coiffe des rotateurs

Cette technique arthroscopique ne peut être proposée que dans un nombre de cas limité. Il faut en effet que la rupture soit distale avec une coiffe mobilisable.

Les ruptures transfixiantes de la coiffe des rotateurs concernent principalement le tendon du supraspinatus puis peuvent s'étendre en arrière vers le tendon de l'infraspinatus (ce qui accroît beaucoup le déficit musculaire) ou vers l'avant vers l'intervalle des rotateurs, le sous-scapulaire et le tendon du long biceps.

Cela se manifeste par des douleurs lors des mouvements en élévation ainsi que des douleurs nocturnes, une perte de force musculaire. En cas de vaste rupture, on observe des tableaux d'épaule pseudoparalytique. Les amplitudes passives sont toujours conservées.

Anatomiquement, la lésion de la coiffe entraîne une excentration de la tête humérale et un conflit sous-acromial. Ce dernier ne peut donc être traité que par la réinsertion des tendons de la coiffe sur le trochiter (pas d'acromioplastie !).

L'arthroscanner est actuellement l'examen de choix pour étudier la coiffe. Il permet de confirmer le diagnostic, de quantifier l'importance de la rupture, de préciser la rétraction du tendon (en regard du trochiter, du sommet de la tête humérale, de la glène), d'apprécier la qualité des muscles qui ont tendance à dégénérer en graisse lorsque la rupture est ancienne.

Le traitement en est toujours chirurgical par réinsertion de la coiffe au trochiter sous arthroscopie ou à ciel ouvert.

Les voies d'abord sont les mêmes que celles de l'acromioplastie, toutefois une voie instrumentale antérieure est réalisée de principe.

Après bursectomie au couteau à synoviale, avivement de la coiffe et libération de celle-ci toujours au couteau à synoviale, la coiffe sera tractée pour être réinsérée dans une gouttière réalisée à la fraise motorisée au sommet du trochiter (**Fig. 38.35**).

Il existe un matériel spécifique afin de passer les fils de suture au sein de la coiffe et de les nouer sur des ancres elles aussi spécifiques. Ce matériel est différent d'un fabricant à un autre et nous ne le détaillerons pas.

c. Traitement des instabilités antérieures : Bankart arthroscopique (Fig. 38.36)

L'instabilité antérieure d'épaule est liée à des lésions du complexe bourrelet-ligament glénohuméral inférieur au bord antéro-interne de la glène. Cette instabilité a longtemps été traitée par Bankart à ciel ouvert ou par butée. Depuis plusieurs années, les épaules peuvent être stabilisées grâce à l'arthroscopie.

Lors des mouvements d'armée (abduction, rotation externe), seul le ligament glénohuméral inférieur est capable de retenir la tête humérale pour l'empêcher de partir en avant et en dedans. En cas de lésion de ce dernier, la tête humérale se luxe pour des mouvements de la vie quotidienne ou lors du sommeil.

L'intervention de stabilisation consiste donc à réinsérer le LGHI en position anatomique et toute imperfection lors de l'intervention sera sanctionnée par des récidives de luxation.

Contre-indications du Bankart sous arthroscopie : patients hyperlaxes, lésions de la glène, patients compétiteurs pratiquant des sports avec armé (contre-indications relatives).

39. Chirurgie de la main

1. RAPPEL ANATOMIQUE ET PHYSIOLOGIQUE

A. OSTÉOLOGIE

Les os de la main comportent : les os du carpe, le métacarpe et les phalanges (**Fig. 39.1**).

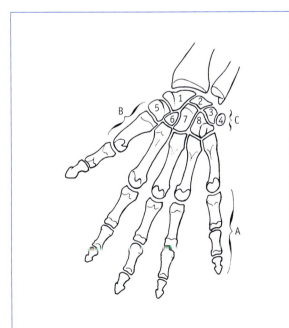

Fig. 39.1 – Les os de la main.

- A. Phalanges
- B. Métacarpe
- C. Carpe
- 1. Scaphoïde
- 2. Lunatum
- 3. Triquétrum
- 4. Pisiforme
- 5. Trapèze
- 6. Trapézoïde
- 7. Capitatum
- 8. Hamatum

a. Le carpe

Il est formé de huit os disposés en deux rangées (**Fig. 39.2**) :
- rangée supérieure ;
- rangée inférieure.

La rangée supérieure est composée (de dehors en dedans) :
- du scaphoïde ;
- du lunatum ;
- du triquétrum ;
- du pisiforme.

La rangée inférieure est composée :
- du trapèze ;
- du trapézoïde ;
- du capitatum ;
- de l'hamatum.

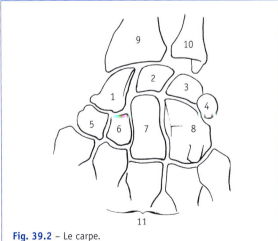

Fig. 39.2 – Le carpe.

- 1. Scaphoïde
- 2. Lunatum
- 3. Triquétrum
- 4. Pisiforme
- 5 et 6. Trapèze
- 7. Capitatum
- 8. Hamatum
- 9. Radius
- 10. Cubitus
- 11. Métacarpiens

b. Le métacarpe

Il constitue le squelette de la paume de la main.

Il est composé de cinq os, les métacarpiens, désignés de dehors en dedans sous le nom de premier, deuxième, troisième, quatrième et cinquième méta.

c. Les phalanges

Le pouce comporte deux phalanges.
Tous les autres doigts en comportent trois :
- la première phalange (P1) ;
- la deuxième phalange ou phalangine (P2) ;
- la troisième phalange ou phalangette (P3).

B. POIGNET ET MAIN : ARTICULATIONS

Dans l'articulation du poignet, on distingue deux complexes articulaires :
- l'articulation radiocarpienne ;
- l'articulation médiocarpienne.

a. L'articulation radiocarpienne

- C'est une articulation condylienne avec :
  – du côté antibrachial, une cavité glénoïde formée de l'extrémité inférieure du radius et du ligament triangulaire ;
  – le condyle carpien formé du scaphoïde, du lunatum, du triquétrum (**Fig. 39.3**).
- Moyens d'union, les ligaments colatéraux, latéral LCL et médial LCM :
  – LCL : radius – scaphoïde ;
  – LCM : cubitus – pisiforme et triquétrum.

- Les ligaments antérieur et postérieur :
  – l'antérieur : deux faisceaux radio- et ulnocarpiens ;
  – le postérieur : qui va du radius au triquétrum.

b. L'articulation médiocarpienne

Elle se trouve entre les deux rangées des os du carpe.

- On peut diviser l'interligne médiocarpien en deux parties :
  – *l'une externe* : entre scaphoïde, trapèze et trapézoïde. Les surfaces sont planes, il s'agit donc d'une articulation de type arthrodie ;
  – *l'autre interne* : entre le lunatum, le triquétrum, le capitatum et l'hamatum.
- Les surfaces concave et convexe indiquent une articulation de type condylienne.
- Moyens d'union : on distingue schématiquement les ligaments qui unissent les différents os entre eux, et les ligaments qui contrôlent la médiocarpienne, c'est-à-dire ceux qui unissent la première et la deuxième rangée du carpe.

c. Les articulations carpométacarpiennes

Ici, deux articulations sont à distinguer :
- la première unissant le trapèze au premier métacarpien ;
- la deuxième unissant les quatre derniers métacarpiens à la deuxième rangée du carpe.

d. L'articulation trapézométacarpienne

C'est une articulation par emboîtement réciproque, c'est-à-dire en forme de selles opposées sur le trapèze et la base du premier métacarpien (M1) (**Fig. 39.4**).

e. L'articulation carpométacarpienne des quatre derniers doigts

Ce sont des arthrodies, c'est-à-dire des articulations avec des surfaces articulaires planes ; elles unissent :
- M2 – trapèze, trapézoïde, capitatum ;
- M3 – capitatum ;
- M4 – capitatum, hamatum ;
- M5 – hamatum.

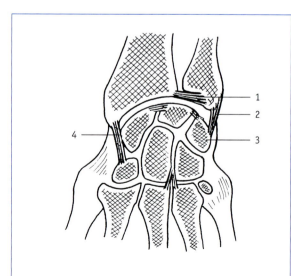

Fig. 39.3 – Coupe frontale du poignet (d'après Rouvière).
1. Lig. triangulaire
2. Lig. latéral interne
3. Lig. interosseux
4. Lig. latéral externe

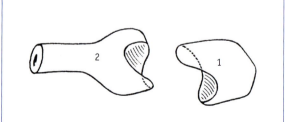

Fig. 39.4 – Articulation trapézométacarpienne.
1. Trapèze
2. Premier métacarpien

CHIRURGIE DE LA MAIN

f. Les articulations métacarpophalangiennes (MP)

- Elles sont de type condylien avec deux degrés de liberté.
- Moyens d'union : ils sont formés d'une capsule et de ligaments latéraux.

g. Les articulations interphalangiennes

- Ce sont des articulations trochléennes, avec un seul degré de liberté.
- Moyens d'union : ils sont formés d'une capsule et de ligaments latéraux.

C. LES 4 DERNIERS DOIGTS : EXTENSION

a. L'extenseur commun des doigts

C'est un muscle de la loge postérieure de l'avant-bras, il s'insère en haut sur l'épicondyle et se distribue par quatre tendons aux quatre derniers doigts.
Il se termine sur chaque doigt de la façon suivante :
 – au niveau de l'articulation métacarpophalangienne (MP), il émet une expansion pour la base de P1 ;
 – au niveau de P1, il se divise en trois languettes :
  – une médiane qui se fixe sur la base de P2,
  – deux latérales qui se réunissent sur les faces dorsales de P2 et s'insèrent sur la base de P3.
L'extenseur commun des doigts est responsable de l'extension de la première phalange et de l'extension de P2 et de P3 si le doigt est fléchi.

b. Les interosseux et les lombricaux

Les muscles interosseux (quatre dorsaux, quatre palmaires), qui naissent des faces latérales et métacarpiennes, dans les espaces intermétacarpiens, sont responsables de l'extension de P2 et de P3.
Les lombricaux sont au nombre de quatre, nés des bords externes des tendons du fléchisseur commun profond des doigts. Ils sont responsables de l'extension de P2 et de P3. Les interosseux et les lombricaux se terminent par des expansions sur les latéraux des extenseurs (**Fig. 39.5**).

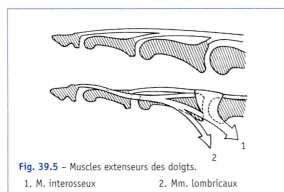

Fig. 39.5 – Muscles extenseurs des doigts.
1. M. interosseux 2. Mm. lombricaux

D. LES 4 DERNIERS DOIGTS : FLEXION

a. Le fléchisseur commun profond (FCP)

Il s'étend de l'avant-bras (cubitus, radius, membranes interosseux) à la base de P3 des quatre derniers doigts.
Il passe au niveau de l'interphalangienne proximale dans un dédoublement du fléchisseur commun superficiel (FCS).

b. Le fléchisseur commun superficiel (FCS)

Il naît de deux chefs : l'un huméro cubital, l'autre radial.
Il se termine par deux bandelettes sur les bords latéraux de la deuxième phalange des quatre derniers doigts (**Fig. 39.6**).

- *Au niveau du poignet et des doigts*, les tendons sont maintenus par des coulisses fibreuses.

- *Au niveau du poignet*, le ligament annulaire antérieur du carpe constitue, avec le relief osseux, la première coulisse, ou tunnel carpien (**Fig. 39.7**).

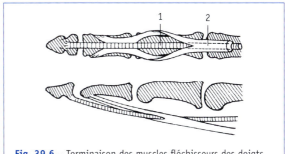

Fig. 39.6 – Terminaison des muscles fléchisseurs des doigts.
1. M. fléchisseur commun profond
2. M. fléchisseur commun superficiel

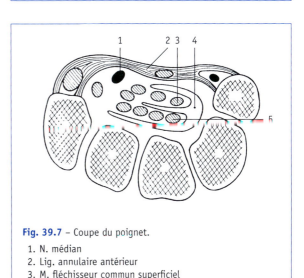

Fig. 39.7 – Coupe du poignet.
1. N. médian
2. Lig. annulaire antérieur
3. M. fléchisseur commun superficiel
4. Gaine carpienne
5. M. fléchisseur commun profond

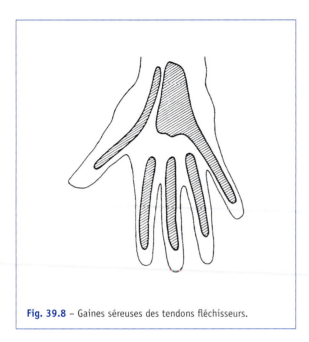

Fig. 39.8 – Gaines séreuses des tendons fléchisseurs.

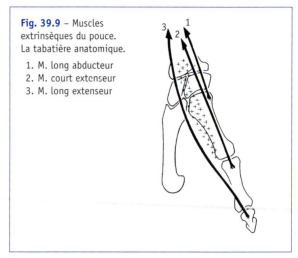

Fig. 39.9 – Muscles extrinsèques du pouce. La tabatière anatomique.

1. M. long abducteur
2. M. court extenseur
3. M. long extenseur

- *Au niveau des doigts*, les tendons fléchisseurs sont maintenus par trois poulies : au niveau de la tête des méta, P1, P2.

- Le glissement des tendons dans ces coulisses est facilité par l'existence de gaines séreuses, s'arrêtant en regard de la MP pour les deuxième, troisième et quatrième doigts, remontant au poignet pour le pouce et le cinquième doigt de la main (**Fig. 39.8**).

c. Actions

- Le FCP fléchit P3 sur P2, P2 sur P1, P1 sur le méta.
- Le FCS fléchit P2 sur P1, P1 sur le méta.
- Les lombricaux, dont il a été brièvement question au chapitre précédent, sont fléchisseurs de P1.

E. LE POUCE : MUSCLES MOTEURS

Le pouce possède neuf muscles moteurs que l'on peut diviser en deux groupes.

- Les muscles longs ou extrinsèques.
- Les muscles courts ou intrinsèques, contenus dans l'éminence thénar et le premier espace interosseux.

a. Les muscles extrinsèques

- Court extenseur (base de P1).
- Long extenseur (base de P2).
- Long abducteur (base de M1 – premier métacarpien).
- Ces différents tendons délimitent anatomiquement la tabatière anatomique (**Fig. 39.9**).
- Long fléchisseur (base de P2).

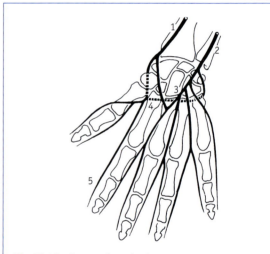

Fig. 39.10 – Les arcades palmaires.

1. A. radiale
2. A. ulnaire
3. Arcade palmaire superficielle
4. Arcade palmaire profonde
5. A. digitale

b. Les muscles intrinsèques

Ce sont les thénariens externes, car s'insérant sur le bord externe du méta et de la première phalange.
Ils sont de la profondeur à la superficie :
- court fléchisseur ;
- opposant ;
- court abducteur.

Le groupe interne est composé de deux muscles qui s'insèrent sur le bord interne du premier méta et de P1 :
- l'abducteur du pouce ;
- le premier interosseux palmaire.

CHIRURGIE DE LA MAIN

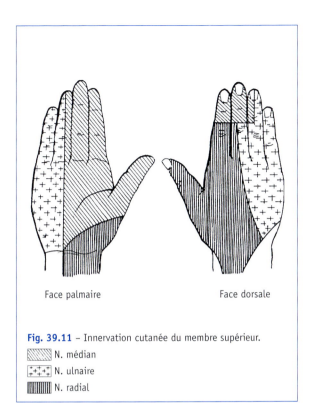

Fig. 39.11 – Innervation cutanée du membre supérieur.

- N. médian
- N. ulnaire
- N. radial

F. VAISSEAUX ET NERFS

Le poignet et la main sont vascularisés par les branches terminales des artères radiale et ulnaire cubitale.
Ainsi sont réalisées deux arcades artérielles (**Fig. 39.10**) :
- l'arcade palmaire superficielle ;
- l'arcade palmaire profonde.

Les veines sont satellites des artères.
L'innervation sensitive de la main est réalisée par trois nerfs, qui sont les nerfs médian, ulnaire cubital et radial (**Fig. 39.11**).

2. PROBLÈMES GÉNÉRAUX POSÉS PAR LA CHIRURGIE DE LA MAIN

A. INSTALLATION

a. Principes généraux

Toute la chirurgie de la main doit se faire avec une installation stéréotypée qui est une installation de tout le membre supérieur.
Avant l'entrée en salle, qu'il s'agisse de chirurgie réglée ou de chirurgie d'urgence, le membre supérieur doit être préparé.

- Les ongles coupés et nettoyés.
- Les doigts et la main savonnés et brossés.
- La main, l'avant-bras et le bras rasés.
- Un premier badigeonnage d'antiseptique est effectué.

Le patient est installé en décubitus dorsal, le membre supérieur reposant sur une table à bras, un garrot pneumatique est mis en place à la racine du membre. Il sera gonflé ou non selon les besoins.
Dans le cadre de l'urgence et après la réalisation de l'anesthésie, on doit compléter la préparation mentionnée ci-dessus par un lavage et un brossage de la plaie au moyen d'une solution antiseptique et d'une brosse stérile manipulée avec des gants.

b. Installation des champs

Elle est stéréotypée quel que soit le type de chirurgie.

- Le membre est badigeonné jusqu'au garrot à l'aide d'un pinceau.
- Il est recouvert d'un jersey stérile.
- La table est recouverte d'une toile imperméable.
- La racine du membre est recouverte par deux champs carrés disposés en cravate autour du garrot.
- Actuellement, on dispose de champs perforés ou non tissés.
- L'installation est terminée par la mise en place de deux grands draps : le premier recouvrant la table à bras et les membres inférieurs du patient, le second est tendu à la tête du malade entre deux pieds à sérum séparant le champ des anesthésistes.
- On installe ensuite le bistouri électrique.

c. Table à instruments

Hormis quelques cas d'interventions tout à fait mineures, il faut toujours installer une table à instruments sur laquelle on dispose les instruments de base nécessaires à toute chirurgie de la main. Ce sont des instruments fins, courts et atraumatiques. Les lames de bistouri utilisées sont les n° 11 et n° 15. L'écartement est réalisé par de petits écarteurs, peu encombrants.

- Petit Farabeuf.
- Écarteur à griffe.
- Crochets à peau dits crochets de Gillis.
- Crochets à tendons.

Mais la peau est plus volontiers maintenue écartée par des fils tracteurs : fil monobrin non résorbable monté sur pince fine type Halsteadt.
Le matériel d'ostéosynthèse est essentiellement constitué par des broches de petit diamètre (8 à 12/10e) qui sont de préférence mises en place à l'aide d'un moteur à air comprimé, plutôt qu'avec une poignée américaine. Il faudra prévoir de quoi plier et couper les broches (pince universelle, pince coupante). Quand un geste vasculaire ou nerveux est envisagé, il faut pouvoir disposer en outre d'une boîte dite de microchirurgie qui contient au minimum un porte-aiguilles, des ciseaux, une pince de Dumont et un clamp rapprocheur.

Pour faciliter la contention des doigts, il est souvent nécessaire d'utiliser une main de plomb : il s'agit d'une attelle malléable permettant de maintenir la main dans la position désirée.

B. ANESTHÉSIE

a. L'anesthésie locale des doigts

L'anesthésie locale en bague est dangereuse pour la vascularisation des doigts, *a fortiori* lorsqu'elle est associée à un « garrot à doigt » (tige de caoutchouc serrée à la base du doigt). Lorsqu'elle est réalisée, l'anesthésie locale doit être faite par voie commissurale. Elle doit être réservée à des gestes mineurs et lorsque l'acte chirurgical n'intéresse qu'un seul doigt. En effet, dans le cas contraire, il peut y avoir potentialisation des doses et il faut recourir à un autre type d'anesthésie.

b. Les blocs tronculaires (médian, cubital, radial, musculocutané)

Ces blocs réalisent une anesthésie durable du territoire correspondant, mais ne permettent pas l'utilisation prolongée du garrot.

c. L'anesthésie locorégionale intraveineuse

Elle est obtenue par l'administration intraveineuse d'anesthésie locale dans le membre supérieur rendu préalablement exsangue et exclu de la circulation par un garrot pneumatique. Il y a quelques inconvénients.

- Temps opératoire limité au temps du garrot (60 à 90 min).
- Garrot parfois mal toléré à partir de la 60ᵉ min.
- Risque de dégonflage accidentel du garrot avec possibilité d'accident général.
- Disparition rapide de l'analgésie en fin d'anesthésie.
- Technique ne permettant pas la levée du garrot avant la fermeture et qui empêche donc de réaliser une bonne hémostase.

d. L'anesthésie plexique

C'est l'anesthésie locorégionale de choix. Elle permet l'utilisation du garrot et apporte une analgésie prolongée.
En dehors des contre-indications d'ordre médical (troubles de la conduction cardiaque, terrains allergiques, troubles neurologiques), la seule limite de cette technique est apportée par la possibilité de coopération du malade (contre-indiquée chez les grands anxieux et les jeunes enfants). Dans tous les cas, la panseuse devra veiller au confort du malade qui ne dort pas pendant l'intervention, surtout si celle-ci est prolongée.

e. L'anesthésie générale

Elle garde la faveur de nombreux chirurgiens. Elle est nécessaire dans certains cas : enfant jeune, contre-indication au bloc plexique, emploi de lambeaux de couverture cutanée à distance.

f. Le couplage anesthésie générale et plexique

Elle peut être utilisée lors de geste de replantation digitale ou de membre. L'anesthésie plexique permet une vasodilatation du membre.

C. LE GARROT EN CHIRURGIE DE LA MAIN

La chirurgie de la main doit être la plus atraumatique possible : ceci nécessite une bonne visualisation des différentes structures qui n'est réalisable qu'en présence d'un champ opératoire exsangue, ce qui souligne l'intérêt de l'hémostase préventive par garrot.

On utilise un garrot pneumatique, placé à la partie proximale du membre, qui fonctionne de façon manuelle ou automatique. Avant le gonflage du garrot, il est impératif de vider le membre de son sang et ce de trois façons :
- simple élévation du membre le temps de l'installation ;
- bande de caoutchouc type Esmarch® ;
- de préférence par une bande Velpeau® (moins traumatisante).

La pression du garrot doit être supérieure à la pression systolique. En pratique, chez un adulte, le garrot sera gonflé à une pression de 250 à 300 mm de mercure et chez l'enfant de 150 à 200 mm de mercure.

La durée de l'ischémie ne doit pas excéder 1 h 30, et ce temps doit être diminué chez les sujets au terrain vasculaire déficient.

En fin d'intervention, le garrot doit être dégonflé :
- soit avant la fermeture pour parfaire l'hémostase ;
- soit après le pansement.

D. SITES DONNEURS DE GREFFE

Dans le cadre de l'urgence, comme en chirurgie réglée, il est fréquent d'avoir à recourir à des greffes de peau, de veine, de nerf.

Cette nécessité est un argument supplémentaire à l'installation de tout le membre supérieur sous un garrot placé à sa racine. Ces greffons sont presque toujours prélevables au niveau de l'avant-bras. Cependant, en cas de perte importante du capital de couverture cutanée, il faudra prévoir en outre la possibilité d'un lambeau pédiculé à distance, dont le type le plus souvent utilisé est le lambeau inguino-abdominal de Mac Gregor. Ce lambeau est pédiculé sur l'artère circonflexe iliaque superficielle (**Fig. 39.12**). D'autres lambeaux à distance sont possibles (hétérobrachial, sous-mammaire, etc.).

En cas de perte de substance cutanée importante, la possibilité d'avoir à recourir à des lambeaux pédiculés à distance impose leur préparation dans l'installation et le choix de l'anesthésie générale.

CHIRURGIE DE LA MAIN

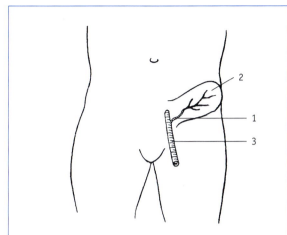

Fig. 39.12 – Lambeau pédiculé sur l'artère circonflexe iliaque superficielle.
1. A. iliaque superficielle
2. Lambeau de Mac Gregor
3. A. fémorale

(*Cf.* montage de lambeau – **Fig. 39.23**.)

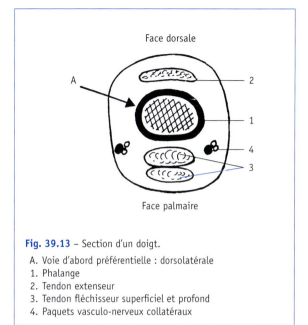

Fig. 39.13 – Section d'un doigt.
A. Voie d'abord préférentielle : dorsolatérale
1. Phalange
2. Tendon extenseur
3. Tendon fléchisseur superficiel et profond
4. Paquets vasculo-nerveux collatéraux

E. LES VOIES D'ABORD

Elles répondent à des principes généraux.

Elles doivent éviter deux écueils essentiels communs à toute la chirurgie de la main :
– la lésion des paquets vasculo-nerveux qui sont superficiels au niveau des doigts (**Fig. 39.13**) ;
– la constitution de cicatrice vicieuse (bride rétractile) que l'on prévient en faisant des incisions sinueuses qui ne coupent perpendiculairement aucun pli de flexion.

Dans le cadre de la chirurgie d'urgence, les voies d'abord sont le plus souvent constituées par l'agrandissement des plaies qui se fait selon les préceptes énoncés précédemment.

F. LE PANSEMENT ET L'IMMOBILISATION

a. Pansement

En chirurgie de la main, ce temps est capital et il doit être réalisé en fin d'intervention par le chirurgien lui-même.

• La main doit être nettoyée au sérum.

• Les incisions sont protégées par des compresses sèches ou imbibées de sérum qui ne doivent jamais être circulaires pour éviter tout effet de striction. En cas de perte de substance cutanée superficielle, on utilise un tulle gras en une ou deux épaisseurs.

• Mise en place de compresses entre chaque doigt.

• Mise en place sur la face dorsale et sur la face palmaire d'un pansement dit « américain », et surtout dans la première commissure pour maintenir le pouce en antéposition.

• Ce pansement est maintenu par une bande Velpeau® modérément serrée.

• En fin de pansement, les extrémités digitales doivent être visibles et surveillables.

• Après l'intervention, la main doit être maintenue surélevée sur un coussin suspendu à une potence.

• En règle générale, le premier pansement est réalisé à la 48e heure.

b. Immobilisation

LA MAIN PEUT ÊTRE IMMOBILISÉE DE DEUX FAÇONS

• Les attelles métalliques sont jugées le plus souvent trop souples.

• Les attelles plâtrées sont préférées par la plupart des chirurgiens.

LA POSITION D'IMMOBILISATION

• Le poignet est immobilisé de façon variable selon les lésions.

• La métacarpophalangienne est immobilisée à 60° au max.

• L'interphalangienne proximale est immobilisée entre 0° et 40°.

• L'interphalangienne distale est immobilisée entre 20 et 30° de flexion.

• Le pouce est toujours immobilisé en opposition-abduction maximale de façon à maintenir la première commissure largement ouverte, car elle a tendance à se rétracter.

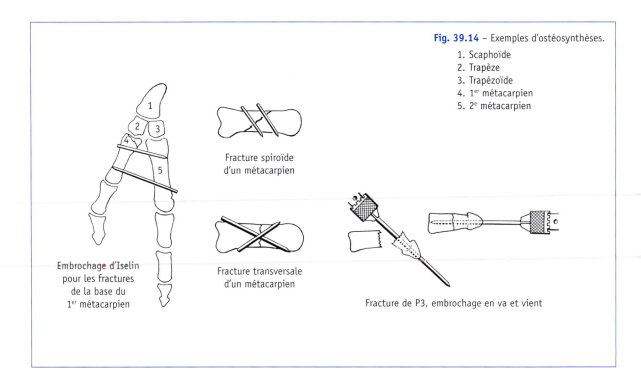

Fig. 39.14 – Exemples d'ostéosynthèses.
1. Scaphoïde
2. Trapèze
3. Trapézoïde
4. 1er métacarpien
5. 2e métacarpien

Embrochage d'Iselin pour les fractures de la base du 1er métacarpien

Fracture spiroïde d'un métacarpien

Fracture transversale d'un métacarpien

Fracture de P3, embrochage en va et vient

3. LA MAIN TRAUMATIQUE

Seront exposés successivement les différents problèmes soulevés par la réparation :
- du squelette ;
- des tendons ;
- des vaisseaux et des nerfs ;
- de la couverture cutanée.

A. LE SQUELETTE

Au niveau de la main, l'ostéosynthèse doit aboutir à un squelette axé et stabilisé :
– axé dans tous les plans pour permettre le libre jeu des tendons ;
– stabilisé pour permettre la mobilisation précoce et ainsi éviter l'enraidissement.

Les matériels de synthèse utilisés le plus souvent sont les broches métalliques, plus rarement les « mini-vis » et les fixateurs externes.

a. Les broches

Elles ont un diamètre adapté aux fragments à synthéser (leur diamètre se situe le plus souvent entre 8 et 16/10e mm). Elles doivent être mises au moteur à air comprimé. En effet, la corticale des os de la main est très dure. L'utilisation de la poignée américaine oblige pour pénétrer ces corticales à exercer des forces très importantes sur les broches. Celles-ci y résistent mal en raison de leur finesse et de leur souplesse, et ces pressions importantes risquent de refendre les petits fragments et de les déplacer.

Les broches peuvent être mises soit à travers la peau (brochage percutané) soit sous contrôle de la vue.

Les broches peuvent être enfouies ou extériorisées selon les différentes lésions et les habitudes de chacun. La **Fig. 39.14** donne quelques exemples d'ostéosynthèse par broches.

b. La fixation externe

Elle est utilisée beaucoup plus rarement. Elle est nécessaire en cas de comminution osseuse, ou de perte de substance osseuse.

On peut utiliser le minifixateur type Hoffman ou Orthofix®, mais il pose le problème de son encombrement et de son coût. Le plus souvent, on fait appel à un fixateur réalisé avec des broches (deux broches dans chaque fragment, qui sont reliées à l'extérieur par du ciment chirurgical) (**Fig. 39.15**).

B. LES TENDONS

Nous opposerons dans ce chapitre les plaies des tendons extenseurs et des tendons fléchisseurs qui posent des problèmes totalement différents.

- Problème de tactique opératoire.
- Problème de pronostic ultérieur.

CHIRURGIE DE LA MAIN

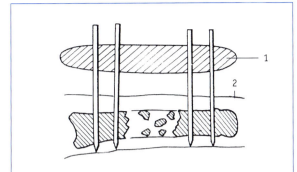

Fig. 39.15 – Utilisation du fixateur externe au ciment pour le traitement d'une fracture comminutive.
1. Ciment chirurgical
2. Peau

a. Les extenseurs

La technique est en règle générale facile.

• Les extrémités sont facilement repérées car elles ne se rétractent pas.

• Les voies d'abord correspondent à l'agrandissement des plaies en dorsolatéral au niveau des doigts, en S sur le dos de la main.

• La suture se fait simplement par des points en U de fil non résorbable monobrin 4 ou 5/0.

CAS PARTICULIERS

Mallet finger

Il s'agit de la rupture ou de la section de l'extenseur au niveau de son insertion distale sur P3. Cette lésion entraîne une déformation du doigt en marteau.
La réparation chirurgicale, si elle est réalisée, est de toute façon protégée par l'immobilisation de l'interphalangienne distale en hyperextension par une broche axiale. En cas de rupture fermée, la simple immobilisation en hyperextension peut suffire (**Fig. 39.16**).

Doigt en boutonnière

Il s'agit de la section de la bandelette médiane de l'extenseur au niveau de la face dorsale de l'interphalangienne proximale (**Fig. 39.17**). Cette lésion entraîne une déformation du doigt en boutonnière qui associe une flexion forcée de l'interphalangienne proximale et une hyperextension de l'interphalangienne distale. Ainsi, l'interphalangienne proximale s'engage au travers de bandelettes latérales comme au travers d'une boutonnière. La réparation chirurgicale est indispensable pour éviter la pérennisation de la déformation. Ici aussi, il s'agit d'une toute petite bandelette tendineuse et la réparation doit être protégée par une broche oblique immobilisant l'interphalangienne proximale en extension.

b. Les fléchisseurs

La technique de réparation est beaucoup plus difficile et elle doit être extrêmement rigoureuse. En effet, le bout proximal peut être difficile à retrouver du fait de sa rétraction et on peut être amené à utiliser des artifices techniques :

– une canule fine d'aspiration introduite dans la gaine du tendon ;
– ou une tige de Silastic® qui va aller sur le tendon et permettre de repérer le niveau du bout proximal pour guider une contre-incision ;
– dans tous les cas, il faut rester atraumatique, ne pas manipuler l'extrémité du tendon avec des pinces et utiliser des fils tracteurs ou des aiguilles de type intramusculaire pour épingler les extrémités du tendon.

LA RÉPARATION DOIT ÊTRE MINUTIEUSE

Il faut en effet rappeler que :
– les tendons fléchisseurs sont au nombre de deux par doigt long (un superficiel, un profond) ;
– ils coulissent l'un sur l'autre ;

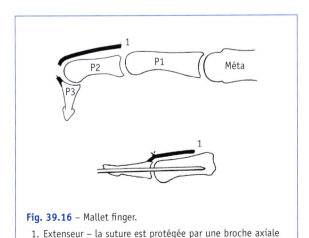

Fig. 39.16 – Mallet finger.
1. Extenseur – la suture est protégée par une broche axiale

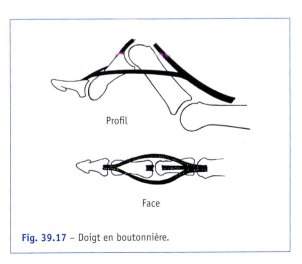

Fig. 39.17 – Doigt en boutonnière.

- ils passent à l'intérieur de poulies ;
- au niveau du doigt, ils sont dans un canal très étroit ;
- leur course est importante.

L'ensemble de ces conditions anatomiques et physiologiques impose que :
- la réparation n'entraîne pas de bourrelets sur les sutures qui pourraient gêner la course des tendons dans les passages étroits ;
- la réparation soit assez solide pour permettre une mobilisation immédiate afin d'éviter que les tendons n'adhèrent l'un à l'autre et au tissu de voisinage.

La réparation est effectuée éventuellement sous loupe. Le plus souvent, on effectue un point en cadre au fil monobrin non résorbable 4 ou 5/0 (**Fig. 39.18**).

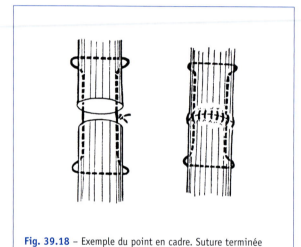

Fig. 39.18 – Exemple du point en cadre. Suture terminée avec surjet circulaire 6/0.

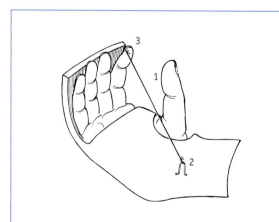

Fig. 39.19 – Appareillage type Kleinert.
1. Élastique
2. Anneau d'ancrage dans le plâtre (trombone déplié)
3. Fil passé dans l'ongle

Après la mise en place du point en cadre, un surjet circulaire permet de parfaire l'affrontement, il est réalisé avec un fil monobrin non résorbable 6/0.

Après fermeture cutanée, on réalise dans la plupart des cas une immobilisation par une attelle dorsale maintenant le poignet et les métacarpophalangiennes en flexion, un fil est passé dans le bord libre de l'ongle qui permettra la mise en place d'un montage type Kleinert pour au moins trois semaines (**Fig. 39.19**). Le fil est relié à un élastique qui assure la flexion passive des doigts, tandis que l'on fait travailler l'extension activement. Ce mode de rééducation évite au maximum le risque d'adhérences sans solliciter la suture en traction.

C. LES VAISSEAUX ET LES NERFS : UTILISATION DU MICROSCOPE

La réparation des lésions des vaisseaux et des nerfs de la main fait appel aux techniques microchirurgicales.

En règle générale, avant l'intervention, l'examen de la main (coloration, sensibilité, motricité) permet de reconnaître les lésions vasculaires et nerveuses et de prévoir les cas où leur réparation sera nécessaire.

Dans tous les cas, l'installation du blessé devra permettre la mise en place du microscope opératoire. Dans les cas où son utilisation est prévue, le microscope est mis en place avant l'installation des champs et il est préréglé par l'opérateur lui-même pour garantir les meilleures conditions de confort et de visibilité pour cette chirurgie souvent longue et minutieuse.

Cette bonne installation du chirurgien dépend du réglage de trois facteurs :
- le microscope ;
- la table ;
- le siège.

♦ *Remarque* ♦ Le microscope nécessite quelques mesures d'entretien précisées dans la notice du fabricant (en particulier nettoyage des optiques, vérification des lentilles et des lampes, etc.) qui doivent être assurées régulièrement.

a. Réglage du microscope

- Réglage de l'écart interpupillaire.
- Réglage des oculaires à la vue de l'opérateur.
- Réglage de l'inclinaison du tube et de la place de l'optique destiné à l'aide.
- Vérification de la bonne mobilité des rotules et de la propreté des oculaires.
- Essai de mise au point au plus fort grossissement.

Le microscope est ensuite retiré pour permettre l'installation des champs.

La *table* sur laquelle repose la main traumatisée doit permettre :
- de faire reposer les avant-bras de l'opérateur de façon à augmenter la précision du geste, limiter la fatigue et éviter d'éventuels tremblements ;

– de reposer à portée de main les instruments microchirurgicaux qui sont manipulés le plus souvent hors vue. En effet, l'opérateur ne quitte pas des yeux le champ microscopique. Ainsi, les tables à bras habituelles n'offrent pas une surface suffisante pour répondre à ces différents impératifs, et nous avons l'habitude d'utiliser une table à instruments placée à hauteur de la table d'opération, sur laquelle nous faisons reposer le bras du patient. Ceci n'empêche pas de préparer une deuxième table à instruments pour y disposer les instruments de macrochirurgie usuels de façon qu'ils n'encombrent pas la première table.

Après ces préparatifs, le membre supérieur est badigeonné jusqu'au garrot, les champs sont installés et l'intervention commence par le parage des plaies et la stabilisation du squelette.

b. Instruments microchirurgicaux

- Ils sont très coûteux et extrêmement fragiles : leurs extrémités sont faussées par le moindre choc. Ils doivent donc être manipulés avec précaution, en particulier lors de leur nettoyage.
- Trois sont nécessaires :
  - un micro-porte-aiguilles ;
  - des micro-ciseaux ;
  - une pince de Dumont.
- Il faut en outre pour la chirurgie vasculaire un clamp rapprocheur (type Ikuta).
- Les fils utilisés vont de 7/0 à 11/0.
- Il est nécessaire de disposer d'une seringue munie d'une aiguille à bout mousse pour irriguer le champ. En effet, toutes les interventions microchirurgicales se font en irrigation quasi continue.

c. Technique de la suture nerveuse

La suture directe n'est possible que si les branches de section sont nettes et qu'elle peut s'effectuer sans tension excessive.

Dans les autres cas, il faudra régulariser les extrémités et interposer un greffon (souvent lors d'un deuxième temps opératoire).

La suture est habituellement épipérineurale (**Fig. 39.20**).
Elle doit être étanche.

Elle doit assurer une bonne concordance des fascicules. Le principal écueil de cette chirurgie est représenté par le risque d'erreur dans l'orientation des fascicules, entraînant un mélange des fibres sensitives et des fibres motrices dans les nerfs mixtes qui n'aboutissent plus aux effecteurs auxquels elles étaient destinées.

d. Technique de la suture vasculaire

Ici aussi la suture doit pouvoir s'effectuer sans tension, sinon il faudra interposer un greffon (en général veine prélevée sur l'avant-bras).

Les points doivent être répartis très régulièrement sur la circonférence de l'anastomose de façon que celle-ci soit étanche, circulaire et non sténosée.

Pour amener au contact l'une de l'autre les extrémités vasculaires à suturer, malgré leur élasticité, on utilise un clamp rapprocheur (**Fig. 39.21**).

Le principal écueil de cette chirurgie est le risque de thrombose de l'anastomose.

D. LA COUVERTURE CUTANÉE

En l'absence de couverture cutanée, la meilleure réparation des tendons, des os, des vaisseaux et des nerfs est vouée à l'échec. Ces éléments doivent être impérativement recouverts.
La couverture cutanée peut se faire par la suture cutanée directe ou la greffe de peau.

a. La suture cutanée directe

Celle-ci n'est pas toujours possible en raison des dégâts occasionnés par le traumatisme et en raison du parage nécessaire

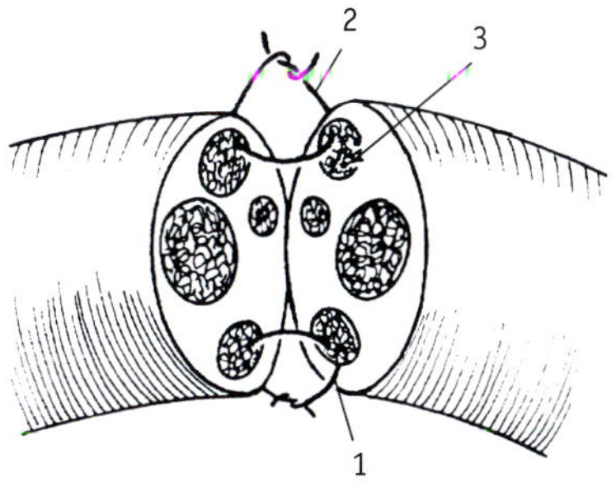

Fig. 39.20 – Suture épipérineurale.
1. Épineural
2. Périneural
3. Fascicule

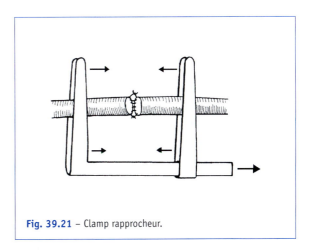

Fig. 39.21 – Clamp rapprocheur.

des berges cutanées souvent déchiquetées, souillées et contuses sur une importante surface.

Lorsqu'elle est possible, elle est réalisée avec un fil monobrin fin (4/0). Il faut éviter que les cicatrices siègent rectilignes sur les axes de tension et qu'elles coupent perpendiculairement les plis de flexion de façon à éviter les brides rétractiles cicatricielles. Les plaies seront donc modifiées dans leur direction pour éviter ce risque (agrandissement selon les lignes sinueuses, plastie en Z).

b. Les greffes de peau

Elles ne peuvent être posées que sur un sous-sol bien vascularisé. Elles ne peuvent donc recouvrir directement un segment osseux ou un tendon. Les prélèvements de peau se font au rasoir de Lagro, ou au dermatome sur l'avant-bras.

Un tendon à nu, un os, une suture nerveuse devront être recouverts par un lambeau vascularisé.

Il en existe de deux types.

- *Les lambeaux locaux* dont le type est le lambeau latéral de Bunnel (**Fig. 39.22**).

- *Les lambeaux à distance* sont utilisés pour de plus grandes pertes de substances. Le type est le lambeau inguino-abdominal de Mac Gregor (**Fig. 39.23**). On le voit sur le schéma appliqué sur le dos de la main. Pour que ce lambeau puisse être réalisé, il faudra avoir prévu une anesthésie générale, le rasage du pubis, l'installation de la région de l'aine dans les champs.

E. MAINS COMPLEXES : STRATÉGIE DE TRAITEMENT

Le traitement de ces grands traumatismes (écrasement, accidents par les toupies des menuisiers, etc.) repose sur des principes simples.

- Il ne faut chercher à conserver à tout prix que les éléments qui ont quelque chance de retrouver une utilité fonctionnelle.

- Tous les éléments nobles réparés doivent être recouverts et le plan de couverture cutanée doit être fait avant le début de l'intervention, de façon à prévoir les sites donneurs de greffe ou de lambeau.

- Les temps opératoires se succèdent dans un ordre immuable :

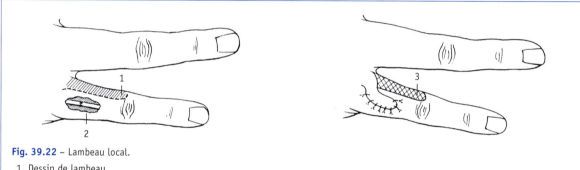

Fig. 39.22 – Lambeau local.
1. Dessin de lambeau
2. Perte de substance cutanée exposant une suture du tendon extenseur
3. Zone donneuse recouverte d'une greffe de peau fine. Le lambeau est en place

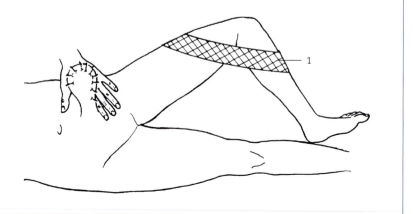

Fig. 39.23 – Lambeau de Mac Gregor.
La zone donneuse peut être suturée directement par mise en flexion de la cuisse. La flexion est maintenue par un élastoplaste autour du genou.
1. Élastoplaste

– le parage est effectué en premier, le plus souvent sous garrot pneumatique. Il est à la fois complet et économique ;
– la réparation commence par la stabilisation du squelette, cette stabilité est nécessaire pour les temps ultérieurs ;
– on répare ensuite rapidement les tendons (les tendons fléchisseurs sont plus profonds que les paquets vasculo-nerveux, ils doivent donc être réparés avant eux) ;
– ensuite, après lâcher du garrot, vient le temps de la revascularisation ;
– les nerfs sont réparés ensuite tranquillement, le temps d'ischémie étant terminé ;
– la couverture cutanée termine l'opération, elle s'effectue le plus souvent sur un drainage aspiratif (mini-Redon placé à distance des structures vasculo-nerveuses).

Il faut rappeler que le pansement et l'immobilisation constituent deux temps importants qui doivent être réalisés avant le réveil du malade.

4. QUELQUES EXEMPLES COURANTS DE CHIRURGIE RÉGLÉE

A. LE SYNDROME DU CANAL CARPIEN

Le nerf médian au niveau du poignet s'engage sous le ligament annulaire antérieur du carpe qui constitue le couvercle d'un tunnel inextensible : le canal carpien.
Dans ce canal, le nerf est fréquemment comprimé, ce qui entraîne à des degrés variables :
– des douleurs et des troubles de la sensibilité au niveau de la face palmaire des trois premiers doigts ;
– un déficit moteur au niveau des muscles de l'éminence thénar.

a. Le traitement chirurgical conventionnel

• Ouverture du canal carpien par section du ligament annulaire antérieur du carpe.

• Neurolyse qui sera poussée d'autant plus loin que la compression est ancienne et que le nerf a un aspect scléreux :
– neurolyse simple : section longitudinale de l'épinèvre ;
– neurolyse intrafasciculaire : sous loupe ou sous microscope, les fascicules sont repérés et libérés les uns des autres.

INSTALLATION

Elle est la même que celle que nous avons décrite pour toute la chirurgie de la main, avec un garrot pneumatique de la racine du membre.

VOIE D'ABORD (**Fig. 39.24**)

Elle répond aux impératifs suivants :

– être sinueuse et ne pas couper perpendiculairement le pli de flexion pour éviter les brides cicatricielles ;
– offrir une bonne exposition du nerf médian sans risquer de blesser la branche cutanée sensitive qui est très superficielle.

Le médian est repéré dans le haut de l'incision, puis le ligament annulaire est sectionné sur toute sa hauteur (jusque dans la paume de la main) avec précaution pour ne pas couper la branche motrice destinée à l'éminence thénar. Le ligament est épais et solide, sa section est le plus souvent réalisée avec des ciseaux de Metzenbaum.

La neurolyse est effectuée ensuite avec des instruments fins ; section longitudinale de l'épinèvre.

Si le nerf est le siège d'un étranglement scléreux ancien, il faudra pousser la neurolyse plus loin :
– loupes ou microscopes ;
– instruments microchirurgicaux avec au minimum pince de Dumont, micro-ciseaux.

FERMETURE

Elle est réalisée simplement en deux plans (sous-peau et peau), évidemment pas de fermeture du ligament annulaire.
Si on met en place un drainage aspiratif, il faudra éviter qu'il soit en contact direct avec le nerf.

PANSEMENT

Il doit être modérément compressif.

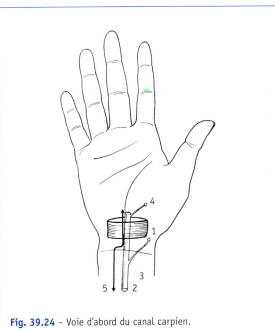

Fig. 39.24 – Voie d'abord du canal carpien.
1. Canal carpien
2. N. médian
3. Branche sensitive cutanée
4. Branche motrice thénarienne
5. Tracé de l'incision

b. Techniques endoscopiques

Depuis quelques années, il s'est développé de nouvelles techniques de libération du canal carpien. Il s'agit de techniques endoscopiques utilisant de mini-abords, un arthroscope et un matériel endoscopique spécifique (tunneloscopie, Agee, Chow).

Toutes ces techniques ont comme point commun de couper le ligament annulaire antérieur du carpe (LAAC) par sa face endocanalaire, à son bord cubital pour diminuer les risques de lésion du nerf médian et de ses branches.

L'installation est la même que pour toute la chirurgie de la main. Le garrot pneumatique n'est pas toujours obligatoire.

LA TECHNIQUE D'AGEE (Fig. 39.25)

Il s'agit d'une technique ne comportant qu'une voie d'abord et utilisant un ancillaire spécifique comprenant deux dilatateurs qui préparent le passage du porte-lame avec optique co-axiale spécifique fournie avec l'ancillaire et une lame à usage unique. Sont également nécessaires un bistouri, une pince à disséquer, deux écarteurs à griffes, et une spatule.

L'abord initial se fait par une incision transversale de 1 à 2 cm dans le pli de flexion du poignet, en dedans du tendon du muscle palmaris longus.

Les différents dilatateurs permettent après cathétérisation du canal carpien de créer un espace dans lequel sera introduit le porte-lame. Avant toute introduction, il faut avoir bien vérifié le bon fonctionnement de la lame qui doit se relever en actionnant la gâchette. Le bon positionnement de la canule porte-lame est soigneusement vérifié, puis la section est réalisée de distal en proximal par la lame relevée.

Un contrôle optique de l'intégralité de la section du LAAC est réalisé par un nouveau passage du porte-lame en position rétractée.

LA TECHNIQUE DE CHOW

Il s'agit d'une technique à deux voies qui utilise elle aussi un ancillaire spécifique : une canule fendue en haut et ouverte à ses deux extrémités permet l'introduction de l'optique arthroscopique standard d'un côté et d'un couteau rétrograde de l'autre. Un appui « champ roulé » maintient le poignet en extension pour faciliter l'introduction de la canule.

L'abord initial est proximal ; c'est le même que pour la technique d'Agee. La voie distale est réalisée après repérage de l'extrémité distale du LAAC par palpation sous-cutanée de la canule introduite par la voie proximale.

La discision de l'aponévrose palmaire superficielle permet de repérer les éléments nobles et de les écarter pour ressortir en toute sécurité l'extrémité de la canule.

L'endoscope est introduit par la voie distale et le couteau rétrograde par la voie proximale après un premier passage de l'optique pour vérifier l'absence d'interposition entre le ligament annulaire antérieur du carpe et la fenêtre de la canule (confirmée par la visualisation des stries transversales du LAAC).

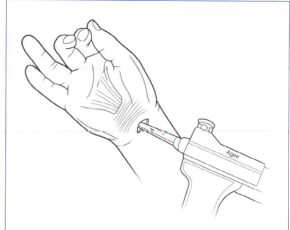

Fig. 39.25 – Technique d'Agee. Introduction du ciseau spécifique porte-optique.

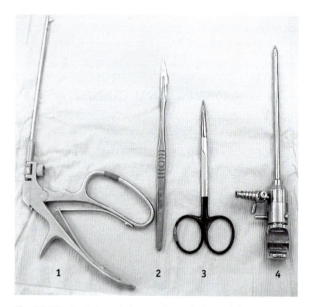

Fig. 39.26 – Technique de la tunneloscopie (matériel).
1. Ciseau à méniscectomie
2. Bistouri lame n° 11
3. Ciseau à disséquer
4. Canule d'arthroscopie 4,5 mm

LA TECHNIQUE DE LA TUNNELOSCOPIE

Cette technique à deux voies également n'utilise aucun ancillaire spécifique (Fig. 39.26).

Contrairement aux autres techniques précédentes, elle se fait par création d'une cavité virtuelle par irrigation de sérum physiologique de plus, elle est réalisée sous anesthésie locale pure (Xylocaïne® 1 % adrénalinée).

La voie d'abord proximale est la même que celle d'Agee. La cathétérisation du canal carpien se fait par introduction de la gaine d'arthroscopie et la création de la cavité de travail se fera par irrigation de sérum physiologique dès introduction de l'optique de 4,5 mm. La voie d'abord distale sera réalisée sous contrôle endoscopique et la section du ligament annulaire antérieur du carpe se fera de distal en proximal à l'aide des ciseaux à méniscectomie.

Quelle que soit la technique utilisée, le pansement est modérément compressif, et une immobilisation par attelle amovible une dizaine de jours peut permettre de diminuer les douleurs postopératoires.

B. LA MALADIE DE DUPUYTREN

Il s'agit d'une affection à l'étiologie mal connue, siégeant au niveau du tissu conjonctif de la face palmaire (essentiellement au niveau de l'aponévrose palmaire moyenne), elle entraîne progressivement une flexion irréductible des doigts aboutissant dans les formes évoluées à une importante perte de la fonction de la main.

La chirurgie a pour but de permettre à nouveau l'extension complète des doigts en excisant les tissus pathologiques.

a. Principe

Il s'agit donc essentiellement d'une aponévrectomie palmaire moyenne qui sera plus ou moins étendue selon les lésions et selon les convictions du chirurgien (certains sont partisans d'aponévrectomie large dans l'espoir d'éviter les récidives, d'autres sont partisans de se limiter strictement aux lésions gênantes).

Cette chirurgie présente deux difficultés.

- La dissection des pédicules vasculo-nerveux entourés de tissu pathologique est dangereuse pour eux.
- La couverture cutanée est compliquée par le risque de nécrose au niveau de la paume qui est mal vascularisée et va mal tolérer d'être décollée des plans profonds. De plus, la fermeture directe du revêtement cutané n'est pas toujours possible dans les formes évoluées. La peau est rétractée et l'allongement des doigts fait apparaître une perte de substance cutanée.

b. Installation

C'est la même que celle que nous avons déjà décrite. On utilise le plus souvent une main de plomb.

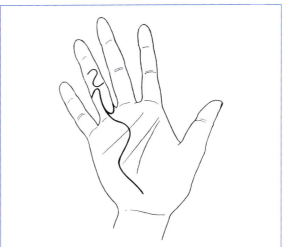

Fig. 39.27 – Les plasties en Z permettent la fermeture cutanée directe malgré l'allongement au niveau du 4e doigt.

c. Voies d'abord

Les voies d'abord possibles sont multiples et leur dessin est souvent compliqué.

Elles répondent aux impératifs suivants :
 – sinueuses, elles ne coupent pas perpendiculairement les plis de flexion ;
 – elles doivent permettre l'excision de tous les tissus pathologiques sans décollement excessif ;
 – elles sont dessinées à l'encre avant le début de l'intervention (**Fig. 39.27**).

Les berges cutanées sont manipulées précautionneusement au moyen de fils tracteurs (monobrin 4/0 monté sur des pinces fines) ; ces fils sont moins traumatisants que les écarteurs.

La dissection est longue et minutieuse, éventuellement sous microscope au niveau des doigts.

La fermeture est réalisée sur un drainage aspiratif (Redon) après hémostase minutieuse (lâcher de garrot).

Dans certains cas, la rétraction cutanée ancienne est telle que l'on peut prévoir de ne pas pouvoir refermer la peau. Dans ce cas, on réalise une incision transversale dans le pli de flexion palmaire (technique de Mac Cash). Cette incision sera laissée ouverte et un pansement gras sera réalisé (compresses grasses ou mousse de Silastic®).

40. Chirurgie de la hanche

1. LES BASES ANATOMIQUES (Fig. 40.1 à 40.5)

A. LE COTYLE ET LA TÊTE DU FÉMUR

La hanche est une articulation qui met en présence deux surfaces de forme sphérique : le cotyle et la tête du fémur.

a. Le cotyle

Situé à la face externe du bassin, il a une forme de sphère creuse. Il comporte deux parties.

- *Le croissant articulaire*, qui occupe la plus grande partie, se termine en bas par deux cornes (antérieure et postérieure) qui sont reliées par le ligament transverse de l'acétabulum.

- *L'arrière-fond*, inscrit dans le croissant, est en retrait par rapport à la surface articulaire. Il est tapissé par la synoviale qui se continue sur le ligament rond.

Le cotyle est entouré par une saillie osseuse, surtout en haut, que l'on appelle le sourcil cotyloïdien. Un peu au-dessus du sourcil, se trouve une gouttière à laquelle s'attache le tendon réfléchi du droit antérieur. Cette gouttière est un repère important pour l'implantation d'une butée ou pour le départ d'une ostéotomie du bassin de Chiari.

Au niveau de la partie basse des cornes du croissant, partent deux branches osseuses.

- *En avant*, la branche horizontale du pubis.

- *En arrière*, la branche descendante de l'ischion.

Ces deux branches contribuent à circonscrire le trou obturateur ou trou ischiopubien.

On considère généralement que deux piliers osseux circonscrivent le cotyle.

- *La colonne antérieure* qui se prolonge en bas et en avant par la branche horizontale du pubis.

- *La colonne postérieure* qui se prolonge en bas et en arrière par la branche descendante de l'ischion.

L'organisation de ces colonnes osseuses est importante pour comprendre la nomenclature du cotyle.

b. La tête du fémur

Elle a la forme d'une sphère pleine de même calibre que la sphère creuse du cotyle. Elle est encroûtée de cartilage et présente à son pôle inférieur une fossette où s'attache le ligament rond (fossette du ligament rond ou *fovea capitis*).

La tête du fémur est située à l'extrémité du col fémoral. Celui-ci a la forme d'un tronc de cône aplati qui s'élargit en dehors vers la région des trochanters. Le bord inférieur du col fémoral est renforcé et constitue à sa partie basse l'éperon de Merkel, zone très robuste.

La région du trochanter est située à l'union du col et de la diaphyse fémorale. Elle est constituée par deux tubérosités.

- *Le grand trochanter*, le plus volumineux, dépasse le niveau du bord supérieur du col fémoral. C'est sur lui que s'attachent les muscles petit et moyen fessiers qui sont très importants dans la mécanique de la hanche. La jonction entre la face externe du grand trochanter et la diaphyse est marquée par une saillie sur laquelle s'attache le muscle vaste externe : c'est la crête du vaste externe.

- *Le petit trochanter* est une petite saillie arrondie située près du bord inférieur du col, un peu en arrière de lui. Le tendon du muscle psoas s'y attache. Ce muscle est fléchisseur de la cuisse sur le bassin.

c. Les moyens d'union

Les deux parties articulaires sont réunies par une capsule articulaire, véritable manchon, renforcé par des ligaments et dont la face interne est tapissée de synoviale.

Le ligament rond est situé à l'intérieur de l'articulation. Il s'attache comme on l'a vu, sur la fossette du ligament rond et sur l'arrière-fond du cotyle s'insinuant par un de ses prolongements sous le ligament transverse de l'acétabulum.

CHIRURGIE DE LA HANCHE

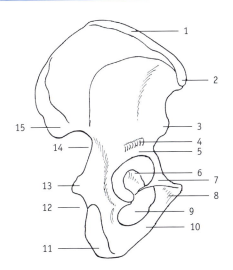

Fig. 40.1 – Face externe de l'iliaque.

1. Crête iliaque
2. Épine iliaque antéro-supérieure
3. Épine iliaque antéro-inférieure
4. Gouttière sus-cotyloïdienne (tendon réfléchi du m. droit antérieur)
5. Sourcil cotyloïdien
6. Arrière-fond de la cavité cotyloïde
7. Branche horizontale du pubis
8. Épine du pubis
9. Trou obturateur
10. Branche ischiopubienne
11. Tubérosité ischiatique
12. Petite échancrure sciatique
13. Épine sciatique
14. Grande échancrure sciatique
15. Épine iliaque postéro-inférieure

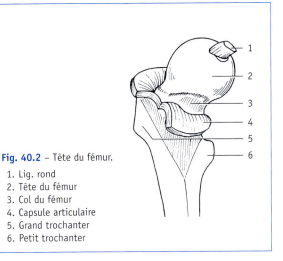

Fig. 40.2 – Tête du fémur.

1. Lig. rond
2. Tête du fémur
3. Col du fémur
4. Capsule articulaire
5. Grand trochanter
6. Petit trochanter

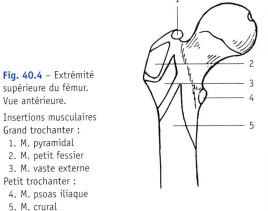

Fig. 40.4 – Extrémité supérieure du fémur. Vue antérieure.

Insertions musculaires
Grand trochanter :
1. M. pyramidal
2. M. petit fessier
3. M. vaste externe
Petit trochanter :
4. M. psoas iliaque
5. M. crural

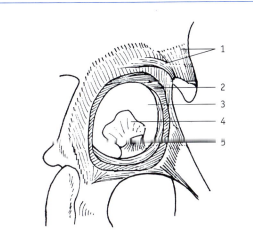

Fig. 40.3 – Cavité cotyloïde.

1. Tendons direct et réfléchi du m. droit antérieur
2. Bourrelet cotyloïdien
3. Cartilage articulaire
4. Arrière-fond
5. Lig. rond

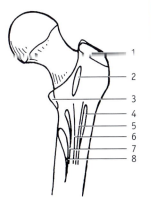

Fig. 40.5 – Extrémité supérieure du fémur. Vue postérieure.

Insertions musculaires :
1. M. moyen fessier
2. M. carré crural
3. M. psoas iliaque
4. M. grand fessier
5. M. grand adducteur
6. M. petit adducteur
7. M. pectiné
8. M. vaste interne

ORTHOPÉDIE – TRAUMATOLOGIE

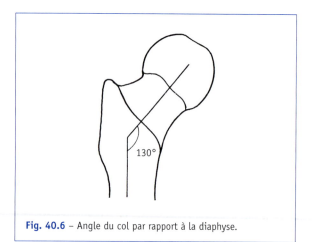

Fig. 40.6 – Angle du col par rapport à la diaphyse.

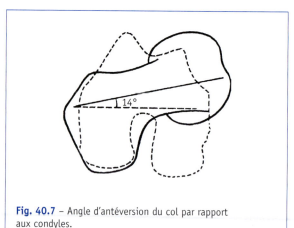

Fig. 40.7 – Angle d'antéversion du col par rapport aux condyles.

B. ORGANISATION GÉNÉRALE DE L'EXTRÉMITÉ SUPÉRIEURE DU FÉMUR (Fig. 40.6 et 40.7)

L'axe du col fémoral fait un angle d'environ 130° avec celui de la diaphyse. Il n'est pas situé dans le plan frontal mais obliquement vers l'avant par rapport à lui. C'est l'angle d'antéversion. Cela signifie que pour mettre le col fémoral dans un plan frontal, il faut tourner le membre inférieur vers l'intérieur d'un angle égal à l'angle d'antéversion.

Lorsqu'on fait une radiographie de l'extrémité supérieure du fémur, on constate qu'il existe des travées osseuses. Les plus importantes partent de l'éperon de Merkel (jonction entre diaphyse et bord inférieur du col). Elles montent vers la tête du fémur où elles s'écartent en éventail.

D'autres travées existent dans la région des trochanters. L'organisation de ces travées laisse deux points faibles :
- l'un au niveau de la région trochantérienne ;
- l'autre en plein col.

Cela explique la disposition habituelle des deux grandes familles de fractures du col :
- les fractures pertrochantériennes ;
- les fractures cervicales vraies.

C. LA VASCULARISATION DE LA TÊTE FÉMORALE (Fig. 39.8)

Elle est dominée par une artère principale : l'artère circonflexe postérieure. Branche de l'artère fémorale, elle passe sous le bord inférieur du col puis à sa face postérieure. Elle s'épanouit à son bord supérieur en plusieurs branches qui pénètrent la tête. La disposition de cette artère est importante à connaître car :
- elle peut être lésée dans certaines fractures du col, entraînant alors une nécrose secondaire de la tête ;
- elle doit être respectée dans la chirurgie de la hanche qui conserve la tête du fémur (cupules).

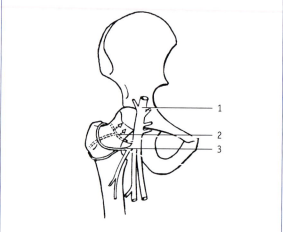

Fig. 40.8 – Artères de la tête fémorale.
1. A. fémorale
2. A. circonflexe postérieure
3. A. circonflexe antérieure

Le sang de la tête fémorale vient pour une toute petite part de :
- l'artère circonflexe antérieure ;
- l'artère du ligament rond ;
- le sang intraosseux venant de la diaphyse.

D. LES BASES PHYSIOLOGIQUES – LE MOYEN FESSIER

La forme des surfaces articulaires en présence laisse prévoir une mobilité selon les trois plans de l'espace.
- *Plan sagittal* : flexion-extension.
- *Plan frontal* : abduction-adduction.
- *Plan horizontal* : rotation externe-rotation interne.

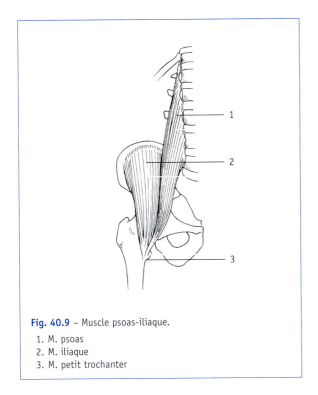

Fig. 40.9 – Muscle psoas-iliaque.

1. M. psoas
2. M. iliaque
3. M. petit trochanter

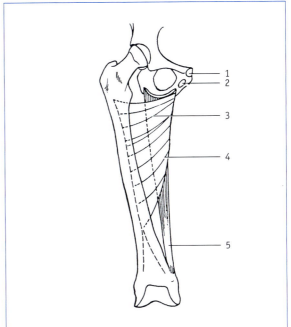

Fig. 40.10 – Muscles adducteurs.

1. Insertion du m. moyen adducteur
2. Insertion du m. petit adducteur
3. Faisceaux supérieurs du m. grand adducteur
4. Faisceau moyen du m. grand adducteur
5. Faisceau inférieur du m. grand adducteur

Parmi les groupes musculaires qui constituent les moteurs de la hanche, il faut citer :
– le psoas, fléchisseur, qui s'attache sur le petit trochanter (**Fig. 40.9**) ;
– les adducteurs, qui vont du pourtour du trou obturateur à la diaphyse fémorale et dont on sent la corde se tendre dans le pli génitocrural lors de l'adduction contrariée (**Fig. 40.10**) ;
– les rotateurs externes, petits muscles qui tapissent la face postérieure de l'articulation et qui vont du bassin au grand trochanter (d'où leur nom également employé de muscles pelvitrochantériens). Parmi eux, le pyramidal et le carré crural sont des repères utilisés dans la chirurgie de la hanche.

Un autre groupe musculaire mérite plus qu'une simple mention : les abducteurs (petit et surtout moyen fessiers). Ils s'attachent sur la face externe de l'aile iliaque et sur le grand trochanter. On les nomme abducteurs car ils écartent le membre inférieur quand ils prennent leur point fixe sur le bassin. Mais quand ils prennent leur point fixe sur le fémur, le pied étant un appui au sol, ils remplissent le rôle capital de stabilisateurs du bassin (**Fig. 40.11**).

Quand le sujet est en appui monopode, ce qui est le cas lors de la marche normale, pendant que l'autre membre effectue son passage d'arrière en avant, le bassin a tendance à basculer du côté opposé à l'appui. En effet, la verticale abaissée du centre de gravité ne passe pas par la tête fémorale. Tout se passe comme si la hanche était le centre d'une balance (Pauwels), dont le couteau serait au niveau de l'appui de la hanche et dont un plateau serait chargé du poids du corps. Pour que

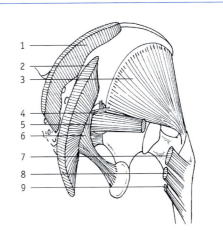

Fig. 40.11 – Muscles fessiers.

1. M. grand fessier faisceau superficiel
2. M. grand fessier faisceau profond
3. M. moyen fessier
4. M. pyramidal
5. Petit lig. sciatique
6. Grand lig. sciatique
7, 8, 9. Insertions fémorales du m. grand fessier

l'équilibre s'établisse, il faut, de l'autre côté, une force de réaction proportionnelle au rapport des bras de levier en présence. Cette force d'équilibration est développée par le moyen fessier. Si le moyen fessier est trop faible, le sujet a le choix entre deux solutions :

– transférer une partie du poids du corps sur une canne tenue dans la main opposée ;
– diminuer le moment de la force issue du centre de gravité (produit du poids du corps et de la distance qui sépare sa ligne d'application au centre de la hanche). Comme le poids est fixe, il faut que la verticale issue du centre de gravité se rapproche de la hanche porteuse. La solution adoptée alors est d'incliner les épaules et le haut du corps vers la hanche porteuse. C'est la boiterie de Duchesne de Boulogne qui se traduit par le signe de Trendelenburg.

Voilà la raison pour laquelle le moyen fessier est pour le chirurgien le « muscle à respecter » et pourquoi les voies d'abord de la hanche passent en avant ou en arrière de ce muscle, ou encore, désinsère ce muscle de son attache sur le grand trochanter.

2. LES VOIES D'ABORD DE LA HANCHE

Nous distinguerons trois groupes de voies d'abord : antérieures, externes et postérieures selon leur situation par rapport au muscle moyen fessier.

Les voies antérieures sont situées toutes en avant du moyen fessier.

Les voies postérieures passent toutes en arrière de lui.

Quant à la voie externe, elle peut être transosseuse ou transmusculaire. Dans le premier cas, l'articulation s'aborde en relevant les fessiers par trochantérotomie. Dans le deuxième cas, elle s'aborde en sectionnant partiellement les tendons des fessiers ou en dicisant leurs fibres musculaires ; c'est la voie très utilisée de Hardinge.

Outre ces voies qui mènent dans l'articulation, on décrira celles qui mènent sur l'extrémité supérieure du fémur et que l'on utilise pour l'ostéosynthèse des fractures qui y siègent.

A. ABORD DE L'EXTRÉMITÉ SUPÉRIEURE DU FÉMUR

Utilisé pour : forage du col, vissage du col, ostéosynthèse des fractures pertrochantériennes par clou-plaque ou vis-plaque, ostéotomies intertrochantériennes.

a. Position opératoire

- *Sur table ordinaire* : décubitus latéral, ou décubitus dorsal fesse surélevée.
- *Sur table orthopédique* : décubitus dorsal (ou ventral), ou décubitus latéral.

b. Incision

- Verticale, à la face externe de la cuisse, dépassant un peu vers le haut le pôle supérieur du grand trochanter.
- La peau étant incisée, un deuxième bistouri incise le pannicule adipeux.
- Hémostase par électrocoagulation.
- Incision de l'épaisse lame aponévrotique du fascia lata.
- Les berges du fascia lata sont saisies par une pince à disséquer à griffes, afin de le décoller au bistouri du muscle vaste externe sus-jacent, et de le dégager de la bourse trochantérienne.
- En arrière, un court tendon, large de 3 à 4 cm, s'insinue sous le vaste externe : c'est le tendon du grand fessier.
- Des champs de bordure peuvent alors être cousus aux deux berges aponévrotiques.

c. Abord de la diaphyse

- Le vaste externe est incisé en L au bistouri électrique. Une branche du L passe à 1 cm de son insertion sur la crête sous-trochantérienne (crête du vaste externe), l'autre branche lui est perpendiculaire et se prolonge vers le bas sur la longueur voulue.
- Hémostase.
- Les fibres musculaires sont décollées de l'aponévrose puis de l'os à l'aide d'une rugine (type Lambotte).
- Des hémostases mineures sont faites à l'électrocoagulation.
- Un ou deux paquets artérioveineux (artères et veines perforantes) doivent être liés (prévoir ligatures). Le vaste externe, jusqu'alors incliné au fur et à mesure de sa désinsertion, par des écarteurs de Farabeuf, peut maintenant être maintenu écarté vers l'avant par un écarteur à bec (écarteur de Merle d'Aubigné ou Hohman) glissé à la face interne de la diaphyse.
- Le champ opératoire est prêt pour commencer l'opération proprement dite. La fermeture se fait plan par plan. Le vaste externe est reposé par quelques points en suturant son aponévrose.
- Un drain aspiratif est souvent déposé dans le décollement.
- Fermeture du fascia lata, du pannicule sous-cutané, de la peau.

B. ABORD DE L'ARTICULATION DE LA HANCHE

Cet abord est utilisé pour des arthroplasties totales ou non. Il faut distinguer schématiquement trois voies d'abord selon qu'elles passent en avant, en arrière ou à travers les muscles moyen et petit fessiers. Cela souligne encore l'importance fonctionnelle de ces muscles.

a. Voies antérieures

VOIES DE WATSON-JONES (EN AVANT DES FESSIERS)
Position opératoire
- Table ordinaire ou table orthopédique.
- Décubitus dorsal, fesse surélevée par un coussin.

Incision
- Elle comporte deux parties : la partie basse, verticale, externe, correspond à l'incision pour aborder l'extrémité supérieure du fémur. La partie haute part du sommet de la précédente (en regard du sommet du trochanter) et se recourbe en avant vers l'épine iliaque antéro-supérieure.
- Un deuxième bistouri incise le pannicule adipeux.
- Hémostase.
- Incision du fascia lata puis dissociation de l'interstice entre tenseur du fascia lata et moyen fessier qui reste en arrière. Deux écarteurs de Farabeuf réclinent progressivement ces deux muscles sous lesquels se trouve la capsule articulaire. Celle-ci est dégagée à la rugine ou au bistouri des fibres musculaires qui la recouvrent ou s'y attachent en dedans (psoas).
- Les champs de bordure sont alors cousus aux deux berges musculo-aponévrotiques.

VOIE DE HUETER (COURTE VOIE TRÈS ANTÉRIEURE POUR BIOPSIES INTRA-ARTICULAIRES)
Position et prothèse opératoires
- Table ordinaire.
- Décubitus dorsal, fesse surélevée.

Incision
- Elle est franchement antérieure, verticale, descendant à partir de l'épine iliaque antéro-supérieure.
- Un deuxième bistouri incise le pannicule adipeux.
- Les berges étant réclinées par deux écarteurs de Farabeuf.
- L'opérateur cherche, au bistouri ou aux ciseaux, l'interstice entre le muscle couturier en dedans et le tenseur du fascia lata en dehors. C'est là qu'il faut ménager le tronc nerveux du fémorocutané.
- Les écarteurs de Farabeuf ouvrent l'interstice musculaire et on voit alors au fond le muscle droit antérieur (chef du quadriceps), dont le bord externe est isolé par incision au bistouri de l'aponévrose qui l'entoure.
- On voit alors, en bas de l'incision, un pédicule vasculaire qui doit être lié. Une rugine permet de dégager la capsule articulaire antérieure des fibres musculaires qui s'y attachent.
- On peut alors coudre les champs de bordure.

VOIE DE SMITH-PETERSEN
Elle est peu utilisée, aussi sera-t-elle décrite brièvement.
- La voie de Hueter est prolongée en haut en longeant la crête iliaque.
- Les muscles sont ruginés de la fosse iliaque externe (et de la fosse iliaque interne dans la voie de Smith-Petersen deuxième manière).
- De grandes compresses humides doivent être préparées car elles seront tassées dans le décollement pour parfaire l'hémostase.

b. Voies postérieures

Elles passent en arrière du moyen fessier.

VOIE DE MOORE
Elle est utilisée par la plupart des chirurgiens pour mettre en place les prothèses céphaliques pures et par certains, pour des prothèses totales (mais le jour sur le cotyle est un peu insuffisant).

Position opératoire
- Table ordinaire.
- Décubitus latéral avec les appuis.

Incision
- Elle comporte deux parties : la partie basse, verticale, externe, correspond à l'incision pour aborder l'extrémité supérieure du fémur. La partie haute part du sommet de la précédente (en regard du sommet du grand trochanter) et se recourbe vers l'arrière.
- Un deuxième bistouri incise le pannicule adipeux.
- Hémostase.
- Incision du fascia lata puis dissociation en haut des fibres du grand fessier.
- Deux pédicules vasculaires doivent souvent être liés ou électrocoagulés.
- Tout le plan postérieur comprenant la berge postérieure du fascia lata et du grand fessier est très facilement décollé au bistouri, ce qui permet de voir de bas en haut : le vaste externe, le tendon du grand fessier, la face postérieure du grand trochanter, le muscle moyen fessier dont on isole le bord postérieur sous lequel s'insinuent les petits muscles pelvitrochantériens (rotateurs externes).
- Cette position est favorisée par un écarteur de Farabeuf en avant et une valve en arrière.
- Attention, au fond de l'incision passe le nerf sciatique (gros comme le pouce).
- Il peut être préservé par la mise en place d'une compresse humide roulée, tenue par un fil avec une pince-repère (coussin à sciatique).
- Les champs de bordure peuvent alors être cousus aux berges de l'incision musculo-aponévrotique.

VOIE DE KOCHER
Elle est utilisée pour les fractures de la paroi postérieure du cotyle. Elle est semblable à la précédente mais un peu plus

postérieure. La position opératoire peut être la même : décubitus latéral sur table ordinaire, ou sur table orthopédique en décubitus ventral.

Dans cette voie, le nerf sciatique est encore plus exposé à la blessure opératoire. Il doit donc être repéré.

c. Voie externe

Elle peut être transosseuse ou transmusculaire.

VOIE TRANSOSSEUSE

Elle relève les fessiers.

Elle est utilisée pour la mise en place de prothèses totales de hanche. Elle permet une vue excellente sur le fémur et sur le cotyle mais présente quelques inconvénients liés à la réflexion du grand trochanter.

Tous les chirurgiens orthopédistes s'accordent d'ailleurs pour dire que les reprises de prothèse totale doivent être faites par cet abord.

Position opératoire
- Table ordinaire.
- Décubitus latéral avec les appuis.

Incision
- L'incision cutanée est externe, presque rectiligne, s'incurvant un peu vers l'arrière dans sa partie supérieure. Elle passe en regard de la face externe du grand trochanter.
- Un deuxième bistouri incise la graisse sous-cutanée tandis que deux écarteurs de Farabeuf exposent le champ opératoire.
- Hémostase.
- Le fascia lata est alors incisé en pleine face externe dans la direction de ses fibres. Dans la partie haute de l'incision, les fibres du muscle grand fessier sont dissociées parallèlement à leur direction.
- On trouve alors les bourses de glissement qui entourent le grand trochanter. Elles sont incisées.
- Une valve de longueur proportionnelle à l'épaisseur du panicule adipeux récline la lèvre postérieure de l'incision pour que l'opérateur puisse, d'un bistouri léger, inciser les minces cloisons celluleuses qui la séparent de l'éventail fessier.
- Le bord postérieur du moyen fessier peut alors être mis en évidence.
- Un écarteur de Farabeuf écarte la lèvre antérieure de l'incision pour permettre au bistouri de trouver le bord antérieur, presque horizontal du moyen fessier.
- Une hémostase est souvent nécessaire à l'angle du moyen fessier et du vaste externe.
- Les champs de bordure peuvent être cousus au plan aponévrotique.
- Une compresse humide roulée et tenue par un fil repère (coussin à sciatique) est disposée au fond du décollement postérieur pour protéger le nerf.

- Le vaste externe est sectionné transversalement au bistouri électrique.
- Hémostase.
- Relèvement du médaillon trochantérien : on utilise deux ciseaux à frapper (20 et 15). Le premier est engagé par deux ou trois coups de marteau. Puis le deuxième est disposé bord à bord avec le premier et faisant avec lui un angle ouvert en haut. Les deux ciseaux sont alors enfoncés alternativement jusqu'à ce que le médaillon se détache.
- Le médaillon est doucement saisi par une pince de Museux et un bistouri à long manche dissèque le plan entre capsule et fessiers.
- Quand le décollement est suffisant, le médaillon trochantérien et les fessiers qui y ont gardé leur insertion sont maintenus réclinés par trois clous de Steinmann à boule ou par un écarteur à pointes de Postel plantés dans le bassin, au-dessus du cotyle.
- L'articulation va pouvoir être ouverte.

Variantes
- Le médaillon peut être sectionné à la scie de Gigli. Un instrument mousse (passe-fil) est passé entre les fessiers et le bord supérieur du col et ramène la scie.
- Cette technique est dangereuse pour la vascularisation de la tête quand celle-ci doit être conservée (cupule).
- Section des fessiers :
  – au lieu de couper le trochanter, on peut sectionner les fessiers au bistouri électrique à quelques millimètres de leur insertion ;
  – ils sont ensuite réclinés comme indiqué plus haut ;
  – à la fin de l'intervention, ils sont suturés ;
  – la fixation des fessiers est plus solide par l'intermédiaire d'un médaillon trochantérien, aussi la section des fessiers est-elle réservée à certains cas septiques où l'on ne veut pas laisser de matériel non résorbable.

VOIE TRANSMUSCULAIRE DE HARDINGE

Elle est aussi appelée voie transglutéale (de *gluteus* = fessier).

Position opératoire
- Table ordinaire.
- Décubitus latéral avec les appuis.

Incision
Elle est identique à celle de la trochantérotomie jusqu'à l'incision du fascia lata et des fibres inférieures du grand fessier.
- Le décollement postérieur est fait au minimum.
- Une valve de longueur adaptée au panicule adipeux écarte la lèvre postérieure de l'incision tandis qu'une valve plus courte écarte la lèvre antérieure.
- Les fibres distales du moyen fessier sont incisées en boutonnière au bistouri électrique, à l'union de leurs tiers anté-

rieur et deux tiers postérieurs. On doit voir apparaître le plan graisseux qui sépare le moyen du petit fessier. Cette boutonnière est alors prolongée au doigt vers le haut, pour ne pas risquer de léser le nerf fessier supérieur, situé à 4 ou 5 cm vers l'insertion proximale du moyen fessier.

- On prolonge distalement l'incision du moyen fessier en incisant d'un trait le surtout prétrochantérien et les fibres du vaste externe. Ils sont eux aussi incisés à l'union de leur tiers antérieur et de leurs deux tiers postérieurs.

- Le digastrique formé par les tiers antérieurs du moyen fessier, du surtout prétochantérien et du vaste externe est ainsi décollé sur 1 cm, laissant apparaître un plan de clivage avec le petit fessier en haut.

- La graisse séparant les deux fessiers est coagulée au bistouri électrique.
- Le petit fessier est à son tour incisé dans le sens de ses fibres à l'union de son tiers antérieur et de ses deux tiers postérieurs et sa partie antérieure ainsi individualisée est désinsérée du grand trochanter. Il apparaît alors un plan de clivage avec la capsule articulaire. À la partie inférieure de la voie d'abord, il faut désinsérer les dernières fibres du vaste externe qui adhèrent à la capsule.
- Le membre inférieur est alors sorti de ses appuis et placé en avant, maintenu en rotation externe. Cela permet de mieux dérouler la face antérieure de la capsule qui est dégagée au bistouri électrique jusqu'au rebord cotyloïdien.
- L'articulation peut alors être ouverte.

41. Principales affections de la hanche en dehors des traumatismes

La hanche peut être atteinte par trois maladies principales : la coxarthrose, la nécrose et la coxite.

1. LA COXARTHROSE

On distingue la coxarthrose primitive et secondaire selon qu'elle survient sur une articulation d'architecture normale ou non. Dans tous les cas, elle associe :
- usure cartilagineuse puis osseuse ;
- reconstruction ;
- remaniements de la trame.

Quel en est le mécanisme ?

Lors de l'appui monopode, la hanche est soumise à une contrainte globale C qui est la résultante des forces appliquées au centre de gravité du corps et de celles développées par le moyen fessier pour stabiliser le bassin. Le rapport des bras de levier est tel que la contrainte globale est égale environ à quatre fois le poids du corps.

Cette contrainte globale peut être augmentée par une surcharge pondérale et par un rapport déformable des bras de levier. C'est le cas dans la coxa-valga où l'angle que fait le col fémoral avec la diaphyse est plus grand que la moyenne, ce qui rapproche d'autant le sommet du grand trochanter d'une verticale passant par le centre de la tête fémorale. La contrainte globale peut alors être égale à cinq ou six fois le poids du corps.

A. PRESSION UNITAIRE

Ce qu'il est encore plus important d'étudier, c'est le rapport entre la contrainte globale et la surface articulaire sur laquelle elle s'applique. On comprend aisément que la pression par unité de surface est d'autant plus grande que la surface d'application de la contrainte globale est plus petite. Pour mieux le comprendre, considérons une femme de 60 kg. Lorsqu'elle porte des chaussures à talon aiguille, elle laisse à chaque pas une empreinte dans le plancher en bois. Cette même femme n'abîme pas son parquet si elle utilise des talons bottiers… et pourtant la contrainte globale est la même.

La pression unitaire est différente car la surface de contact avec le sol est différente.

Une hanche dysplasique (mal formée) qui a, par exemple, un cotyle mal développé à la partie supérieure de l'articulation possède une surface de contact réduite entre les deux pièces articulaires. Dans ce cas, même si la contrainte globale est la même, la pression unitaire est trop forte. Il s'ensuit une usure anormale. On appelle zone de congruence articulaire, la zone où les surfaces du cotyle et de la tête sont parallèles. La zone de congruence est l'équivalent de la surface d'appui.

B. PHÉNOMÈNES DE CONSTRUCTION OSSEUSE

Les régions articulaires qui ne font pas partie de la surface d'appui se modifient, le plus souvent dans la coxarthrose.
Elles sont le siège de formations osseuses que l'on appelle ostéophytes. Celles-ci siègent sur le rebord du cotyle, autour de la périphérie du cartilage de la tête, autour de la fossette du ligament rond, au niveau de l'arrière-fond de l'acétabulum. Les ostéophytes sont visibles à la radiographie et constituent un excellent signe de coxarthrose.

C. REMANIEMENTS DE LA STRUCTURE OSSEUSE

L'os spongieux situé en regard des zones d'appui qui sont sujettes à des contraintes anormales va se modifier dans sa structure. On voit apparaître à la radio des images de géodes et surtout de condensation osseuse là où les contraintes sont trop grandes. Ces zones denses, opaques à la radio, sont souvent considérées comme la visualisation du diagramme des contraintes anormales. Elles constituent une indication intéressante pour comprendre la mécanique de l'articulation dont on s'occupe.

D. RETENTISSEMENT CLINIQUE

L'usure cartilagineuse puis osseuse et les ostéophytes se traduisent chez le malade par des douleurs et une limitation de la mobilité. Les douleurs sont variables, parfois seulement le matin pendant les premiers mètres de marche (douleurs de dérouillage) parfois très intenses, rebelles aux antalgiques. Elles ont le plus souvent un rythme mécanique, apparaissant à l'effort, disparaissant au repos. On peut même, pour une hanche donnée, définir un véritable périmètre de marche au-delà duquel le malade ne peut marcher sans souffrir de façon importante.

La mobilité est également atteinte de façon variable. Quand elle est très réduite, elle gêne le malade pour les gestes usuels de la vie courante. Le malade est gêné pour gravir un escalier ; il met ses chaussettes et ses chaussures par derrière, en fléchissant le genou.

Souvent, la limitation de la mobilité est telle qu'il existe une attitude vicieuse. La plus fréquente comporte un flessum (absence d'extension complète), une abduction et une rotation externe fixées.

Douleur et limitation de la mobilité retentissent sur la marche et sur la stabilité de la hanche. On juge ce retentissement par l'étude de la boiterie, de la qualité de l'appui monopode, et par l'utilisation d'une ou deux cannes béquilles ou cannes simples.

E. CAS PARTICULIERS

a. Dysplasie avant l'arthrose

Certaines hanches douloureuses ne sont pas encore le siège d'arthrose (pas ou peu de pincement de l'interligne articulaire, pas d'ostéophytes). Leur architecture est pourtant anormale comme en témoigne les radiographies (bassin de face, hanche de profil, faux profil de Lequesne) qui montrent une mauvaise couverture de la tête fémorale en dehors, en avant, ou une disposition anormale du col fémoral (coxa-valga, antéversion exagérée) (**Fig. 41.1**).

On peut dans ces cas être amené à proposer des interventions visant à corriger le défaut architectural afin de calmer la douleur et retarder l'apparition de l'arthrose (ostéotomie du bassin de Chiari, mise en place d'une butée osseuse pour recouvrir la tête, ostéotomie fémorale pour faire rentrer la tête dans le cotyle en supprimant la coxa-valga) (**Fig. 41.2**).

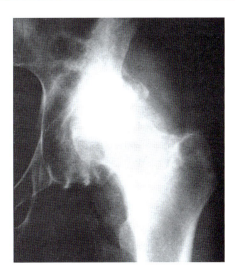

Fig. 41.1 – Coxarthrose par défaut de couverture de la tête fémorale.

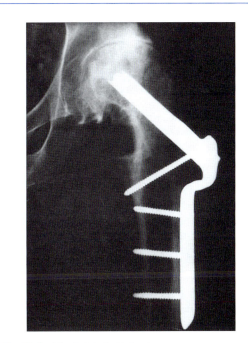

Fig. 41.2 – Résultat de l'ostéotomie.

b. Coxarthrose à destruction rapide

C'est une entité particulière caractérisée par sa survenue chez des sujets âgés, par sa destruction importante et rapide, par son absence de construction ostéophytique.
Toute ostéotomie est vouée à l'échec. Seule une solution arthroplastique peut soulager ces malades.

c. Coxarthroses primitives

Il s'agit d'arthroses survenant sur une hanche d'architecture normale. La cause ne réside pas dans une malformation. Elle est mal connue. On pense qu'elle réside dans une résistance amoindrie des structures articulaires qui ne sont pas capables de résister à des contraintes normales. Parfois, une cause vasculaire locale a pu être évoquée.

Ces coxarthroses, primitives d'abord, sont auto-entretenues ensuite. Une usure localisée entraîne une diminution de la surface d'appui, donc une augmentation de la pression unitaire. L'usure augmente, les ostéophytes se construisent et il peut y avoir une stabilisation de la maladie par le réaménagement d'une nouvelle surface d'appui.

On peut ainsi expliquer simplement l'histoire naturelle de cette maladie faite de poussées douloureuses entrecoupées d'accalmies. Ceci permet également d'expliquer que, dans certains cas, on récuse la chirurgie chez des sujets jeunes quand la morphologie de la hanche est telle qu'une intervention conservatrice (ostéotomie) n'est pas possible. Parfois, plusieurs années d'attente (avec des antalgiques et des anti-inflammatoires) permettent au remodelage articulaire de se produire et peuvent alors autoriser à nouveau, d'espérer le résultat convenable d'une ostéotomie.

2. LA NÉCROSE DE LA TÊTE FÉMORALE

Il s'agit d'une atteinte localisée au départ à la tête fémorale. Elle atteint plus souvent l'homme jeune.

On a coutume de distinguer l'ostéonécrose primitive et secondaire.

Dans l'ostéonécrose primitive, le mécanisme est mal connu mais certains facteurs aggravants sont retrouvés : éthylisme – troubles du métabolisme des lipides – antécédents de traitement à la cortisone – maladie de l'hémoglobine (drépanocytose), etc. Il faut mettre à part les malades qui ont subi une transplantation d'organe (rein en particulier). Ils sont soumis à des doses importantes de corticoïdes pour éviter le rejet et ils font souvent des nécroses à localisations multiples.

Le tableau clinique de l'ostéonécrose primitive de la tête fémorale est dominé par la douleur, d'apparition brutale et évoluant ensuite sur un mode à la fois mécanique et inflammatoire.

La radiographie est d'abord normale. Puis apparaissent une image en coquille d'œuf, un triangle de sclérose, un enfoncement du séquestre puis une arthrose avec atteinte du cotyle.

L'ostéonécrose secondaire à un traumatisme revêt un tableau clinique et radiologique semblable. Elle survient à la suite d'une fracture déplacée du col fémoral, d'une luxation postérieure de hanche, d'une fracture du cotyle. Dans ces cas, il existe, au moment du traumatisme, une lésion de l'artère circonflexe postérieure qui prive ainsi la tête fémorale de son apport sanguin. Des images d'interruption artérielle semblables ont pu être également mises en évidence dans l'ostéonécrose primitive.

3. LA COXITE

C'est une affection différente des deux précédentes. Après la maladie mécanique (coxarthrose), l'affection vasculaire (ostéonécrose), il s'agit là d'une atteinte inflammatoire ou infectieuse.

On la rencontre dans le cadre de maladies générales (polyarthrite rhumatoïde, spondylarthrite ankylosante) mais aussi isolement (coxite infectieuse). Quand la coxite est due à un germe, on l'appelle plus volontiers arthrite. Si le microbe en cause est le bacille de Koch, il s'agit d'une coxalgie.

Sur le plan clinique, la coxite évolue sur le mode inflammatoire (douleur nocturne, au repos, vitesse de sédimentation accélérée...).

Radiologiquement, on note une atteinte globale de la tête et du cotyle, avec pincement général de l'interligne, sans construction ostéophytique, avec géodes réparties dans les zones de charge et aussi dans celles qui ne le sont pas.

Lorsqu'on examine au microscope la synoviale d'une hanche atteinte de coxite, on retrouve des signes inflammatoires avec, dans la maladie rhumatoïde, des stigmates caractéristiques de cette affection.

CHEZ L'ENFANT

En dehors de la maladie luxante de la hanche, qui est une entité très particulière, on rencontre deux affections principales de la hanche de l'enfant : l'ostéochondrite et l'épiphysiolyse.

- *L'ostéochondrite primitive* est une affection de l'enfant de 4 à 7 ans en général. Elle survient sans cause apparente par des douleurs et une boiterie. La radiographie montre une atteinte du noyau d'ossification de la tête fémorale qui se modifie, se morcelle du fait d'une privation vasculaire.

Si la hanche est mise en décharge suffisamment longtemps (le temps de la revascularisation), on peut éviter un effondrement du noyau générateur de déformation de la tête et d'arthrose plus tard. Cette décharge peut être obtenue par la traction et par des interventions (ostéotomies) visant à faire rentrer dans le cotyle la zone atteinte.

- *L'épiphysiolyse* survient chez le grand enfant (12-14 ans). Il s'agit d'un déplacement du noyau céphalique au niveau du cartilage de conjugaison, véritable décollement épiphysaire (non traumatique). La tête se déplace en varus et en rétroversion.

Il est essentiel de réduire le déplacement quand il est important et de faire une ostéosynthèse pour maintenir la tête en place pendant le temps nécessaire à la soudure du cartilage de conjugaison (épiphysiodèse).

4. PRINCIPE DES INTERVENTIONS CONSERVATRICES DANS LA COXARTHROSE

Les interventions conservatrices dans la coxarthrose sont de moins en moins utilisées du fait des progrès des arthroplasties de la hanche. Elles sont cependant d'un grand secours chez le sujet jeune, en particulier dont l'espérance de vie est nettement supérieure à l'espérance de vie d'une prothèse.

A. LA BUTÉE OSTÉOPLASTIQUE

Lorsque la tête est insuffisamment couverte par le cotyle, il existe une surface d'appui réduite, ce qui entraîne une pression unitaire élevée. Le principe de la butée de hanche consiste à placer un greffon osseux contre la capsule pour augmenter la couverture de la tête fémorale là où elle fait défaut (en haut et en avant). La butée s'incorpore ensuite au reste du toit du cotyle qu'elle prolonge et augmente ainsi la surface d'appui.

B. L'OSTÉOTOMIE DU BASSIN DE CHIARI

Elle s'adresse également aux têtes fémorales mal couvertes qui, en plus, sont trop externes.

Quand la tête est trop externe, cela allonge le bras de levier interne de la balance de Pauwels, ce qui augmente d'autant les contraintes globales.

La section de l'os iliaque au-dessus du cotyle, avec déplacement du fragment inférieur (qui comporte la tête fémorale) vers l'axe du corps entraîne à la fois une diminution des contraintes et une augmentation de la surface portante.

La portion du trait d'ostéotomie située au-dessus de la capsule articulaire, après la translation, se remodèle et constitue la nouvelle couverture de la tête. L'ostéotomie du bassin entraîne donc une diminution de la contrainte globale (par la médialisation de la hanche) et une augmentation de la surface d'appui (par la meilleure couverture de la tête). Ces deux facteurs diminuent chacun pour leur compte la pression unitaire.

C. LES OSTÉOTOMIES FÉMORALES

Elles consistent à couper l'extrémité supérieure du fémur entre les trochanters pour changer la position de la tête fémorale dans son cotyle.

On distingue trois types principaux d'ostéotomie fémorale :
– l'ostéotomie fémorale de varisation ;
– l'ostéotomie fémorale de valgisation ;
– l'ostéotomie fémorale de translation interne.

En présence d'un vice architectural de la hanche, avant l'apparition de l'arthrose, mais avec des douleurs déjà présentes, on pratique le plus souvent une ostéotomie de varisation afin de corriger la coxa-valga et de faire « rentrer » la tête fémorale dans un cotyle suffisamment bien formé. L'ostéotomie de varisation, outre le fait qu'elle améliore les rapports tête-cotyle, joue alors un rôle mécanique en améliorant la balance de Pauwels par agrandissement du bras de levier externe.

Lorsque l'arthrose est avancée et constituée, on ne différencie plus guère les origines secondaires et primitives. Les modifications des bas de leviers passent à l'arrière-plan.

C'est l'aspect de la congruence articulaire qui a la primauté.

Quatre situations peuvent se présenter à l'étude radiologique de la hanche.

• *La congruence articulaire est large*, malgré le pincement important de l'interligne, on peut alors proposer une ostéotomie de translation interne simple surtout si la structure de la tête est sclérogéodique. Le mécanisme d'action de la translation interne est imparfaitement connu. Il semble qu'elle agisse surtout par une détente capsulaire et musculaire (adducteurs, psoas) et par un effet de remaniements vasculaires dû à l'ostéotomie elle-même.

Elle consiste en une translation interne du fragment diaphysaire par rapport au fragment épiphysaire.

• *La congruence articulaire est insuffisante* mais s'améliore bien sur la radio du bassin de face avec le membre inférieur en adduction. Cela signifie que la surface d'appui est plus importante dans cette position, ce qui diminue les pressions unitaires. C'est une indication à l'ostéotomie de varisation.

Il faut comprendre pourquoi on indique une fermeture de l'angle cervicodiaphysaire lorsque la tête fémorale est en meilleure position dans le cotyle lorsqu'on écarte le membre inférieur.

Supposons que sur le cliché de face, le membre inférieur soit en abduction de 20° pour que la congruence articulaire soit satisfaisante. Si on fixait la tête dans cette position par des broches la solidarisant au cotyle, il faudrait fermer l'angle cervicodiaphysaire de 20° pour ramener le membre inférieur perpendiculairement au sol. Il faut donc faire une ostéotomie de varisation de 20°.

• *La congruence articulaire s'améliore* lorsque, sur la radio du bassin de face, on met le membre inférieur en adduction. On peut alors faire une ostéotomie fémorale de valgisation (raisonnement inverse du deuxième cas).

Au premier abord, cette intervention est illogique car, en augmentant ou en créant une coxa-valga, on augmente la contrainte globale de la hanche. Répétons-le, l'amplitude de la congruence articulaire l'emporte dans la coxarthrose évoluée, car à une petite augmentation de la contrainte globale, on oppose une grande amélioration de la surface portante, donc de la pression unitaire.

• *La congruence articulaire est mauvaise* en position 0 et reste mauvaise en abduction et en adduction.

Il ne faut pas faire une ostéotomie fémorale. Il faut chercher une autre solution (médicale si la gêne est supportable, arthroplastique si le handicap est trop important).

D. L'ARTHRODÈSE

Elle est de moins en moins utilisée dans la coxarthrose. Elle consiste à faire fusionner la tête fémorale et le cotyle.

L'arthrodèse supprime toute douleur au niveau de la hanche et procure une excellente stabilité. Mais elle supprime aussi toute mobilité.

Par ailleurs, elle peut, plus tard, retentir sur le genou sous-jacent et le rachis lombaire qui doit compenser la mobilité perdue dans l'articulation ankylosée.

E. LA RÉSECTION TÊTE-COL

Elle est aussi rarement utilisée. Elle est réservée à certaines luxations congénitales hautes, postérieures et douloureuses. Enfin, c'est l'aboutissement possible d'une arthroplastie totale qui échoue.

La résection tête-col consiste, comme son nom l'indique, à supprimer la tête et le col fémoral, afin d'éliminer le contact douloureux.

Il se produit ensuite un tissu fibreux d'interposition entre bassin et fémur. Cette intervention assure généralement une indolence convenable, une mobilité appréciable. Mais la stabilité d'une telle hanche est très mauvaise et le malade doit utiliser ensuite une, voire deux cannes.

42. Butée de hanche et opération de Chiari

Une hanche mal formée (dysplasique) peut présenter une insuffisance de couverture de la tête fémorale par le cotyle. Dans ce cas, comme nous l'avons vu, la surface de contact de la tête et du cotyle est réduite, ce qui entraîne, pour une contrainte globale donnée, des pressions unitaires très importantes.

1. BUTÉE DE HANCHE (Fig. 42.1 à 42.4)

La butée de hanche consiste à agrandir la cavité cotyloïdienne par agrandissement de son toit. Un greffon corticospongieux est prélevé sur la crête iliaque et encastré au ras de la capsule articulaire, dans l'os iliaque. Ainsi la butée, lorsqu'elle est incorporée, augmente la couverture de la tête en haut et en avant, comme en témoignent les clichés radiographiques de face et en incidence de faux profil de Lequesne.

Elle est indiquée chez les sujets jeunes porteurs d'une dysplasie cotyloïdienne douloureuse.

Les résultats de cette intervention, dans cette indication, sont bons et durables (encore 65 % de bons résultats à vingt ans de recul). L'existence d'une arthrose modérée ne contre-indique pas toujours la butée, mais le résultat que l'on peut en attendre est moins durable.

A. L'INTERVENTION

• Installation sur table orthopédique pour faciliter les contrôles radiologiques (amplificateur de brillance ou radiographie).

• La voie d'abord est antérieure, centrée sur l'épine iliaque antéro-supérieure. Au-dessus de l'épine, l'incision longe le quart antérieur de la crête iliaque ; au-dessous, elle est verticale, se dirigeant vers l'arcade crurale sans la dépasser.

• Les muscles tenseurs du fascia lata et moyen fessier sont partiellement désinsérés de la fosse iliaque externe.

• Au voisinage de l'épine iliaque antéro-supérieure, le nerf fémorocutané doit être préservé avec soin.

• Le bord antérieur de l'os iliaque est exposé ainsi que les faces antérieure et supérieure de la capsule. Le tendon réfléchi du droit antérieur est repéré et désinséré de sa gouttière sus-cotyloïdienne car c'est cette dépression anatomique qui sert de repère pour préparer l'implantation de la butée.

• Un greffon corticospongieux est prélevé sur la crête iliaque à la scie ou au ciseau frappé. Ce greffon est retaillé à la pince gouge pour lui donner une forme échancrée afin qu'il s'encastre dans le bord antérieur de l'os iliaque.

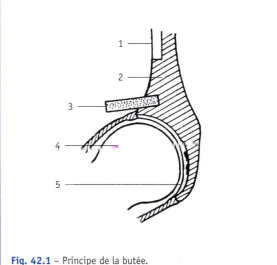

Fig. 42.1 – Principe de la butée.
1. Zone de prise du greffon
2. Aile iliaque
3. Greffon posé
4. Tête fémorale
5. Arrière-fond de l'acétabulum

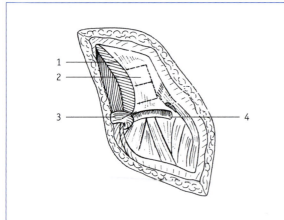

Fig. 42.2 – Zone de prélèvement des greffons.
1. M. moyen fessier sectionné
2. Zone de prélèvement
3. Tendon réfléchi du m. droit antérieur sectionné
4. Gouttière sus-cotyloïdienne

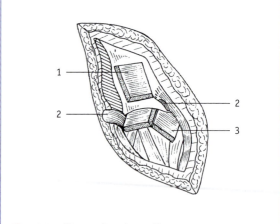

Fig. 42.3 – Mise en place des greffons.
1. Zone de prise du greffon
2. Tendon réfléchi du m. droit antérieur sectionné
3. Greffon posé

- Sur le lieu d'implantation, une tranchée est préparée au ciseau à frapper après en avoir repéré radiologiquement le niveau.
- Le greffon est alors encastré à sa place.
- La position de la butée est très importante. Elle doit être au contact de la capsule sans que celle-ci soit ouverte. Trop haute, la butée serait inefficace. Trop basse, elle comprimerait la tête fémorale (surtout si elle est fixée par un matériel d'ostéosynthèse) et pourrait être responsable de douleurs.
- La fermeture est obtenue simplement par rapprochement des muscles devant la crête iliaque. Un drain de Redon est disposé au fond de la plaie.

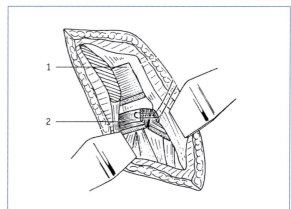

Fig. 42.4 – Maintien des greffons par suture du tendon réfléchi du muscle droit antérieur.
1. Zone de prise du greffon
2. Tendon réfléchi du m. droit antérieur sectionné

B. LES SUITES OPÉRATOIRES

- Décubitus strict pendant 3 semaines avec prévention thromboembolique et rééducation douce.
- Lever vers la 4e semaine et marche avec deux cannes pendant 15 jours. Appui complet vers le 45e jour.
- La fusion du greffon est généralement obtenue en 3 mois, mais un remodelage de l'articulation continue à se produire.

2. OSTÉOTOMIE DU BASSIN SELON CHIARI

Mise au point, il y a une quarantaine d'années par l'autrichien Karl Chiari, cette intervention était initialement destinée à traiter les insuffisances cotyloïdiennes sévères de l'enfant. Elle a ensuite été utilisée chez l'adulte dans les dysplasies cotyloïdiennes associées à une latéralisation de la hanche.

Elle a pour double but de diminuer la contrainte globale appliquée sur la hanche et d'améliorer la couverture de la tête.
Cette intervention consiste à faire une ostéotomie de l'os iliaque juste au-dessus du cotyle et, grâce à un mouvement de translation-rotation des deux fragments, de déplacer l'articulation de la hanche en dedans. C'est la médialisation.
La médialisation ne modifie pas le bras externe de la balance de Pauwels mais raccourcit le bras interne. Le rapport des leviers est donc plus favorable, ce qui diminue la charge globale appliquée sur la hanche (**Fig. 42.5**).
Par ailleurs, la partie externe du fragment supérieur se trouve posée sur la capsule ce qui augmente, un peu comme une butée, la surface articulaire du cotyle.

BUTÉE DE HANCHE ET OPÉRATION DE CHIARI

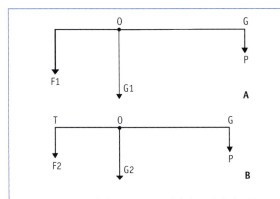

Fig. 42.5 – La médialisation raccourcit le bras de levier OG. Dans le schéma B (après médialisation), la contrainte globale C2 est moins importante que dans la situation préopératoire (A).

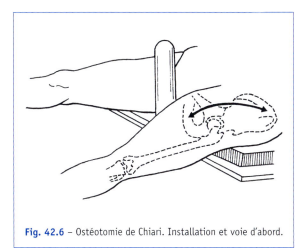

Fig. 42.6 – Ostéotomie de Chiari. Installation et voie d'abord.

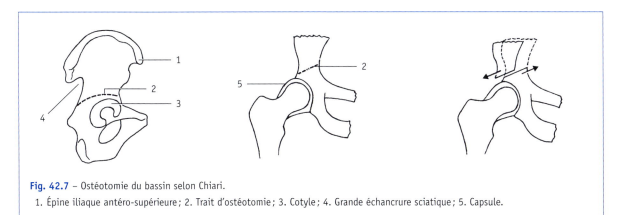

Fig. 42.7 – Ostéotomie du bassin selon Chiari.
1. Épine iliaque antéro-supérieure ; 2. Trait d'ostéotomie ; 3. Cotyle ; 4. Grande échancrure sciatique ; 5. Capsule.

A. L'INTERVENTION

- Installation sur table orthopédique en décubitus dorsal. Utilisation d'un amplificateur de brillance disposé en face de l'opérateur (ou d'un appareil radiographique) (**Fig. 42.6** et **42.7**).

- Voie d'abord antérieure centrée sur l'épine iliaque antéro-supérieure (comme pour la butée).

- Les fosses iliaque interne et externe sont ruginées sur une largeur d'environ 2 cm jusqu'au bord postérieur de l'os (grande échancrure sciatique). Un écarteur contre-coudé est mis en place en dedans et en dehors. Ils se touchent dans la grande échancrure sciatique, ce qui protège les éléments nobles situés juste derrière (nerf sciatique, artère fessière). Le tendon réfléchi du droit antérieur est repéré et désinséré de sa gouttière sus-cotyloïdienne.

- Le niveau de départ de l'ostéotomie est repéré radiologiquement. L'ostéotomie est faite au ciseau frappé.

- Lorsque l'ostéotomie est complète, la panseuse porte le membre opéré en forte abduction tout en détendant la traction au fur et à mesure. C'est ce geste qui entraîne la mobilisation des fragments d'os iliaque l'un par rapport à l'autre. On voit le fragment supérieur venir recouvrir la capsule que l'on a soigneusement préservée.

- Chiari préconisait de faire un plâtre pelvipédieux en abduction pour maintenir le déplacement.

- Nous préférons mettre une vis incomplètement enfoncée dans la tranche du fragment inférieur. Par sa simple présence, elle s'oppose au retour en arrière du déplacement.

- La plaie opératoire est fermée sur un drain aspiratif.

B. SUITES OPÉRATOIRES

Les suites opératoires sont les mêmes que pour la butée de hanche. La consolidation est obtenue en 3 mois.

43. Ostéotomie fémorale haute

1. TECHNIQUE

La technique décrite (**Tab. 43.1**) utilise une méthode dite de « correction automatique » avec un clou-plaque monobloc de type Staca.

2. INSTALLATION DE L'OPÉRÉ

Comme pour une prothèse totale, c'est-à-dire en décubitus latéral avec appui pubien sacré, genou et pied. L'antéversion du col fémoral peut être corrigée de façon que le col soit vertical (rotation interne en surélevant l'appui du pied). Installation à faire ou à vérifier par le chirurgien lui-même.

3. ENTRÉE EN SALLE

- Après un premier badigeonnage de la zone opératoire par la panseuse en salle de préparation, le malade est transporté en salle d'opération.
- Vérifier la présence des radiographies et des calques de l'ostéotomie faits par l'opérateur avant l'intervention.

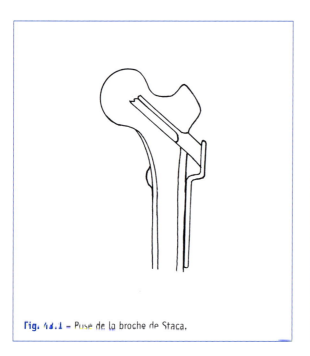

Fig. 43.1 – Pose de la broche de Staca.

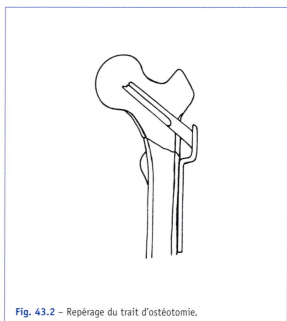

Fig. 43.2 – Repérage du trait d'ostéotomie.

OSTÉOTOMIE FÉMORALE HAUTE

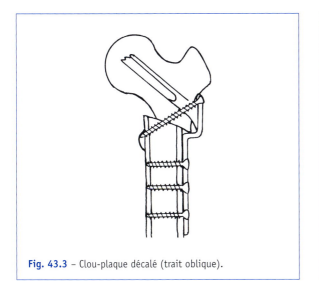

Fig. 43.3 – Clou-plaque décalé (trait oblique).

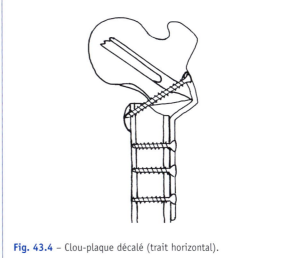

Fig. 43.4 – Clou-plaque décalé (trait horizontal).

Tab. 43.1 – Déroulement de l'intervention.

Technique	Matériel
Champ opératoire	
Badigeonnage.	• Cupule + iode. • Pinceau. • Un jersey. • Un petit champ bout de table.
Mise en place des champs.	
Complément d'installation.	• Bistouri électrique. • Lumière. • Changement de gants.
Place de l'équipe.	• Chirurgien côté « dos » de l'opéré, premier aide et instrumentiste en face. • Deuxième aide à gauche du chirurgien.
Voie d'abord externe	
Incision cutanée.	• Bistouri lame 23 (1er). • Compresses.
Incision sous-cutanée.	• Bistouri lame 23 (2e). • Pince à disséquer à griffes.
Hémostase.	• Pince à disséquer à griffes. • Pince à hémostase courte.
Incision grand fessier.	• Écarteurs de Farabeuf.
Protection des bords	
	• Deux champs de bordure imperméables. • Porte-aiguilles + fil dec. 3 serti. • Ciseaux de Mayo.
• Donner à la panseuse tous les instruments de l'ouverture. • Changement des lames de bistouri. • Changement de gants.	

Tab. 43.1 – (suite).

Technique	Matériel
Mise en place de la broche de visée	
Désinsertion du vaste externe.	• Bistouri électrique. • Pince à disséquer à griffes. • Rugine de Lambotte. • Compresses. • Écarteur de Hohman.
Pose de la broche de Staca et repérage du trait d'ostéotomie (**Fig. 42.1** et **42.2**).	• Pointe carrée de 3. • Rapporteur de Postel + broche diamètre 30. • Marteau. • Double décimètre métallique, deux autres broches diamètre 30 de repère.
Contrôle radiographique face et profil.	Deux champs de radio.
Ostéotomie fémorale incomplète.	Moteur + scie oscillante ou mèche de 3,5 sur moteur + ciseaux 10 et 15 et marteau.
Pose du clou-plaque décalé	
Fig. 43.3 et **43.4**.	• Tarière de diamètre 7 sur moteur. • Deuxième tarière. • Clou sur porte-clou. • Marteau.
Fin de l'ostéotomie.	• Scie oscillante. • Davier de Verbrugge. • Davier de Farabeuf.
Contrôle radiographique face et profil.	Deux champs de radio.
Fixation de la plaque.	• Moteur + mèche de 3,5 + poche centreuse. • Mesure vis. • Taraud. • Vis montée sur tournevis préhenseur.
Drainage + fermeture	
Drainage profondeur sous vaste externe et sous-cutané.	Deux drains de Redon + alène.
Réinsertion vaste externe.	• Porte-aiguilles. • Aiguillée de fil résorbable. • Pince à disséquer. • Ciseaux de Mayo.
Lavage.	Compresses ou seringue de sérum +/− antibiotique.
Ablation champ de bordure.	• Bistouri lame 23. • Gants.
Fermeture.	• Porte-aiguilles. • Pince à disséquer. • Ciseaux de Mayo.
	• Fascia lata. • Sous-peau. • Peau. • Fixation Redon.
Pansements	
Pansement hermétique.	• Sérum physiologique +/− antiseptique (type Hibidil®). • Compresses sèches. • Pansement adhésif stérile.
Pansement compressif spica.	• Coussins stériles. • Bandes Velpeau® de 20 et 30 cm.
Branchements de drains de Redon.	

44. Fractures du col du fémur

Il faut distinguer deux types de fractures du « col du fémur ».

• *La fracture cervicale* vraie dont le trait en plein col laisse intact l'éperon de Merkel.

• *La fracture pertrochantérienne*, dont le trait passe dans le massif trochantérien.

Elles sont différentes par le siège de leurs traits mais aussi par leur évolution et par leur traitement.

Les complications locales qui peuvent survenir après la fracture cervicale vraie sont :
- la pseudarthrose ;
- la nécrose de la tête fémorale, en cas de lésion de l'artère circonflexe postérieure due à la fracture.

En revanche, la fracture pertrochantérienne, qui siège en plein spongieux, ne pose guère de problème de consolidation. Le risque est plutôt le cal vicieux. Ces deux types de fracture ont en commun le même risque de complication de décubitus chez le vieillard : complications cutanées (escarres), urinaires (rétention, infection), pulmonaires (encombrement, infection), cardiaques (décompensation) et psychiques (syndrome de glissement, gâtisme).

C'est un traitement adapté permettant un nursing attentif et une mise au fauteuil rapide (à défaut de reprise de l'appui) qui permettent au vieillard de passer le cap et qui autorisent son retour dans son environnement habituel.

Il ne faut jamais perdre de vue, en salle d'opération, que les points de pression (sacrum, talons, etc.) sont encore plus fragiles sous anesthésie générale.

1. PRINCIPES DU TRAITEMENT CHIRURGICAL

Trois méthodes de base doivent être retenues dans le traitement du col.

• *Dans les fractures pertrochantériennes*, ostéosynthèse par clou-plaque, vis-plaque, clou Gamma court.

• *Dans les fractures cervicales vraies* :
- ostéosynthèse par vis-plaque, vissage ;
- arthroplastie cervicocéphalique.

L'ostéosynthèse d'une fracture cervicale vraie est indiquée dans tous les cas chez le sujet jeune, et en cas de fracture peu déplacée chez le sujet âgé.

L'arthroplastie céphalique est proposée au sujet âgé dont la fracture est déplacée.

Il n'y a pas de place pour l'arthroplastie dans les fractures pertrochantériennes car les traits détruisent une région porteuse pour la prothèse. Quant aux prothèses de résection, elles alourdissent le geste chirurgical pour un bénéfice réduit par rapport à l'ostéosynthèse. En cas de complication (infection par exemple), elles créent une perte de substance osseuse injustifiée.

Rappelons pour résumer que, chez le jeune, il faut faire une ostéosynthèse la plus exacte et la plus solide possible. Chez le vieillard, l'important est la possibilité de le mettre au fauteuil et de le mobiliser pour le nursing.

2. FRACTURES PER- OU INTER-TROCHANTÉRIENNES

A. OSTÉOSYNTHÈSE PAR VIS-PLAQUE

L'intérêt est d'assurer un montage stable pour un appui précoce avec comme principes fondamentaux : un ancrage dans la partie la plus résistante de la tête, son centre, et une mise en contact des surfaces fracturaires.

a. Matériel

La vis-plaque est un implant comprenant plusieurs éléments.

• Une plaque monobloc dont l'extrémité est un canon ; en utilisation, la plaque possède de un à cinq trous de vissage.

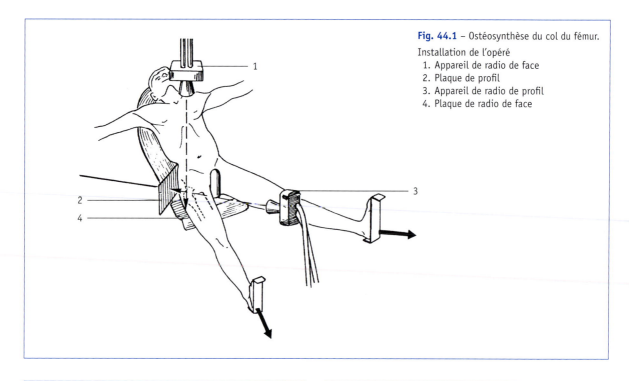

Fig. 44.1 – Ostéosynthèse du col du fémur.

Installation de l'opéré
1. Appareil de radio de face
2. Plaque de profil
3. Appareil de radio de profil
4. Plaque de radio de face

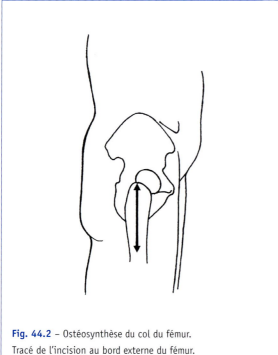

Fig. 44.2 – Ostéosynthèse du col du fémur.
Tracé de l'incision au bord externe du fémur.

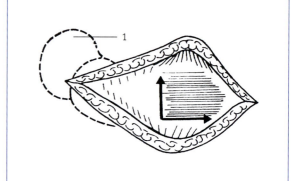

Fig. 44.3 – Tracé de la désinsertion du muscle vaste externe.
1. Projection de la tête du fémur

b. Installation

- Sur table orthopédique en décubitus dorsal ou sur hémi-table orthopédique en décubitus latéral.
- Installation d'un amplificateur de brillance (**Fig. 44.1**).
- Réduction par manœuvre externe sous contrôle ampli (traction légère et rotation interne).
- Badigeonnage et mise en place des champs.
- Incision du sommet du grand trochanter en descendant sur 15 cm, incision du fascia lata et désinsertion en L du vaste latéral (**Fig. 44.2** et **44.3**). Mise en place d'un écarteur contre-coudé.

- Une vis céphalique qui coulisse dans le canon de la plaque. Certaines vis ont une collerette qui limite le télescopage.
- Une vis de compression employée de façon facultative.

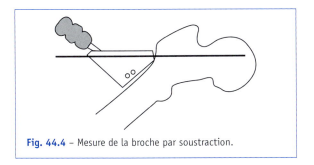

Fig. 44.4 – Mesure de la broche par soustraction.

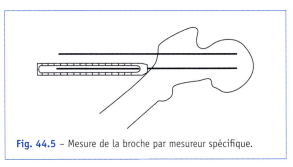

Fig. 44.5 – Mesure de la broche par mesureur spécifique.

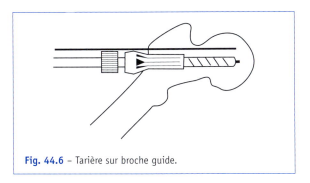

Fig. 44.6 – Tarière sur broche guide.

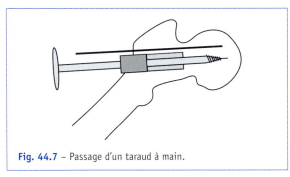

Fig. 44.7 – Passage d'un taraud à main.

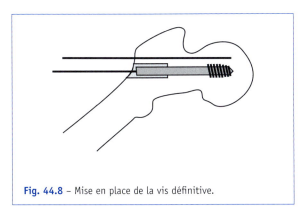

Fig. 44.8 – Mise en place de la vis définitive.

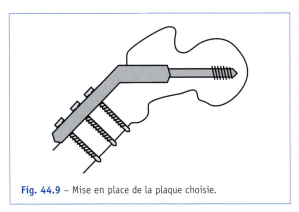

Fig. 44.9 – Mise en place de la plaque choisie.

- Mise en place d'une broche montée sur moteur à l'aide du viseur (le plus souvent à 130°, parfois à 140°), le viseur doit être parfaitement appliqué sur la diaphyse. La broche pénètre 2 cm sous la crête d'insertion du vaste latéral. L'orifice d'entrée peut être débuté à l'aide d'une pointe carrée.

- Un contrôle par amplificateur de brillance de face et de profil s'assure du bon positionnement de la broche qui s'arrête à 5 mm de l'extrémité de la tête. Si la broche n'est pas en bonne position avec un axe qui n'est pas bon, il faut recommencer la visée depuis le début ; si l'axe est bon mais que la broche est soit trop haute soit trop basse, on peut retirer une deuxième broche grâce à un canon spécifique.

- Mesure de la broche ou par mesure de la partie externe et soustraction ou par un mesureur spécifique (**Fig. 44.4** et **44.5**). La taille de la vis choisie est de 10 mm inférieure à la mesure.

- Mise en place d'une broche parallèle à visée antirotation.

- Préparation de la tarière qui se compose d'une petite tarière longue dans une tarière plus courte de diamètre plus grand qui réalise l'empreinte du canon. Le réglage se fait en fonction de la longueur de vis choisie (éventuellement + 5 mm).

- La tarière est utilisée au moteur sur la broche guide (**Fig. 44.6**).

- Passage d'un taraud à main (**Fig. 44.7**).

- Mise en place de la vis définitive, la poignée du tournevis doit être parallèle à la diaphyse en fin de vissage, sous contrôle scopique pour la longueur (**Fig. 44.8**).

- Mise en place de la plaque choisie qui est légèrement impactée (**Fig. 44.9**).

- Mise en place des vis corticales de façon habituelle.

- Contrôle scopique.

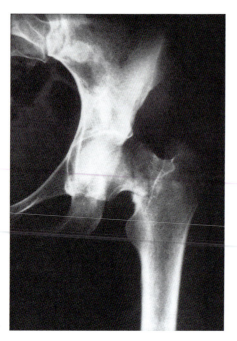

Fig. 44.10 – Fracture du col du fémur.

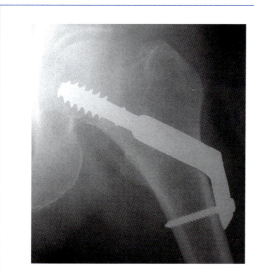

Fig. 44.11 – Fracture cervicale vraie : THS 1 trou.

- Réinsertion du vaste latéral par du fil résorbable.
- Mise en place d'un drain de Redon et fermeture du fascia au fil résorbable.
- Mise en place d'un Redon sous-cutané et suture des plans sous-cutané et cutané.
- Contrôle radio postopératoire en salle (**Fig. 44.10** et **44.11**)

c. Suites opératoires

Mise au fauteuil à J2, marche avec plus au moins d'appui selon la qualité de l'os et du montage.

B. OSTÉOSYNTHÈSE PAR CLOU-PLAQUE (Fig. 44.12)

Le clou-plaque est un implant monobloc comprenant un clou destiné à être enfoncé dans l'épiphyse et une plaque vissée sur la diaphyse. L'angle entre le clou et la plaque est connu.
Une gamme de clou-plaques doit comprendre :
- des longueurs de clou différentes ;
- des angulations différentes entre clou et plaque ;
- des longueurs de plaques différentes, ce qui permet de faire face à toutes les situations.

Nous décrirons la mise en place d'un clou-plaque Staca® car c'est celui dont nous avons l'expérience depuis une quinzaine d'années, mais il existe d'autres variétés d'implants que nous citerons plus loin.

Le malade est installé en décubitus dorsal ou latéral sur table orthopédique. Les appareils de contrôle radiologique sont installés de façon à pouvoir examiner les vissages de face et de profil (cf. « Vissage du col »).

La réduction de la fracture est obtenue en portant le membre en rotation interne et légère traction.

L'intervention chirurgicale commence sur une fracture réduite. La région opératoire est préparée.
L'incision est longitudinale externe.

Après incision longitudinale du fascia lata, le muscle vaste externe est désinséré en L et récliné avec deux écarteurs contre-coudés.

La corticale externe est perforée à la pointe carrée de 3 au point choisi.

Une broche (25/10) est enfoncée au marteau à l'aide d'un rapporteur (habituellement 130°).

Une radio de contrôle de face et de profil permet de vérifier la situation de la broche au centre du col et sa longueur.

La mesure de la partie de broches dépassant de l'os permet, par différence, de connaître la longueur du clou à sélectionner. Le forage du logement du clou est effectué grâce à deux tarières gigognes conduites au moteur.

- La petite tarière (7 mm) est poussée jusqu'à la longueur déterminée du clou.
- La grande tarière (14 mm), enfilée sur la petite, alèse la corticale externe.

Les deux tarières sont enlevées en laissant la broche en place. Le clou-plaque sélectionné est monté sur le porte-clou puis enfoncé sur la broche en frappant au marteau sur la pièce mâle de l'ancillaire porteur.

La plaque du clou-plaque vient atterrir sur la face externe de la diaphyse où elle est vissée (cf. technique de vissage d'une plaque avec vis de 5 mm). Un davier (type Verbruge) est utile pour stabiliser la plaque le temps de l'insertion de la première vis. Contrôle radio de face et de profil.

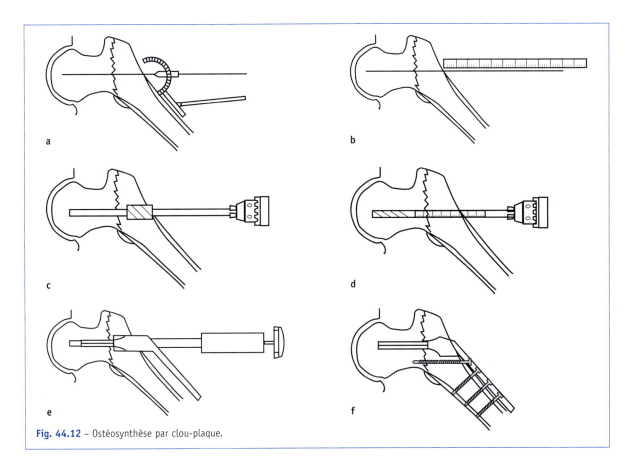

Fig. 44.12 – Ostéosynthèse par clou-plaque.

La fermeture sur drainage aspiratif se fait plan par plan.
- Réinsertion du vaste externe.
- Fermeture du fascia lata.
- Sous-peau.
- Peau.

Le malade est mis dans un fauteuil dès le lendemain. L'appui n'est autorisé généralement qu'à la fin du 3e mois mais la déambulation avec deux cannes sans appui sur le membre opéré est possible dès la 1re semaine.

C. OSTÉOSYNTHÈSE PAR CLOU GAMMA COURT

Cf. « Technique de l'enclouage ».

3. FRACTURE CERVICALE VRAIE

A. FRACTURES NON OU PEU DÉPLACÉES

(Garden 1 ou 2 et 3 chez le sujet jeune après réduction.)

a. Vis-plaque un trou

Cf. vis-plaque (même technique que pour les fractures pertrochantériennes).

b. Vissage

Le malade est installé en décubitus dorsal ou latéral sur table orthopédique. Cette installation permet les contrôles radiographiques (ou sous amplificateur de brillance) de face et de profil (*cf.* **Fig. 44.1**).

Si la fracture est déplacée, elle est réduite par légère traction et mise en rotation interne. Il est souhaitable que l'intervention chirurgicale ne commence qu'après avoir obtenu une réduction satisfaisante. Dans certains types de fractures (spiroïdes), la réduction orthopédique ne peut être obtenue. Il faudra, dans ces cas, faire une arthrotomie antérieure. Cette éventualité est rare. Le vissage est donc, presque toujours, une intervention simple, peu délabrante, très peu hémorragique et peu choquante.

La région trochantérienne est préparée.

L'incision est longitudinale externe, longue de 10 cm environ. Elle ne dépasse pas le sommet du trochanter (*cf.* **Fig. 44.2**).

Après incision du fascia lata, la partie toute supérieure du vaste externe est désinsérée en L (*cf.* **Fig. 44.3**).

Deux broches de visée sont mises en place.

- Perforation de la corticale externe à la pointe carrée de 3.

- Mise en place des broches de 20/10 au marteau, un rapporteur peut être utilisé (*cf.* **Fig. 44.4**).

La position des broches est vérifiée radiologiquement. Pour ce contrôle, plusieurs techniques sont possibles en fonction de l'équipement du bloc opératoire. Il est commode d'utiliser un contrôle scopique de face, à l'aide de l'amplificateur de brillance disposé en face de l'opérateur et habillé d'une housse stérile et un contrôle graphique de profil grâce à un appareil fixe disposé entre les jambes, sous les champs opératoires.

L'amplificateur de brillance peut également être disposé du côté opéré presque parallèlement au tronc du malade. En faisant pivoter son arc mobile, on peut alors obtenir, à la demande, un contrôle de face ou de profil. Cette installation a pour inconvénient de nécessiter des manipulations importantes peropératoires sources de fautes d'asepsie. Les broches en place repèrent le trajet des vis.

Il suffit de remplacer successivement les broches par les vis. Nous utilisons des vis de 7 mm de diamètre, perforées longitudinalement de façon à pouvoir les insérer sur les broches utilisées comme guide. Il est possible d'utiliser des vis de 7 mm non perforées, mais dans ce cas les broches perdent une partie de leur intérêt. Elles restent néanmoins indispensables pour indiquer la direction approximative dans laquelle sera mise la vis.

- Blocage de la rotation pendant le serrage de la première vis.
- Mesure de la longueur des vis nécessaires.

Avec les vis de 7 mm perforées, doit être utilisé un ancillaire adapté.

- Mèche perforée mise en place sur la broche guide, sur toute la longueur choisie.
- Taraud perforé.
- Petite tarière de 7 mm (type Staca) conduite au moteur jusqu'au trait de fracture sans le dépasser, afin de permettre une compression du foyer par un effet de rappel.
- Tournevis perforé pour insérer la vis.

Les broches sont enlevées après serrage complet des vis. Une troisième vis peut parfois être mise en place pour compléter la solidité du montage.

La fermeture, sur un drain aspiratif, au fil résorbable, comprend :
 – réinsertion du vaste externe ;
 – fermeture du fascia lata ;
 – sous-peau ;
 – peau, fil non résorbable.

c. Suites opératoires

Le malade est mis dans un fauteuil dès le lendemain.
La marche sans appui est autorisée dans la 1re semaine si l'état physiologique du malade le permet.
L'appui complet est autorisé à 3 mois.

B. FRACTURES DÉPLACÉES

(Garden 3 et 4)

a. Prothèse cervicocéphalique

L'intervention consiste à remplacer la tête fémorale. Cela suppose une bonne adaptation de la tête prothétique au cotyle osseux. Il faut donc disposer, en stock, d'une gamme complète de prothèses.

Le mode de prothèse céphalique le plus connu est celui conçu par Moore, destiné à être inséré dans le fémur sans scellement. Sa tige est fenêtrée de façon que l'os spongieux métaphysaire puisse y pousser, procurant ainsi une stabilisation de l'implant. Malheureusement, la réponse osseuse est inconstante et bon nombre de prothèses de Moore ont des petits mouvements dans le canal médullaire fémoral.

C'est pour éviter la mobilité douloureuse de la tige prothétique dans le fémur que de nombreux chirurgiens utilisent des prothèses à queue pleine (Postel, Thompson) scellées au ciment acrylique.

L'intervention est réalisée sur un malade en décubitus latéral sur table ordinaire.

Le bassin est fixé par un appui sacré et un appui pubien.

Le membre inférieur est entièrement préparé.

La voie d'abord peut être une voie de Moore ou une voie de Hardinge (*cf.* plus haut).

La capsule articulaire exposée est incisée en croix. Les quatre volets sont chargés par un fil repère. On voit ainsi le rebord du cotyle, la partie périphérique de la tête fémorale et le col fracturé (**Fig. 44.13**). Un tire-fond à poignée en T est vissée dans la tête, ce qui en permet l'extraction tandis que le membre est porté en position de luxation.

- *Dans la voie de Moore*, il s'agit d'une rotation interne : la jambe est maintenue verticalement pied au zénith, le genou étant à angle droit (**Fig. 44.14**).

- *Dans la voie de Handinge*, il s'agit d'une rotation externe : la jambe est maintenue pendante, verticale, entre les genoux du premier aide.

Après inspection, le cotyle est temporairement comblé par une compresse humide.

Le moignon du col est raccourci à bonne longueur, à la pince gouge ou à la scie de Postel. Sur le modèle du fantôme prothétique, cette section peut se faire avant l'extraction de la tête, ce qui rend l'extraction plus aisée.

Le spongieux du col est enlevé à la curette et cet instrument est poussé jusqu'au canal médullaire.

Une râpe, adaptée au type de prothèse choisi, est poussée progressivement au marteau pour aléser le lit de la tige prothétique. Il faut, pendant ce temps opératoire, que la position de la jambe soit rigoureusement maintenue afin de permettre un bon repérage de l'antéversion de la râpe. C'est ce qui conditionnera la stabilité antérieure de l'articulation prothétique (**Fig. 44.15**).

Pour la prothèse de Moore, il est nécessaire de préparer le logement du bord externe de la tige, au ciseau à frapper ou à la pince gouge au bord supéro-externe du moignon du col.

Rinçage du canal médullaire au sérum physiologique.

FRACTURES DU COL DU FÉMUR

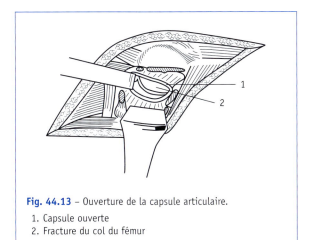

Fig. 44.13 – Ouverture de la capsule articulaire.
1. Capsule ouverte
2. Fracture du col du fémur

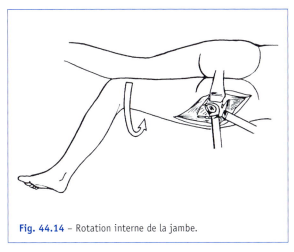

Fig. 44.14 – Rotation interne de la jambe.

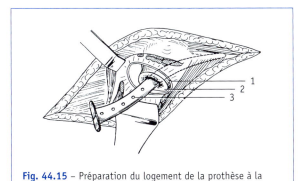

Fig. 44.15 – Préparation du logement de la prothèse à la râpe. 1. Capsule ouverte ; 2. Col du fémur sectionné ; 3. Râpe.

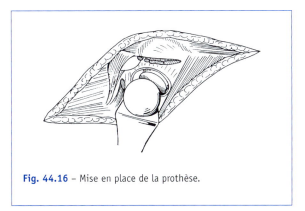

Fig. 44.16 – Mise en place de la prothèse.

Le choix de la taille de la prothèse définitive est déterminé par la mesure de la tête qui vient d'être enlevée (à l'aide de gabarits spéciaux).
Pour la prothèse de Moore, il ne reste plus qu'à insérer en frappant au marteau sur un chasse-tête (**Fig. 44.16**).
Pour la prothèse scellée, il faut obturer le canal médullaire par un bouchon osseux ou prothétique.

- Mise en place du ciment à la seringue.
- Insertion de la prothèse.

Dans les deux cas, il est très important de contrôler l'antéversion de la prothèse. Pour prouver l'antéversion adéquate de 10°, l'opérateur vérifie la position de la jambe (parfaitement verticale dans la voie Hardinge, en augmentant de 10 à 15° la rotation interne de la jambe au-delà de la verticale, dans la voie de Moore).

- Réduction de la prothèse grâce au chasse-tête pendant que les aides changent le système de protection de la jambe dont le caractère aseptique est douteux.

- Vérification de la stabilité de l'articulation.
- Fermeture de la capsule au fil résorbable.
- Drainage aspiratif.
- Fermeture plan par plan au fil résorbable.

b. Suites opératoires

Les rotations du membre sont calées par des sacs de sable pendant la période d'hospitalisation. Il faut, en particulier, éviter la rotation interne après une voie de Moore et la rotation externe après une voie de Hardinge.
La mise dans un fauteuil est autorisée au 2e jour.
L'appui est permis à la fin de la 1re semaine.
La rééducation est peu utile sauf pour :
– apprendre au malade à utiliser ses cannes ;
– apprendre au malade à mobiliser sa hanche sans faire les mouvements de rotation dangereux. Les cannes sont généralement abandonnées pendant le 2e mois.

45. Prothèse totale de hanche (PTH)

La prothèse est dite « totale » lorsqu'elle remplace les deux composants de l'articulation : tête fémorale et cotyle.

C'est l'intervention qui a révolutionné la chirurgie orthopédique depuis les années 1960 et surtout 1970 car, par son importante diffusion, elle a transformé la vie de multiples malades devenus invalides à cause de leur affection de la hanche.

En contrepartie, des complications spécifiques apparaissent liées aux conceptions de l'implant, aux matériaux utilisés, au mode de fixation sur l'os et surtout à l'infection qui peut réduire à néant le résultat de la meilleure arthroplastie.

Une multitude de modèles existent sur le marché, tous différents et il serait impossible de détailler et même de citer chacun.

- Il faut toutefois retenir le nom des pionniers : Robert et Jean Judet ; sir John Charnley ; Mac Kee et Farrar.

- Il faut également citer les principaux auteurs qui ont contribué à la diffusion de la méthode : Robert Merle d'Aubigné, Michel Postel, Marcel Kerboull ; Gérald Lord et Maurice Müller.

Tous les modèles peuvent être regroupés en famille. On classe les prothèses de deux façons.

- *En fonction de leur mode de fixation* : avec ciment ou sans ciment.

- *En fonction de leur couple de friction* : polyéthylène-métal (encore le plus répandu), céramique-céramique ou céramique-polyéthylène, métal-métal.

1. PROTHÈSES CIMENTÉES ET NON CIMENTÉES

A. LES PROTHÈSES CIMENTÉES

Ce furent les premières prothèses. Elles sont encore très répandues car elles ont fait la preuve de leur longévité. Le ciment permet un bon ancrage du cotyle et un moulage de la pièce fémorale dans le fémur. Il est cependant à l'origine de complications : fuites extra-articulaires, descellements, granulomes de résorption.

B. LES PROTHÈSES NON CIMENTÉES

Elles sont de plus en plus utilisées dans l'espoir d'éviter les complications du scellement notamment au niveau du cotyle. La fixation de la prothèse se fait directement au contact de l'os. Divers revêtements sont alors utilisés pour que l'os puisse s'incorporer progressivement à la surface prothétique : hydroxyapatite, alumine, maillage métallique, etc. La fixation primaire de la prothèse ne peut pas attendre cette « repousse » osseuse. Le cotyle est donc soit mis en force (diamètre du cotyle supérieur de 1 ou 2 mm au diamètre du cotyle osseux), soit vissé, soit les deux. Certaines prothèses utilisent aussi des plots d'ancrage. L'implant fémoral quant à lui épouse au plus près l'anatomie de l'extrémité supérieure du fémur.

2. LES COUPLES DE FRICTION

A. LE COUPLE MÉTAL-PLASTIQUE (Fig. 45.1 et 45.2)

C'est le couple le plus ancien et c'est encore le plus utilisé. La prothèse fémorale est métallique (acier inoxydable, stellite, titane) et le cotyle est en polyéthylène de haute densité. Il s'use lentement, est bien toléré et s'adapte bien aux prothèses scellées. Il a l'inconvénient de relarguer des particules de polyéthylène qui sont à l'origine de résorptions osseuses. Les modèles les plus répandus sont les suivants.

a. La prothèse de Charnley-Kerboull

Sa tête est de 22,2 mm de diamètre. Elle permet un coefficient de friction bas mais a l'inconvénient d'être moins stable qu'une prothèse dont la tête est plus grosse.

PROTHÈSE TOTALE DE HANCHE (PTH)

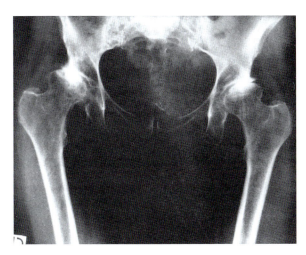

Fig. 45.1 – Coxarthrose bilatérale.

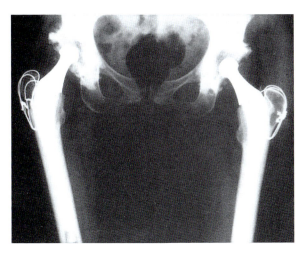

Fig. 45.2 – Prothèse totale de hanche bilatérale métal-plastique.

b. La prothèse de Müller

Sa tête est plus grosse (28 ou 32 mm). L'usure est donc plus marquée mais sa stabilité est meilleure.

B. LE COUPLE CÉRAMIQUE-CÉRAMIQUE

La céramique est le matériau le plus dur qui soit utilisé pour les prothèses. Il est quasiment inusable. Cette absence de souplesse a par contre deux inconvénients : augmentation des contraintes mécaniques (descellements possibles) et fractures de têtes prothétiques.

C. LE COUPLE CÉRAMIQUE-POLYÉTHYLÈNE

Il est plus « souple » que le précédent mais les fractures de tête sont encore possibles.

D. LE COUPLE MÉTAL-MÉTAL

Il fut utilisé initialement pour les prothèses de Mac Kee-Farrar. L'usage posait alors encore quelques problèmes et on observait d'importants granulomes à corps étrangers (métallose) qui détruisaient l'os avoisinant. Ce couple est à nouveau utilisé actuellement du fait des progrès de la métallurgie et semble porteur d'espoir.

3. LES CIMENTS

Utilisés depuis longtemps dans l'art dentaire, ils ont été introduits par Charnley dans la chirurgie prothétique. Il s'agit de ciments acryliques présentés sous forme d'un sachet de poudre de monomère et d'une ampoule de liquide (polymère).

Le mélange des deux produit une pâte qui peut être insérée vers la 3e min et qui se transforme en matériau solide en 7 à 10 min en dégageant de la chaleur.

Un produit de contraste (Baryum ou Zirconium) est ajouté à la poudre en usine, ce qui permet de rendre le ciment radio-opaque.

Certains ciments contiennent un antibiotique (par exemple Palacos Gentamicine), ce qui permet d'apporter localement des concentrations antibactériennes importantes. Il est possible, en fonction des besoins, d'incorporer certains antibiotiques aux ciments courants à condition que le produit ajouté soit sous forme de poudre (sinon les propriétés mécaniques du mélange sont très altérées). L'adjonction d'antibiotique au ciment est particulièrement intéressante dans la chirurgie de reprise (antécédents septiques ou traitement d'un descellement septique).

4. RÔLE DE L'INSTRUMENTISTE PENDANT L'INTERVENTION

Dans les équipes entraînées, l'instrumentiste a un rôle important car il s'agit d'une intervention de routine. Elle doit, bien sûr, connaître les principes de l'intervention. Mais, surtout, afin d'avoir une efficacité maximum, elle doit connaître les habitudes de l'équipe dans laquelle elle travaille. Car si les temps opératoires sont globalement toujours les mêmes, les gestes précis diffèrent d'une équipe à l'autre, d'un opérateur à l'autre.

Il est donc illusoire de décrire une technique « passe-partout ». Nous nous contenterons de décrire en détail celle que nous utilisons. Il restera ensuite pour chacun la nécessité d'une adaptation en fonction de toutes les variantes possibles.

5. PTH DE TYPE CHARNLEY-KERBOULL IMPLANTÉE PAR VOIE TRANSTROCHANTÉRIENNE

A. INSTALLATION

- Table ordinaire.
- Décubitus latéral avec les appuis.

Tab. 45.1 – Intervention.

B. INTERVENTION

Elle est décrite dans le **tableau 45.1**.

C. FERMETURE

Après rinçage soigneux, chaque plan est refermé au fil résorbable (réinsertion du vaste externe, fascia lata, sous-peau). Deux drains de Redon sont mis en place en profondeur, l'un en avant, l'autre en arrière. Un troisième superficiel peut être nécessaire. Fil non résorbable sur la peau (**Fig. 45.14**).

Technique	Matériel
Voie d'abord	
Incision cutanée externe centrée sur le grand trochanter.	• Bistouri froid lame 23. • Pince à disséquer à griffes.
Hémostase sous-cutanée.	• Halsteadt. • Pince à disséquer à griffes. • Exclusion du matériel à superficie.
Incision du fascia lata et dissociation des fibres du grand fessier.	• Bistouri froid long manche. • Pince à disséquer à griffes.
Repérages des bords postérieur et antérieur du moyen fessier.	• Valve. • Écarteur de Farabeuf.
Suture de champs de bordure.	• Aiguille montée sur porte-aiguilles. • Deux petits champs Tétra® revêtus d'un champ à inciser plastique collé.
Trochantérotomie (Fig. 45.3)	
Exposition du champ opératoire.	• Coussin à sciatique. • Valve en arrière. • Farabeuf en avant.
Désinsertion du vaste externe sur ses 3 cm supérieurs.	• Bistouri électrique. • Pince à disséquer à griffes. • Farabeuf.
Forage de la corticale externe (cet orifice destiné à recevoir ultérieurement les fils trochantériens peut être fait après la préparation du fémur).	Pointe carrée de 5 ou mèche montée sur moteur.
Trochantérotomie.	• Ciseaux de 25 et de 20. • Marteau.
Relèvement des fessiers.	• Pince de Museux. • Bistouri froid.
Hémostase.	• Deux ou trois clous de Steinmann boutonnés. • Marteau. • Matériel hémostase.
Luxation de la hanche	
Capsulotomie plus ou moins étendue (**Fig. 45.4**).	• Bistouri froid. • Pince à disséquer à griffes ou Museux.
Luxation de la hanche en portant le membre en flexion. Abduction – Rotation externe. La tête du fémur sort en avant. Il est parfois nécessaire d'utiliser une traction à l'aide d'un crochet insinué sous le col fémoral.	Crochet de Lambotte.
Exposition du col en excisant des formations capsulosynoviales qui le recouvrent en avant et en bas (**Fig. 45.5**).	• Bistouri froid. • Pince à disséquer à griffes.

(suite p. 410) ▶

PROTHÈSE TOTALE DE HANCHE (PTH)

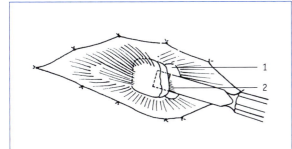

Fig. 45.3 – Trochantérotomie.
1. Désinsertion du m. vaste externe
2. Section du trochanter

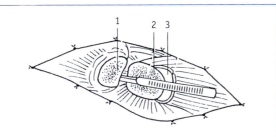

Fig. 45.4 – Section de la capsule.
1. Trochanter sectionné et relevé
2. Reste du fémur
3. Capsule sectionnée

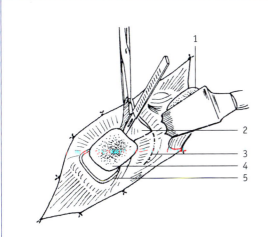

Fig. 45.5 – Excision des formations capsuloligamentaires.
1. Trochanter relevé maintenu par un écarteur
2. Capsule déjà réséquée
3. Tracé de la résection capsulaire
4. Fémur
5. Capsule

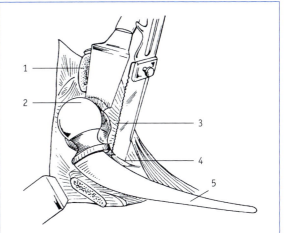

Fig. 45.6 – Section du col du fémur.
1. Trochanter relevé maintenu par un écarteur
2. Tête de la pièce fémorale d'essai
3. Tête du fémur du malade, luxée hors de la cavité cotyloïdienne
4. Col du fémur du malade entamé par la scie au niveau repéré grâce à la prothèse
5. Queue de la prothèse

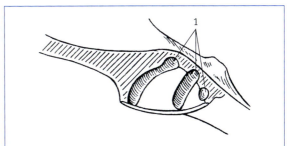

Fig. 45.7 – Coupe de la cavité cotyloïde montrant les tranchées creusées pour l'ancrage de la prothèse.
1. Tranchées d'ancrage

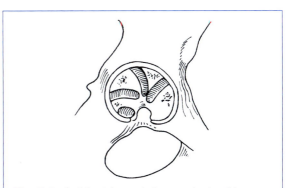

Fig. 45.8 – Cavité cotyle vue de face avec les tranchées d'ancrage.

Tab. 45.1 – (suite).

Technique	Matériel
Section du col (Fig. 45.6)	
L'aide maintient la jambe verticale et le genou fléchi, ce qui permet d'orienter la coupe du col. La pièce fémorale d'essai (sélectionnée d'après les radiographies préopératoires) est superposée au fémur. Ceci aide à définir le niveau et l'orientation de la coupe.	Prothèse fémorale d'essai.
Section du col fémoral.	Scie oscillante ou scie à main de Postel.
Libération de la tête des dernières attaches capsulosynoviales.	• Bistouri froid. • Museux.
La tête fémorale peut avoir trois destinations : • le baquet ; • la banque d'os ; • le laboratoire d'anatomie pathologique.	
Préparation du cotyle	
Excision des reliquats de capsules sur le pourtour du cotyle.	• Bistouri froid. • Pince à disséquer à griffes.

Avivement du cotyle visant à :
• enlever le cartilage ;
• exciser les ostéophytes (arrière-fond) ;
• rendre le cotyle sphérique et en bonne position (un écarteur contre-coudé peut être disposé dans l'échancrure ischio-pubienne. Il a l'intérêt de matérialiser le pôle inférieur du cotyle et de refouler l'extrémité supérieure du fémur vers le bas) ;
• l'ablation des débris osseux ;
• le lavage de la cavité ;
• la mise en place du cotyle d'essai.
	• Ciseaux gouges :
	  - à double courbure ;
	  - concave.
	• Marteau.
	• Écarteur contre-coudé.
	
	• Prothèse cotyloïdienne d'essai par son présentoir.

Retouches éventuelles.	Ciseaux gouges à la demande.
Excision des ostéophytes périphériques.	• Ciseaux de Cauchois courbé sur le plat. • Marteau.
Ancrages (Fig. 45.7 et 45.8). Tranchées ou trous dans les trois colonnes de l'os iliaque : • en haut (ilion) ; • en bas et en arrière (ischion) ; • en bas et en avant (pubis).	• Ciseaux de Postel. • Marteau (ou fraise spéciale de Müller).
Lavage soigneux de la cavité cotyloïdienne et des trous d'ancrage afin de les débarrasser des copeaux osseux et du sang coagulé.	• Matériel d'irrigation. • Pince à disséquer compresses ou aspirateur.
Bourrage d'une compresse humide dans les trous d'ancrage et dans le cotyle (pour que l'hémostase se fasse).	• Compresse humide dépliée et présentée avec une pince à chacune des deux extrémités.
Préparation du fémur	
Excision du spongieux du col et repérage du canal médullaire.	• Ciseau de 10. • Marteau. • Curette.
Alésage du canal médullaire (pendant ce temps opératoire, il est important que la jambe soit maintenue strictement verticale pour que le futur trajet de la tige prothétique soit préparé avec une antéversion correcte) (Fig. 45.9).	• Râpes successives. • Marteau.
Essayage de la pièce fémorale d'essai.	• Prothèse d'essai. • Chasse-tête. • Marteau.
Complément d'alésage éventuel.	• Râpe. • Marteau.

PROTHÈSE TOTALE DE HANCHE (PTH)

Tab. 45.1 – (suite).

Technique	Matériel
Rinçage.	• Matériel d'irrigation. • Pince à disséquer compresses ou aspiration.
Bourrage d'une compresse humide dans le canal pour que l'hémostase se fasse.	Compresse humide dépliée et présentée avec une pince longe.
Scellement du cotyle (Fig. 45.10)	
Ablation de la compresse humide.	Pince à disséquer à griffes.
Insertion du ciment acrylique dans les trous d'ancrage, en veillant à ce que du sang ne s'y mélange pas.	• Ciment. • Pince à disséquer compresses.
Mise en place du cotyle définitif porté par le présentoir.	
Excision du surplus de ciment.	• Spatule. • Pince à disséquer.
Maintien du cotyle prothétique pendant la polymérisation.	Ablation de la platine du présentoir puis remise en place pour comprimer le cotyle.
Rinçage.	
Scellement du fémur (Fig. 45.11)	
Ablation de la compresse humide.	Pince à disséquer à griffes.
Mise en place des fils métalliques en vue de la synthèse du trochanter.	• Trois ou quatre fils métalliques avec à chaque extrémité des pinces apairées. • Écarteur de Farabeuf – Valve.
Essayage de la prothèse d'essai.	Prothèse fémorale d'essai, chasse-tête, marteau.
Réduction d'essai.	• Chasse-tête. • Changement de la double protection de la jambe.
Éventuellement recoupe du col.	Scie électrique ou à main.
Obturation du canal médullaire.	Bouchon osseux ou prothétique avec ancillaire.
Rinçage.	• Matériel d'irrigation. • Pince à disséquer compresse ou aspiration.
Insertion du ciment de bas en haut.	Seringue à ciment et embout.
Mise en place de la prothèse fémorale définitive (attention à la position de la jambe pour régler l'antéversion).	• Pièce fémorale définitive sur son porte-prothèse. • Marteau.
Excision du surplus de ciment.	• Spatule. • Pince à disséquer.
Rinçage.	Matériel d'irrigation.
Réduction.	• Chasse-tête. • Changement de la double protection de la jambe.
Testing de la mobilité et de la stabilité prothétique.	
Reposition du trochanter (Fig. 45.12 et 45.13)	
Ablation des clous de Steinmann.	• Pince universelle. • Marteau.
Passage des fils métalliques.	Passe-fil.
Positionnement du médaillon.	• Pince de Museux. • Pointe carré de 3.
Serrage des fils.	• Serre-fil, pince coupante.
Effacement des tortillons.	• Chasse-greffon. • Marteau.

ORTHOPÉDIE – TRAUMATOLOGIE

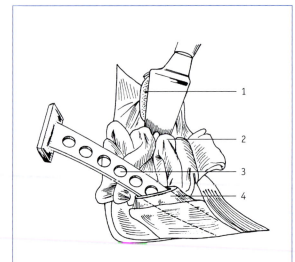

Fig. 45.9 – Alésage du canal médullaire.
1. Trochanter maintenu par un écarteur
2. Champ de protection
3. Râpe
4. Col du fémur

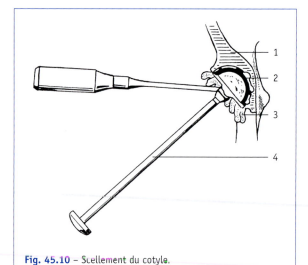

Fig. 45.10 – Scellement du cotyle.
1. Cotyle de la prothèse
2. Tranchée d'ancrage comblée par du ciment
3. Ciment en excès qui sera réséqué
4. Présentoir du cotyle

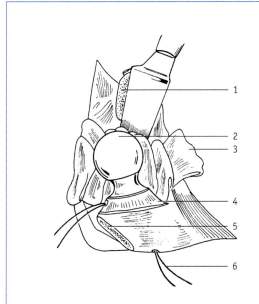

Fig. 45.11 – Scellement du fémur.
1. Trochanter maintenu par un écarteur
2. Prothèse fémorale en place
3. Champ de protection
4. Col du fémur recevant la prothèse
5. Zone de section du grand trochanter
6. Fils d'acier passés dans le grand trochanter

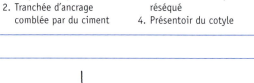
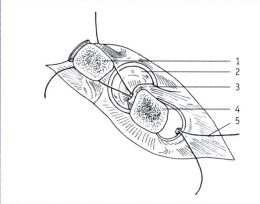

Fig. 45.12 – Repositionnement du grand trochanter.
1. Médaillon du grand trochanter
2. Prothèse en place
3. Col fémoral
4. Base du grand trochanter
5. Fils d'acier

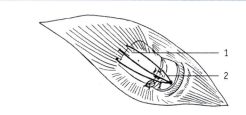

Fig. 45.13 – Repositionnement du grand trochanter.
1. Grand trochanter repositionné et maintenu par les fils d'acier
2. Suture de la capsule

PROTHÈSE TOTALE DE HANCHE (PTH)

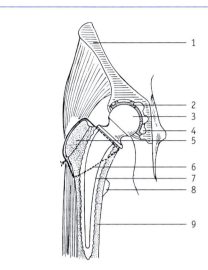

Fig. 45.14 – Schéma de la prothèse complète en place.
1. Coupe de l'aile iliaque
2. Cotyle en place
3. Tête de la prothèse fémorale
4. Tranchée d'ancrage
5. Fils d'acier amarrant le grand trochanter
6. Queue de la prothèse fémorale
7. Logement de la prothèse contenant du ciment
8. Petit trochanter
9. Corticale du fémur

D. SUITES OPÉRATOIRES

- Le malade est mis en fauteuil au 2e jour.
- Les drains aspiratifs sont enlevés vers le 3e jour.
- La marche avec appui soulagé par deux cannes est autorisée vers le 6e jour.
- Les cannes sont progressivement abandonnées au 2e mois.

6. PTH DE TYPE CHARNLEY-KERBOULL IMPLANTÉE PAR VOIE HMA (Tab. 44.2)

L'hémimyotomie antérieure du moyen fessier (HMA) est une voie antéro-externe, dérivée de la voie de Hardinge.
Comme pour cette dernière, l'installation du patient se fait en décubitus latéral, et l'incision cutanée est centrée sur le sommet du grand trochanter, légèrement arciforme à concavité postérieure dans sa partie proximale.
L'incision de l'aponévrose du fascia lata se fait longitudinalement, dans le sens de ses fibres. La particularité de la voie HMA est alors d'inciser le muscle moyen fessier, et non de le désinsérer, à la jonction entre son tiers supérieur et ses deux tiers inférieurs, à 10 mm de son insertion trochantérienne, de manière à le détacher en plein dans son aponévrose. Une dis-

Tab. 45.2 – Intervention.

Technique	Matériel
Voie d'abord (idem *intervention précédente*)	
Ouverture des moyen et petit fessiers	
Incision du moyen fessier.	• Bistouri lame froide n° 23. • + Pince à disséquer à griffe. • + Coagulation à la partie inférieure de l'artère circonflexe antérieure.
Ouverture vers l'avant de l'auvent fessier.	• Grands Farabeuf. • Électrocoagulation de la graisse entre les moyen et petit fessiers.
Incision du petit fessier.	Bistouri lame froide n° 23 + Pince à disséquer à griffe.
Relèvement du petit fessier en mettant progressivement la hanche en rotation externe.	Grands Farabeuf.
Luxation de la hanche	
Capsulectomie.	Bistouri lame froide n° 23 + Pince à disséquer à griffe.
Luxation de la hanche en portant le membre en flexion abduction rotation externe.	Crochet de Lambotte.
Exposition du col en excisant les formations capsulosynoviales qui le recouvrent en avant et en bas. *Suite similaire à l'intervention précédente.*	Bistouri lame froide n° 23 + Pince à disséquer à griffe.
Fermeture	
Suture des petit et moyen fessiers.	• Grand porte-aiguilles et fil résorbable tressé décimal 2.
Un Redon articulaire et un Redon sous-cutané.	
Suture du fascia lata.	• Grand porte-aiguilles et fil résorbable tressé décimal 2.

cision dans le sens de ses fibres, à la partie supérieure de cette incision, est alors effectuée sur 3 à 4 cm. Il ne faut en aucun cas dépasser la jonction tiers supérieur – deux tiers inférieurs, afin de préserver le paquet vasculo-nerveux fessier supérieur, dont la lésion provoque une atrophie définitive du moyen fessier, à l'origine d'une boiterie de Trendelenburg.

Le petit fessier est incisé comme dans la voie de Hardinge. Le vaste externe est, quant à lui, épargné.

La particularité de cette voie d'abord est qu'en fin d'intervention, l'aponévrose du moyen fessier permet d'ancrer solidement ses points de suture, ce qui n'est pas toujours le cas dans la voie de Hardinge.

A. INTERVENTION

Elle est décrite dans le **tableau 45.2**.

B. SUITES POSTOPÉRATOIRES

Un pansement de hanche classique type Spica est mis en place pour les 24 premières heures. Les suites sont ensuite classiques, la marche, sous couvert de deux cannes, est autorisée dès que le patient en est capable (aux alentours du 3e jour postopératoire). Les cannes seront progressivement abandonnées dans les 2 mois postopératoires.

46. Chirurgie du genou

1. BASES ANATOMIQUES (Fig. 45.1 à 45.17)

Le genou est constitué de trois articulations :
- fémorotibiale interne (compartiment interne) ;
- fémorotibiale externe (compartiment externe) ;
- fémoropatellaire (entre fémur et rotule).

On peut les distinguer et les séparer car, si elles forment une entité physiologique, elles sont le plus souvent atteintes de façon distincte par la maladie ou le traumatisme (fractures de la rotule, du plateau interne, arthrose fémoropatellaire, compartimentaire interne, etc.).

A. LES ARTICULATIONS FÉMOROTIBIALES

Elles sont mal emboîtées car les plateaux tibiaux sont presque plats (et même plutôt convexes). Les condyles fémoraux sont

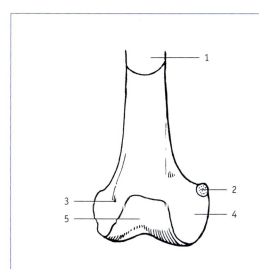

Fig. 46.1 – Extrémité inférieure du fémur. Face.
1. Limite d'insertion du m. crural
2. Tubercule du m. grand adducteur
3. Condyle externe
4. Condyle interne
5. Trochlée

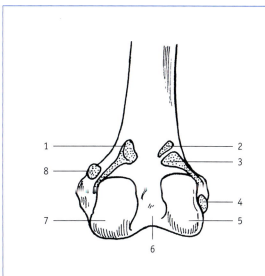

Fig. 46.2 – Extrémité inférieure du fémur. Vue postérieure.
1. Insertion du m. jumeau interne
2. Insertion du m. plantaire grêle
3. Insertion du m. jumeau externe
4. Insertion du m. poplité
5. Condyle externe
6. Échancrure intercondylienne
7. Condyle interne
8. Insertion du grand adducteur

Fig. 46.3 – Extrémité inférieure du fémur. Vue interne.
1. Tubercule du m. grand adducteur
2. Insertion du lig. latéral interne

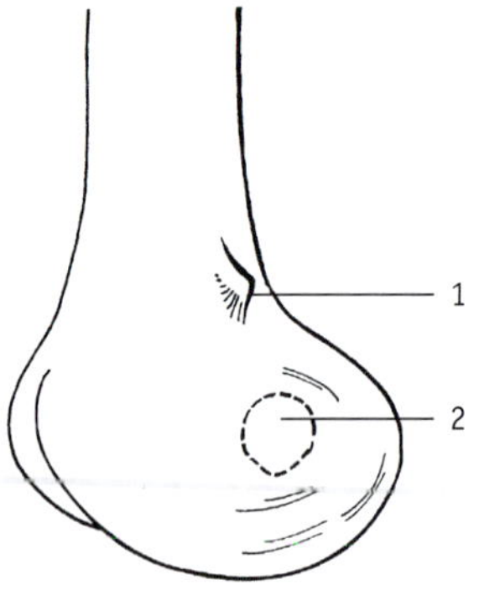

Fig. 46.4 – Extrémité inférieure du fémur. Vue postéro-externe.
1. Tubercule du m. grand adducteur
2. Insertion du m. jumeau externe
3. Condyle externe
4. Échancrure intercondylienne
5. Condyle interne

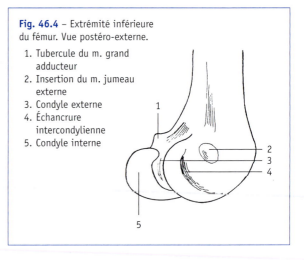

Fig. 46.5 – Rotule. Face antérieure.
1. Base
2. Face antérieure
3. Sommet

Fig. 46.6 – Rotule. Face postérieure.
1. Base
2. Facette articulaire latérale externe
3. Facette articulaire latérale interne
4. Empreinte du condyle interne
5. Sommet

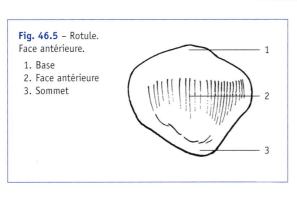

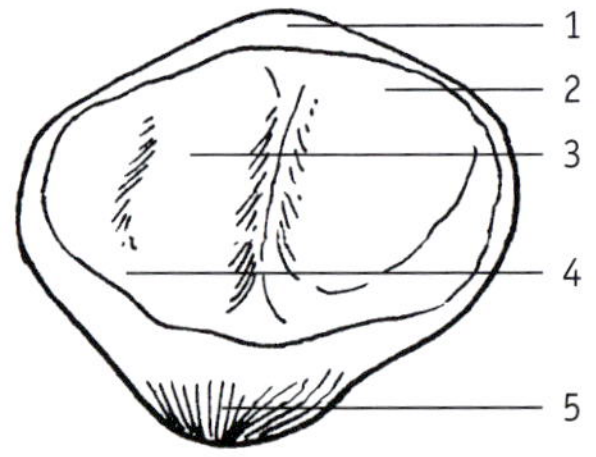

convexes et, vus de profil, on remarque que le rayon de courbure n'est pas le même d'avant en arrière. Cette géométrie particulière fait que les condyles roulent et glissent sur leur plateau tibial correspondant.

En arrière, les condyles sont séparés par une profonde dépression : l'échancrure intercondylienne. En avant, ils rejoignent la surface articulaire destinée à recevoir la rotule. Les plateaux tibiaux sont séparés par une zone non articulaire qui porte deux surélévations : les épines tibiales.

Chaque plateau est particulièrement recouvert d'un fibrocartilage qui a la forme d'une portion d'anneau : le ménisque.

Dans chaque genou, il y a donc deux ménisques : l'interne a la forme d'un c. Il est très exposé aux traumatismes, en particulier sportifs. L'externe a une forme plus proche du o que du c. Il est moins souvent le siège de lésions traumatiques mais on y rencontre des malformations.

Les ménisques ne sont pas attachés au tibia en dehors de leurs cornes. Ils reposent sur la surface articulaire mais ils sont fixés à la capsule articulaire par leur face périphérique.

Lors des mouvements de flexion extension du genou, et plus encore dans les mouvements de rotation du tibia sous le fémur, les ménisques se déplacent. Entraînés par les condyles, mais retenus par leur insertion capsulaire, ils peuvent se déchirer, et ce, lorsque le mouvement est brusque et forcé.

B. L'ARTICULATION FÉMOROROTULIENNE

La surface articulaire fémorale a la forme d'un rail dirigé de haut en bas et enroulé d'avant en arrière, qui va se perdre dans l'échancrure intercondylienne. On l'appelle trochlée fémorale. Elle est constituée d'une gorge avec, de part et d'autre, deux versants, l'externe étant plus large et plus haut que l'interne.

La surface articulaire de la rotule a une forme inverse, avec une crête longitudinale médiane et deux versants, l'externe étant plus développé que l'interne.

Ces deux surfaces articulaires semblent bien congruentes. En fait, il n'en est rien. À chaque degré de flexion, la rotule ne repose sur la trochlée que par une très petite surface, ce qui la met en permanence en porte-à-faux.

2. ÉLÉMENTS DE PHYSIOLOGIE – LES SYSTÈMES LIGAMENTAIRES

A. STABILITÉ FÉMOROTIBIALE

Nous avons vu plus haut que l'emboîtement entre fémur et tibia est insuffisant pour procurer une bonne stabilité au

CHIRURGIE DU GENOU

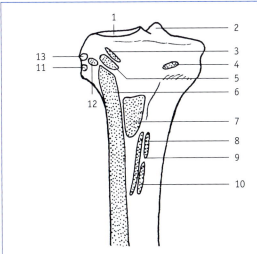

Fig. 46.7 – Extrémité supérieure du tibia. Vue antérieure.

1. Cavité glénoïde externe
2. Épine tibiale
Insertions :
3. du m. vaste interne
4. du m. vaste externe
5. du m. tenseur du fascia lata
6. du m. jambier antérieur
7. du tendon rotulien sur la tubérosité antérieure du tibia
8. du m. droit interne
9. du m. couturier
10. du m. demi-tendineux
11. du m. long péronier latéral
12. M. extenseur des orteils
13. M. biceps

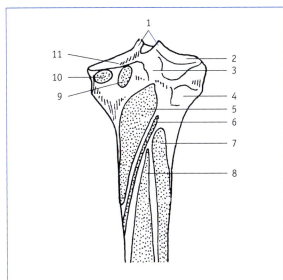

Fig. 46.8 – Extrémité supérieure du tibia. Vue postérieure.

1. Épines tibiales
2. Cavité glénoïde externe
3. Surface rétrospinale
4. Facette péronière
Insertions :
5. du m. poplité
6. du m. soléaire
7. du m. jambier postérieur
8. du m. fléchisseur commun
9. du m. demi-membraneux (tendon direct)
10. du m. demi-membraneux (tendon réfléchi)
11. Cavité glénoïde interne

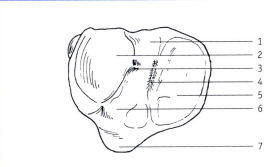

Fig. 46.9 – Plateau tibial.

1. Surface rétrospinale
2. Cavité glénoïde externe
3. Épine externe
4. Épine interne
5. Cavité glénoïde interne
6. Surface préspinale
7. Tubérosité antérieure

genou. C'est pourquoi il existe d'importants systèmes ligamentaires et des puissants groupes musculaires.

a. Les ligaments

On distingue le plan capsuloligamentaire interne, le plan capsuloligamentaire externe, le plan postérieur, les ligaments croisés.

• *Le plan interne* est constitué par la capsule renforcée à sa partie moyenne par le ligament latéral interne (LLI) tendu du fémur au tibia. La portion de capsule située en avant du bord antérieur du LLI n'a pas une valeur fonctionnelle très grande. Par contre, le tiers moyen, situé sous le LLI et plus encore, le tiers postérieur situé en arrière du bord postérieur du ligament sont très importants dans le contrôle de la stabilité du genou.

Le tiers postérieur, situé à la jonction entre le plan capsuloligamentaire interne et la coque postérieure interne, est renforcé par un véritable nœud tendineux (division du tendon du demi-membraneux avec ses faisceaux direct, réfléchi, récurrent). C'est cette zone que Trillat et son école lyonnaise ont appelé le point d'angle postéro-interne (PAPI).

• *Le plan externe*, moins tendre, est constitué par la capsule externe renforcée par le ligament latéral externe qui relie fémur et tête du péroné. En arrière du ligament latéral externe est situé le point d'angle postéro-externe (PAPE), constitué par la capsule renforcée par le tendon du poplité et le ligament poplité arqué, qui forment un nœud tendineux semblable à celui du demi-membraneux en dedans.

• *Le plan postérieur* est formé par les coques condyliennes, deux nappes capsulaires épaisses et résistantes tendues entre fémur et tibia.

• *Les ligaments croisés* sont situés à l'intérieur du genou dans l'échancrure intercondylienne.

ORTHOPÉDIE – TRAUMATOLOGIE

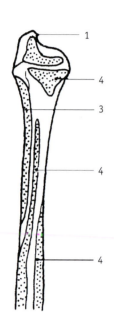

Fig. 46.10 – Extrémité supérieure du péroné : vue externe.

1. Apophyse styloïde
3. Insertion du m. soléaire
4. M. long péronier latéral

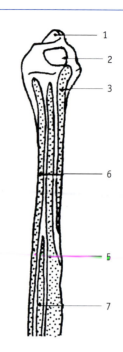

Fig. 46.11 – Extrémité supérieure du péroné : vue interne.

1. Apophyse styloïde
2. Facette articulaire
3. Insertion du m. soléaire
5. Insertion du m. jambier postérieur
6. Insertion du m. extenseur commun des orteils
7. Insertion du m. extenseur propre du gros orteil

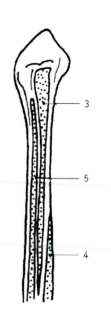

Fig. 46.12 – Extrémité supérieure du péroné : vue postérieure.

3. Insertion du m. soléaire
4. M. long péronier latéral
5. Insertion du m. jambier postérieur

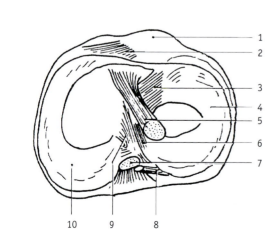

Fig. 46.13 – Extrémité supérieure du tibia. Système méniscoligamentaire.

1. Tubérosité antérieure
2. Lig. antérieur du ménisque interne
3. Lig. antérieur du ménisque externe
4. Ménisque externe
5. Lig. croisé antérieur
6. Lig. postérieur du ménisque externe
7. Lig. croisé postérieur
8. Lig. méniscofémoral
9. Lig. postérieur du ménisque interne
10. Ménisque interne

CHIRURGIE DU GENOU

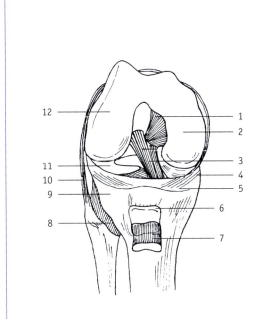

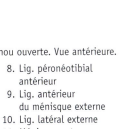

Fig. 46.14 – Articulation du genou ouverte. Vue antérieure.

1. Lig. croisé postérieur et lig. méniscofémoral
2. Condyle interne
3. Lig. croisé antérieur
4. Ménisque interne
5. Capsule articulaire
6. Bourse séreuse prétibiale
7. Tendon rotulien
8. Lig. péronéotibial antérieur
9. Lig. antérieur du ménisque externe
10. Lig. latéral externe
11. Ménisque externe
12. Condyle externe

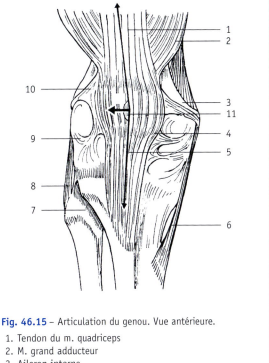

Fig. 46.15 – Articulation du genou. Vue antérieure.

1. Tendon du m. quadriceps
2. M. grand adducteur
3. Aileron interne
4. Tendon méniscorotulien interne
5. Tendon rotulien
6. Lig. latéral interne
7. Lig. péronéotibial antérieur
8. Lig. latéral externe
9. Lig. méniscorotulien externe
10. Aileron externe
11. Angle Q et force de subluxation externe de la rotule

Le ligament croisé antérieur a une direction antéro-externe et va de la face axiale ou condyle externe à la surface préspinale du tibia (située très en arrière de l'épine tibiale postérieure).

Ces deux ligaments sont croisés l'un par rapport à l'autre. Leur situation du centre de l'articulation leur confère une grande importance. Cet ensemble fonctionnel a été appelé pivot central du genou par les Lyonnais.

En extension complète, le genou est stable. Il n'y a aucun mouvement de varus, ni de valgus. Il n'y a aucune possibilité de rotation du tibia sous le fémur.

Dès que la flexion du genou commence, la rotation du tibia sous le fémur se libère. L'articulation est donc déstabilisée. Elle retrouve une stabilité dans deux positions :
– l'une associée à la flexion : varus et rotation interne ;
– l'autre associée à la flexion : valgus et rotation externe.

Lorsque l'une des trois positions de stabilité du genou est forcée, les systèmes ligamentaires en tension peuvent se distendre ou se rompre, c'est l'entorse.

b. Les groupes musculaires

Les muscles périarticulaires du genou ont un rôle dynamique important à jouer dans la stabilité du genou. Ce sont tous des muscles à grand bras de levier puisqu'ils s'attachent sur le tibia par les muscles inférieurs. On distingue plusieurs groupes.

• *Un groupe antérieur* : c'est le puissant quadriceps qui assure l'extension de la jambe sur la cuisse mais qui stabilise aussi le genou quand le pied est fixé au sol (muscle antigravitique).

• *Un groupe externe* : le fascia lata, le biceps et le poplité ont un rôle antivarus et antirotatoire interne.

• *Un groupe interne* : demi-membraneux et muscles de la patte d'oie (demi-tendineux, couturier, droit interne) ont un rôle antivalgus et antirotatoire externe.

• *Un groupe postérieur* : les jumeaux qui, lorsque le pied est fixé au sol, concourent au verrouillage de l'extension du genou.

ORTHOPÉDIE – TRAUMATOLOGIE

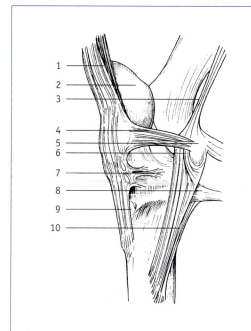

Fig. 46.16 – Articulation du genou. Vue interne.

1. M. quadriceps
2. Bourse sous-quadricipitale
3. M. grand adducteur
4. Aileron interne
5. M. jumeau interne
6. Lig. latéral interne
7. Lig. méniscorotulien interne
8. M. demi-membraneux (tendon réfléchi)
9. Tendon rotulien
10. M. demi-membraneux (tendon direct)

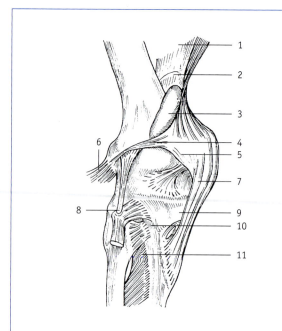

Fig. 46.17 – Articulation du genou. Face externe.

1. M. quadriceps
2. Cul-de-sac sous-quadricipital
3. Aileron rotulien externe
4. Lig. latéral externe
5. Lig. méniscorotulien externe
6. M. jumeau externe
7. Tendon rotulien
8. Tendon du biceps
9. Bourse séreuse prétibiale
10. Lig. péronéotibial
11. Membrane interosseuse

Tous ces muscles travaillent en synergie et constituent un système subtile et puissant qui permet la stabilisation active du genou.

B. STABILITÉ FÉMOROPATELLAIRE

La rotule se présente comme un os sésamoïde noyé dans une nappe fibrotendineuse et est soumise à des forces importantes et multiples qui l'écartèlent. Elle permet à l'appareil extenseur du genou de prendre un appui sur le fémur, ce qui augmente sa puissance.

a. Vue de face

La rotule est située entre le tendon du quadriceps en haut et le tendon rotulien qui s'attache sur la tubérosité tibiale antérieure. Ces deux tendons font, entre eux, un angle ouvert, dehors (Q) (cf. **Fig. 46.15**). Pour un degré de flexion donné du genou, le tendon du quadriceps attire la rotule en haut et en dehors, le tendon rotulien la tire en bas et en dehors. Il en résulte une composante qui tend à subluxer la rotule vers l'extérieur.

Quand la rotule est stable et centrée sur la trochlée, c'est parce qu'elle est retenue par d'autres forces qui la tirent vers l'intérieur :

– fibres inférieures du vaste interne ;
– formations aponévrotiques internes (aileron interne) ;
– pentes de la trochlée (dont le versant interne est plus abrupt que l'externe).

b. Vue de profil

La rotule est située au sommet d'un angle fait par les tendons quadricipital et rotulien. La décomposition des forces exercées le long de ces deux tendons sur la vue de profil montre qu'il en résulte une force très importante qui plaque fortement la rotule sur la trochlée : composante de réflexion. Cette force considérable s'applique sur une petite surface portante (petite à cause du porte-à-faux permanent entre rotule et trochlée). Cela entraîne des pressions unitaires considérables qui peuvent permettre d'expliquer les altérations du cartilage de la rotule, quasi constantes après la cinquantaine.

47. Principes de réparation des lésions ligamentaires du genou

Lorsque le genou a subi un mouvement forcé, les ligaments peuvent avoir été étirés (entorse bénigne) ou rompus (entorse grave). Dans le premier cas, l'examen clinique ne révèle pas de mouvements anormaux de latéralité ou de tiroir et une simple immobilisation suffit.

Par contre, lorsqu'il existe une rupture ligamentaire, il se produit une déstabilisation du genou. Un examen clinique attentif et systématique, complété éventuellement par un examen clinique et radiologique sous anesthésie générale, permet de définir avec précision le siège des lésions.

Il peut s'agir d'une rupture isolée (ligament croisé ou plan capsuloligamentaire périphérique) ou d'une lésion combinée réalisant des entités bien systématisées. Le diagnostic précis de localisation lésionnelle étant posé, le chirurgien décide du mode de traitement.

1. INDICATIONS

A. LÉSIONS FRAÎCHES

L'indication thérapeutique dépendra dans les lésions fraîches essentiellement de l'étendue des lésions.

- Très rarement, les lésions sont considérables (luxation du genou ou pentade associant une lésion de deux croisés et d'un plan capsuloligamentaire périphérique). Il faut alors faire, au plus tard dans les 8 jours qui suivent l'accident, une réparation ligamentaire par suture directe, parfois associée pour le ligament croisé antérieur (LCA) à une plastie d'emblée.

- Parfois, il s'agit d'une « triade » associant une atteinte d'un croisé (en général LCA) et d'un plan périphérique. Le traitement associera une immobilisation de 45 jours qui sera partielle car associée à une rééducation précoce.

- Souvent, les lésions sont beaucoup plus limitées et leurs conséquences fonctionnelles beaucoup plus discrètes (LCA isolé, atteinte isolée d'un plan périphérique). L'immobilisation ne sera plus de règle, la rééducation et la reprise d'appui avec deux cannes seront immédiates.

B. LAXITÉ CHRONIQUE ET ÉVOLUTION ARTHROSIQUE

En cas de cicatrisation défectueuse des ligaments, il se produira une laxité chronique entraînant une instabilité du genou (dérobements, impossibilité de pratiquer certains sports, épanchements à répétition) puis, à terme, une dégradation des composants articulaires (ménisques, cartilages), enfin, une dégénérescence arthrosique.

Même si les plasties ligamentaires (réfection d'un ligament en utilisant une structure de voisinage) ne sont pas toujours capables de prévenir l'évolution arthrosique, elles permettent, le plus souvent, la reprise d'une activité sportive, parfois au plus haut niveau et toujours une vie quotidienne normale.

2. RÉPARATIONS DES LÉSIONS FRAÎCHES

A. INDICATIONS

Elles sont d'indication très rare. Le but est de rétablir la continuité du ligament rompu. La lésion peut siéger en plein ligament, près d'une insertion ou consister en une désinsertion avec parfois un fragment osseux.

B. LES DIFFÉRENTS TYPES

a. Rupture au tiers moyen

L'intervention consiste en une suture simple au fil résorbable sur les plans capsuloligamentaires interne ou externe. Sur les ligaments croisés (en particulier antérieur), il existe souvent un effilochage qui interdit la suture directe. Il faut alors effectuer un laçage appuyé sur des tunnels osseux fémoral et tibial comme décrit au paragraphe suivant.

b. Rupture près d'une insertion

Il ne reste pas assez de tissu ligamentaire entre la rupture et l'insertion. Une suture directe n'est donc pas possible. Le bout ligamentaire le plus long est lacé et les deux brins du fil sont noués après être passés dans deux tunnels osseux.

Sur le plan capsuloligamentaire interne, il est nécessaire d'effectuer plusieurs points transosseux pour obtenir un bon affrontement et une réparation anatomique. Les tunnels osseux sont courts (10 à 15 mm) dans les zones accessibles (**Fig. 47.1**). Ils traversent l'os en totalité dans les zones peu accessibles (rupture basse d'une coque condylienne par exemple [**Fig. 47.2**]).

Pour le ligament croisé antérieur, une rupture près du plancher est réparée par un laçage du fragment supérieur dont les brins sont passés dans deux tunnels pénétrant près du site d'insertion ligamentaire et ressortant en dedans de la tubérosité tibiale antérieure. Pour une rupture près du plafond, les tunnels sont transfémoraux, ressortant par une contre-incision à la face externe du condyle externe (**Fig. 47.3**).

En fait, comme nous l'avons dit plus haut, les lésions du ligament croisé antérieur sont souvent complexes et nécessitent un amarrage fémoral et tibial.

Pour mieux étaler la partie haute du ligament, certains opérateurs passent un brin de laçage dans un tunnel condylien externe et l'autre *over the top* c'est-à-dire au-dessus du pôle postéro-supérieur du condyle externe.

c. Désinsertion

Ce cas est particulièrement favorable lorsque le ligament a été désinséré avec un petit fragment osseux. Il suffit en effet de reposer le fragment dans son lit donneur et de l'y fixer par une agrafe (Blount ou Tabouret). C'est souvent le cas au pied du ligament croisé postérieur (**Fig. 47.4** et **47.5**).

d. Lésions méniscales associées

Les ménisques ont une grande importance dans la cinématique de l'articulation du genou et méritent d'être réparés chaque fois que les lésions siègent en zone périphérique. Le cas échéant, le ménisque est suturé au fil résorbable.

Les points sont passés lorsque le genou est ouvert et sont serrés en même temps que les autres fils de réparation ligamentaire.

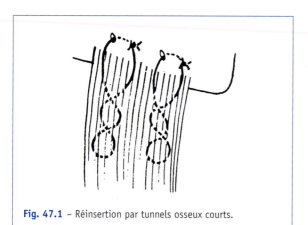

Fig. 47.1 – Réinsertion par tunnels osseux courts.

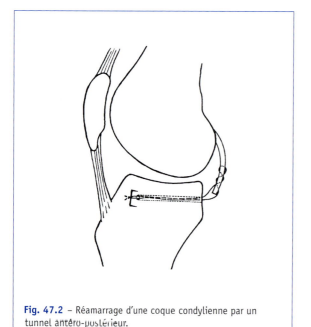

Fig. 47.2 – Réamarrage d'une coque condylienne par un tunnel antéro-postérieur.

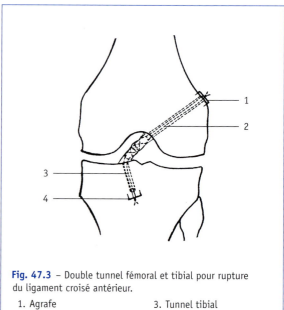

Fig. 47.3 – Double tunnel fémoral et tibial pour rupture du ligament croisé antérieur.

1. Agrafe
2. Tunnel fémoral
3. Tunnel tibial
4. Agrafe

PRINCIPES DE RÉPARATION DES LÉSIONS LIGAMENTAIRES DU GENOU

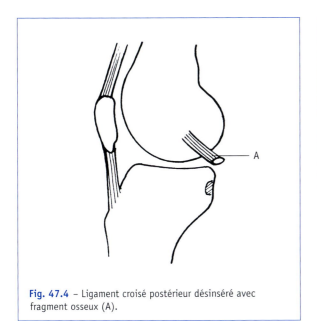

Fig. 47.4 – Ligament croisé postérieur désinséré avec fragment osseux (A).

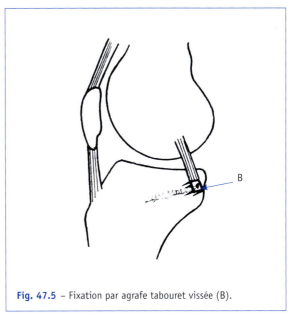

Fig. 47.5 – Fixation par agrafe tabouret vissée (B).

C. INSTALLATION ET VOIES D'ABORD

Sauf pour la désinsertion basse isolée du ligament croisé postérieur, les entorses fraîches du genou sont abordées par des incisions latérorotuliennes.

Dans la quasi-totalité des cas, le blessé est installé sur une table ordinaire, en décubitus dorsal.

Un appui-genou placé sous le tiers inférieur de la cuisse maintient le genou à 30° de flexion. Un coussin peut être disposé sous la fesse homologue dans les entorses externes. Ce coussin annule la tendance spontanée du membre inférieur à tourner en rotation externe.

Un garrot pneumatique est mis en place. Il peut être mis en place avant la préparation du membre ou, comme nous préférons, sur le jersey stérile. Cela suppose, bien sûr, de disposer d'un garrot pneumatique stérile.

D. RÉPARATION

a. Entorse à composante interne

L'incision est longitudinale, latérorotulienne interne. En bas et en haut, elle s'incurve légèrement en arrière.

Après l'hémostase sous-cutanée, une arthrotomie est faite juste au-dessus de l'interligne. Deux écarteurs de Trillat latéralement et un écarteur de Volkman en bas permettent une bonne exploration articulaire après lavage de l'hémarthrose.

L'état des ligaments croisés et des ménisques est soigneusement exploré à l'aide du palpeur.

Ce bilan anatomique complète le bilan clinique préopératoire et permet de finir de déterminer la stratégie opératoire.

Un décollement sous-cutané met en évidence en bas les tendons de la patte d'oie. Ceux-ci sont désinsérés de leur insertion tibiale afin de découvrir le pied du faisceau superficiel du ligament latéral interne et, plus en arrière, la zone du point d'angle postéro-interne, jusqu'à la coque postérieure interne. En haut, les fibres inférieures du vaste interne peuvent être relevées pour réparer une éventuelle lésion de l'insertion fémorale du ligament latéral interne.

Les tunnels osseux sont confectionnés à l'aide d'une pointe carrée de 3 mm. Tous les fils sont passés et conservés sur des pinces-repères. Une contre-incision externe est nécessaire en cas de réamarrage supérieur du ligament croisé antérieur. Tous les fils sont noués à la fin de l'intervention, en commençant par les postérieurs (les plus difficiles à mette en place).

La fermeture est faite plan sur plan sur un drainage aspiratif de l'articulation et du décollement.

b. Entorse à composante externe

Le déroulement de l'intervention est le même que pour les entorses à composante interne.

Cependant, l'incision cutanée doit être un peu plus postérieure afin de contrôler la tête du péroné (où se trouve l'insertion basse du ligament latéral externe) et le nerf sciatique poplité externe atteint dans les grandes entorses externes.

Deux autres particularités sont propres aux lésions externes, liées à l'existence du fascia lata et au tendon du poplité.

Le fascia lata est parfois désinséré du tubercule de Gerdy. Il est alors relevé pour donner accès au plan du ligament latéral externe poplité. S'il est intact, il est incisé longitudinalement.

Le tendon du poplité doit être exploré à ses deux points de fragilité : son insertion fémorale (juste en avant de celle du LLE) et sa jonction musculotendineuse.

c. Désinsertion basse isolée du ligament croisé postérieur

Cette lésion est le plus souvent diagnostiquée par l'existence sur la radiographie de profil du genou, d'un fragment osseux détaché de la surface rétrospinale.

Il s'agit d'une bonne indication opératoire car la reposition du fragment osseux à l'aide d'une agrafe Tabouret donne de très bons résultats.

Le blessé est installé en décubitus ventral sur table ordinaire. L'hémostase préventive est assurée par un garrot pneumatique stérile.

L'incision est postérieure, en baïonnette, pour éviter une bride cicatricielle dans le pli de flexion du genou.

Le tendon du jumeau interne est partiellement sectionné et récliné par un écarteur de Farabeuf.

Cette voie (voie de Trickey) donne un excellent jour sur la surface poplité et la surface rétrospinale ; c'est là qu'il faut rechercher la zone d'arrachement osseux. Le fragment est situé plus haut. Ce dernier est saisi par une pince à champs et abaissé à sa place après curetage léger. Une agrafe Tabouret, éventuellement vissée, maintient le fragment en place.

Si le fragment est volumineux, il peut être fixé par une vis de 5 mm avec une rondelle.

Le tendon du jumeau interne est reconstitué et la plaie opératoire est fermée sur un drain aspiratif.

E. SUITES OPÉRATOIRES

Deux attitudes sont adoptées.

a. Mobilisation retardée

Un plâtre cruropédieux est confectionné pour 3 semaines, le genou en légère flexion et la cheville à angle droit. Puis une genouillère plâtrée est mise en place pour les 3 semaines suivantes, le genou étant dans une position la plus proche possible de l'extension.

L'appui est autorisé avec la genouillère plâtrée. La rééducation est donc différée de 6 semaines par rapport à l'intervention.

b. Mobilisation précoce

- Soit seulement sous couvert d'une attelle plâtrée postérieure cruropédieuse.

- Soit avec un plâtre articulé qui ne permet pas de mouvement de latéralité, mais qui autorise une amplitude contrôlée (le plus souvent de 20 à 60 ou 80° de flexion).

Cependant, il ne faut pas perdre de vue que, même après une suture, la cicatrisation ligamentaire demande 5 à 6 semaines…

3. INTERVENTIONS SUR LAXITÉS CHRONIQUES

C'est la situation la plus fréquente. Les techniques sont moins nombreuses que dans la décennie précédente et ces interventions sont le plus souvent réalisées en milieu spécialisé.

Nous ne décrirons donc que le principe des principales interventions réalisées dans les ruptures anciennes des ligaments croisés.

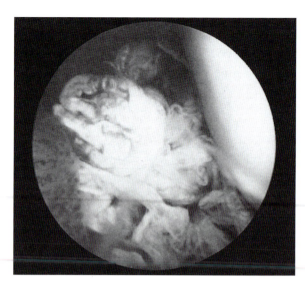

Fig. 47.6 – Rupture fraîche du ligament croisé antérieur.

A. LIGAMENT CROISÉ ANTÉRIEUR (LCA) : INTERVENTIONS INTRA-ARTICULAIRES (Fig. 47.6)

Il représente 99 % des indications des ligamentoplasties. C'est le ligament dont la rupture donne le plus grand nombre de séquelles. Cette chirurgie a beaucoup évolué ces dernières années, aussi bien sur les indications que sur la technique elle-même où l'arthroscopie a été d'un apport considérable.

a. Opération dite de Kenneth-Jones
(**Fig. 47.7** et **47.8**)

Elle est dérivée de celle décrite par K. Jones en 1963 et a bénéficié des progrès techniques liés à une meilleure analyse biomécanique du genou et au développement de l'arthroscopie sous vidéo.

C'est une plastie passive qui vise à reconstruire le ligament croisé antérieur en utilisant un transplant libre autologue os-tendon rotulien-os (certains utilisent les ischiojambiers internes).

- *Le premier temps de l'intervention* consiste, par une voie antérieure courte, à prélever le tiers moyen du tendon rotulien sur 10 mm de large avec un fragment osseux de 25 mm × 10 mm de part et d'autre.

- *L'arthroscopie* est alors réalisée, d'abord pour faire le bilan des lésions intra-articulaires, notamment méniscales, puis traiter ces éventuelles lésions (méniscectomie partielle ou suture méniscale sous arthroscopie, mais de nombreuses

PRINCIPES DE RÉPARATION DES LÉSIONS LIGAMENTAIRES DU GENOU

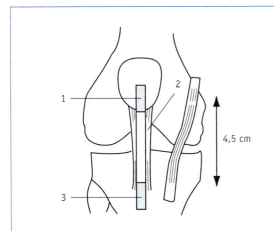

Fig. 47.7 – Opération de Kenneth-Jones (prélèvement de la plastie).
1. Fragment rotulien
2. Tiers moyen du tendon rotulien
3. Fragment tibial

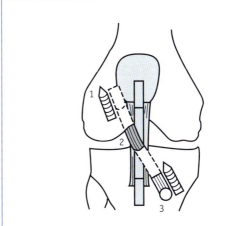

Fig. 47.8 – Opération de Kenneth-Jones (plastie en place).
1. Fragment rotulien avec vis d'interférence fémorale
2. Tiers moyen du tendon rotulien
3. Fragment tibial avec vis d'interférence tibiale

lésions peu importantes seront laissées en place et cicatriseront une fois le genou stabilisé). L'arthroscopie servira ensuite à préparer le passage du transplant :
- nettoyage de l'échancrure intercondylienne ;
- réalisation d'un tunnel tibial de 10 mm à l'aide d'un viseur spécial et d'une tarière perforée ;
- le tunnel du condyle externe est toujours situé à la partie toute postérieure de la face axiale du condyle externe, c'est-à-dire au point d'insertion proximal du ligament croisé antérieur. Il peut être réalisé par une deuxième voie d'abord (voie externe) et sera alors complet, allant de dehors en dedans. Mais il peut surtout être réalisé sous arthroscopie par l'intérieur du genou dans la technique dite de dedans en dehors ou technique du tunnel borgne.

• *Le passage du transplant* se fera sous contrôle arthroscopique de bas en haut dans la technique du tunnel borgne et l'inverse dans l'autre technique. La baguette rotulienne sera fixée dans le tunnel condylien externe par une vis d'interférence puis le transplant sera mis sous tension et le fragment tibial sera fixé de la même façon dans le tunnel tibial sur un genou en extension.

• *Le garrot* peut alors être lâché (< 1 h), l'hémostase est vérifiée puis la gaine du tendon rotulien est refermée seule, laissant le tendon lui-même ouvert, après avoir parfois mis en place un drain de Redon intra-articulaire.

b. Technique de ligamentoplastie du croisé antérieur selon la technique de Pinczewski ou DIDT

Il s'agit d'une technique qui diffère du Kenneth-Jones par le type de transplant prélevé. Dans le cas du droit interne demi-

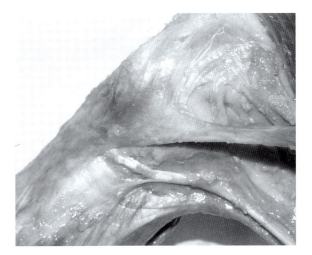

Fig. 47.9 – Tendons de la patte d'oie (vue de dissection).

tendineux ou DIDT, le tendon rotulien sera respecté et les tendons du droit interne et du demi-tendineux (tendons de la patte d'oie, **Fig. 47.9**) seront prélevés. Il s'agit alors d'un prélèvement tendineux pur, il n'y a pas de baguette osseuse.

Le temps arthroscopique est le même que pour le Kenneth-Jones, seules diffèrent les voies d'abord qui sont les voies d'abord classique de l'arthroscopie du genou : antéro-externe et antéro-interne.

Le prélèvement et la préparation du transplant sont spécifiques et nécessitent un ancillaire adapté.

Tab. 47.1 – Ligamentoplastie du croisé antérieur selon la technique DIDT.

Technique	Matériel
Prélèvement DIDT	
Incision (**Fig. 47.10**).	Bistouri lame froide n° 23 + Pince à disséquer à griffe.
Hémostase.	Électrocoagulation.
Relèvement du couturier.	Bistouri lame froide n° 23 + Pince à disséquer à griffe.
Individualisation du droit interne et demitendineux.	Dissecteur + lac tissé.
Dissection des tendons.	Ciseaux de Metzenbaum.
Prélèvement en les laissant tous les 2 solidaires sur le tibia.	Stripper long à tendon.
Libération des tendons du tibia en les laissant toujours solidaires.	Bistouri lame froide n° 23 + Pince à disséquer à griffe.
Préparation du transplant	
Dédoublement du transplant pour faire un transplant avec 4 faisceaux (**Fig. 47.11**).	
Faufilage de l'extrémité distale et proximale sur environ 3 cm (**Fig. 47.12**).	Porte-aiguilles + Fil résorbable tressé n° 0.
Calibrage.	Passage du transplant dans des calibreurs (ancillaire) de taille progressivement décroissante. La dernière taille donnera la taille des fraises pour les tunnels tibial et fémoral.
Mise en tension.	Utilisation d'un tendeur spécifique (ancillaire) Protection du tendon par une compresse humide.
Temps arthroscopique	
Idem K.J. sauf utilisation de vis spécifiques à bout mousse pour protéger le tendon. Le tunnel tibial étant réalisé à partir de l'incision du prélèvement du DIDT.	
Fermeture	
Non spécifique hormis que l'extrémité distale du transplant sera suturée à l'aponévrose du couturier.	

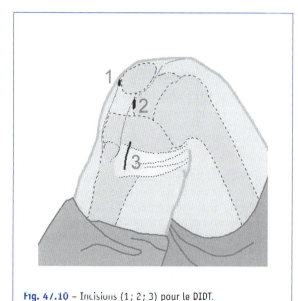

Fig. 47.10 – Incisions (1 ; 2 ; 3) pour le DIDT.

c. Opération de Mac Intosh (Fig. 47.13 et 47.14)

Elle ressemble un peu à l'intervention de Kenneth-Jones.

Le transplant est composé, comme dans le Kenneth-Jones, du tiers moyen du tendon rotulien détaché de la tubérosité tibiale antérieure (TTA) et d'une baguette de rotule, mais il est prolongé par une longue languette de tendon quadricipital.

Cet ensemble, amarré par des fils tracteurs, passe successivement : dans un tunnel transtibial, dans l'échancrure intercondylienne puis dans un tunnel fémoral condylien externe. Le fragment tibial est fixé dans le tunnel tibial par une vis d'interférence, de même que le fragment rotulien dans le condyle externe.

Puis la plastie revient à la face externe du condyle externe, passe sous le ligament latéral externe et est amarré dans le tubercule de Gerdy.

L'ensemble constitue une jugulaire qui cravate le condyle externe et le resolidarise au tibia.

Cette intervention contrôle le tiroir antérieur et la rotation tibiale interne et est indiquée dans les laxités antérieures globales touchant aussi bien le LCA que les plans périphériques.

PRINCIPES DE RÉPARATION DES LÉSIONS LIGAMENTAIRES DU GENOU

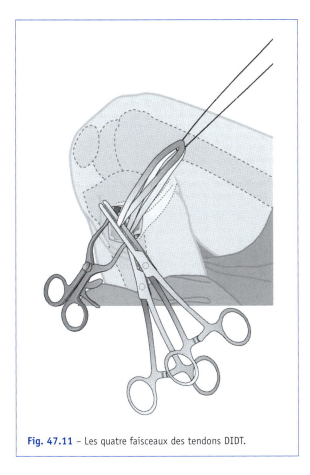

Fig. 47.11 – Les quatre faisceaux des tendons DIDT.

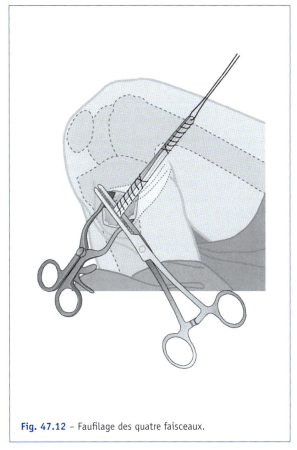

Fig. 47.12 – Faufilage des quatre faisceaux.

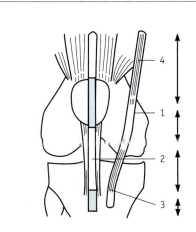

Fig. 47.13 – Opération de Mac Intosh (prélèvement du transplant).

1. Baguette rotulienne
2. Tiers moyen du tendon rotulien
3. Fragment tibial
4. Bandelette du tendon quadricipital

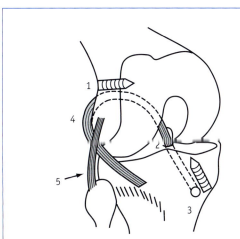

Fig. 47.14 – Opération de Mac Intosh (plastie en place).

1. Baguette rotulienne et vis d'interférence fémorale
2. Tiers moyen du tendon rotulien
3. Fragment tibial et vis d'interférence tibiale
4. Bandelette de tendon quadricipital
5. Lig. latéral externe

B. LIGAMENT CROISÉ POSTÉRIEUR (LCP)

Les interventions palliatives pour les ruptures du LCP sont beaucoup plus rarement effectuées que celles décrites plus haut pour le LCA, car elles sont beaucoup moins efficaces d'une part, et d'autre part les lésions du LCP sont souvent très bien tolérées.

L'intervention la plus fréquente est le transplant de tendon rotulien.

- Elle est réalisée par arthrotomie ou surtout par arthroscopie, à l'aide d'un viseur et d'un ancillaire spécifique qui permettent de tout faire par devant.
- Le transplant est exactement le même que pour le Kenneth-Jones. C'est un transplant libre os-tendon rotulien-os.
- Les principes arthroscopiques restent les mêmes que pour le LCA, seule la position des tunnels osseux va changer :
  - un tunnel tibial qui part de la face antéro-interne de l'extrémité supérieure du tibia et arrive au milieu et 1 cm en dessous du rebord articulaire postérieur ;
  - un tunnel fémoral qui siège à la partie antérieure du condyle interne.
- La fixation se fait dans les deux tunnels à l'aide d'une vis d'interférence.
- Enfin, il existe souvent des lésions associées postéro-externes qui nécessitent des plasties périphériques associées ou une ostéotomie tibiale de valgisation.

48. Chirurgie des lésions dégénératives ou inflammatoires du genou

Trois maladies se partagent la quasi-totalité des affections chirurgicales, dégénératives ou inflammatoires du genou : l'arthrose, la chondrocalcinose et l'arthrite rhumatoïde.

1. ARTHROSE

Elle peut toucher un compartiment fémorotibial ou les deux, ou bien le compartiment fémoropatellaire. L'arthrose fémorotibiale ne touche d'abord, le plus souvent, qu'un seul des deux compartiments et s'accompagne d'une déviation axiale.

A. LES AXES DU MEMBRE INFÉRIEUR – LA DÉVIATION FÉMOROTIBIALE

À l'état normal, la diaphyse fémorale et la diaphyse tibiale font entre elles un angle ouvert en dehors. Ceci est nécessité par le rattrapage de la latéralisation de la partie haute due à la largeur du bassin et au col fémoral. L'étude de ces axes anatomiques du fémur et du tibia n'est pas très importante en regard de la notion d'axes mécaniques.

L'axe mécanique du fémur joint le milieu de la tête fémorale et le milieu de l'échancrure intercondyllienne (**Fig. 48.1**).

L'axe mécanique du tibia joint le milieu des épines au milieu de la cheville.

L'axe mécanique du membre inférieur joint le milieu de la tête fémorale et le milieu de la cheville.

Lorsqu'il n'y a pas de déviation axiale, l'axe mécanique du membre inférieur passe par le milieu du genou. Il se confond avec les axes mécaniques du fémur et de tibia. Les charges sont donc supposées être harmonieusement réparties entre les deux compartiments fémorotibiaux.

Dans le genu varum, les genoux sont écartés l'un de l'autre quand les chevilles sont jointes (type du cavalier). Les axes mécaniques du fémur et du tibia forment entre eux un angle ouvert en dedans appelé angle de déviation axiale en varus.

L'axe mécanique du membre inférieur ne passe plus par le milieu du genou, mais par le compartiment interne. C'est donc lui qui va supporter la majeure partie des contraintes (**Fig. 48.2**) et qui va être le siège de la dégénérescence arthrosique.

Inversement, dans le genu valgum, les chevilles sont écartées l'une et l'autre, lorsque le sujet est en position de « garde à vous ». Les axes mécaniques du fémur et du tibia forment entre eux un angle ouvert en dehors appelé angle de déviation axiale en valgus.

L'axe mécanique du membre inférieur passe par le compartiment externe et c'est lui qui va être arthrosique (**Fig. 48.3, 48.4, 48.5** et **48.6**).

Schématiquement, on peut dire que dans la gonarthrose fémorotibiale avec déviation axiale, il existe une atteinte du compartiment situé dans la concavité de la déformation. Cette atteinte se manifeste par une usure du cartilage, puis de l'os, bien mise en évidence par les clichés en charge du genou de face.

Par contre, le compartiment opposé (celui de la convexité) est le plus souvent sain.

Plus l'usure augmente dans le compartiment de la concavité, plus la déviation axiale s'accroît et plus les contraintes s'accentuent sur les surfaces articulaires malades.

Si la chirurgie n'intervient pas assez tôt, il se produit une dégradation progressive des systèmes ligamentaires, une atteinte du compartiment opposé et une dislocation du genou qui rend le traitement chirurgical plus délicat.

B. PRINCIPES DES OSTÉOTOMIES DE CORRECTION D'AXES

Lorsque le malade est vu suffisamment tôt, l'acte chirurgical est simple et consiste à faire une ostéotomie, le plus souvent tibiale, pour réaxer le membre inférieur et répartir ainsi les contraintes sur les deux compartiments (en particulier le compartiment sain situé à la convexité de la déformation).

ORTHOPÉDIE – TRAUMATOLOGIE

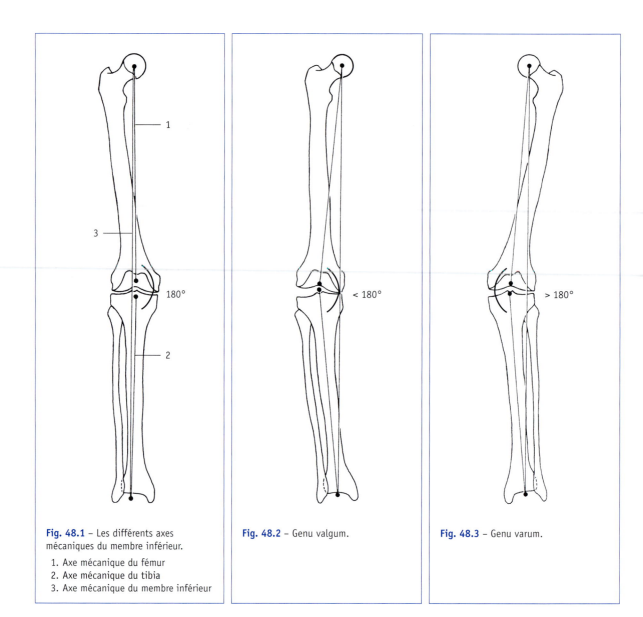

Fig. 48.1 – Les différents axes mécaniques du membre inférieur.
1. Axe mécanique du fémur
2. Axe mécanique du tibia
3. Axe mécanique du membre inférieur

Fig. 48.2 – Genu valgum.

Fig. 48.3 – Genu varum.

L'ostéotomie doit être réalisée avec précision car, insuffisante, elle laisse persister le défaut et les troubles réapparaîtront ; trop importante, elle soumet le compartiment sain à des contraintes trop grandes et il sera à son tour atteint.

La technique opératoire doit permettre cette précision. Encore faut-il, avant l'intervention, avoir défini et mesuré l'angle de déviation à corriger.

Le bilan radiologique préopératoire doit comporter, outre les clichés en charge de face et de profil centrés sur le genou et l'exploration du troisième compartiment (fémoropatellaire), un grand cliché en charge du membre inférieur sur lequel on voit la tête fémorale, le genou et la cheville, et sur lequel on peut tracer les axes mécaniques du fémur et du tibia afin de mesurer la déviation angulaire.

Le chirurgien sait donc, avant l'opération, qu'il doit faire une ostéotomie de valgisation ou de varisation d'une valeur angulaire précise (par exemple de 10° de valgisation ou de 15° de varisation).

C. RÉALISATION PRATIQUE DES OSTÉOTOMIES CORRECTRICES D'AXES

Nous allons prendre l'exemple de l'ostéotomie tibiale, la plus fréquente, mais le raisonnement est le même pour l'ostéotomie fémorale.

Plusieurs techniques sont utilisées. Certains auteurs (Maquet) préconisent de faire une ostéotomie cylindrique et d'obtenir la

CHIRURGIE DES LÉSIONS DÉGÉNÉRATIVES OU INFLAMMATOIRES DU GENOU

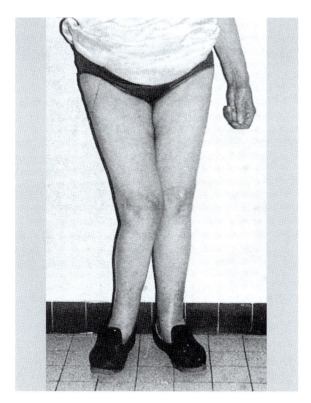

Fig. 48.4 – Desaxation de jambe en genu valgum.

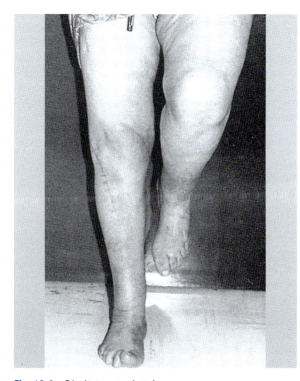

Fig. 48.6 – Résultat postopératoire.

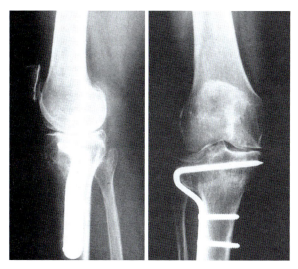

Fig. 48.5 – Ostéotomie de valgisation (par lame-plaque col de cygne).

correction désirée en mettant une broche au-dessus du foyer et une autre au-dessous, faisant entre elles un angle égal à la correction souhaitée.

Quand les deux broches sont rendues parallèles en mobilisant le foyer d'ostéotomie, la correction est obtenue. Ces broches servent alors de moyen d'ostéosynthèse.

D'autres utilisent des agrafes de Blount comme moyen d'ostéosynthèse. Cette technique nous paraît imprécise et un plâtre est souvent nécessaire pour éviter un déplacement secondaire.

Nous ne décrirons que la technique dont nous avons une grande habitude, qui utilise un implant monobloc, solide, qui permet une « correction automatique » et qui procure un montage stable permettant d'éviter le plâtre (cf. plus loin).

L'implant, une lame-plaque col de cygne, est dessiné pour s'appliquer à la face externe de la métaphyse tibiale. La voie d'abord est donc toujours externe, qu'il s'agisse d'une varisation ou d'une valgisation. Il est constitué par une lame s'enfonçant sur une broche-guide de 20/10° et par une plaque s'appliquant sur la face externe de la diaphyse tibiale.

Il existe une série de lames-plaques dont l'angle entre la lame et la plaque varie de 10° en 10° de 70 à 110°.

a. Principe de l'intervention

Un calque préopératoire est nécessaire. Il détermine, sur la radiographie du genou de face, l'angle qu'une broche de visée doit faire avec la face externe de la diaphyse pour être parallèle à l'interligne. Connaissant la valeur de l'angle de correction nécessaire, on en déduit la lame-plaque à sélectionner (ex. : broche de visée à 80°; correction souhaitée = valgisation de 10°; lame-plaque 90°).

Avant le début de l'intervention, l'opérateur doit dire à l'instrumentiste la valeur de la visée et la lame-plaque sélectionnée.

b. Suites opératoires

Cette intervention extra-articulaire a des suites simples. L'amplitude de mobilité du genou est retrouvée dans les 8 à 10 jours qui suivent l'intervention. L'appui sur le membre opéré n'est pas permis avant le 2e mois, mais le malade a l'autorisation de béquiller en appui sur l'autre membre dès le 5e jour. Les résultats sur la douleur sont habituellement bons et se maintiennent de nombreuses années si la déviation axiale a été bien corrigée.

2. LA CHONDROCALCINOSE

Maladie inflammatoire multiarticulaire, elle se caractérise par des dépôts de microcristaux de pyrophosphates dans l'articulation. Elle occasionne des poussées fluctionnaires faites de douleurs, d'hydarthrose, pouvant simuler des crises de goutte (d'où le nom qui lui est parfois donné de pseudo-goutte).

Elle atteint surtout les épaules, les poignets, la symphyse pubienne, les genoux.

Sur les radiographies sans préparation, on observe une visibilité spontanée des ménisques et parfois des surfaces articulaires car ils sont incrustés de microcristaux. Quand le diagnostic est seulement soupçonné au niveau des genoux, on demande des radiographies des autres articulations habituellement atteintes à la recherche de liserés de calcifications sur le cartilage de l'épaule, sur le ligament triangulaire du poignet, sur le ménisque de la symphyse pubienne.

La chondrocalcinose s'associe souvent à une gonarthrose et en accélère souvent l'évolution. Ce n'est pas une contre-indication à l'ostéotomie, mais quand elle est réalisée, le résultat n'est bon que sur la symptomatologie mécanique. L'opération n'a pas de prise sur les poussées douloureuses de la chondrocalcinose, qui sont souvent peu fréquentes et qui cèdent aux anti-inflammatoires non stéroïdiens.

3. L'ARTHRITE RHUMATOÏDE (OU POLYARTHRITE CHRONIQUE ÉVOLUTIVE)

Maladie générale inflammatoire grave sur le plan fonctionnel, elle atteint les articulations du membre supérieur : épaules, coudes et surtout poignets et doigts ce qui, outre la gêne locale, a un retentissement sur les membres inférieurs par la difficulté d'utiliser des cannes.

Elle atteint les articulations du membre inférieur : hanches, genoux, pieds.

Elle atteint également le rachis, en particulier, la charnière crâniorachidienne (source de problèmes anesthésiques, difficultés d'intubation).

Au niveau des genoux : elle atteint généralement les trois compartiments entraînant des destructions parfois impressionnantes. Les ostéotomies sont donc exceptionnellement indiquées malgré les déviations axiales que l'on rencontre.

C'est une maladie à point de départ synovial. Par conséquent, lorsque les ressources médicales ne parviennent plus à stabiliser la maladie, il peut être indiqué de faire des synovectomies.

Malheureusement, très souvent, les genoux atteints d'arthrite rhumatoïde sont candidats à l'arthroplastie. Les prothèses doivent alors toujours remplacer les trois compartiments.

Il est important que l'infirmière de bloc opératoire sache, au même titre que tous les autres membres de l'équipe chirurgicale, que ces malades ont besoin d'un bon support psychologique car ils sont généralement jeunes (parfois très jeunes). Cette chirurgie doit souvent leur apporter beaucoup (intervention de stabilisation du poignet, des doigts, prothèses de hanches, de genoux, parfois d'épaule et de cheville, interventions sur l'avant-pied...). Ils exigent une prise en charge globale pour leur maladie (et non pour une articulation) en collaboration étroite avec le médecin rhumatologue.

49. Ostéotomie tibiale pour gonarthrose

L'intervention consiste à faire une fracture transversale de la métaphyse tibiale, juste au-dessus de la tubérosité tibiale antérieure et de changer la direction de la diaphyse par rapport à l'épiphyse d'un angle précis et calculé à l'avance.

L'exemple que nous prenons pour la description est une ostéotomie tibiale de valgisation de 10° pour un genu varum dont l'angle calculé sur le grand cliché en charge était de 6°. La technique décrite utilise une méthode, dite de « correction automatique » avec ostéosynthèse par une lame-plaque col de cygne. Le claque préopératoire a montré que l'angle de visée est de 80° (angle entre la parallèle à l'interligne articulaire et la ligne AB [**Fig. 49.1**]). La lame-plaque sélectionnée est de 90°.

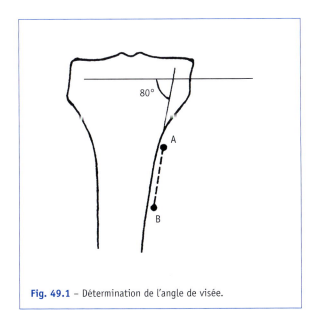

Fig. 49.1 – Détermination de l'angle de visée.

1. OSTÉOTOMIE TIBIALE DE VALGISATION
(Tab. 49.1)

A. INSTALLATION

- Décubitus dorsal sur la table ordinaire.

- La tendance à la rotation externe du membre, due à la pesanteur, est corrigée par un coussin de sable déposé sous la fesse du côté opéré. Un deuxième coussin est placé sous la jambe de façon à horizontaliser le membre.

- L'opérateur se place du côté opéré, le deuxième aide à côté de lui ; le premier aide et l'intrumentiste se placent de l'autre côté de la table.

- L'hémostase préventive est réalisée grâce à un garrot pneumatique stérile de façon à mettre tout le membre inférieur dans le champ opératoire. Cela permet un contrôle visuel approximatif de la correction obtenue.

- L'exposition du champ opératoire est terminée. Elle est maintenue par un écarteur de Farabeuf sous le tendon rotulien et un écarteur de Hohman dans l'espace postérieur ménagé par la rugine.

- Une radiographie de contrôle vérifie la position de la broche (longueur enfoncée, situation par rapport à l'interligne). Pendant le développement de la radio, l'ostéotomie du péroné est réalisée. La radiographie de contrôle étant revenue, on connaît maintenant la longueur de la lame d'implant. La correction angulaire se fait approximativement à la main. Elle sera affinée par la mise en place de la lame-plaque.

- Une immobilisation plâtrée n'est pas nécessaire. Un pansement compressif est mis en place pour 3 jours et la rééducation commencée précocement. L'appui est autorisé 2,5 mois après l'opération.

Tab. 49.1 – Déroulement de l'intervention.

Technique	Matériel
Voie d'abord externe, linéaire, passant par le tubercule de Gerdy et longeant la crête tibiale 1 cm en dehors d'elle (**Fig. 49.2**).	• Bistouri à peau. • Pince à disséquer à griffes.
Hémostase de la graisse sous-cutanée.	• Halsteadt. • Pince à disséquer à griffes.
Incision de l'aponévrose jambière et, au-dessus de l'interligne, du fascia lata et de la capsule articulaire, sans ouvrir la synoviale.	• Bistouri froid. • Écarteurs de Farabeuf ou de Volkman.
Désinsertion du jambier antérieur et de la partie postérieure du fascia lata en les laissant en continuité. Cela découvre la face externe de l'extrémité supérieure du tibia jusqu'à l'articulation tibiopéronière supérieure, en arrière.	• Bistouri froid. • Rugine de Lambotte.
Mise en évidence du tendon rotulien et ouverture de la bourse qui le sépare du tibia. Un Farabeuf récline le tendon rotulien, ce qui met en évidence le pôle supérieur de la tubérosité tibiale antérieure.	• Bistouri froid. • Écarteur de Farabeuf.
Mise en flexion du genou pour détendre les vaisseaux postérieurs pendant que l'opérateur rugine la face postérieure du tibia au niveau choisi de l'ostéotomie.	• Rugine de Lambotte. • Marteau. • Broche de 20/10e. • Guide (appareil de visée).
Mise en place de la broche de visée. L'appareil de visée réglé à 80° est placé sur la face externe de la diaphyse (là où se disposera la plaque de la lame plaque).	
La broche de visée (20/10e) est enfoncée en marteau (**Fig. 49.3**).	
Courte incision en dessous et en arrière de la précédente.	Bistouri à peau.
Exposition du péroné.	• Deux écarteurs de Farabeuf puis 2 écarteurs de Hohman. • Rugine de Lambotte étroite.
Ostéotomie oblique du péroné.	• Ciseau à frapper de 10 et de 15. • Marteau.
Fermeture de l'aponévrose (la peau sera fermée en même temps que l'autre incision).	• Porte-aiguille armé. • Pince à disséquer à griffes.
L'outil défonceur est enfilé sur la broche (temps facultatif car l'os est mou à cet endroit) puis retiré (**Fig. 49.4**).	• Marteau. • Outil défonceur.
Ostéotomie tibiale au ciseau frappé manié parallèlement à la broche de visée. La corticale interne est seulement fragilisée. Pour la section de la corticale postérieure, le genou est mis en demi-flexion pour détendre les vaisseaux postérieurs.	• Écarteur de Farabeuf. • Écarteur de Hohman. • Ciseau de 10-20-25. • Marteau.
Résection d'une bande de 1/2 à 1 cm de corticale externe, aux dépens du fragment inférieur pour permettre la fermeture externe dans l'ostéotomie.	
Mise en place de la lame-plaque 90° montée sur son porte-clou. L'implant est enfilé sur la broche guide et enfoncé au marteau (**Fig. 49.5**).	• Implant monté sur le porte-clou. • Marteau.
Mise en place de la vis du milieu (l'utilisation d'un davier est inutile voire dangereuse).	Mèche de 3,5.
Mise en place des deux autres vis (**Fig. 49.6**).	Taraud.
Enlever le porte-clou.	Tournevis préhenseur.
Lâcher du garrot.	
Hémostase.	
Radio de contrôle et changement éventuel d'une vis.	Halsteadt.
Fermeture de l'aponévrose jambière.	Pince à disséquer à griffes.
Un drain de Redon.	
Fermeture de la sous-peau et de la peau.	*Cf. supra.*

OSTÉOTOMIE TIBIALE POUR GONARTHROSE

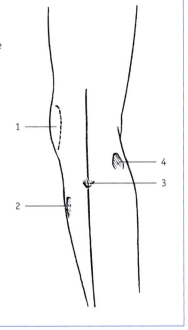

Fig. 49.2 – Voie d'abord externe.
1. Rotule
2. Tubérosité tibiale antérieure
3. Tubercule de Gerdy
4. Tête du péroné

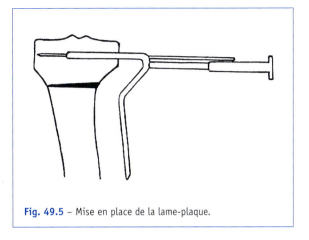

Fig. 49.5 – Mise en place de la lame-plaque.

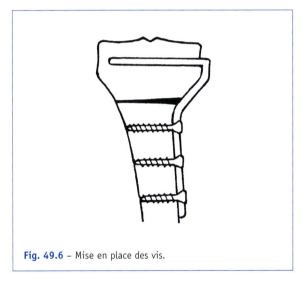

Fig. 49.6 – Mise en place des vis.

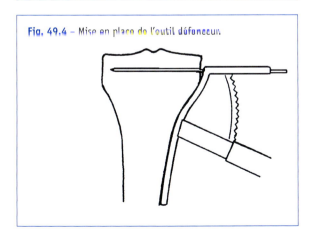

Fig. 49.3 – Mise en place de la broche de visée.

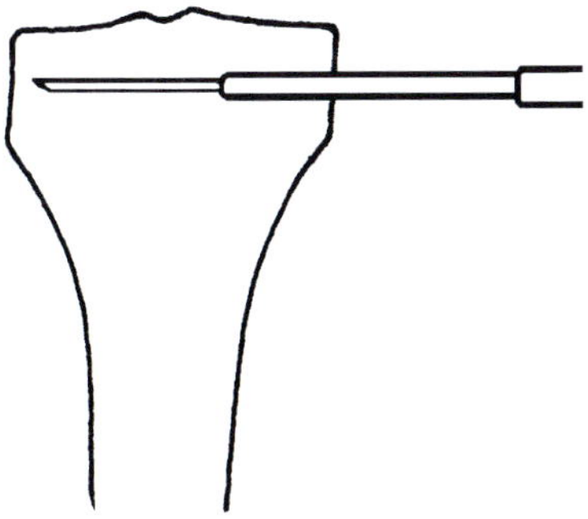

Fig. 49.4 – Mise en place de l'outil défonceur.

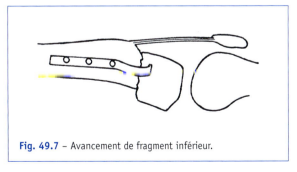

Fig. 49.7 – Avancement de fragment inférieur.

B. GESTES ASSOCIÉS

a. Correction d'un flessum modéré

Elle peut être associé à la varisation. Il suffit de réséquer un peu de corticale antérieure dans le foyer d'ostéotomie et de favoriser une pénétration antérieure.

b. Avancement du fragment inférieur

Il procure un avancement de la tubérosité tibiale antérieure qui en fait partie. C'est ce que l'on appelle « l'effet Maquet ». Il vise à décomprimer l'articulation fémoropatellaire (**Fig. 49.7**).

c. Dérotation

Elle est théoriquement possible mais est rarement réalisée. Par la même voie d'abord, une section de l'aileron rotulien externe peut être réalisée. Elle a pour but, comme l'effet Maquet, de décomprimer l'articulation fémoropatellaire.

2. L'OSTÉOTOMIE TIBIALE DE VARISATION

Il est possible de faire une correction d'un genu vagum selon une technique semblable à celle décrite pour la valgisation. La voie d'abord est la même, le système de visée et le principe de calcul de l'angle de correction sont semblables. La varisation est obtenue en faisant bailler le foyer d'ostéotomie en dehors. Cependant, la correction d'un genu varum dans une ostéotomie tibiale aboutit souvent à un interligne fémorotibial oblique. Il est donc souvent préférable de faire une ostéotomie fémorale basse.

50. Arthroscopie

L'arthroscopie est une technique d'exploration et de traitement qui s'est développée de façon considérable depuis les années 1980.

Sa diffusion dans toutes les salles d'opération d'orthopédie mérite que l'on fasse le point sur ses possibilités diagnostiques et surtout thérapeutiques ainsi que sur les servitudes qu'elle apporte.

1. HISTORIQUE

Le véritable inventeur de l'arthroscopie fut Boschetti en 1805 puisqu'il eut pour la première fois l'idée d'explorer l'intérieur du genou avec un tube. Mais il ne disposait pas de la fée électricité et devait utiliser une bougie comme source de lumière. On comprend que cette technique soit alors restée dans l'ombre pendant plus de 100 ans. Il fallut attendre l'électricité et l'apparition de l'asepsie pour qu'au début du e siècle se développe l'arthroscopie.

- Takaqi en 1917,
- Bircher en 1951, en Europe.
- Watanabe en 1936, au Japon.
- Jackson en 1945, aux États-Unis.

Ce n'est qu'en 1962 qu'Ikeuchi et Watanabe réalisèrent la première méniscectomie sous arthroscopie. Aux États-Unis, c'est O'Connor en 1967.

L'endoscopie articulaire n'apparut en France qu'en 1968 (Dofmann-Aignan) et à Caen (J. Beguin) en 1973.

Elle resta longtemps cantonnée au domaine diagnostique, notamment rhumatologique, et ne prit vraiment son envol qu'en 1980 avec l'apparition en France de la méniscectomie endoscopique (B. Locker, J. Beguin, J.-Y. Dupont, J.-L. Prudhon).

2. LES DIFFÉRENTES ARTHROSCOPIES

Presque toutes les articulations peuvent être explorées par un endoscope :
- le genou bien sûr et surtout ;
- mais aussi l'épaule, la hanche, le coude, la cheville ;
- et beaucoup plus accessoirement le poignet et les doigts, la temporomaxillaire.

Il permet également d'explorer des cavités virtuelles telles que le canal carpien, l'hygroma, le tendon d'Achille, etc.

Pour toutes ces articulations, les principes généraux et le matériel sont les mêmes, par contre quelques détails techniques diffèrent. Ainsi nous prendrons deux exemples : l'arthroscopie de l'épaule et l'arthroscopie du genou.

A. L'ARTHROSCOPIE DE L'ÉPAULE

- Installation en décubitus latéral, membre supérieur entièrement préparé, voies d'abord postérieure et antérieure. Traction modérée dans l'axe du membre. L'installation peut être également en position demi-assise, dite *Beach-Chair position*.

- L'anesthésie peut être générale ou locorégionale par bloc interscalénique.

- L'exploration de l'épaule se fait en deux étapes : l'articulation omohumérale, puis l'étage sous-acromial.

- L'endoscopie est souvent thérapeutique :
  - surtout pour les pathologies de la coiffe des rotateurs (acromioplastie, réinsertion, évacuation de calcification) ;
  - plus rarement pour lésions du bourrelet (*slap lesions*) les corps étrangers, les pathologies synoviales, etc. ;
  - la stabilisation de l'épaule dans les luxations récidivantes reste du domaine expérimental.

ORTHOPÉDIE – TRAUMATOLOGIE

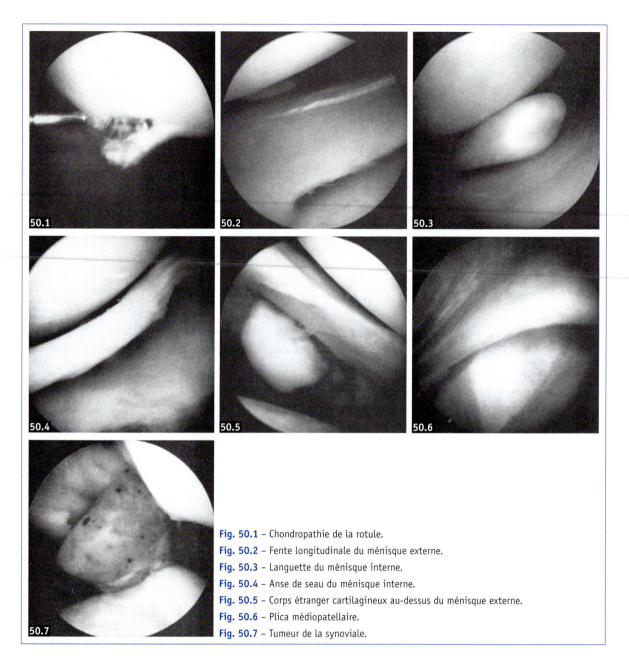

Fig. 50.1 – Chondropathie de la rotule.
Fig. 50.2 – Fente longitudinale du ménisque externe.
Fig. 50.3 – Languette du ménisque interne.
Fig. 50.4 – Anse de seau du ménisque interne.
Fig. 50.5 – Corps étranger cartilagineux au-dessus du ménisque externe.
Fig. 50.6 – Plica médiopatellaire.
Fig. 50.7 – Tumeur de la synoviale.

- L'exploration articulaire :
  - surfaces cartilagineuses de la tête humérale et de la glène ;
  - bourrelet glénoïdien ;
  - tendon du long biceps ;
  - synoviale et culs-de-sac ;
  - face inférieure de la coiffe des rotateurs ;
  - le passage dans la bourse sous-acromiale permet d'explorer cette coiffe par sa face supérieure, le ligament acromio-coracoïdien, l'acromion.

B. L'ARTHROSCOPIE DU GENOU

C'est l'articulation « reine ». Elle comprend trois compartiments : le fémoropatellaire ; le fémorotibial interne et le fémorotibial externe.

Dans chaque compartiment fémorotibial, on trouve un ménisque (ménisque interne et ménisque externe).

Entre les deux compartiments fémorotibiaux, se trouve l'échancrure intercondylienne avec les deux ligaments croisés (ligaments croisés antérieur et postérieur)

L'ensemble de l'articulation est recouvert de synoviale.
C'est une articulation complexe et très sollicitée dont la pathologie est par conséquent très fréquente et variée.

a. La clinique

Par l'interrogatoire (instabilité, douleurs, blocage, épanchement) et par l'examen (laxité ligamentaire, signes rotuliens, signes méniscaux…), elle apporte beaucoup de renseignements.
Elle est toujours complétée d'un examen radiologique standard comprenant :
- un cliché du genou de face en charge ;
- un profil en charge ;
- un défilé fémoropatellaire à 30° de flexion.

On a ainsi souvent tous les éléments qui permettent un diagnostic précis. L'arthroscopie autorise souvent le traitement de la lésion et toujours de son diagnostic quand les éléments radiocliniques s'avèrent insuffisants.

b. Le diagnostic

Grâce aux progrès de l'imagerie moderne, l'arthroscopie diagnostique est devenue l'exception.

- La pathologie synoviale : polyarthrite rhumatoïde, ostéochondromatose, tumeur, plica…
- La pathologie ligamentaire (ligaments croisés antérieur et postérieur).
- La pathologie cartilagineuse :
  - chondropathie de la rotule ou fémorotibiale (**Fig. 50.1**) ;
  - fracture ostéochondrale ;
  - ostéochondrite ;
  - arthose.
- La pathologie méniscale surtout :
  - ménisque interne ;
  - ménisque externe.

Toutes ces pathologies devant être diagnostiquées par la clinique, la radiographie standard, la biologie, l'arthrographie ou l'IRM.

C. LA THÉRAPEUTIQUE ENDOSCOPIQUE

C'est donc le domaine quasi-exclusif de l'arthroscopie du genou moderne. Elle concerne :
- surtout les lésions méniscales (**Fig. 50.2**, **50.3**, **50.4** et **50.5**) ;
- certaines pathologies spécifiques comme les corps étrangers, la pathologie synoviale (plica, synovite villonodulaire, synovite inflammatoire, etc.), les raideurs articulaires (**Fig. 50.6** et **50.7**) ;
- mais également les lésions anciennes du ligament croisé antérieur (la ligamentoplastie sous arthroscopie a été un progrès considérable de ces dernières années).

D. LE MATÉRIEL (cf. **Planche VI**, page 624)

- Le matériel de base comprend :
  - une caméra vidéo et un moniteur ;
  - une source de lumière froide ;
  - un câble en fibre de verre ;
  - une gaine et deux trocarts (mousse et pointu) ;
  - une optique fort-oblique 30° ;
  - un palpeur ou crochet ;
  - une pince à biopsie.

On peut ainsi réaliser le temps diagnostique d'une arthroscopie.

- Pour l'arthroscopie chirurgicale, il faut :
  - des ciseaux : droits et obliques (20° et 60°), 3, 4 mm ;
  - des rongeurs (3,4 et 4,5 mm de diamètre) ou pince emporte-pièce ;
  - des pinces (à ménisque ou à corps étrangers).

Dans l'ensemble, il faut des instruments fins (le diamètre 3,5 à 4 mm paraît être idéal), résistants et toujours parfaitement affûtés. Il faut proscrire les bistouris qui peuvent être source de lésions iatrogènes graves.

3. DÉROULEMENT DES ARTHROSCOPIES ET PRISE EN CHARGE

A. PRISE EN CHARGE MÉDICALE

L'hospitalisation a lieu la veille de l'intervention ; en général, le matin dans le cadre d'une hospitalisation de jour. Le bilan comprend :
- un examen clinique complet, général, orthopédique, permettant de remplir la fiche de préanesthésie et la fiche d'arthroscopie, toutes les deux informatisées ;
- des examens biologiques (bilan d'hémostase) ;
- un bilan radiographique du genou (de face en charge, profil, défilé fémoropatellaire 30°) et un ECG parfois.

Ainsi peuvent êtres définies les contre-indications de l'anesthésie locale ou locorégionale par bloc :
- allergie aux produits anesthésiques utilisés ;
- troubles de la conduction cardiaque ;
- épilepsie ;
- enfant de moins de 13 ans ;
- genoux traumatiques frais où le *testing* sous anesthésie générale est nécessaire ;
- arthroscopie bilatérale.

B. RÔLE DE L'ANESTHÉSISTE EN SALLE D'OPÉRATION

- Mise en place, avant la réalisation des blocs crural et sciatique :
  - d'une surveillance scopique ;
  - d'une voie d'abord veineuse avec un sérum glucosé à 10 %.

ORTHOPÉDIE – TRAUMATOLOGIE

- L'anesthésie (*cf.* chapitres 2, « Approche théorique de l'anesthésie » et 3, « Approche pratique de l'anesthésie ».

- Contrôle du pouls, de la tension et du tracé ECG pendant l'intervention.

- Traitement d'un malaise hypoglycémique ou vagal apparaissant en cours d'intervention.

Le patient est réexaminé par le médecin anesthésiste en fin d'après-midi, juste avant sa sortie du service. Ce même médecin précise au patient qu'il doit rentrer chez lui accompagné et qu'il ne doit pas conduire.

Au cas où l'anesthésie a été approfondie, voire transformée en anesthésie générale, le malade pourra quand même le plus souvent sortir le soir même.

C. LE RÔLE DE L'INFIRMIÈRE DE BLOC OPÉRATOIRE

Le rôle de l'IBODE est très important avant et après l'intervention ; il est moindre pendant l'intervention elle-même. Après l'ouverture des boîtes et sachets pour l'installation, la panseuse n'aura en effet pratiquement rien d'autre à faire que de vérifier et changer les poches de sérum physiologique.

En revanche, du fait du type d'anesthésie qui laisse le malade parfaitement conscient, l'infirmière de salle d'opération se verra attribuer une fonction un peu inhabituelle : celle de soutien psychologique, ce qui est un rôle au moins aussi important pour le bon déroulement de l'intervention que son rôle traditionnel, mais qui ne dispense aucunement le chirurgien de montrer au patient ce qui se passe sur l'écran vidéo. On peut récapituler les étapes qui suivent comme principe de base de la préparation.

a. Préparation de la salle

- Salle traditionnelle ou spécifique.
- Table d'opération ordinaire.
- Un appui-genou.
- La veille, s'assurer que tout est prêt comme pour n'importe quelle intervention.

b. Le matin, avant l'arrivée du malade

- Vérification habituelle de la salle.
- Étendre sur le sol un drap et une toile imperméable pour éviter la propagation de l'eau au cours de l'intervention.
- S'assurer que la source de lumière froide, la colonne vidéo et la poche à sérum sont du côté opposé au genou à opérer.

Il faut un pied à sérum sur lequel est posé la poche de sérum physiologique. Un autre pied à sérum sera également installé de l'autre côté pour étendre le drap qui séparera partiellement le malade de l'opérateur. Tous les instruments sont autoclavés. La nouvelle génération d'arthroscopes permet leur stérilisation à l'autoclave.

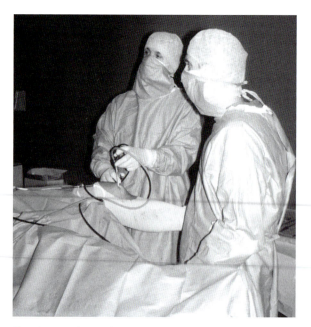

Fig. 50.8 – Arthroscopie : installation.

c. Accueil du malade

- Arrive avec une chemise de nuit.
- On lui mettra un bonnet et un masque.
- Vérification du dossier habituel, allergie éventuelle.
- La panseuse prendra le temps d'expliquer au malade dans quelles conditions va se dérouler l'arthroscopie.

d. Installation du malade (Fig 50.8)

- Décubitus dorsal sur table ordinaire, montée au maximum.
- Appui-genou, installé de façon à ce que la jambe à opérer puisse pendre en dehors de la table ou soit simplement en flexion à 30°.
- Pas de garrot pneumatique.
- Le chirurgien et son aide s'habillent. Le malade se détend en écoutant éventuellement de la musique.
- Cagoule stérile.
- Lavage des mains comme pour toute autre intervention orthopédique :
  – brossage + Bétadine scrub® ou Hibiscrub® ;
  – casaque stérile et imperméable + deux paires de gants.

e. Préparation de la table d'instruments

- Pack *Arthroscopie* avec poche ou pack *Extrémité inférieure*.
- Une chaussette pour isoler du pied.
- Une base d'arthroscopie :
  – un bistouri ;
  – un palpeur ;

- des ciseaux 3,4 ;
- un rongeur 3,4 ;
- un Ombredanne ;
- une chemise avec deux robinets ;
- un mandrin mousse conique ;
- un mandrin pointu ;
- un porte-aiguilles ;
- une paire de ciseaux à fils ;
- une Kocher 18 cm fine ;
- une Kocher forte 14 cm ;
- une pince à ménisque.

- Bac avec 2 L d'eau stérile destiné au rinçage de la caméra si elle est mise au Cidex®.
- Un pinceau + alcool iodé.
- Une lame 11.
- Deux paires de gants.
- Une aiguille de Tuohy pour gonfler le genou.
- Un fil à peau-flexocrin déc. 3 aiguille courbe.
- Deux petits pansements adhésifs.

f. Installation du champs opératoire

- Badigeonnage :
  - repasser les futures voies d'abord ;
  - pied ;
  - stockinette remonte jusqu'à la racine du membre inférieur ;
  - changement de gants.
- Installation du champ percé, membre inférieur : la jambe est sur appui à l'extérieur de la table.

g. Derniers préparatifs

Les instruments seront répartis sur la table suivant leur utilisation.

- Branchement (côté opposé au genou opéré) :
  - câble optique raccordé à la source de la lumière froide ;
  - tubulure ;
  - câble de la caméra ;
  - les câbles sont solidarisés par une pince d'Ombredanne ;
  - changement de gants.
- Tout étant prêt, *l'intervention peut commencer !*

♦ *Remarque* ♦ Pendant toute cette préparation, la panseuse aura vérifié la bonne intégrité des emballages, la stérilisation du matériel passé à l'autoclave.

B. DÉROULEMENT D'UNE EXPLORATION OU D'UNE INTERVENTION

a. Voie d'abord

- *Pour l'exploration*, la voie inféro-externe et parfois des voies plus spécialisées et spécifiques comme les voies sus-rotuliennes, postéro-interne ou postéro-externe sont utilisées.

- *Pour le traitement* :
  - soit des voies systématisées : inféro-interne, interne ou externe ;
  - soit des voies à la demande en fonction de la localisation du problème.

b. Exploration

La gaine munie du mandrin pointu est introduite en général en inféro-externe sur le genou en flexion à 90°. Puis, le mandrin mousse permet de traverser la synoviale et de pénétrer en douceur dans l'articulation, soit sur un genou en extension en passant sous la rotule, soit sur un genou en flexion en passant devant l'échancrure intercondylienne.

L'optique est mise en place, le câble de la lumière froide est branché de même que la tubulure de perfusion. La pression intra-articulaire est maintenue constamment à 100 mm de mercure grâce à une poche à sang autour du sac de sérum physiologique. La pompe n'est pas utilisée dans ce type d'arthroscopie.

L'exploration se fait de façon systématique :
- compartiment fémorotibial interne en donnant du valgus au genou en flexion à 30° ;
- échancrure ;
- compartiment fémorotibial externe en donnant au genou du varus, en flexion à 60° ;
- compartiment fémoropatellaire genou en extension et enfin tendon poplité.

Toute cette exploration visuelle est accompagnée d'une exploration palpatoire à l'aide du crochet introduit par voie inféro-interne. L'examen se termine par un lavage soigneux de l'articulation (1 L de sérum physiologique) ; on ferme la peau par un point sur chaque abord et on fait le pansement.

c. Intervention : exemple d'une méniscectomie sous arthroscopie

Nous prendrons comme exemple l'ablation par deux voies d'une anse de seau du ménisque interne.

L'intervention débute par un temps diagnostique comme nous venons de le voir.

Une fois la lésion repérée et analysée, on aborde la phase thérapeutique.

- Arthroscope par la voie inféro-externe et ciseaux par la voie antéro-interne pour couper l'attache postérieure de l'anse de seau après l'avoir réduite. Les ciseaux droits ou la pince emporte-pièce 3,4 se prêtent bien à cette opération.

- On peut alors, par la voie antéro-interne, couper avec les ciseaux obliques à 60° l'attache antérieure.

- Le ménisque ainsi détaché en avant et en arrière peut alors être extrait par la voie antéro-interne d'un bloc à l'aide de la pince à ménisques.

- On vérifie l'absence de lésion sur le mur méniscal restant. On lave et on ferme.

E. NETTOYAGE, STÉRILISATION, RANGEMENT ET ENTRETIEN DU MATÉRIEL D'ARTHROSCOPIE

a. Nettoyage du matériel

Après utilisation du matériel, la panseuse a préparé un plateau recouvert d'un champ pour y disposer le ou les optiques et le câble en fibre de verre.

Sur un autre plateau, avec un champ, le reste des instruments. Ceux-ci auront été rincés dans le bac d'eau stérile, pour enlever les débris solides et le sang.

- Les optiques et le câble de lumière froide sont nettoyés d'abord avec des compresses dans de l'eau tiède et du savon liquide en évitant de trop frotter.

- Ensuite la gaine, en ayant soin de démonter les deux robinets ainsi que les deux vis, avec un petit écouvillon.

- Les autres instruments seront brossés avec une brosse douce, surtout au niveau des verrouillages des pinces ainsi que leurs extrémités lorsqu'elles sont munies de petites dents.

Certains autres instruments possèdent une gaine qui permet un verrouillage, il faudra donc le nettoyer avec un petit écouvillon fin et assez long.

Tout le matériel sera ensuite rincé soigneusement.

Les optiques et le câble sont délicatement séchés avec des compresses et rangés directement dans leur boîte. La gaine sera séchée. On peut mettre un peu de silicone dans le filetage avant de remonter les deux robinets.

Le tout est rangé aussitôt.

On utilisera une seringue avec de l'eau sous pression pour enlever toute impureté. Vérifier que l'aiguille n'est pas ébouquetée, sinon elle sera remplacée.

b. Stérilisation

AUTOCLAVE

- La base d'instruments arthroscopiques est dans un container.

- Instruments spécifiques sous double sachet, identification ensuite sur le témoin de stérilisation, nom du bloc, désignation de l'instrument.

IDENTIFICATION ET ENVOI DU MATÉRIEL À LA STÉRILISATION

- Base d'instruments d'arthroscopie.

- Instruments spécifiques identifiés sous double sachet avec leur extrémité protégée par du Silastic®.

- Bac pour eau stérile (mettre un témoin de stérilisation autoclave dans le fond). Tout le matériel sera inscrit sur un cahier et coché au retour de la stérilisation.

c. Rangement

Les instruments spécifiques sont rangés et classés par catégories dans des boîtes.

- Tous les ciseaux ensembles.
- Toutes les pinces ensembles.
- Tous les couteaux ensembles.
- Tous les crochets ensembles, etc.

Tous ces instruments sont répertoriés sur des fiches afin de ne pas les égarer, et inscrits sur un cahier lorsqu'ils sont donnés à la stérilisation, puis cochés lorsqu'ils rentrent. Sur un chariot est rangé tout le matériel nécessaire pour une arthroscopie.

SUR UN PLATEAU DU HAUT

- Les poches à sérum.
- Une boîte contenant : les lames, les seringues, les aiguilles, etc.

SUR UN PLATEAU DU DESSOUS

- Les boîtes contenant les instruments spécifiques rangés par catégories.
- Les bases arthroscopies.
- Les bacs.
- Les tubulures.

51. Prothèses du genou

Les prothèses du genou se sont développées plus récemment que les prothèses de la hanche. Leur essor fut freiné initialement pour trois raisons principales.

- L'espérance de « vie » des premiers implants dont le caractère trop contraint aboutissait à un taux élevé d'échecs.
- La difficulté d'utilisation des ancillaires et leur précision moindre que ceux qui sont conçus actuellement.
- La mauvaise réputation de la chirurgie du genou.

Cependant, le recul de plus de vingt ans que l'on a actuellement sur certaines prothèses autrefois d'avant-garde nous apprend que, loin de donner de moins bons résultats que les prothèses de hanche, elles les surpassent parfois en termes de résultat fonctionnel et d'espérance de « vie ».

Il n'en reste pas moins que les prothèses de genou ont à respecter un cahier des charges particulièrement lourd pour donner de bons résultats :
- respecter les mouvements du genou en flexion, extension mais aussi en rotation ;
- respecter la stabilité du genou, ce qui oblige à porter une attention particulière à l'équilibre ligamentaire en flexion et extension (balance ligamentaire) ;
- respecter un bon centrage et une course harmonieuse de la rotule sur la trochlée fémorale ;
- réaligner les centres mécaniques de la hanche, du genou et de la cheville.

Un non respect d'une de ces règles conduira inéluctablement à un échec.

1. LES DIFFÉRENTS TYPES DE PROTHÈSES DU GENOU

Il existe quatre familles de prothèses.

- Les prothèses totales semi-contraintes qui sont de loin les plus posées.

- Les prothèses unicompartimentaires (encore appelées unicompartimentales) qui ne remplacent qu'un compartiment fémorotibial (interne ou externe). Ce sont des prothèses non contraintes.

- Les prothèses fémoropatellaires qui remplacent l'articulation entre la trochlée fémorale et la rotule.

- Les prothèses contraintes dites à charnière, les premières qui furent posées et qui sont maintenant réservées aux reprises difficiles de prothèses et à la pathologie tumorale.

A. LES PROTHÈSES TOTALES SEMI-CONTRAINTES
(**Fig. 51.1**)

Elles peuvent être scellées ou non. Ces prothèses de resurfaçage sont composées de trois pièces :
- un bouclier fémoral métallique qui s'emboîte sur l'extrémité inférieure du fémur taillée à sa forme ;
- une pièce tibiale en polyéthylène qui peut reposer ou non sur une base métallique (appelée embase). Cette pièce a une forme de plateau, muni le plus souvent d'une quille, qui vient s'appliquer sur l'extrémité supérieure du tibia coupée horizontalement ;
- une pièce rotulienne, appelée médaillon, qui est un disque de polyéthylène d'une dizaine de millimètres en son centre et qui s'applique sur la face profonde de la rotule après une coupe frontale.

Ces trois pièces ne sont pas reliées mécaniquement entre elles mais présentent des surfaces complémentaires qui permettent une certaine stabilité primaire. C'est pour cela qu'on les appelle des prothèses semi-contraintes.

Ces arthroplasties peuvent ou non conserver le ligament croisé postérieur (LCP). Quand il est réséqué (ou détruit par la maladie causale), le tibia tend à reculer sous le fémur, créant ainsi une subluxation postérieure qui peut être gênante notamment dans les escaliers. C'est pour cela que presque toutes ces prothèses proposent un modèle avec conservation

ORTHOPÉDIE – TRAUMATOLOGIE

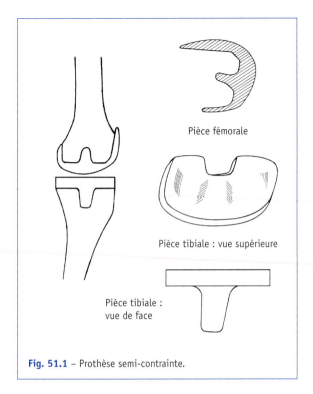

Fig. 51.1 – Prothèse semi-contrainte.

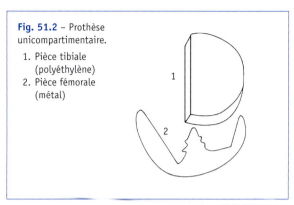

Fig. 51.2 – Prothèse unicompartimentaire.
1. Pièce tibiale (polyéthylène)
2. Pièce fémorale (métal)

La technique de pose de ces prothèses est difficile car elles doivent s'aligner sur le compartiment sain notamment en ce qui concerne la hauteur de l'interligne articulaire. Les ancillaires sont par ailleurs moins précis que ceux des prothèses semi-contraintes ce qui rend leur pose plus délicate.

Elles ont cependant l'avantage d'être moins encombrantes que les prothèses totales et donc de faciliter leurs reprises et de respecter la physiologie normale du genou en gardant un compartiment opposé et des ligaments parfaitement intacts.

C. LES PROTHÈSES FÉMOROPATELLAIRES

Ce sont des prothèses scellées. Elles ont peu d'indications. En effet, l'arthrose rotulienne isolée et symptomatique est rare. Quand elle existe, elle répond en général bien au traitement médical ou sinon aux interventions conservatrices (réaxation de l'appareil extenseur, perforations, patelloplasties externes…). Il ne reste donc pas beaucoup de place aux arthroplasties fémoropatellaires.

Ces prothèses se composent de deux éléments :
– une pièce fémorale qui reproduit la forme de la trochlée fémorale et qui vient en « resurfaçage » de celle-ci ;
– une pièce rotulienne identique à celle utilisée pour les prothèses totales.

Leur technique de pose est assez simple mais la moindre erreur dans l'alignement de l'appareil extenseur ou dans l'encombrement prothétique aboutira à des contraintes sur les pièces et à des descellements.

D. LES PROTHÈSES À CHARNIÈRE (Fig. 51.3)

Elles sont réservées aux échecs de prothèses avec perte de substance osseuse importante et surtout à la pathologie tumorale. Leur intérêt principal est lié à leur parfaite stabilité puisque fémur et tibia sont reliés par une charnière sur axe. Les ligaments du genou deviennent donc inutiles. Mais cet avantage est aussi leur principal défaut. L'absence de rotation et de glissement entre fémur et tibia aboutit à des contraintes importantes dont la conséquence peut être une usure des paliers ou de l'axe ou bien encore un descellement des pièces.

du LCP et un modèle sans conservation du LCP. Ce dernier modèle possède un butoir médian sur le plateau tibial qui vient se loger dans l'échancrure de la pièce fémorale et s'opposer à la subluxation postérieure du tibia.

Le ligament croisé antérieur est quant à lui systématiquement réséqué du fait de la coupe tibiale.

B. LES PROTHÈSES UNICOMPARTIMENTAIRES (PUC) (Fig. 51.2)

Elles sont le plus souvent scellées.

Elles remplacent le compartiment fémorotibial interne ou fémorotibial externe. Certaines proposent de remplacer les deux compartiments à la fois. Ce sont alors des prothèses totales non contraintes, qui conservent tous les ligaments et dont la technique de pose est particulièrement délicate. Elles sont encore peu répandues.

Les prothèses unicompartimentaires sont composées de deux pièces :
– une pièce fémorale métallique de resurfaçage que l'on nomme souvent « patin ». Elle épouse la bande roulante du condyle fémoral et s'arrête en avant à la partie inférieure de la trochlée ;
– une pièce tibiale en polyéthylène qui peut reposer ou non sur une embase métallique. Cette pièce repose sur une coupe tibiale plane qui n'enlève que le plateau atteint en respectant les deux ligaments croisés.

PROTHÈSES DU GENOU

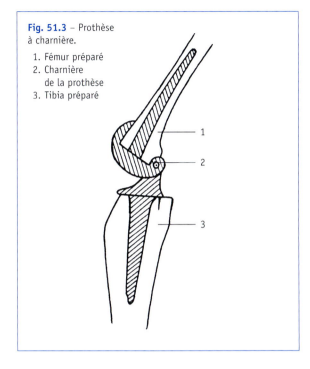

Fig. 51.3 – Prothèse à charnière.
1. Fémur préparé
2. Charnière de la prothèse
3. Tibia préparé

Elles peuvent prendre appui loin sur les diaphyses fémorale et tibiale ce qui autorise des résections osseuses importantes. On trouve dans le commerce des prothèses (Guépard) qui proposent une gamme en fonction de la résection souhaitée (jusqu'à 25 cm pour le fémur). La résection de l'extrémité supérieure du tibia pose le problème de reconstruction de l'appareil extenseur. Certains artifices de greffes ou de transposition permettent de pallier cette difficulté.

Les prothèses à charnière sont composées de quatre pièces :
- un implant fémoral qui se fixe grâce à une longue queue intramédullaire ;
- un implant tibial qui se fixe de la même façon ;
- un axe qui vient relier les deux pièces en se glissant dans des paliers qui peuvent être amovibles ;
- un médaillon rotulien semblable à celui des prothèses totales semi-contraintes.

Ces prothèses sont systématiquement scellées, ce qui est d'ailleurs à l'origine d'accidents parfois mortels du fait du volume des pièces et donc du ciment intramédullaire.

2. TECHNIQUES DE POSE DES PROTHÈSES SEMI-CONTRAINTES

Il existe un très grand nombre de prothèses semi-contraintes sur le marché de sorte qu'il est impossible de décrire une technique de pose dans tous ses détails sans rentrer dans le cas particulier. Ces interventions se rejoignent cependant dans leurs principes généraux :

- alignement des axes mécaniques du membre inférieur ;
- respect de la « balance ligamentaire » en extension et en flexion ;
- centrage correct de l'appareil extenseur ;
- respect de la hauteur rotulienne par rapport à l'interligne fémorotibial.

Pour réaliser correctement ces conditions de pose, les concepteurs de prothèses proposent des outils que l'on qualifie d'ancillaires car elles servent le chirurgien et le guident dans son intervention (du latin *ancilla* : servante). La connaissance parfaite qu'a l'instrumentiste de cet ancillaire et de sa chronologie d'utilisation est indispensable pour le chirurgien. Chaque prothèse est proposée avec un guide d'utilisation, mais il est nécessaire auparavant de comprendre les règles élémentaires de cette chirurgie. Nous décrirons donc les grandes lignes de pose d'une prothèse semi-contrainte.

A. PRÉPARATION DE L'INTERVENTION

a. Installation

Décubitus dorsal, un coussin sous la fesse homolatérale. Une barre recouverte de mousse peut être placée au ras de la table pour être utilisée comme cale sous le pied quand le genou est en flexion.

b. Position des intervenants

L'opérateur et un aide se trouvent du côté opéré. Un deuxième aide est en face de l'opérateur vers la tête du patient et l'instrumentiste à côté.

c. Champs opératoires

Le membre inférieur dans son entier a été rasé (pubis compris). On utilise des champs en U qui exposent la racine de la cuisse jusqu'à la crête iliaque. Un garrot stérile peut être utilisé, mais la chirurgie sans garrot est tout aussi possible.

B. L'INTERVENTION

a. Voie d'abord (Fig. 51.4 et 51.5)

- La voie la plus utilisée est parapatellaire interne.
- L'abord cutané est médian.
- Incision de la peau et de la sous-peau. Hémostase.
- Arthrotomie antéro-interne (incision au bistouri froid du tendon quadricipital et de l'aileron interne de la rotule jusqu'à la partie distale du tendon rotulien).
- Champs de bordure.
- Luxation par retournement externe de la rotule.
- Une autre voie possible est la voie antéro-externe de Keblish. Elle nécessite souvent une ostéotomie de la tubérosité tibiale antérieure.

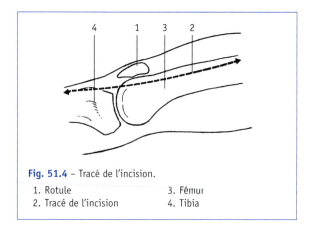

Fig. 51.4 – Tracé de l'incision.
1. Rotule
2. Tracé de l'incision
3. Fémur
4. Tibia

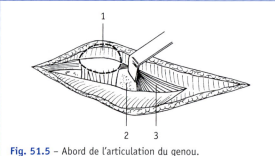

Fig. 51.5 – Abord de l'articulation du genou.
1. Saillie de la rotule
2. Aponévrose ouverte
3. M. vaste interne

b. Exposition

- Émondage des ostéophytes fémoraux et tibiaux à l'aide d'une pince gouge et d'un ciseau frappé de 10.

- Émondage des ostéophytes de l'échancrure au ciseau frappé de 10.

- Résection du ligament croisé antérieur et des ménisques.

c. Préparation des coupes (Fig. 51.6, 51.7 et 51.8)

Toutes les coupes sont réalisées à la scie oscillante.

LES COUPES FÉMORALES

Il faut distinguer la coupe horizontale, la coupe antérieure, la coupe postérieure des condyles et des chanfreins.

- La coupe horizontale doit être perpendiculaire à l'axe mécanique du fémur. Elle est faite à partir d'une tige ancillaire introduite en centromédullaire et qui matérialise l'axe diaphysaire du fémur. Cet axe fait avec le précédent un angle de 6 ou 7°. Il doit être préréglé par l'instrumentiste sur la pièce ancillaire. L'épaisseur d'os enlevée est égale, du côté le plus sain à l'encombrement de la prothèse, c'est donc une constante pour une prothèse donnée. Elle est indépendante de la taille de l'implant qui sera choisi.

- La coupe antérieure et les coupes condyliennes postérieures : la distance qui les sépare sur le profil définira la taille du bouclier fémoral. Elles sont donc réalisées à partir d'une même pièce ancillaire appareillée à une taille de prothèse. La rotation de cette pièce autour de l'axe fémoral permettra d'équilibrer les ligaments en flexion. Plusieurs systèmes sont proposés pour déterminer cette bonne position. Ils cherchent tous à harmoniser les espaces en flexion aux espaces en extension.

♦ *Remarque* ♦ L'instrumentiste devra de toute façon mesurer au pied à coulisse l'épaisseur des tranches osseuses retirées.

Les chanfreins : ils n'ont pas d'importance particulière sur la position de l'implant fémoral mais permettent d'adapter l'extrémité inférieure du fémur à la forme intérieure du bouclier fémoral.

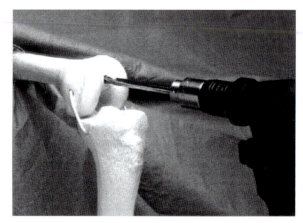

Fig. 51.6 – Visée fémorale centromédullaire.

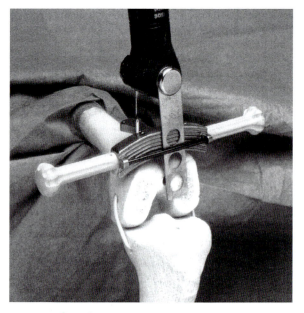

Fig. 51.7 – Coupe horizontale du fémur.

PROTHÈSES DU GENOU

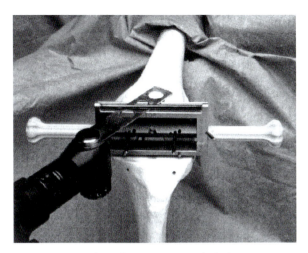

Fig. 51.8 – Coupe fémorale antérieure sur gabarit de coupes antérieure et postérieure.

LA COUPE TIBIALE (Fig. 51.9 et 51.10)

Elle est définie par :
- son orientation dans le plan frontal (perpendiculaire à l'axe mécanique du tibia) ;
- son orientation dans le plan sagittal – pente tibiale – (fixe pour certaines prothèses ou adaptée à la pente initiale du tibia pour d'autre) ;
- son épaisseur (variable). Elle doit de toute façon permettre de placer l'implant tibial dans le volume laissé libre après la coupe, et cela sans tension ligamentaire excessive.

Le plus souvent, une seule pièce ancillaire permet de définir ces trois critères. Cette pièce prend pour cela plusieurs repères :
- l'axe mécanique du tibia par une visée centromédullaire ou extramédullaire ;
- un palpeur placé sur le plateau sain ou le plateau usé pour définir l'épaisseur de la coupe ;
- la pente est en général prédéfinie sur l'ancillaire utilisé, ou ce dernier propose plusieurs possibilités pour s'y adapter : pièces de coupe de pentes différentes.

LA COUPE ROTULIENNE

Elle peut être faite « à main levée » ou en utilisant un ancillaire qui est en général une grosse pince enserrant la rotule pour la maintenir et sur laquelle on fait glisser la lame de la scie.

d. Prothèses d'essai (Fig. 51.11)

À ce stade de l'intervention, il est nécessaire d'essayer les différentes pièces prothétiques. Pour cela, une série d'implants d'essai est fournie dans l'ancillaire. Ils sont mis sur les coupes et le bon fonctionnement articulaire est analysé.

e. Préparation de la quille tibiale

Cette étape ne peut être faite qu'après la précédente car, une fois réalisée, il n'est plus possible de reprendre la coupe tibiale.

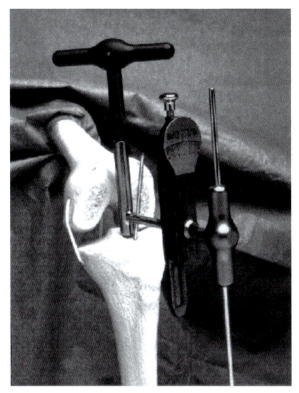

Fig. 51.9 – Visée tibiale intra- et extramédullaire.

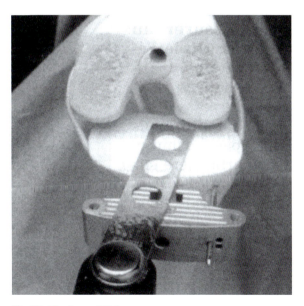

Fig. 51.10 – Coupe tibiale.

Une pièce est fournie, de forme identique à la future quille de l'implant tibial, pour préparer son empreinte dans le spongieux métaphysaire.

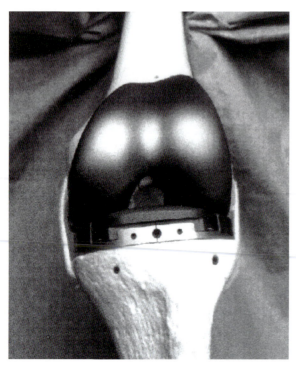

Fig. 51.11 – Prothèses d'essai en place.

C. FIN DE L'INTERVENTION

- *Lavage et assèchement* des coupes osseuses.

- *Scellement des pièces*. Celles-ci sont scellées dans un ordre précis : en général l'implant tibial en premier, puis le fémur et la rotule. Ces deux derniers peuvent être scellés avec la même dose de ciment tandis que le tibia utilise une dose à part.

- *Fermeture*. Le garrot est lâché, l'hémostase est faite et l'articulation est abondamment lavée au sérum physiologique. La fermeture se fait en trois temps : le tendon quadricipital et aileron interne au gros fil résorbable déc. 4 ; sous-peau avec un fil résorbable déc. 2 et peau. Cette fermeture est faite genou fléchi pour éviter les désunions ultérieures. Deux drains de Redon sont mis en place : l'un intra-articulaire et l'autre sous-cutané.

- *Pansement*. Un pansement stérile autocollant est mis en place complété si besoin par des coussins stériles et une bande Velpeau® pour comprimer légèrement.

D. SUITES POSTOPÉRATOIRES

La rééducation est entreprise le jour même ou le lendemain. La panseuse doit avoir mentionné sur la feuille de salle la mobilité obtenue en peropératoire. L'appui complet est autorisé sous couvert de deux cannes anglaises pendant 1 à 2 mois.

52. Arthrodèses de la cheville et du pied

1. GÉNÉRALITÉS

Une articulation raidie et douloureuse détermine une gêne fonctionnelle d'autant plus grande qu'il s'agit d'une articulation soumise à des contraintes importantes et souvent sollicitée.

Certes, la chirurgie prothétique a fait régresser de façon considérable les indications d'arthrodèse de hanche et de genou, mais cela n'a pas encore été le cas pour la cheville et le pied.

L'étroite dépendance fonctionnelle des différentes articulations de cette région explique que l'arthrodèse de l'une pourra retentir sur les autres et que cela impose :
- toujours un positionnement parfait ;
- parfois l'arthrodèse d'une articulation saine en complément.

A. PRINCIPES

Ce sont les micromouvements qui persistent dans une articulation malade qui sont à l'origine des douleurs.

L'arthrodèse, en faisant disparaître l'articulation par fusion de ses deux éléments, permet de supprimer définitivement tout mouvement donc toute douleur.

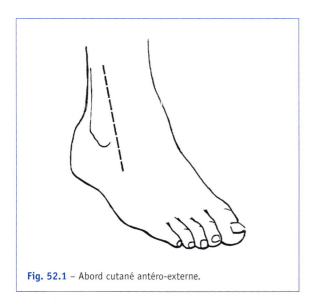

Fig. 52.1 – Abord cutané antéro-externe.

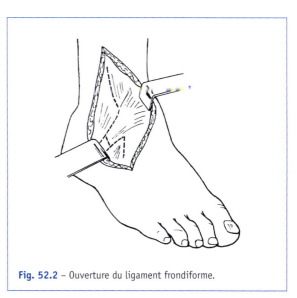

Fig. 52.2 – Ouverture du ligament frondiforme.

B. INDICATIONS

- Arthrose primitive.
- Arthrose secondaire :
  - à une fracture (bimalléollaire, astragale, calcanéum...) ;
  - à une luxation (astragale...).
- Arthrites :
  - infectieuses ;
  - inflammatoires (polyarthrite rhumatoïde par exemple).

2. TECHNIQUE

A. ARTHRODÈSE TIBIOTARSIENNE (Tab. 52.1)

- Position à donner au pied par arthrodèse :
  - 5 à 10° de rotation externe ;
  - valgus physiologique de l'arrière-pied ;
  - dans le plan sagittal, le pied sera à 0°.

Tab. 52.1 – Déroulement d'une arthrodèse de la cheville.

Technique	Matériel
Incision cutanée verticale, 7 cm au-dessus de l'interligne, descend dans l'espace intertibiopéronier jusqu'à 1 cm sous la pointe de la malléole externe, 2 cm en avant d'elle. On ménage les branches du musculocutané (**Fig. 52.1**).	• Bistouri à peau. • Pince à disséquer. • Pince à hémostase.
Ouverture des plans profonds	
• Aponévrose et ligament frondiforme (**Fig. 52.2**) • On dégage la face superficielle du plan capsulopériosté jusqu'à la face interne du col astragalien. • Désinsertion du muscle pédieux de son attache calcanéenne.	• Bistouri. • Farabeuf. • Rugine de Lambotte. • Bistouri.
• Ouverture de l'articulation tibiotarsienne (Fig. 52.3). • On dégage en dedans jusqu'au-dessus de la malléole interne et en dehors jusqu'au bord antérieur de la malléole externe.	• Bistouri. • Rugine.
*Avivement des surfaces articulaires (**Fig. 52.4**)*	
• Tibia (on écarte les surfaces articulaires à l'aide de la rugine et l'on enlève le cartilage). • Astragale (on inverse la rugine, on avive la surface articulaire et les facettes latérales). • Vérification du bon contact des surfaces avivées et du bon positionnement du pied.	• Écarteur à bec, Rugine de Lambotte. • Ciseau de 20 mm. • Pince gouge. • Ciseau frappé 20 puis 10.
*Fixation de l'arthrodèse (**Fig. 52.5**)*	
• Provisoire par deux pointes carrées. • Contrôle radiographique face, arrière-pied cerclé profil. • La pointe carrée tibio-astragalienne est enlevée et le trajet tibial est foré à 5 mm. Mise en place d'une vis de 5 mm.	• Deux pointes carrées de 3 mm. • Deux sacs à cassettes. • Pointe carrée de 5. • Mesure-vis. • Vis de 5.
• Même technique pour l'autre vis. • On comble les interstices persistant par les copeaux osseux récupérés dans les coupes. • Contrôle radiologique face et profil.	• Pince à disséquer. • Spatule. • Deux sacs à cassettes.
*Fermeture (**Fig. 52.6**)*	
• Des lambeaux capsulopériostés. • Puis de l'aponévrose et du ligament frondiforme. • Lâcher du garrot, hémostase. • Fermeture sur un drainage du plan sous-cutané et de la peau. • Botte plâtrée largement ouverte devant la cheville et le pied.	• Fil résorbable. • Pince à hémostase. • Redon. • Table à plâtre. • Bistouri.

ARTHRODÈSES DE LA CHEVILLE ET DU PIED

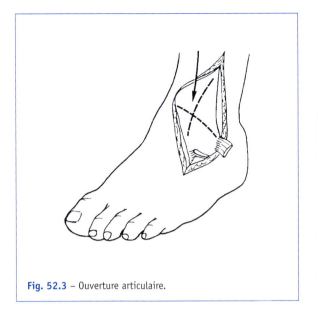

Fig. 52.3 – Ouverture articulaire.

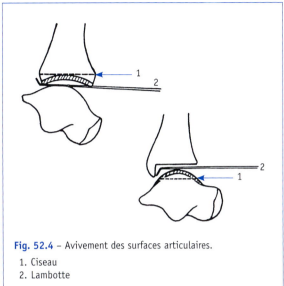

Fig. 52.4 – Avivement des surfaces articulaires.
1. Ciseau
2. Lambotte

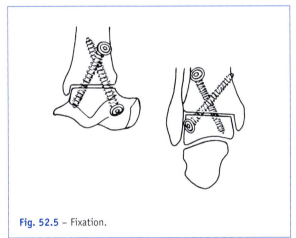

Fig. 52.5 – Fixation.

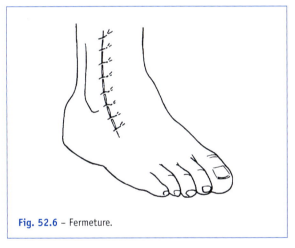

Fig. 52.6 – Fermeture.

- Installation :
  - décubitus dorsal, coussin sous la fesse du côté opéré ;
  - garrot pneumatique à la cuisse ;
  - préparation du membre inférieur qui sera recouvert d'un jersey collé ;
  - opérateur du côté externe de la cheville.

B. ARTHRODÈSE TIBIOTARSIENNE SOUS ARTHROSCOPIE

a. Installation

- Patient en décubitus dorsal sur table ordinaire.
- Un garrot pneumatique est mis à la racine du membre.

- Le matériel utilisé est : un arthroscope standard 4,5 mm, des pinces arthroscopiques standard, un palpeur arthroscopique, un shaver « couteau à synovial » et une fraise motorisée.
- La distraction articulaire est réalisée par un fixateur externe tibiotalien, installé sous contrôle scopique (**Fig. 52.7** et **52.8**).

b. Voies d'abord

L'articulation est abordée par deux voies (antéro-médiale et antéro-latérale) après dissection des parties molles pour épargner les structures tendineuses et vasculo-nerveuses (**Fig. 52.9**).

c. Intervention

- Après exploration et nettoyage de l'articulation au couteau à synovial, l'avivement des surfaces osseuses est réalisé à la fraise de 5 mm et à la curette (**Fig. 52.10**).

451

ORTHOPÉDIE – TRAUMATOLOGIE

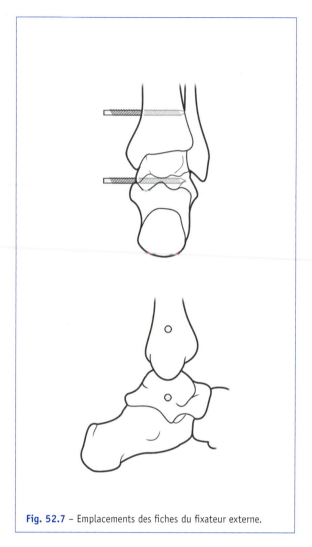

Fig. 52.7 – Emplacements des fiches du fixateur externe.

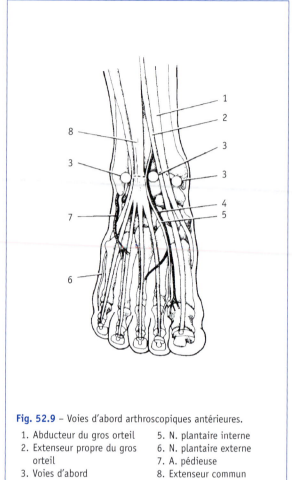

Fig. 52.9 – Voies d'abord arthroscopiques antérieures.

1. Abducteur du gros orteil
2. Extenseur propre du gros orteil
3. Voies d'abord arthroscopique
4. N. musculocutané
5. N. plantaire interne
6. N. plantaire externe
7. A. pédieuse
8. Extenseur commun des orteils

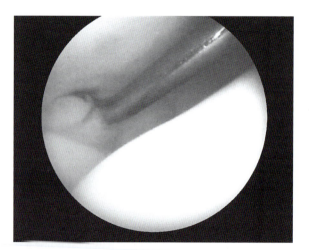

Fig. 52.8 – Vue arthroscopique de la cheville une fois distractée.

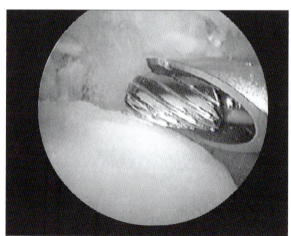

Fig. 52.10 – Avivement à la fraise motorisée.

ARTHRODÈSES DE LA CHEVILLE ET DU PIED

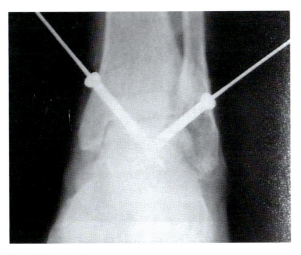

Fig. 52.11 – Position des vis.

- La fixation de l'arthrodèse est effectuée par deux vis descendantes mises en percutané, de 6,5 mm de diamètre, une fibulotalienne et une tibiotalienne croisées dans les trois plans de l'espace (**Fig. 52.11**).
- Un contrôle radiographique peropératoire de face et de profil permet de vérifier le positionnement de l'arthrodèse.
- Une contention postopératoire immédiate est réalisée comme pour une arthrodèse chirurgicale par une botte fendue ou une attelle immobilisant le pied à angle droit.

C. DOUBLE ARTHRODÈSE (Tab. 52.2) : SOUS-ASTRAGALIENNE ET MÉDIOTARSIENNE

a. Installation

- Décubitus dorsal avec un coussin de sable de 15 cm sous la fesse du côté opéré afin de placer le membre en rotation interne et de bien dégager la face externe du pied.

Tab. 52.2 – Double arthrodèse sous-astragalienne et médiotarsienne.

Technique	Matériel
Incision cutanée rectiligne, un peu ascendante, débute 1 cm en arrière et au-dessus de la malléole externe, pour se terminer 7 cm en avant d'elle, sur le dos du pied. Il faut ménager à la partie postérieure de l'incision le nerf saphène externe (**Fig. 52.12**).	• Bistouri à peau. • Pince à disséquer. • Pince à hémostase.
Ouverture des plans profonds : • isolement du ligament frondiforme (**Fig. 52.13**) ; • en tractant ce ligament, on passe la rugine entre sa face profonde et la capsule astragaloscaphoïdienne ; • on sectionne et on récline le muscle pédieux, ce qui dégage la face externe de l'articulation calcanéocuboïdienne (**Fig. 52.14**).	• Bistouri. • Pince de Museux. • Rugine de Lambotte. • Écarteur à bec. • Bistouri. • Écarteur de Volkman.
Ouverture articulaire : • médiotarsienne ; • puis sous-astragalienne postérieure et antérieure.	• Bistouri. • Pince écartante de Meary.
Avivement des surfaces articulaires : • en commençant par les sous-astragaliennes postérieure et antérieure ; • puis les médiotarsiennes astragaloscaphoïdienne et calcanéo-cuboïdienne.	• Ciseau frappé. • Pince gouge. • Ciseau courbe sur le plat. • Ciseau frappé. • Rugine de Lambotte. • Ciseau frappé. • Pince gouge.
Fixation de l'arthrodèse : • de la sous-astragalienne par une vis astragalocalcanéenne à partir du col de l'astragale après fixation provisoire et contrôle radiographique (**Fig. 52.15**) ; • puis de la médiotarsienne par une vis de 5 dans chaque articulation, ou par une agrafe de Blount dans l'astragaloscaphoïdienne et une agrafe tabouret dans la calcanéocuboïdienne, contrôle radiographique.	• Pointe carrée de 3. • Vis de 5 mm avec rondelle. • Vis. • Agrafes. • Deux sacs à cassettes.
Fermeture : • du plan aponévrotique ; • de la sous-peau ; • de la peau sur un drainage, après lâcher du garrot et hémostase.	• Pince à hémostase. • Fil résorbable. • Redon. • Fil à peau.
Botte plâtrée largement fendue en avant (**Fig. 52.16**).	Table à plâtre.

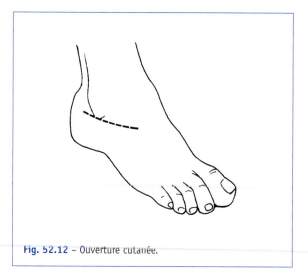

Fig. 52.12 – Ouverture cutanée.

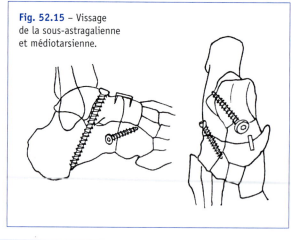

Fig. 52.15 – Vissage de la sous-astragalienne et médiotarsienne.

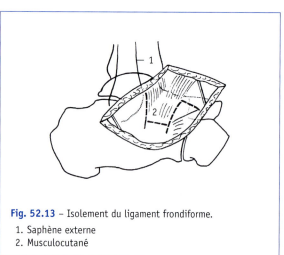

Fig. 52.13 – Isolement du ligament frondiforme.
1. Saphène externe
2. Musculocutané

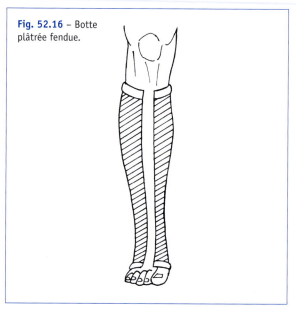

Fig. 52.16 – Botte plâtrée fendue.

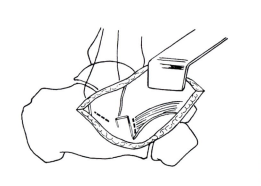

Fig. 52.14 – Section du muscle pédieux, et ouverture de la gaine des péroniers.

- Garrot pneumatique à la cuisse.
- Préparation du membre inférieur qui sera recouvert d'un jersey collé.
- L'opérateur se place du côté externe du pied.

b. Suites opératoires

- Membre surélevé, surveillance des orteils.
- Réfection du pansement le soir même pour supprimer un éventuel effet constrictif des compresses ayant cartonné.
- Anticoagulants et rééducation précoce des orteils et du genou.
- Fauteuil au 2e jour, marche sans appui au 3e jour.
- Talonnette au 2e mois, ablation du plâtre au 3e mois, rééducation des articulations du pied.

53. Tendon d'Achille

Le tendon d'Achille est le plus résistant de tous les tendons de l'organisme.

Il naît d'une formation aponévrotique entre les trois chefs musculaires du triceps : les deux jumeaux et le soléaire. Très superficiel, il s'insère sur la grosse tubérosité postérieure du calcanéum.

À sa partie moyenne, il présente une zone rétrécie moins bien vascularisée.

Le triceps est le muscle de l'extension (plantaire) de la cheville et donc permet le déroulement du pas (surtout le pas postérieur avec décollement du talon), le saut, la course, la mise du pied en équin (marche sur la pointe des pieds).

La pathologie du tendon d'Achille est essentiellement une pathologie sportive en nette progression avec la généralisation du sport.

1. PATHOLOGIE CHIRURGICALE

En pratique, deux problèmes difficiles se rencontrent :
 – la pathologie traumatologique la plus fréquente consiste en la rupture du tendon ;
 – la pathologie orthopédique, congénitale ou acquise due à une rétraction peut porter sur le triceps dans son ensemble ou sur les jumeaux uniquement. Le résultat est un tendon d'Achille court qu'il faudra allonger par la libération de la capsule postérieure de l'articulation tibio-astragalienne.

2. RUPTURE DU TENDON D'ACHILLE

- Il s'agit d'un adulte (20-35 ans) sportif dont l'histoire clinique est stéréotypée :
 – souvent une hyperactivité sportive récente ;
 – douleur violente au niveau du tendon d'Achille ;
 – perception d'un claquement (même par l'entourage) ;
 – sensation de coups reçus dont le blessé accuse souvent son adversaire ;
 – l'impotence est immédiate, le blessé tombe.
- L'examen, fortement orienté par l'histoire clinique, fait en position couchée sur le ventre, étonne :
 – chute du pied à angle droit avec perte de l'équinisme physiologique (conservé du côté sain) ;
 – encoche dépressible à deux travers de doigt au-dessus de l'insertion du calcanéum.

Cette encoche masquée par l'hématome est palpable. Impossibilité d'extension active du pied, et surtout le maître symptôme, le signe de Campbell Thomson : le genou à 90°, la pression manuelle des masses musculaires du mollet n'entraîne aucun mouvement du pied alors que du côté sain, il existe une flexion plantaire visible.

- En position debout le diagnostic, certain, est confirmé par :
 – la boiterie ;
 – l'impossibilité de se mettre sur la pointe du pied.

Le diagnostic peut être confirmé par l'échographie.

3. TRAITEMENT DES RUPTURES DU TENDON D'ACHILLE

a. Traitement orthopédique

Par botte plâtrée en équin pendant 6 semaines avec remise à plat progressive.

b. Traitement chirurgical

Réparation du tendon sous couvert d'un plâtre de marche pendant 6 semaines et d'une rééducation progressive.

Tab. 53.1 – Rupture du tendon d'Achille.

Technique	Matériel
Voie d'abord	
Incision longitudinale paramédiane interne (évite le saphène externe) centrée sur la dépression.	• Pince à disséquer courte. • Agrafes. • Bistouri lame 11 ou 23.
Hémostase.	Pince à hémostase à griffes.
Ouverture de la gaine péritendineuse sans décollement.	• Bistouri électrique. • Bistouri profond lame 15.
Repérage des extrémités tendineuses, évacuation douce de l'hématome.	Petits écarteurs de Farabeuf.
Réparation tendineuse	
Alignements des fibres tendineuses rompues.	Pince à disséquer et pince Kelly.
Laçage ou suture simple au fil résorbable. Pied maintenu en équin par un coussin (**Fig. 53.1**).	Porte aiguilles. Aiguille sertie courbe : Ercedex® dec. 4 ; Ercedex® dec. 1,5 ou 2.
Fermeture de la gaine (**Fig. 53.2**) si possible.	Ercedex dec. 1,5.
Lâcher de garrot. Hémostase supérieure.	• Pince à disséquer. • Pince à hémostase.
Pose d'un drain de Redon aspiratif.	Allaire de Redon + Redon.
Fermeture de la sous-peau à points séparés.	Changement de gants. Ercedex® dec. 1,5 et Crinercé® dec. 2.
Botte plâtrée en équin avec talonnette.	Plâtre : deux jersey stérile, Velbande®, bandes plâtrées de 10 et 15 cm.

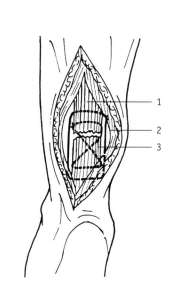

Fig. 53.1 – Suture du tendon d'Achille.
1. Tendon rompu
2. Point en cadre
3. Point en X

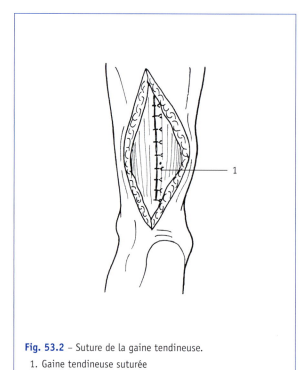

Fig. 53.2 – Suture de la gaine tendineuse.
1. Gaine tendineuse suturée

c. Technique chirurgicale (Tab. 53.1)

- Les risques de la chirurgie sont essentiellement représentés par l'infection :
  - la nécrose cutanée ;
  - le névrome du saphène externe ;
  - le tendon, superficiel, mal vascularisé, peu protégé ;
  - nécessite une asepsie farouche.
- Installation :
  - décubitus ventral. Pieds à la limite de la table ;
  - garrot pneumatique à la cuisse ;
  - badigeonnage complet – jersey stérile.

♦ *Remarque* ♦ Actuellement, on réserve le traitement orthopédique aux personnes sédentaires, non ou peu sportives. Le traitement chirurgical comportant certains risques permet néanmoins une cicatrisation rapide sans allongement du tendon d'Achille.

4. CORRECTION DE L'ÉQUINISME DU PIED

La correction de l'équinisme du pied s'effectue :
- soit par allongement du triceps pour allongement du tendon d'Achille ;
- soit par aponévrotomie des jumeaux dans les cas où la rétraction ne porte que sur ces muscles (amélioration de la flexion dorsale du pied par mise en flexion des genoux).

On associe souvent dans le premier cas une libération de l'articulation tibio-astragalienne postérieure par capsulotomie postérieure.

a. Allongement du tendon d'Achille
(**Fig. 53.3**, **53.4**, **53.5** et **Tab. 53.2**)

- Pour l'installation :
  - décubitus ventral ;
  - garrot pneumatique ;
  - vernis chirurgical ;
  - jersey collé.

b. Capsulotomie tibio-tarsienne postérieure
(**Fig. 53.6**, **53.7** et **Tab. 53.3**)

Au cours d'un allongement d'Achille ou indépendamment. L'installation et la fermeture s'effectuent comme pour l'intervention pour allongement du tendon d'Achille.

c. Aponévrotomie des jumeaux (Tab. 53.4)

L'installation est identique aux deux interventions précédentes.

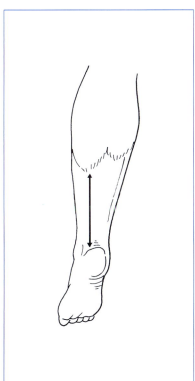

Fig. 53.3 – Tracé de l'incision cutanée.

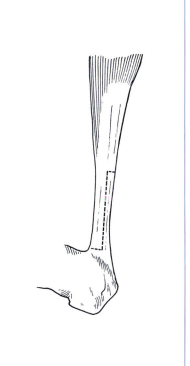

Fig. 53.4 – Tracé de l'incision tendineuse de profil.

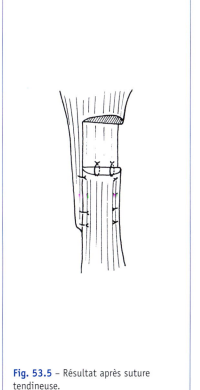

Fig. 53.5 – Résultat après suture tendineuse.

ORTHOPÉDIE – TRAUMATOLOGIE

Tab. 53.2 – Allongement du tendon d'Achille.

Technique	Matériel
Voie d'abord	
Longitudinale paramédiane interne (**Fig. 52.3**).	Pince à disséquer à griffes.
Hémostase.	Bistouri lame 23.
Ouverture de la gaine péritendineuse.	Bistouri électrique et pince de Halsteadt.
Allongement (2 méthodes)	
En Z dans le plan frontal (**Fig. 53.4**). Bistouri introduit transversalement sépare le tendon dans le plan frontal : • section vers l'arrière en haut ; • section vers l'avant en bas. Mise du pied en talus pour faire glisser les fibres sur elles-mêmes Suture à la longueur voulue (**Fig. 53.5**).	• Bistouri lame 15. • Pince à disséquer. • Bistouri lame 11. • Porte-aiguilles. • Aiguille sertie fil résorbable tressé Ercedex® dec. 3.
Selon la méthode de White et Green chez l'enfant : • réparation aux ciseaux des lames tendineuses ; • section lame tendineuse du jumeau externe en bas (et en avant) ; • mise du pied en talus pour faire glisser les fibres sur elles-mêmes.	• Pince à disséquer à griffes. • Ciseaux de Metzenbaum. • Bistouri lame 11.
Fermeture	
De la gaine péritendineuse.	Ercedex® serti dec. 1,5 et fil résorbable tressé.
Lâcher de garrot.	Pince de Halsteadt.
Hémostase.	Bistouri électrique et pince à disséquer.
Drain de Redon.	Allaire de Redon et aiguille droite de soie n° 0.
Fermeture sous-peau.	Ercedex® serti dec. 2 et fil résorbable tressé.
Fermeture peau.	Crinercé® serti dec. 2.
Botte plâtrée	
	• Deux jersey stériles. • Velbande® ou coton. • Bandes plâtrées 10 et 15 cm.

Tab. 53.3 – Capsulectomie postérieure.

Technique	Matériel
Voie d'abord	
Incision + basse, jusqu'au calcanéum (**Fig. 53.6**).	Idem.
Dégager le tendon que l'on récline vers le dehors avec sa gaine.	• Pince à disséquer. • Bistouri lame 15. • Ciseaux de Metzenbaum.
Se méfier du paquet tibial postérieur.	
Repérer l'articulation tibiotarsienne.	
Inciser la capsule horizontalement sur toute la largeur en mettant le pied en talus. Exciser la capsule de façon circonférentielle en respectant les ligaments latéraux, sans ouvrir la zone astragalienne (**Fig. 53.7**).	Bistouri lame 11.

TENDON D'ACHILLE

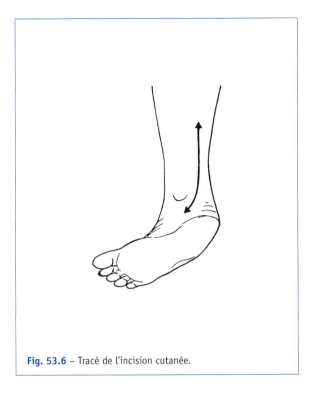

Fig. 53.6 – Tracé de l'incision cutanée.

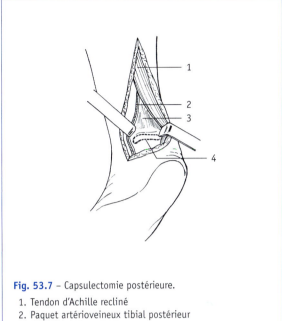

Fig. 53.7 – Capsulectomie postérieure.
1. Tendon d'Achille recliné
2. Paquet artérioveineux tibial postérieur
3. Saillie du pilon tibial
4. Zone de capsulectomie

Tab. 53.4 – Aponévrotomie des jumeaux.

Technique	Matériel
Voie d'abord	
Incision longitudinale médiane de 5,6 cm à cheval sur les jumeaux et lame aponévrotique du soléaire.	• Bistouri lame 2 b. • Pince à disséquer.
Repérage du nerf saphène externe.	• Pince à disséquer. • Ciseaux de Metzenbaum.
Découverte des insertions des jumeaux.	
Section des aponévroses	
Incision des lames.	Écarteurs de Farabeuf : petits.
Excision du nœud fibreux en décollant en haut les fibres musculaires.	• Bistouri lame 11. • Pince à disséquer.
Mettre le pied en talus et genou.	
Fermeture	
Lâcher de garrot.	Pince de Halsteadt.
Drain de Redon.	Allaire de Redon.
Hémostase.	• Porte-aiguilles. • Ercedex® serti dec. 2 fil résorbable tressé.
Fermeture sous-peau et peau.	Crinercé® serti courbe dec. 2.
Pansement simple	

54. Ostéotomie supramalléolaire

1. GÉNÉRALITÉS

Les cals vicieux qui désorientent la cheville font travailler l'ensemble cheville-pied dans de mauvaises conditions.
Ces cals vicieux peuvent siéger :
- juste au-dessus de l'interligne tibiotarsien ;
- mais aussi bien plus haut sur la jambe et l'ostéotomie supramalléolaire, quel que soit le siège de la désaxation, permettra de remettre la cheville dans les bons plans.

La déformation peut être simple et ne se situer que dans un plan de l'espace, le plus souvent dans le plan frontal (notamment en abduction), mais elle est parfois complexe associant par exemple :
- une abduction ;
- une rotation externe ;
- une récurvation, ce qui compliquera bien sûr la réalisation de l'ostéotomie.

2. PRINCIPES

Il s'agit de remettre l'interligne tibio-astragalien dans sa position physiologique le plus souvent par résection d'un coin fémorotibial sus-articulaire. Ainsi :
- les contraintes au niveau du cartilage redeviendront harmonieuses ;
- la transmission du poids du corps se fera par un pied harmonieusement équilibré sur le sol.

3. INDICATIONS

- Dans les séquelles des fractures de jambe dont le cal vicieux provoque des douleurs de cheville et/ou du pied.
- Dans certaines tumeurs bénignes notamment dans la maladie exostosante.

4. TECHNIQUE

a. Installation

- Sous anesthésie générale ou locorégionale.
- Décubitus dorsal :
  - un coussin longitudinalement sous la jambe pour que le talon ne repose pas sur la table ;
  - un coussin sous la fesse homolatérale pour donner un peu de rotation interne au membre inférieur opéré.
- Garrot pneumatique.

b. Intervention

Elle est décrite dans le **tableau 54.1** et les **figures 54.1** et **54.2**.

c. Suites opératoires

- Membre inférieur surélevé. Anticoagulants.
- Mise au fauteuil le lendemain. Rééducation des orteils et du quadriceps la plus précoce possible.
- Ablation des Redon vers le 2e-3e jour.
- Marche sans appui avec deux cannes/béquilles dès l'ablation des drains.
- Sortie au 6e-8e jour avec réfection du plâtre.
- Botte plâtrée :
  - sans appui au 21e jour ;
  - avec appui au 45e jour.
- Ablation du plâtre au 2e mois, contrôle radiographique et début de la rééducation de la cheville et du pied.

Tab. 54.1 – Ostéotomie supramalléolaire.

Technique	Matériel
Abords externe : longitudinale longeant le bord postérieur du péroné jusqu'à la pointe de la malléole. Passage en sous-périosté. Dégagement des deux faces de la membrane interosseuse.	• Bistouri à peau. • Pince à disséquer. • Pince à hémostase. • Bistouri pour les plans profonds. • Rugine étroite, courte. • Bistouri.
Abords interne : longitudinale longeant la face antéro-interne du tibia. Passage en sous-périosté en rejoignant les décollements externes.	• Mêmes instruments que pour la voie externe. • Rugine. • Deux lames malléables pour protéger les parties molles.
Ostéotomie à la scie en enlevant un fragment osseux correspondant aux différentes déformations (**Fig. 54.1**).	• Scie oscillante. • Poire avec sérum physiologique.
Mise en contact des fragments et contrôle visuel de la réduction.	
Synthèse : • du péroné par une broche ; • du tibia par deux agrafes ; • ou par une plaque vissée (**Fig. 54.2**).	• Moteur avec nez de Jacob. • Broche Kirschner de 30. • Agrafes de Blount. • Porte-agrafes. • Marteau. • Impacteur de Blount. • Plaque vissée.
Contrôle radiographique de face arrière-pied cerclé, et de profil.	• Fil métallique. • Bande Velpeau®.
Lâcher du garrot.	Deux sacs à cassettes radio.
Hémostase.	Pince à hémostase.
Fermeture avec drainage.	• Deux Redon. • Fils résorbables pour la sous-peau. • Fil non résorbable monobrin pour la peau et la fixation des Redon.
Plâtre cruro-pédieux fendu d'emblée notamment en regard de la cheville et du pied.	• Table à plâtre. • Bistouri.

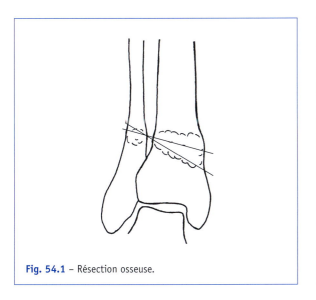

Fig. 54.1 – Résection osseuse.

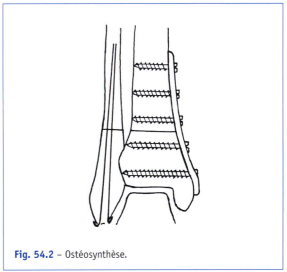

Fig. 54.2 – Ostéosynthèse.

55. Chirurgie de l'avant-pied

La chirurgie de l'avant-pied est le plus souvent motivée par un conflit entre le pied et la chaussure.
Les affections les plus fréquentes sont :
- l'hallux valgus ;
- l'hallux rigidus ;
- les orteils en griffe ;
- la maladie de Morton.

1. CE QU'IL FAUT COMPRENDRE

L'appui de l'avant-pied au sol se fait par les têtes métatarsiennes et les pulpes des orteils. Les charges sont régulièrement réparties entre les cinq têtes métatarsiennes qui constituent ce que l'on appelle le « clavier métatarsien ». La première et la cinquième tête appuient plus au sol que les têtes moyennes.

Sous la première tête métatarsienne, est situé l'appareil sésamoïdien composé de deux petits os (sésamoïdes interne et externe).

Les tissus mous situés entre les têtes métatarsiennes et le sol (peau – tissu celluleux sous-cutané) constituent des amortisseurs de contraintes et sont adaptés à recevoir des charges données. Lorsque ces charges sont trop importantes, les tissus mous se modifient et l'on observe l'apparition de « corne » : ce sont les durillons. Les durillons plantaires de l'avant-pied sont donc le reflet des contraintes anormales subies. Ils sont souvent douloureux.

Les douleurs localisées sous l'avant-pied sont appelées métatarsalgies.

Les orteils prennent une part active dans la marche. On définit classiquement trois types d'avant-pied en fonction de la longueur respective du premier (I) et du deuxième (II) orteil (**Fig. 55.1**) :
- pied égyptien (I > II) ;
- pied carré (I = II) ;
- pied grec (I < II).

Le gros orteil (hallux) est normalement un peu oblique en dehors, ce qui lui permet de trouver facilement une place dans la chaussure. Lorsque cette obliquité est trop importante, il s'agit d'un hallux valgus. Cette déformation s'inscrit souvent dans le cadre d'un affaissement de l'avant-pied avec un déplacement en dedans du premier métatarsien, qui saille sous la peau et entraîne la formation d'un durillon (oignon).

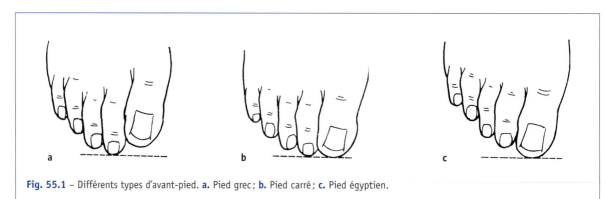

Fig. 55.1 – Différents types d'avant-pied. **a.** Pied grec ; **b.** Pied carré ; **c.** Pied égyptien.

CHIRURGIE DE L'AVANT-PIED

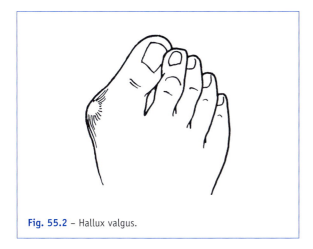

Fig. 55.2 – Hallux valgus.

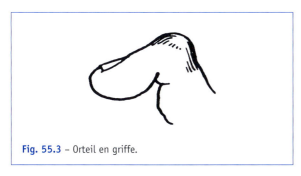

Fig. 55.3 – Orteil en griffe.

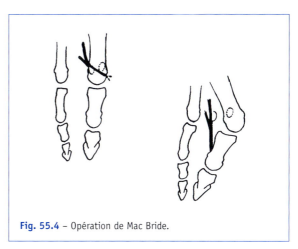

Fig. 55.4 – Opération de Mac Bride.

L'observation d'un pied atteint d'un hallux valgus se caractérise donc (**Fig. 55.2**) par :
- une déviation en valgus du gros orteil ;
- une rotation associée de l'orteil de sorte que l'ongle regarde un peu en dedans ;
- une bosse saillant au bord interne du pied et souvent revêtue d'une hyperkératose.

Cette morphologie du pied entraîne des difficultés au chaussage avec des douleurs sur la bosse et, parfois, des métatarsalgies.

La rétraction en flexion d'un (ou plusieurs) orteils, d'abord transitoire et réductible, puis définitive et fixée, entraîne des frottements anormaux de la face dorsale de l'articulation interphalangienne proximale avec la chaussure. Comme ailleurs, la peau se transforme, se couvre de corne et devient douloureuse. C'est l'orteil en griffe (**Fig. 55.3**).

2. CE QU'IL FAUT SAVOIR

A. CHIRURGIE DE L'HALLUX VALGUS

Nous décrirons les deux interventions les plus couramment utilisées, à savoir l'opération de Mac Bride et l'ostéotomie diaphysaire dénommée *scarf*.

a. L'opération de Mac Bride (Tab. 55.1)

Il s'agit :
- d'une résection de la « bosse » ;
- d'une transposition du tendon de l'abducteur du gros orteil que l'on désinsère de la base de la première phalange et du sésamoïde externe pour l'amarrer à la tête du premier métatarsien. Ainsi ce tendon ne tire plus l'hallux en valgus, n'attire plus le sésamoïde externe en dehors, mais au contraire, attire la tête du premier métatarsien en dehors, corrigeant ainsi le metatarsus varus (**Fig. 55.4**) ;
- d'une reposition de l'appareil sésamoïdien sous la première tête métatarsienne.

TECHNIQUE DE L'OPÉRATION DE MAC BRIDE

- Le malade est installé en décubitus dorsal sur table ordinaire.
- Garrot pneumatique à la cuisse.
- Préparation de tout le membre inférieur.
- La fermeture de l'incision interne se fait en tirant la lèvre inférieure du plan fibreux pour attirer les sésamoïdes sous la tête du premier méta, et en décalant les deux lèvres du plan fibreux l'une par rapport à l'autre pour redresser le gros orteil. Ces sutures sont faites au fil resorbable. Fermeture de la peau sur un drainage en séton par un faisceau de trois crins de Florence dans chaque voie d'abord.
- Le pansement est légèrement compressif. Deux points particuliers doivent être mis en exergue :
  - une compresse est mise en place dans chaque espace interdigital, une compresse plus épaisse sépare premier et deuxième orteils pour « caler » le gros ;
  - le bandage ne doit pas dépasser le niveau de la première articulation métatarsophalangienne. En effet, si le pansement compressif a l'intérêt de maintenir le premier méta près du deuxième (allant dans le sens de la correction du metatarsus varus), il ne doit pas repousser le gros orteil en dehors (ce qui aurait tendance à redéplacer l'hallux en valgus).

ORTHOPÉDIE – TRAUMATOLOGIE

Tab. 55.1 – Opération de Mac Bride.

Technique	Matériel
Incision interne, centrée sur la bosse.	• Bistouri à peau lame 23. • Pince à disséquer. • Bistouri lame 11. • Pince à disséquer à griffes. • Petit Volkman.
Décollement du surtout fibreux de la bosse osseuse.	
Résection de la bosse au ciseau frappé.	Ciseau de 15 marteau.
Régularisation des bords à la pince gouge.	Pince gouge.
Incision sur la face dorsale du pied dans l'axe de la première commissure.	• Bistouri à peau lame 21. • Pince à disséquer à griffes.
Hémostase.	Halsteadt.
Dissection du tissu cellulograisseux et abord du tendon de l'abducteur du gros orteil.	• Dissecteur. • Pince à disséquer à griffes. • Petit Farabeuf puis petit écarteur de Beckman.
Désinsertion du tendon sur P1 et sur le sésamoïde externe. Bistouri lame 11.	Pince à disséquer à griffes.
Mise en place d'un fil tracteur.	• Fil résorbable dec. 4 porte-aiguilles. • Pince à disséquer à griffes.
Libérations du tendon.	Ciseaux à disséquer fins.
Passage du tendon sous sur le col du premier méta à l'aide du fil tracteur que l'on récupère par la première incision.	Pince de Halstead.
Perforation d'un tunnel transosseux dans la tranche de « bossectomie ».	• Pointe carrée de 3. • Petit Volkman.
Passage d'un brin du fil tracteur dans le tunnel.	Petite aiguille de Reverdin.
Serrage du fil.	Pince de Halsteadt sans griffe pour serrer le nœud.

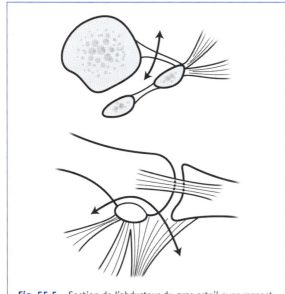

Fig. 55.5 – Section de l'abducteur du gros orteil avec respect des fibres insérées sur le sésamoïde externe.

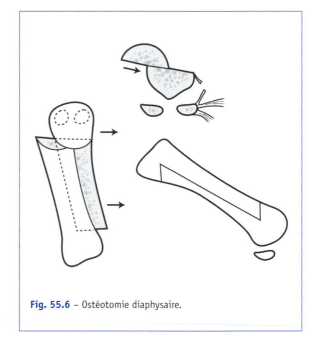

Fig. 55.6 – Ostéotomie diaphysaire.

CHIRURGIE DE L'AVANT-PIED

Tab. 55.2 – Le *scarf*.

Technique	Matériel
Incision sur la face dorsale du pied (2 à 3 cm) dans l'axe de la première commissure	
Abord de l'abducteur comme dans le Mac Bride.	• Bistouri lame 23. • Pince à disséquer.
Section de l'abducteur au ras de son incision phalangienne, section des attaches entre la tête métatarsienne et le sésamoïde externe (**Fig. 54.5**) vérifiée par une petite spatule.	• Pince à disséquer à griffe Beckman Halsteadt. • Bistouri lame 11. • Pince à disséquer.
Incision médiale	
Incision médiale stricte, allant directement jusqu'à l'os s'étendant de la base de P1 en distal à la base de M1 en proximal.	• Bistouri lame 23. • Pince à disséquer.
Résection de la bosse et régularisation des bords osseux.	• Ciseau à frapper 15 mm. • Marteau ou scie oscillante. • Pince gouge.
Réalisation du trait d'ostéotomie longitudinal, parallèle au bord médial de M1 à 3 mm au-dessus de lui (**Fig. 55.6**).	Scie oscillante.
Réalisation des traits d'ostéotomies transversaux, plantaire proximal et dorsal distal, libérant les deux parties osseuses (**Fig. 55.6**).	Scie oscillante.
Déplacement transversal latéral de la « poutre » inférieure par rapport à la poutre supérieure.	Davier spécifique.
Synthèse par deux vis dorsoplantaires.	Vis sur broches spécifiques.
Résection de l'excès osseux médio-distal aux dépens de la poutre supérieure.	Scie oscillante.
Rétention capsulaire médiale.	Fil résorbable.

b. Le *scarf* (Tab. 55.2)

Il s'agit :
- d'une résection de la « bosse » ;
- d'une libération des attaches entre la tête métatarsienne et les sésamoïdes. L'abducteur du gros orteil est sectionné au ras de son insertion phalangienne comme dans le Mac Bride, par contre, les fibres insérées sur le sésamoïde externe sont respectées (**Fig. 55.5**) ;
- d'une ostéotomie diaphysaire longue, plane oblique, permettant par un déplacement dans le plan transversal des deux « poutres » obtenues de corriger le metatarsus varus, d'amener la tête au-dessus de la sangle sésamoïdienne (**Fig. 55.6**) ;
- d'une capsulorraphie qui complète la réduction de la sangle sésamoïdienne, corrige la déformation en rotation interne de l'orteil si celle-ci n'est pas trop importante.

TECHNIQUE DE L'OSTÉOTOMIE DIAPHYSAIRE DE M1 DÉNOMMÉE *SCARF*

Pour la préparation : *cf.* intervention de Mac Bride.

c. Ostéotomie de P1

Dans l'intervention de Mac Bride ou dans le *scarf*, il est parfois indiqué d'ajouter une ostéotomie de raccourcissement de la première phalange du gros orteil (dans les pieds dits égyptiens).

L'incision interne est alors prolongée distalement et la diaphyse de P1 est abordée et exposée par deux petits écarteurs contrecoudés.

Nous utilisons l'artifice de P. Lavigne pour augmenter la stabilité du montage : deux traits de scie sont réalisés séparés de la distance à raccourcir. Le trait distal est complet, le trait proximal est incomplet (**Fig. 55.7 a**). La portion de diaphyse située entre les deux traits est excisée à la pince gouge en conservant la corticale plantaire. Cette dernière servira de console pour stabiliser le montage (**Fig. 55.7 b**). La fixation de l'ostéotomie est assurée par deux broches de Kirschner mises en place au moteur lent ou à la poignée américaine.

L'ostéotomie de raccourcissement peut être utilisée pour compléter une correction de la rotation de l'orteil.

d. Arthrodèse de la première métatarsophalangienne

L'hallux rigidus (raideur de la première métatarsophalangienne d'origine arthrosique ou autre) peut être traité de plusieurs façons : résection de la première phalange, mise en place d'un implant en Silastic® de type Swanson ou arthrodèse de la première métatarsophalangienne.

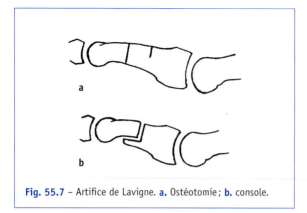

Fig. 55.7 – Artifice de Lavigne. a. Ostéotomie ; b. console.

Fig. 55.8 – Orteil en griffe. a. Avant correction ; b. arthrodèse interphalangienne.

Ce dernier procédé a l'avantage de conserver un bon appui pulpaire au gros orteil et d'éviter les dégradations secondaires de l'implant de Swanson.

L'arthrodèse de la première métatarsophalangienne donne de bons résultats à condition qu'elle soit faite en bonne position (variable selon le sexe et les chaussures habituellement utilisées. Il est souvent utile de faire une radiographie de profil du pied dans la chaussure habituelle).

L'installation du malade est la même que pour le Mac Bride. L'incision est interne, centrée sur la première métatarsophalangienne. L'articulation est abordée et exposée par de petits écarteurs contrecoudés. Les coupes osseuses sont faites à la scie oscillante et ont une direction qui est en fonction de la position choisie pour l'arthrodèse.

Le montage de l'arthrodèse est assuré par deux broches en croix ou mieux par deux petites vis en croix. La fermeture, le drainage et le pansement sont les mêmes que dans la technique de Mac Bride.

B. CHIRURGIE DE L'ORTEIL EN GRIFFE

La correction d'une griffe d'orteil consiste à supprimer la flexion fixée (flessum) de l'articulation interphalangienne proximale qui entraîne un durillon dorsal dû au frottement avec la chaussure (**Fig. 55.8 a**). L'intervention réalisée est une arthrodèse interphalangienne.

Le malade est installé en décubitus dorsal avec un garrot pneumatique à la cuisse.

L'incision est médiane, longitudinale, et traverse l'appareil extenseur.

La capsule articulaire est incisée et ses deux berges sont réclinées au bistouri afin d'exposer l'articulation.

Les résections osseuses se font à la pince gouge ou à la pince de Liston.

Les deux extrémités osseuses avivées sont mises en contact en assurant un alignement de l'orteil. Une broche axiale, mise au moteur lent ou à la poignée à main, suffit pour assurer un bon montage. La broche est coupée à 5 mm de la peau et la portion de broche qui dépasse est recourbée pour éviter une migration du matériel (**Fig. 55.8 b**).

SYNDACTYLISATION

La syndactylisation consiste à fixer deux orteils voisins de façon qu'un orteil normal serve de tuteur à celui qui est désaxé. Lorsque la syndactylisation doit être définitive, il faut obtenir une cicatrisation entre les deux orteils.

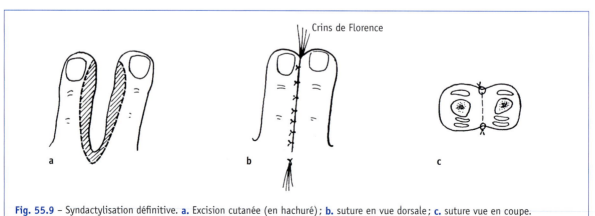

Fig. 55.9 – Syndactylisation définitive. a. Excision cutanée (en hachuré) ; b. suture en vue dorsale ; c. suture vue en coupe.

CHIRURGIE DE L'AVANT-PIED

L'intervention consiste à exciser une bande de peau sur les faces adjacentes des orteils à fusionner (**Fig. 55.9 a**). Une suture de la peau du côté plantaire et du côté dorsal permet d'obtenir l'accolement. Un drainage par faisceau de crins est nécessaire (**Fig. 55.9 b** et **55.9 c**).

C. MALADIE DE MORTON

L'intervention consiste à exciser la zone de division du nerf intermétatarsien.

L'incision peut être plantaire transversale ou, mieux, longitudinale, dans la commissure.

Les nerfs collatéraux des faces adjacentes sont repérés et suivis jusqu'à leur origine (**Fig. 55.10**). La zone de division du nerf est excisée. Parfois, il existe un névrome bien individualisé. Le plus souvent, le nerf a un aspect macroscopique normal.

L'intervention donne un résultat excellent et immédiat sur la douleur lorsque le diagnostic de maladie de Morton était bon.

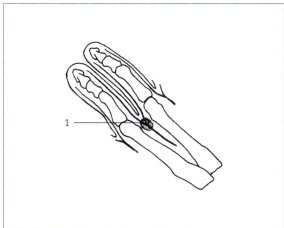

Fig. 55.10 – Maladie de Morton. 1. Excision de la zone de division du nerf intermétatarsien.

SIXIÈME PARTIE
Urologie

Sophie Letoquin-Bernard
(d'après Henri Bensadoun et Philippe Bottet[†])

Introduction

L'urologie est une spécialité médicochirurgicale dont le champ d'activité est large et qui s'est enrichie ces dernières années de l'apparition de technologies multiples qui ont profondément modifié le manuel opératoire d'un grand nombre d'interventions.

Chirurgie urologique

La chirurgie urologique peut être divisée en quatre grandes classes.

- Pathologies chirurgicales « classiques » : exérèse, reconstruction, avec gestes pouvant porter sur le thorax, l'abdomen, le périnée, le cou, les membres…
- Endo-urologie (exploration et thérapeutique) : endoscopie du bas et haut-appareil, lithotritie extracorporelle, laser et cœlioscopie.
- Chirurgie de l'insuffisance rénale chronique : transplantation, prélèvements d'organes, cathéter de dialyse péritonéale et abords vasculaires de la dialyse.
- Chirurgie andrologique : troubles de l'érection et infertilité masculine.

Autres aspects de l'urologie

Le champ d'action de l'urologie ne se cantonne pas à la seule chirurgie, mais s'étend aussi aux domaines qui suivent.

- Infection génitale et urinaire, MST.
- Urodynamique.
- Sexualité masculine.
- Oncologie (chimiothérapie, immunothérapie…).

56. Chirurgie urologique : généralités

1. PRÉPARATION DES PATIENTS AVANT LA DESCENTE AU BLOC OPÉRATOIRE

La préparation des champs lombaires et abdominaux est classique. Celle de la région pelvienne doit être détaillée ; la vérification de la qualité de la toilette effectuée la veille et le matin de l'intervention doit être stricte.

Chez l'homme, la propreté des organes génitaux externes est vérifiée *de visu*, en particulier au niveau du gland et de la région balanopréputiale. Chez la femme, une vérification du périnée est aussi la règle. Quand un rasage est pratiqué, cette inspection ne pose pas de problème, dans le cas contraire, le plus simple est qu'une ultime toilette locale soit effectuée par le personnel infirmier le matin de l'intervention, ce qui permet d'épargner les susceptibilités individuelles.

En ce qui concerne le rasage des régions génitales pour les gestes d'endo-urologie, les habitudes varient selon les équipes.

2. ARRIVÉE DU PATIENT AU BLOC OPÉRATOIRE

Doivent être vérifiés (*check-list* obligatoire) :
- identité ;
- côté à opérer ;
- présence du dossier anesthésique ;
- conformité du dossier administratif (autorisation d'opérer pour les mineurs ou incapables majeurs) ;
- présence du dossier radiologique au complet et en particulier des clichés souvent réalisés la veille ou le matin de l'intervention ;
- présence du dossier biologique et en particulier des examens d'urines les plus récents (bandelettes et/ou ECBU) ;
- qualité de la toilette et du rasage ;
- recherche d'une cicatrice de chirurgie de la hanche, qui amènera à la prudence en cas d'installation en position gynécologique ;
- présence d'un abord vasculaire pour hémodialyse à protéger de toute compression ;
- disponibilité du matériel échographique ou radiologique si l'usage en est prévu.

3. INSTALLATION DU PATIENT

L'installation dépend de l'intervention prévue et des habitudes de l'opérateur. Une fois le patient anesthésié, cette installation doit être effectuée sous le contrôle direct du chirurgien responsable.

En cas de geste nécessitant électrorésection ou électrocoagulation, une plaque de bistouri électrique est bien sûr indispensable.

4. MATÉRIELS ET CONSOMMABLES PARTICULIERS À L'UROLOGIE

A. CHIRURGIE INCISIONNELLE

L'instrumentation et l'exposition sont celles de la chirurgie viscérale classique. L'utilisation de valves de Leriche est fréquente, la disponibilité de clamps vasculaires est impérative. Des clamps vasculaires de Satinski, des rugines et des costotomes doivent être à demeure dans les boîtes pour lombotomie.

Pour la suture des voies urinaires, les fils utilisés sont toujours résorbables (sinon formation de calculs sur fils).

B. LE MATÉRIEL ENDOSCOPIQUE

Matériels fragiles et onéreux, spécifiques à la spécialité, les endoscopes urologiques permettent exploration et gestes thérapeutiques. Ils ont en commun :
– une source de lumière froide avec un câble la reliant à un système optique rigide, semi-rigide ou à fibres ;
– un système d'irrigation ;
– une vision directe ou par l'intermédiaire d'une caméra.

Les endoscopes rigides ont une gaine de calibre variable, dans laquelle est introduit le système optique. La plupart ont un ou deux canaux opérateurs permettant l'introduction de sondes, sondes-panier, pinces à biopsie, etc. Les optiques de ces endoscopes, interchangeables, ont des angles de vision variés selon les nécessités et habitudes du chirurgien (0, 5, 12, 30, 70, voire 110 ou 120°).

Les endoscopes souples, ou fibroscopes, sont munis d'une manette d'orientation permettant d'en recourber l'extrémité, d'un système d'irrigation et le plus souvent d'un canal opérateur. Leur optique est fixe (0°).

Les résecteurs permettent la mise en place d'anses d'électrorésection et électrocoagulation, de pointes pour incision endoscopique, de boules pour électrocoagulation. Ils ne sont utilisés qu'avec des gaines rigides. Ils sont reliés à une source classique de bistouri électrique.

C. ACCESSOIRES ENDOSCOPIQUES

Ils sont adaptés à la longueur et au calibre des endoscopes, ce qui explique l'épaisseur des catalogues des fabricants.

a. Les fils-guide (*leaders*)

Ils permettent de s'insinuer, sous contrôle endoscopique et/ou radioscopique, le long des voies urinaires, de franchir des obstacles de toute nature, de mettre en place les différents cathéters de drainage.

Les modèles sont multiples, variant selon la longueur, le calibre, la résistance à la plicature, la mémoire (conservation de courbure), la rigidité, le revêtement (permettant de « glisser » plus ou moins facilement), l'extrémité.

b. Les accessoires de préhension

- Pinces tripodes.
- Sondes panier torsadées (Dormia).
- Sondes panier droites (Ségura).
- Pinces à corps étranger, souples ou rigides.

c. Le matériel de fragmentation des calculs urinaires

- Fragmentation électrohydraulique : puissante, parfois dangereuse pour les tissus et le matériel.

- Fragmentation par ultrasons : fragmentation fine mais lente, matériel fragile.

- Fragmentation au laser pulsé : puissant, peu traumatisant pour les tissus, onéreux.

- Fragmentation par percussion (Lithoclast®) : puissant, fragmentation moins fine, peu onéreux.

d. Divers

- Pinces à biopsie, souples ou rigides.

- Matériel de dilatation endoluminale (tuteurs de calibre croissant, ballonnets).

D. LES SONDES DE DRAINAGE DES CAVITÉS RÉNALES

- Les sondes de néphrostomie :
  - permettent le drainage percutané des urines rénales ;
  - peuvent être temporaires ou définitives ;
  - sont de calibre variable ;
  - et ont une extrémité en queue de cochon, Malécot…

- Les sondes double crosse (JJ, double J) :
  - sont des prothèses internes rénovésicales ;
  - le J rénal assure le positionnement ;
  - le J vésical évite la migration dans l'urètre ;
  - peuvent être temporaires ou de longue durée ;
  - et ont un calibre et des perforations variables.

- Les sondes simple crosse (simple J) :
  - sont des prothèses externes rénovésicales ;
  - le J rénal assure le positionnement ;
  - elles sont extériorisées par l'urètre ou en transvésical ;
  - sont temporaires ;
  - et ont un calibre et des perforations variables.

- Les sondes urétérales :
  - pour drainage (*idem* simple J, moins chères, mais migrent plus facilement) ;
  - pour investigation (urétéropyélographie rétrograde) ;
  - pour refouler un calcul de l'uretère vers le rein (*flush*).

Leurs calibres, perforations et formes de l'extrémité sont variables.

E. LES CATHÉTERS DE DRAINAGE DE LA VESSIE

a. Les cathéters sus-pubiens

Ils équivalent à un drain de Redon – non aspiratif – extrapéritonéal, implanté par voie percutanée à travers peau, ligne blanche aponévrotique, vessie.

b. Sondes vésicales

Les sondes vésicales peuvent être « béquillées » ou non, à ballonnet ou non, à simple (drainage) ou double (drainage + lavage) courant.

- Simples : pour les sondages aller et retour.
- Simples pour décaillotage, type Couvelaire (extrémité biseautée, multiples yeux latéraux), armée (pour ne pas se collaber) ou non.
- Autostatiques par un ballonnet, pour drainage temporaire ou définitif (sonde de Foley).
- Autostatiques par un ballonnet, pour lavage : sondes double voie, type Dufour (extrémité biseautée) ou Delinotte (extrémité mousse).

De nombreuses variétés, d'usage moins courant, sont utilisées pour des besoins spécifiques (sonde béquillée de Tieman, sonde de Gouverneur, sonde de Churet...).

5. IRRIGATION EN ENDOSCOPIE

L'endoscopie des voies urinaires se fait sous irrigation continue de liquide permettant le lavage et assurant une meilleure vision. L'irrigation doit :
- permettre la vision (translucide) ;
- être non conductrice (utilisation d'anses de résection électriques) ;
- ne pas être hémolytique (en cas de passage vasculaire).

A. PRODUITS EMPLOYÉS

a. Sérum physiologique

Pour toutes les interventions où l'utilisation du bistouri électrique n'est pas prévue.
Remplace le glycocolle en fin d'intervention.
Interdit l'utilisation du bistouri électrique, non par danger mais par non-efficacité du courant de coagulation ou de résection. Non toxique, mais risque de surcharge mal tolérée en cas de résorption rapide et massive (œdème pulmonaire surtout).

b. Glycocolle

C'est un soluté utilisé lors des interventions où l'utilisation du bistouri électrique est prévue.
Il est remplacé par du sérum physiologique en fin d'intervention.

♦ *Attention* ♦ Les poches de glycocolle et de sérum physiologique se ressemblent souvent ; bien vérifier la nature du liquide à chaque changement de poche.

c. Mannitol-Sorbitol

Il remplace le glycocolle en raison de la diminution du risque de résorption. Il a un effet diurétique préventif (plus d'hypervolémie retardée en SSPI).

B. EFFETS SECONDAIRES DE L'IRRIGATION

a. Refroidissement du patient

Il peut être limité en utilisant du liquide à température ambiante ou, mieux, réchauffé.

b. Résorption du liquide

Elle s'effectue par les brèches vasculaires ou dans le rétropéritoine (perforation).
Cette résorption peut provoquer :
- une surcharge liquidienne (œdème pulmonaire) ;
- des désordres métaboliques selon le type de liquide ;
- une toxicité directe et réversible (glycocolle) ;
- une hémolyse si de l'eau distillée a été utilisée au lieu de glycocolle ou de sérum physiologique.

c. Prévention de la résorption

- Mesurer les entrées et sorties de façon régulière et prévenir le chirurgien d'une anomalie dès que la différence entre entrées et sorties dépasse 1 L. *Ne pas faire ce compte est une faute.*

- Irriguer à basse pression : sauf instruction contraire du chirurgien, la poche d'irrigation ne doit pas être à plus de 80 cm au-dessus du plan du patient. Il existe des installations permettant l'irrigation à pression et température constantes, avec mesure des entrées et sorties.

d. Installation de l'irrigation

- Utiliser des poches de 2 ou 3 L pour la chirurgie endoscopique, branchées sur une tubulure en Y permettant des changements sans précipitation et sans bulles.

- Éviter de « noyer » le filtre de la tubulure pour vérifier le débit et le bon fonctionnement du lavage, mais le remplir suffisamment en le verticalisant pour éviter le passage de bulles qui gênent le chirurgien.

57. Chirurgie du rein

1. VOIES D'ABORD DU REIN

Elles sont variables selon le type d'intervention envisagé et peuvent être réunies en cinq groupes différents qui déterminent l'installation du patient.
La voie d'abord cœlioscopique ou lomboscopique est décrite dans *L'infirmière de bloc opératoire en vidéochirurgie*, par Guy Samama, Maloine.

a. Voies latérales

Elles utilisent l'espace séparant les dernières côtes de la crête iliaque et peuvent être plus ou moins agrandies vers l'abdomen ou le thorax.

INSTALLATION DU PATIENT (Fig. 57.1)

Elle se fait en collaboration avec les anesthésistes sur le patient endormi.

- Mise en décubitus latéral, du côté opposé à l'abord envisagé.

- La surélévation de la fosse lombaire permet d'ouvrir la fosse lombaire opposée ou de « casser le patient » en utilisant billot mobile, coussin pneumatique, sac de sable ou drap roulé, cassure de la table.

- La position est maintenue par des bandes adhésives élastiques ou des supports articulés fixés sur la table. Doivent être bien positionnés :
  – la tête, latéralement sur un coussin ;
  – le membre supérieur, sur un support ;
  – les membres inférieurs (allongé au-dessus, fléchi au-dessous, en contact avec la plaque du bistouri électrique, pour éviter la gêne à l'ampliation thoracique, la paralysie du membre supérieur par élongation du plexus brachial).

- Le chirurgien se place du côté dorsal du patient, l'aide lui fait face, l'instrumentiste est à côté de l'aide ou à côté de l'opérateur vers les pieds du patient et dispose d'une table d'instruments en pont sur les pieds du patient et d'une table d'instruments à ses côtés.

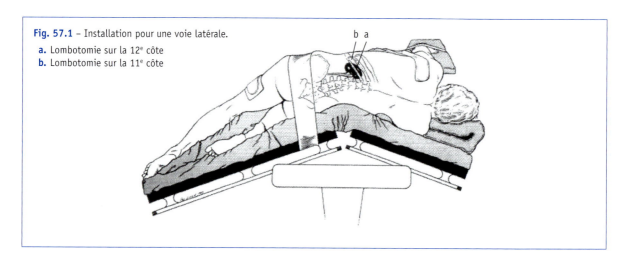

Fig. 57.1 – Installation pour une voie latérale.
  a. Lombotomie sur la 12ᵉ côte
  b. Lombotomie sur la 11ᵉ côte

CHIRURGIE DU REIN

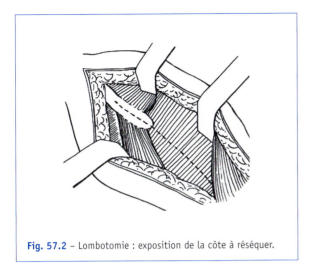

Fig. 57.2 – Lombotomie : exposition de la côte à réséquer.

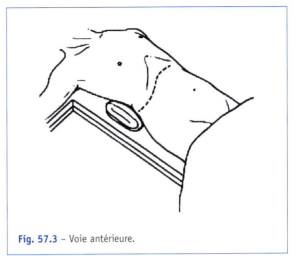

Fig. 57.3 – Voie antérieure.

LA LOMBOTOMIE SIMPLE

C'est une des voies le plus fréquemment utilisées pour l'abord rénal, évitant l'ouverture pleurale et péritonéale.

- Incision le plus souvent sur la 12e côte à droite, 11e à gauche, prolongée selon l'axe de la côte vers la ligne médiane.

- Plan musculaire au bistouri électrique.

- Plan osseux de la 11e ou 12e côte nécessitant une rugine pour dénuder la côte en passant en arrière, un costotome pour la sectionner avant de l'enlever (**Fig. 57.2**). De plus en plus de chirurgiens conservent la côte pour diminuer le risque d'éventration lombaire très difficile à réparer.

- Le péritoine est refoulé au doigt, ce qui permet d'exposer la loge rénale.

- Une fois la loge rénale ouverte, l'exposition est obtenue par écarteurs autostatiques (Palmer, Ricard, Gosset…) et par l'aide (valve de Leriche ou valves malléables).

- Le geste chirurgical effectué, la fermeture se fait plan par plan au fil résorbable, le drainage étant assuré au besoin par drains aspiratifs, ou lame…
Si la plèvre a été ouverte, elle est refermée après exsufflation par un surjet de fil non résorbable avec ou sans drainage thoracique.

LA THORACO-PHRÉNO-LAPAROTOMIE

Elle est réalisée par une ouverture thoracique, diaphragmatique et péritonéale, qui permet un abord beaucoup plus large du rein, de moins en moins utilisé cependant.

b. Voies antérieures

INSTALLATION DU PATIENT (**Fig. 57.3**)

- En décubitus dorsal, avec hyperextension éventuelle, obtenue par surélévation de l'hypochondre, de la fosse lombaire ou de la région sacro-iliaque (coussins).

- Le chirurgien se place du côté du rein opéré, l'aide lui fait face, l'instrumentiste est à côté de l'aide ou de l'opérateur, vers les pieds du patient.

INTERVENTION

- L'incision est variable : verticale, transversale, oblique.

- Les plans musculaires sont incisés au bistouri électrique, le péritoine est ouvert, les viscères abdominaux refoulés sont maintenus par des champs abdominaux humides.

- L'accès à la loge rénale est obtenu à droite par décollement du colon droit et au besoin du bloc duodénopancréatique, à gauche par décollement et abaissement colique gauche.

- L'exposition est assurée par des écarteurs autostatiques.

- Le geste effectué, la fermeture se fait plan par plan au fil résorbable, le drainage si nécessaire est assuré par drain de Redon, lame…

c. Voie postérieure

Cette voie permet l'abord simultané des deux reins par deux incisions parallèles, sans modifier la position du patient mais l'exposition du champ opératoire est relativement limitée.

INSTALLATION DU PATIENT (**Fig. 57.4**)

- En décubitus ventral, avec surélévation éventuelle de l'hypochondre (coussins), des épaules et du bassin afin d'éviter la gêne à l'ampliation thoracique, la compression des organes génitaux externes ou des vaisseaux fémoraux.

- Le chirurgien se place du côté du rein abordé, l'aide et l'instrumentiste lui font face, comme dans les voies latérales.

INTERVENTION

Incision verticale de la 12e côte à la crête iliaque, à trois travers de doigt des apophyses épineuses, ouverture de l'aponévrose du muscle grand dorsal, refoulement en dedans de la masse musculaire sacrolombaire (avec valves ou écarteurs), ouver-

UROLOGIE

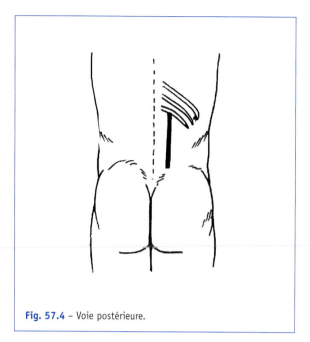

Fig. 57.4 – Voie postérieure.

ture de l'aponévrose du muscle transverse, refoulement du muscle carré des lombes, permettant l'exposition du rein (écarteur autostatique ou valves).
Le geste effectué, la fermeture se fait plan par plan sur drainage par lame ou aspiratif.

2. NÉPHRECTOMIES

On distingue les *néphrectomies totales*, simples passant au contact du rein ou élargies qui intéressent au minimum le rein et la graisse de la loge rénale des *néphrectomies partielles* intéressant une partie plus ou moins importante du rein.
Les néphrectomies peuvent être *associées à une urétérectomie* plus ou moins importante selon l'indication opératoire, à une *surrénalectomie*, à un *curage ganglionnaire* plus ou moins étendu.

A. NÉPHRECTOMIE TOTALE

- *Indications* parmi les plus fréquentes : rein non fonctionnel gênant, détruit par une malformation (maladie de jonction, reflux vésicorénal), ou par des calculs.
- *Voie d'abord* : lombotomie le plus souvent.

a. Dissection du rein

- Soulèvement de la graisse périrénale par des pinces en cœur ou pinces de Duval-Hartman.
- Libération des faces et des pôles rénaux aux ciseaux avec hémostase au bistouri électrique.
- La dissection se fait au contact de la capsule, et laisse en place la glande surrénale.
- Isolement (dissecteur), ligature et section du pédicule artériel puis veineux (fils selon l'habitude de l'opérateur).
- Isolement et section de l'uretère entre deux ligatures.

b. Ablation du rein

B. NÉPHRECTOMIE TOTALE ÉLARGIE

- Indications les plus fréquentes : cancer du rein, pyonéphrose.
- Voie d'abord : lombotomie sur la 11e ou 12e côte, de taille adaptée au volume à retirer, ou voie antérieure. La côte sera laissée en place.

a. Dissection du rein

- Abord premier du pédicule vasculaire.
- Ligature et section de l'artère puis de la veine, section de l'uretère entre deux ligatures.
- La veine rénale droite est parfois sectionnée au ras de la veine cave, nécessitant alors clamp de Satinski et fermeture de la tranche par un surjet vasculaire.
- Exérèse large de tout le contenu de la loge rénale en passant à distance du rein.
- En cas de curage ganglionnaire (latéro-aortique à gauche, latérocave et interaorticocave à droite), la lymphostase est effectuée par clips ou fils résorbables.

Une surrénalectomie est le plus souvent effectuée surtout si la tumeur est située au pole supérieur.

b. En cas de thrombus de la veine cave
(**Fig. 57.5 a et b**)

Abord large, antérieur le plus souvent, exposition de la veine cave sus- et sous-rénale, des deux veines rénales, isolement du pédicule hépatique, mis sur des lacs avec tirettes.
Après ligature de l'artère rénale, exclusion cave par clampage des lacs mis en place, cavotomie sur le thrombus, thrombectomie, au besoin complétée par une sonde à ballonnet (type Foley n° 16 ou 18) utilisée comme une Fogarty, lavage de la veine cave qui est refermée par un surjet vasculaire.
Dans des cas plus complexes, une cavectomie, une reconstruction cave peuvent être nécessaires.
Un abord de la veine cave au-delà des veines sus-hépatiques est parfois nécessaire (interhépaticodiaphragmatique ou transdiaphragmatique).
L'instrumentiste doit alors avoir en réserve, outre du sang-froid, des clamps vasculaires, des bull-dogs, des fils vasculaires montés, un aspirateur revérifié juste avant le déclampage.

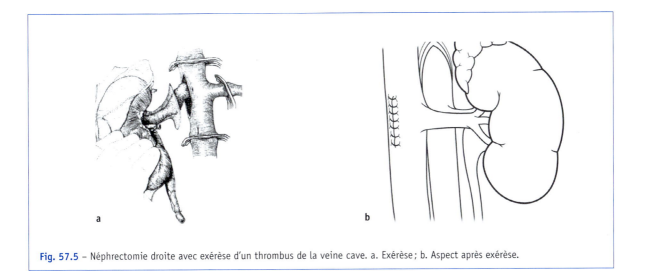

Fig. 57.5 – Néphrectomie droite avec exérèse d'un thrombus de la veine cave. a. Exérèse ; b. Aspect après exérèse.

C. NÉPHRECTOMIE PARTIELLE (Fig. 57.6)

- Indications les plus fréquentes : portions de rein détruite par un calcul, malformation symptomatique (duplicité), certaines tumeurs. La tendance actuelle est de réaliser des nephrectomies partielles même si les tumeurs font plus de 4 cm (élargissement donc des indications).
- Voie d'abord : lombotomie.

a. Dissection du rein et du pédicule vasculaire

- Isolement sur lacs du pédicule artériel et éventuellement de ses branches, ce qui peut nécessiter une dissection intrasinusale avec écartement par des valves à paupières (ou rétracteur à sinus de Gil-Vernet).
- Clampage temporaire ou définitif des branches artérielles qui irriguent le territoire parenchymateux rénal à réséquer (clamps vasculaires, bull-dogs) avant ligature.

b. Section du parenchyme au bistouri froid

Elle est effectuée avec hémostase de la tranche et fermeture d'une éventuelle ouverture calicielle (fils fins sertis résorbables de type Maxon® ou PDS 5/0).

D. PRÉLÈVEMENT DES REINS EN VUE DE TRANSPLANTATION (Fig. 57.7)

a. Indication

Prélever les deux reins d'un sujet en état de mort cérébrale en vue d'utiliser chaque rein pour une transplantation chez un patient en insuffisance rénale. Cette intervention nécessite à la fois vigilance particulière vis-à-vis de l'asepsie et vivacité pour l'installation et la préparation matérielle en cas d'instabilité tensionnelle fréquente.

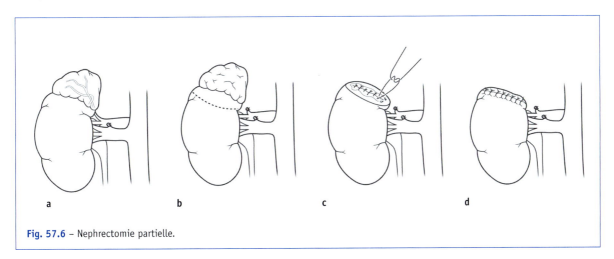

Fig. 57.6 – Nephrectomie partielle.

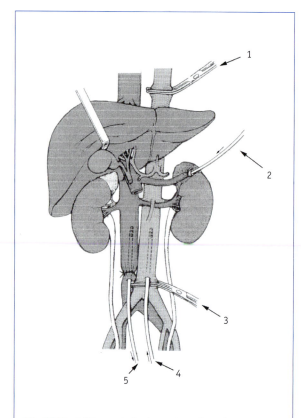

Fig. 57.7 – Prélèvement rénal pour transplantation.
1. Clampage aortique
2. Perfusion de la v. mésentérique inférieure (en cas de prélèvement hépatique)
3. Clampage aortique
4. Perfusion aortique
5. Décharge cave

Cette intervention se situe le plus souvent dans le cadre d'un multiprélèvement (cœur, foie, pancréas, poumons, vaisseaux), en présence d'équipes chirurgicales de chaque spécialité. Nous ne décrirons que les aspects spécifiques aux reins. Les urologues sont le plus souvent amenés à débuter l'intervention et à la terminer.

b. Déroulement de l'intervention

- *Installation*. Décubitus dorsal, bras écartés.

- *Champ opératoire*. Thoraco-abdominal, avec exposition des racines des membres inférieurs et isolement des régions génitales.

- *Instrumentation*. Disponibilité de clamps vasculaires tous types, de fils sertis vasculaires, d'instruments longs pour l'abord de l'aorte supracœliaque.

- *Incision*. Cruciforme évitant l'emploi d'écarteurs (paroi rabattue fixée par des pinces à champ) ou transversale avec refend médian supérieur.

c. Dissection

Décollement des côlons, section de la racine du mésentère permettant l'abord des axes aortique et cave.
Mise sur lacs de l'aorte sous-rénale, de l'aorte supracœliaque, de la veine cave inférieure, des uretères. Isolement de l'artère mésentérique supérieure, de la veine mésentérique inférieure (utilisée par les chirurgiens hépatiques pour la perfusion portale).
Canulation de l'aorte sous-rénale.
Quand toutes les équipes sont prêtes, clampage de l'aorte supracœliaque, perfusion de liquide de conservation (Eurocollins®, solution UW®) à 4 °C, ouverture de la veine cave.
Les reins sont prélevés en dernier, monobloc, avec un patch aortique et un fragment de la veine cave pour le rein droit, les uretères étant sectionnés le plus bas possible.
Ils sont stockés séparément dans du liquide de préservation à 4 °C, dans un flacon étanche, stérile, enveloppé par deux sachets stériles eux-mêmes entourés de glace pilée dans un récipient isotherme.
Par ailleurs, chez le sujet décédé, sont prélevés à part la rate et des ganglions lymphatiques qui permettront de préciser la compatibilité tissulaire du donneur et du receveur.
La restauration tégumentaire doit être soigneuse.

E. CHIRURGIE DE LA LITHIASE RÉNALE

Devenue rare, elle ne s'adresse qu'aux cas complexes pour lesquels les techniques endo-urologiques ne sont pas adaptées : calculs coralliformes moulant les cavités, calculs associés à une malformation nécessitant un traitement spécifique effectué dans le même temps (maladie de la jonction pyélo-urétérale par exemple).

a. La voie d'abord est toujours une lombotomie

- Le rein est disséqué au plus près, l'uretère est isolé sur lacs élastique pour éviter les migrations lithiasiques, artère et veine rénales sont isolées et mises sur lacs.

- Une instrumentation adaptée est nécessaire en cas de calcul coralliforme :
  – clamps vasculaires de divers types et tailles, petits bulldogs ;
  – pinces à disséquer atraumatiques, type De Bakey ;
  – dissecteurs spatulés ;
  – ciseaux fins, type De Martel, Pots, Metzenbaum ;
  – canules d'irrigation de De Bakey, montées sur seringues ;
  – pinces à calculs de courbures variées ;
  – fils fins sertis vasculaires, fils résorbables pour la voie excrétrice ;
  – petits clichés contact pour radio peropératoire, manipulateur radio disponible rapidement (clichés effectués sous clampage) ;
  – matériel endoscopique disponible (endoscopes souples, néphroscope, caméra) pour endoscopie peropératoire à ciel ouvert.

CHIRURGIE DU REIN

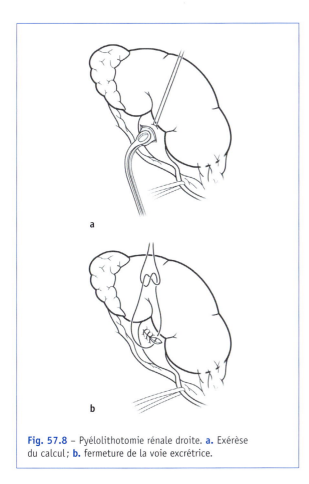

Fig. 57.8 – Pyélolithotomie rénale droite. **a.** Exérèse du calcul ; **b.** fermeture de la voie excrétrice.

b. Extraction du ou des calculs

SOIT PAR PYÉLOTOMIE (Fig. 57.8) OU PYÉLOCALICOTOMIE

Ouverture de la face postérieure du bassinet, à distance de la jonction pyélo-urétérale (bistouri à lame fine, ciseaux fins).
Exérèse des calculs à la pince à calcul atraumatique de type adapté à l'état local (pinces de Mirizzi ou Randall).
Fermeture de la voie excrétrice au fil fin résorbable.
Une ou plusieurs courtes néphrotomies par incision du parenchyme rénal en regard des fonds caliciels lithiasiques sont parfois nécessaires pour l'ablation de tous les calculs.
Le drainage de la voie excrétrice peut être nécessaire :
– par néphrostomie pénétrant dans le rein par un calice souvent inférieur, mise en place au moyen d'un passe-fil modelable ;
– ou par sonde urétérale type double J.

SOIT PAR GRANDE NÉPHROTOMIE DITE NÉPHROTOMIE BIVALVE (Fig. 57.9 a, b, c et d)

• Grande incision du parenchyme du rein, sur la convexité, supposée moins vascularisée, sous clampage pédiculaire malgré tout (40 min maximum ou plus avec refroidissement par sérum glacé et glace pilée au contact).

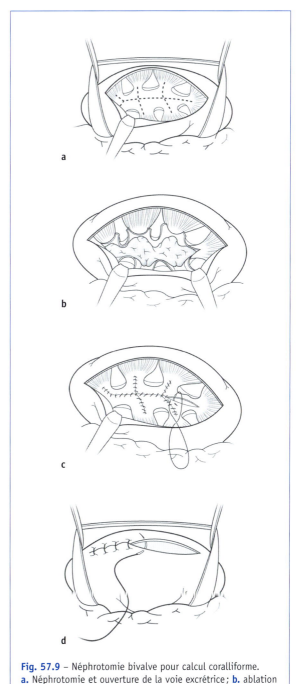

Fig. 57.9 – Néphrotomie bivalve pour calcul coralliforme. **a.** Néphrotomie et ouverture de la voie excrétrice ; **b.** ablation du calcul ; **c.** suture de la voie excrétrice ; **d.** suture de la néphrotomie.

• Exérèse des pierres et de leurs ramifications.

• Clichés contact de contrôle.

• Fermeture de la voie excrétrice et suture du parenchyme au fil résorbable.

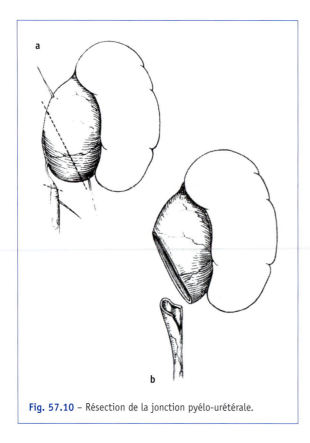

Fig. 57.10 – Résection de la jonction pyélo-urétérale.

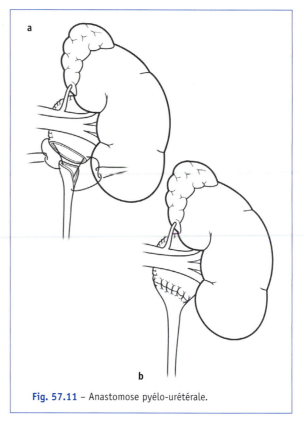

Fig. 57.11 – Anastomose pyélo-urétérale.

- Déclampage, fermeture de la lombotomie sur un drainage aspiratif ou par lame.

F. CHIRURGIE DE LA JONCTION PYÉLO-URÉTÉRALE

a. Indication

Maladie de la jonction pyélo-urétérale (= hydronéphrose = maladie de jonction = syndrome de jonction).

Le traitement peut se faire par chirurgie classique à ciel ouvert ou par méthodes endo-urologiques (*cf. infra*) et maintenant par cœlioscopie (*cf. L'infirmière de bloc opératoire en vidéo-chirurgie*, G. Samama, Maloine).

b. Méthode

Réséquer la jonction pyélo-urétérale et rétablir la continuité de la voie excrétrice par anastomose large pyélo-urétérale.

c. Voie d'abord

Lombotomie, assez basse le plus souvent, courte, ne réséquant pas forcément de côte. Technique remplacée par la voie cœlioscopique par voie transpéritonéale (trois trocards : ombilical, transrectal, fosse iliaque). La technique chirurgicale reste la même, que ce soit par voie ouverte ou par cœlioscopie.

d. Dissection

Du bassinet étendue à l'uretère lombaire (lacs élastiques) permettant la mobilisation du rein et de l'uretère, pour réaliser les sutures sans traction.

e. Résection (bistouri et ciseaux fins)

De la jonction pyélo-urétérale pathologique étendue à quelques centimètres d'uretère initial, recoupé obliquement, et à une partie du bassinet globuleux (**Fig. 57.10**).

Anastomose pyélo-urétérale à points séparés ou en surjet de fil fin à résorption lente (**Fig. 57.11**).

Drainage fréquent de la voie excrétrice par sonde :
  – type Cummings, Gil-Vernet, Mazeman… qui cathétérise l'anastomose, draine le bassinet et est extériorisée en néphrostomie par un fond caliciel ;
  – ou par sonde double J le plus souvent.

f. Variante : la plastie Y V de la jonction pyélo-urétérale

Consiste à inciser en V la face postérieure du bassinet avec prolongement sur l'uretère (branche inférieure du Y).

Dans cette incision urétérale est descendue la pointe du V pyélique, permettant d'obtenir un élargissement de la zone pathologique.

58. Chirurgie de l'uretère

1. RAPPEL ANATOMIQUE

L'uretère est un conduit musculomembraneux, long de 25 à 30 cm, qui va du bassinet à la vessie. Son calibre se modifie avec les contractions péristaltiques qui assurent la progression de l'urine.

Il est parfois dédoublé plus ou moins complètement, réalisant :

– soit une *duplicité* pyélo-urétérale (une seule masse parenchymateuse rénale est drainée par deux voies excrétrices séparées jusqu'à la vessie, il y a deux orifices urétéraux) ;

– soit une *bifidité* pyélo-urétérale (les deux voies excrétrices confluent à un niveau variable avant l'abouchement vésical unique).

Ses rapports varient selon le sexe et la portion considérée.

a. Uretère lombaire

- Chemine en avant du muscle psoas.
- Descend en dehors des gros vaisseaux (aorte, veine cave) et des chaînes ganglionnaires lymphatiques périaorticocaves.
- Reste en arrière du péritoine et du mésocôlon, et est croisé par le pédicule vasculo-nerveux génital à la hauteur de la 3e vertèbre lombaire.

b. Uretère iliaque

- Chemine dans la fosse iliaque interne, en arrière du péritoine.
- Croise en avant les vaisseaux iliaques (l'artère en avant de la veine).
- Reste en dedans des vaisseaux génitaux.

c. Uretère pelvien

- Croise chez l'homme : le canal déférent, la vésicule séminale, la face postérieure de la vessie.

- Croise chez la femme : l'artère utérine sous le ligament large, en cheminant profondément, dans un feutrage vasculonerveux, qui rend son abord difficile.

d. Uretère terminal

- Traverse obliquement l'épaisseur de la paroi vésicale.
- Aboutit au méat urétéral, à l'angle du trigone vésical, à 1 cm environ de la ligne médiane.

2. VOIES D'ABORD (Fig. 58.1)

a. Voies obliques

Selon le segment urétéral considéré, de lombaire à pelvien, elles sont le plus souvent rétropéritonéales, d'autant plus postérieures (lombotomie) que le segment opéré est haut.
L'abord cœlioscopique de l'uretère est utilisé dans des indications particulières, qui seront détaillées ultérieurement.

b. Voie antérieure transpéritonéale ou sous-péritonéale

Parfois utilisée, elle permet un éventuel abord simultané des deux uretères et un geste associé sur la vessie (type réimplantation urétérovésicale).
Quelle que soit la voie choisie, l'uretère repéré est disséqué à distance, isolé sur un lacs qui est mis en traction douce par l'aide.

♦ *Cas particulier* ♦ Abord de l'uretère terminal par voie transvésicale.

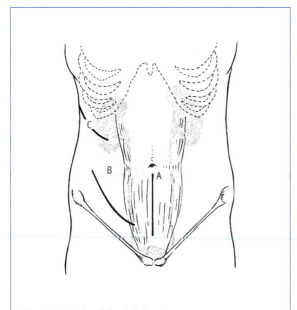

Fig. 58.1 – Voies d'abord de l'uretère.
A. Uretère pelvien
B. Uretère iliaque et pelvien
C. Uretère lombaire

3. PRINCIPALES INTERVENTIONS

A. CHIRURGIE DE LA LITHIASE URÉTÉRALE

Elle est exceptionnelle, utilisée en cas d'échec des techniques endo-urologiques.

La voie d'abord dépend de la topographie du calcul au moment de l'intervention.

Isolement de l'uretère sur deux lacs élastiques placés de part et d'autre de la lithiase, avant toute manipulation pour éviter la mobilisation du calcul.

Urétérotomie longitudinale au bistouri à lame fine, sur le calcul servant de billot.

Extraction sans fragmentation du calcul parfois enchâssé dans la muqueuse inflammatoire, au moyen d'une spatule, d'un crochet ou d'une pince à calcul.

Aspiration éventuelle de l'urine purulente en rétention au-dessus de la lithiase (aspirateur avec crépine à embout fin) après prélèvement pour analyse cytobactériologique (seringue).

Lavages vers l'amont et l'aval de la voie excrétrice (sérum dans seringue avec canule de De Bakey).

Une sonde urétérale (calibre variable, à bout coupé) est parfois utilisée pour apprécier la perméabilité de l'uretère d'aval, et une sonde double J peut être laissée en place.

Fermeture de l'urétérotomie au fil fin à résorption lente et drainage aspiratif ou par lame.

B. URÉTÉRECTOMIE

Si l'urétérectomie lombaire est forcément associée à la néphrectomie dans le même temps opératoire et par la même voie d'abord (*cf.* chapitre 56, « Chirurgie du rein »), l'urétérectomie ilio-pelvienne peut être pratiquée dans le même temps opératoire, ou dans un second temps visant à ôter un moignon urétéral restant.

a. La voie d'abord est variable

Antérieure transpéritonéale en même temps que la néphrectomie antérieure ou latérale extrapéritonéale.

b. La dissection de l'uretère peut être difficile

- En cas de duplicité de la voie excrétrice qui impose le respect de l'intégrité de l'uretère restant.
- En cas de lésion maligne ou infectée accompagnée de péri-urétérite.

c. Exérèse complémentaire d'une collerette vésicale périméatique

Elle est parfois nécessaire en cas de tumeur de la voie excrétrice.

- *Par voie extravésicale*. Traction sur l'uretère terminal, section vésicale au bistouri électrique avec mise en place de fils repères sur les berges, fermeture de la vessie au fil à résorption lente.
- *Par voie endoscopique*. Incision périméatique, invagination de l'uretère, solidarisé à une sonde urétérale sur laquelle est exercée une traction progressive du haut vers le bas entraînant un retournement de l'uretère dans la vessie.

C. RÉIMPLANTATIONS URÉTÉROVÉSICALES

a. Objectif

Anastomoser l'uretère à la vessie en créant un dispositif anti-reflux qui s'oppose à la remontée d'urine vésicale vers l'uretère et le rein. Le principe des antireflux est de créer un trajet urétéral entre muqueuse et musculeuse vésicale, permettant l'occlusion relative de la lumière urétérale par la vessie remplie.

Les procédés sont multiples, mais sont des variantes des trois grandes méthodes décrites ci-après.

L'instrumentation est standard, il faut disposer de pinces à disséquer atraumatiques type De Bakey, de ciseaux fins à bout mousse type petits Metzembaum.

Des sondes urétérales doivent être disponibles.

b. Voie d'abord (*cf.* chapitre 58, « Chirurgie de la vessie »)

- Antérieure sus-pubienne, transversale ou médiane.
- Élective latérale.

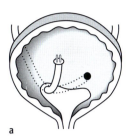 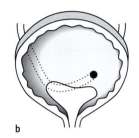 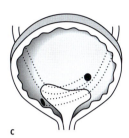

Fig. 58.2 – Réimplantation urétérovesicale type Cohen. **a.** Uretère disséqué par voie endovésicale. **b.** Uretère tunnelisé. **c.** Aspect en fin d'intervention (réimplantation bilatérale).

c. Techniques

TECHNIQUE ENDO-VÉSICALE PURE : PROCÉDÉ DE L'AVANCEMENT SOUS-MUQUEUX DE COHEN (**Fig. 58.2**)

- Taille vésicale médiane.
- Repérage de l'orifice urétéral refluant par quelques fils fins tracteurs, parfois autour d'une sonde urétérale à bout coupé.
- Désinsertion de l'uretère de son trajet intramural vésical par dissection avec instruments fins et électrocoagulation prudente qui permet de l'intravésicaliser sans traction sur quelques centimètres.
- Préparation d'un trajet sous la muqueuse vésicale, de quelques centimètres de long, avec les ciseaux fins ou le dissecteur à angle droit.
- Passage de l'uretère dans ce tunnel et fixation du nouveau méat à la vessie par des points séparés de fil fin à résorption lente, utilisé également pour l'occlusion de l'ancien orifice méatique.
- Drainage éventuel de l'uretère par une sonde urétérale à bout coupé, souvent extériorisée de la vessie par voie transvésicopariétale.

TECHNIQUE ENDO- ET EXTRAVÉSICALE : PROCÉDÉ DE LEADBETTER-POLITANO (**Fig. 58.3**)

- Taille vésicale médiane.
- Dissection de l'uretère pelvien par voie extravésicale, avec respect de la vascularisation, éventuellement facilitée ou complétée par la dissection endovésicale du segment terminal.
- Attraction de l'uretère dans la vessie par un point de pénétration perforé à quelques centimètres de l'ancien méat.
- Passage de l'uretère dans un tunnel sous-muqueux préparé comme dans le procédé précédent, et fixation identique, le plus souvent sur une sonde urétérale de drainage.
- Fermeture de l'orifice muqueux supérieur.

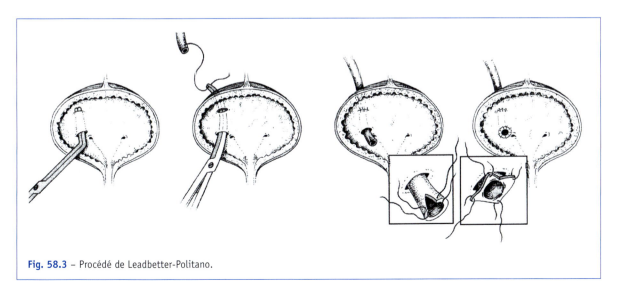

Fig. 58.3 – Procédé de Leadbetter-Politano.

UROLOGIE

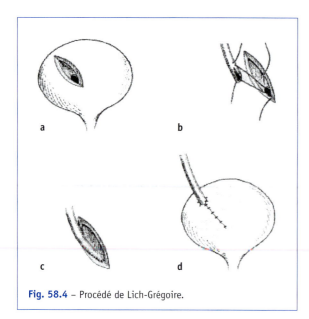

Fig. 58.4 – Procédé de Lich-Grégoire.

TECHNIQUE EXTRAVÉSICALE : PROCÉDÉ DE LICH-GRÉGOIRE
(**Fig. 58.4 a, b, c** et **d**)

- Dissection de l'uretère pelvien.
- Incision de la musculeuse vésicale sur 3 ou 4 cm, au bistouri électrique, puis aux ciseaux fins à bout mousse pour respecter la muqueuse.
- Moucheture de la muqueuse à la partie basse de l'incision de la musculeuse (a).
- Anastomose urétéromuqueuse à points séparés de fil fin résorbable ou par deux hémi-surjets, parfois protégée par une sonde double J mise en place dans le même temps (b).
- L'uretère est « couché » dans le lit muqueux (c), la musculeuse est refermée sur lui par des points séparés ou un surjet de fil résorbable (d).

D. DÉRIVATIONS URÉTÉRALES

Elles visent à drainer les urines de façon définitive lorsque le réservoir vésical a été retiré et non remplacé (cystectomie) ou, plus rarement, lorsque le réservoir vésical en place n'est plus fonctionnel et n'est pas « réparable » ou remplaçable (certaines vessies neurologiques, bloc pelvien tumoral…).

a. Urétérostomie cutanée directe

PRINCIPE
Aboucher directement l'uretère à la peau, ce qui constitue le moyen le plus simple de dériver les urines. Mais les inconvénients sont certains :
- nécessité d'une sonde d'urétérostomie ;
- fréquence des infections urinaires ascendantes ;
- présence de deux orifices.

VOIE D'ABORD
Iliaque sous-péritonéale, assez basse, depuis l'épine iliaque antéro-supérieure vers le pubis.

INTERVENTION
- Dissection de l'uretère isolé sur un lacs.
- Section de l'uretère et ligature de l'extrémité distale.
- Au point d'élection de l'urétérostomie, le plus souvent à trois ou quatre travers de doigt en dehors de l'ombilic, est pratiquée au bistouri l'excision d'une pastille cutanée mise en traction par une pince de Chaput ou de Kocher.
- Création d'un tunnel par dissociation des muscles obliques et transverse.
- L'uretère est amené jusqu'à la peau par ce tunnel, et est fixé à la peau par des points séparés de fils non résorbables soit directement, soit avec évagination de la muqueuse, soit après fente en bivalve ou en spatule de l'extrémité, pour éviter les sténoses de l'anastomose urétérocutanée.
- Fixation de la sonde d'urétérostomie à la peau (fil non résorbable).

b. Urétérostomie cutanée transintestinale type Bricker (**Fig. 58.5**)

PRINCIPE
Implantation des uretères dans un segment intestinal préalablement isolé, fermé à une de ses extrémités et abouché par l'autre à la peau.

AVANTAGES
- Unicité de l'orifice pour la dérivation des deux uretères.
- Absence de sonde d'urétérostomie.
- Moindre reflux intestino-urétéral.
- Absence de perturbation hydroélectrique.

Mais ses inconvénients sont la plus grande gravité de l'acte opératoire et ses complications (occlusion, fistule, sténose).

VOIE D'ABORD
Médiane sous-ombilicale, le plus souvent au décours d'un geste associé dans le même temps (cystectomie totale) avec refoulement et maintien des anses grêles (champs humides, écarteur autostatique de Gosset, entérostat).

DISSECTION
Urétérale atraumatique, section des uretères et ligature du segment distal.
Décollement péritonéal postérieur devant les gros vaisseaux pour transposer soit l'uretère droit vers le gauche, soit l'uretère gauche vers le droit, selon le type de greffon intestinal choisi.

ISOLEMENT D'UN GREFFON INTESTINAL
- Iléal : segment d'une douzaine de centimètres prélevé dans la dernière portion de l'iléon (technique de Bricker).

CHIRURGIE DE L'URETÈRE

- Iléocæcal : rarement.
- Sigmoïdien (enfant), avec rétablissement de la continuité intestinale. Après isolement, il est lavé au sérum (canule).

ANASTOMOSE URÉTÉRO-INTESTINALE

- Termino-latérale au fil fin à résorption lente, sur sonde urétérale tutrice, à la partie proximale du greffon qui est ensuite refermée.

- Ou par la technique de Wallace : solidarisation bord à bord des uretères refendus, puis anastomose par suture des bords libres aux bords de la tranche de section proximale du greffon intestinal.

Confection de la bouche cutanée par excision pariétale à droite ou à gauche selon le greffon utilisé, sans traction et en un point préalablement déterminé pour permettre un appareillage facile et bien toléré.

Extériorisation des sondes urétérales temporaires fixées à la peau (fil non résorbable).

c. Dérivation urétérocolique type Coffey
(**Fig. 58.6**)

PRINCIPE

Implantation urétérale dans la continuité colique basse, qui vise à faire assurer à l'intestin terminal le rôle de réservoir urinaire dont le sphincter anal doit assurer la continence.

AVANTAGES ET INCONVÉNIENTS

L'absence d'appareillage externe et de stomie, avec vidange du réservoir rectal sous contrôle de la volonté sont un avantage.
Mais ses inconvénients sont le risque de complications immédiates ou tardives (fistule, sténose, infection, perturbations métaboliques, tumeurs rectosigmoïdiennes) et, chez l'homme, l'inconfort psychologique des mictions en position assise.

VOIE D'ABORD

Rarement antéro-latérale extrapéritonéale, qui nécessite l'abord séparé de chaque uretère, qui suppose qu'aucun geste associé ne soit à pratiquer.

Souvent médiane sous-ombilicale, au décours d'un geste associé dans le même temps (cystectomie totale) avec refou-

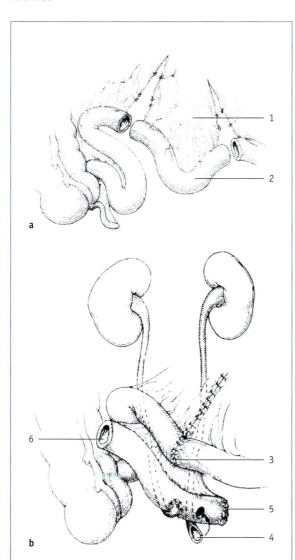

Fig. 58.5 – Dérivation de type Bricker. **a.** Isolement de l'anse grêle ; **b.** schéma du montage.

1. Mésentère
2. Avant-dernière anse grêle
3. Rétablissement de la continuité digestive
4. Abouchement des uretères
5. Extrémité intestinale fermée
6. Abouchement à la peau

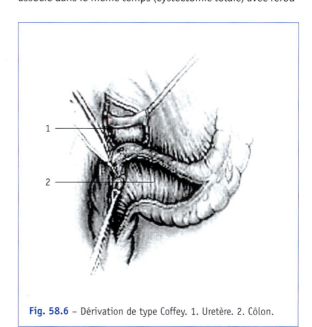

Fig. 58.6 – Dérivation de type Coffey. 1. Uretère. 2. Côlon.

UROLOGIE

lement et maintient des anses grêles (champs humides, écarteur autostatique de Gosset, entérostat).

DISSECTION

- Dissection urétérale atraumatique, section de l'uretère avec ligature de l'extrémité distale.
- Décollement péritonéal postérieur éventuel, devant les gros vaisseaux et derrière le rectosigmoïde pour transposer l'uretère droit vers la gauche.

ANASTOMOSE URÉTÉROCOLIQUE

- Soit par voie extracolique, avec procédé antireflux qui évite le reflux gazeux ou stercoral dans la voie urinaire. Elle ne nécessite qu'une minime brèche sigmoïdienne et une anastomose au fil fin à résorption lente.
- Soit par voie endocolique avec procédé antireflux. Elle nécessite une colotomie de 5 à 8 cm sur la face antérieure du rectosigmoïde et la pénétration de l'uretère dans la lumière intestinale, à l'aide d'un instrument mousse, avant l'anastomose au fil fin à résorption lente.

Le drainage de l'anastomose est inconstant, mais le plus souvent réalisé par des sondes urétérales à bout coupé, extériorisées par la lumière d'une sonde rectale mise en place avant ou pendant l'intervention, et fixées à la peau, ou extériorisées en transcolopariétal.

Fermeture de la colotomie par surjet de fil à résorption lente.

VARIANTES

Les vessies rectales (*cf.* « Entérocystoplastie de remplacement », p. 495).

d. Urétéro-urétérostomie

PRINCIPE

Implantation d'un uretère dans un autre :
- soit controlatéral (urétéro-urétérostomie croisée) ;
- soit homolatéral (urétéro-urétérostomie homolatérale, en cas de duplicité de la voie excrétrice).

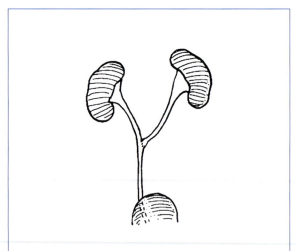

Fig. 58.7 – Anastomose urétéro-urétérale terminolatérale croisée.

AVANTAGES ET INCONVÉNIENTS

Ses avantages sont représentés par sa relative facilité technique. Ses inconvénients sont représentés par le risque, en cas d'échec (fistule, sténose) de compromettre le fonctionnement de la voie excrétrice receveuse saine.

URÉTÉRO-URÉTÉROSTOMIE CROISÉE (**Fig. 58.7**)

- *Voie d'abord*. Médiane sus- et sous-ombilicale, transpéritonéale.
- *Dissection*. De l'uretère qui doit être dérivé, avec respect de sa vascularisation. Section urétérale oblique en zone saine, et ligature de l'extrémité distale. Création d'un tunnel sous-péritonéal postérieur, devant les gros vaisseaux (instruments à bout mousse) où est amené l'uretère sans traction ni angulation vers l'uretère receveur qui est ouvert longitudinalement sur quelques millimètres (ciseaux de Potts).

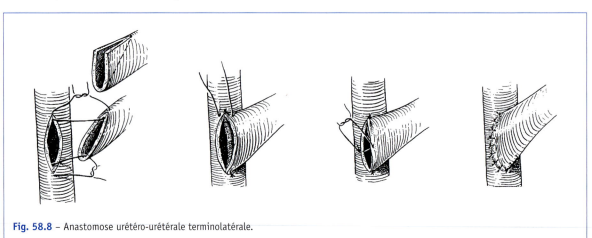

Fig. 58.8 – Anastomose urétéro-urétérale terminolatérale.

CHIRURGIE DE L'URETÈRE

URÉTÉRO-URÉTÉROSTOMIE HOMOLATÉRALE (Fig. 58.9)

- *Voie d'abord.* Latérale sous-péritonéale, le plus souvent iliaque.
- *Dissection.* Limitée des deux uretères.
- Section de l'uretère pathologique parfois distingué de l'uretère sain par le cathétérisme endoscopique en début d'intervention (*cf.* « Chirurgie endoscopique »).
- Ouverture, anastomose, drainage et fermeture, identiques à l'urétéro-urétérostomie croisée.

E. PLASTIES ET REMPLACEMENTS DE L'URETÈRE

a. Modelage de l'uretère (Fig. 58.10)

- *Principes.* Rétrécir le calibre d'un méga-uretère, lors de sa réimplantation vésicale.
- *Voie d'abord.* Sous-ombilicale, extrapéritonéale, souvent horizontale (Pfannenstiel).
- *Dissection* de l'uretère séparé de la vessie dans laquelle il doit être réimplanté, avec respect de sa vascularisation. Cathétérisme par une sonde 8 ou 10 Ch., adaptée au calibrage souhaité. Résection longitudinale de l'uretère excédentaire, du côté opposé à la vascularisation principale.

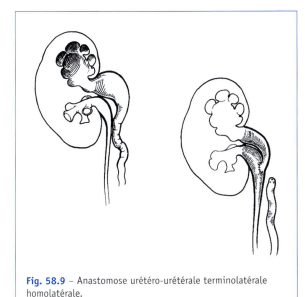

Fig. 58.9 – Anastomose urétéro-urétérale terminolatérale homolatérale.

- *Anastomose* (Fig. 58.8). Urétéro-urétérale terminolatérale (fils fins à résorption lente) le plus souvent sur sonde urétérale à bout coupé, parfois protégée par une sonde double J multiperforée.

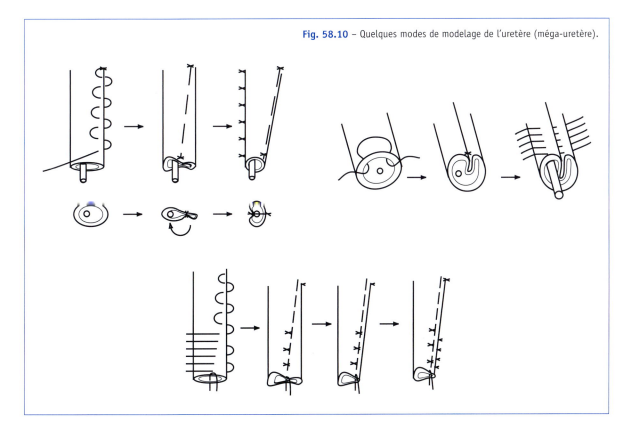

Fig. 58.10 – Quelques modes de modelage de l'uretère (méga-uretère).

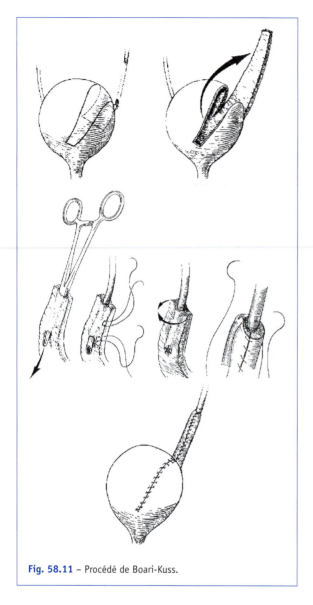

Fig. 58.11 – Procédé de Boari-Kuss.

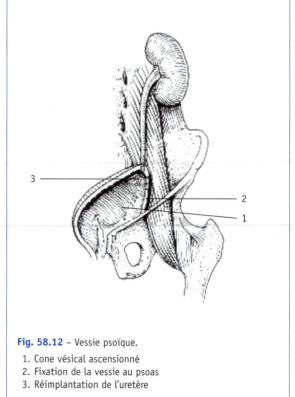

Fig. 58.12 – Vessie psoïque.
1. Cone vésical ascensionné
2. Fixation de la vessie au psoas
3. Réimplantation de l'uretère

- *Tubulisation* de la gouttière urétérale restante par suture des berges (surjet de fil fin à résorption lente).
- Réimplantation urétérovésicale (*cf. supra*).

b. Plasties du bas uretère utilisant la vessie

- *Principes*. Remplacer le bas uretère pathologique par une partie de la vessie de bonne qualité et mobilisable.

- *Voie d'abord*. Soit antéro-latérale extrapéritonéale, soit antérieure médiane ou horizontale (Pfannenstiel) en cas d'intervention bilatérale, parfois transpéritonéale en cas de difficulté.

- *Dissection* de l'uretère utilisable, en respectant l'adventice et la vascularisation. Les procédés de remplacement sont alors divers.

- Lambeau vésical tubulé (procédé de Boari-Kuss) (**Fig. 58.11**) :
  – taille d'un lambeau vésical bien vascularisé, à base postérieure et extrémité proche du col, de 20 mm environ de large ;
  – tubulation du lambeau retourné vers l'uretère, autour d'une sonde urétérale à bout coupé de gros calibre (fil fin à résorption lente) ;
  – anastomose tubulo-urétérale avec ou sans procédé antireflux (*cf.* « Réimplantations urétérovésicales » p. 484) ;
  – fermeture vésicale complémentaire.

- Bipartition vésicale ou vessie bicorne :
  – section sagittale de la vessie, par voie intra- ou extrapéritonéale (fils repères sur les berges) ;
  – suture longitudinale débutant par les points extrêmes de l'incision, formant deux cornes vésicales mobilisées vers le haut et latéralement vers l'uretère ;
  – réimplantation urétérovésicale qui peut être uni- ou bilatérale dans le même temps, avec ou sans procédé antireflux.

- Vessie psoïque (**Fig. 58.12**) :
  – libération de la vessie pour en permettre la mobilisation ;
  – ouverture latéralisée transversale et suture longitudinale qui facilite la montée d'un cône vésical vers l'uretère ;
  – fixation de la vessie au muscle psoas, par des points séparés de fils résorbables respectant la muqueuse vésicale ;
  – réimplantation urétérovésicale avec ou sans procédé antireflux.

c. Entéro-urétéroplastie (Fig. 58.13)
(iléo- ou colo-urétéroplastie)

PRINCIPES

Implanter l'uretère dans une extrémité d'un segment intestinal (grêle ou côlon) préalablement isolé, et dont l'autre extrémité est anastomosée à la vessie.

Ce procédé est utilisé lorsque la longueur ou la situation du segment urétéral pathologique ne permettent pas de réimplantation directe dans la vessie ou une anastomose interurétérale croisée (bilharziose, tuberculose, uretère radique, traumatisme).

VOIE D'ABORD

Antérieure médiane, transpéritonéale.

PRÉLÈVEMENT DU GREFFON INTESTINAL

Le plus souvent iléal terminal à distance de l'angle iléocæcal, avec méso bien vascularisé. Rétablissement de la continuité intestinale.

ANASTOMOSES

- Urétéro-iléale terminoterminale entre la section de l'uretère et l'iléon partiellement fermé (fils à résorption lente) le plus souvent sur sonde urétérale de drainage (**Fig. 58.13**).

- Iléovésicale (fils à résorption lente) sur la sonde urétérale avec drainage vésical complémentaire par sonde pour évacuer les mucosités intestinales.

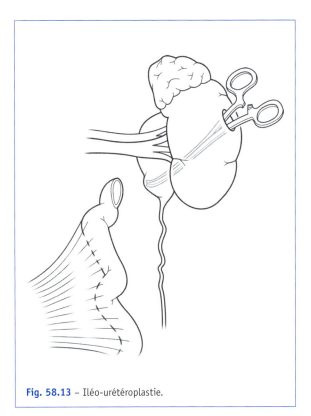

Fig. 58.13 – Iléo-urétéroplastie.

59. Chirurgie de la vessie

1. RAPPEL ANATOMIQUE

La vessie est un réservoir musculomuqueux qui contient l'urine (300 à 400 cm³) dans l'intervalle des mictions.
Elle comprend deux parties :
- une partie mobile ou déformable (la calotte vésicale qui devient ovoïde au fur et à mesure de la réplétion vésicale) ;
- une partie fixe (le trigone vésical, zone triangulaire limitée par le col vésical en avant, auquel fait suite l'urètre, la barre interurétérale en arrière, entre les deux méats urétéraux distants de 2,5 cm environ.

a. Structure

- Une séreuse : le péritoine qui recouvre le dôme de la vessie.
- Une tunique musculaire lisse : le détrusor, parfois hypertrophique à l'état pathologique.
- Une muqueuse qui tapisse l'intérieur.

b. Rapports

Ils varient avec l'état de vacuité ou de réplétion, et surtout avec le sexe.

- En avant :
  - la face postérieure de la symphyse pubienne séparée par l'espace de Retzius ;
  - la partie inférieure de la paroi abdominale antérieure quand la vessie est pleine ou chez l'enfant ;
  - l'ouraque, reliquat embryonnaire du canal vésico-ombilical, tractus fibreux qui relie le sommet de la vessie à l'ombilic.
- En haut, le dôme et la face postérieure de la vessie sont tapissés par :
  - le péritoine qui la sépare du contenu péritonéal ;
  - les anses grêles et le côlon sigmoïde ;
  - le corps de l'utérus chez la femme.
- En arrière, chez l'homme :
  - les vésicules séminales ;
  - la terminaison des canaux déférents ;
  - les uretères ;
  - le rectum.
- En arrière, chez la femme :
  - le vagin ;
  - l'utérus ;
  - le rectum.
- En bas, chez l'homme : la prostate, traversée par l'urètre prostatique.

2. VOIES D'ABORD

A. VOIE ANTÉRIEURE SUS-PUBIENNE

a. Précautions

- Badigeonnage de la région hypogastrique et des organes génitaux externes pour permettre un éventuel abord complémentaire ou un sondage urétral préopératoire.

- Parfois mise en place d'une sonde vésicale à ballonnet (Foley 16 ou 18).

- Isolement de la région génitale par un champ mobilisable en cours d'intervention.

b. Positions

- Le patient est en décubitus dorsal.
- L'aide fait face à l'opérateur.
- L'instrumentiste est à côté de l'aide ou de l'opérateur, vers les pieds du patient et dispose d'une table d'instruments en pont sur les pieds du patient et d'une table d'instruments à ses côtés.

c. Incision

- Soit verticale médiane, ce qui a l'avantage de la rapidité et de la possibilité d'agrandissement :
  - depuis le bord de la symphyse pubienne ;
  - remontée, selon les nécessités, plus ou moins haut vers l'ombilic, parfois dépassé de quelques centimètres, contourné par la gauche ;
  - avec incision aponévrotique verticale.
- Soit transversale, dite de Pfannenstiel, ce qui a l'avantage de la solidité et d'être plus esthétique ;
  - passant à 1 cm au-dessus du bord supérieur de la symphyse pubienne ;
  - avec incision transversale du feuillet antérieur de la gaine des muscles droits ;
  - et décollement musculo-aponévrotique étendu avec hémostase très soigneuse.

d. Abord de la vessie

- Dissociation médiane des muscles grands droits et pyramidaux de l'abdomen et incision du fascia ombilicoprévésical vers le bas, avec refoulement éventuel du péritoine vers le haut.
- Clivage de l'espace prévésical de Retzius.
- Mise en place d'un écarteur autostatique (type Gosset ou Ricard) avec valve médiane, exposant la face supérieure et antérieure de la vessie qui peut être ouverte ou préalablement extrapéritonisée.

e. Ouverture (ou taille) vésicale éventuelle

- Effectuée verticalement, transversalement ou obliquement, selon le type de pathologie considérée et la technique envisagée.
- Réalisée au bistouri électrique ou froid.
- Avec hémostase des nombreuses artérioles pariétales.
- Facilitée par la mise en place de fils repères.

La vessie est mieux exposée par le placement des écarteurs autostatiques dans la vessie (type Gosset ou Hryntschak).

f. La fermeture vésicale s'effectue au fil à résorption lente

- Soit en un plan à points séparés ou en un surjet étanche.
- Soit en deux plans avec un surjet muqueux et un plan musculaire sus-jacent.

g. Un drainage vésical est souvent laissé en place

- Soit par une sonde vésicale à ballonnet, mise en place avant, pendant ou après l'intervention.
- Soit par une cystostomie réalisée par un cathéter transvésicopariétal (sonde de Pezzer, gros drain de Redon…) qui traverse la vessie, est fixé à la vessie (fil à résorption rapide), et à la peau (fil non résorbable).

h. Le drainage régional

Il est réalisé le plus souvent par des drains aspiratifs type Redon ou Shirley, parfois par lame de Delbet.

B. VOIE VAGINALE

a. Précautions

Désinfection soigneuse de la cavité vaginale (antiseptique iodé).

b. Positions

- La patiente est plus souvent en position gynécologique qu'en décubitus ventral (cf. « Voie coccypérinéale »).
- Les points de compression doivent être bien protégés.
- L'opérateur est souvent assis entre les membres inférieurs de la patiente, bien isolés.
- Le champ opératoire est bien isolé de l'anus :
  - avec fixation latérale des petites lèvres (fils) ;
  - refoulement éventuel de la paroi vaginale postérieure par une valve à poids.

c. Incision

- De la paroi vaginale antérieure.
- De la paroi vaginale postérieure en T renversé en cas d'abord vaginopérinéal.
- Décollement vésicovaginal ou rectovaginal, avec nombreuses hémostases fines (bistouri électrique).

d. Abord vésical

- Limité à la face postérieure du trigone et à la région rétrotrigonale.
- Le geste effectué, fermeture par suture des différents plans au fil résorbable, complété par une mèche iodoformée dans le vagin.

3. DIVERTICULECTOMIE CHIRURGICALE

a. Objectif

Réséquer un diverticule vésical qui constitue une hernie muqueuse à travers la paroi musculaire, responsable éventuel d'infections, de lithiase.

b. Déroulement de l'intervention

VOIE D'ABORD

Antérieure sus-pubienne le plus souvent transversale, jusqu'à la vessie.

UROLOGIE

ABORD PRÉCIS DU DIVERTICULE

- Variable selon sa topographie :
  - soit extravésicale (dissection du diverticule sans ouverture au préalable de la vessie) ;
  - soit endovésicale (ouverture verticale ou médiane de la vessie, incision circonférentielle du collet du diverticule repérée par une série de fils d'attente, dissection de la muqueuse herniaire, hémostase) ;
  - soit mixte, endo- et extravésicale.

c. Fermeture de la brèche vésicale

En un ou deux plans avec fil résorbable.

d. Traitement simultané de l'obstacle cervico-prostatique

Éventuellement responsable de la formation du diverticule (à ciel ouvert ou par voie endoscopique préalable).

4. CYSTECTOMIES

OBJECTIF

Exérèse de tout ou partie de la vessie, emportant parfois l'atmosphère celluloganglionnaire lymphatique régionale.

VOIE D'ABORD ANTÉRIEURE SUS-PUBIENNE

Soit verticale médiane le plus souvent, soit transversale large.

A. CYSTECTOMIE PARTIELLE

- *Indications assez rares* : certaines tumeurs de vessie, temps préalable à une entérocystoplastie d'agrandissement.
- Extrapéritonisation préalable éventuelle, selon la topographie de l'exérèse envisagée, qui peut nécessiter l'isolement de l'uretère.
- Taille vésicale avec repérage des berges par des fils tracteurs.
- Exérèse du segment pathologique au bistouri électrique.
- Fermeture vésicale en un ou deux plans après avoir éventuellement effectué une réimplantation urétérovésicale.
- Parfois, curage celluloganglionnaire iliopelvien complémentaire avec lymphostase soigneuse par fils résorbables ou clips métalliques.

B. CYSTECTOMIE TOTALE

a. Indications

Le plus souvent, tumeurs malignes de vessie non contrôlables par les traitements conservateurs.

b. Principes

Le plus souvent, il s'agit d'une *cystoprostatectomie totale chez l'homme*, emportant vessie et prostate, ou d'une *pelvectomie antérieure chez la femme*, emportant utérus, annexes, face antérieure du vagin, vessie et urètre.

L'installation du patient varie selon les opérateurs et le type de dérivation ou de reconstruction urinaire envisagées.

Un abord périnéal peut être nécessaire (urèthrectomie complémentaire, exposition).

Une installation en hyperlordose est parfois utilisée pour mieux exposer la région rétrosymphysaire, en cas de remplacement de vessie par exemple.

C'est une intervention souvent longue, encore lourde.

Des instruments longs sont nécessaires.

c. Abord antérieur

Médian large.

d. Curage

Ganglionnaire ilio-obturateur bilatéral avec examen extemporané, parfois prolongé en iliaque primitif, voire aorticocave.

e. Chez l'homme

- Dissection et section des canaux déférents.
- Dissection et section des uretères à quelques centimètres de la vessie.
- Ouverture du péritoine antérieur puis du péritoine rétrovésical à quelques centimètres du cul-de-sac de Douglas.
- Clivage prostatorectal qui permet d'isoler puis de sectionner entre ligatures solides ou clips métalliques, les ailerons vésicaux et les ailerons prostatoséminaux qui sont des lames fibrovasculaires.
- Incision de l'aponévrose pelvienne, permettant de libérer les faces latérales de la prostate et de l'urètre, et d'isoler en avant le plexus veineux, source de saignement parfois important.
- Section de l'urètre, dont la tranche est repérée sur fil en cas de remplacement de vessie.
- Libération de la face postérieure de la prostate et des vésicules séminales, au ras de la face antérieure du rectum.

f. Chez la femme

- Clivage des faces latérales de la vessie.
- Ouverture du péritoine.
- Repérage et section des uretères.
- Libération des annexes et des faces latérales du corps utérin qui est mis en traction sur fils ou par un hystérolabe.
- En s'aidant d'un doigt vaginal ou d'une bougie, incision au bistouri électrique des bords latéraux du vagin permettant de libérer en monobloc utérus et vessie, l'urètre étant isolé et réséqué, au besoin par un abord périméatal complémentaire.

- Dans certains cas, l'utérus et la face antérieure du vagin sont conservés, un clivage de la vessie et du vagin est alors réalisé pour effectuer une cystectomie totale simple.

g. Après exérèse

Dérivation urétérale complémentaire de type variable :
- urétérostomie cutanée (rarement) ;
- urétérostomie cutanée transintestinale ;
- anastomose urétérocolique avec éventuel réservoir rectal ;
- remplacement vésical.

5. ENTÉROCYSTOPLASTIE DE REMPLACEMENT

a. Objectif

Remplacer ou agrandir la vessie par un segment intestinal isolé qui reçoit les uretères et qui est anastomosé à l'urètre proximal (en cas de remplacement vésical après cystectomie totale).
De nombreuses variétés de montage existent, qu'il est impossible de détailler dans cet ouvrage. Leur but commun est de modeler avec un segment d'intestin grêle et/ou de côlon un réservoir de bonne capacité et de bonne compliance pour éviter une pression trop importante sur le sphincter strié urétral. Le réservoir constitué reçoit les uretères et est anastomosé à l'urètre.

Longtemps réservée à l'homme pour des raisons techniques et carcinologiques, il est maintenant possible d'effectuer cette intervention chez la femme dans des cas sélectionnés.

b. Principe de base

Le principe de base est d'utiliser un segment intestinal détubulé, c'est-à-dire ouvert préalablement sur toute ou partie de sa longueur sur son bord libre (antimésentérique) puis reconstruit en forme de réservoir. Cette détubulation permet d'une part de diminuer les contractions de l'intestin isolé responsables de pics de pression importants et donc d'incontinence, d'autre part d'augmenter la contenance du réservoir par un montage adéquat (**Fig. 59.1**).

c. Voie d'abord

Antérieure sus-pubienne, souvent motivée par la cystectomie préalable (cf. « Cystectomie »).

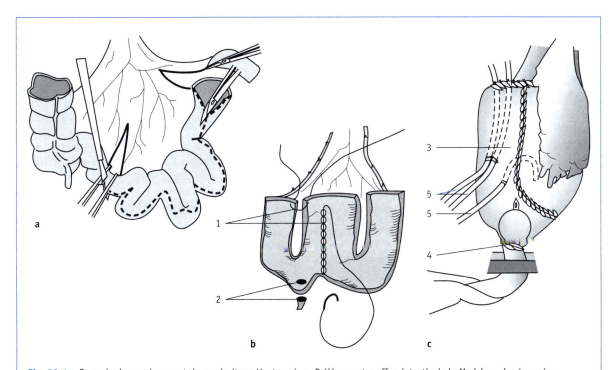

Fig. 59.1 – Exemple de remplacement de vessie (type Hautman). a. Prélèvement greffon intestinal ; b. Modelage du réservoir ; c. Résultat final.

1. Confection du réservoir par suture entre elles des anses ouvertes
2. Réimplantation urétrale
3. Réservoir
4. Anastomose entre le réservoir et l'urètre
5. Drains

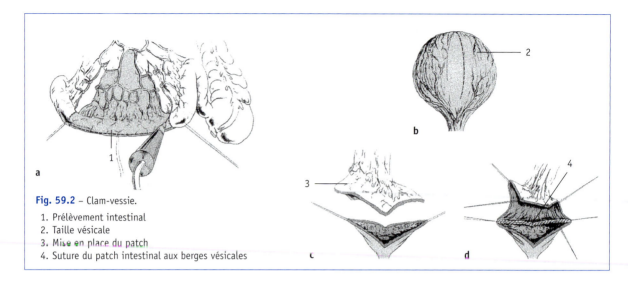

Fig. 59.2 – Clam-vessie.
1. Prélèvement intestinal
2. Taille vésicale
3. Mise en place du patch
4. Suture du patch intestinal aux berges vésicales

d. Intervention

- Préparation du greffon intestinal :
  – plus souvent que le côlon droit ou gauche, l'iléon est utilisé ;
  – isolement du segment intestinal par incision du mésentère avec respect de sa vascularisation ;
  – isolement soigneux (champs abdominaux) avant la section de l'intestin avec rétablissement de la continuité digestive ;
  – lavage de la lumière du greffon intestinal isolé (sérum).

- Construction du greffon, nécessitant de longs surjets de fil résorbable. Certains utilisent des pinces agrafeuses linéaires coupantes (GIA) permettant à la fois détubulation et création du réservoir par plusieurs applications de la pince.

- Implantation des uretères dans le greffon (fils fins à résorption lente) sur sondes urétérales simple J secondairement extériorisées en transvésicopariétal.

- Anastomose urétrale à points séparés sur une sonde multiperforée.

6. AGRANDISSEMENT DE VESSIE

a. Objectif

Agrandir une « petite » vessie.

b. Indications

Certaines vessies « neurologiques » rétractées...

c. Technique

Le préalable peut être une cystectomie partielle, sus-trigonale, respectant le trigone et les méats urétéraux, sinon le greffon d'agrandissement est anastomosé directement sur le dôme vésical largement ouvert.

Le greffon d'agrandissement est prélevé et modelé selon les mêmes principes que ceux du remplacement de vessie.

CAS PARTICULIER : LA « CLAM-VESSIE » (Fig. 59.2)

Il ne s'agit pas d'un agrandissement de vessie au sens strict, mais de la mise en place d'un « patch » d'intestin grêle, détubulé mais non modelé, qui servira de tampon aux à-coups de pression survenant dans des vessies dites « instables » ou « hyperréflexiques » et responsables de fuites et/ou d'altération de la fonction rénale par reflux à haute pression.

Par voie médiane sous-ombilicale, transpéritonéale, un segment d'intestin grêle bien vascularisé est prélevé, ouvert sur toute sa longueur sur son bord antimésentérique. Il est ensuite anastomosé bord à bord sur la vessie ouverte très largement. La continuité digestive est rétablie par anastomose iléo-iléale.

L'anastomose est protégée par une sonde vésicale.

7. CHIRURGIE DE L'INCONTINENCE URINAIRE FÉMININE : FRONDE SOUS-URÉTRALE TYPE « TVT » (VOIE RÉTROPUBIENNE)

Le traitement chirurgical de l'incontinence urinaire féminine repose désormais sur le principe de la fronde sous-urétrale type « TVT-O ou TOT ou TVT ». Son indication est établie à l'issue d'un bilan clinique et urodynamique. Les frondes sous-urétrales sont synthétiques (polypropylène), ont une morbidité très faible, et font disparaître les fuites d'effort dans environ 90 % des cas. Les implants recommandés selon l'HAS sont synthétiques macroporeux constitués de monofilaments de polypropylène tricotés.

CHIRURGIE DE LA VESSIE

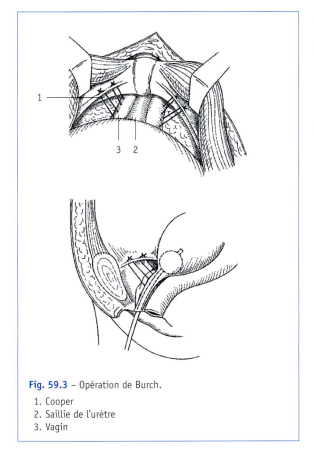

Fig. 59.3 – Opération de Burch.
1. Cooper
2. Saillie de l'urètre
3. Vagin

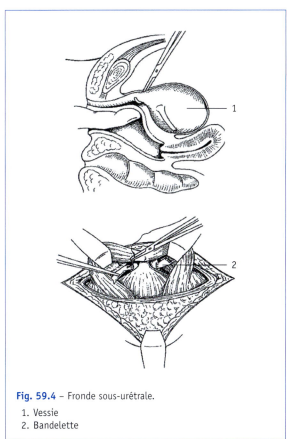

Fig. 59.4 – Fronde sous-urétrale.
1. Vessie
2. Bandelette

Cette technique peut être appliquée isolément ou en association avec d'autres gestes pour prolapsus génito-urinaire. Ce nouveau concept (fronde sous-urétrale non fixée mise par une voie « mini-invasive ») remplace désormais quasiment toutes les autres techniques chirurgicales pour incontinence urinaire féminine (colporraphies, colpopesies rétropubiennes…), à l'exception du sphincter artificiel urinaire (type Burch, **Fig. 59.3**).

a. Installation de la patiente

- Position gynécologique, mais les membres inférieurs sont très peu fléchis.
- Asepsie du champ opératoire, comprenant le vagin et la région hypogastrique, jusqu'à l'ombilic.
- Sonde vésicale, valve vaginale type valve à poids.

b. Voie d'abord la plus fréquente (Fig. 59.4)

- Anesthésie locale ou locorégionale.
- Courte colpotomie antérieure, dissection para-urétrale minimale aux ciseaux de Metzenbaum en direction des releveurs et du Retzius.
- Introduction de l'aiguille montée sur la poignée introductrice passée du vagin dans le Retzius ; l'aiguille est récupérée en sus-pubien par deux petites mouchetures cutanées.

- Vérification obligatoire de l'absence de perforation intra-vésicale par une cystoscopie avec un optique de 70 %, qui conduit le cas échéant à retirer la bandelette et à la replacer correctement.
- Réglage de la bandelette qui est simplement posée ou en s'aidant du test à la toux après avoir rempli la vessie.
- Sondage urinaire facultatif.

c. Autre voie d'abord : voie transobturatrice

C'est la voie la plus utilisée.

- Installation en position gynécologique classique, champ opératoire vaginal exclusif.
- Pas de cystoscopie.
- Sondage vésical obligatoire au préalable.
- Colpotomie antérieure un peu plus grande pour rejoindre au doigt la face interne du trou obturateur.
- Moucheture para-ischiatique externe.
- Introduction de l'aiguille spécifique en transobturateur de dehors en dedans pour récupérer la bandelette depuis l'incision vaginale et lui faire faire le trajet inverse.

UROLOGIE

8. CHIRURGIE DU PROLAPSUS VÉSICAL (CYSTOCÈLE)

a. Objectif

Corriger la descente de la vessie qui refoule la paroi vaginale antérieure, par une technique adaptée à l'âge de la patiente et aux fréquentes lésions associées : incontinence urinaire d'effort, prolapsus utérin…

b. Voie vaginale

INSTALLATION DE LA PATIENTE
- Position gynécologique.
- Vagin et périnée largement désinfectés.
- Sonde vésicale à ballonnet.

OPÉRATEUR
- Assis entre les membres inférieurs de l'opérée.
- Aide à gauche de l'opérée.
- Instrumentiste : derrière et à droite du chirurgien.

INCISION
Vaginale antérieure et clivage vésicovaginal médian (ciseaux de Mayo courbes, électrocoagulation) depuis le méat urétral jusqu'au cul-de-sac antérieur ou au col utérin si un geste complémentaire sur le col est envisagé.
- Décollement vésicovaginal latéral puis isolement des ligaments utérosacrés en arrière, qui peuvent être croisés et suturés en avant du col utérin.
- Colpectomie antérieure et fermeture vaginale.

c. Voie abdominale : promontofixation (Fig. 59.5)

Les implants recommandés par l'HAS pour traiter le prolapsus des organes pelviens de la femme sont d'origine synthétique constitués de monofilaments de polypropylène tricotés ou multifilaments de polyester tricotés mais peuvent être aussi en polyester multibrin recouvert de collagène résorbable (Parietex Prosup®).

INSTALLATION DE LA PATIENTE
- Soit décubitus dorsal.
- Soit gynécologique, membres inférieurs peu fléchis, si un traitement simultané de l'incontinence urinaire est envisagé.
- Avec sonde vésicale à ballonnet.

INCISION
Médiane verticale ou horizontale sus-pubienne avec ouverture péritonéale.
La promontofixation se fait habituellement par voie coelioscopique, la voie ouverte est réservée aux reprises ou à une impossibilité de réaliser une coelioscopie (cf. *L'infirmière de bloc opératoire en vidéochirurgie*, par G. Samama, Maloine).

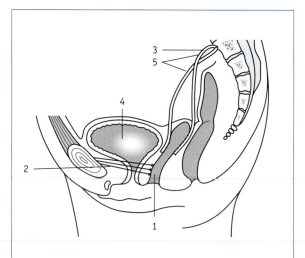

Fig. 59.5 – Exemple de Burch + promontofixation.
1. Vagin   3. Promontoire   5. Bandelettes
2. Cooper   4. Vessie

ABORD DU PROMONTOIRE
- Exposé par des valves (type Leriche) refoulant les anses intestinales sous un champ humide (sérum tiède).
- Disséqué prudemment jusqu'à l'aponévrose prévertébrale en regard de L5-S1.
- Amarré par deux fils non résorbables solides, gardés sur des pinces repères.

DÉCOLLEMENT VÉSICO-UTÉRIN
Ciseaux à bout mousse, électrocoagulation, jusqu'au col vésical.

MISE EN PLACE D'UNE PROTHÈSE
Synthétique non résorbable est découpée en V avec bandelettes postérieures.
Fixation de la prothèse par plusieurs points séparés de fils non résorbables, à la paroi vaginale et à l'isthme utérin et amarrée en arrière aux fils préalablement placés sur le promontoire.

COMPLÉMENT ÉVENTUEL
Par une colpopexie rétropubienne ou une fronde sous-urétrale pour prévenir ou traiter une incontinence urinaire associée.

9. CHIRURGIE DE LA FISTULE VÉSICOVAGINALE

a. Objectif

Fermer la communication pathologique entre les deux cavités après séparation soigneuse des plans, résection des zones de vitalité douteuse, et parfois interposition d'un lambeau bien vascularisé entre les plans pour favoriser la cicatrisation.

b. Voie vaginale ou vaginopérinéale

- Traction sur le col utérin par un fil solide.
- Découpe de l'orifice à 5 mm environ des berges, repéré par quelques fils fins.
- Dissection du plan vaginal, du plan vésical, dont les berges sont aussi réséquées avec hémostase soigneuse (électrocoagulation).
- Fermeture séparée des deux plans au fil à résorption lente.
- Mèche vaginale temporaire.

VARIANTE

- Taille d'un lambeau graisseux bien vascularisé aux dépens d'une grande lèvre incisée verticalement.
- Glissement de ce lambeau sous la muqueuse de la paroi vaginale latérale, vers l'orifice fistuleux dont le plan vésical a été fermé.

c. Voie abdominale

TRANSVÉSICALE PURE

- Ouverture large de la vessie.
- Dissection de l'orifice fistuleux à réséquer et des plans vésical et vaginal.
- Suture séparée des deux plans (fils à résorption lente).

TRANSPÉRITONÉO-VÉSICALE

- Selon le même principe.
- Mais qui permet si besoin est de renforcer la fermeture par l'interposition entre les deux plans d'un lambeau épiploïque.

60. Chirurgie de la prostate

1. RAPPEL ANATOMIQUE

a. Description
- Organe fibromusculaire et glandulaire.
- Poids : 20 g.
- Situé au-dessous du col vésical.
- Traversé par :
  - l'urètre prostatique ;
  - les canaux éjaculateurs qui s'abouchent dans l'urètre au niveau du veru montanum, au-dessus du sphincter strié de l'urètre.

b. Rapports
- En haut : le col vésical et la vessie.
- En bas : le diaphragme urogénital et le périnée.
- En avant : les ligaments pubovésicaux reliés à la symphyse pubienne.
- En arrière : le fascia de Denonvilliers devant le rectum.

2. VOIES D'ABORD

A. VOIE ANTÉRIEURE SUS-PUBIENNE, TECHNIQUE DE RÉFÉRENCE

- Désinfection cutanée (antiseptique iodé) de la région hypogastrique et des organes génitaux externes.
- Mise en place éventuelle d'une sonde vésicale à ballonnet qui peut permettre le remplissage à l'eau stérile de la vessie.
- Isolement de la région génitale et éventuellement anale par un champ mobilisable en cours d'intervention pour permettre l'abord de la verge ou de l'anus (toucher rectal avec gants supplémentaires).

INSTALLATION
- Le patient est en décubitus dorsal, l'opérateur est à la gauche du patient.
- L'aide lui fait face, l'instrumentiste est à côté de l'aide ou de l'opérateur vers les pieds du patient et dispose :
  - d'une table d'instruments à ses côtés ;
  - d'une table d'instruments en pont sur les pieds du patient (facultative).

ABORD
- Soit médiane sous-ombilicale, soit transversale, type Pfannenstiel.
- Incision du fascia ombilicoprévésical vers le bas.
- Dissection de l'espace prévésical de Retzius.

B. VOIE PÉRINÉALE

INSTALLATION
Le patient est en position de la taille périnéale avec protection des points de compression sur la table ou les supports des membres inférieurs.
Désinfection du périnée et des organes génitaux externes qui doivent rester accessibles pour permettre un cathétérisme urétral.

INCISION
Médiane sur le raphé périnéal postérieur ou transversal légèrement concave en arrière à quelques centimètres de l'anus.
Dissection de l'espace rétrobulbaire et de l'espace prérectal jusqu'à la loge prostatique, avec nombreuses hémostases (électrocoagulation).

C. VOIE ENDOSCOPIQUE

Cf. « Chirurgie endoscopique. Cœlioscopie » dans *L'infirmière de bloc opératoire en vidéochirurgie*, par G. Samama, Maloine.

CHIRURGIE DE LA PROSTATE

3. ADÉNOMECTOMIE PROSTATIQUE

A. OBJECTIF

Exérèse d'un « adénome » (tumeur bénigne) développé aux dépens de la portion craniale (centrale) de la glande prostatique, en laissant en place la portion caudale (périphérique, ou coque prostatique).
Cette exérèse exploite l'existence d'un plan de clivage entre les deux portions de la glande, qui permet l'énucléation au doigt.

B. ABORD ANTÉRIEUR

- Voie transvésicale (type procédé de Freyer ou de Hryntschak) : ouverture verticale médiane de la vessie (**Fig. 60.1**).
- Voie rétropubienne (type procédé de Millin) : dissection poursuivie vers le bas, à la face antérieure de la loge prostatique, incision transversale de la coque prostatique à 1 cm au-dessous du col vésical.

C. ÉNUCLÉATION

Séparation des lobes prostatiques à leur partie antérieure et énucléation au doigt de l'adénome avec section aux ciseaux de l'urètre à l'apex prostatique, en s'aidant si besoin d'une traction sur l'adénome par une pince type Museux.
Facilitation éventuelle par un toucher rectal peropératoire.

D. HÉMOSTASE

Par aiguillées de fil résorbable de calibre moyen, ce qui nécessite une bonne aspiration dans la loge, l'aspirateur aidant à une bonne exposition. Une ou plusieurs mèches à prostate sont parfois nécessaires pour tamponner la loge d'énucléation.

E. DRAINAGE VÉSICAL

Assuré de manière variable :
- sonde vésicale a ballonnet multiperforée à l'extrémité, le plus souvent à double courant (Dufour, Delinotte) pour irrigation peropératoire (sérum physiologique) ;
- une cystostomie est souvent associée, facilitant l'irrigation vésicale dès la vessie refermée et à fort débit si nécessaire.

VARIANTE : TECHNIQUE DU CERCLAGE DE LA LOGE (DENIS)

Après l'énucléation, mise en place d'une sonde type Churet à trois ou quatre voies (modèle de Le Guillou) ; cerclage de la loge par un fil de gros calibre, monobrin, non résorbable, dont les extrémités sont extériorisées à la peau à travers un tube. Le cerclage permet une aspiration continue de la loge d'adénomectomie isolée du reste de la vessie et est retiré 48 h plus tard.

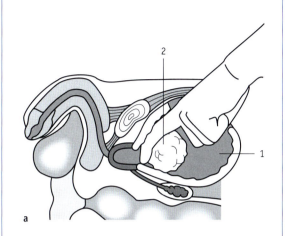

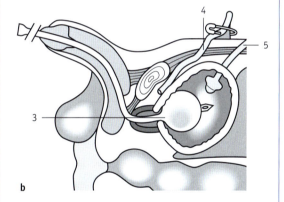

Fig. 60.1 – Adénomectomie prostatique par voie transvésicale.
a. Énucléation ; b. Mode de drainage (exemple).

1. Vessie
2. Énucléation de l'adénome
3. Sonde de lavage
4. Lame de drainage
5. Sonde de Pezzer

F. FERMETURE VÉSICALE (OU DE LA LOGE PROSTATIQUE EN CAS DE MILLIN)

- En un ou deux plans de fils à résorption lente.
- Par points séparés ou surjet.

G. DRAINAGE

- Régional par lame ou Redon.

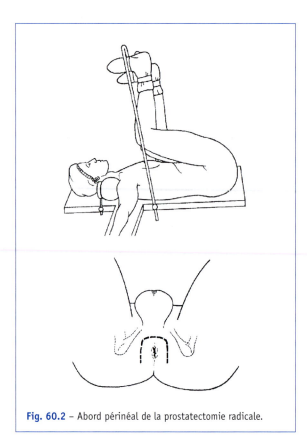

Fig. 60.2 – Abord périnéal de la prostatectomie radicale.

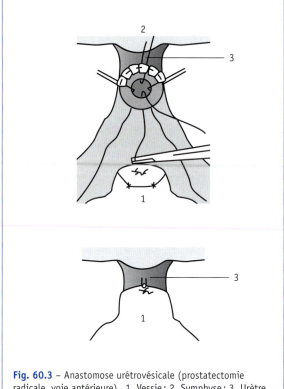

Fig. 60.3 – Anastomose urétrovésicale (prostatectomie radicale, voie antérieure). 1. Vessie ; 2. Symphyse ; 3. Urètre

4. PROSTATECTOMIE RADICALE

a. Objectif

- Exérèse de toute la glande prostatique, des vésicules séminales et des ampoules déférentielles.
- Rétablissement de la continuité de la voie excrétrice par anastomose vésico-urétrale.

b. Indication

Cancer localisé de la prostate.

c. Voie d'abord

- Le plus souvent antérieure sus-pubienne médiane.
- Périnéale dans certaines équipes (**Fig. 60.2**).

Un curage ganglionnaire ilio-obturateur bilatéral avec examen extemporané est réalisé le plus souvent (voie abdominale), ou a été effectué sous cœlioscopie auparavant (voie périnéale). Ce curage n'est pas systématique.

VOIE ANTÉRIEURE

- Abord de la face antérieure de la prostate, section des ligaments puboprostatiques, ouverture de l'aponévrose pelvienne, dissection, ligature et section des éléments veineux antérieurs (plexus de Santorini), isolement de l'urètre repéré par une sonde de Foley 16 ou 18.

- Section de la face antérieure de l'urètre et passage de fils repères qui serviront à l'anastomose ultérieure (résorbable doublement serti 4 ou 5/8).

- Section complète de l'urètre en conservant l'extrémité distale de la sonde qui servira de tracteur pour exposer la face postérieure de la prostate.

- Dissection rétrograde prérectale de la face postérieure de la prostate, des vésicules séminales et des canaux déférents.

- Ouverture transversale du col vésical et exérèse prostatique totale avec hémostases très nombreuses (fils fins, clips).

- Anastomose urétrovésicale parfois difficile au fil à résorption lente, aidée au besoin par l'introduction d'un béniqué transurétral et par compression du périnée par l'instrumentiste permettant de mieux exposer l'urètre (**Fig. 60.3**).

- Drainage vésical par sonde transanastomotique, à ballonnet ou simple, fixée soit au gland soit par un bourdonnet transvésicopariétal.

- Drainage régional aspiratif.

61. Chirurgie de l'urètre masculin

1. RAPPEL ANATOMIQUE

L'urètre est un canal étendu du col vésical au méat urétral, qui comprend deux segments topographiques différents par leurs rapports, leurs fonctions et leurs difficultés d'abord chirurgicales.

a. Urètre postérieur

Il se compose de deux parties.

URÈTRE PROSTATIQUE

- Profond, fixe, pelvien.
- Traversant la glande prostatique.
- Où s'ouvrent l'utricule et les canaux éjaculateurs au niveau du veru montanum.

URÈTRE MEMBRANEUX

- Fait suite à l'urètre prostatique.
- Court.
- Dont la partie haute est entourée de fibres musculaires striées formant un sphincter, élément important du contrôle volontaire de la continence.

b. Urètre antérieur

À paroi plus épaisse formée par la gaine érectile du corps spongieux, divisé en : urètre bulbaire (encore profond dans le périnée), urètre périnéal (fixé dans le périnée, sous le scrotum) et urètre pénien (mobile et superficiel).

2. VOIES D'ABORD

Elles sont très variables avec le segment urétral considéré.

a. Voie sus- et rétropubienne

Pour l'urètre prostatique seulement :
- par incision cutanée et aponévrotique médiane ou transversale (de Pfannenstiel) ;
- avec dissociation médiane des muscles grands droits et pyramidaux ;
- avec dissection basse de l'espace de Retzius ;
- avec hémostase préventive de nombreuses veines ;
- dans des cas particuliers avec pubectomie partielle ou totale.

b. Voie périnéale

Pour l'urètre membraneux, bulbaire, périnéal.

INSTALLATION

- Patient en position gynécologique avec protection des points de compression sur la table ou les supports des membres inférieurs.
- Désinfection du périnée, des organes génitaux externes et de la région sous-ombilicale pour permettre un cathétérisme urétral ou une taille vésicale complémentaire éventuelle.
- Opérateur assis entre les membres inférieurs du patient.

INSTRUMENTATION

Elle comprend :
- des pinces fines et atraumatiques ;
- des ciseaux fins, des ciseaux de Stile prolongés par un conducteur filiforme ;
- un écarteur autostatique type Beckmann ou cadre de Denis Browne ;
- un écarteur endo-urétral type Turner-Warwick ;
- un jeu de sondes dont des sondes béquillées et des sondes de Philips prolongées par des conducteurs filiformes ;
- un jeu de béniqués droits et courbes ;
- des perles et des plombs ;
- une électrocoagulation fine.

UROLOGIE

INCISION
- Médiane sur le raphé périnéal postérieur.
- Ou transversale légèrement concave en arrière d'un ischion à l'autre, à quelques centimètres de l'orifice anal.

DISSECTION
De l'espace anobulbaire et de l'espace prérectal.
Abord de l'urètre bulbaire ou périnéal entouré du corps spongieux, après incision médiane du raphé unissant les muscles bulbocaverneux.

c. Voie pénienne
- Pour l'urètre pénien.
- Incision de niveau variable selon la topographie urétrale considérée mais aussi du procédé chirurgical envisagé :
  - soit transscrotale séparant les bourses ;
  - soit pénienne ventrale ;
  - soit circulaire dans le sillon balanopréputial avec retroussement cutané vers la racine de la verge (voie coronale) ;
  - soit transbalanique pour l'urètre distal.

3. MÉATOSTOMIE-MÉATOPLASTIE

- *Objectif.* Élargir le méat urétral rétréci.
- *Incision.* À la face ventrale du méat, jusqu'en zone saine.
- *Suture.* Soit mucocutanée directe (méatostomie) au fil fin résorbable, soit complétée par une plastie cutanée (méatoplastie).

4. URÉTROPLASTIES POUR STÉNOSE URÉTRALE

Quand l'urétrotomie interne endoscopique n'est plus suffisante, le recours à l'urétroplastie à ciel ouvert est nécessaire. Les techniques sont très nombreuses, adaptées au siège de la lésion, à son étiologie, à son étendue, mais peuvent être classées en deux catégories :
- les procédés en un temps qui assurent dans la même séance opératoire la cure du rétrécissement et la reconstruction canalaire ;
- les procédés en deux temps qui réalisent d'abord la cure du rétrécissement puis dans un deuxième temps, après le 3e mois minimum, la reconstruction urétrale.

Le drainage urétral postopératoire est le plus souvent réalisé par une sonde urétrale ou une cystostomie *a minima* (cathéter sus-pubien).

A. URÉTROPLASTIES EN UN TEMPS

a. La résection-anastomose de l'urètre
- Dissection de l'urètre sténosé et de l'urètre sain sus- et sous-jacent.
- Résection large du segment rétréci jusqu'en zone saine.
- Contrôle de la perméabilité des deux extrémités éventuellement refendues obliquement pour en augmenter le diamètre.
- Anastomose terminoterminale à points séparés de fils fins à résorption lente.

b. Réfection urétrale par greffe ou lambeau
(Fig. 61.1)
- Dissection identique de l'urètre.
- Incision de la face ventrale du rétrécissement jusqu'en zone saine.
- Reconstitution du plancher urétral par des procédés divers utilisant un lambeau ou une greffe de peau ou de séreuse vaginale.

B. URÉTROPLASTIES EN DEUX TEMPS

a. Premier temps : mise à plat
- Abord de l'urètre sténosé par une voie adaptée au segment considéré.
- Incision longitudinale sur le plancher de l'urètre jusqu'en zone saine.
- Suture de la muqueuse urétrale à la peau voisine (fils fins à résorption lente).

b. Deuxième temps : reconstruction
- Vérification de la bonne perméabilité de l'orifice urétral d'amont (bougies ou béniqués).
- Incision longitudinale de chaque côté de la gouttière urétrale et décollement des berges cutanées facilité par l'utilisation de crochets de Gillis.
- Fermeture de l'urètre et de la peau sus-jacente, utilisant parfois des perles et des plombs.
- Pansement légèrement compressif temporaire.

5. CHIRURGIE DE L'HYPOSPADIAS

- *Objectif.* Allonger l'urètre trop court pour positionner le méat urétral le plus près possible de l'extrémité du gland.
- Les procédés sont nombreux, adaptés éventuellement à la position initiale du méat, et à l'existence de lésions associées éventuelles (sténose du méat, courbure de la verge) à traiter préalablement ; le drainage urétral postopératoire est le plus souvent réalisé par une sonde urétrale ou une cystostomie *a minima* (cathéter sus-pubien).
- Seuls les principes des techniques les plus classiques seront exposés.

CHIRURGIE DE L'URÈTRE MASCULIN

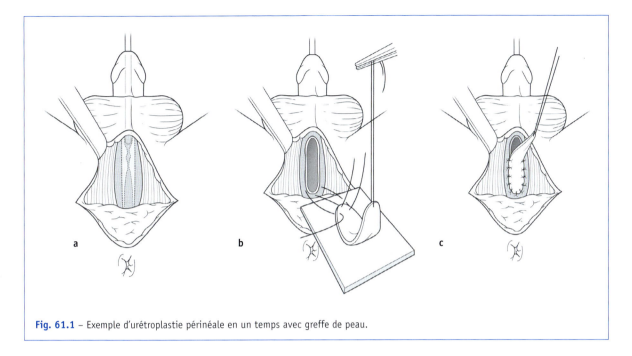

Fig. 61.1 – Exemple d'urétroplastie périnéale en un temps avec greffe de peau.

A. CORRECTION DE LA COURBURE DE LA VERGE

- Cette courbure est due à une bande fibreuse étendue du méat hypospade à la base du gland.
- Incision pénienne ventrale.
- Décollement des berges cutanées.
- Excision du tissu fibreux, mettant à nu l'albuginée des corps caverneux et aggravant souvent la position hypospade du méat.
- Fermeture par glissement des lambeaux cutanés.
- Pansement légèrement compressif.

B. TECHNIQUE DE MATHIEU

Appliquée au méat hypospade pénien distal (**Fig. 61.2**).

- Incision en U et dissection d'un lambeau cutané à la face ventrale de la verge, en amont du méat (utilisation de crochets de Gillis).

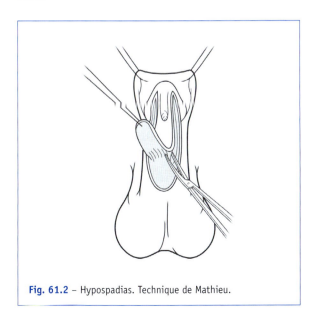

Fig. 61.2 – Hypospadias. Technique de Mathieu.

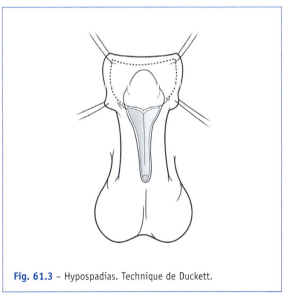

Fig. 61.3 – Hypospadias. Technique de Duckett.

- Rabat du lambeau vers l'avant, constituant le plancher de l'urètre reconstitué.
- Suture des berges aux fils très fins à résorption lente, en points séparés ou en surjet.
- Recouvrement cutané sus-jacent par décollement de la peau latérale de la verge, complétée si besoin par une contre-incision de décharge dorsale dont la cicatrisation sera facilitée par un pansement gras.

C. TECHNIQUE DE DUCKETT

Appliquée au méat hypospade pénien (**Fig. 61.3**).

- Découpe d'un lambeau mucocutané aux dépens du tablier préputial dorsal excédentaire, avec respect du pédicule vasculaire nourricier.
- Tubulation de ce lambeau autour d'une sonde urétrale.
- Transposition du lambeau à la face ventrale de la verge.
- Anastomose du tube urétral au méat hypospade, prolongeant ainsi l'urètre jusqu'au gland.

D. TECHNIQUE DE DUPLAY

Appliquée au méat hypospade pénien ou postérieur (**Fig. 61.4**).

- Longue incision en U depuis la partie postérieure du méat jusqu'au sillon balanopréputial.
- Décollement des berges avec électrocoagulation fine.
- Confection du néocanal urétral par des points séparés ou un surjet de fils fins à résorption lente.

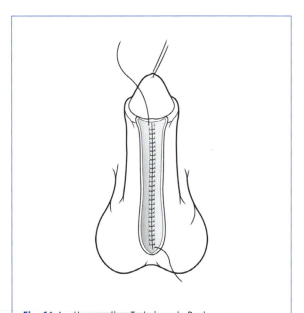

Fig. 61.4 – Hypospadias. Technique de Duplay.

- Recouvrement cutané sus-jacent par décollement de la peau latérale de la verge et suture adossée par des perles et plombs avec éventuelle incision de décharge dorsale (pansement gras).

E. TECHNIQUE DE LEVEUF

a. Premier temps

- Urétroplastie analogue au premier temps de la technique de Duplay.
- Enfouissement du montage pénien dans le scrotum où est pratiquée une incision médiane de longueur égale à la surface cruentée pénienne.

b. Deuxième temps

Pratiqué au minimum 3 mois plus tard :
- désenlisement de la verge par incisions latérales du scrotum ;
- fermeture cutanée pénienne et scrotale.

6. CHIRURGIE DE L'INCONTINENCE URINAIRE MASCULINE

- *Objectif.* Corriger ou pallier l'insuffisance sphinctérienne urétrale.
- Les nombreuses techniques utilisées auparavant laissent la place dans la plupart des cas à l'implantation d'un sphincter artificiel, péri-urétral le plus souvent ou péricervical.
- Constitué :
  - d'une manchette hydraulique dont le gonflement assure la compression de l'urètre ;
  - d'un réservoir de liquide placé sous la paroi abdominale ;
  - d'une pompe placée dans la bourse, dont l'action permet la vidange de la manchette dans le réservoir (miction).
- Dont la complexité justifie des précautions d'asepsie particulière.

A. IMPLANTATION PAR VOIE PÉRINÉALE
(**Fig. 61.5**)

C'est la technique recommandée.

- Installation en position de la taille, avec champ abdomino-périnéal.
- Badigeonnage long, répété.
- Sondage dans le champ (Foley 16).
- Abord périnéal de l'urètre bulbaire qui est disséqué.
- Mesure de la circonférence et mise en place de la manchette et de ses tubulures.

CHIRURGIE DE L'URÈTRE MASCULIN

- Abord abdominal inguinal sous-péritonéal permettant de placer le réservoir dans une logette sous-péritonéale et la manchette par un tunnel sous-cutané jusqu'à la bourse.
- Remplissage des éléments et connexion des tubulures.
- Fermeture sans drainage.
- Sonde de Foley 16 quelques jours.
- Activation du sphincter 3 à 6 semaines plus tard.

B. IMPLANTATION PÉRICERVICALE (cf. Fig. 61.5)

- Abord abdominal pur (médiane sous-ombilicale), sous-péritonéal.
- Plus difficile, rarement chez l'homme.
- Nécessitant une dissection entre prostate et vésicules séminales pour passer la manchette.
- Réservée à des cas particuliers.

Une nouvelle technique est en cours d'évaluation dans la cure d'incontinence urinaire masculine, c'est la pose de bandelette sous-urétrale pour des poids de fuite inférieur à 200 g par jour, d'où l'intérêt d'un pad test préopératoire.

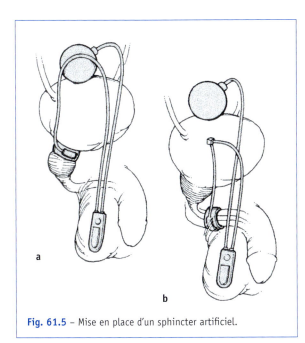

Fig. 61.5 – Mise en place d'un sphincter artificiel.

62. Chirurgie des organes génitaux externes masculins

1. RAPPEL ANATOMIQUE

a. La verge

- Elle est constituée :
  - de corps érectiles très vascularisés permettant l'érection, entourés d'un épais fascia ;
  - de deux corps caverneux recouverts de l'albuginée, tunique très résistante, et dont l'extrémité postérieure est insérée sur la branche ischiopubienne correspondante ;
  - d'un corps spongieux renflé au niveau du gland, entourant l'urètre ;
  - de l'urètre pénien ;
  - d'une peau très fine dont le prépuce recouvre le gland.
- L'érection est liée à l'intumescence des corps érectiles :
  - par un mécanisme vasculaire ;
  - sous commande nerveuse complexe.

b. Les bourses

- La paroi est constituée par :
  - la tunique externe cutanée et musculaire ;
  - la vaginale, séreuse interne qui entoure le contenu.
- Le contenu comprend :
  - les testicules, glandes génitales à sécrétion externe (spermatozoïdes) et interne (hormones), recouverts par l'albuginée ;
  - les épididymes formés d'un très long canal épididymaire par où cheminent et finissent de maturer les spermatozoïdes, comprenant une tête, ou globus major, reliée au testicule, un corps qui lui fait suite, une queue reliée au canal déférent par l'anse épididymodéférentielle.

c. Le cordon spermatique

- Chemine à la partie haute des bourses puis dans le canal inguinal.

- Constitué par :
  - le canal déférent, voie d'excrétion des spermatozoïdes ;
  - des artères spermatique, déférentielle et funiculaire ;
  - des veines en nombre variable.

2. VOIES D'ABORD

a. Préparation commune

- Décallotage complet du gland (s'il est possible).
- Asepsie large et non irritante pour la peau scrotale et la muqueuse balanique.

b. Abord de la verge

Voie d'abord directe :
- soit par incision en regard de la lésion (**Fig. 62.1 a**) ;
- soit par incision circulaire dans le sillon balanopréputial et refoulement de la peau vers la base de la verge (voie coronale) (**Fig. 62.1 b**) ;
- soit par incision prépubienne pour l'abord simultané des parties proximale et distale des corps caverneux (**Fig. 62.1 c**) ;
- soit par incision périnéale pour aborder la partie postérieure des corps érectiles (**Fig. 62.1 d** et **e**).

c. Abord du contenu scrotal

VOIE SCROTALE

- Incision sur le testicule billot.
- Ouverture de la vaginale.
- La fermeture du scrotum, une fois le geste effectué, se fait le plus souvent par des fils résorbables, peau comprise.

VOIE INGUINALE

- Incision oblique sur le trajet du canal inguinal.
- Ouverture du canal inguinal.

CHIRURGIE DES ORGANES GÉNITAUX EXTERNES MASCULINS

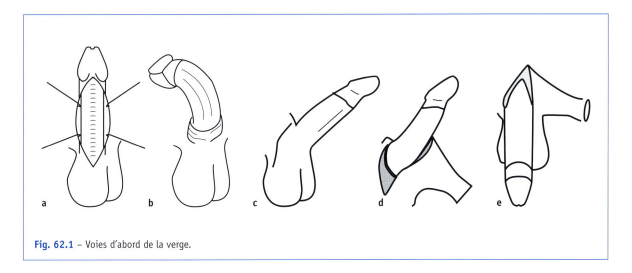

Fig. 62.1 – Voies d'abord de la verge.

- Abord premier du cordon spermatique avec remontée possible du contenu scrotal dans le champ opératoire.

3. CHIRURGIE DU PRÉPUCE (Fig. 62.2) : CIRCONCISION OU POSTHECTOMIE

- Objectif. Résection du prépuce étroit pour permettre la mise à nu du gland.
- Technique :
  - tension du prépuce avec deux pinces de Chaput ;
  - résection de l'excédent cutanéomuqueux avec hémostases au fil fin ou bistouri électrique ;
  - suture cutanéomuqueuse par points séparés ou surjet de fil résorbable, parfois sur un bourdonnet de pansement gras.

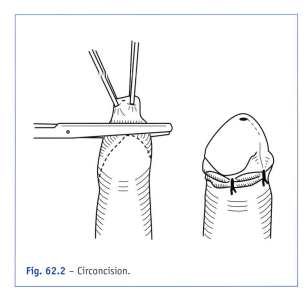

Fig. 62.2 – Circoncision.

4. CHIRURGIE DU PRIAPISME

- Objectif. Évacuer puis dériver le sang veineux des corps caverneux, soit dans le corps spongieux, soit dans les veines saphène et fémorale.
- C'est une urgence.

a. Anastomose cavernospongieuse

Elle peut s'effectuer par deux voies.

VOIE PÉRINÉALE

- Ouverture des corps spongieux et caverneux en regard.
- Expression manuelle puis lavage des corps caverneux avec du sérum hépariné (3 cm^3 d'héparine dans 500 cm^3 de sérum) injecté par ponction directe à l'extrémité du corps caverneux.
- Anastomose cavernospongieuse par deux hémi-surjets de fils très fins non résorbables.

VOIE DISTALE : BALANOCAVERNEUSE

Établissement d'une communication distale entre les deux corps érectiles par ponction large ou ouverture au bistouri froid entre la base du gland et l'extrémité du corps caverneux.

b. Anastomose cavernosaphénienne

- Voie d'abord crurale, c'est-à-dire verticale antérieure à la racine de la cuisse.
- Isolement de la veine saphène interne.
- Tunnellisation sous-cutanée à l'aide de bougies de Hegar, vers la racine de la verge où est pratiquée une contre-incision sur le corps caverneux.
- Lavage au sérum hépariné.
- Anastomose cavernosaphénienne par deux hémi-surjets de fils vasculaires.

5. CHIRURGIE TESTICULAIRE

A. CHIRURGIE DE L'ECTOPIE TESTICULAIRE

- Objectif. Rechercher, libérer et abaisser, sans traction dans la bourse, un testicule ectopique.

- Voie d'abord. Souvent inguinale si le testicule y est palpé, qui peut être agrandie vers le haut si la glande est plus haute.

- Exposition du champ opératoire facilitée par un petit écarteur autostatique.

- Dissection des éléments du cordon spermatique (vaisseaux d'une part, canal déférent d'autre part) avec refoulement du péritoine ou résection associée d'un sac herniaire.

- Création au doigt d'un passage dans le canal inguinal et d'une loge dans la bourse.

- Abaissement du testicule dans la bourse sans traction pour éviter l'ischémie secondaire.

- Fixation du testicule au fond du scrotum, ou dans une logette sous-cutanée formée dans un décollement de la paroi, facilitée par une incision scrotale complémentaire.

B. CHIRURGIE DU CANCER TESTICULAIRE

- Objectif. Dans un premier temps, l'intervention est une orchidectomie élargie, par voie haute, c'est-à-dire l'ablation du testicule, de ses annexes et du cordon spermatique par un abord inguinal premier du pédicule pour éviter tout essaimage métastatique.

- Dans un temps opératoire ultérieur, certains types anatomopathologiques de cancers amènent à pratiquer un curage celluloganglionnaire lombo-aortique.

a. Orchidectomie

- Voie d'abord inguinale.
- Dissection du cordon spermatique et clampage préalable en cas d'incertitude diagnostique.
- Ligature définitive des éléments du cordon, avant la section en aval.
- Exérèse du testicule, de ses annexes et de ses enveloppes, remontés dans le champ opératoire.
- Éventuel remplacement esthétique par la mise en place dans la bourse d'une prothèse testiculaire en élastomère de silicone, qui justifie des précautions particulières d'asepsie.

b. Curage lymphatique lombo-aortique
(Fig. 62.3)

- Voie d'abord : médiane transpéritonéale.
- Refoulement des anses intestinales par des champs humides (sérum tiède) et décollement pariétocolique.

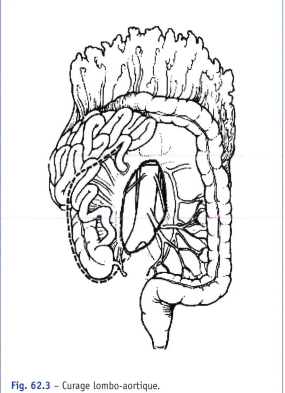

Fig. 62.3 – Curage lombo-aortique.

- Dissection et exérèse des éléments lymphatiques bordant des gros vaisseaux artériels et veineux iliaques primitifs et aorticocaves jusqu'aux vaisseaux rénaux, plus ou moins étendue en largeur selon le côté considéré et le résultat de l'analyse anatomopathologique extemporanée des ganglions lymphatiques prélevés.

- Nécessité de nombreuses lymphostases par fils ou clips.

c. Chirurgie de la varicocèle

Elle est actuellement supplantée par la technique d'embolisation (radiologie interventionnelle).

- Objectif. Supprimer le reflux veineux dans la ou les veines spermatiques dilatées, beaucoup plus souvent à gauche qu'à droite, parfois responsable d'infertilité masculine et/ou de pesanteur scrotale.

- Voie d'abord iliaque extrapéritonéale homolatérale.

- Dissociation des muscles abdominaux maintenus écartés par des valves étroites.

- Dissection puis ligature, et section de la ou des veines spermatiques en situation sous-péritonéale, après refoulement de l'artère.

- Parfois, réalisation d'une phlébographie spermatique peropératoire par injection de produit de contraste dans les

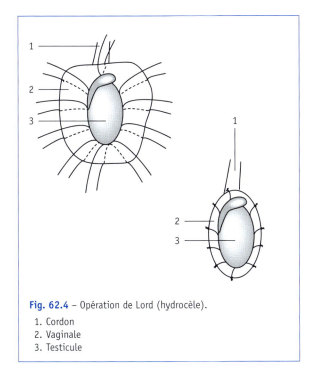

Fig. 62.4 – Opération de Lord (hydrocèle).
1. Cordon
2. Vaginale
3. Testicule

extrémités de la plus grosse veine spermatique au moyen d'un fin cathéter, afin de vérifier l'absence de passage veineux résiduel (nécessité de bon positionnement préalable du patient sur la table opératoire radiotransparente).

d. Chirurgie de l'hydrocèle (Fig. 62.4)

• Objectif. Évacuer le contenu liquidien anormalement présent entre la vaginale et le testicule et réséquer l'enveloppe séreuse pathologique.

• Voie d'abord : scrotale plus souvent qu'inguinale.

• Aspiration du liquide séreux.

• Plicature (opération de Lord) ou résection de la vaginale (surjet hémostatique complémentaire de la tranche de section nécessaire).

e. Chirurgie de la torsion du cordon spermatique

• Objectif. Détordre le cordon spermatique et fixer les testicules en bonne position pour éviter la récidive. Cette intervention est une urgence pour éviter l'ischémie testiculaire définitive responsable de nécrose de la glande.

• Voie d'abord : scrotale plus souvent qu'inguinale.

• Détorsion du cordon spermatique.

• Parfois :
  – infiltration de Xylocaïne® dans le cordon ;
  – réchauffement de la glande par application de compresses humides tièdes.

• En cas de bonne vitalité testiculaire, fixation (orchidopexie) du testicule par deux ou trois points à la face interne des enveloppes avec fixation identique préventive du testicule controlatéral.

• En cas d'ischémie irréversible, orchidectomie avec éventuellement remplacement esthétique par une prothèse testiculaire et fixation préventive du testicule controlatéral.

6. CHIRURGIE DU CORDON

A. VASECTOMIE

• Objectif. Sectionner entre ligatures les canaux déférents dans un but contraceptif définitif, ou pour prévenir certaines infections génitales récidivantes.

• Voie d'abord : scrotale haute et étroite, sous anesthésie locale (seringue de Xylocaïne® munie d'une aiguille fine).

• Repérage digital du canal déférent.

• Petite incision cutanée.

• Isolement du canal déférent par deux pinces de Chaput.

• Section du canal entre deux ligatures. Envoi en anatomopathologie d'un morceau de canal.

B. ANASTOMOSE ÉPIDIDYMODÉFÉRENTIELLE OU DÉFÉRENTODÉFÉRENTIELLE

• Objectif. Rétablir la perméabilité de la voie séminale en cas d'azoospermie excrétoire.

• Voie d'abord : scrotale, parfois complétée par une voie inguinale en cas d'obstacle plus haut situé.

• Déférentographie éventuelle pour affirmer le siège de l'obstacle et la perméabilité de la voie séminale d'aval :
  – isolement du canal déférent ;
  – ponction de la lumière avec un très fin cathéter ;
  – injection très lente de produit opaque sous contrôle radioscopique.

• Dissection très soigneuse (instruments très fins et atraumatiques) des régions épididymaire et déférentielle en amont et aval de l'obstacle.

• Rétablissement de la continuité de la voie séminale :
  – par anastomose épididymodéférentielle latéroterminale ou terminoterminale en cas d'obstacle épididymaire, anastomose déférentodéférentielle terminoterminale en cas d'obstacle déférentiel ;
  – avec techniques et instruments de microchirurgie ;
  – des prélèvements de liquide spermatique sont parfois nécessaires pour évaluer la présence de spermatozoïdes mobiles sur le site anastomotique et parfois conservation pour insémination ultérieure en cas d'échec de l'anastomose.

UROLOGIE

7. CHIRURGIE DE L'IMPUISSANCE SEXUELLE

L'objectif est de pallier l'insuffisance érectile de causes très diverses, par deux types de procédés :
- la revascularisation des corps caverneux qui vise à améliorer le remplissage artériel ou à diminuer la vidange veineuse des corps érectiles ;
- la prothèse pénienne qui vise à donner à la verge une rigidité suffisante.

a. La revascularisation des corps caverneux

- Chirurgie aorto-iliaque :
  - vise à traiter des lésions athéromateuses iliaques primitives ou hypogastriques responsables d'une ischémie chronique des territoires d'aval dont dépendent les corps caverneux ;
  - fait appel aux techniques classiques de chirurgie vasculaire (*cf.* « Chirurgie vasculaire »).
- Revascularisation directe des corps caverneux : de moins en moins pratiquée.
- Réduction du retour veineux. Par ligature des veines de retour, à la racine de la verge.

b. La prothèse pénienne (Fig. 62.5)

PRINCIPES
- Intuber chaque corps caverneux par une prothèse qui donne à la verge un état d'érection artificiel, soit permanent (prothèse semi-rigide ou inerte), soit à la demande (prothèse gonflable).
- Les prothèses sont toutes en élastomère de silicone :
  - soit semi-rigides ;
  - soit gonflables formées d'un cylindre creux dans le corps caverneux, d'un réservoir sphérique de sérum implanté sous les muscles abdominaux, d'une pompe placée dans la bourse, dont le mécanisme permet au sérum du réservoir de remplir ou de s'évacuer du cylindre et de provoquer ainsi l'érection ou la détumescence.

PRÉCAUTIONS PRÉALABLES
- Asepsie particulièrement rigoureuse du champ opératoire.
- Vérification du jeu de prothèses disponibles, de tailles variables en longueur et diamètre.
- Voies d'abord pénienne, prépubienne ou périnéale.
- Dissection des corps caverneux, incisés longitudinalement.
- Forage des corps caverneux avec des bougies de Hegar de calibre croissant.
- Intubation par la prothèse et éventuelle implantation complémentaire du réservoir et de la valve.
- Fermeture au fil à résorption lente.

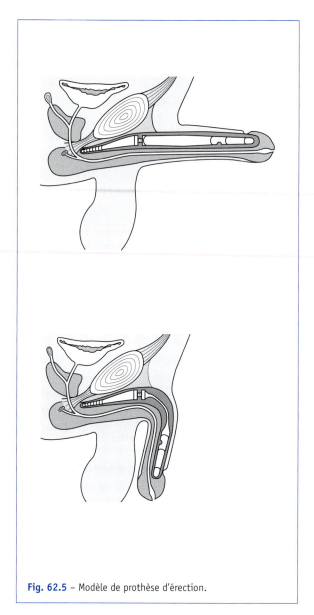

Fig. 62.5 – Modèle de prothèse d'érection.

8. CHIRURGIE DE LA MALADIE DE LA PEYRONIE ET DE L'INCURVATION DE VERGE

- Objectif. Corriger l'incurvation de la verge, parfois liée à la rétraction de zones fibreuses (maladie de La Peyronie) sur l'albuginée des corps caverneux, par deux types de procédés.
- Voie d'abord pénienne :
  - soit en regard de la lésion ;
  - soit circulaire dans le sillon balanopréputial (voie coronale).

RÉALISATION D'UNE ÉRECTION ARTIFICIELLE

Qui précise les limites de la zone pathologique, par compression de la base de la verge par un lacs élastique et injection de sérum dans les corps caverneux.

REDRESSEMENT DE LA VERGE

- Résection des plaques fibreuses de l'albuginée et remplacement par un matériau variable, suturé sur les berges de la résection :
    - soit une greffe dermique prélevée sur le patient ;
    - soit un matériau synthétique.

- Ou plicature des corps caverneux qui consiste à plicaturer les corps caverneux par des fils vasculaires dans la convexité de la courbure anormale, sous contrôle d'une érection artificielle (**Fig. 62.6**).

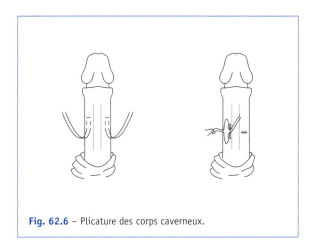

Fig. 62.6 – Plicature des corps caverneux.

63. Transplantation rénale

Elle consiste à greffer sur un patient en insuffisance rénale chronique terminale un rein prélevé le plus souvent sur un sujet en état de mort encéphalique.

1. PRÉPARATION

a. L'asepsie

De rigoureuses précautions d'asepsie sont justifiées par le risque infectieux majoré par le traitement immunodépresseur auquel sera soumis le receveur.

b. Le rein du donneur

- Il doit être examiné et préparé avant la transplantation proprement dite.
- D'où la nécessité d'une préparation préalable :
  - sur une deuxième table stérile ;
  - avec instrumentation fine et fils pour suture vasculaire ;
  - d'une cupule maintenue à 4 °C par de la glace stérile, dans laquelle sera placé le rein.
- Le chirurgien doit alors procéder à :
  - l'ouverture des emballages étanches et stériles du rein transporté en hypothermie ;
  - l'examen du rein dans la cupule refroidie ;
  - la préparation éventuelle des vaisseaux rénaux pour faciliter les anastomoses.

2. RÉALISATION DE LA TRANSPLANTATION

a. Installation

- Patient en décubitus dorsal.
- Sondage vésical par l'opérateur (type de sonde variable selon les équipes).
- Opérateur du côté de l'incision, l'aide lui faisant face ; l'instrumentiste est muni d'une table d'instruments en pont sur les pieds du patient et d'une autre table d'instruments à ses côtés.

b. Voie d'abord (Fig. 63.1)

- Iliaque extrapéritonéale, à droite le plus souvent.
- Refoulement péritonéal.
- Écarteurs autostatiques (type Gosset ou Ricard).

c. Dissection

Des vaisseaux iliaques externes ou primitifs qui sont mis sur lacs, avec lymphostase soigneuse (clips métalliques).

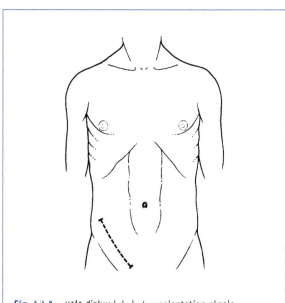

Fig. 63.1 Voie d'abord de la transplantation rénale.

TRANSPLANTATION RÉNALE

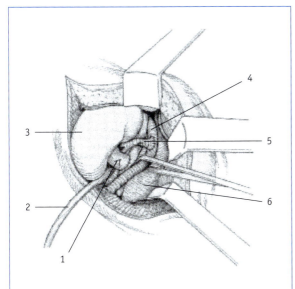

Fig. 63.2 – Transplantation rénale.
1. V. rénale
2. Uretère avant anastomose
3. Greffon
4. A. iliaque externe
5. A. rénale
6. V. iliaque externe

d. Positionnement du rein

Toujours refroidi dans la fosse iliaque et anastomose vasculaire entre les vaisseaux du donneur et du receveur :
- de la veine rénale en terminolatéral sur la veine iliaque (primitive ou externe) clampée latéralement (clamp de Satinski) ;
- de l'artère rénale en terminolatéral sur l'artère iliaque préparée (primitive ou externe) et dont la lumière est rincée au sérum hépariné.

e. Déclampage

De la veine puis de l'artère, qui doit s'accompagner d'une recoloration et tension immédiate du rein aboutissant à la reprise de la diurèse (**Fig. 63.2**).

f. Anastomose urinaire

- Soit urétéro-urétérale, soit urétérovésicale.
- Toujours protégée par une sonde double J courte.

g. Fermeture pariétale

Plan par plan au fil résorbable avec drainage (Redon).

64. Chirurgie vasculaire pour hémodialyse chronique

1. GÉNÉRALITÉS

a. Principes

L'hémodialyse chronique nécessite des voies d'abord vasculaires faciles à ponctionner de manière répétée, et assurant un débit sanguin efficace. Cet abord peut être assuré de différentes manières.

LA VOIE VEINOVEINEUSE

Consistant à intuber une grosse veine (fémorale) par un cathéter court de fort diamètre utilisé comme voie artérielle du dialyseur, ou comme voie unique artérielle et veineuse en cas d'absence d'autre veine périphérique abordable.

LA FISTULE ARTÉRIOVEINEUSE

Consiste à créer une communication permanente directe entre une artère et une veine superficielle qui devient ainsi une voie d'abord facile à repérer, à ponctionner de manière répétée, et de débit important.

LE PONTAGE ARTÉRIOVEINEUX

Consiste à créer une communication indirecte sous-cutanée entre une artère et une veine par l'intermédiaire d'un greffon de nature diverse.

Les complications restent fréquentes et parfois plus graves que celles des fistules artérioveineuses qui sont la méthode de choix.

b. Anesthésie

- Générale. Indispensable chez l'enfant.
- Locorégionale :
  - méthode de choix souvent suffisante chez l'adulte ;
  - par anesthésie du plexus brachial le plus souvent, qui permet l'abord confortable du membre supérieur.
- Locale. Est parfois réalisable en cas de geste limité.

c. Matériel

L'instrumentation doit être adaptée à la précision du geste à réaliser et la fragilité des tissus manipulés.

- Instruments fins et microchirurgicaux (pinces à disséquer, ciseaux, porte-aiguilles...).
- Fils sertis vasculaires, de 5/0 à 8/0.
- Clamps vasculaires atraumatiques à pression réglable.
- Électrocoagulation bipolaire.
- Sérum hépariné à 1 %.
- Xylocaïne® à 1 %.
- Sondes de Fogarty.
- Microscope opératoire ou lunettes grossissantes.

2. FISTULES ARTÉRIOVEINEUSES (Fig. 64.1 et 64.2)

a. Fistule artérioveineuse radiale

C'est la plus fréquemment réalisée.

- Incision cutanée longitudinale, à la hauteur de la gouttière du pouls.
- Dissection de la veine radiale, qui est sectionnée et liée du côté amont, spatulée du côté aval.
- Dissection de l'artère radiale, incisée longitudinalement après clampage.
- Anastomose artérioveineuse latéroterminale par deux hémi-surjets, après rinçage des lumières vasculaires au sérum hépariné.

b. Fistule artérioveineuse cubitale

Par la même technique sur les vaisseaux cubitaux, au bord interne du poignet.

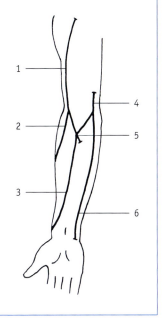

Fig. 64.1 – Veines superficielles du membre supérieur.
1. V. céphalique
2. V. radiale accessoire
3. V. radiale
4. V. basilique
5. V. perforante du coude
6. V. cubitale

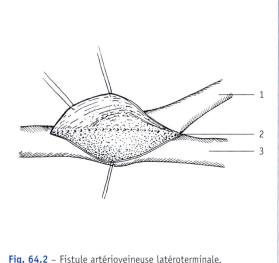

Fig. 64.2 – Fistule artérioveineuse latéroterminale.
1. Veine
2. Anastomose par surjet
3. Artère

c. Fistule artérioveineuse céphalique

Par anastomose, au pli du coude, entre l'artère humérale et une des branches d'origine de la veine céphalique.

d. Variantes

- Fistule latérolatérale au pli du coude.
- Fistule avec superficialisation de la veine basilique.

3. PONTAGE ARTÉRIOVEINEUX

a. Matériaux disponibles pour le pontage

- Veines du patient :
  – veine saphène interne, mais qui doit parfois être respectée pour une autre utilisation,
  – veine céphalique, préalablement artérialisée par la réalisation d'une fistule artérioveineuse au pli du coude, quelques semaines plus tôt.
- Veine humaine conservée.
- Prothèses vasculaires.

b. Sites d'implantation

À L'AVANT-BRAS

- Soit rectiligne avec implantation sur une artère au poignet.
- Soit en U quand les artères cubitale et radiale ne peuvent être utilisées.

AU BRAS

- En dernier recours.
- Avec implantation sur l'artère humérale.

65. Exploration et chirurgie endoscopiques

Elles constituent un chapitre très important de la chirurgie urologique, qui a bénéficié des progrès techniques du matériel utilisé, qui permet une meilleure approche du diagnostic et un élargissement des possibilités chirurgicales.

a. Principes généraux

- *Cf.* chapitre 55, « Chirurgie urologique : généralités ».
- Tout geste endoscopique est susceptible de nécessiter en cas d'échec ou de complication peropératoire un abord chirurgical à ciel ouvert ; le matériel chirurgical conventionnel doit donc être disponible.
- Tout geste endoscopique peut amener à en faire un autre : le matériel endoscopique doit donc être disponible dans son intégralité.

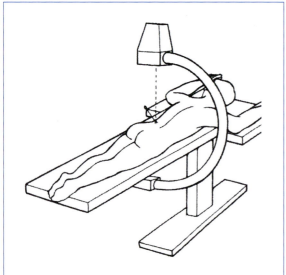

Fig. 65.1 – Installation en décubitus ventral.

- Tout geste endoscopique sur le haut appareil nécessite la disponibilité de matériel de radioscopie. Par exemple, une montée de sonde peut amener à une néphrostomie percutanée, une résection de prostate ou de tumeur de vessie peut débuter par une urétrotomie interne, une urétéroscopie exploratrice peut conduire à l'utilisation de kit de dilatation endoluminale ou de matériel de fragmentation…

b. Installation

- Variable selon la voie d'abord envisagée :
  – en décubitus ventral ou latéral pour l'abord rénal percutané (**Fig. 65.1**) ;
  – en position gynécologique pour l'abord du bas appareil.
- Sur table opératoire adaptée :
  – radiotransparente si des radiographies peropératoires sont prévues ;
  – avec éventuellement un tiroir coulissant avec évacuation liquidienne ;
  – avec plaque de bistouri électrique placée en dehors des zones à radiographier, en cas d'utilisation du bistouri électrique.

1. URÉTROCYSTOSCOPIE

- Objectif : explorer visuellement l'urètre et la vessie dans un but diagnostique.
- L'anesthésie locale est souvent suffisante chez l'adulte :
  – par injection dans l'urètre préalablement désinfecté, d'un gel anesthésiant (lidocaïne) quelques minutes avant le cathétérisme ;
  – avec une préparation psychologique par la mise en confiance du patient souvent inquiet de la préparation matérielle qui précède l'examen.

EXPLORATION ET CHIRURGIE ENDOSCOPIQUES

2. BIOPSIE VÉSICALE

- *Objectif* : prélever un fragment de paroi vésicale pour analyse anatomopathologique.
- Est plus souvent réalisée sous anesthésie locorégionale ou générale que sous anesthésie locale.
- Nécessite :
  – une pince à biopsie ;
  – et parfois le résecteur si la biopsie doit être profonde.

3. URÉTROTOMIE INTERNE

- *Objectif* : sectionner avec une petite lame tranchante, sous contrôle de la vue, une zone urétrale rétrécie.
- Nécessite :
  – une optique directe (0°) ;
  – une lame tranchante mobile par des mouvements de va-et-vient.

4. RÉSECTION ENDOSCOPIQUE

- *Objectif* : réaliser l'exérèse, fragment par fragment, d'une hypertrophie prostatique (**Fig. 65.2**) ou d'une tumeur vésicale (**Fig. 65.3**).
- Nécessite un compte précis des entrées et sorties, en avertissant le chirurgien de toute anomalie, en particulier si les entrées sont supérieures aux sorties (résorption).
- Les poches doivent être remplacées sans délai.
- Les copeaux doivent être intégralement récupérés pour l'examen histologique.

5. LITHOTRITIE VÉSICALE

- *Objectif* : fragmenter un calcul vésical.
- Le système de fragmentation doit être installé.
- Une sonde-panier et la pince à corps étranger servent à récupérer les fragments.

6. CATHÉTÉRISME URÉTÉRAL ET URÉTÉRO-PYÉLOGRAPHIE RÉTROGRADE (UPR)

- Se reporter aux **Figures 65.4 a, b, c, d**.
- *Objectif* : monter plus ou moins haut une sonde urétérale par cathétérisme endoscopique du méat urétral, avec ou sans injection de produit de contraste radiologique.
- Nécessite :
  – une sonde urétérale de calibre et de type variable avec le but recherché – soit à bout coupé ou olivaire pour cathétériser l'uretère ;

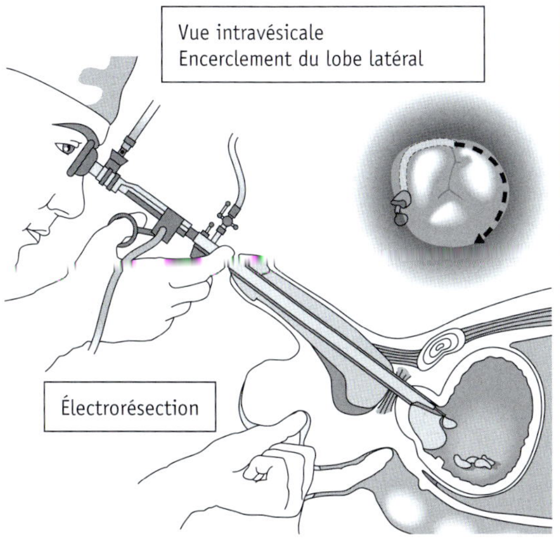

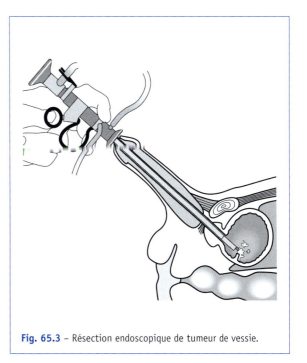

Fig. 65.2 – Résection endoscopique de prostate.

Fig. 65.3 – Résection endoscopique de tumeur de vessie.

UROLOGIE

Fig. 65.4 – Uretéropylographie rétrograde.
  a. Cystoscopie
  b. Montée de sonde : mise en place d'un fil-guide (*leader*)
  c. Montée de sonde : mise en place de la sonde urétérale sur le fil-guide
  d. Montée de sonde : prothèse endo-urétérale dite double J en place

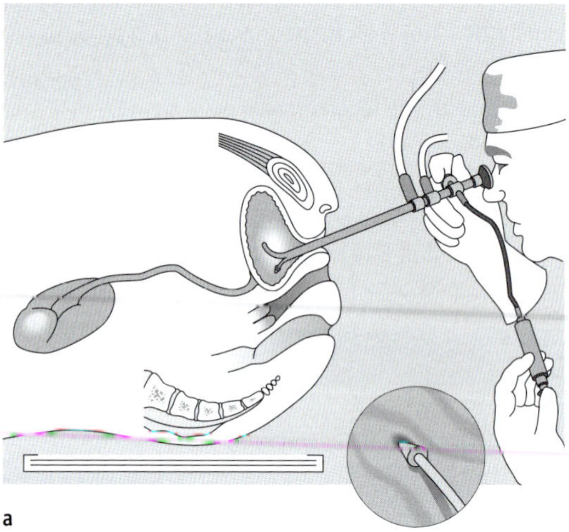

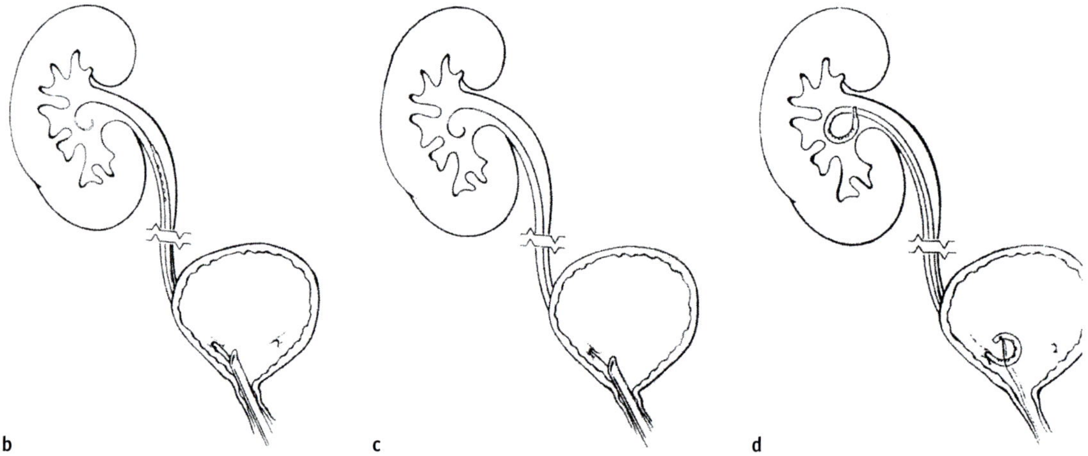

– soit une endoprothèse urétérale double J (JJ) ;
– soit une sonde urétérale bouchon de Chevassu pour cathétériser le méat urétéral et injecter du produit opaque sous scopie pour la prise immédiate de radiographies (UPR).

7. URÉTÉROSCOPIE

- *Objectif* : cathétériser l'uretère sous contrôle de la vue pour préciser un diagnostic.
- Nécessite :
  – une dilatation du méat urétéral par bougies de calibre croissant ou par ballonnet gonflable (**Fig. 65.5 a, b**) ;
  – un urétéroscope avec chemise de petit calibre.
- Peut être suivie de la mise en place d'une sonde urétérale.

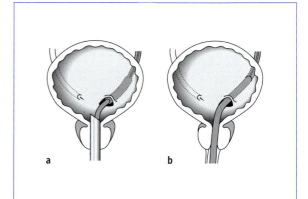

Fig. 65.5 – Dilatation urétérale avant urétéroscopie.
a. Par sonde à ballonnet ; b. Par bougie.

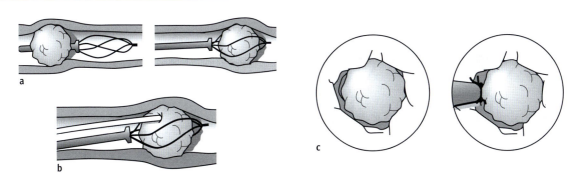

Fig. 65.6 – Urétéroscopie pour calcul.
a. Capture d'un calcul de l'uretère par une sonde-panier de Dormia
b. Fragmentation d'un calcul emprisonné dans une sonde-panier de Dormia
c. Vue d'un calcul urétéral avec mise en place d'une sonde urétérale

8. URÉTÉROSCOPIE POUR CALCUL

- Se reporter aux **Figures 65.6 a, b, c**.
- *Objectif* : fragmenter et évacuer un calcul urétéral sous contrôle visuel.
- Nécessite :
  – le matériel de base de cystoscopie, UPR ;
  – le matériel d'urétéroscopie complété par des sondes-panier, le fil guide, un nécessaire de fragmentation et un kit de drainage par JJ ou une sonde urétérale disponible.

9. NÉPHROSTOMIE PERCUTANÉE

- *Objectif* : drainage, le plus souvent en urgence, d'un rein (ou des deux), en obstruction fébrile ou responsable d'une insuffisance rénale.

- Peut être précédé par une tentative de montée de sonde.
- Nécessite matériel de radioscopie et/ou échographe.
- Installation en décubitus ventral au mieux, sinon en décubitus latéral.
- Ponction des cavités dilatées par repérage échographique ou anatomique par une aiguille fine et creuse (**Fig. 65.7 a**) permettant la mise en place d'un fil-guide (**Fig. 65.7 b**).
- Dilatation du trajet par bougies (**Fig. 65.7 c**) permettant de mettre en place le drain de néphrostomie (**Fig. 65.7 d et e**).
- Solidarisé à la peau solidement et relié à une poche à urines.

10. CHIRURGIE ENDOSCOPIQUE RÉNALE PERCUTANÉE

La chirurgie percutanée du rein est avant tout destinée à l'ablation des calculs du système pyélocaliciel. Elle est perfor-

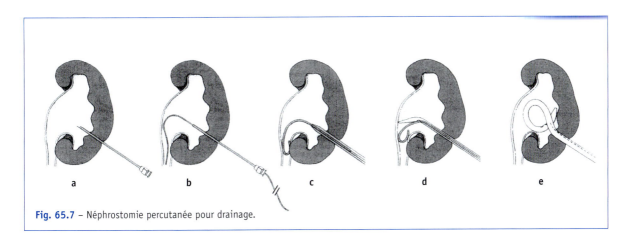

Fig. 65.7 – Néphrostomie percutanée pour drainage.

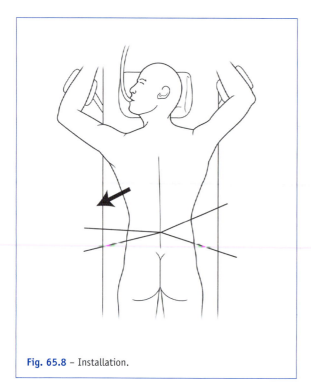

Fig. 65.8 – Installation.

mante en raison de ses résultats, de sa faible morbidité, de son coût financier et de son acceptabilité par le patient. Ces avantages lui assurent une place dans la stratégie thérapeutique des calculs du haut appareil urinaire. Les indications plus marginales de la chirurgie percutanée sont le traitement des malformations de la jonction pyélo-urétérale et de certaines tumeurs urotéliales pyélocalicielles.

A. PRÉALABLES À L'INTERVENTION

a. Préparation du patient

Il faut s'assurer au préalable de la stérilité des urines. En cas d'infection urinaire, une antibiothérapie adaptée est débutée au moins 4 jours avant l'intervention, poursuivie en postopératoire. Rasage et désinfection cutanée de la région lombaire.

b. Anesthésie

Le plus souvent, il s'agit d'une anesthésie générale avec intubation. Parfois, ce sera une anesthésie péridurale ou une anesthésie locale avec analgésie.

c. Installation du patient

Elle s'effectue dans la plupart des cas en deux temps. D'abord en position gynécologique pour la cystoscopie, l'urétéropyélographie rétrograde et la montée de sonde urétérale (cf. infra). Puis le patient est installé en décubitus ventral, tête disposée latéralement et cage thoracique dégagée par un appui sternal et pubien. Le thorax peut être incliné, permettant une plus large fenêtre de ponction par ouverture de l'angle costo-iliaque (**Fig. 65.8**).

d. Radioprotection

L'utilisation de l'amplificateur de brillance impose une radioprotection par tabliers plombés et lunettes.

B. CHIRURGIE PERCUTANÉE DE LA LITHIASE RÉNALE

Elle comprend plusieurs étapes dont les deux premières conditionnent largement la réussite de l'acte opératoire.

a. Ponction calicielle

La cible calicielle a été préalablement déterminée par l'étude de l'urographie intraveineuse ou de l'uroscanner.

REPÉRAGE DU CALICE

Plusieurs méthodes sont utilisables :
– opacification *in situ* par sonde urétérale (**Fig. 65.9**). La montée préalable sous cystoscopie d'une sonde urétérale permet l'instillation de produit de contraste teinté de bleu de méthylène permettant le repérage scopique et l'identification du contenu caliciel lors de la ponction ;
– opacification *in situ* par ponction directe sous contrôle échographique avec opacification du système pyélocaliciel.

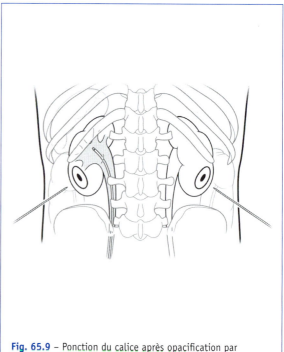

Fig. 65.9 – Ponction du calice après opacification par la sonde urétérale.

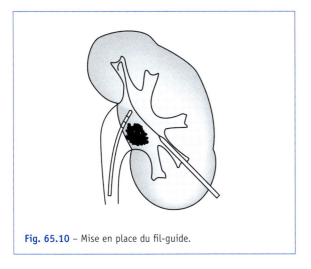

Fig. 65.10 – Mise en place du fil-guide.

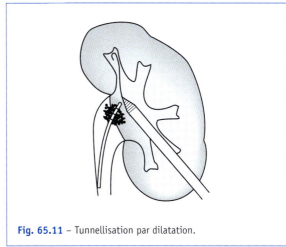

Fig. 65.11 – Tunnellisation par dilatation.

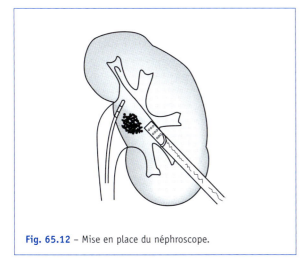

Fig. 65.12 – Mise en place du néphroscope.

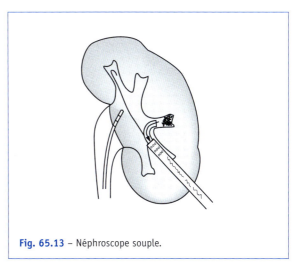

Fig. 65.13 – Néphroscope souple.

PONCTION PROPREMENT DITE

Elle est réalisée sur la ligne axillaire postérieure entre la 12e côte et la crête iliaque avec une aiguille pouvant admettre un fil guide métallique (*ex.* : aiguille de ponction aortique translombaire). La ponction est facilitée en basculant l'amplificateur de brillance permettant d'évaluer le calice dans deux plans de l'espace.

b. Mise en place du fil-guide

Le fil-guide est placé dans les cavités rénales à travers l'aiguille de ponction (**Fig. 65.10**).

c. Tunnellisation

Le trajet de ponction est dilaté sur le fil-guide avec plusieurs types de dilatateurs : tubes métalliques de calibre croissant le plus souvent (**Fig. 65.11**), dilatateurs bougies, dilatateurs à ballonnet gonflable.

d. Mise en place du néphroscope

Elle s'effectue après dilatation complète du trajet, complétée par la mise en place d'un tube supplémentaire (gaine d'Amplatz). Le néphroscope possède une optique adaptée à la vision endorénale, un système d'irrigation-lavage et un canal opérateur (**Fig. 65.12**). Une caméra fixée à l'optique permet la vision sur écran vidéo. Il existe deux types de néphroscope : néphroscope rigide et néphroscope souple permettant l'exploration de calices non accessibles en néphroscopie rigide (**Fig. 65.13**). Le liquide d'irrigation-lavage doit permettre une bonne vision, être compatible avec une éventuelle lithotritie hydroélectrique et avoir le moins d'effets nocifs possibles en cas de réabsorption. Il peut s'agir de sérum physiologique ou d'un soluté de glycine.

e. Ablation du calcul

Le mode d'ablation du calcul dépend de sa taille (**Fig. 65.14**).

UROLOGIE

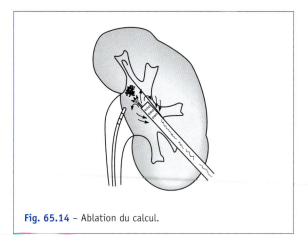

Fig. 65.14 – Ablation du calcul.

- Un calcul de moins de 15 mm est retiré en monobloc grâce à une pince tripode placée dans le canal opérateur.

- Un calcul de plus de 15 mm nécessite une lithotritie endo-rénale qui permet la fragmentation du calcul. Il existe quatre types de lithotriteurs : pneumatique, hydroélectrique, à ultra-sons ou à laser.

f. Drainage postopératoire

Il est assuré par une sonde de néphrostomie placée grâce au fil guide ou par la gaine du néphroscope et fixée à la peau par un fil. Cette sonde a deux avantages :
- elle assure un drainage efficace ;
- elle conserve le tunnel de dilatation en attendant le contrôle radiographique. En cas de calcul résiduel, il sera simple de l'extraire quelques jours plus tard.

SEPTIÈME PARTIE
Gynécologie

Peter Von Theobald
Michel Herlicoviez

66. Chirurgie gynécologique par voie abdominale

1. GÉNÉRALITÉS

A. CARACTÉRISTIQUES D'UNE TABLE POUR INTERVENTIONS GYNÉCOLOGIQUES

Il faut utiliser une table d'opération mobile avec commandes mécaniques ou électriques permettant un décubitus latéral ou une position déclive (Trendelenburg).
Elle comprend :
- un plateau perméable aux rayons X sur toute sa longueur ;
- une paire de jambières à double articulation cassée à la hauteur des hanches et des genoux ;
- ou un jeu de demi-plateaux de jambes transformant la table en modèle à plateaux de jambes séparés, rabattable sous le plateau principal à 130° par rapport à l'horizontale ;
- un dispositif pour chirurgie périnéale comportant deux ensembles amovibles (Goeppel).

B. INSTALLATION DE LA MALADE

- Le champ opératoire aura été préalablement préparé la veille par badigeonnage avec une solution antiseptique et rasage soigneux des poils pubiens.

- La patiente est installée selon la position habituelle des laparotomies :
  - décubitus dorsal ;
  - genoux au niveau de la cassure des jambières ;
  - deux appuis-bras ;
  - deux fixes-cuisses.

- Une sonde vésicale est mise en place avec la plus grande asepsie.

C. POSITION DES DIFFÉRENTS MEMBRES DE L'ÉQUIPE

- L'opérateur se tient debout ou assis sur une selle à la gauche de la patiente.
- L'aide est placé en face de lui.
- L'instrumentiste est installée à la gauche de l'opérateur et dispose ses instruments sur un assistant muet.

D. MATÉRIEL

- Dans un *paquet d'ouverture de paroi* :
  - un porte-tampons ;
  - un bistouri lame 23 ;
  - deux pinces de Chaput ;
  - une pince à coaguler ;
  - six pinces à hémostases (Christophe) ;
  - quatre pinces de Kocher ;
  - deux pinces à disséquer à griffes ;
  - une paire de ciseaux de Mayo courbes ;
  - une paire de ciseaux de Mayo droits ;
  - deux écarteurs de Faraheuf ou Roux ;
  - un écarteur de Ricard comportant trois valves de 60 mm et trois valves de 80 mm.

- Les *instruments servant au temps opératoire* proprement dit sont :
  - deux pinces de Museux ;
  - douze pinces de Jean-Louis Faure ;
  - deux pinces de Kocher 27 cm – deux pinces de Kocher 18 cm ;
  - six pinces de Kelly courbes ;
  - deux pinces de Pozzi ;
  - quatre pinces de Bengoléa sans griffe courbes ;
  - deux pinces de Duval ;
  - deux pinces en cœur ;
  - un hystérolabe.

GYNÉCOLOGIE

- *Ciseaux* :
  - une paire de ciseaux de Nelson 23 cm ;
  - une paire de ciseaux de Klikenberg ;
  - une paire de ciseaux longs et forts pour fils profonds ;
  - une paire de ciseaux de Mayo 17 cm pour fils.
- *Pinces à disséquer* :
  - une de 16 cm ;
  - une de 26 cm ;
  - une de 16 cm ;
  - une de 23 cm.
- *Divers* :
  - un dissecteur ;
  - un porte-aiguilles de Wertheim ;
  - un porte-aiguilles de Stratte ;
  - deux porte-aiguilles de Mayo Hegar 23 cm ;
  - une valve malléable.
- Un *paquet de fermeture de paroi* comportant :
  - deux écarteurs de Farabeuf ;
  - deux pinces de Kocher ;
  - un porte-aiguilles ;
  - un paire de ciseaux courbes ;
  - deux pinces à disséquer à griffes.
- Un *bistouri électrique* et un aspirateur seront donnés en début d'intervention.
- Des *instruments complémentaires* peuvent être également donnés, gardés sous sachets stériles :
  - valves sus-pubiennes et compas ;
  - valves de Leriche ;
  - pince de Babcok ;
  - dissecteurs long et court ;
  - pinces de Jean-Louis Faure et de Bengolea supplémentaires.

2. ANATOMIE CHIRURGICALE

À ventre ouvert, la cavité pelvienne apparaît subdivisée par l'utérus et les ligaments larges en une fosse antérieure, pré-utérine, et une fosse postérieure, rétro-utérine (**Fig. 66.1**).

- Les *ligaments larges* sont constitués par les deux feuillets péritonéaux antérieur et postérieur, soulevés par les annexes de part et d'autre de l'utérus (**Fig. 66.2**).

- L'*utérus* est piriforme à grosse extrémité supérieure, le corps utérin, séparé du col par un rétrécissement, l'isthme (**Fig. 66.3**).

- Le *vagin* s'insère sur le col utérin.

- Le *péritoine* recouvre entièrement l'*utérus* et lui adhère intimement jusqu'au *col*.

- Des *cornes utérines* partent :
  - les ligaments ronds, éléments d'orientation du corps utérin ; ils se dirigent en dehors et en avant vers la région pré-pubienne ;

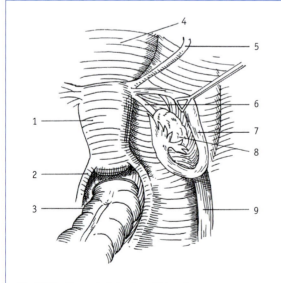

Fig. 66.1 – Vue opératoire du petit bassin.
1. Utérus
2. Lig. utérosacré
3. Rectum
4. Vessie
5. Lig. rond
6. Lig. utéro-ovarien
7. Trompe
8. Ovaire
9. Lig. lombo-ovarien

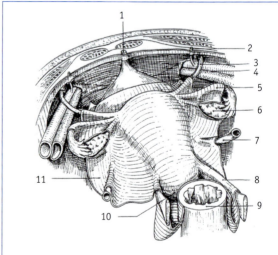

Fig. 66.2 – Ligaments larges, vue endopelvienne schématique.
1. Ouraque
2. A. épigastrique
3. Lig. rond
4. Vaisseaux iliaques externes
5. Trompe
6. Ovaire
7. Uretère
8. Lig. utérosacré
9. Rectum
10. Cul-de-sac de Douglas
11. Péritoine pelvien

CHIRURGIE GYNÉCOLOGIQUE PAR VOIE ABDOMINALE

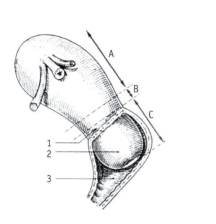

Fig. 66.3 – Utérus et vagin : insertion du vagin sur le col (*d'après P. Kamina*, Anatomie gynécologique et obstétricale, *Maloine*).

1. Portion sus-vaginale du col
2. Portion intravaginale
3. Vagin
A. Corps
B. Isthme
C. Col

– les trompes, situées dans l'aileron supérieur du ligament large ou mésosalpinx entre l'ovaire en arrière et le ligament large.

- Les *trompes* comportent (**Fig. 66.4**) :
  – une portion interstitielle située dans la corne utérine ;
  – une portion étroite se dirigeant transversalement en dehors, l'isthme ;
  – une portion élargie qui revient suivre le bord antérieur de l'ovaire ;
  – un pavillon en forme d'œillet dont les franges mobiles viennent s'appuyer à la surface de l'ovaire.

- Les *ligaments utéro-ovariens*, nés au-dessous des trompes se fixent au pôle inférieur de chaque ovaire. Au pôle supérieur se fixe le *ligament lombo-ovarien* ou ligament suspenseur de l'ovaire ; l'ovaire est encore uni par un court méso, le *mésovarium*, au feuillet postérieur du ligament large, ce qui laisse la majeure partie de sa surface libre de péritoine.

- La *fosse pelvienne antérieure* est occupée par la vessie.

- La *fosse pelvienne postérieure* est occupée par le rectum, séparé de l'utérus par le plafond cul-de-sac péritonéal recto-utérin de Douglas.

3. LES INCISIONS

Trois incisions sont essentiellement utilisées en pratique gynécologique, la cœliotomie médiane sous-ombilicale, l'incision de Pfannenstiel et l'incision transversale avec section des grands droits (Mouchel).

A. LA CŒLIOTOMIE MÉDIANE SOUS-OMBILICALE

Très utilisée autrefois pour des raisons de rapidité d'exécution mais aussi pour ses possibilités d'agrandissement, cette incision présente l'inconvénient d'être inesthétique et de se compliquer parfois d'éventration.

Toutefois, elle garde encore des indications : les tumeurs pelviennes volumineuses, la chirurgie du cancer et la chirurgie de l'urgence ou du diagnostic incertain (hémopéritoine par exemple).

a. Technique

- Une incision cutanée est faite au bistouri à lame, verticale et médiane ; elle peut contourner l'ombilic par la gauche (**Fig. 66.5**).

- L'incision du tissu sous-cutané est réalisée au bistouri électrique.

- L'incision aponévrotique est faite au bistouri près de l'ombilic, poursuivie aux ciseaux jusqu'au ras du pubis.

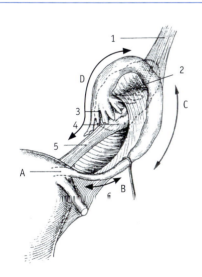

Fig. 66.4 – Rapports trompe et ovaire gauche – Vue antérieure (*d'après Dubreuil*).

1. Lig. lombo-ovarien
2. Lig. tubo-ovarien
3. Frange de Richard
4. Ovaire
5. Lig. utéro-ovarien
6. Lig. rond

A. Segment interstitiel
B. Isthme
C. Ampoule
D. Pavillon

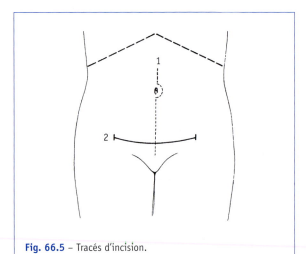

Fig. 66.5 – Tracés d'incision.
1. Incision médiane
2. Incision de Pfannenstiel

- Pour l'incision péritonéale, il faut :
  – écarter les muscles droits ;
  – inciser le péritoine au bistouri entre deux pinces posées superficiellement à la partie supérieure de l'incision ;
  – compléter l'incision vers le haut en soulevant la paroi entre deux doigts après s'être assuré qu'il n'existe pas d'anse accolée ;
  – et vers le bas, refouler le tissu cellulograisseux sous-aponévrotique, puis inciser prudemment le péritoine au bistouri en surveillant par transparence le bord supérieur de la vessie ;
  – ensuite, des champs de bordure sont mis en place et on peut installer un écarteur autostatique qui sera le plus souvent l'écarteur de Ricard.

b. Fermeture de la laparotomie

- La fermeture de la laparotomie est réalisée après toilette péritonéale soigneuse au sérum, comptage des champs et des compresses.
- Le péritoine est suturé par un surjet de fil résorbable fin.
- La paroi est nettoyée à l'aide d'une solution antiseptique et l'hémostase est à nouveau vérifiée.
- Des champs propres sont mis en place et on procède à un changement de gants.
- La suture aponévrotique est réalisée selon les habitudes de chaque opérateur : surjet ou points séparés ; matériel résorbable ou non.
- On peut exécuter un plan sous-cutané par des points de fil à résorption lente.
- La suture de la peau comporte :
  – soit des points séparés simples ou de Blair Donati de nylon monobrin ;
  – soit un surjet intradermique de fil à résorption lente 00 serti à l'aiguille à pointe diamant ;
  – soit des agrafes.

B. INCISION DE PFANNENSTIEL

C'est l'incision de choix de la chirurgie gynécologique : elle présente l'avantage de son caractère esthétique et de la solidité de la réparation pariétale, mais elle est plus longue à réaliser que l'incision médiane et donne un jour plus étroit ; la fréquence des hématomes de paroi impose un drainage sous-aponévrotique.

Elle s'avère possible pour la plupart des interventions gynécologiques à l'exception de celles indiquées précédemment qui seront mieux réalisées par une incision médiane. L'obésité des patientes n'est pas obligatoirement un handicap pour cette voie d'abord.

a. Technique

- L'incision cutanée arciforme à concavité supérieure est réalisée au bistouri à lame à deux travers de doigt au-dessus du bord supérieur du pubis entre les repères symétriques de part et d'autre de la ligne médiane de deux pinces de Chaput (**Fig. 66.6**).
- L'incision du tissu sous-cutané au bistouri électrique nécessite de nombreuses hémostases.
- L'incision aponévrotique transversale est réalisée au bistouri sur la ligne médiane et poursuivie aux ciseaux de Mayo courbes.
- Le décollement musculo-aponévrotique exécuté ensuite est essentiel pour obtenir un abord suffisamment large :
  – vers le haut, après mise en place de deux pinces de Kocher de part et d'autre de la ligne médiane sur la lèvre supérieure de l'aponévrose qui est mise en tension, on procède au décollement musculo-aponévrotique, latéralement aux doigts et à la compresse, sur la ligne médiane aux ciseaux de Mayo courbes (**Fig. 66.7**) ; l'hémostase des vaisseaux perforants nécessite des points de coagulation ;
  – vers le bas, la même technique est utilisée.
- Ensuite, les muscles droits et les pyramidaux sont séparés aux ciseaux droits (**Fig. 66.8**).
- L'incision du péritoine est verticale très haut, entre deux pinces, au bistouri en se méfiant de la vessie.
- Les valves de Ricard peuvent ensuite être mises en place.

b. Fermeture de la laparotomie

Elle est réalisée plan par plan.

- La suture péritonéale est réalisée par un surjet de fil à résorption lente après mise en place de pinces sur les bords latéraux et à l'angle inférieur de l'incision péritonéale en commençant le surjet au niveau de l'angle supérieur.

CHIRURGIE GYNÉCOLOGIQUE PAR VOIE ABDOMINALE

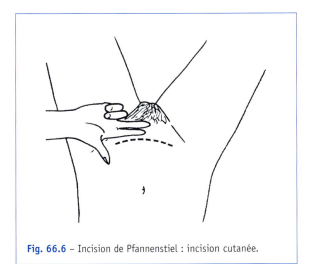

Fig. 66.6 – Incision de Pfannenstiel : incision cutanée.

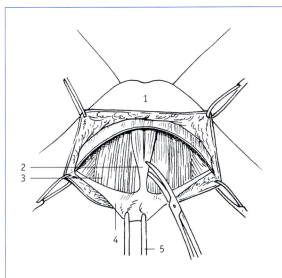

Fig. 66.7 – Incision aponévrotique concave puis décollement musculo-aponévrotique.

1. Pubis
2. M. pyramidal
3. Saillie des mm. grands droits
4. Aponévrose relevée
5. Kocher

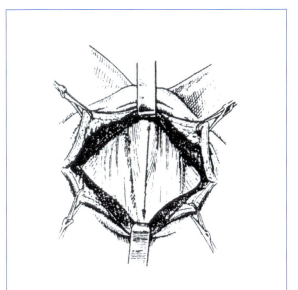

Fig. 66.8 – Séparation des muscles droits sur la ligne médiane puis incision sagittale du péritoine.

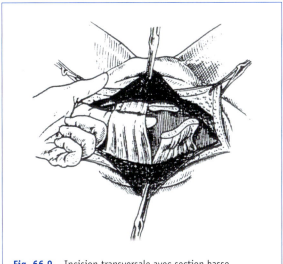

Fig. 66.9 – Incision transversale avec section basse des muscles droits.

- Le rapprochement musculaire médian est réalisé par des points de fil résorbable passés à l'aiguille de Reverdin, ou à l'aiguille sertie.

- Un drain de Redon est alors disposé dans le décollement musculo-aponévrotique sorti par une contre-incision et fixé à la peau.

- La suture aponévrotique est effectuée selon les habitudes de chacun : points séparés ou surjet de matériel résorbable solide.

- Enfin, la suture cutanée est identique à celle utilisée pour les incisions médianes : fil ou agrafes.

C. INCISION TRANSVERSALE AVEC SECTION DES GRANDS DROITS (MOUCHEL)

De plus en plus utilisée, cette incision présente de nombreux avantages sur la précédente : plus rapide d'exécution, absence de plan de décollement musculo-aponévrotique, jour plus large, possibilité d'agrandissement latéral.

La réparation est aussi solide que la précédente, mais les hématomes de paroi, notamment sous-aponévrotiques, sont très rares, et aucun drainage n'est requis.

La cicatrisation musculaire aboutit à la formation d'un « pseudoligament » à l'endroit de la section, sans retentissement fonctionnel.

TECHNIQUE

- Les incisions cutanées, sous-cutanées, et aponévrotiques sont identiques à l'incision de Pfannenstiel.

- On réalise une section des muscles grands droits au bistouri à lame ou électrique, sur tout ou une partie de leur largeur en respectant les pédicules épigastriques qui longent le bord externe de la face inférieure des muscles. Ce pédicule est séparé au doigt ou par une pince de Kelly glissée sous le muscle avant section (**Fig. 66.9**).

- L'incision péritonéale est transversale, au-dessus du bord supérieur de la vessie.

- Pour la fermeture : après un surjet péritonéal, la suture musculo-aponévrotique peut se faire en un plan de points

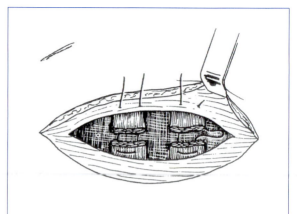

Fig. 66.10 – Réparation de la section des muscles grands droits.

séparés au surjet, prenant alternativement aponévrose seule puis aponévrose et muscle, ou en deux plans : un point en U sur chaque muscle grand droit passé à travers la berge inférieure de l'aponévrose et noué sans tension après fermeture de cette dernière (**Fig. 66.10**).

67. Chirurgie des ovaires et des trompes

Les rapports et la vascularisation de l'ovaire sont rappelés sur les **Figures 67.1** et **67.2**. Bien que les indications de la laparotomie soient devenues rares dans la chirurgie des ovaires et des trompes depuis l'essor des techniques cœlioscopiques, il est important de bien connaître ces techniques de référence.

1. KYSTECTOMIE

a. Indications

Elle s'adresse aux kystes de l'ovaire qui sont de quatre types.

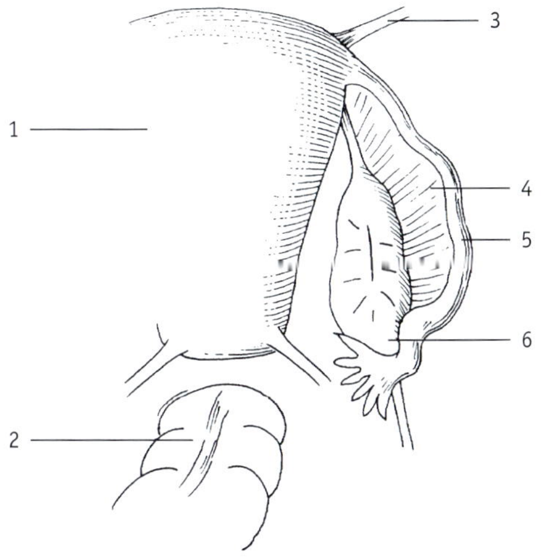

- Les *kystes séreux*, masses liquidiennes de volume variable contenant un liquide clair.
- Les *kystes mucoïdes* dont le contenu est plus épais.

♦ *Remarque* ♦ Ces deux variétés sont susceptibles de cancérisation ; elle est marquée par l'existence de végétations endo- et exokystiques pouvant s'étendre aux organes de voisinage. Dans les cancers ovariens évolués, on constate souvent un envahissement de l'épiploon, des métastases péritonéales que l'on peut trouver jusqu'aux coupoles diaphragmatiques et de l'ascite. La possibilité de cancérisation d'un kyste ovarien de l'aspect le plus banal impose dans ces deux cas un examen anatomopathologique extemporané.

- Les *kystes dermoïdes* sont très caractéristiques par leur contenu (cheveux, os, dents).
- Les *kystes endométriosiques* ont un contenu goudron. Ces deux dernières variétés ne présentent jamais de cancérisation.

b. Technique

- L'incision réalisée est fonction de la taille de la tumeur. Il est parfois possible toutefois de ponctionner celle-ci et de la

Fig. 67.1 – Rapports de l'ovaire.
1. Utérus
2. Rectum
3. Lig. rond
4. Mésosalpinx
5. Trompe
6. Ovaire

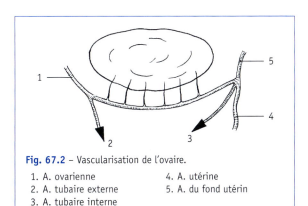

Fig. 67.2 – Vascularisation de l'ovaire.
1. A. ovarienne
2. A. tubaire externe
3. A. tubaire interne
4. A. utérine
5. A. du fond utérin

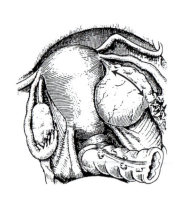

Fig. 67.3 – Kystectomie – Incision superficielle à la limite entre le kyste et l'ovaire sain (*d'après P. Kamina*, Anatomie gynécologique et obstétricale, *Maloine*).

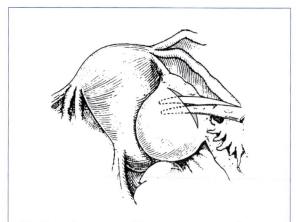

Fig. 67.4 – Kystectomie – Dissection du kyste aux ciseaux (*d'après P. Kamina*, Anatomie gynécologique et obstétricale, *Maloine*).

vidanger à l'aide de l'aspirateur afin de réduire son volume et de pouvoir l'extraire par une petite incision.

- Le kyste ovarien est extériorisé hors du petit bassin. Il faut, surtout si l'on craint un cancer, protéger la paroi par des champs (champ parachute par exemple).

- On réalise une incision superficielle au bistouri à lame à la limite entre le kyste et l'ovaire sain (**Fig. 67.3**).

- Pour disséquer le kyste, on utilise alternativement la pince à disséquer et les ciseaux fins, la compresse et même le doigt (**Fig. 67.4**). On peut ainsi énucléer le kyste qui doit être adressé au laboratoire d'anatomopathologie. Si par malchance le kyste est percé pendant la dissection, le vider complètement en introduisant une canule d'aspiration dans la brèche qui est ensuite colmatée par une pince en cœur.

- La reconstitution ovarienne et l'hémostase sont réalisées par un surjet aller-retour profond puis superficiel de fil résorbable.

- S'il s'agit d'un kyste dermoïde, on pratique une ovariotomie controlatérale pour vérification car la bilatéralité est fréquente.

2. OVARIECTOMIE

a. Indications

L'ablation de l'ovaire est indiquée lorsque le kyste ovarien est trop volumineux pour pouvoir être disséqué.

b. Technique (Fig. 67.5)

- On saisit la trompe dans une pince en cœur ou une pince de Duval.

- On incise aux ciseaux fins le péritoine des feuillets antérieur et postérieur du mésovarium.

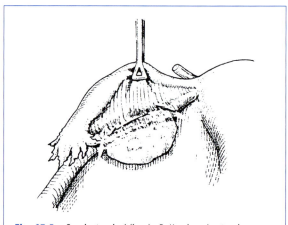

Fig. 67.5 – Ovariectomie (*d'après P. Kamina,* Anatomie gynécologique et obstétricale, *Maloine*).

- L'hémostase des vaisseaux du mésovarium est réalisée par la mise en place de proche en proche de pinces de Kelly ou de Bengoléa.

- Après incision au ras de l'ovaire, on réalise des ligatures appuyées de fil résorption lente 0 puis une péritonisation par un surjet de fil à résorption lente 00 serti.

3. ANNEXECTOMIE

a. Indications

L'ablation de toute l'annexe, c'est-à-dire de la trompe et de l'ovaire, est réalisée lorsqu'il s'agit d'une tumeur ovarienne indisséquable, d'un cancer de l'ovaire ou comme premier temps d'une hystérectomie si le sacrifice des ovaires a été décidé.

CHIRURGIE DES OVAIRES ET DES TROMPES

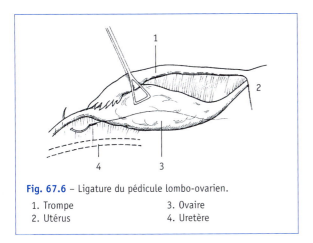

Fig. 67.6 – Ligature du pédicule lombo-ovarien.
1. Trompe
2. Utérus
3. Ovaire
4. Uretère

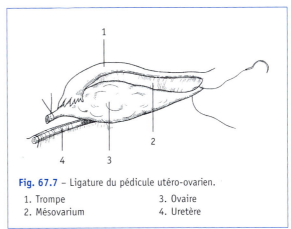

Fig. 67.7 – Ligature du pédicule utéro-ovarien.
1. Trompe
2. Mésovarium
3. Ovaire
4. Uretère

b. Technique

- On soulève l'annexe dans une pince de Duval ou une pince en cœur.

- On réalise l'hémostase du pédicule lombo-ovarien après repérage de l'uretère qui repte sous le péritoine plus en dedans, parallèle à ce niveau.

- Il faut passer un dissecteur ou la pointe de ciseaux longs, ou une aiguille sertie, dans la zone avasculaire située sous le pédicule lombo-ovarien en dehors de l'uretère (**Fig. 67.6**). On peut également réaliser cette manœuvre avec plus de sécurité en incisant le péritoine ce qui permet d'isoler l'uretère du pédicule lombo-ovarien.

- On met alors en place deux pinces de Jean-Louis Faure sur le pédicule lombo-ovarien qui est ensuite sectionné aux ciseaux longs contrecoudés.

- La ligature du pédicule lombo-ovarien doit être effectuée sans traction à l'aide de fil à résorption lente 1. Les fils ne doivent pas être gardés sur des pinces-repères.

- Ensuite, on incise les deux feuillets du ligament large jusqu'à la corne utérine, aux ciseaux longs en tendant l'annexe vers le haut. Il n'y a en principe pas d'hémostase à réaliser.

- L'hémostase du pédicule utéro-ovarien est réalisée par mise en place de pinces de Kelly ; il est ensuite sectionné le long de l'utérus (**Fig. 67.7**).

- On procède ensuite à une salpingectomie interstitielle si l'annexectomie est le seul geste réalisé. Sinon, une pince est placée sur la trompe près de la corne utérine.

4. LA SALPINGECTOMIE TOTALE

La vascularisation des trompes est représentée sur la **Figure 67.8**. La salpingectomie totale est réalisée dans la grossesse extra-utérine rompue, l'hydrosalpinx et le pyosalpinx.

Dans la grossesse extra-utérine, le développement d'un œuf en position anormale dans la trompe finit par aboutir à la fissuration ou à la rupture de celle-ci ; il s'ensuit alors une hémorragie intrapéritonéale parfois gravissime.

L'hydrosalpinx est la conséquence d'une obturation de l'extrémité tubaire due à un processus infectieux et qui réalise une dilatation liquidienne de l'ampoule tubaire.

Le pyosalpinx est un abcès de la trompe.

L'intervention type est celle utilisée pour la grossesse extra-utérine rompue avec hémopéritoine : le diagnostic suspecté par l'état clinique de la patiente peut être confirmé en préopératoire immédiat par une cœlioscopie ou une ponction transvaginale du cul-de-sac de Douglas.

L'incision réalisée le plus souvent est l'incision de Pfannenstiel mais en cas de doute diagnostique, il vaut alors mieux réaliser une incision médiane qui éventuellement permettra de mieux explorer la cavité abdominale.

Dès l'ouverture du péritoine, l'aspirateur est mis en place puis les écarteurs. La main de l'opérateur plonge dans le petit bassin, reconnaît au milieu des caillots sanguins la trompe dilatée et partiellement éclatée qui peut alors être extériorisée.

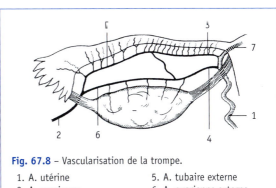

Fig. 67.8 – Vascularisation de la trompe.
1. A. utérine
2. A. ovarienne
3. A. tubaire interne
4. A. ovarienne interne
5. A. tubaire externe
6. A. ovarienne externe
7. A. rétrograde du fond utérin

GYNÉCOLOGIE

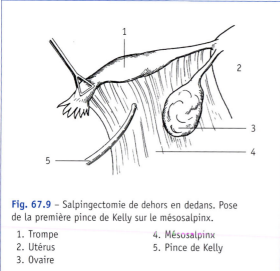

Fig. 67.9 – Salpingectomie de dehors en dedans. Pose de la première pince de Kelly sur le mésosalpinx.

1. Trompe
2. Utérus
3. Ovaire
4. Mésosalpinx
5. Pince de Kelly

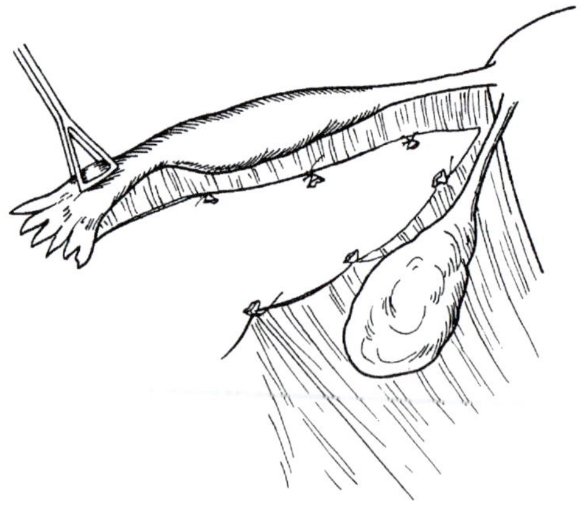

Fig. 67.10 – Salpingectomie – Ligatures hémostatiques du mésosalpinx.

Puis l'hémostase est réalisée par la mise en place de proche en proche sur le mésosalpinx de pinces de Kelly ; chaque pince est posée le plus près possible de la trompe ; le mésosalpinx est sectionné au ras de la trompe aux ciseaux de Mayo courbes ; la pince suivante est alors mise en place jusqu'à ce que l'on aboutisse à la corne utérine (**Fig. 67.9** et **67.10**).

À ce moment, on réalise la résection de la portion interstitielle de la trompe au bistouri à lame (**Fig. 67.11**). La trompe est adressée au laboratoire d'anatomie pathologique.

L'hémostase de la corne utérine est réalisée par un point en X de fil résorbable serti sur aiguille courbe ; les chefs sont laissés longs et mis sur une pince-repère.

Ensuite, l'hémostase du mésosalpinx est réalisée au niveau de chaque pince de Kelly par des points appuyés de fil résorbable serti sur une aiguille courbe.

Les chefs des différents pédicules hémostatiques seront réunis deux à deux, ce qui réalise une « péritonisation » du mésosalpinx. On fait ensuite une toilette péritonéale soigneuse au sérum afin d'éviter la constitution d'adhérences postopératoires.

Toutes les grossesses extra-utérines ne nécessitent pas une salpingectomie ; il est parfois possible, lorsque la trompe est intacte (et donc lorsque le diagnostic a été porté suffisamment tôt), de réaliser soit l'expression de l'œuf en appuyant sur les parois de l'ampoule tubaire, soit encore, si l'œuf est situé plus haut dans la trompe, d'inciser la paroi tubaire et d'énucléer celui-ci (**Fig. 67.12**).

En ce qui concerne la salpingectomie pour hydrosalpinx ou pyosalpinx, l'intervention est réalisée de façon plus réglée, en suivant les mêmes temps opératoires ; la dissection de la trompe peut être rendue difficile par la présence d'adhérences qu'il faut sectionner.

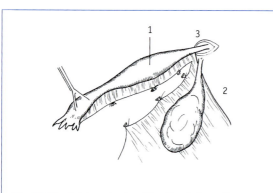

Fig. 67.11 – Salpingectomie – Résection de la partie interstitielle de la trompe.

1. Trompe
2. Utérus
3. Résection de la partie interstitielle

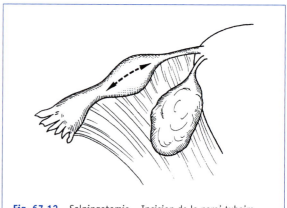

Fig. 67.12 – Salpingotomie – Incision de la paroi tubaire au niveau de la dilatation correspondant à la grossesse ectopique (« mini-césarienne tubaire »).

CHIRURGIE DES OVAIRES ET DES TROMPES

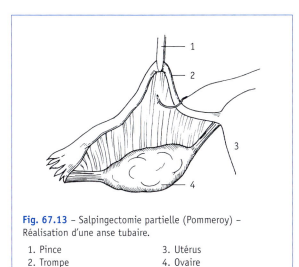

Fig. 67.13 – Salpingectomie partielle (Pommeroy) – Réalisation d'une anse tubaire.

1. Pince
2. Trompe
3. Utérus
4. Ovaire

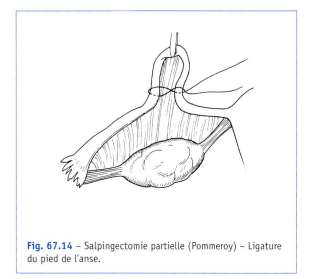

Fig. 67.14 – Salpingectomie partielle (Pommeroy) – Ligature du pied de l'anse.

5. LA STÉRILISATION TUBAIRE

Il s'agit d'une ligature – section des trompes selon la technique de Pommeroy.

Une pince de Kelly est placée sur la portion isthmique de la trompe afin de réaliser une anse.

On passe ensuite un fil à résorption lente serti dans une zone avasculaire du mésosalpinx située à la base de l'anse tubaire (**Fig. 67.13**).

On noue de part et d'autre afin de circonscrire le pied de l'anse (**Fig. 67.14**).

Puis on sectionne un court segment tubaire au sommet de l'anse (**Fig. 67.15**).

Ainsi se trouve réalisée la péritonisation du méso ; lors de la résorption du fil, les deux extrémités tubaires sectionnées vont s'écarter l'une de l'autre.

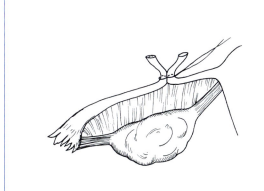

Fig. 67.15 – Salpingectomie partielle (Pommeroy) – Résection tubaire.

68. Chirurgie de l'utérus

Les interventions réalisées sont la myomectomie, les différents types d'hystérectomie utilisés dans le traitement chirurgical des tumeurs bénignes de l'utérus et la colpohystérectomie élargie avec lymphadénectomie iliaque bilatérale, intervention utilisée dans le traitement des cancers de l'utérus.

1. LA MYOMECTOMIE

Les myomes ou fibromyomes utérins sont des tumeurs bénignes fibromusculaires de la paroi utérine (**Fig. 68.1**, **68.2** et **68.3**). Il s'agit d'une affection survenant entre 35 et 45 ans ; les fibromes peuvent être responsables de métrorragies ou de troubles de compression, en particulier urétéraux, et nécessitent alors une intervention. Mais, la plupart du temps, on assiste à leur régression spontanée à la ménopause et il suffit simplement de les surveiller.

Quand une indication opératoire est portée, si la femme est jeune et désireuse de maternité, on réalise l'ablation du fibrome seul, c'est-à-dire la myomectomie. Cette intervention a l'inconvénient d'être assez hémorragique, de se compliquer parfois d'accidents thromboemboliques et de laisser une cicatrice sur l'utérus qu'il faudra surveiller particulièrement au cours de la grossesse.

L'intervention réalisée dépend de la situation du fibrome.

a. Myomes pédiculés sous-séreux (cf. **Fig. 68.1**)

Il s'agit de tumeurs développées à la surface de l'utérus auquel elles sont reliées par un pédicule d'implantation.

- On réalise une incision circulaire au niveau de la base d'implantation du pédicule.

- Suture de la brèche par un ou deux points en X de fil à résorption lente.

b. Myomes intramuraux (cf. **Fig. 68.2**)

Les myomes se développent dans l'épaisseur de la paroi utérine qu'ils déforment.

- On réalise une incision linéaire sur la convexité du myome, au bistouri à lame qui fend toute l'épaisseur de la coque musculaire et, si le myome est volumineux, toute l'épaisseur du myome qui est alors séparé en deux (**Fig. 68.4**).

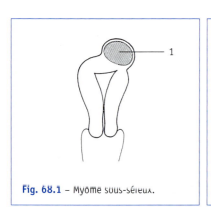

Fig. 68.1 – Myome sous-séreux.

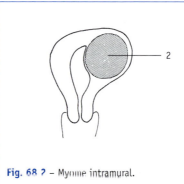

Fig. 68.2 – Myome intramural.

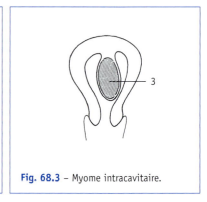

Fig. 68.3 – Myome intracavitaire.

CHIRURGIE DE L'UTÉRUS

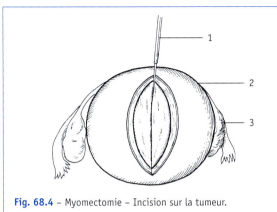

Fig. 68.4 – Myomectomie – Incision sur la tumeur.
1. Bistouri
2. Face supérieure de l'utérus
3. Ovaire

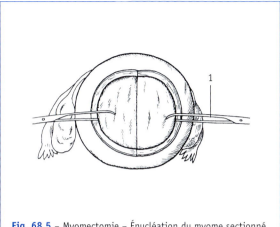

Fig. 68.5 – Myomectomie – Énucléation du myome sectionné en son milieu. 1. Pince saisissant le myome.

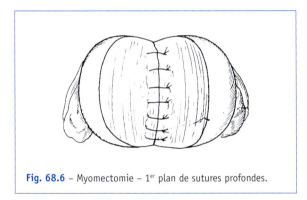

Fig. 68.6 – Myomectomie – 1er plan de sutures profondes.

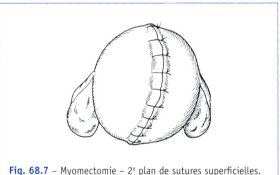

Fig. 68.7 – Myomectomie – 2e plan de sutures superficielles.

- Le myome est alors saisi dans les mors d'une pince de Museux ou par un tire-bouchon (**Fig. 68.5**).
- La dissection s'effectue aux ciseaux et à la compresse jusqu'à ce qu'on obtienne son énucléation.
- La suture de la loge du myome s'effectue en deux ou trois plans de fil à résorption lente (**Fig. 68.6** et **68.7**).

c. Myomes intracavitaires

Situés dans la cavité utérine, ils nécessitent son ouverture. La suture de la brèche s'effectue en évitant de prendre la muqueuse (*cf.* **Fig. 68.3**).

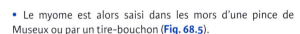

2. HYSTÉRECTOMIE ABDOMINALE

- Ablation de l'utérus sans le col (hystérectomie subtotale).
- Ablation de l'utérus avec le col (hystérectomie totale) :
  – intrafasciale (le fascia est une formation fibromusculaire qui réalise une véritable gaine le long du col utérin ; sa dissection permet de rester au contact du col utérin et supprime donc les risques de blessure urétérale, vésicale ou rectale ; elle assure par ailleurs une meilleure statique vaginale) ;
  – extrafasciale (technique de Wiart) avec ou sans les annexes (**Fig. 68.8** et **68.9**).

A. INDICATIONS

Elle s'adresse aux fibromes volumineux qui ne peuvent être retirés par simple myomectomie, ou chez des femmes plus âgées qui ne sont plus désireuses de maternité, aux métrorragies ne cédant pas au traitement médical et aux tumeurs annexielles.

B. TECHNIQUE

L'intervention peut être réalisée le plus souvent par incision de Pfannenstiel. Là encore, en cas de tumeur volumineuse, on préférera une incision médiane. Le vagin doit être badigeonné avec une solution antiseptique avant l'intervention.

GYNÉCOLOGIE

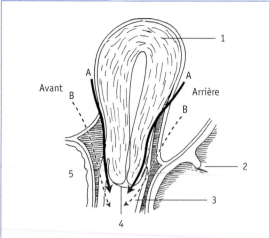

Fig. 68.8 – Modalités de l'hystérectomie en vue sagittale.

1. Corps utérin
2. Rectum
3. Vagin
4. Col utérin
5. Vessie

A. Hystérectomie intrafasciale
B. Hystérectomie extrafasciale

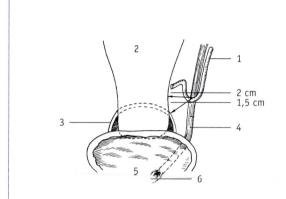

Fig. 68.9 – Croisement de l'artère utérine et de l'uretère – La blessure urétérale est le risque constant dans l'hystérectomie.

1. A. utérine
2. Utérus
3. Vagin
4. Uretère
5. Vessie ouverte
6. Méat urétéral

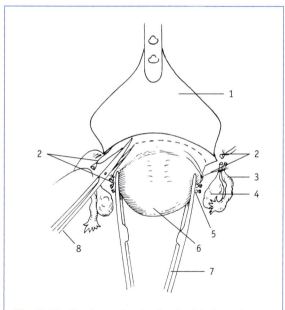

Fig. 68.10 – Hystérectomie – Section du péritoine vesico-utérin.

1. Valve sus-pubienne
2. Lig. rond lié et sectionné
3. Trompe
4. Ovaire
5. Segment utérin de la trompe lié et sectionné
6. Utérus
7. Pinces prenant les cornes utérines
8. Ciseau entamant le péritoine vésico-utérin

a. Hystérectomie intrafasciale avec annexectomie (Aldridge)

LE PREMIER TEMPS EST CELUI DE L'ANNEXECTOMIE

• Mise en place d'une pince de Duval sur l'annexe tendant le ligament large ; repérer l'uretère qui repte sous le péritoine ; passer sous le pédicule lombo-ovarien un fil serti de polyglycol 1 ou un dissecteur qui permet de mettre en place deux pinces de Jean-Louis Faure puis de faire la ligature au fil de polyglycol.

• Puis on sectionne aux ciseaux le péritoine du ligament large en restant proche de l'annexe, jusqu'au ligament rond.

• On sectionne le ligament rond entre deux ligatures ; une pince repère le bout distal.

• Le péritoine vésico-utérin est soulevé par une pince à disséquer au contact du ligament rond ; on glisse une paire de ciseaux sous le feuillet péritonéal afin de le décoller, puis on l'incise jusqu'à la ligne médiane. La vessie est alors refoulée vers le bas aux ciseaux et à la compresse (**Fig. 68.10**).

• Le pédicule utérin apparaît nettement et doit être isolé du péritoine postérieur ; son hémostase est réalisée par la mise en place d'une pince de Jean-Louis Faure ; pour réaliser cette manœuvre, il faut exercer une traction sur l'utérus, ce qui écarte l'uretère, et diriger la pince horizontalement vers l'isthme utérin (**Fig. 68.11**).

Cette manœuvre est réalisée successivement d'un côté puis de l'autre ; ensuite, les pédicules utérins sont sectionnés au ras de l'uterus.

CHIRURGIE DE L'UTÉRUS

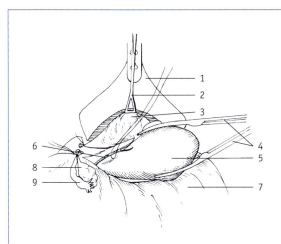

Fig. 68.11 – Hystérectomie – Ligature du pédicule utérin.

1. Valve sus-pubienne
2. Pince cadre tenant la vessie
3. Vessie
4. Pinces prenant les cornes utérines
5. Utérus
6. A. utérine
7. Champ textile
8. Ovaire
9. Trompe

ON RÉALISE ENSUITE LE TEMPS CERVICAL

- Le fascia est sectionné au bistouri ou aux ciseaux en arrière et latéralement ; il est décollé de proche en proche aux ciseaux en exerçant une forte traction sur l'utérus ; une pince Jean-Louis Faure est placée sur chaque ligament utérosacré ; leur section et la dissection du fascia permettent de libérer l'utérus de ses attaches et de dégager le vagin (**Fig. 68.12**).

- Celui-ci est alors sectionné et chaque berge est repérée par une pince de Museux ; l'exérèse est alors achevée, le vagin est badigeonné à l'aide d'un tampon trempé dans une solution antiseptique et monté sur une pince longuette.

- La suture vaginale est réalisée par des points hémostatiques en X de fil résorbable.

- Le fascia est ensuite suturé par des points de fil à résorption lente prenant appui sur le vagin afin de ne pas créer d'espace mort.

- On libère ensuite les pinces de Jean-Louis Faure placées sur les pédicules utérins et les ligaments utérosacrés par des ligatures appuyées, les aiguilles étant montées sur un porte-aiguilles long.

- La péritonisation anatomique est réalisée par un ou deux hémi-surjets de fil résorbable qui doivent enfouir tous les pédicules.

b. Hystérectomie totale extrafasciale (Wiart)

La technique est identique jusqu'au temps cervical.

- Après la section des pédicules utérins, une pince de Jean-Louis Faure est placée de part et d'autre du col et parallèlement à celui-ci sans décoller le fascia ; on réalise ainsi l'hémostase des artères cervicovaginales ; l'extrémité des pinces doit correspondre au niveau de section du vagin (**Fig. 68.13**).

- Le pédicule est sectionné au ras du col utérin ; on peut ensuite directement sectionner le vagin.

c. Hystérectomie totale interannexielle

On ligature puis on sectionne les ligaments ronds, puis les pédicules annexiels de part et d'autre au ras de l'utérus : ovaires et trompes resteront donc en place (**Fig. 68.14** et **68.15**).

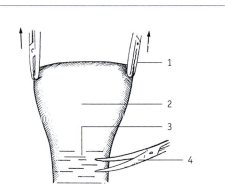

Fig. 68.12 – Hystérectomie intrafasciale – Dissection du fascia cervical aux ciseaux en exerçant une traction forte sur l'utérus.

1. Pinces tenant les cornes utérines
2. Utérus
3. Dissection du fascia
4. Ciseaux

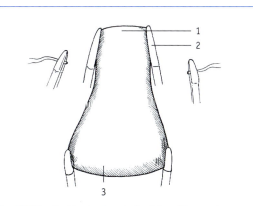

Fig. 68.13 – Hystérectomie extrafasciale – Mise en place d'une pince de Jean-Louis Faure le long du bord latéral du col utérin afin de réaliser l'hémostase des vaisseaux cervico-vaginaux.

1. Col utérin
2. Pince le long du bord latéral du col utérin
3. Fond utérin

GYNÉCOLOGIE

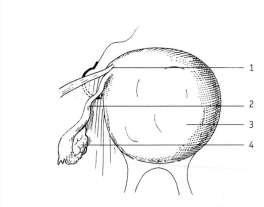

Fig. 68.14 – Hystérectomie interannexielle. Aiguillage du pédicule annexiel gauche.

1. Lig. rond
2. Trompe
3. Utérus
4. Ovaire

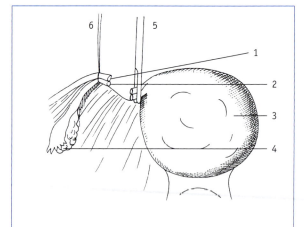

Fig. 68.15 – Hystérectomie interannexielle. Section du pédicule annexiel gauche après mise en place d'une pince de Kocher près de la corne utérine.

1. Lig. rond
2. Trompe
3. Utérus
4. Ovaire
5. Pince de Kocher
6. Ligature

d. Hystérectomie subtotale

Après mise en place des pinces sur les artères utérines puis leur section, le col utérin est sectionné au bistouri électrique ; il est suturé en un plan de fil à résorption lente.

3. COLPOHYSTÉRECTOMIE ÉLARGIE AVEC LYMPHADÉNECTOMIE POUR CANCER

A. RAPPEL ANATOMIQUE (Fig. 68.16)

- L'utérus est un organe médian situé dans le pelvis entre la vessie en avant, le rectum en arrière, le vagin en bas ; l'intestin grêle et le côlon pelvien en haut.

- Le péritoine recouvre entièrement le corps de l'utérus, l'isthme et la face postérieure du segment sus-vaginal du col. Très adhérent au niveau du fond et des parties adjacentes du corps, il est séparé de l'isthme et de la face postérieure du col par du tissu celluleux qui permet de la décoller facilement.

- Les *ligaments* de l'utérus sont :
  – le ligament large, qui unit le bord latéral du corps utérin à la paroi latérale du bassin ;
  – le ligament rond, fixé sur l'utérus au niveau de l'angle latéral du corps, au-dessous et en avant de la trompe, qui se dirige en avant et en dehors en formant l'aileron antérieur du ligament large et se termine sur les parois du canal inguinal et dans le tissu celluleux du mont de Vénus et de la grande lèvre ;
  – le ligament utéro-ovarien, fixé sur l'angle latéral du corps utérin, au-dessous et en arrière de la trompe ;

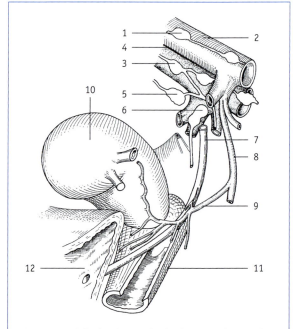

Fig. 68.16 – Colpohystérectomie élargie – Rappel anatomique (d'après Perlemuter et Waligora).

1. Chaîne ganglionnaire iliaque externe
2. A. iliaque
3. Chaîne ganglionnaire iliaque moyenne
4. V. iliaque
5. Chaîne ganglionnaire iliaque interne
6. Ganglion hypogastrique
7. Uretère
8. A. ombilicale
9. A. utérine
10. Utérus
11. Vagin
12. Vessie

CHIRURGIE DE L'UTÉRUS

– le ligament utérosacré, né de la face postérieure du col utérin, près de l'isthme, qui se dirige obliquement en haut et en arrière pour se terminer sur la face antérieure du sacrum, en dedans des trous sacrés.

- Trois *éléments capitaux pour la chirurgie pelvienne* cheminent dans le ligament large :
    – l'*uretère* oblique en avant et en dedans ;
    – l'*artère* utérine, qui croise l'uretère en passant en avant et au-dessus de lui. Elle donne, en dehors de ce croisement, les artères vésicovaginales, au niveau du croisement une artère urétérale en T, et en dedans du croisement où elle dessine une crosse à concavité supérieure, l'artère cervicovaginale ;
    – les *veines utérines* satellites de l'artère.

- Les *lymphatiques* forment des réseaux dans les trois tuniques de l'utérus puis se groupent en collecteurs :
    – au niveau du corps utérin, deux pédicules principaux : utéro-ovarien (qui aboutit aux ganglions juxta-aortiques) et iliaque externe (qui aboutit aux ganglions iliaques externes, chaîne moyenne) ;
    – au niveau du col utérin, deux pédicules principaux : iliaque interne, en arrière de l'uretère, qui aboutit aux ganglions hypogastriques ; iliaque externe, en avant de l'uretère, qui croise ensuite l'artère ombilicale et aboutit aux ganglions iliaques externes des chaînes moyenne et interne.

B. DÉROULEMENT DE L'INTERVENTION

La colpohystérectomie élargie avec lymphadénectomie (CHL) a pour buts l'ablation : de l'utérus et de ses annexes des paramètres, ainsi qu'une large collerette vaginale, ce qui permet de diminuer au maximum le risque de récidive locale ; des principaux ganglions pelviens tributaires de l'utérus dont l'envahissement métastatique est un facteur important du pronostic.

a. Position de l'opérée

Décubitus dorsal. Appui-cuisses. Sondage vésical à demeure.

b. Position de l'équipe

L'opérateur est à gauche de l'opérée, l'instrumentiste à sa gauche et le premier aide face à lui.

c. Matériel nécessaire

Une boîte *Hystérectomie*, voire une boîte *Abdomen*, convient parfaitement avec en plus : deux écarteurs « à hile », une valve sus-pubienne (et ses valves latérales articulées) et son compas, un cadre de Bergeret.

d. Incision

Il s'agit d'une médiane sous-ombilicale prolongée en latéro-ombilical gauche. L'incision transversale avec section des grands droits est également possible. Mise en place des valves du Bergeret et de la valve sus-pubienne.

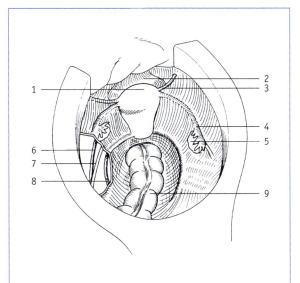

Fig. 68.17 – Colpohystérectomie élargie – Champ opératoire (d'après Perlemuter et Waligora).

1. Utérus
2. Vessie
3. Lig. rond
4. Trompes
5. Ovaire
6. Lig. lombo-ovarien
7. Uretère
8. Lig. utérosacré
9. Sigmoïde

- Le premier temps consiste alors en une exploration minutieuse de l'abdomen en dehors du pelvis, à la recherche de métastases hépatique, péritonéale, ganglionnaire ; toute adénopathie suspecte, latéro-aortique en particulier, doit entraîner son exérèse.

- Le second temps permet l'exploration du pelvis, à la recherche d'adénopathies pelviennes volumineuses et adhérentes aux vaisseaux, qui peuvent passer inaperçues lors de l'examen clinique ou même à la lymphographie, et dont l'existence contre-indique la poursuite de l'intervention.
En l'absence de ces éléments défavorables, on complète l'installation du champ opératoire, afin d'avoir une cavité pelvienne largement découverte (**Fig. 68.17**).

e. Libération de l'utérus

Deux grandes pinces de Kocher saisissent de part et d'autre de l'utérus : le ligament utéro-ovarien, la trompe et le ligament rond.

- Ligature de chaque ligament rond à l'aiguille sertie de fil non résorbable n° 0, le plus loin possible de l'utérus. Le fil est gardé sur une pince-repère. La section des deux ligaments ronds permet l'ouverture du cul-de-sac vésico-utérin (**Fig. 68.18**).

- Décollement vésico-utérin puis vésico-vaginal aux ciseaux courbes et à la compresse. Deux fils tracteurs placés sur le péritoine vésical permettent de soulever la vessie et de la plaquer en avant contre la symphyse.

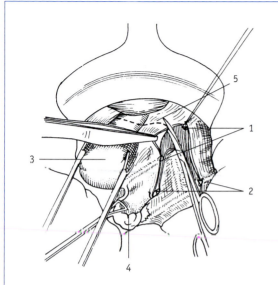

Fig. 68.18 – Colpohystérectomie élargie – Section des ligaments ronds et ouverture du cul-de-sac vésico-utérin.

1. Lig. rond
2. Lig. lombo-ovarien
3. Utérus
4. Ovaire
5. Cul-de-sac vésico-utérin

- Ouverture du cul-de-sac de Douglas au niveau du torus utérinus, superficiellement (pince à disséquer longue sans griffe, pince longuette), puis clivage utérorectal au doigt, d'abord sur la ligne médiane puis latéralement.

Ces deux décollements antérieur et postérieur sont réalisés d'emblée car la découverte, à ce moment de l'intervention, d'un envahissement vésical et/ou rectal méconnu lors du bilan préopératoire, ferait renoncer à la poursuite de l'intervention. Les gestes qui suivent sont réalisés d'abord à droite, puis à gauche.

f. Annexectomie

- Décollement du cæcum et du côlon droit aux ciseaux courbes puis du mésosigmoïde permettant de mettre en évidence les vaisseaux iliaques primitifs jusqu'à la fourche aortique, les uretères et l'origine des pédicules lombo-ovariens.

- Ligature de ces derniers par un fil à résorption lente solide passé autour du pédicule par un dissecteur. Dissection du pédicule jusqu'à l'annexe aux ciseaux courbes.

- Section de l'annexe au ras de la pince de Kocher. Les décollements coliques droit et gauche ont préparé le terrain pour le curage lymphatique.

g. Lymphadénectomie pelvienne
(**Fig. 68.19** et **68.20**)

Le curage débute au niveau de la fourche aortique. Les instruments de choix sont une pince à disséquer de De Bakey longue, un dissecteur fin et long, des ciseaux courbes longs, une pince à clips métalliques pour la lymphostase.

Il faut tenir prêts, en cas de blessure vasculaire, deux pinces de Bengolea et un fil nylon 4/0 serti courbe sur porte-aiguilles fin et long, ainsi qu'un aspirateur à canule type vasculaire.

Après avoir disséqué les ganglions de la fourche aortique, le curage emporte la chaîne iliaque primitive, mettant à nu les vaisseaux à droite comme à gauche.

Puis l'évidement lymphatique emporte la chaîne externe du groupe iliaque externe en se portant au-dessus et en dehors de l'artère puis contourne l'artère pour emporter la chaîne moyenne située entre artère et veine iliaque externe. On s'aidera d'un écarteur à hile pour récliner délicatement les vaisseaux. La chaîne interne (sous-veineuse) est alors disséquée, permettant de mettre à nu le nerf obturateur qui marque la limite profonde du curage sous-veineux. Le doigt, voire un petit tampon monté sur une pince longuette, glissant sur le nerf obturateur d'arrière en avant, sont de bon secours pour ce temps opératoire, libérant les paquets ganglionnaires et les faisant passer en pont sur l'artère ombilicale.

La dissection est poursuivie en bas jusqu'à l'anneau crural où une lymphostase soigneuse par clip ou fil de polyglycol 0 doit être assurée.

h. Décroisement uretère-artère utérine

L'instrument de choix est le dissecteur. L'uretère, toujours en contact avec le péritoine postérieur, est dégagé progressivement, grâce au dissecteur, sur sa face supérieure, depuis la bifurcation iliaque jusqu'au croisement avec l'artère utérine. Celle-ci est facilement repérée en suivant l'ombilicale, d'où elle naît neuf fois sur dix. Elle est liée puis sectionnée entre deux fils. Il est souvent utile de placer sur le segment distal une pince de Jean-Louis Faure qui servira de tracteur. La dissection urétérale est alors poursuivie jusqu'à son abouchement vésical.

i. Section des utérosacrés

L'utérus est basculé en avant et à gauche, afin de tendre le ligament utérosacré droit. Un dissecteur pénètre sous le ligament, de dehors en dedans, et ressort par l'orifice de clivage utérorectal réalisé au début de l'intervention. Un fil non résorbable n° 0 est placé entre les mors du dissecteur, puis noué. Section du ligament aux ciseaux longs (**Fig. 68.21**).

j. Hémostase préventive du vagin (**Fig. 68.22**)

Après avoir bien libéré le col utérin et le vagin proximal aux ciseaux longs et mousses et au tampon monté, un dissecteur carré à longs mors saisit le vagin juste sous le col. On passe alors deux aiguilles serties de fil à résorption lente, latéralement, qui transfixient le vagin. Section du vagin aux ciseaux longs et solides, en assurant une collerette vaginale suffisante de 3 à 4 cm. Selon les auteurs, on draine ou non le vagin. Pour notre part, nous le fermons complètement par deux nouveaux points en X de fil à résorption lente.

CHIRURGIE DE L'UTÉRUS

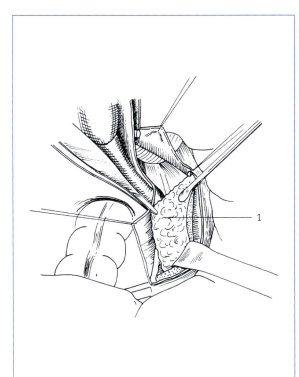

Fig. 68.19 – Colpohystérectomie élargie – Temps de lymphadénectomie.
  1. Lame ganglionnaire

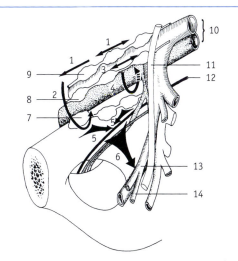

Fig. 68.20 – Colpohystérectomie élargie – Temps successifs de l'évidement ganglionnaire.

1. Ganglions du groupe externe
2. Dégagement de la face antéro-interne de l'artère puis de la veine
3. Ganglions de la chaîne moyenne entre artère et veine iliaque
4. Ganglions de la chaîne interne
5. Le paquet ganglionnaire est rabattu sur le nerf obturateur
6. Puis sur l'artère ombilicale
7. Chaîne interne
8. Chaîne moyenne
9. Chaîne externe
10. Vaisseaux iliaques
11. Uretère
12. N. obturateur
13. A. ombilicale
14. A. utérine

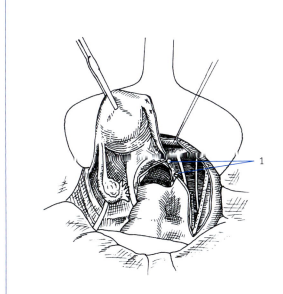

Fig. 68.21 – Colpohystérectomie élargie. Section des ligaments utérosacrés (1).

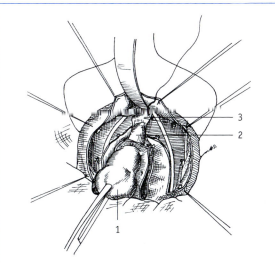

Fig. 68.22 – Colpohystérectomie élargie – Hémostase préventive du vagin.

  1. Utérus   2. Isthme utérin   3. Vagin

GYNÉCOLOGIE

- Les différents temps opératoires ayant été réalisés symétriquement à droite puis à gauche, l'utérus est alors totalement libéré et adressé en anatomopathologie.

- Péritonisation idéale au fil résorbable en deux hémi-surjets, sur deux Redon aspiratifs sous-péritonéaux drainant les loges d'évidement.

- Fermeture pariétale.

4. LA CÉSARIENNE

La césarienne consiste à extraire le fœtus en incisant l'utérus par voie abdominale.
Il s'agit d'une intervention fréquente (10 à 20 % des accouchements selon les services).
Les risques maternels qui ont longtemps fait éviter cette intervention sont maintenant minimes et les indications sont essentiellement fœtales et ont pour but une diminution de la mortalité et de la morbidité.

A. PRINCIPALES INDICATIONS

- Mécaniques : femmes présentant un bassin rétréci ou une tumeur praevia.

- Fœtales : fœtus trop gros ou présentations anormales (siège, transversale, front) ; apparition d'une souffrance fœtale au cours de l'accouchement d'apparence la plus normale, révélée par le « monitorage obstétrical » (enregistrement simultané du rythme cardiaque fœtal et des contractions utérines), confirmée par la mesure du pH par micro-analyse de sang fœtal prélevé au niveau du cuir chevelu ; la césarienne permet d'extraire un enfant en bon état avant que n'apparaissent des lésions cérébrales définitives. La souffrance fœtale suraiguë liée aux hémorragies d'un placenta praevia, d'un hématome rétroplacentaire ou encore d'une procidence du cordon interrompant la circulation fœtale peut obliger à pratiquer la césarienne d'extrême urgence.

- Maternelles : maladies associées à la grossesse comme l'hypertension artérielle ou les néphropaties sévères, certaines formes graves de diabète.

B. MATÉRIEL

Le matériel est celui de toute laparotomie ; soulignons l'importance de l'aspirateur en raison des flots de liquide amniotique qui s'écoulent à l'ouverture de l'utérus.
Le point particulier est l'endroit de la salle d'opération (ou à proximité immédiate) réservé à l'accueil de l'enfant sur une table de réanimation comportant un système de chauffage, d'aspiration et d'oxygénation ; une ventilation doit pouvoir être réalisée au masque mais un matériel d'inturbation pédiatrique doit être prêt ; le nouveau-né est accueilli par une équipe rompue aux techniques de réanimation néonatale. Rappelons que le bon fonctionnement de ce matériel doit toujours être vérifié au préalable.

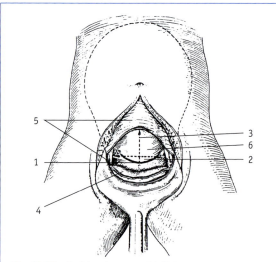

Fig. 68.23 – Incision du segment inférieur.
1. Incision curviligne transversale
2. Incision rectiligne transversale
3. Incision médiane
4. Vessie
5. Péritoine vésicosegmentaire
6. Utérus

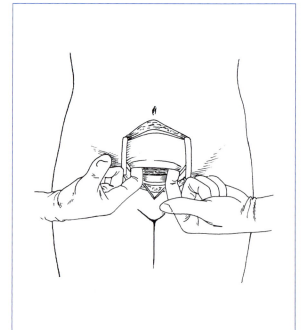

Fig. 68.24 – Les doigts en crochets élargissent l'incision faite au bistouri sur le segment inférieur.

CHIRURGIE DE L'UTÉRUS

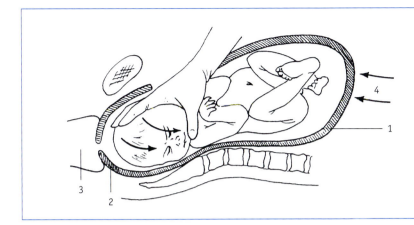

Fig. 68.25 – Extraction de la tête fœtale – La main gauche s'introduit dans l'utérus et refoule la tête fœtale vers le haut alors que la main droite facilite la progression de l'enfant par pression sur le fond utérin par l'intermédiaire de la paroi abdominale.

1. Utérus
2. Col utérin
3. Vagin
4. Pression de la main droite

C. PRINCIPE ET TECHNIQUE

Le principe de la césarienne moderne repose sur la réalisation d'une hystérotomie segmentaire transversale.

L'hystérotomie (ouverture de l'utérus) siège donc sur le segment inférieur, partie basse de l'utérus, très amincie, ce qui permet de diminuer l'épaisseur de tissu à inciser et donc le saignement mais surtout d'obtenir des cicatrices de bonne qualité susceptibles de permettre ultérieurement un accouchement par les voies naturelles.

En dehors des cas de grande souffrance fœtale, l'enfant doit être extrait en moins de 3 min par incision médiane sous-ombilicale, la césarienne doit obligatoirement être réalisée par l'incision transversale sus-pubienne de Pfannenstiel. Après installation des écarteurs, l'opérateur incise transversalement aux ciseaux le péritoine vésico-utérin.

Chaque berge péritonéale est ensuite décollée, très peu vers le haut, largement vers le bas afin d'éviter le risque de traumatisme ou de blessure vésicale lors de l'extraction de l'enfant.

Le segment inférieur est ensuite incisé au bistouri sur quelques centimètres sur la ligne médiane jusqu'à ce que l'issue du liquide amniotique traduise l'ouverture de la cavité amniotique ; tandis que l'aide aspire le liquide, l'opérateur agrandit latéralement son incision en écartant les bords à l'aide de ses index disposés en crochets de façon à dilacérer les fibres du muscle utérin (**Fig. 68.23** et **68.24**).

Lorsque l'ouverture est suffisante, il introduit sa main gauche dans l'utérus et s'en sert comme d'un levier en prenant appui sur la symphyse pubienne pour projeter la tête en dehors ; il peut s'aider d'une pression de la main droite sur le fond utérin ; la tête une fois extériorisée est prise à deux mains et l'enfant est ensuite aisément extrait ; pendant que le cordon est clampé par deux pinces de Kocher puis sectionné, l'enfant doit être maintenu la tête en bas pour éviter l'inhalation de liquide amniotique lors des premières respirations ; il est ensuite transmis stérilement à un membre de l'équipe pédiatrique (**Fig. 68.25**).

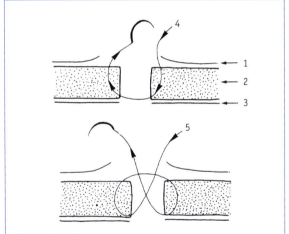

Fig. 68.26 – Suture du myomètre.

1. Péritoine
2. Myomètre
3. Muqueuse utérine
4. Suture extramuqueuse par des points simples
5. Suture extramuqueuse par des points invaginants

Le placenta est décollé manuellement et l'on prend bien soin de retirer toutes les membranes et d'explorer à la main la cavité utérine avant de suturer la brèche.

La suture de l'hystérotomie peut s'effectuer en un ou deux plans de Dexon serti sur grande aiguille de section circulaire. Elle doit obligatoirement être extramuqueuse (**Fig. 68.26**).
Nous avons l'habitude de réaliser deux plans :
– le premier plan est fait de points invaginants extramuqueux ;
– le second plan sert de recouvrement.
Le péritoine est ensuite suturé par un surjet de fil à résorption lente 00.

Avant de refermer la paroi, il faut réaliser une toilette péritonéale et vérifier l'état des annexes (un kyste ovarien serait traité dans le même temps opératoire).

69. Prolapsus utérin

1. PHYSIOPATHOLOGIE

Il existe une solidarité anatomique et physiologique entre l'appareil urinaire inférieur (vessie et urètre), l'appareil génital et l'appareil digestif (rectum) (**Fig. 69.1**).

- L'amarrage du col utérin dans le pelvis est assuré par (**Fig. 69.2**) :
  - un soutènement (la butée coccygoraphélienne) ;
  - une suspension, mettant en jeu deux systèmes, un amarrage antérieur, élastique et dynamique (les muscles releveurs, isolés en deux faisceaux, pubo- et vésico-utérins) ; un amarrage postérieur, passif et peu élastique, constitué par les ligaments utérosacrés (unissant la face postérieure du col au sacrum), les ligaments paramétriaux, les piliers et ailerons vésicaux et les ailerons vaginaux.

- La détérioration d'une ou plusieurs de ces formations de soutien et/ou de suspension est à l'origine de perturbations mécaniques qui entraînent des désordres cliniques plus ou moins importants.

En avant : une colpocèle antérieure, simple déroulement de la paroi antérieure du vagin ; elle peut également contenir une partie plus ou moins importante de la vessie et on parle alors de cystocèle (**Fig. 69.3**). On peut également voir une incontinence urinaire apparaître s'il existe une cervicocystoptose (**Fig. 69.4**).

En position intermédiaire : prolapsus de l'utérus ou hystérocèle (**Fig. 69.5**) ou encore un allongement du col utérin, l'utérus lui-même restant en position normale (trachélocèle [**Fig. 69.6**]). Les deux anomalies peuvent coexister.

En arrière : une colpocèle postérieure (déroulement de la paroi postérieure du vagin) avec rectocèle (**Fig. 69.7**) ; rétrodéviation utérine ; élytrocèle (hernie du Douglas) (**Fig. 69.8**).

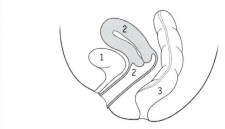

Fig. 69.1 – Anatomie normale.
1. Appareil urinaire
2. Appareil génital (utérus et vagin)
3. Appareil digestif (sigmoïde et rectum)

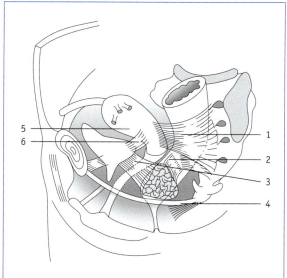

Fig. 69.2 – Amarrage du col utérin dans le pelvis (d'après M. Delecour et coll.).
1. Ligg. utérosacrés
2. Ligg. vaginosacrés
3. Aileron vésical commun
4. Plancher pelvien
5. Utérus
6. Aileron vésical

PROLAPSUS UTÉRIN

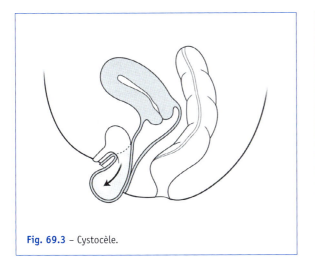

Fig. 69.3 – Cystocèle.

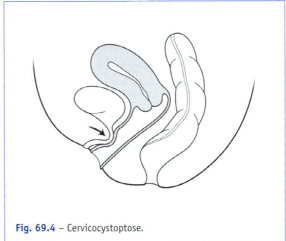

Fig. 69.4 – Cervicocystoptose.

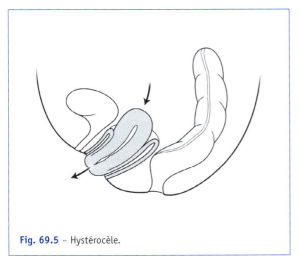

Fig. 69.5 – Hystérocèle.

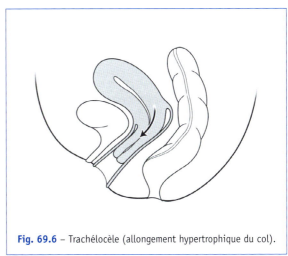

Fig. 69.6 – Trachélocèle (allongement hypertrophique du col).

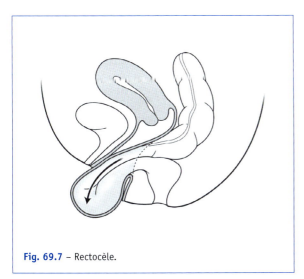

Fig. 69.7 – Rectocèle.

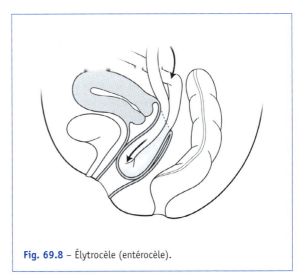

Fig. 69.8 – Élytrocèle (entérocèle).

GYNÉCOLOGIE

2. CHIRURGIE DU PROLAPSUS GÉNITAL

Si tous les prolapsus génitaux n'entraînent pas de désordres cliniques nécessitant une consultation, tous les troubles décrits ne sont pas imputables au prolapsus, ce qui rend l'indication difficile. Ceci explique la multiciplicité des techniques et la diversité des résultats.

Nous avons donc simplifié au maximum pour ne présenter que quelques « interventions-type » qui entrent dans deux grands chapitres : les interventions par voie basse et les interventions par voie haute. Quelle que soit la voie d'abord choisie, le bilan clinique préopératoire aura nécessairement inclus un colpocystogramme (traduction mécanique de l'incompétence des moyens de soutien) et une cystomanométrie (traduction électrique de la fonction urétrovésicale).

A. CURE CHIRURGICALE PAR VOIE BASSE

a. Prolapsus chez les femmes en préménopause

Il s'agit de femmes en bon état général, chez lesquelles il est nécessaire de conserver la perméabilité vaginale toujours, les menstruations souvent, l'appareil gestateur parfois.

L'INTERVENTION-TYPE

Elle comporte une amputation du col utérin, une vaginofixation et une stérilisation tubaire.

Préparation de l'intervention

- *Position de l'opérée.* Il s'agit de la classique position gynécologique, en décubitus dorsal, les membres en triple flexion, le siège débordant franchement le rebord de table. Le périnée est badigeonné largement, de même que les cuisses jusqu'aux genoux. Mise en place des bottes gynécologiques et des champs.

- *Position de l'équipe.* L'opérateur est assis entre les cuisses de l'opérée, à bonne hauteur, ainsi que son aide qui se place à sa droite. Un second aide se place soit à gauche de l'opérateur, soit debout au-dessus du périnée. L'instrumentiste se trouve juste derrière l'opérateur.

- *Matériel nécessaire.* Il s'agit d'une boîte *Hystérectomie vaginale* qui comprend, outre une sonde de Foley et un jeu de bougies de Hegar :
  - huit pinces à champ ;
  - quatre pinces d'Ombredanne ;
  - quatre pinces de Péan ;
  - deux pinces de Museux ;
  - quatre pinces en T ;
  - quatre pinces de Christophe ;
  - quatre pinces de Bengoléa ;
  - quatre pinces de Kocher ;
  - deux pinces de Duval ;
  - quatre pinces de Jean-Louis Faure ;
  - deux pinces à disséquer ; une à griffes et une sans griffe, 13 cm ;
  - deux bistouris lame 23, un manche court et un manche long ;
  - une paire de ciseaux de Mayo courbes ;
  - une paire de ciseaux de Metzembaum ;
  - deux porte-aiguilles ;
  - un dissecteur ;
  - un jeu de valves vaginales ;
  - une valve à poids ;
  - un bistouri électrique et un matériel d'aspiration complètent les instruments nécessaires.

Déroulement de l'intervention

- Mise en place par le chirurgien, avec une asepsie rigoureuse de la sonde de Foley dans l'urètre et la vessie. Elle est ensuite rabattue vers le haut, sur l'abdomen de l'opérée, pour ne pas gêner les temps ultérieurs.

- *Incision vaginale antérieure et clivage vésicovaginal médian* : le col utérin est attiré en bas et en arrière par une pince de Museux placé sur sa lèvre antérieure. Une valve à poids suffit à bien exposer le champ opératoire lors des premiers temps de la dissection. L'incision du col utérin (**Fig. 69.9**) médiane, longitudinale, est réalisée au bistouri depuis la région sous-méatique jusqu'à la face antérieure du col, assez bas sur lui. Petites hémostases locales au bistouri électrique.

- À l'aide des ciseaux de Mayo courbes et d'une pince à disséquer à griffes, dissection vésicovaginale (**Fig. 69.10**). On dégage ainsi la face inférieure de la vessie, le plus haut possible sur la ligne médiane et latéralement, en s'aidant au besoin de l'index recouvert d'une compresse. La dissection terminée permet de mettre en évidence les expansions latérales ou joues de la vessie.

- *Décollement vésico-utérin et ligature-section des piliers vésicaux* : l'aide relève la vessie à l'aide d'une valve vaginale étroite. À l'aide des ciseaux de Mayo et d'une pince à disséquer à griffes, et en réalisant des hémostases électives au bistouri électrique au fur et à mesure, on réalise le décollement vésico-utérin qui permet d'individualiser les piliers vésicaux. Ceux-ci sont chargés par un dissecteur, liés au fil non résorbable et sectionnés. Dès lors, le décollement vésical devient aisé ; et on le poursuit non seulement sur la ligne médiane, mais aussi latéralement, ce qui dégage les pédicules utérins, la région des paramètres, et écarte l'uretère (**Fig. 69.11**). La valve soulevant bien la vessie, on met alors en évidence le cul-de-sac vésico-utérin (**Fig. 69.12**) par lequel on peut aborder les annexes et, si besoin, réaliser la stérilisation tubaire selon Pommeroy.

- *Abord des parois latérale et postérieure du vagin* : incision péricervicale (bistouri et pinces à griffes) et dissection de la collerette vaginale (**Fig. 69.13**) aux ciseaux de Metzembaum et pinces à griffes, en arrière et latéralement. On expose ainsi le cul-de-sac de Douglas en arrière, les ligaments utérosacrés en

PROLAPSUS UTÉRIN

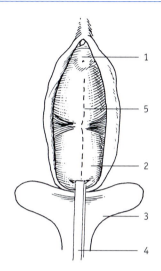

Fig. 69.9 – Cure de prolapsus voie basse – Intervention-type – Incision du col utérin (d'après R. Musset).
1. Méat urinaire
2. Col utérin
3. Vagin
4. Pince de Museux
5. Tracé de l'incision

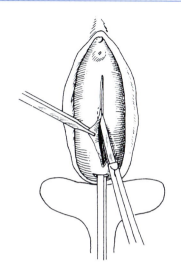

Fig. 69.10 – Cure de prolapsus voie basse – Intervention-type – Dissection vésicovaginale (d'après R. Musset).

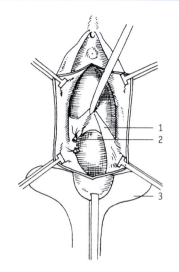

Fig. 69.11 – Cure de prolapsus voie basse – Intervention-type – Ligature-section des piliers vésicaux (d'après R. Musset).
1. Pilier vésical
2. Pilier sectionné
3. Vagin

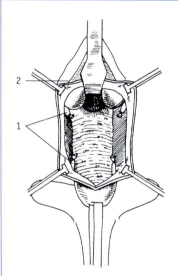

Fig. 69.12 – Cure de prolapsus voie basse – Intervention-type – Mise en évidence du cul-de-sac vésico-utérin (d'après R. Musset).
1. Pilier vésical sectionné
2. Cul-de-sac vésico-utérin

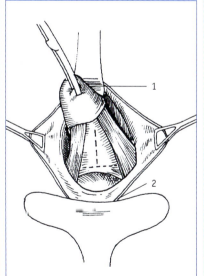

Fig. 69.13 – Cure de prolapsus voie basse – Intervention-type – Abord du vagin postérieur (d'après R. Musset).
1. Col utérin
2. Vagin

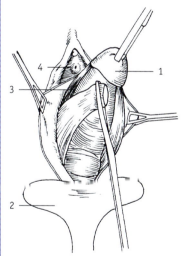

Fig. 69.14 – Cure de prolapsus voie basse – Intervention-type – Section des ligaments utérosacrés (d'après R. Musset).
1. Col utérin
2. Vagin
3. Lig. utérosacré
4. Méat urinaire

arrière et latéralement que l'on repère au doigt avant ouverture du cul-de-sac (pinces à disséquer sans griffe et ciseaux de Metzembaum). Une pince de Jean-Louis Faure saisit le ligament utérosacré à proximité de son insertion utérine ; section de ce ligament qui est ensuite séparé du ligament cardinal et du pédicule utérin par section aux ciseaux de Metzembaum (**Fig. 69.14** et **69.15**).

- *Amputation sus-vaginale du col* : dissection (pinces à disséquer à griffes et ciseaux de Metzembaum), ligature (fil fin non résorbable) et section du pédicule cervicovaginal, on sectionne le col au bistouri à lame ou électrique afin de conserver une longueur suffisante au canal isthmique et éviter le désagrément de métrorragies prémenstruelles.

- *Fermeture du Douglas* : à l'aide de pinces à disséquer sans griffe et des ciseaux de Metzembaum, dissection du péritoine postérieur et de la face antérieure du rectum. Résection de l'excédent de péritoine. Trois points de fil à résorption lente unissent le péritoine prérectal à la face postérieure du col. Le cul-de-sac de Douglas est ainsi fermé (**Fig. 69.16**). Un point invaginant (type Sturmdorff) postérieur, réalisé au fil résorbable lent, permet de recouvrir la lèvre postérieure du col par la paroi vaginale, après dilatation du col aux bougies de Hégar jusqu'au numéro 10.

- *Croisement des ligaments utérosacrés selon Shirodkar* : les deux pinces de Jean-Louis Faure qui maintiennent les ligaments utérosacrés sont ramenées sur la face antérieure du col, attirant les ligaments en avant tout en les croisant entre eux (**Fig. 69.17**). Les ligaments sont ensuite fixés à la paroi cervicale antérieure par quelques points de fil à résorption lente.

- *Vaginofixation et colporraphie antérieure* : une série de points en U de fil résorbable permet de retendre la paroi vaginale ; l'excès de paroi vaginale est réséqué si besoin. Un point invaginant antérieur est ensuite mis en place (fil résorbable) et serré sur une bougie de Hégar n° 10 (**Fig. 69.18**).

- L'intervention se termine en règle par une colpopérinéorraphie postérieure avec myorraphie des releveurs. Celle-ci doit être adaptée à l'importance de la rectocèle : incision au bistouri de la fourchette, transversalement. Hémostase. Décollement prudent rectovaginal aux ciseaux de Metzembaum. Réduction de la rectocèle par deux ou trois points en X enfouissant (fil à résorption lente). Incision (bistouri) et résection (ciseaux de Metzembaum) de la paroi vaginale postérieure selon un tracé losangique (**Fig. 69.19**). Myorraphie des releveurs par quelques points en U de fil à résorption lente. Suture vaginale postérieure à points séparés de fil résorbable, en commençant en haut et en terminant au milieu de la vulve. Puis suture vulvaire par points séparés verticaux (fil à résorption lente) (**Fig. 69.20**). Cet artifice technique (R. Musset) permet de ne pas rétrécir l'orifice vulvaire.

L'OPÉRATION DU SHIRODKAR

L'originalité de cette technique par rapport à la précédente réside dans la conservation du col utérin, donc dans la possibilité de grossesse ultérieure. Shirodkar a en effet décrit un artifice technique qui permet de pallier l'allongement du col utérin sans l'amputer.

La position de l'opérée et de l'équipe et le matériel nécessaire sont identiques, de même que les trois premiers temps de l'intervention. Ensuite, l'artifice de Shirodkar réside en deux gestes :

- le péritoine du cul-de-sac de Douglas décollé est suturé par trois points de fil résorbable à la face postérieure du col. On reconstitue ensuite la paroi vaginale postérieure ;
- les deux ligaments utérosacrés sont ensuite transposés en avant du col et croisés sous tension. Ils sont solidarisés à la face antérieure de l'isthme par quelques points de fil résorbable.

La fin de l'intervention est identique à la précédente.

SPINOFIXATION SELON RICHTER

Un temps complémentaire de suspension par voie vaginale peut être réalisé : la suspension du vagin (ou de l'isthme utérin en cas de conservation utérine) au ligament sacro-épineux. Il s'agit d'un ligament triangulaire et mince, tendu entre l'épine ischiatique et l'épine sacrée au niveau de S3 (**Fig. 69.21**).

La spinofixation est indiquée lorsqu'existe un relâchement des suspensions postérieures, avec élytrocèle, hystérocèle importante, voire rectocèle haute.

L'abord uni- ou bilatéral de ce ligament se fait lors de la colpotomie postérieure, avant la myorraphie des releveurs. L'espace pararectal est ouvert et disséqué jusqu'à l'épine ischiatique. Le ligament est mis à nu sur 2 à 3 cm et présenté grâce à des valves longues et étroites.

Deux techniques sont alors possibles pour aiguiller ce ligament profond :

- soit un aiguillage direct sous contrôle de la vue (parfois difficile, nécessitant de gros décollements, parfois hémorragique) ;
- soit une suspension indirecte par l'intermédiaire d'une grosse agrafe (DFS, Autosuture) (**Fig. 69.22**, **69.23** et **69.24**).

Dans tous les cas, l'aiguillage doit être fait à 2 cm en dedans de l'épine ischiatique pour éviter les lésions vasculo-nerveuses.

La fixation unilatérale suffit pour traiter le prolapsus de la colonne postérieure, mais la suspension bilatérale a pour avantage une plus grande solidité, la conservation de l'axe vaginal médian sagittal (il est dévié latéralement par une fixation unilatérale), et l'ouverture de l'angle recto-anal avec une action préventive et thérapeutique sur les rectocèles hautes.

b. Le prolapsus des femmes âgées : déroulement de l'hystérectomie vaginale

Ce sont des patientes d'âge physiologique souvent médiocre, et pour lesquelles la mauvaise qualité des tissus de soutien rend illusoire un quelconque geste de soutènement efficace. La ptose génitale est souvent importante, le col utérin remanié et le corps atrophié. L'intervention consiste en une hystérectomie par voie vaginale associée à une périnéorraphie pos-

PROLAPSUS UTÉRIN

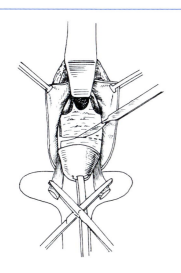

Fig. 69.15 – Cure de prolapsus voie basse – Intervention-type – Section des ligaments utérosacrés (d'après R. Musset).

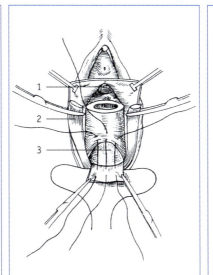

Fig. 69.16 – Cure de prolapsus voie basse – Intervention type – Fermeture du Douglas (d'après R. Musset).
1. Col sectionné
2. Ligg. utérosacrés
3. Fermeture du cul-de-sac de Douglas

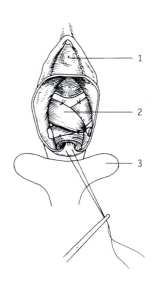

Fig. 69.17 – Cure de prolapsus voie basse – Intervention-type – Croisement des ligaments utérosacrés selon Shirodkar.
1. Méat urinaire
2. Ligg. utérosacrés
3. Vagin

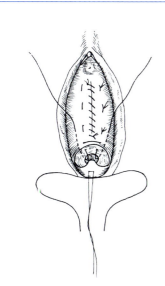

Fig. 69.18 – Cure de prolapsus voie basse – Intervention-type – Colporraphie antérieure (d'après R. Musset).

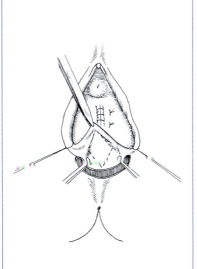

Fig. 69.19 – Cure de prolapsus voie basse – Intervention-type – Incision de la paroi vaginale postérieure (d'après R. Musset).

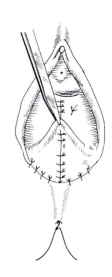

Fig. 69.20 – Cure de prolapsus voie basse – Intervention-type – Colpopérinéorraphie postérieure – Artifice de R. Musset.

GYNÉCOLOGIE

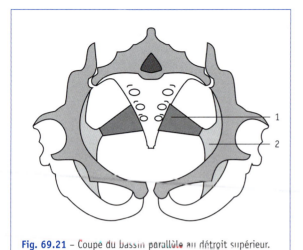

Fig. 69.21 – Coupe du bassin parallèle au détroit supérieur.
1. Lig. sacro-épineux
2. Épine ischiatique

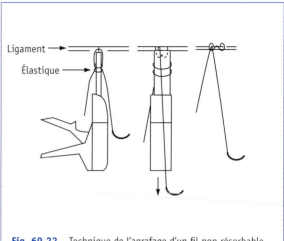

Fig. 69.22 – Technique de l'agrafage d'un fil non résorbable sur le ligament sacro-ischiatique à l'aide de la pince DFS autosuture.

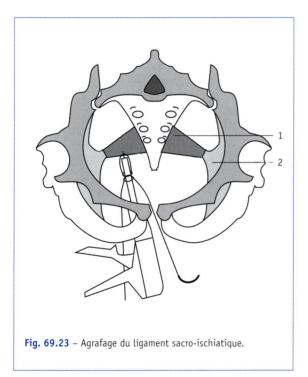

Fig. 69.23 – Agrafage du ligament sacro-ischiatique.

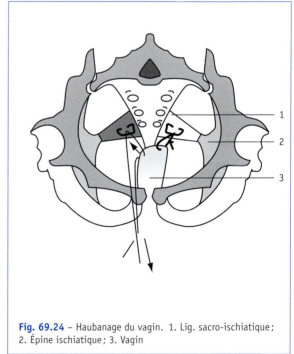

Fig. 69.24 – Haubanage du vagin. 1. Lig. sacro-ischiatique ; 2. Épine ischiatique ; 3. Vagin.

térieure avec myorraphie des releveurs et au rétablissement d'un plancher ligamentaire profond, solide, avec exérèse vaginale plus ou moins importante en fonction du désir des patientes de conserver ou non la possibilité de rapports sexuels.

♦ *Remarque* ♦ La position de l'opérée, la position de l'équipe, le matériel nécessaire sont les mêmes que pour l'intervention type.

COLPECTOMIE

Le col utérin est extériorisé par traction sur une pince de Museux placé sur le museau de tanche.

Incision de colpectomie (**Fig. 69.25**) au bistouri, rectangulaire, sur les faces antérieure et postérieure du col.

Décollement des parois vaginales aux ciseaux de Metzembaum et à la compresse, au milieu de la ligne d'incision, en commençant par la paroi postérieure, et en clivant le rectum

PROLAPSUS UTÉRIN

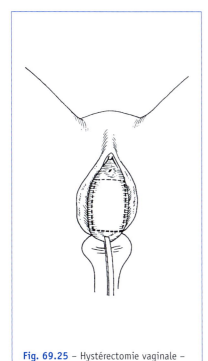

Fig. 69.25 – Hystérectomie vaginale – Incision de colpectomie.

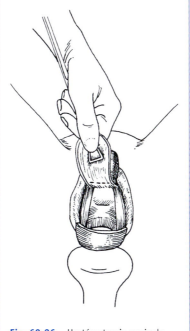

Fig. 69.26 – Hystérectomie vaginale – Décollement des parois vaginales.

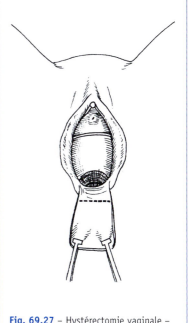

Fig. 69.27 – Hystérectomie vaginale – Résection de l'excédent de paroi vaginale.

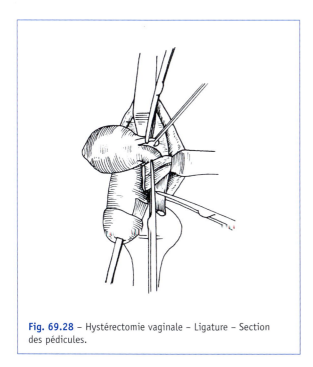

Fig. 69.28 – Hystérectomie vaginale – Ligature – Section des pédicules.

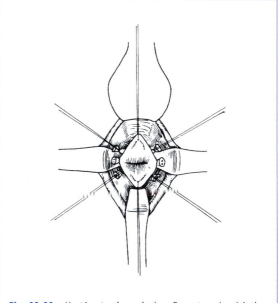

Fig. 69.29 – Hystérectomie vaginale – Fermeture du péritoine après extrapéritonisation des pédicules.

de bas en haut. Les deux lambeaux vaginaux ainsi disséqués sont réséqués transversalement au ras du museau de tanche (**Fig. 69.26** et **69.27**).

HYSTÉRECTOMIE

- Dissection et refoulement de la vessie aux ciseaux de Metzembaum et à la compresse. La recherche du bon plan de clivage se fait sur la ligne médiane. Ainsi sont exposés latéralement les piliers vésicaux. Ligature-section des piliers au ras de l'utérus, à l'aide de fil non résorbable. On complète le décollement vésico-utérin à la compresse jusqu'au cul-de-sac péritonéal, sur la ligne médiane et latéralement.

- Ouverture transversale du cul-de-sac (pince à disséquer sans griffe et ciseaux de Metzembaum), dont on repère le lambeau vésical par un fil serti. Mise en place par cet orifice d'une valve large qui refoule en haut vessie et uretères.

- Ouverture du Douglas (mêmes instruments) après bascule du col utérin en haut et en avant.

- Ligature-section des trois pédicules utérosacrés, qui sont saisis de chaque côté par des pinces de Jean-Louis Faure sous le contrôle du doigt ; ensuite, les ligaments cardinaux, saisis également par deux pinces de Jean-Louis Faure, sectionnés entre les deux pinces puis liés au fil non résorbable ; enfin, les pédicules annexiels, qui seront saisis de haut en bas, pédicule par pédicule par des pinces de Jean-Louis Faure, sectionnés puis liés (**Fig. 69.28**).

- L'utérus libéré est extirpé.

- Fermeture du péritoine : surjet de fil résorbable placé le plus haut possible sur le péritoine, après extrapéritonisation des divers pédicules (**Fig. 69.29**).

SOUTIEN DES ORGANES PELVIENS

Des points en U de fil résorbable chargent les tissus situés de part et d'autre de l'urètre, en un ou deux plans ; ils réalisent ainsi des plicatures sous-urétrales.

Elles seront renforcées par l'artifice de Crossen : les deux ligaments ronds sont tractés grâce à leurs fils repère par en avant, adossés en canon de fusil par deux ou trois points de fil résorbable, puis fixés en avant au tissu fibreux sous-symphysaire (même fil). Ainsi est réalisée une fronde élastique solide.

Il ne reste plus qu'à assembler entre eux les ligaments utérosacrés et les ligaments cardinaux pour compléter le plancher profond (même fil).

COLPORRAPHIE ANTÉRIEURE

Quelques points de fil résorbable assemblent les deux lambeaux de paroi vaginale antérieure disséqués lors de la réalisation des plicatures sous-urétrales.

COLPORRAPHIE POSTÉRIEURE

Elle termine l'intervention. Elle ne diffère pas dans sa technique de celle utilisée dans l'intervention-type.

B. CURE CHIRURGICALE PAR VOIE HAUTE

Deux éléments essentiels sont à corriger : la cystocèle et le prolapsus utérin. L'intervention-type réalise un soutènement par une prothèse triangulaire postérieure, fixée par son sommet dans la région du col vésical, par ses bords aux lames vésicovaginales, et par sa base à l'aponévrose prévertébrale du promontoire. Elle est en règle associée à un soutènement jonctionnel urétérovésical.

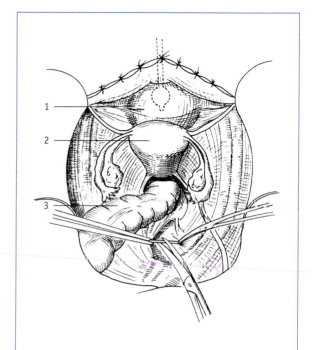

Fig. 69.30 – Cure de prolapsus voie haute – Intervention-type – Incision du péritoine pariétal postérieur au niveau du promontoire. 1. Vessie ; 2. utérus ; 3. sigmoïde.

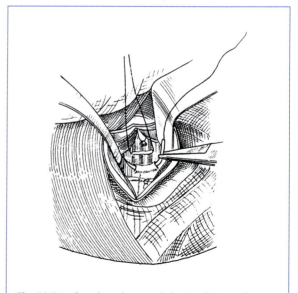

Fig. 69.31 – Cure de prolapsus voie haute – Intervention-type – Mise en place des fils d'amarrage postérieurs.

a. Intervention-type

- *Position de l'opérée* : décubitus dorsal, cuisses écartées pour permettre la réalisation du champ périnéal.

PROLAPSUS UTÉRIN

- *Position de l'équipe.* L'opérateur est à gauche de l'opérée, le premier aide en face de lui, l'instrumentiste à sa gauche. Le second aide se place entre les cuisses de l'opérée, face au champ périnéal.

- *Matériel nécessaire.* Une boîte *Abdomen* suffit en règle générale. Il faut prévoir en plus : une sonde de Foley, un jeu de valves vaginales, une paire de ciseaux longs à extrémités spatulées, des doigtiers stériles.

DÉROULEMENT DE L'INTERVENTION

- Incision médiane sous-ombilicale, sans ouverture initiale du péritoine, mais en la décollant d'emblée (pinces à disséquer sans griffe, ciseaux de Mayo courbes, tampon monté) pour ouvrir l'espace rétropubien. L'ouverture du péritoine pariétal (pinces à disséquer sans griffe, Mayo droits) succède à ce temps préparatoire.

- Abord du promontoire : Il est d'abord repéré au doigt. On l'expose largement en refoulant le sigmoïde vers la gauche et en le maintenant dans cette position par une lame malléable fixée au cadre de Bergeret. Incision transversale du péritoine postérieur aux ciseaux longs et fins sur un pli soulevé par deux pinces sans griffe (**Fig. 69.30**). Sous le péritoine se trouve l'aponévrose prévertébrale. Incision prudente au bistouri de cette aponévrose, car sous elle cheminent les éléments vasculaires et nerveux présacrés. Ceux-ci seront soit refoulés latéralement, soit liés (fil à résorption lente) et sectionnés. Ainsi est exposé le plan fibreux prévertébral, en regard de L5 S1, que l'on transfixie par deux points transversaux de fil non résorbable gardés sur pince-repère (**Fig. 69.31**) sans les nouer.

- Décollement vésico-utérin : ouverture du cul-de-sac vésico-utérin aux ciseaux longs et fins et décollement utéro- et vaginovésical aux gros ciseaux mousses et à la compresse, sur la ligne médiane puis latéralement. Hémostase très soigneuse, soit à l'aide du bistouri électrique, soit, mieux, par des hémostases électives au fil fin résorbable.

- Découpe de la prothèse (**Fig. 69.32**) : celle-ci est réalisée en fonction de l'amplitude de l'espace intervésicovaginal, variable d'un sujet à l'autre.

Comme pour tout matériel prothétique, cette découpe doit être réalisée avec des instruments stériles n'ayant pas encore servi au cours de l'intervention, avec une asepsie très rigoureuse.

- Amarrage de la prothèse : on utilise pour cela des aiguilles serties de fil non résorbable fin et solide.

En *avant* : mise en place sur la ligne médiane, tout au fond du décollement vésicovaginal, du premier point d'amarrage ; puis trois points latéraux, symétriques, chargent de part et d'autre la lame vésicovaginale, le fascia périvésical et la paroi vaginale elle-même (**Fig. 69.33**). On passe alors les points dans la prothèse, dans le même ordre, en les nouant au fur et à mesure. Le bord postérieur du triangle synthétique est ensuite amarré à la face antérieure de l'isthme utérin par quelques points (**Fig. 69.34**).

En *arrière* : le trajet des bandelettes postérieures de la prothèse passe par les bords latéraux de l'isthme utérin.

À *droite*, ce trajet est sous-péritonéal ; introduction par la brèche péritonéale du promontoire d'un long dissecteur qui reste bien au contact de la face postérieure du péritoine et progresse d'arrière en avant en passant en dehors du pédicule utérin, pour ressortir en avant au niveau du décollement vésicovaginal, en regard de l'isthme. La bandelette est alors saisie par le dissecteur et ramenée en arrière au niveau du promontoire.

À *gauche*, le trajet est différent à cause de la présence du rectosigmoïde. À l'aide d'une pince à disséquer sans griffe et de ciseaux longs et fins, on perfore le péritoine du feuillet postérieur du ligament large, au niveau de l'isthme et en dehors

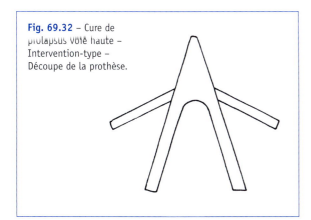

Fig. 69.32 – Cure de prolapsus voie haute – Intervention-type – Découpe de la prothèse.

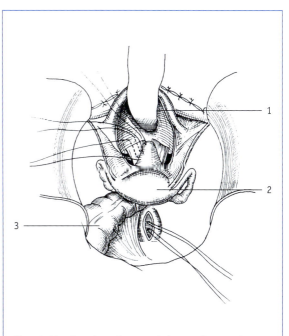

Fig. 69.33 – Cure de prolapsus voie haute – Intervention-type – Amarrage antérieur. 1. Vessie ; 2. utérus ; 3. sigmoïde.

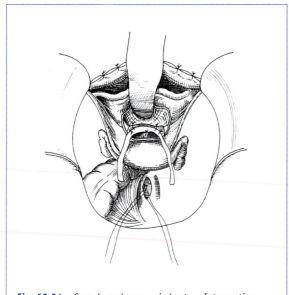

Fig. 69.34 – Cure de prolapsus voie haute – Intervention-type – Amarrage prothétique antérieur.

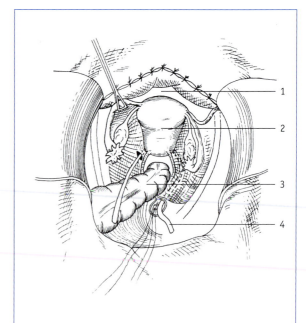

Fig. 69.35 – Cure de prolapsus voie haute – Intervention-type – Passage des bandelettes latérales. 1. Vessie ; 2. Utérus ; 3. Sigmoïde ; 4. Prothèse.

des ligaments utérosacrés. Un dissecteur permet alors de ramener la bandelette vers l'arrière (**Fig. 69.35**).

À l'aide des fils placés antérieurement sur le promontoire, on transfixie la paroi postérieure de l'isthme utérin transversalement, l'un au-dessus de l'autre. Ces deux fils sont noués, sans chercher à obtenir un contact parfait entre l'utérus et le promontoire. Leurs chefs ne sont pas coupés immédiatement, puisque l'on utilise les mêmes fils pour fixer les bandelettes postérieures de la prothèse.

- Péritonisation : elle est réalisée facilement en avant par un surjet de fil résorbable (pinces à disséquer sans griffe, porte-aiguilles). En arrière, elle est plus délicate car le bloc urogénital et sa prothèse créent un cloisonnement médian avec deux fosses latérales où une anse grêle risque de s'enclaver. La fossette droite est comblée par la tension de la bandelette ; la fossette gauche doit être colmatée par quelques points de fil résorbable entre la sigmoïde et le feuillet postérieur du ligament large, puis une bourse péritonéopéritonéale au même fil.

b. Soutènement urétrovésical

Il est assuré par une suspension rétropubienne, qui corrige l'incontinence urinaire d'effort, soit par des fils d'amarrage type Marshall-Marchetti, soit par une bandelette de Mersilène®.

FILS D'AMARRAGE TYPE MARSHALL-MARCHETTI

On se reporte alors au niveau de l'espace rétropubien disséqué au début de l'intervention. Celui-ci est exposé, le col vésical bien dégagé et repéré par la sonde de Folley.

Le fascia périvaginal est mis à nu de part et d'autre du col vésical (pinces à disséquer à griffes, ciseaux mousses).

Dans ce fascia, et de façon symétrique, on passe alors trois fils non résorbables de chaque côté, chargeant solidement la paroi vaginale sans la transfixier (la zone choisie est très bien exposée par un ou deux doigts introduits dans le vagin, la main protégée par un second gant). Chaque aiguille sertie charge alors, de façon également symétrique, le tissu fibreux de la paroi postérieure du pubis. On noue ensuite chacun des fils avec une tension symétrique et soutenue.

BANDELETTE DE MERSILÈNE®

La technique du passage des fils sur le fascia périvaginal est la même, mais il faut placer de chaque côté, non pas une mais deux rangées de fils, destinées à l'amarrage des bandelettes. Celles-ci, ainsi fixées, seront ou non croisées entre elles puis fixées au tissu fibreux du versant externe des épines pubiennes.

70. Curetage utérin

1. LES DIFFÉRENTS TYPES DE CURETAGE

Le curetage utérin peut être réalisé dans trois circonstances.

a. Curetage biopsique

C'est un curetage à visée diagnostique, lorsqu'une lésion endométriale est suspectée.

b. Curetage hémostatique

Il est effectué lors de ménométrorragies abondantes, dues soit à une hyperplasie endométriale fonctionnelle, soit à un fibromyome utérin.

c. Curetage évacuateur

Il est réalisé à l'occasion d'un avortement. Il s'agit en règle d'un geste simple, à condition :
- qu'il ne soit pas réalisé sur un utérus infecté avant d'avoir mis en route une antibiothérapie préventive de 24 à 48 h (fausse-couche provoquée), voire même d'une semaine (pyométrie) ;
- qu'il soit entrepris avec douceur, surtout lorsqu'il s'agit d'un utérus fragile (tumeur isthmique, fibrome volumineux, utérus cicatriciel).

La réalisation d'un curetage utérin nécessite parfois une dilatation préalable du col utérin suffisante pour permettre un passage facile de la curette. Cette dilatation peut être réalisée soit la veille de l'intervention par la mise en place de laminaires, soit immédiatement avant le curetage par des bougies de Hegar, méthode plus traumatisante mais parfois nécessitée par l'urgence hémorragique.

2. PRINCIPES DE L'INTERVENTION

a. Matériel nécessaire : boîte *Curetage*

- Une pince longuette.
- Une pince de Pozzi.
- Un spéculum ou une valve à poids.
- Un jeu de curettes mousses de tailles différentes.
- Un jeu de bougies de Hegar.
- Un hystéromètre.
- Une petite sonde à évacuation vésicale.

Il est nécessaire de posséder en outre deux bottes gynécologiques et un champ perforé.

b. Position de l'opérée

Décubitus dorsal, position gynécologique.

c. Position de l'opérateur

Celui-ci est habillé stérilement. Il se place face au champ périnéal, entre les cuisses de l'opérée, une petite table à instruments derrière lui.

d. Déroulement de l'intervention

- Badigeonnage abondant de la vulve et du vagin. Mise en place des bottes gynécologiques et du champ perforé. Évacuation vésicale à l'aide de la petite sonde.

- Mise en place du spéculum ou de la valve à poids. Repérage du col utérin. Mise en place de la pince de Pozzi sur la lèvre antérieure du col.

- Si des laminaires avaient été placées la veille, il faut les retirer à l'aide de la pince longuette ; celle-ci ne doit pas saisir les fils des laminaires (risque de rupture ou d'« embouteillage »), mais l'extrémité des tiges qui dépassent habituellement de l'orifice cervical.

- Dans les cas où il n'y a pas eu de dilatation préventive du col utérin, deux situations sont possibles :
  - soit la dilatation du col est insuffisante (col scléreux, sténosé, en baïonnette, ou barré par une synéchie), et il faut utiliser les bougies de Hegar. Celles-ci sont classées dans leur boîte par ordre croissant de diamètre, numéro par numéro. Après traction douce sur le col utérin à l'aide de la pince de Pozzi, on introduit les bougies dans l'ordre, numéro par numéro, avec douceur, en laissant la bougie en place quelques instants avant de passer au calibre supérieur. La dilatation est suffisante quand le col admet une curette de taille moyenne (bougie n° 7 ou n° 8) ;
  - soit la dilatation du col est suffisante, et on introduit alors dans l'orifice cervical la curette mousse la plus grosse possible (son innocuité est proportionnelle à sa taille).

- Le curetage proprement dit : il est toujours effectué en maintenant une certaine traction sur le col par l'intermédiaire de la pince de Pozzi.

- On aura pris soin de placer une compresse ouverte dans le vagin, sur sa face postérieure, afin de récupérer les produits du curetage.

- La curette est saisie par son manche, « entre le pouce et l'index », et doucement introduite dans l'utérus pour être poussée jusqu'au fond utérin (contact). Elle ne travaille qu'en revenant vers le col, en évitant de trop racler l'endomètre fragile ; on diminue ainsi le risque de synéchie. Il n'est donc pas indispensable de rechercher systématiquement cette sensation particulière, tactile et auditive, qu'est le crissement ou « cri utérin ».

Par contre, le curetage doit se dérouler selon une certaine méthodologie : face après face, toujours du fond vers le col, sans oublier le fond et les cornes utérines. L'apparition de sang rouge et surtout mousseux à l'orifice externe du col à chaque mouvement de curette signe la vacuité utérine.

On recueille ensuite la compresse vaginale porteuse du produit du curetage ; celui-ci est adressé au laboratoire pour examen histologique.

- Ablation de la pince de Pozzi et nettoyage vaginal.

71. Cœlioscopie diagnostique et thérapeutique

1. GÉNÉRALITÉS

La cœlioscopie est un geste de pratique gynécologique courante qui présente peu de dangers et dont les avantages, tant diagnostiques que thérapeutiques, sont considérables.

a. Indications

- Grossesse extra-utérine.
- Stérilité.
- Algies pelviennes.
- Troubles des règles.
- Masses pelviennes.

b. Contre-indications

- Générales : ce sont les contre-indications à un pneumopéritoine, à un Trendelenbourg, à une anesthésie générale.
- Locales : péritonite aiguë ou subaiguë, hernie diaphragmatique.
- Relatives : adhérences postopératoires, grande obésité.

c. Avantages

- Vision directe des organes pelviens.
- Prélèvements bactériologiques et histologiques.
- Libération d'adhérences.
- Toute chirurgie pelvienne, comme :
  – électrocoagulation ou excision de noyaux d'endométriose ;
  – stérilisation tubaire ;
  – salpingectomie, salpingotomie ;
  – kystectomie, appendicectomie par cœlioscopie ;
  – myomectomie ;
  – douglassectomie ;
  – promontofixation ;
  – colposuspension.

d. Incidents-accidents

- *Incidents locaux.* Ils sont rares, on peut citer : piqûre d'un vaisseau de la paroi abdominale (0,2 %) ; insufflation sous-cutanée (0,3 %) ; insufflation sous-péritonéale, entre les muscles de la paroi abdominale et le péritoine (2,3 %) ; insufflation épiploïque (1,9 %) ; emphysème mésentérique (0,17 %) ; insufflation d'un organe creux (côlon, estomac), d'un gros vaisseau (aorte, veine cave) ou de la rate. Ces accidents sont exceptionnels.
- *Incidents généraux.* On observe très fréquemment des troubles du rythme mineurs en début d'insufflation (30 %) rapidement résolutifs. Les troubles du rythme graves sont plus rares (0,7 %).

2. DÉROULEMENT DE L'INTERVENTION

Le déroulement de la cœlioscopie comporte deux temps successifs : périnéal et abdominal.

a. Position de l'opérée

Décubitus dorsal, jambes et cuisses écartées mais non repliées, le bassin débordant franchement le bord de la table (**Fig. 71.1**). On place deux épaulières symétriques : elles seront nécessaires lors du Trendelenbourg.

b. Installation des champs

Deux bottes gynécologiques et un champ perforé sont nécessaires pour le temps périnéal. Pour le champ abdominal, on utilise trois champs, disposés de telle façon que le champ opératoire soit triangulaire (**Fig. 71.2**).

Le plus souvent maintenant, des champs de laparoscopie à usage unique sont utilisés.

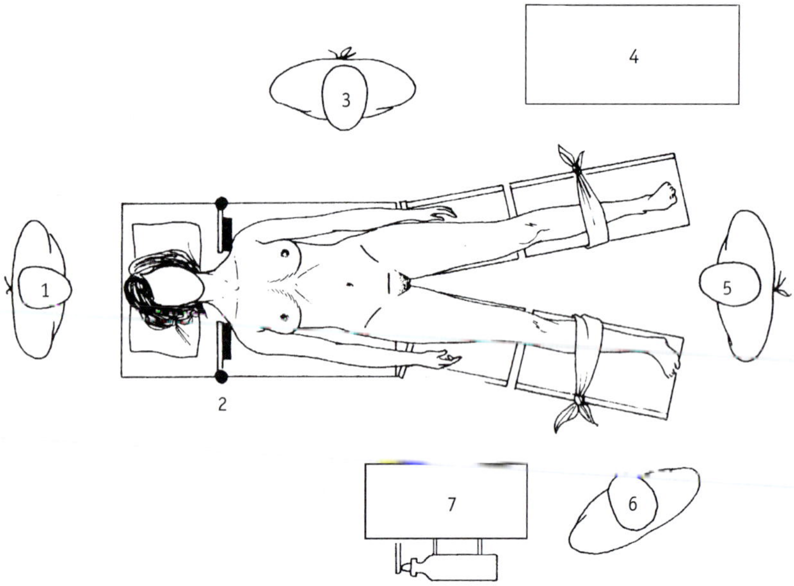

GYNÉCOLOGIE

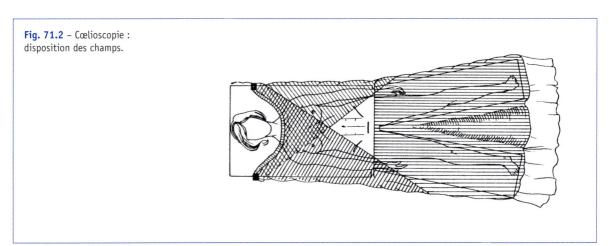

Fig. 71.1 – Cœlioscopie : position de l'opérée.

1. Anesthésiste
2. Épaulières
3. Chirurgien, temps abdominal
4. Table d'instruments
5. Chirurgien, position pour le temps périnéal
6. Panseuse
7. Colonne vidéo avec son obus de CO_2

Fig. 71.2 – Cœlioscopie : disposition des champs.

c. Position de l'équipe

Pour le temps périnéal : l'opérateur se place entre les jambes de l'opérée, en regard du champ périnéal.

Pour le temps abdominal : l'opérateur est à gauche de l'opérée, son aide face à lui, une petite table à instruments derrière lui (*cf.* **Fig. 71.1**).

d. Matériel nécessaire

TEMPS PÉRINÉAL

Une petite boîte montrée dans les **Planches II et VI** contient les instruments qui suivent :
- un porte-tampon et une cupule ;
- un spéculum ou une valve à poids ;
- une pince de Pozzi ;
- un hystéromètre.

On disposera en outre d'une petite sonde d'évacuation vésicale.

TEMPS ABDOMINAL

- Une colonne de vidéo-cœliochirurgie complète, comprenant au minimum :
  - une caméra cœlioscopique ;
  - une source de lumière suffisante (> à 200 watts) ;
  - un insufflateur de CO_2 électronique avec autocontrôle permanent de la pression intrapéritonéale, pourvu d'un

contrôle du débit d'insufflation. Il doit être capable de délivrer au moins 10 L/min pour compenser une éventuelle fuite ou aspiration peropératoire. Par contre, la pression maximale (réglable) ne doit pas dépasser 15 mmHg.

L'insufflation se fera d'abord à faible débit puis, lorsque l'opérateur s'est assuré que la cavité péritonéale s'expand, à débit plus élevé.

La quantité totale de CO_2 insufflée et l'état de charge de l'obus de CO_2 sont également affichés.

Des obus de CO_2 de rechange doivent être disponibles en permanence.

- Un générateur de courant à haute fréquence pour électrocoagulation mono- et bipolaire.
- Un magnétoscope complète utilement la composition de la colonne.
- Un système d'aspiration lavage efficace avec des tubulures à usage unique.
- Un endoscope droit, vision à 0°, avec son câble d'alimentation en lumière, qui seront branchés avant le début de l'intervention sur la caméra et la source de lumière.
- Une instrumentation de base comprenant :
  - deux grip-pinces et un ciseau endoscopiques, permettant la coagulation monopolaire ;
  - un trocart à soupape de 10 mm de diamètre pour l'ombilic, permettant de passer l'endoscope ;
  - une canule d'aspirateur de 5 ou 10 mm ;
  - une aiguille à pneumopéritoine (Palmer ou Veress) ;
  - une seringue en verre pour les tests de sécurité ;
  - un bistouri ;
  - une pince à griffes ;
  - un porte-aiguilles ;
  - un porte-tampon et une cupule.
- Une instrumentation spécifique des différentes interventions :
  - trocarts sus-pubiens de 5, 10 ou 12 mm ;
  - trocarts de cœlioscopie ouverte ;
  - pinces plates, porte-aiguilles cœlioscopiques, dissecteurs ;
  - pinces à biopsie, aiguilles à ponction de kystes ;
  - électrode bipolaire, crochet monopolaire, pointe monopolaire et rétractable, triction ;
  - pinces à clips, agrafeuses endoscopiques, fils, sacs d'extraction…

Ces instruments sont stérilisés et conditionnés et produits à la demande.

- Une petite boîte annexe comprenant les instruments suivants :
  - un bistouri ;
  - un porte-aiguilles ;
  - trois pinces à champs ;
  - une seringue en verre ;
  - une aiguille verte ;
  - un fil à peau.

A. DÉROULEMENT DU TEMPS PÉRINÉAL

- Mise en place des bottes gynécologiques et du champ perforé périnéal après badigeonnage soigneux du périnée et de la racine des cuisses.

- Évacuation vésicale à l'aide de la petite sonde urinaire.

- Mise en place du matériel utérovaginal. Ce temps n'est pas réalisé chez la patiente vierge à hymen serré, ou lorsqu'il existe une possibilité de grossesse intra-utérine ; dans ce dernier cas, il est cependant possible de placer un tampon monté dans la cavité vaginale. Mise en place du spéculum ou de la valve à poids. Repérage du col utérin.

- Une pince de Pozzi étreint la lèvre antérieure du col et l'attire un peu vers le bas, afin de réduire l'antéflexion utérine physiologique et favoriser la pénétration de l'hystéromètre. Celui-ci est ensuite solidarisé à la pince de Pozzi par un morceau de sparadrap. Retrait du spéculum. Cette manœuvre permet de mobiliser l'utérus par voie basse alors que l'opérateur regarde dans la cavité abdominale par l'intermédiaire de l'endoscope.

- Lorsqu'un test de perméabilité tubaire (épreuve au bleu de méthylène) est nécessaire, une sonde de Foley fine est introduite dans l'utérus et son ballonnet est gonflé avec 3 cc de sérum physiologique.

B. DÉROULEMENT DU TEMPS ABDOMINAL

Badigeonnage soigneux et mise en place des trois champs.

a. Pneumopéritoine

Introduction de l'aiguille de Palmer ou de Veress, soit verticalement dans l'ombilic, soit juste au-dessus de l'ombilic en soulevant fortement la paroi abdominale (point B), soit en un point situé dans la fosse iliaque gauche (**Fig. 71.3**), au milieu de la ligne joignant l'ombilic à l'épine iliaque antéro-supérieure gauche, un peu en dehors du bord externe du muscle grand droit pour éviter le pédicule épigastrique (point A). L'aiguille est enfoncée vers le centre du pelvis, avec une angulation de 45° par rapport au plan de la table. La pénétration transcutanée de l'aiguille peut être facilitée par la réalisation d'une fine incision cutanée de la pointe du bistouri.

- Vérification de la bonne position de l'aiguille : on s'assure que la pointe de l'aiguille se trouve bien dans un espace libre en la mobilisant par un mouvement circulaire complet. Puis on réalise le premier test à la seringue : une seringue, avec quelques cc de sérum physiologique, est adaptée à l'aiguille de Palmer ; dans un premier temps, une aspiration de contrôle permet de s'assurer qu'on ne ramène ni sang, ni liquide digestif, ni gaz ; ensuite, on injecte le liquide, qui doit s'écouler très facilement dans la cavité péritonéale sans pouvoir être réaspiré.

- Mise en place des tuyaux de raccordement de l'aiguille de Palmer à l'appareil d'insufflation.

- Surveillance du pneumopéritoine : elle est visuelle (symétrie du gonflement abdominal) et manuelle : absence de crépitation sous-cutanée, disparition de la matité préhépatique, existence d'un clapotage sus-symphysaire à la percussion.

b. Mise en place de l'endoscope

- Courte incision ombilicale sur le versant inférieur de l'ombilic, en U ou sagittale. Elle doit cependant être suffisante pour permettre au trocart de traverser facilement le premier plan (cf. **Fig. 71.3**).

- Puis deuxième test à la seringue : une seringue vide munie d'une aiguille assez longue est introduite par l'incision perombilicale ; la remontée du gaz dans la seringue prouve que la cavité abdominale est libre d'adhérences. Ce contrôle est effectué non seulement à la verticale, mais aussi à 45° vers le pelvis et de chaque côté.

- On s'assure alors que la paroi abdominale est bien tendue par le pneumopéritoine, mais sans hyperpression. L'opérée est alors mise en position de Trendelenburg.

- Introduction du trocart selon un trajet en baïonnette (**Fig. 71.4**) : le trocart est maintenu de la main droite et introduit perpendiculairement d'abord, avec des mouvements de rotation sur son axe, afin de limiter les traversées pariétales brutales et intempestives ; puis le trajet est horizontal sur 2-3 cm, puis oblique en bas et en arrière, vers le pelvis, à 45° environ. Ce trajet en baïonnette évite d'une part les hémorragies par plaie de l'arcade périombilicale, et d'autre part l'éviscération au moment du retrait du trocart.

- Introduction par le trocart de l'endoscope, que l'on relie à la fontaine de lumière froide (**Fig. 71.5**). Grâce à lui, on vérifie que l'on se trouve bien dans le pelvis libre et que la pointe de l'aiguille de Palmer, en bonne position, n'a lésé aucun organe ; on retire alors l'aiguille de Palmer sous contrôle de la vue et on adapte les tuyaux d'insufflation à trocart lui-même, afin d'entretenir le pneumopéritoine pendant l'intervention.

c. Mise en place des trocarts sus-pubiens

Une, deux, voire trois voies d'abord sus-pubiennes sont souvent nécessaires à la cœliochirurgie, lorsqu'elle n'est que diagnostique. Elles sont introduites après incision cutanée sous contrôle visuel strict dans le « triangle de sécurité » limité en dehors par les artères ombilicales, en bas par le pubis, suffisamment écartées l'une de l'autre pour permettre la manipulation sans gêne (écart de 10 cm au moins). Elles peuvent être introduites en dehors des muscles grands droits de l'abdomen et des artères épigastriques.

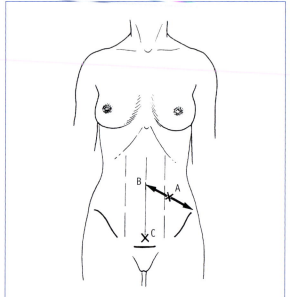

Fig. 71.3 – Cœlioscopie – Temps abdominal. Point (A) d'introduction de l'aiguille de Palmer au milieu de la ligne joignant l'ombilic à l'épine iliaque antérieure supérieure gauche. Point (B) d'introduction du trocart ombilical. Point (C) d'introduction du trocart sus-pubien.

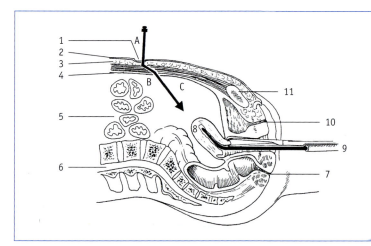

Fig. 71.4 – Cœlioscopie – Introduction du trocart – Trajet en baïonnette A-B-C.

1. Ombilic
2. Surface cutanée
3. Tissu celluleux sous-cutané
4. Aponévrose et péritoine
5. Anses grêles
6. Rachis
7. Orifice anal
8. Utérus
9. Hystéromètre et pince de Pozzi
10. Méat urétral
11. Pubis, symphyse pubienne

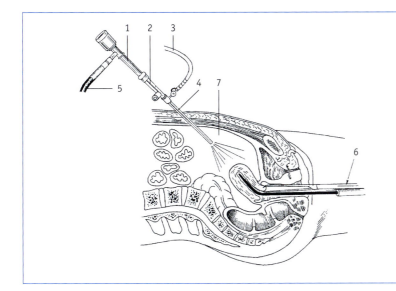

Fig. 71.5 – Cœlioscopie – Introduction de l'endoscope.

1. Endoscope placé dans le trocart
2. Trocart
3. Tuyau de raccordement à l'insufflateur
4. Ombilic
5. Tuyau de raccordement à la lumière froide
6. Matériel périnéal (hystéromètre et pince de Pozzi)
7. Cavité péritonéale éclairée par le système optique

C. FIN DE L'INTERVENTION

- Retrait sous contrôle de la vue des trocarts sus-pubiens.
- Retrait de l'endoscope et de son trocart en contrôlant visuellement les plans traversés.
- Exsufflation soigneuse du pneumopéritoine pour éviter les douleurs scapulaires postopératoires.
- L'aponévrose doit être suturée avec un fil à résorption lente pour tout trocart ombilical et tout trocart dont le diamètre est supérieur à 10 mm.
- Les orifices cutanés des trocarts sont suturés au fil de nylon fin ou avec des agrafes.
- Retrait de la pince de Pozzi et de l'hystéromètre le cas échéant.

3. PRINCIPALES INTERVENTIONS CŒLIOCHIRURGICALES

A. GROSSESSE EXTRA-UTÉRINE

a. Indications

La grossesse ectopique siège le plus souvent dans la trompe de Fallope, et volontiers dans sa portion ampullaire. Mais les grossesses insérées sur l'ovaire, l'épiploon, le péritoine ou le rectum peuvent également bénéficier le plus souvent d'un traitement cœlioscopique.

b. Matériel spécifique

- Ciseaux coagulants monopolaires ou coagulation bipolaire pour la salpingectomie suffisent.
- Pointe monopolaire rétractable ou Triton pour les salpingotomies.
- Sac d'extraction.

c. Techniques

INTERVENTION CONSERVATRICE DE LA TROMPE ATTEINTE

La salpingotomie ou césarienne tubaire : une simple incision à la pointe monopolaire en regard de la grossesse tubaire sur le bord antémésial est effectuée, et la grossesse est aspirée avec une canule de 10 mm. La trompe est alors lavée abondamment. L'hémostase doit être parfaite en fin d'intervention, sinon une salpingectomie doit être réalisée. L'incision ne nécessite aucune suture. En postopératoire, la surveillance de la décroissance du taux d'HCG permet de s'assurer de l'ablation de la totalité du trophoblaste. Cette technique s'adresse aux petites grossesses extra-utérines, sans délabrement tubaire important, chez des femmes encore désireuses de grossesse.

INTERVENTION RADICALE

La salpingectomie : électrocoagulation-section de proche en proche du mésosalpinx et de la trompe à la corne utérine. L'extraction de la trompe de la cavité abdominale peut poser un problème si la trompe est très grosse. Un sac d'extraction facilite alors la manœuvre. Cette technique s'adresse aux grossesses extra-utérines volumineuses, rompues, avec hémopéritoine abondant, aux femmes ne souhaitant plus de grossesse, ou aux trompes dont le traitement conservateur a été un échec.

B. KYSTE DE L'OVAIRE

a. Indications

Kystes de l'ovaire ne présentant aucun stigmate préopératoire de malignité. Ils peuvent être fonctionnels, séreux, mucineux, endométriosiques, dermoïdes, voire solides (fibrothécome). La cœlioscopie s'assurera d'abord de l'absence de végétations extrakystiques devant faire poser l'indication d'une laparotomie.

b. Matériel spécifique

Il s'agit du sac d'extraction.

c. Techniques

Le kyste est d'abord ponctionné, vidé en prenant soin de limiter au minimum l'écoulement intrapéritonéal du liquide du kyste. L'intérieur peut être lavé. Puis la paroi du kyste est clivée du cortex ovarien par traction divergente à l'aide de deux grip-pinces. Le plan de clivage est avasculaire. Le grossissement de la vision dû à la cœlioscopie permet de trouver aisément ce plan. Le kyste vidé et disséqué est alors extériorisé sans contact avec la paroi abdominale, soit à travers un trocart de 10 mm, soit dans un sac d'extraction s'il est trop gros.

C. STÉRILISATION TUBAIRE

a. Indications

Sujet épineux en France où la stérilisation tubaire est illégale et considérée comme « mutilation volontaire ». Elle peut être discutée chaque fois qu'il existe une contre-indication à toutes les formes de contraception chez une femme de plus de 38 ans, ayant au moins deux enfants, ou lorsque la grossesse met en danger la vie de la mère.

b. Matériel spécifique

La pince à clips de Hulka ou de Filchie, les anneaux de Yoon.

c. Techniques

Électrocoagulation-section de la portion isthmique de la trompe ou pose d'un clip sur le même segment. Dans tous les cas, elle doit être considérée comme irréversible.

D. CHIRURGIE DE LA STÉRILITÉ

a. Indications

La stérilité peut être d'origine tubaire (hydrosalpinx, phymosis tubaire), le plus souvent due à des infections génitales ascendantes, ou à des adhérences péri-tubo-ovariennes, gênant la fécondation par une barrière mécanique.

b. Matériel spécifique

Il n'y a pas de matériel spécifique.

c. Techniques

ADHÉSIOLYSE

Il s'agit de libérer les trompes et les ovaires sur toutes leurs faces par section progressive et prudente des adhérences.

NÉOSALPINGOSTOMIE ET FIMBRIOPLASTIE

Lorsque l'orifice tubaire distal est totalement ou partiellement obturé, il s'agit de reconstituer un pavillon perméable. L'extrémité de l'hydrosalpinx ou du phymosis tubaire est incisée, puis agrandie par traction divergente sur les berges. Pour évaginer les berges du néopavillon ainsi constitué, il suffit de froncer la séreuse tubaire en la coagulant légèrement avec l'électrode bipolaire sur toute sa périphérie.

E. OVARIECTOMIE, ANNEXECTOMIE

a. Indications

- Ovariectomie pour kystes ovariens bénins après la ménopause, dysgénésie gonadique, dystrophie ovarienne, endométriomes récidivants.
- Annexectomie pour les mêmes raisons et pour hydro- ou pyosalpinx non récupérables par plastie tubaire.

b. Matériel spécifique

Lasso de fil résorbable avec un nœud autobloquant.

c. Techniques

Électrocoagulation-section du pédicule vasculaire utéro-ovarien puis pédiculisation et dépéritonisation du pédicule lombo-ovarien. Deux solutions existent ensuite : ligature par un lasso ou électrocoagulation bipolaire du lombo-ovarien. L'annexectomie procède de la même façon, la trompe et le mésosalpinx étant sectionnés après électrocoagulation et ôtés en monobloc avec l'ovaire.

F. MYOMECTOMIE

a. Indications

Fibromes sous séreux uniques ou peu nombreux (< 3 cm), mesurant plus de 4 cm chez les femmes désireuses de maternité.

b. Matériel spécifique

Crochet coagulant monopolaire, pince de Museux cœlioscopique, gros ciseaux cœlioscopiques (10 mm), morcellateur de Semm, boîte de chirurgie vaginale pour extraction à travers une colpotomie postérieure.

c. Techniques

Incision du myomètre en regard du myome, énucléation de ce dernier avec le crochet monopolaire qui permet de coaguler tous les vaisseaux alimentant le myome. Le myomètre doit ensuite être soigneusement suturé en un ou deux plans selon la profondeur de la perte de substance, au fil résorbable décimale 3 ou 4 serti sur une aiguille de 3 cm. Des nœuds extracorporels sont ici recommandés. La grande difficulté vient surtout de la nécessité d'extraire le myome. Deux possibilités :
- morceller le fibrome soit avec des ciseaux (laborieux), soit avec un morcellateur électrique (onéreux), et extérioriser par un trocart de 12 mm ;
- ouvrir le cul-de-sac de Douglas, inciser le cul-de-sac vaginal postérieur en regard et extraire le fibrome par cette voie.

G. HYSTÉRECTOMIE CŒLIO-ASSISTÉE

a. Indications

Très variables selon les écoles, son intérêt se situe surtout chez les femmes ayant subi des laparotomies sous-ombilicales auparavant, chez les endométriosiques, chez les vierges ou chez les femmes ayant un vagin étroit. L'ovariectomie associée à l'hystérectomie étant parfois difficile par voie vaginale, la voie cœlioscopique trouve une indication judicieuse, le but étant de réduire au maximum le nombre de laparotomies.

b. Matériel spécifique

Variable selon les équipes : présentateur de cul-de-sac vaginal, hystérophore, morcellateur si hystérectomie subtotale, agrafeuses automatiques...

c. Techniques

Comme pour la laparotomie, l'hystérectomie peut être totale ou subtotale, laissant le col utérin en place. Les ovaires peuvent être conservés ou ôtés. Les temps opératoires sont identiques à ceux de la laparotomie.

• Pour l'hystérectomie totale, l'extraction est vaginale. La cœlioscopie peut réaliser tout ou partie du temps abdominal jusqu'à l'ouverture du vagin et sa suture.

• Pour l'hystérectomie subtotale, l'extraction se fait par un trocart après morcellation.

H. COLPOSUSPENSION

a. Indications

Incontinence urinaire d'effort de la femme. L'abord cœlioscopique permet une visualisation exceptionnelle du plancher pelvien grâce à l'effet grossissant des fibres optiques et à la barohémostase.

b. Matériel spécifique

Selon les techniques : porte-aiguilles (2) et fils non résorbables décimale 4 sur aiguille de 3 cm ou bandelettes de treillis de Prolène® et agrafeuse automatique. Trocarts de cœlioscopie ouverte ou trocart optique de pneumo-Retzius.

c. Techniques

Deux voies d'abord (transpéritonéale et prépéritonéale) et deux types de suspension (fils ou bandelettes agrafées) sont utilisés selon les écoles.

Le but est de suspendre le vagin de part et d'autre du col vésical aux ligaments de Cooper afin d'empêcher son glissement à l'effort (cervicocystoptose). Cette hypermobilité du col vésical est due à une altération des structures de soutien et un effondrement du fascia pelvien. La principale cause en est l'antécédent obstétrical difficile (forceps, siège, macrosomie).

L'abord transpéritonéal commence par un pneumopéritoine classique. Deux ou trois trocarts sus-pubiens sont insérés. La vessie est détachée du plafond de la cavité et l'espace de Retzius est ainsi disséqué. Une fermeture soigneuse de la brèche péritonéale doit être réalisée en fin d'intervention afin d'éviter une incarcération d'anse digestive et une occlusion postopératoire. L'abord prépéritonéal respecte l'intégrité du péritoine. L'espace de Retzius et ouvert par un trocart sus-pubien de 12 mm, introduit soit après dissection aux ciseaux de Mayo et au doigt (cœlioscopie ouverte) (**Fig. 71.6 a**), soit grâce à un trocart

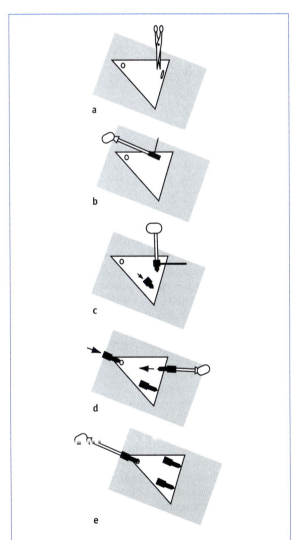

Fig. 71.6 – Technique de pneumo-Retzius.
- **a.** Cœlioscopie ouverte
- **b.** Dissection de l'espace prépéritonéal par mouvement de l'optique
- **c.** Introduction du deuxième trocart
- **d.** Introduction du trocart ombilical
- **e.** Mise en place de l'optique dans le trocart ombilical

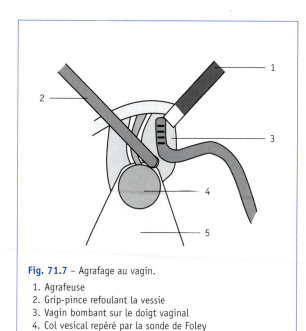

Fig. 71.7 – Agrafage au vagin.
1. Agrafeuse
2. Grip-pince refoulant la vessie
3. Vagin bombant sur le doigt vaginal
4. Col vesical repéré par la sonde de Foley
5. Vessie

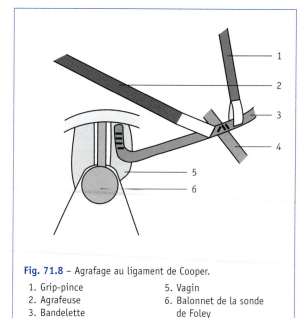

Fig. 71.8 – Agrafage au ligament de Cooper.
1. Grip-pince
2. Agrafeuse
3. Bandelette
4. Lig. de Cooper
5. Vagin
6. Balonnet de la sonde de Foley

optique qui permet un contrôle visuel de la progression de la pointe du trocart. Puis, tout l'espace prépéritonéal est ouvert depuis le plancher pelvien jusqu'à l'ombilic grâce à la pression d'insufflation du gaz (8 mm Hg) et à des mouvements doux de va-et-vient de l'optique (**Fig. 71.6 b**). Un second trocart de 12 mm est introduit en sus-pubien, à 4 cm de l'autre côté de la ligne médiane sous contrôle de la vue (**Fig. 71.6 c**), puis un trocart de 10 mm à l'ombilic (**Fig. 71.6 d** et **71.6 e**).

La colposuspension avec des fils est identique à la technique originelle de Burch. Un, deux ou trois fils suspendent le vagin de chaque côté du col vésical repéré par le ballonnet de la sonde de Foley (gonflé avec 10 cc de sérum physiologique), au ligament de Cooper homolatéral.

La technique alternative suspend le vagin par l'intermédiaire de deux bandelettes de Prolène® de 1 cm sur 6 cm en les agrafant au vagin et aux ligaments de Cooper (**Fig. 71.7** et **71.8**). Cette dernière technique présente l'avantage d'être plus simple à réaliser, donc plus reproductible et moins génératrice de conversions en laparotomie. La suspension nous paraît être plus solide et le fascia pelvien est renforcé. Son inconvénient majeur est le coût des agrafeuses.

I. DOUGLASSECTOMIE

a. Indications

La rétroversion utérine douloureuse (syndrome de Masters et Allen) et les élytrocèles symptomatiques.

b. Matériel spécifique

Deux porte-aiguilles.

c. Technique

Strictement identique à celle décrite par laparotomie : ablation du péritoine du cul-de-sac de Douglas, ligamentopexie des ligaments utérosacrés puis adossement utérorectal par une péritonisation transversale.

J. APPENDICECTOMIE

a. Indications

Doute diagnostique préopératoire entre une appendicite aiguë et une annexite.

b. Matériel spécifique

Un lasso de fil résorbable décimale 4 avec nœud autobloquant ou une agrafeuse automatique. Un sac d'extraction est parfois nécessaire si l'appendice est trop gros pour passer à travers le trocart.

c. Technique

Électrocoagulation-section du méso puis ligature de l'appendice par un lasso ou une rangée d'agrafes. Une toilette bétadinée du péritoine abondante termine ce geste.

72. Hystéroscopie

1. HYSTÉROSCOPIE DIAGNOSTIQUE

a. Matériel

L'hystéroscope est une fibre optique rigide de 3 mm de diamètre, engagée dans une gaine de 5 mm de diamètre extérieur, permettant l'insufflation de gaz carbonique à débit et pression strictement contrôlés. Des dispositifs plus fins (2 à 3 mm de diamètre total) existent maintenant, ainsi que des fibres souples et orientables. L'examen en milieu liquide (sérum physiologique) est utilisé de plus en plus souvent, notamment pour les hystéroscopies réalisées en ambulatoire ; il ne nécessite pas d'insufflateur compliqué et coûteux, et ne provoque pas de douleurs sous-costales dues à la diffusion du gaz dans la cavité péritonéale (cf. **Planche VII**, p. 625).

Étant donné le faible diamètre de l'instrument, cet examen ne nécessite pas d'anesthésie. Dans la grande majorité des cas, la pression de CO_2 ou de sérum physiologique suffit à dilater en douceur l'orifice interne du col utérin, même chez les patientes ménopausées. Dans les cas difficiles, et pour éviter le classique choc vagal, il est prudent de faire un bloc cervical avec de la Xylocaïne®.

b. Examen

En position gynécologique, après désinfection cervicovaginale, le col est saisi avec une pince de Pozzi, une traction ferme mettant l'utérus en rectitude, et l'hystéroscope est introduit dans l'orifice externe. On voit se dilater progressivement l'orifice interne. La cavité utérine peut alors être pénétrée sans douleur.

Tout le défilé cervical et l'ensemble de la cavité sont ainsi explorés, les deux ostiums tubaires visualisés (**Fig. 72.1**). L'examen peut être réalisé en vision directe, mais la qualité de l'observation, le confort de l'opérateur et l'aseptie sont largement augmentés par l'utilisation de la colonne vidéo décrite dans le chapitre « Cœlioscopie ».

c. Accidents et complications

EMBOLIE GAZEUSE

Accident rare mais toujours dramatique, nécessitant un diagnostic urgent et un transfert immédiat en caisson hyperbare. Cet accident est évitable par un contrôle automatique de la pression d'insufflation et du débit de gaz.

En aucun cas cependant, cet examen ne doit être pratiqué en dehors d'un centre disposant de moyens suffisants de réanimation.

FAUSSES ROUTES ET PERFORATIONS

Impensables si la progression de la fibre se fait sous contrôle de la vue, avec une traction correcte sur le col.

MALAISE OU CHOC VAGAL

Rare, à prévenir par une prémédication atropinique comme pour les hystérographies.

Nous faisons presque toujours un bloc cervical avec de la Xylocaïne®, lorsque l'hystéroscopie ne constitue pas le premier temps d'un curetage biopsique réalisé constamment sous anesthésie générale.

Dans tous les cas, il faut prévoir la possibilité de laisser la patiente se reposer en position allongée quelques minutes après l'examen.

COL INCATHÉTÉRISABLE

Une œstrogénothérapie courte (10 jours), locale ou mieux par voie générale améliore la trophicité cervicovaginale. Parfois, une dilatation de l'orifice interne doit être réalisée à l'aide d'une bougie de Dalsace.

DOULEURS SOUS-COSTALES APRÈS L'INTERVENTION

Exceptionnelles, elles sont dues à un examen prolongé ayant entraîné la création d'un discret pneumopéritoine. Leur sédation est spontanée.

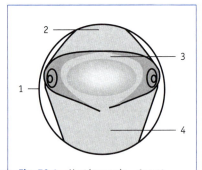

Fig. 72.1 – Hystéroscopie – Aspect normal.
1. Corne utérine et ostium tubaire
2. Face antérieure
3. Fond utérin
4. Face postérieure

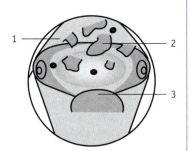

Fig. 72.2 Hystéroscopie-hyperplasie de l'endomètre, adénomyose, myome sous-muqueux.
1. Orifices d'adénomyose
2. Hyperplasie muqueuse polypoïde
3. Myome sous muqueux

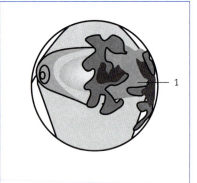

Fig. 72.3 – Hystéroscopie-cancer de l'endomètre. 1. Tumeur végétante de la corne gauche.

d. Indications et place dans le diagnostic des pathologies utérines

LÉSIONS DE L'ENDOMÈTRE

La vue panoramique de toute la cavité permet un diagnostic aisé des hyperplasies de l'endomètre (**Fig. 72.2**), diffuses ou polypoïdes, et du cancer de l'endomètre (**Fig. 72.3**), participant ainsi au bilan d'extension. De plus, la localisation préalable des lésions guide le curetage biopsique ; une lésion focale d'une corne pouvant sinon lui échapper. L'hystéroscopie constitue dans notre service le premier temps de tout curetage. Un contrôle en fin de curetage est possible malgré les métrorragies avec certaines gaines conçues à cet effet.

L'atrophie endométriale est facile à diagnostiquer, évitant alors un curetage inutile.

LÉSIONS DU MYOMÈTRE

La mise en évidence d'orifices d'adénomyose (ou endométriose utérine) (cf. **Fig. 72.2**), est plus délicate, et se présente surtout sous forme de pétéchies siégeant préférentiellement au niveau du fond utérin ou des cornes.

Les myomes sous-muqueux sont vus sans problème, et l'hystéroscopie est indispensable pour déterminer s'ils sont résécables par voie endoscopique (myomes pédiculés ou polypes fibreux) ou non, s'ils sont sessiles (cf. **Fig. 72.2** et **Fig. 72.4**).

SYNÉCHIES

Il s'agit d'un accolement plus ou moins étendu des parois utérines secondaire à un curetage évacuateur, responsable d'infertilité ou d'avortements spontanés. L'hystéroscopie en confirme le diagnostic, l'étendue, l'épaisseur, et constitue le traitement dans la majorité des cas (**Fig. 72.5**).

MALFORMATIONS UTÉRINES

Utérus bicornes et cloisons utérines (**Fig. 72.6**) sont bien visibles, sans qu'il soit possible par l'hystéroscopie seule de les différencier. Les utérus unicornes sont reconnus.

e. Conclusion

L'hystéroscopie diagnostique est un examen sans danger lorsqu'il est réalisé par un opérateur entraîné, possédant un matériel approprié.

Sa réalisation ambulatoire permet un diagnostic précis avant une éventuelle intervention endoscopique ou non, et peut « économiser » des curetages inutiles.

Elle est indiquée dans l'investigation de toutes les métrorragies pré- ou postménopausiques, des stérilités, le bilan préthérapeutique des myomes intracavitaires, le bilan d'extension des cancers de l'endomètre, et dans la recherche des dispositifs intra-utérins ayant migré.

2. HYSTÉROSCOPIE OPÉRATOIRE

a. Matériel

Autour de l'hystéroscope rigide précédemment décrit, s'insère une seconde gaine permettant le passage d'outils (anse d'électrorésection, *roller ball* coagulant, pointe monopôlaire, etc.), et un canal de réaspiration du liquide instillé. Il s'agit en fait d'un outil repris aux urologues : le résecteur à prostate (cf. **Planche VII**, p. 626).

Le liquide utilisé ici doit être non ionisé afin de ne pas provoquer de brûlures lors de l'utilisation de l'électrocoagulation. Le glycocolle est le milieu de choix. Son seul inconvénient est qu'il engendre des troubles ioniques chez la patiente si le passage systémique est important. Des précautions s'imposent donc :

– limitation de la pression et du débit d'instillation (des appareils modernes avec capteur de pression assurent automatiquement la sécurité d'emploi – Endomat® ou Séroconditionneur® de Manhes –) ;

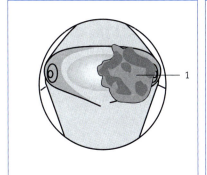

Fig. 72.4 – Hystéroscopie-polype intracavitaire. 1. Polype fibreux pédicule de la paroi antérieure.

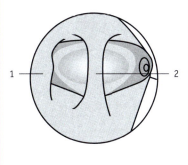

Fig. 72.5 – Hystéroscopie-synéchies.
1. Synéchie cornuale
2. Synéchie corporéale

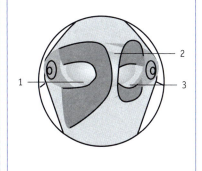

Fig. 72.6 – Hystéroscopie-utérus cloisonné.
1. Corne utérine droite
2. Cloison utérine
3. Corne gauche

– limitation en durée des interventions hystéroscopiques (pas plus d'une heure);

– bilan exact des entrées et des sorties à la fin de l'intervention. Si une discordance importante est constatée, une surveillance postopératoire prolongée s'impose;

– ionogramme de contrôle systématique avant la sortie de la patiente.

b. L'examen

La patiente anesthésiée (anesthésie générale ou loco-régionale) est en position gynécologique. L'hystéroscope opératoire est raccordé à la caméra vidéo, à l'instillateur de glycocolle avec son capteur de pression (incorporé ou non), au bocal d'aspiration récupérant le liquide, et au générateur de courant haute fréquence. Le col utérin est dilaté avec des bougies de Hégar de 5 à 10. L'hystéroscope est introduit et le flux de glycocolle branché. Le premier temps opératoire est exploratoire, puis un geste chirurgical adapté à la pathologie est décidé.

Les principaux gestes pouvant être effectués sont :
– la résection d'un fibrome ou d'un polype endocavitaire;
– la résection de la totalité de l'endomètre avec son chorion (ou endometrectomie) dans le traitement des métrorragies rebelles;
– la section de cloisons utérines malformatives et responsables de prématurité ou d'avortements tardifs;
– la levée de synéchies utérines.

c. Complications

Le danger de l'hystéroscopie opératoire vient du fait qu'il est impossible de savoir quelle est l'épaisseur exacte du myomètre lors de la résection. Une perforation avec perte de substance pariétale est possible ainsi que des lésions des anses intestinales adjacentes à l'utérus. De plus, une perforation peut entraîner une hémorragie interne. Chaque fois que cette complication se présente, il est impératif d'arrêter immédiatement l'hystéroscopie, de réaliser une cœlioscopie pour faire le bilan des lésions et une éventuelle suture utérine.

73. Chirurgie de l'incontinence urinaire

1. PRINCIPES

L'incontinence urinaire d'effort de la femme est une pathologie extrêmement fréquente, puisque une femme sur cinq en souffre. Il s'agit d'une perte involontaire d'urine survenant au cours d'un effort d'intensité variable, allant de la toux ou de l'éternuement jusqu'à des efforts modérés tels la course voire la marche. La gêne ressentie est également très variable, dépendant essentiellement de l'âge et du mode de vie de la patiente.

Schématiquement, deux mécanismes sont à l'origine de ces troubles :
- la faiblesse du sphincter urétral (insuffisance sphinctérienne) ;
- le relâchement des ligaments suspenseurs du col de la vessie avec prolapsus de ce dernier (cervicocystoptose).

La rééducation périnéale avec électrostimulation permet de traiter un grand nombre de cas d'insuffisance sphinctérienne, mais pour une cervicocystoptose importante, seul la chirurgie peut espérer la guérison. Les deux atteintes peuvent coexister à des degrés divers. Le diagnostic en est fait par les épreuves urodynamiques, qui permettent par un examen simple, indolore et reproductible, de mesurer les pressions urétrales et vésicales par l'intermédiaire d'une petite sonde.

L'étiologie majeure à l'origine de l'incontinence est obstétricale : dystocie, macrosomie, manœuvres instrumentales à l'extraction, présentation pelvienne...

La cure d'incontinence urinaire d'effort peut se faire par voie abdominale, vaginale, mixte ou cœlioscopique. Deux techniques de base : la colposuspension (Burch, Marchall-Marchetti, Raz, Stamey, etc.) et la fronde sous urétrale (Goebbel-Stockel, Bologna, etc.).

La colposuspension est une intervention non dysuriante permettant de traiter la cervicocystoptose. La fronde, elle, crée une dysurie en « étranglant » le col vésical pour pallier l'insuffisance du sphincter. Cette dysurie constitue une des princi-

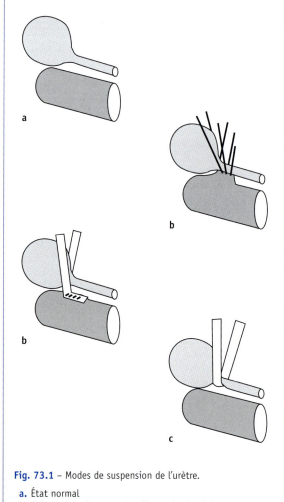

Fig. 73.1 – Modes de suspension de l'urètre.
- **a.** État normal
- **b.** Colposuspension avec des fils ou des bandelettes
- **c.** Fronde sous-urétrale

pales complications des frondes ; en effet, le degré de tension est difficile à régler exactement et, lorsqu'elle est trop serrée, la fronde peut entraîner une rétention urinaire totale de durée variable, obligeant parfois au démontage (**Fig. 73**).

2. TECHNIQUE ABDOMINALE DE COLPOSUSPENSION : LE BURCH

Une courte laparotomie sus-pubienne transversale respectant le péritoine permet d'entrer dans l'espace prévésical dit de Retzius, et de disséquer le vagin de part et d'autre du col vésical. Trois fils non résorbables décimale 4 (voire un ou deux fils selon les opérateurs), sont noués entre le vagin et le ligament de Cooper homolatéral, mettant en tension le vagin sous-vésicocervical, le remontant ou tout au moins l'empêchant de descendre à l'effort (**Fig. 73.2**).

Cette technique est de plus en plus réalisée par cœlioscopie. L'incision est alors réduite à trois orifices de trocart, la vision du col vésical et l'hémostase bien améliorées par respectivement le grossissement de la vision cœlioscopique et la barohémostase.

Deux techniques de voie d'abord (décrites dans le chapitre 70) :
– transpéritonéale (cœlioscopie classique puis décrochage de la vessie du plafond de la cavité abdominale pour entrer dans le Retzius) ;
– prépéritonéale (pénétration du Retzius par un trocart sus-pubien après ouverture aux ciseaux de la paroi abdominale – cœlioscopie ouverte –, ou utilisation des nouveaux trocarts optiques – Optiview® ou Visioport®. Dissection pré-péritonéale grâce à l'optique et à la pression d'insufflation de tout l'espace prépéritonéal pour introduire un deuxième trocart sus-pubien et un trocart ombilical. Cette technique se met à l'abri des complications des cœlioscopies intra-péritonéales tout en assurant une vision optimale).

La colposuspension peut alors se faire classiquement par des sutures cœlioscopiques ou par l'intermédiaire de bandelettes de Prolène® agrafées au vagin et au ligament de Cooper. Le sondage est laissé en place 24 h et la sortie est autorisée à J 2.

Les colposuspensions assurent 90 % de succès à 10 ans lorsque l'indication est correcte. Il n'y a que peu de complications : rétentions urinaires rares et de courte durée, plaies de vessie, ligature accidentelle d'un uretère par défaut de dissection, rejet septique de matériel.

3. TECHNIQUE ABDOMINALE DE FRONDE SOUS-URÉTRALE : LE GOEBBEL-STOCKEL
(**Fig. 73.3**)

Le principe de base est de tailler une bandelette de 1 cm de large dans l'aponévrose des grands droits et de la passer sous l'urètre disséqué le plus souvent par voie vaginale. Il s'agit donc d'une voie d'abord mixte, abdominale et vaginale.

Il est difficile de disséquer suffisamment l'aponévrose par une courte incision transversale sus-pubienne pour obtenir une bandelette de longueur suffisante pour aller de l'aponévrose (au niveau d'une épine pubienne), passant sous l'urètre,

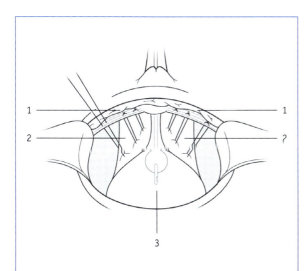

Fig. 73.2 – Colposuspension selon Burch par laparotomie.
1. Ligament de Cooper
2. Vagin
3. Vessie

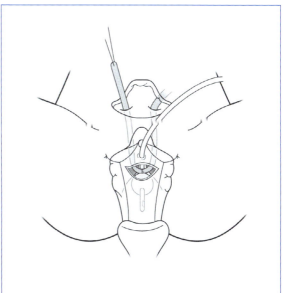

Fig. 73.3 – Fronde sous-urétrale aponévrotique selon Goebbel-Stockel par laparotomie.

jusqu'à l'aponévrose (au niveau de l'autre épine pubienne). Il est donc préféré de tailler deux bandelettes plus courtes (10 cm chacune), pédiculée chacune sur l'aponévrose en regard des épines pubiennes, de les passer au travers du fascia pelvien de part et d'autre du col vésical, et de les solidariser sous l'urètre par l'incision vaginale.

Les complications de cette technique sont plus nombreuses que celles de la colposuspension :
- rétention aiguë urinaire postopératoire (5 à 25 %), parfois prolongée, nécessitant parfois une section des bandelettes ou un autosondage prolongé ;
- lésions de la paroi postérieure de l'urètre ;
- éventrations sur le site du prélèvement des bandelettes, surtout chez les femmes obèses (6 à 10 %).

Cette technique est donc à réserver à des patientes présentant des insuffisances sphinctériennes importantes (< à 20 cm d'eau de pression de clôture), ou à des échecs de colposuspension. Le taux de succès varie dans la littérature entre 80 et 90 % après 5 ans.

4. TECHNIQUE VAGINALE DE FRONDE SOUS-URÉTRALE : LE BOLOGNA

Ici, la fronde est constituée du tissu vaginal en excès dans la cystocèle, qui doit être au moins de degré 2, pour pouvoir disséquer des bandelettes suffisamment longues de part et d'autre du col vésical repéré par le ballonnet de la sonde de Foley (**Fig. 73.4**). En l'absence de cystocèle, cette technique ne peut pas être utilisée.

Traditionnellement, une contre-incision abdominale transversale sur le mont de Vénus ouvre l'espace de Retzius et permet de récupérer à l'aide d'une pince de Bengoléa les bandelettes passées de chaque côté du col vésical. Elles sont ensuite suturées à l'aponévrose des grands droits, réalisant la fronde (**Fig. 73.5**).

Cette technique admet des complications :
- rétention aiguë urinaire postopératoire (5 à 25 %), comme toutes les frondes ;
- plaies urétérales et vésicales lors de la dissection ;
- élytrocèle secondaire (2 à 14 %) ;
- hématomes et abcès du mont de Vénus fréquents (16 à 20 %).

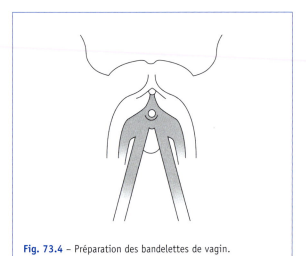

Fig. 73.4 – Préparation des bandelettes de vagin.

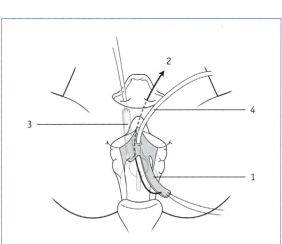

Fig. 73.5 – Fronde sous-urétrale selon Bologna avec contre-incision sus-pubienne.
1. Languette de tissu vaginal passé selon le trajet 2
2. Trajet de la languette
3. Passage de la seconde languette
4. Sonde urinaire

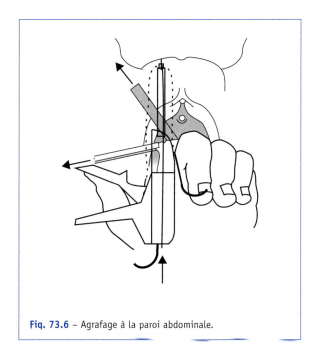

Fig. 73.6 – Agrafage à la paroi abdominale.

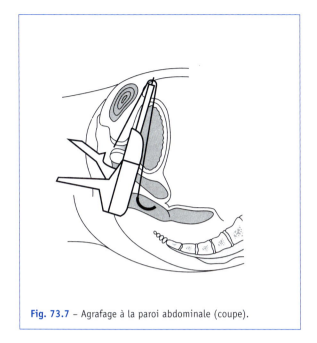

Fig. 73.7 – Agrafage à la paroi abdominale (coupe).

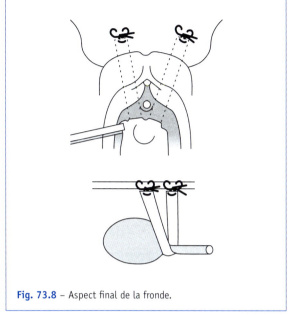

Fig. 73.8 – Aspect final de la fronde.

Cette dernière complication peut être évitée par un abord strictement vaginal du Retzius, ouvert par perforation du fascia pelvien et agrafage à l'aide de la pince DFS (autosuture) d'un fil décimale 4 au fascia des grands droits de l'abdomen. Comme pour la spinofixation vaginale, décrite dans le chapitre 68, le fil est passé dans la bandelette homolatérale qui est ainsi amenée au contact de la paroi abdominale antérieure sans autre incision (**Fig. 73.6**, **73.7** et **73.8**).

Le taux de succès de ce type de fronde varie entre 85 et 95 % à 5 ans selon les séries. L'élytrocèle peut être prévenue par une spinofixation préventive systématique.

5. CONCLUSION

De très nombreuses techniques de cure d'incontinence urinaire existent. Toutes sont assimilables soit au principe de la colposuspension, soit à celui de la fronde. Il importe de maîtriser diverses techniques afin de pouvoir répondre de façon adéquate à toutes les situations cliniques : cervicocystoptose ou insuffisance sphinctérienne, intervention abdominale ou vaginale, intervention première ou reprise après échec d'un geste préalable.

74. Autres techniques en chirurgie gynécologique

1. L'INTERRUPTION VOLONTAIRE DE GROSSESSE OU IVG

L'IVG peut être réalisée jusqu'à la 10e semaine de grossesse, à la demande de la patiente après examen médical et entretien social.

La patiente est installée en position gynécologique (**Fig. 74.1**). L'utérus est évacué par aspiration en utilisant la canule de Karman ; le col bien redressé par traction sur une pince de Pozzi doit être préalablement dilaté pour permettre le passage de la canule ; pour cette opération, on utilise une série de bougies métalliques de Hégar à extrémité mousse calibrées de millimètre en millimètre. Les bougies sont présentées successivement devant l'orifice cervical maintenues entre le pouce et l'index de la main droite et sont poussées avec douceur mais fermeté ; c'est au cours de ce temps opératoire que le risque de perforation de l'isthme ou du corps utérin par dérapage de la bougie est le plus grand.

La canule de Karman reliée à un bocal d'aspiration par un tuyau peut alors être introduite dans la cavité utérine ; elle permet grâce à son extrémité fenêtrée de détacher l'œuf puis de l'aspirer (**Fig. 74.2**).

L'évaluation utérine doit être totale sous peine d'hémorragies ou d'infection secondaire. La vacuité utérine est obtenue lorsque la canule n'aspire plus aucun matériel ovulaire et que l'utérus se rétracte.

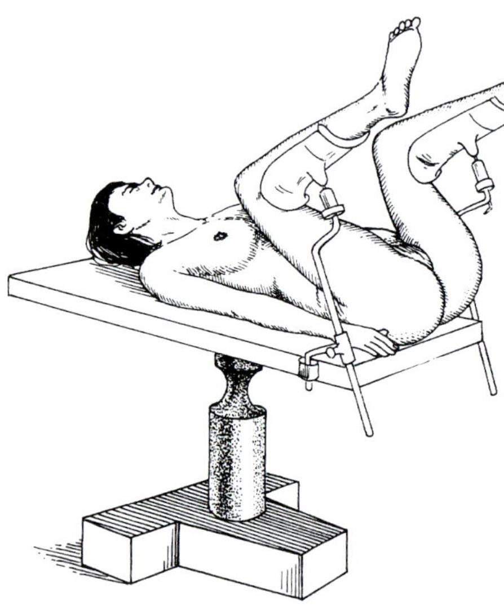

Fig. 74.1 – Installation de la patiente en position gynécologique.

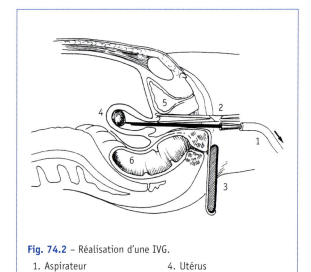

Fig. 74.2 – Réalisation d'une IVG.
1. Aspirateur
2. Pince de Pozzi sur le col
3. Valve à poids
4. Utérus
5. Vessie
6. Rectum

AUTRES TECHNIQUES EN CHIRURGIE GYNÉCOLOGIQUE

2. LE CERCLAGE DU COL

Il s'agit d'une intervention destinée à occlure le col utérin chez les femmes ayant fait des avortements tardifs, ou des accouchements prématurés dont la cause est une béance de l'orifice cervical.

Le cerclage du col réalisé à la 14e semaine de grossesse évitera ces accidents ; le fil sera retiré à la 37e semaine (**Fig. 74.3**).

On utilise un gros fil serti non résorbable ou une bandelette de mersilène.

Le fil est faufilé sous la muqueuse cervicale. Le nœud est serré suffisamment pour obturer le col, mais pas trop pour ne pas le sectionner.

Des comprimés antibiotiques gynécologiques sont laissés dans le vagin.

3. LA CONISATION

Cette intervention est réalisée pour le traitement des cancers du col utérin dépistés à un stade très précoce. Il s'agit de l'ablation d'un cône de col utérin emportant toute la zone anormale visible sur l'exocol et remontant en hauteur jusqu'à l'orifice interne du col utérin (**Fig. 74.4**).

Si l'examen anatomopathologique complet de la pièce de conisation confirme le caractère superficiel du cancer, la conisation représente le seul traitement.

Mais si cet examen découvre des zones d'invasion, il s'agit donc d'un cancer plus évolué qu'on ne le prévoyait et il faudra alors compléter le traitement par une irradiation et une hystérectomie élargie.

L'intervention commence par un badigeonnage du col utérin au Lugol pour repérer toute l'étendue de la zone anormale sur l'exocol.

Deux pinces de Pozzi attirent le col et la hauteur du canal cervical est mesurée à l'aide d'un hystéromètre.

Le col est alors incisé au bistouri à lame en passant au large de la zone anormale et en gagnant le canal cervical au niveau de l'orifice interne.

L'hémostase de la tranche cervicale et la reconstitution du col sont réalisées par la mise en place en avant et en arrière d'un point en M de Sturmdorf qui invagine la muqueuse cervicale dans l'endocol (**Fig. 74.5**).

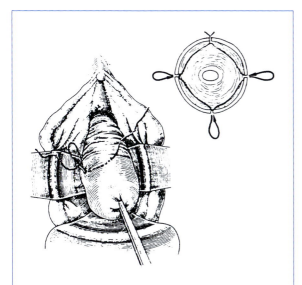

Fig. 74.3 – Cerclage du col (*Extrait de P. Kamina,* Anatomie gynécologique et obstétricale, *Maloine*).

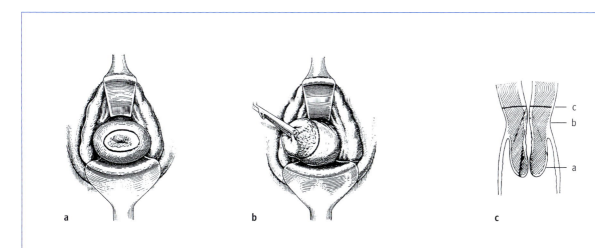

Fig. 74.4 – Conisation – Les techniques d'exérèse du col. a. Conisation ; b. Amputation conoïde intravaginale ; c. Amputation supra-vaginale.

GYNÉCOLOGIE

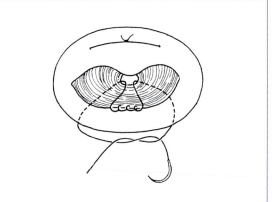

Fig. 74.5 – Points de Sturmdorf. Le point antérieur est noué. Le point postérieur est passé et va être serré, ce qui invaginera la muqueuse cervicale vers l'endocol.

4. LA DOUGLASSECTOMIE

a. Principe

C'est l'exérèse de tout le péritoine du cul-de-sac de Douglas et du feuillet postérieur du ligament large suivie d'un temps de pexie (fixation) utérine.

b. Indications

- Syndrome de Masters-Allen, véritable désinsertion utérine avec déchirure du feuillet péritonéal du ligament large, responsable d'algies pelviennes et de dyspareunie, c'est-à-dire de douleurs au cours du coït.
- Endométriose péritonéale résistant au traitement médical.
- Les prolapsus génitaux avec élytrocèle (hernie du cul-de-sac de Douglas).

c. Technique (Jamain)

TEMPS D'EXÉRÈSE

On réalise une incision péritonéale partant du sinus sacro-iliaque, se poursuivant latéralement sous l'annexe jusqu'à la face postérieure de l'isthme utérin.

Le péritoine est incisé aux ciseaux et ensuite est décollé de proche en proche aux ciseaux et au tampon monté sur une pince longuette ; la dissection doit être très superficielle.

L'uretère reste plaqué sur la paroi pelvienne et il n'y a pratiquement aucune hémostase à réaliser ; le fond du cul-de-sac est décollé au doigt à la façon d'un sac herniaire (**Fig. 74.6**).

TEMPS DE RÉPARATION

Les ligaments utérosacrés, atrophiques, sont chargés, plicaturés et réunis sur la ligne médiane par trois points étagés de fil non résorbable ; ce geste réalise un plancher solide qui permet de fixer le col utérin et de remettre l'utérus en bonne position (**Fig. 74.7**).

Ensuite, le péritoine est suturé en commençant par un point médian qui rapproche la face antérieure du rectum à la face postérieure de l'utérus ; la péritonisation est réalisée de chaque côté par des points séparés de polyglycol allant des sinus sacro-iliaques à la ligne médiane.

L'utérus est alors parfaitement redressé et les lésions péritonéales ont été supprimées.

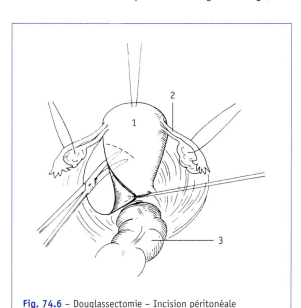

Fig. 74.6 – Douglassectomie – Incision péritonéale et décollement. 1. Utérus ; 2. Trompe ; 3. Rectum.

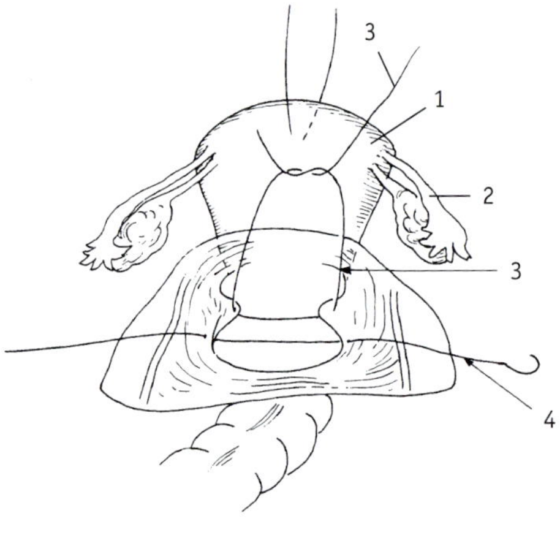

Fig. 74.7 – Douglassectomie – Ligature des ligaments utérosacrés. 1. Utérus ; 2. Trompe ; 3. Fil passé dans les ligaments utérosacrés et en voie d'être noué ; 4. Fil passé dans les ligaments utérosacrés.

HUITIÈME PARTIE
Chirurgie thoracique

Jean-Philippe Le Rochais
Bertrand Martel

Introduction

La chirurgie thoracique a pris un essor considérable à la fin de la Seconde Guerre mondiale compte tenu de l'importance de la tuberculose. Puis, après l'avènement de traitements antituberculeuses puissantes et l'arrivée de la chirurgie cardiaque, peu de chirurgiens continuèrent à exercer cette seule spécialité.
Pourtant, son domaine est vaste, même si le cancer bronchopulmonaire reste l'activité primordiale. Elle inclut toute la pathologie du médiastin et un domaine vaste qu'est la pneumologie.

Il est donc important d'en connaître les grandes lignes pour comprendre la nécessité d'une grande rigueur.

Une bonne collaboration entre chirurgien et anesthésiste s'impose, la qualité du geste chirurgical dépendant de la qualité de l'intubation sélective. En effet, pour pouvoir œuvrer sur un poumon, l'idéal est qu'il ne ventile pas. Pour ce faire, des sondes type Carlens ou White permettent de ventiler séparément l'un ou l'autre des poumons.

75. Thoracotomies

1. ANATOMIE CHIRURGICALE

Nous nous contenterons de décrire l'anatomie de la paroi thoracique.

a. Plan osseux

Le thorax est constitué d'une enceinte ostéocartilagineuse comprenant :

- en arrière et sur la ligne médiane : les douze vertèbres dorsales ;
- en avant : le sternum ;
- latéralement : les douze arcs costaux.

Cet ensemble est mobile avec les mouvements respiratoires et on peut obtenir un jour excellent par simple écartement de deux côtes.

L'omoplate est importante à connaître car elle couvre une partie du thorax et forme donc un obstacle pour y accéder.

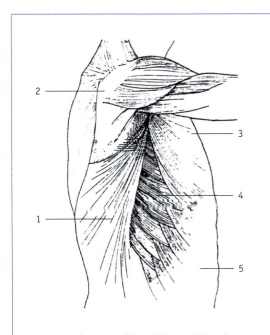

Fig. 75.1 – Plans musculaires de la paroi thoracique.
1. M. grand dorsal
2. M. trapèze
3. M. grand pectoral
4. M. grand dentelé
5. M. grand oblique

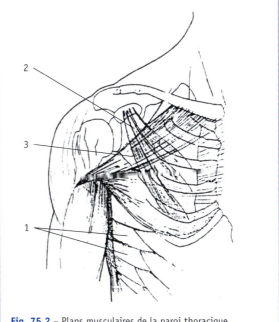

Fig. 75.2 – Plans musculaires de la paroi thoracique.
1. M. grand dentelé
2. M. petit pectoral
3. M. grand pectoral

Sa position est variable sur le thorax suivant la position du bras. Ainsi, l'antépulsion du bras dégage la 5e côte et la pointe de l'omoplate vient ainsi dans la majorité des cas de position de thoracotomie postéro-latérale recouvrir l'arc moyen de la 5e côte.

b. Plans musculaires (Fig. 75.1 et 75.2)

- En arrière de la superficie à la profondeur :
  - le trapèze et le grand dorsal ;
  - le rhomboïde et le grand dentelé.
- En avant :
  - le grand pectoral et le petit pectoral en haut ;
  - le grand dentelé et le grand oblique latéralement.

L'espace intercostal est constitué de formations musculo-aponévrotiques et abrite le paquet vasculo-nerveux intercostal, a sa partie supérieure protégée par le bord externe de la gouttière costale.

2. MATÉRIEL

a. Boîte d'instruments pour réaliser une thoracotomie

- Un bistouri court à lame n° 23.
- Pinces à disséquer :
  - une pince fine à griffes ;
  - deux pinces de De Bakey.
- Paires de ciseaux :
  - un Boyd ;
  - un Mayo courbe.
- Deux porte-aiguilles.
- Deux écarteurs de Farabeuf.
- Deux écarteurs de Semb.
- Une pince d'Ombredanne.
- Trois rugines (de face, des bords et de la face postérieure).
- Un écarteur de Finochietto avec ses huit valves.
- Un petit costotome.
- Un pince de Kocher longue.
- Un Reverdin.
- Un rapprocheur à côte.

b. Les fils

- Fils tressés résorbables : 4/0, 0, 1 pour les sutures musculaires et sous-cutanées.
- Fils monobrins non résorbables : 3/0 pour la fermeture de la peau.
- Crins de Florence pour le rapprochement costal.

3. DIFFÉRENTES INTERVENTIONS SELON LES VOIES D'ABORD

A. THORACOTOMIE POSTÉROLATÉRALE

a. Installation (Fig. 75.3)

Le patient est installé par le chirurgien en décubitus latéral du côté opposé à la thoracotomie sur un coussin triangulaire glissé sous le thorax permettant ainsi de casser le tronc et d'ouvrir les espaces intercostaux. Il faut faire très attention à ne pas comprimer le creux axillaire et protéger au mieux tous les autres points de compression.

Le bras homolatéral est enroulé dans une protection et placé en position pendante au-dessus de l'épaule controlatérale. Le membre inférieur controlatéral est fléchi, maintenant ainsi le bassin en bonne position. Une protection sera installée entre les deux genoux.

On termine par fixer la position à l'aide d'un appui pubien et d'un appui sacré.

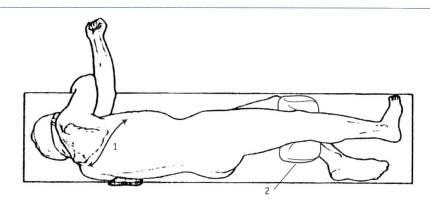

Fig. 75.3 – Installation dans la thoracotomie postéro latérale. 1. Tracé de l'incision ; 2. Protection entre les genoux.

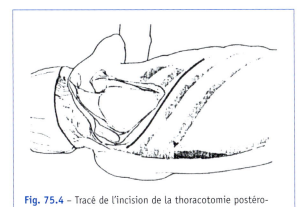

Fig. 75.4 – Tracé de l'incision de la thoracotomie postéro-latérale.

b. Temps opératoires

Le chirurgien fera le dessin de son incision au préalable à l'aide d'un crayon dermographique en forme de S italique débutant en arrière à mi-distance du bord spinal de l'omoplate et de la berge des épineuses, et en avant se finissant dans le sillon sous-mammaire ou sous le relief du grand pectoral (**Fig. 75.4**). On réalise le badigeonnage de la peau puis les champs seront installés de façon à dégager le thorax jusqu'au rachis en arrière, à la ligne mammelonnaire en avant, à la dernière côte en bas et au creux axillaire en haut.

Un champ adhésif stérile isolera du contact avec la peau.

INCISION CUTANÉE

Faite au bistouri à lame avec hémostase au bistouri électrique à l'aide d'une pince fine à griffes. Elle passe deux à trois travers de doigt en dessous de la pointe de l'omoplate.

PLANS SOUS-CUTANÉ ET MUSCULAIRE

On utilise le bistouri électrique pour inciser le tissu cellulaire sous-cutané puis sectionner le grand dorsal sur toute sa longueur perpendiculairement aux fibres.

La lame aponévrotique située entre le rhomboïde en arrière et le grand dentelé en avant est incisée au bistouri électrique, permettant de découvrir le grill costal.

Il est possible de désinsérer les digitations postérieures du grand dentelé en respectant son innervation, entre autres le nerf respiratoire accessoire de Charles Bell. L'aide récline l'omoplate par deux écarteurs de Semb permettant à l'opérateur, en décollant l'espace interserratothoracique à la main, de compter les côtes à partir de la deuxième.

OUVERTURE DE L'ESPACE INTERCOSTAL (EIC)

L'ouverture thoracique se fait en général au niveau du quatrième espace intercostal (bord supérieur de la 5e côte). L'opérateur choisira un autre espace en fonction du geste à réaliser : soit à l'apex (3e EIC), soit à la base (5e ou 6e EIC).

Le périoste sera ouvert au bistouri électrique à la partie moyenne de la côte sur toute la longueur de l'incision puis ruginé à la rugine de face et l'espace intercostal sera ouvert grâce à la même rugine d'arrière en avant. L'ouverture de l'espace sera complétée à la rugine dite « tricheuse » en avant et en arrière.

OUVERTURE DE LA PLÈVRE

Aux ciseaux de Boyd, elle est en général facile, son ouverture provoquant immédiatement un pneumothorax et donc un affaissement du poumon. Par contre, s'il existe une symphyse pleurale, l'ouverture sera plus délicate et pourra nécessiter soit un décollement extrapleural, soit une résection costale première.

ÉCARTEMENT

Après mise en place de champs de bordure on installera l'écarteur de Finochietto, crémaillère du côté de l'aide, la valve côté omoplate étant de longueur supérieure à l'autre. L'écartement doit être doux et progressif afin d'éviter les fractures de côtes.

FERMETURE

Elle est effectuée après mise en place des drains. On rapproche les côtes à l'aide d'un gros fil non résorbable ou, mieux, de deux crins de Florence passés en péricostal au bord de la côte inférieure avec une pince de Halsteadt en évitant d'enserrer le pédicule intercostal, et au bord de la côte supérieure avec une Reverdin. On pourra utiliser un rapprocheur de côtes le temps de nouer les crins de Florence. Le périoste est ensuite suturé, le grand dentelé réinséré au fil résorbable en demandant à l'anesthésiste de pousser sur l'épaule pour éviter la tension des sutures. Le grand dorsal est suturé soigneusement en repérant ses extrémités antérieure et postérieure pour éviter les décalages néfastes pour la cicatrice. On procède enfin à la fermeture du tissu sous-cutané puis de la peau en évitant de fermer celle-ci par des agrafes.

c. Indications

La thoracotomie postéro-latérale donne un jour complet sur l'hémithorax et sa face médiastinale. Elle peut s'élargir à la demande et remonter très haut en arrière en prolongeant l'incision en interscapulovertébral.

C'est la voie d'abord de sécurité, elle permet de réaliser toutes les interventions de chirurgie thoracique.

B. THORACOTOMIE LATÉRALE

a. Installation (Fig. 75.5)

Elle est identique à celle d'une thoracotomie postéro-latérale, le bras homolatéral étant simplement fixé à un cadre pour dégager la partie basse du creux axillaire.

b. Temps opératoires

L'incision cutanée dépend du niveau de l'espace choisi, défini à partir d'un comptage sur la peau. Elle suit en général le 6e arc costal en dépassant de peu les bords des muscles grand dorsal

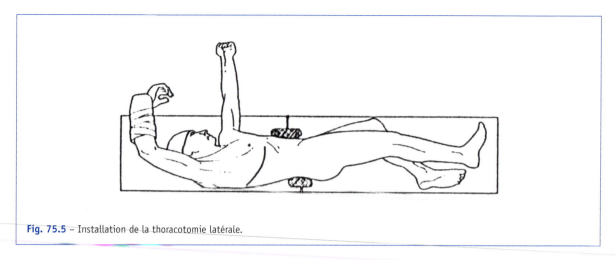

Fig. 75.5 – Installation de la thoracotomie latérale.

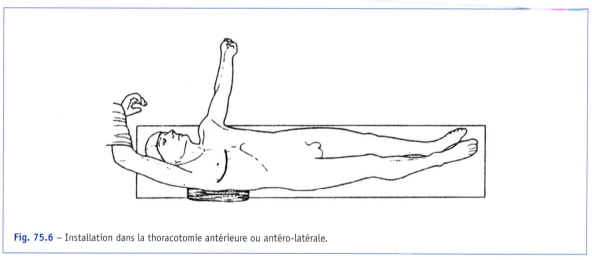

Fig. 75.6 – Installation dans la thoracotomie antérieure ou antéro-latérale.

et grand pectoral qui sont réclinés et ménagés. Le grand dentelé peut être désinséré du grill costal à partir de son bord postérieur ou bien une de ses digitations est incisée sur la côte choisie et ruginée pour pénétrer dans le plan de clivage sous-musculaire et on réclinera en arrière par une valve les muscles grand dorsal et grand dentelé, insérés sur l'omoplate et qui la suivent avec le nerf de Charles Bell. Outre un écarteur intercostal, élargissant progressivement l'ouverture pour compléter loin en arrière et en avant cette rugination, un autre écarteur est placé en arrière pour ouvrir la masse musculaire.

La fermeture se fait plan par plan après drainage.

c. Indications

C'est une voie peu mutilante. Elle est d'ouverture et de fermeture rapide. Elle présente pour certains l'inconvénient d'être responsable d'hématomes pariétaux. Elle conserve en pratique les mêmes indications que la thoracotomie postéro-latérale.

C. THORACOTOMIE ANTÉRIEURE OU ANTÉROLATÉRALE

a. Installation (Fig. 75.6)

Le patient est installé en décubitus dorsal, le bras homolatéral relevé à 90° au-dessus de la tête et fixé à un arceau en évitant les étirements de la région axillaire. Un billot est placé longitudinalement sous l'hémithorax concerné.

b. Temps opératoires

L'incision cutanée se fait dans le sillon sous-mammaire chez la femme (le chirurgien ayant tracé le dessin de l'incision la veille de l'intervention chez la patiente assise) et sous le relief du grand pectoral chez l'homme. Les limites antérieure et postérieure sont représentées respectivement par le bord latéral du sternum à la hauteur du 5e cartilage et le bord antérieur du grand dorsal. Le tissu cellulaire sous-cutané est incisé en prenant soin de rester à distance de la glande mammaire.

Les fibres inférieures du grand pectoral sont incisées sur le relief du 5ᵉ arc chondrocostal puis celles du grand dentelé sous lequel, après rugination de quelques centimètres de cartilage et de côte, on passe un doigt pour décoller le muscle du grill costal et le soulever en évitant le nerf de Charles Bell.

L'ouverture peut se faire du 1ᵉʳ au 5ᵉ espace intercostal. Il suffit de désinsérer le grand pectoral et de rabattre toute la masse musculaire vers le haut pour pouvoir arriver ainsi jusqu'au niveau de la 2ᵉ côte.

L'espace généralement choisi est le 4ᵉ. L'ouverture est progressive au début en faisant attention au pédicule mammaire interne qui sera lié si besoin.

En cas de nécessité, cette thoracotomie peut être agrandie en avant, soit par sternotomie transversale, soit par une thoracotomie antérieure controlatérale.

La fermeture après drainage se fait par réparation du cartilage chondrocostal par un gros fil non résorbable s'il a été sectionné.

Le rapprochement des côtes se fait également par deux crins de Florence. La suture du grand pectoral doit être précise pour éviter un replacement asymétrique du sein. Fermeture du tissu sous-cutané et fil sur la peau.

c. Indications

Cette voie est relativement peu utilisée en chirurgie thoracique. Elle présente un intérêt esthétique incontestable grâce au tracé sous-mammaire de l'incision.

Elle trouve son indication dans la chirurgie de l'oreillette gauche et dans la chirurgie des traumatismes thoraciques.

D. AUTRES

a. Thoracotomie axillaire

L'installation est identique à celle de la thoracotomie latérale. L'incision étant plus haute dans le creux axillaire. Elle représentait avant la vidéothoracoscopie la voie d'abord de choix dans les biopsies pulmonaires ou médiastinales, et dans les exérèses des lésions bénignes du lobe supérieur et de l'apex. Une symphyse pleurale, des lésions bronchopulmonaires étagées ou une tumeur maligne en constituent des contre-indications.

b. Thoracotomie postérieure

D'indication exceptionnelle, réservée à la chirurgie de la trachée, le patient est installé en décubitus ventral.

c. Petite thoracotomie antérieure ou médiastinotomie

Elles sont utilisées pour réaliser des biopsies de tumeur du médiastin antérieur ou de tumeurs médiastinopulmonaires.

Elles consistent à réaliser une courte incision horizontale parasternale en regard du 2ᵉ ou 3ᵉ espace intercostal ; après passage au travers du muscle grand pectoral dans le sens de ses fibres, on ouvre l'espace intercostal. L'écartement se fait à l'aide d'un écarteur de Tuffier éventuellement en sectionnant le cartilage costal en faisant très attention au pédicule mammaire interne. La plèvre est ouverte et le jour est suffisant pour faire des biopsies.

La fermeture se fait par plan après avoir réparé le cartilage costal à l'aide d'un gros fil non résorbable.

d. Thoracotomie pour traitement des pleurésies purulentes

Le traitement chirurgical des pleurésies purulentes nécessite une voie d'abord *a minima* en regard de la zone enkystée avec résection d'un court segment costal pour réaliser un nettoyage et un drainage correct de cette poche purulente.

e. Technique de résection costale

L'ouverture de l'espace intercostal au bord supérieur de la côte est réalisé comme précédemment décrit, puis le périoste est ruginé à la partie inférieure de la côte puis à l'aide de la rugine dite du bord postérieur, on ouvre l'espace intercostal d'avant en arrière en respectant le pédicule intercostal. Lors de la fermeture, il est préférable de réséquer le nerf intercostal qui pourrait être pris dans la suture et ainsi provoquer un névrome.

Cette technique est utilisée de façon systématique dans toutes les pneumonectomies dans notre équipe afin de pouvoir fermer de façon étanche la cavité en fin d'intervention.

76. Drainage thoracique et aspiration

1. PRINCIPES

Les principes découlent de la physiologie de la plèvre. Le vide pleural permet un accolement des deux feuillets pleuraux. Ce vide est constant. Les pressions varient de − 15 cm d'eau à l'inspiration à − 5 cm d'eau à l'expiration. C'est pourquoi un drainage devra toujours être étanche et irréversible. Pour permettre la bonne vidange des épanchements pleuraux, le drainage pourra être aspiratif.

Devant la grande sensibilité de la plèvre à l'infection, le drainage devra toujours être stérile.

2. MATÉRIEL

a. Les drains

Le type de drain utilisé varie selon les habitudes de chaque chirurgien. Toutefois, il doit répondre à certains critères communs :
  – être assez rigide pour ne pas se collaber lors de l'aspiration ;
  – être non traumatique pour la paroi et les viscères ;
  – être de diamètre suffisant pour éviter son caillotage.

En pratique, les drains seront en polychlorure de vinyle, en silicone ou en caoutchouc. Leur extrémité sera découpée en forme de mître ; ils pourront avoir des œillets latéraux, être radio-opaques.

Leur calibre est exprimé en filière charrière, le plus souvent de 24 à 30 chez l'adulte.

- *La pose du drain* : l'incision cutanée est faite sur environ 1 cm au bistouri à lame. Un fil d'attente (fil tressé non résorbable 0) pour fermer l'orifice lors de l'ablation ultérieure est passé en U **(Fig. 76.1)**. À l'aide d'une pince type Kocher longue, on réalise le trajet dans l'espace intercostal de dehors en dedans et le drain taillé en biseau est passé dans le sens inverse. La fixation du drain à la peau est faite avec un fil identique à celui du fil d'attente.

- *La position des drains* est toujours la même, la plus antérieure possible pour éviter que le patient soit couché dessus, avec le drain antérieur en position apicale et le postérieur sur la peau en position déclive.

b. Les tuyaux de raccordement

Les deux drains seront raccordés par un raccord en Y à un seul tuyau lui-même raccordé au bocal de recueil. L'intérêt de ce raccord en Y étant de n'avoir qu'un bocal de réception et surtout d'être certain d'avoir une dépression identique à l'extrémité des deux drains.

c. Les bocaux

Ils sont en verre en général et contiennent un liquide stérile dont la quantité sera toujours la même, en général 500 cc, afin de pouvoir comptabiliser de façon régulière la quantité de liquide drainée.

Un bouchon se visse sur ce bocal et est traversé par deux tubes, un long plongeant jusqu'au fond du bocal, et un court d'environ 6 cm.

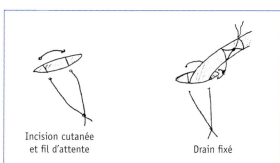

Fig. 76.1 – Pose de drain thoracique.

DRAINAGE THORACIQUE ET ASPIRATION

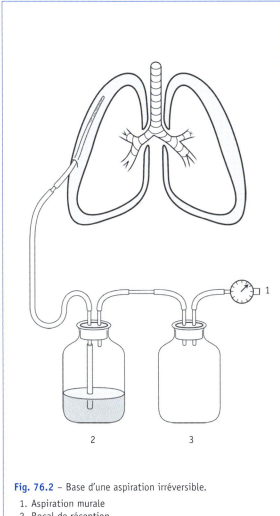

Fig. 76.2 – Base d'une aspiration irréversible.
1. Aspiration murale
2. Bocal de réception
3. Bocal de sécurité

L'ensemble (**Fig. 76.2**) représente la base d'une aspiration irréversible.

d. Le système d'aspiration

Le montage comprend :
– un bocal de réception ;
– un bocal annexe dit « bocal de sécurité » ;
– une source d'aspiration capable de maintenir une dépression constante.

Il existe de nombreuses formes commerciales de système d'aspiration compact à usage unique remplaçant ainsi les systèmes classiques à bocaux (**Fig. 76.3**).

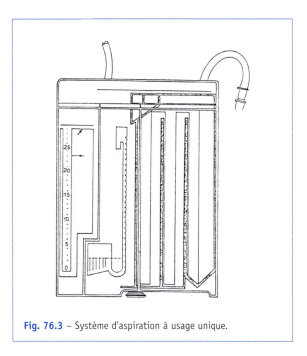

Fig. 76.3 – Système d'aspiration à usage unique.

3. PRÉCAUTIONS

Il faut surtout veiller à l'étanchéité du système et à sa constante perméabilité.

a. Lorsque le drain est raccordé au bocal

Le bocal sera toujours déclive, le raccordement se fera de façon stérile et surtout sur le tuyau qui plonge dans le liquide du bocal.

b. Lors du transport

Le bocal sera là aussi toujours déclive et si l'on est amené à faire passer le bocal à hauteur du patient ou au-dessus de celui-ci, il faudra le clamper au préalable. La durée de ce clampage devra être limitée en temps et ce d'autant plus qu'il existe un bullage dû à une fuite parenchymateuse aérique, faute de quoi le patient présentera rapidement un emphysème sous-cutané. En cas de désadaptation des différents raccords ou de casse du bocal, le réflexe nécessaire est de clamper le tuyau au doigt ou, mieux, à l'aide d'un clamp toujours disponible afin d'éviter l'appel d'air dans le thorax.

c. Lors du changement de bocal

Les manipulations devront être rapides du fait de la nécessité du clampage, de manière la plus stérile possible.

77. Résections pulmonaires

1. ANATOMIE CHIRURGICALE

A. ANATOMIE DES BRONCHES ET SEGMENTATION PULMONAIRE

La trachée se divise en deux bronches souches, la droite étant très courte et presque verticale, la gauche plus longue et partant à 45° par rapport à l'axe vertical.

- À *droite*, la segmentation est faite en une bronche lobaire supérieure donnant trois segments (apical, dorsal et ventral), un tronc intermédiaire se divisant en une bronche lobaire moyenne donnant deux segments, et une bronche lobaire inférieure qui elle-même se divise en une bronche segmentaire apicale du lobe inférieur ou bronche de Nelson et un tronc de la pyramide basale. Ce tronc se divise en quatre segments : antérieur, externe, postérieur et interne ou paracardiaque **(Fig. 77.1)**.

- À *gauche*, après être passée sous l'aorte, la bronche souche se divise en une bronche lobaire supérieure donnant deux bronches :
  - la bronche culminale elle-même divisée en deux segments (ventral et apicodorsal) ;
  - la bronche lingulaire avec ses deux segments (crânial et caudal) ;
  - et une bronche lobaire inférieure donnant une bronche segmentaire apicale ou nelsonienne et le tronc de la pyramide basale avec seulement trois segments (antérieur, externe et postérieur) **(Fig. 77.2)**.

B. VAISSEAUX PULMONAIRES

a. Pédicule pulmonaire droit **(Fig. 77.3)**

LE TRONC DE L'ARTÈRE PULMONAIRE

Il est situé en avant du plan bronchique, sortant du médiastin après un trajet rétro-aortique puis rétrocave, puis donne naissance rapidement à une artère souvent volumineuse appelée médiastinale du lobe supérieur. Puis elle plonge en arrière de la veine pulmonaire supérieure et, après avoir traversé un pont de parenchyme pulmonaire, émerge dans le fond de la scissure à l'aplomb de la jonction de la grande et de la petite scissure. Là, elle se divise de façon plus ou moins constante en une branche ventrale scissurale et une branche dorsale scissurale

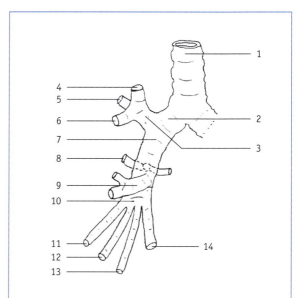

Fig. 77.1 – Anatomie des bronches du poumon droit.
1. Trachée
2. Bronche souche droite
3. Bronche lobaire supérieure
4. Segment apical
5. Segment dorsal
6. Segment ventral
7. Tronc intermédiaire
8. Segment de Nelson
9. Bronche lobaire moyenne
10. Tronc de la pyramide basale
11. Segment externe
12. Segment antérieur
13. Segment postérieur
14. Segment paracardiaque

pour le lobe supérieur, une à deux branches pour le lobe moyen, une branche nelsonienne et le tronc des basales.

LES VEINES PULMONAIRES

- La supérieure est très superficielle en avant de l'artère et est formée par la confluence des veines provenant du lobe supérieur et du lobe moyen.

- L'inférieure est située à la partie supérieure du ligament triangulaire et draine le lobe inférieur.

- Des variations sont à connaître : une veine lobaire moyenne totalement indépendante se jetant directement dans l'oreillette gauche ou une veine lobaire moyenne se jetant dans la veine pulmonaire inférieure.

b. Pédicule pulmonaire gauche (Fig. 77.4)

LE TRONC DE L'ARTÈRE PULMONAIRE

Donne très rapidement une volumineuse artère médiastinale pour le lobe supérieur puis contourne la bronche lobaire supé-

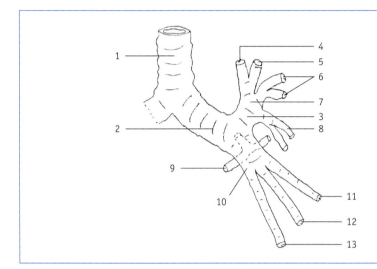

Fig. 77.2 – Anatomie des bronches du poumon gauche.

1. Trachée
2. Bronche souche gauche
3. Bronche lobaire supérieure
4. Segment dorsal
5. Segment apical
6. Segment ventral
7. Bronche culminale
8. Bronche lingulaire
9. Segment de Nelson
10. Tronc de la pyramide basale
11. Segment externe
12. Segment postérieur
13. Segment antérieur

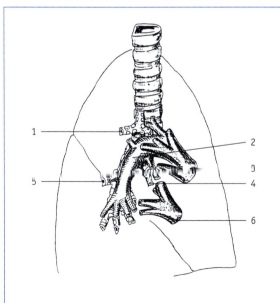

Fig. 77.3 – Pédicule pulmonaire droit.

1. Bronche lobaire supérieure
2. A. pulmonaire
3. V. pulmonaire supérieure
4. Bronche lobaire moyenne
5. Segment de Nelson
6. V. pulmonaire inférieure

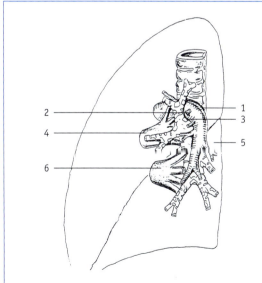

Fig. 77.4 – Pédicule pulmonaire gauche.

1. A. pulmonaire
2. Bronche lobaire supérieure
3. A. lingulaire
4. V. pulmonaire supérieure
5. A. du segment de Nelson
6. V. pulmonaire inférieure

rieure par en haut et, après un angle assez aigu, revient en avant dans la partie postérieure de la scissure. Elle donne des branches scissurales dorsale et apicale, une branche lingulaire, une nelsonienne, pour se terminer en tronc des basales.

LES VEINES PULMONAIRES

• La supérieure draine le lobe supérieur par deux racines, une culminale et une lingulaire.

• L'inférieure est comme à droite au bord supérieur du ligament triangulaire et draine le lobe inférieur.

Il faut connaître la possibilité d'un tronc veineux unique ou le drainage d'une veine lingulaire dans la veine pulmonaire inférieure.

C. LES SCISSURES (Fig. 77.5)

Elles déterminent le nombre de lobes.

• *À droite* : au nombre de deux. La grande scissure est oblique en bas et en avant et sépare le lobe inférieur du lobe supérieur (segment de Nelson et dorsal) en arrière, et du lobe moyen en avant. La petite scissure est horizontale et sépare le lobe moyen du lobe supérieur.

• *À gauche* : une seule scissure sépare le lobe supérieur de l'inférieur.

♦ *Remarque* ♦ Il faut savoir que ces scissures sont souvent incomplètes, voire inexistantes (surtout pour la petite scissure à droite), ce qui rend les lobectomies parfois plus difficiles.

D. ÉLÉMENTS DU MÉDIASTIN À CONNAÎTRE

a. Les éléments nerveux

LE PNEUMOGASTRIQUE

Il est important à connaître surtout car il donne naissance au nerf récurrent dans le cou pour le droit, mais par contre dans le thorax pour le gauche. À gauche, le nerf récurrent naît sur la face latérale gauche de la crosse aortique et décrit lui-même une crosse sous l'aorte en arrière du ligament artériel pour rejoindre l'angle trachéo-œsophagien. Il faudra essayer de le respecter, lui et le pneumogastrique, avant sa naissance dans les curages étendus.

LE PHRÉNIQUE

Nerf moteur du diaphragme, son respect est impératif afin d'assurer une bonne ventilation postopératoire. Il se situe entre plèvre et péricarde passant de façon verticale en avant des pédicules pulmonaires.

b. Autres

• *L'œsophage* est médian, situé dans le médiastin postérieur. Toute exérèse pulmonaire peut nécessiter de le disséquer, son repérage étant facilité par la pose d'une sonde œsogastrique.

• *Le canal thoracique* est le collecteur lymphatique principal de l'organisme. Sa direction globale est un peu oblique en haut et à gauche. En bas, il longe le bord droit de l'œsophage et de l'aorte puis, en remontant, il croise la face postérieure de l'œsophage et se positionne sur son bord gauche ainsi au sommet du thorax. Il se jette dans le confluent veineux jugulo-sous-clavier. Son traumatisme lors de la chirurgie thoracique entraîne un chylothorax.

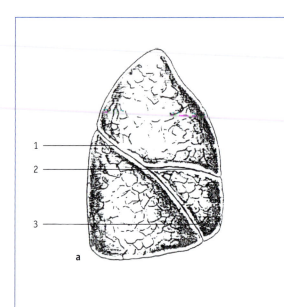
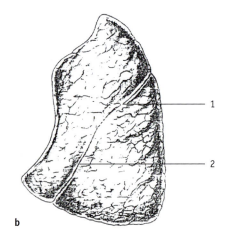

Fig. 77.5 – Les scissures.
  a. 1. Partie postérieure de la grande scissure
     2. Petite scissure
     3. Partie antérieure de la grande scissure
  b. 1. Partie postérieure de la grande scissure
     2. Partie antérieure de la grande scissure

RÉSECTIONS PULMONAIRES

2. MATÉRIEL

A. LES INSTRUMENTS

La boîte, en plus des instruments préalablement décrits pour la thoracotomie, doit comporter l'ensemble qui suit.

- Un bistouri long à lame n° 23.
- Pinces à disséquer :
  - un Résano ;
  - une De Bakey longue.
- Paire de ciseaux :
  - un Klikemberg ;
  - deux Dubost (un moyen et un long).
- Clamps :
  - deux Satinski ;
  - deux Dale ;
  - trois Price-Thomas (deux à clous et un sans) ;
  - deux Mathey.
- Dissecteurs :
  - un fin ;
  - un moyen ;
  - un Sellors.
- Deux valves de Chevret.
- Un pleuralyseur.
- Une curette.
- Une longue pince à clip.
- Sept pinces de Bengoléa sans griffe dont une très longue.
- Quatre pinces de Bengoléa à griffes.
- Deux pinces de Duval.
- Deux longs porte-aiguilles.
- Dix pinces de Halstead.

B. LES FILS DE SUTURE

SUTURE VASCULAIRE

La suture de gros vaisseaux (tronc de l'artère pulmonaire, veine pulmonaire) se fera en général sur clamps (**Fig. 77.6**). Elle utilise un monobrin non résorbable 5/0 ou 6/0.
Par contre, les plus petits vaisseaux peuvent être ligaturés au fil résorbable tressé 3/0 souvent de façon double, une des ligatures étant appuyée à l'aide d'un point de meunier.

SUTURE BRONCHIQUE

Elle est variable suivant les équipes. Nous utilisons toujours la suture des moignons bronchiques à points séparés : des fils tressés résorbables 3/0 ou 4/0 pour les bronches lobaires et par contre des fils tressés non résorbables 3/0 ou 2/0 pour les bronches souches.

SUTURE DU PARENCHYME PULMONAIRE

Les fuites parenchymateuses pulmonaires sont obturées, soit par des points en X en cas de fuites ponctiformes, soit par des surjets aller-retour pour des fuites plus importantes. Les fils utilisés sont des monobrins non résorbables 5/0.

C. LES PINCES AGRAFEUSES

Ce sont des appareils à suture linéaire qui réalisent des lignes de suture terminale inversante par des double ou triple rangées d'agrafes en quinconce. Soit elles agrafent d'un seul côté type TA ou RL (Covidien), soit des deux côtés avec section du pont de tissu interposé type GIA (Covidien) ou type PLC (Ethicon).
Différentes hauteurs et longueurs d'agrafage sont disponibles. Ces pinces sont utilisées le plus souvent pour sectionner des ponts de parenchyme pulmonaire entre les scissures ou pour réaliser des résections pulmonaires atypiques (type wedge). Certains chirurgiens utilisent également ces pinces pour les sutures artérielles, veineuses ou bronchiques.

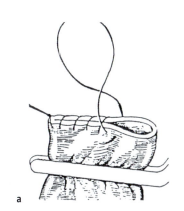
a

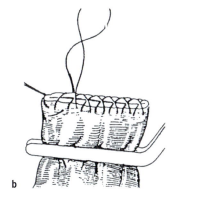
b

Fig. 77.6 – Technique de suture vasculaire sur clamps par surjet aller et retour.

D. LES COLLES BIOLOGIQUES

Il est nécessaire que la panseuse sache préparer un kit de colle biologique qui pourra être nécessaire pour assurer une pneumostase correcte.

3. LES LOBECTOMIES

A. INDICATIONS

- Le cancer bronchopulmonaire lobaire respectant les scissures et les artères, veines et bronches des autres lobes.

- Les tumeurs bénignes trop volumineuses pour être réséquées par une segmentectomie atypique ou typique.

- Les suppurations lobaires chroniques (bronchectasies ou dilatations des bronches localisées, tuberculose, aspergillose…).

- Les malformations systématisées lobaires (fistules artérioveineuses pulmonaires, séquestration pulmonaire…).

B. LES DIFFÉRENTS TEMPS OPÉRATOIRES

a. L'exploration

Elle doit être soigneuse afin d'éviter les mauvaises surprises une fois l'exérèse réalisée (envahissement des différentes coupes, ganglions médiastinaux envahis) et donc vérifier la validité de l'indication opératoire.

Il ne faut rien lier, ni couper, ne pas réaliser de geste irréversible.

Cette exploration permettra de vérifier l'absence d'envahissement des vaisseaux pulmonaires, de disséquer les aires ganglionnaires en réalisant des biopsies avec examen extemporané au moindre doute.

Elle est réalisée à l'aide des ciseaux de Klikemberg et d'une pince à disséquer type De Bakey pour la coagulation. À l'aide des différents dissecteurs, les vaisseaux seront mis sur lacs ainsi que la bronche.

b. Le geste d'exérèse

L'exploration ayant permis de s'assurer de l'absence de contre-indications, l'exérèse peut commencer.

LE TEMPS VEINEUX

Il faudra bien s'assurer de l'absence d'anomalie. À gauche, la suture veineuse portera toujours sur une des veines pulmonaires et sera réalisée sur clamps après ligature des différentes branches distales pour éviter le saignement de retour. À droite, il en va de même pour les lobectomies inférieures. Par contre, pour les lobectomies supérieure ou moyenne, on réalisera le plus souvent des ligatures doubles des différents collecteurs veineux lobaires.

LE TEMPS ARTÉRIEL

Pour bien disséquer une artère pulmonaire, deux choses sont à savoir :
- la première est la fragilité de sa paroi ;
- la deuxième est qu'elle est entourée d'une gaine qu'il faut absolument ouvrir avant d'en faire le tour à l'aide d'un dissecteur.

Lors de ces différentes manœuvres, il est parfois utile d'avoir au préalable mis sur lacs le tronc de l'artère pulmonaire, permettant ainsi son clampage rapide en cas de blessure d'une branche artérielle distale lors de sa dissection ou de sa ligature. Le repérage des différentes branches artérielles et de leur variation anatomique est nécessaire ; puis on les ligaturera de façon double.

LE TEMPS BRONCHIQUE, DIT « TEMPS SEPTIQUE »

En effet, l'intérieur de la bronche est septique. Avant de nouer les points séparés, on aspirera dans la bronche et désinfectera au tampon iodé le moignon bronchique.

La suture bronchique est faite à points séparés, celle-ci devant toujours être perpendiculaire à l'axe des bronches restantes pour éviter une sténose.

Donc à ce stade, tous les instruments devront être réservés sur un coin de table, protégés par un champ, et éliminés du champ opératoire dès que la suture bronchique sera faite. Il en va de même pour les champs de bordure mis en place au début de ce temps. Toute l'équipe chirurgicale changera de gants.

LE *PEELING* OU CLIVAGE PARENCHYMATEUX

Il peut être nécessaire avant d'enlever toute la pièce opératoire du fait de scissures incomplètes. Ce temps est en général fait après la fermeture bronchique pour s'aider de la ventilation douce de l'anesthésiste pour bien délimiter la zone de parenchyme à enlever. On fera alors le clivage parenchymateux dans un plan veineux, les veines devant rester intactes sur le parenchyme restant en place. Si ce *peeling* est trop difficile, on pourra utiliser des pinces agrafeuses.

La pièce sera adressée au laboratoire d'anatomopathologie pour une étude de la coupe bronchique en extemporané.

Toutefois, si la section bronchique laisse un moignon trop long, le chirurgien fera une recoupe bronchique dont l'extrémité proximale sera repérée par un fil et alors, l'examen extemporané portera uniquement sur cette recoupe et du côté du fil.

Un lavage abondant de la cavité pleurale au sérum tiède permettra de réaliser une épreuve d'étanchéité du moignon bronchique et du parenchyme pulmonaire.

LE CURAGE GANGLIONNAIRE

Important, voire primordial dans la stadification des cancers bronchopulmonaires, il devra être soigneux et systématique En général, les chaînes ganglionnaires sont :
- intertrachéobronchique ;
- latérotrachéale droite ou de la loge de Baréty ;
- médiastinale antérieure ;
- sous-aortique ;

– du ligament triangulaire ;
– latéro-œsophagienne ;
– pédiculaire ;
– scissurale…

Le repérage devra être soigneux, le chirurgien devant indiquer à la panseuse le nom du groupe ganglionnaire qui sera immédiatement mis dans un pot d'anatomopathologie étiqueté.

c. Le drainage

Il est habituel de placer deux drains, l'un au sommet du thorax éventuellement fixé par un petit fil à la plèvre pariétale pour éviter qu'il ne retombe, l'autre déclive, son extrémité étant dans la gouttière costodiaphragmatique postérieure.

♦ *Remarques* ♦ Lorsque l'on réalise une lobectomie droite, il est parfois nécessaire de fixer les deux lobes restant entre eux par un petit surjet de 2 cm au niveau des arêtes afin d'éviter le volvulus d'un de ces lobes.

Avant toute fermeture, il est nécessaire de s'assurer de la bonne ventilation des lobes restants.

4. LA PNEUMONECTOMIE

A. INDICATIONS

- Le cancer bronchopulmonaire lobaire atteignant les scissures ou les artères, veines ou bronches des autres lobes ; et *a fortiori* les tumeurs envahissant la bronche souche.

- Les tumeurs à malignité réduite, genre tumeur carcinoïde, trop volumineuses pour être réséquées par une lobectomie ou situées dans un carrefour bronchique.

- Exceptionnellement pour hémostase dans les traumatismes thoraciques ou dans les hémoptysies massives.

B. LES DIFFÉRENTS TEMPS OPÉRATOIRES

a. L'exploration

Elle sera identique à celle décrite pour les lobectomies. Il est parfois nécessaire d'ouvrir largement le péricarde pour disséquer les différents vaisseaux en intrapéricardique.

b. Le geste d'exérèse

LE TEMPS VEINEUX

Portant toujours sur les troncs veineux, les sutures seront réalisées sur clamps plus ou moins loin de l'oreillette gauche.

LE TEMPS ARTÉRIEL

La suture est réalisée sur le tronc de l'artère pulmonaire sur clamps. L'artère pulmonaire étant très fragile, il existe souvent des petites fuites au niveau des trous d'aiguilles qui pourront se tarir par tamponnement par du coton.

LE TEMPS BRONCHIQUE, DIT « TEMPS SEPTIQUE »

Les mêmes précautions que nous avons décrites dans les lobectomies sont à respecter. En cas de risque important de fistulisation bronchique (plèvre septique, antécédents de radiothérapie médiastinale…), une couverture du moignon bronchique par un lambeau de plèvre, de péricarde ou un espace intercostal pourra protéger ce moignon.

LE CURAGE GANGLIONNAIRE

Il est identique à celui du chapitre des lobectomies sauf pour les ganglions pédiculaires et scissuraux qui sont enlevés totalement avec la pièce d'exérèse.

LE DRAINAGE

- *Certaines équipes chirurgicales laissent un drain de principe* qui sera enlevé au 2ᵉ jour postopératoire. Ce drain est clampé en permanence et ne doit en aucun cas être mis en aspiration sans risque de déplacement médiastinal.

- *D'autres équipes, dont nous faisons partie, ne laissent aucun drainage* mais par contre, en fin d'intervention après remise du patient en décubitus dorsal, une mise en dépression de la cavité de pneumonectomie est réalisée. Cette ponction est faite à l'aide d'un gros trocart placé au niveau du 2ᵉ espace intercostal en dehors du mamelon et on évacue le trop plein d'air à l'aide d'une seringue en verre, l'anesthésiste réalisant une hyperinflation du poumon restant afin de déplacer le médiastin du côté de la cavité de pneumonectomie.

78. Chirurgie de la plèvre

1. PNEUMOTHORAX

A. DÉFINITION ET INDICATIONS

Défini par la présence d'air entre les deux feuillets pleuraux, le pneumothorax est dit spontané lorsqu'il est dû à la rupture de bulles ou de blebs siégeant sur la surface du poumon. Le risque du pneumothorax est surtout la récidive qui sera d'autant plus fréquente que le sujet aura déjà présenté des épisodes de pneumothorax. Le traitement ne deviendra en général chirurgical et donc préventif d'une nouvelle récidive qu'après le troisième épisode.

B. VOIES D'ABORD

Trois possibilités :
- thoracotomie postéro-latérale ;
- thoracotomie axillaire ;
- vidéothoracoscopie.

C. LES TEMPS OPÉRATOIRES

a. La résection de la zone pulmonaire anormale responsable de la fuite aérienne

On utilisera les pinces mécaniques agrafeuses pour réséquer ces zones de dystrophies bulleuses permettant une excellente pneumostase et hémostase. On pourra réaliser une épreuve d'étanchéité à l'eau en demandant à l'anesthésiste de réinsuffler le poumon (technique de la chambre à air).
Des compléments de pneumostase pourront être réalisés par des petits surjets aller-retour de fils monobrin 5/0.

b. La création d'une symphyse pleurale définitive

Plusieurs techniques sont utilisables.

- La pleurectomie pariétale totale. Elle consiste en l'exérèse de la plèvre pariétale par décollement progressif en respectant la plèvre diaphragmatique trop intime avec le muscle, et la plèvre médiastinale en arrière de la veine azygos à droite, de la crosse aortique à gauche et au niveau du pédicule mammaire interne en avant. Cette technique a en sa faveur de créer une symphyse très solide mais, par contre, le risque hémorragique est important, d'où la nécessité d'appliquer des champs imbibés de sérum chaud sur ces zones de décollement.

- La pleurectomie pariétale apicale. Elle limite l'exérèse de la plèvre dans la région apicale.

- L'avivement de la plèvre pariétale. Le but est de remplacer la pleurectomie par une irritation de toute la plèvre pariétale entraînant un accolement des deux feuillets pleuraux. Cette irritation est réalisée grâce à un tampon abrasif jusqu'à obtention d'une suffusion hémorragique appelée souvent « rosée sanglante ».

c. Le drainage

Il sera classique par deux drains : l'un apexien, l'autre déclive.

2. TUMEUR PLEURALE

A. HISTOLOGIE

- *Tumeur bénigne*. Fibrome pleural, plaques fibrohyalines dans l'asbestose…

- *Tumeur maligne*. Primitive dans le mésothéliome malin, secondaire dans les métastases pleurales...

B. VOIES D'ABORD

Thoracotomie *postéro-latérale*.

C. LES TEMPS OPÉRATOIRES

- Le premier temps de la chirurgie des tumeurs pleurales sera *l'exploration* :
  - sa situation sur la plèvre pariétale (costale, diaphragmatique ou médiastinale) ou sur la plèvre viscérale ;
  - son caractère diffus ou localisé ;
  - son extirpabilité.
- Le deuxième temps est *l'appréciation de sa nature* : la biopsie avec examen anatomopathologique extemporané est primordiale.
- Le troisième temps est *l'exérèse de la tumeur* : elle pourra nécessiter également une exérèse pariétale ou une exérèse pulmonaire.

3. DÉCORTICATION PULMONAIRE

A. DÉFINITION

Cette intervention vise à supprimer la coque fibreuse inextensible sous laquelle le poumon peut être incarcéré à la suite d'un hémothorax organisé, d'un pyothorax, d'un pneumothorax thérapeutique ou encore de la pathologie due à l'exposition à l'amiante (pleurésie asbestosique, pachypleurite floride ou mésothéliome).

B. VOIE D'ABORD

La thoracotomie postéro-latérale est la seule permettant un abord convenable dans toutes les directions mais n'a rien de particulier si ce n'est qu'il est souvent nécessaire de réséquer une côte d'emblée pour permettre de débuter le clivage en extrapleural.

C. LES TEMPS OPÉRATOIRES

a. Le clivage pariétal

Il est réalisé en extrapleural de façon progressive à l'aide d'un tampon monté, d'un pleuralyseur, des ciseaux ou bien du meilleur instrument : les doigts.
L'hémostase est faite pas à pas.

b. La libération du poumon

En général, les limites de la poche sont atteintes au niveau de l'accolement du poumon sur la plèvre médiastinale. Il faut alors libérer toutes ces adhérences en respectant les gros vaisseaux du médiastin mais également les nerfs phrénique et pneumogastrique.

c. Le clivage viscéral de la poche

De ce temps dépend pour une bonne part le résultat de la décortication. Il faut libérer le poumon de cette « couenne » fibreuse progressivement au tampon monté, à la compresse, aux ciseaux en évitant de rentrer dans le parenchyme pulmonaire. Il faut bien libérer les scissures en s'aidant de la ventilation douce du poumon sous-jacent, la réexpansion pulmonaire permettant de bien visualiser les zones bridant le poumon. La fin de l'intervention consiste en une section du ligament triangulaire et en un « épluchage » de lambeaux de membranes fibreuses entraînant des petites atélectasies qu'il faut libérer, sans quoi dès que le chirurgien aura tourné le dos, « petite atélectasie deviendra grande ».
Cet « épluchage » laisse forcément quelques effractions parenchymateuses dont les plus importantes seront suturées par des petits points de fils monobrin 5/0.

d. Le drainage

Il est classique, mais souvent deux drains inférieurs sont nécessaires en plus du drain apical, pour éviter les hémothorax

79. Place de la vidéothoracoscopie

La thoracoscopie, technique ancienne longtemps négligée, bien souvent abandonnée aux pneumologues, a repris une ampleur grâce à l'essor de la technologie vidéo. Cette technique nouvelle doit donc être connue de tout chirurgien thoracique et de toute son équipe (*cf.* G. Samama, *L'infirmière de bloc opératoire en vidéochirurgie*, Maloine, 2008).

1. INDICATIONS

Au fur et à mesure de l'évolution des techniques et surtout de l'instrumentation, les indications de la vidéothoracoscopie se sont très rapidement développées. Mais dans certains cas, elle ne restera qu'anecdotique.

a. La plèvre

- La chirurgie du pneumothorax spontané est une des premières indications. Les résections de bulles d'emphysème, les gestes de pneumostase, les avivements pleuraux voire les pleurectomies pariétales peuvent être réalisées par vidéothoracoscopie.

- On pourra bien sûr réaliser des biopsies voire l'exérèse de tumeurs pleurales.

- Le drainage sous vidéo de pleurésie enkystée purulente ou non peut éviter la thoracotomie et ses risques de sepsis de paroi ou de douleurs résiduelles.

b. Le poumon

- Les résections de nodules pulmonaires d'origine indéterminée peuvent être réalisées évitant dans les nodules bénins une thoracotomie.

- Les biopsies pulmonaires dans les pathologies interstitielles diffuses.

c. Le médiastin

- Les biopsies ou exérèses de ganglions médiastinaux inaccessibles à la médiastinoscopie.

- La recherche d'une contre-indication à l'exérèse des cancers bronchopulmonaires (atteinte pleurale, lymphangite carcinomateuse, métastase ganglionnaire).

- Les biopsies ou l'exérèse de tumeurs du médiastin (thymome, tératome, kyste pleuropéricardique...).

d. Autres

- Le drainage d'épanchements péricardiques.

- Les sympathectomies dorsales pour hyperhydrose, pour troubles de la circulation périphérique des membres supérieurs.

Nous prendrons pour la description du matériel, de l'installation et des temps opératoires le traitement type du pneumothorax spontané.

2. MATÉRIEL

A. SYSTÈMES OPTIQUES

- Le thoracoscope. On utilise en général un thoracoscope rigide de diamètre 10 mm pour obtenir une luminosité élevée et une grande définition. Le caractère rigide de l'endoscope est nécessaire compte tenu de l'absence de souplesse de la cavité thoracique. Cette optique sera soit à vision directe (0°) soit à angulation (le plus souvent 30°).

- La source de lumière. Une source de lumière froide est nécessaire : soit de type halogène, soit mieux de type Xénon pour une plus grande luminosité.

- La caméra. Les caméras à capteur CCD ont une meilleure définition que les caméras classiques. Il en existe soit des formes stérilisables par immersion mais très fragiles, soit non stériles que l'on place dans une gaine en plastique stérile.
- Le moniteur. Un moniteur haute définition semble meilleur qu'un téléviseur du commerce, l'idéal étant d'avoir un moniteur pour l'opérateur et un en face pour son assistant.

B. INSTRUMENTATION

a. Trocarts

Il est préférable de n'utiliser que des trocarts spécialement conçus pour la thoracoscopie car ils sont courts, équipés d'un mandrin à pointe mousse et sans valve étanche et donc de ce fait moins coûteux que les trocarts de laparoscopie. En général, trois trocarts de diamètre 10 à 11 mm suffisent.

b. Instruments endoscopiques de base

- Une paire de ciseau courbe coagulante.
- Une pince à préhension fine coagulante.
- Deux pinces dites « à poumon » type Duval.
- Une canule d'aspiration-lavage.
- Un crochet coagulateur éventuellement suivant les habitudes de l'opérateur.

c. Agrafeuses endoscopiques

Elles sont indispensables en thoracoscopie, sont rechargeables avec des agrafes standard (3,5 mm) ou vasculaires (2,5 mm), existent en trois longueurs différentes (30, 45 et 60 mm).

d. Système d'aspiration-lavage

Il est possible d'utiliser des pompes d'irrigation-lavage mais elles peuvent être remplacées par une méthode plus rustique qui consiste simplement à laver sous pression par un des trocarts à l'aide d'une seringue.

e. Électrocoagulation

En thoracoscopie, il est rarement nécessaire d'utiliser une coagulation bipolaire. La plupart des instruments peuvent être reliés à un courant de coagulation. Il est nécessaire de s'assurer de la possibilité de raccordement qui est rarement standardisé et de la bonne intégrité de la gaine de protection des différents instruments.

3. INSTALLATION

a. Le patient

Dans la majorité des cas, l'installation, comme en chirurgie thoracique standard, sera le décubitus latéral strict avec un billot ou coussin sous le thorax (cf. installation de thoracotomie postéro-latérale), le bras pendant en avant ou bien attaché à un cadre lorsque l'on veut dégager le creux axillaire pour bien accéder au sommet du thorax.

b. L'équipe chirurgicale

- L'opérateur doit garder les mêmes repères qu'en chirurgie classique donc se placer dans le dos du patient.
- L'aide se place en face de l'opérateur.
- Une table-pont est située à hauteur des cuisses du patient, permettant d'accueillir les instruments les plus utilisés.
- Les autres instruments sont placés sur une grande table roulante et l'instrumentation de chirurgie thoracique conventionnelle doit être prête à l'emploi : soit sur cette table, soit au minimum dans la salle.
- L'idéal est de disposer de deux moniteurs : un pour l'opérateur et l'autre pour l'aide, sinon il faut certainement privilégier l'opérateur bien souvent au détriment de l'aide qui doit constamment tourner la tête.

4. LES TEMPS OPÉRATOIRES

a. Insertion des trocarts

- *Le premier trocart* est certainement le plus risqué car mis à l'aveugle ; une courte incision au bord supérieur de la côte sera réalisée au bistouri à lame ; après coagulation du tissu sous-cutané, on utilisera une pince type Kelly pour discier les muscles et l'espace intercostal. L'ouverture de la plèvre produit un bruit caractéristique dû à la création du pneumothorax. On met ensuite le premier trocart. La mise en place de l'optique préalablement mise à température à l'aide de sérum chaud permettra de s'assurer de l'absence de symphyse pleurale tout du moins au niveau de l'orifice d'entrée des autres trocarts.
- *Deux autres trocarts* seront mis sous contrôle de la vue par la même technique.

b. « Le tour du propriétaire »

On pourra donc faire le tour et l'exploration complète de la cavité et ainsi libérer les adhérences éventuelles nuisibles à la bonne visibilité et responsables de déchirure pulmonaire lors de la mobilisation ultérieure du parenchyme pulmonaire.

c. Le geste opératoire

On peut donc ainsi réaliser le geste décidé avant l'intervention et bien sûr s'adapter aux conditions nouvelles découvertes lors de l'exploration.

d. Le drainage thoracique

Il sera identique au drainage de chirurgie conventionnelle, les deux drains sortant par les deux orifices de trocarts antérieurs.

e. La fermeture

Faite bien sûr après réexpansion pulmonaire sous contrôle de la vue, elle est plus rapide qu'en chirurgie classique.

5. REMARQUES

a. Les limites

- La symphyse pleurale ne permettant pas d'entrer dans le thorax.
- L'impossibilité d'affaissement du poumon (intubation sélective impossible, mauvaise tolérance de l'exclusion pulmonaire).
- Geste impossible à réaliser sous thoracoscopie (par exemple nécessité de réaliser une lobectomie… même si certains opérateurs en ont réussi).

b. La conversion en thoracotomie

Toutes ces limites imposent donc une conversion en chirurgie classique mais il ne faut en aucune façon la considérer comme un échec.

80. Médiastinoscopies

1. PRINCIPES GÉNÉRAUX

Les « médiastinoscopies » sont des techniques d'exploration du médiastin supérieur et moyen par une voie d'abord limitée. Elle utilise un médiatinoscope, tube rigide muni d'une poignée, et d'une source de lumière froide au niveau de l'extrémité distale, reliée au transformateur par un cordon d'alimentation stérile.
Cette technique fut décrite initialement par Carlens en 1959, appelée médiastinoscopie axiale sus-sternale, et représente l'exemple même « d'endoscopie chirurgicale ».

A. ANATOMIE CHIRURGICALE

Pour bien comprendre et bien maîtriser la technique, il faut tout d'abord rappeler quelques notions d'anatomie (**Fig. 80.1** et **80.2**). L'axe du médiastin est constitué par la trachée, oblique en bas et en arrière. La trachée est entourée par sa gaine propre bien clivable sur ses deux tiers antérieurs. Au niveau de la carène, la gaine recouvre et englobe le groupe lymphatique de la bifurcation, avant de se fixer sur le péricarde. On se servira de cet espace de décollement pour atteindre très facilement le médiastin moyen.
À son pourtour, on individualise la gaine viscérale. Elle limite le médiastin intermédiaire. Elle entoure l'œsophage et la trachée ainsi que le récurrent gauche et abrite les chaînes lymphatiques paratrachéales droites et gauches.
La gaine vasculaire constitue le troisième cylindre fibreux du médiastin. Elle se confond avec l'adventice des gros vaisseaux. Elle limite ainsi le médiastin périphérique et contient la majeure partie des chaînes lymphatiques médiastinales.

B. INSTALLATION (Fig. 80.3)

Elle doit être minutieuse. Le patient est placé en bout de table, les bras le long du corps. Un billot sera placé transversalement sous les omoplates, mettant le cou et la tête en hyperextension, dégageant ainsi la région sus-sternale. L'anesthésiste et tout son appareillage se placera sur le côté, permettant à l'opérateur et à son aide d'occuper pour une fois la tête.

Une petite tablette solidarisée au plateau de la table d'opération pourra être installée au-dessus de l'abdomen du patient sans remonter au-dessus des mamelons, permettant ainsi d'y déposer les instruments utiles à l'intervention.

C. LES TEMPS OPÉRATOIRES

a. L'abord cervical

La peau est incisée transversalement à un travers de doigt au-dessus de la fourchette sternale sur environ 3 cm. La ligne blanche est ouverte verticalement et les muscles sous-hyoïdiens sont réclinés latéralement. Ainsi, on peut ouvrir verticalement la lame thyropéricardique, permettant d'accéder à la région trachéale juste en dessous de l'isthme thyroïdien. Il suffit alors d'ouvrir la gaine viscérale et la gaine trachéale.

b. Le « toucher médiastinal »

À l'aide de l'index, on fera le lit du médiastinoscope en décollant la gaine trachéale. Ce « toucher médiastinal » permet de repérer des formations tumorales, leur consistance, ainsi que les éléments de voisinage (crosse aortique, TABC...).

c. La mise en place du médiastinoscope

Celui-ci est donc introduit dans l'espace de décollement de la gaine trachéale. Pour accéder aux différents sites à biopsier, il faudra effondrer à l'aide de l'aspirateur coagulateur les gaines médiastinales. Une fois le site à biopsier repéré, il faudra s'assurer qu'il ne s'agit pas d'une formation vasculaire en réalisant une ponction à l'aiguille fine. Alors, on pourra réaliser les biopsies à l'aide des pinces.

CHIRURGIE THORACIQUE

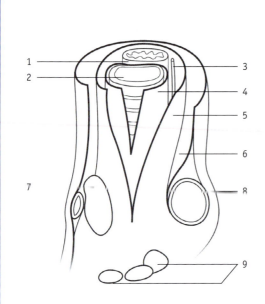

Fig. 80.1 – Description des différentes gaines entourant la trachée.

1. Œsophage
2. Trachée
3. N. récurrent gauche
4. Gaine trachéale
5. Gaine viscérale
6. Gaine vasculaire
7. Ganglion latérotrachéal droit
8. Aorte
9. Ganglions prétrachéaux

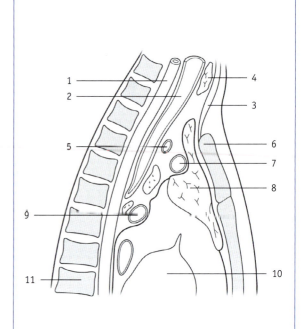

Fig. 80.2 – Coupe sagittale du thorax.

1. Œsophage
2. Trachée
3. Mm. sous-hyoïdiens
4. Thyroïde
5. Tronc artériel brachiocéphalique
6. Sternum
7. Tronc veineux brachio-céphalique gauche
8. Thymus
9. A. pulmonaire droite
10. Cœur
11. Rachis

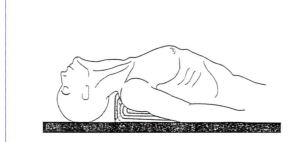
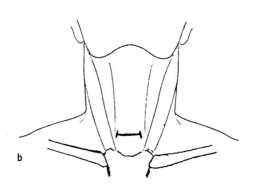

Fig. 80.3 – Installation de la médiastinoscopie sus-sternale. a. Position sur la table. b. Incision cutanée.

d. La fermeture

Après contrôle de l'hémostase, elle s'effectue en deux plans. Une radiographie pulmonaire de contrôle dans l'après-midi permettra de s'assurer de l'absence d'hématome médiastinal ou d'effraction de la plèvre.

2. AUTRES MÉDIASTINOSCOPIES

- *La médiastinoscopie antérieure ou thymique.* La même voie cutanée est utilisée ; puis il faut respecter la lame thyropéricardique et ainsi se frayer un passage au doigt dans la loge thymique.

- *La médiastinoscopie parasternale.* Elle consiste cette fois à accéder au médiastin par ses faces latérales en entrant par les plèvres droite ou gauche.
Elle nécessitera donc à la fin de l'intervention de laisser en place un drain pleural.

3. INDICATIONS

a. À visée diagnostique

- *Biopsies ganglionnaires.* Sarcoïdose, maladie de Hodgkin, lymphome non hodgkinien, carcinomes...

- *Biopsies de tumeurs du médiastin.* Thymome, carcinome thymique, tératome.

b. À visée thérapeutique

Pour effectuer un geste de drainage d'une collection ou d'une suppuration médiastinale.

4. REMARQUES

a. Les risques

D'une manière générale, la médiastinoscopie présente des risques minimes à condition d'être effectuée avec prudence. Les risques sont surtout hémorragiques par lésion de petits vaisseaux ganglionnaires, ou de gros troncs artériels ou veineux.
On peut aussi provoquer des pneumothorax par effraction pleurale, ou des lésions du nerf récurrent gauche.

b. Comment les éviter et y remédier

En cas d'hémorragie, le tamponnement par une compresse ou, mieux, par une mèche à prostate permettra dans la majorité des cas de tarir ce saignement.
Par contre, en cas de saignement persistant, il sera nécessaire d'effectuer un geste d'hémostase par sternotomie ou thoracotomie.

Annexes

Planche I	Boîte *Abdomen* – Gastrectomie	606
Planche II	Boîte *Abdomen* – Paquet paroi	610
Planche III	Cœliochirurgie	611
Planche IV	Boîte *Thorax*	616
Planche V	**Instruments en orthopédie-traumatologie**	619
Planche VI	**Arthroscopie**	624
Planche VII	**Hystéroscopie**	625

ANNEXES

PLANCHE I
Boîte *Abdomen* • Gastrectomie

1. Cupule + porte-tampon.
2. Écarteurs de Farabeuf grands et petits.
3. Pinces à champ.
4. Écarteurs de Hartmann.

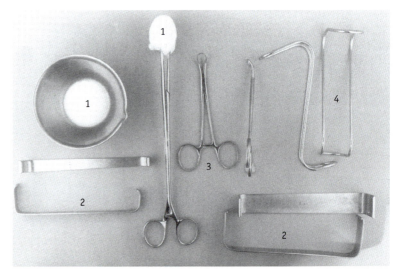

- Manches de bistouris pour lames n° 23 (1).
- Ciseaux à disséquer type :
  – Dubost (2) ;
  – Metzembaum (3) ;
  – Mayo courbe et droit (4).

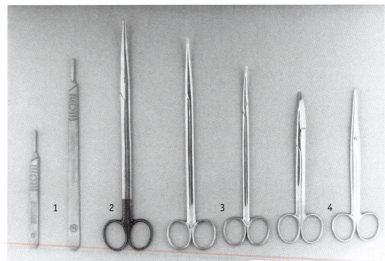

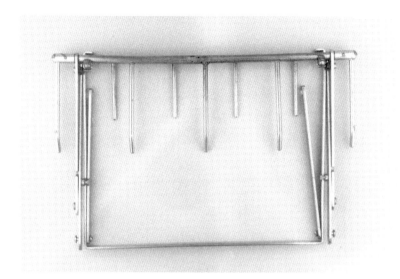

Porte instrument de Lortat-Jacob.

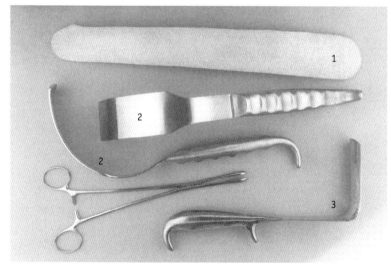

1. Valve malléable gainée + pince longuette.
2. Valve de Leriche.
3. Valve vaginale de Doyen.

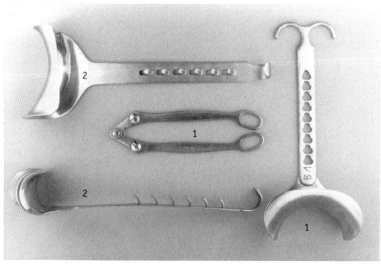

1. Valve de Rochard et son compas (sus-pubienne ou rétro-sternale).
2. Paire de valves de Bergeret.

ANNEXES

- Pinces à disséquer :
  - De Bakey (1) ;
  - Resano (2) ;
  - à griffes et sans griffes (3).
- Porte-aiguilles (4).

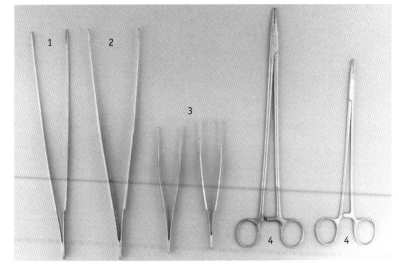

1. Pinces de Christophe.
2. Pinces de Kocher.
3. Pinces de Kelly.

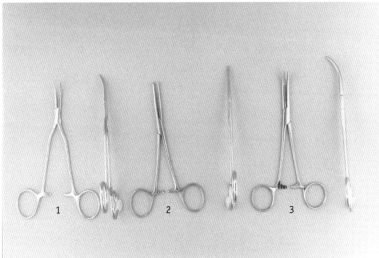

1. Pinces grandes Kocher ou Rochester.
2. Bengoléa.
3. Pinces de Jean-Louis Faure.

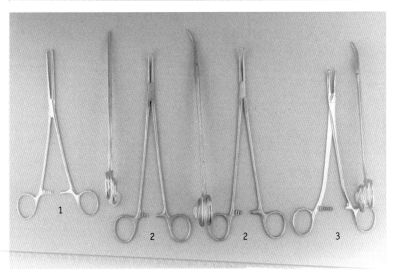

BOÎTE ABDOMEN • GASTRECTOMIE

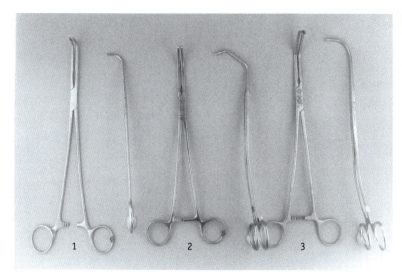

Dissecteurs
1. Passe fil.
2. Clamps de Satinsky.
3. Sailors.

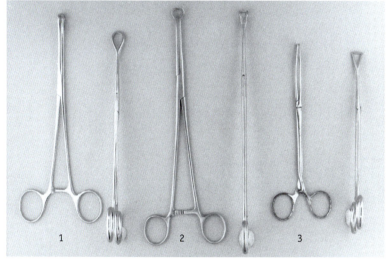

Pinces à préhension
1. En cœur.
2. Babcok.
3. Duval.

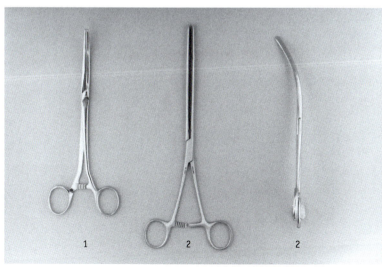

- Clamp dur courbe (1).
- Clamp souple droit et courbe (2).

ANNEXES

- Pinces automatiques :
  - TA (1) ;
  - GIA (2) ;
- Ciseaux de Thorek (3).

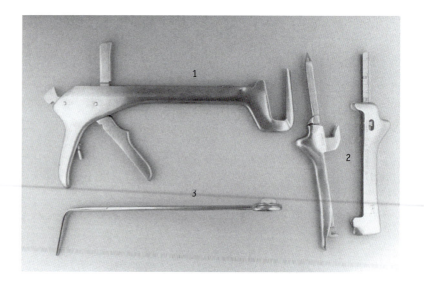

PLANCHE II
Boîte *Abdomen* • Paquet paroi

1. Écarteurs de Farabeuf.
2. Pinces de Kocher.
3. Ciseaux Mayo droit.
4. Pinces à disséquer à griffes.
5. Porte-aiguilles.

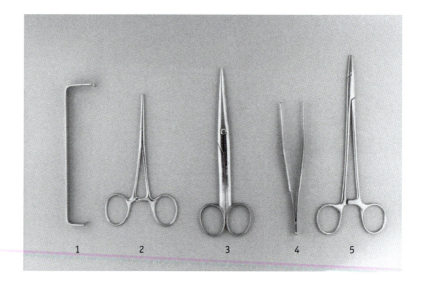

PLANCHE III
Cœliochirurgie

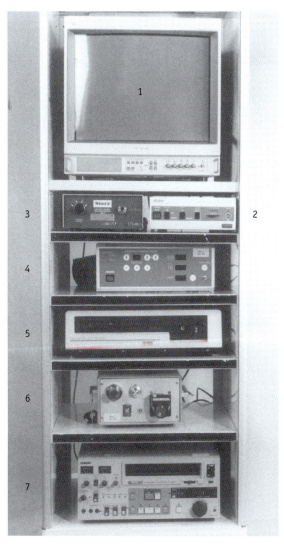

Armoire vidéo
1. Moniteur.
2. Module caméra.
3. Source de lumière accessoire.
4. Insufflateur à CO_2.
5. Source de lumière froide.
6. Pompe d'irrigation-aspiration.
7. Magnétoscope.

ANNEXES

Détail d'une pompe aspiration irrigation.

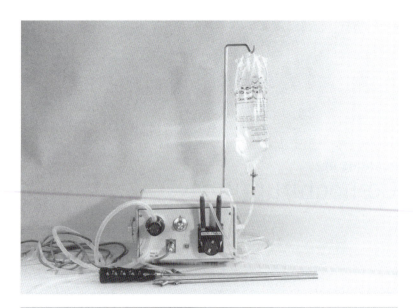

Création du pneumopéritoine
1. Bistouri lame poignard.
2. Aiguille de Palmer.
3. Seringue du verre embout luer.
4. Tuyaux en Silastic® embout luer.
5. Pince à champ.

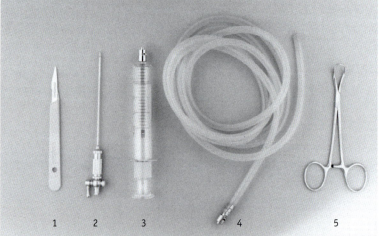

Premier trocart et matériel vidéo
1. Optique.
2. Câble de lumière froide.
3. Caméra.
4. Bistouri.
5. Trocart.

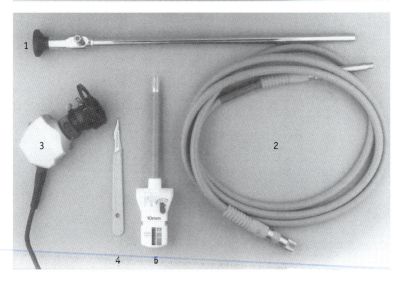

CŒLIOCHIRURGIE

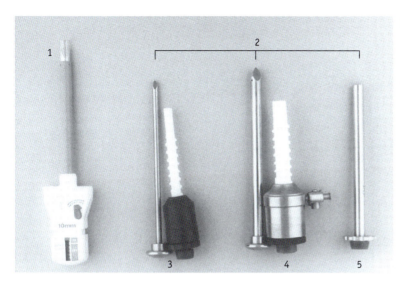

Différents trocarts
1. Usage unique.
2. Réutilisables.
3. ⌀ 5 mm
4. ⌀ 10 mm
5. Réducteur.

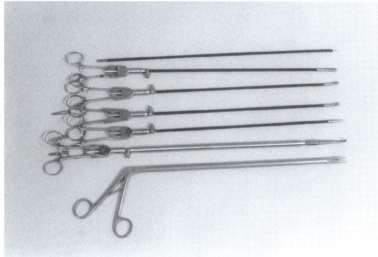

Vue d'ensemble de l'instrumentation pour cœliochirurgie : instruments de ⌀ 5 et 10 mm poignées dans l'axe.

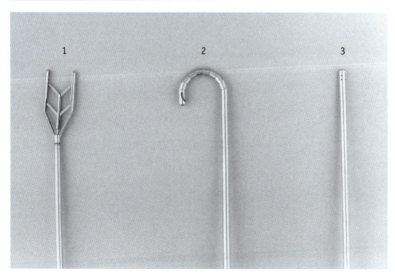

1. Releveurs.
2. Palpateurs.
3. Aspirateur.

ANNEXES

Pinces à préhension
1. Pince cadre.
2. Babcok.
3. Fenêtrée.
4. À corps étrangers ou ablation pièce opératoire.
5. Cobra multigriffes, deux griffes.

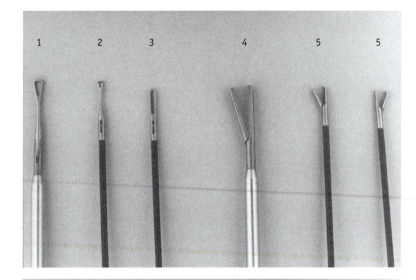

Ciseaux
1. Type Metzembaum ⌀ 10.
2. Droit et courbe ⌀ 10.
3. Droit ⌀ 5.
4. Courbe Metzembaum ⌀ 5.

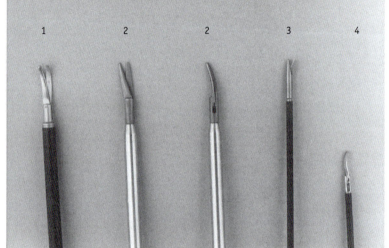

Porte-aiguilles
1. Courbe et droit ⌀ 10.
2. Droit et courbe ⌀ 5.

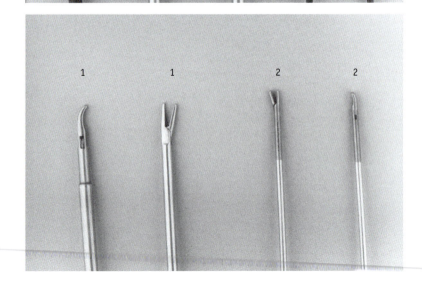

CŒLIOCHIRURGIE

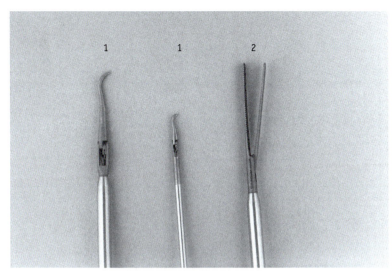

1. Dissecteurs ⌀ 10 mm et ⌀ 5 mm.
2. Clamp intestinal souple.

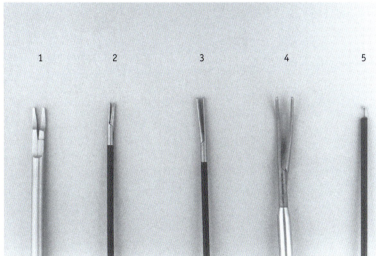

Dissection-hémostase
1. Pince à clips.
2. Pince à coaguler.
3. Pince à disséquer De Bakey.
4. Clamp vasculaire.
5. Crochet coagulateur.

PLANCHE IV
Boîte *Thorax*

1. Cupule et porte tampon.
2. Écarteur de Finochietto + valves.
3. Valve de Lahaye.
4. Pince à champ.
5. Pince de Péan.
6. Écarteur de Farabeuf.

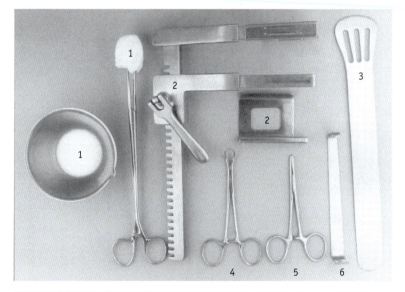

1. Trois rugines dont une « tricheuse ».
2. Curette.

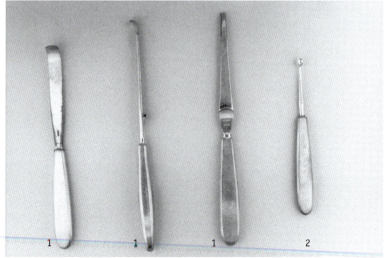

BOÎTE THORAX

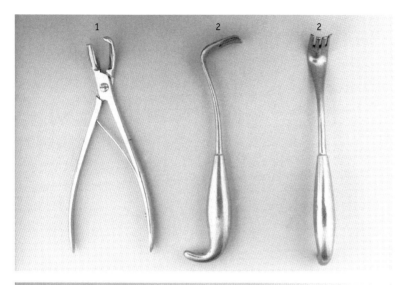

1. Costotome.
2. Écarteur de Semb.

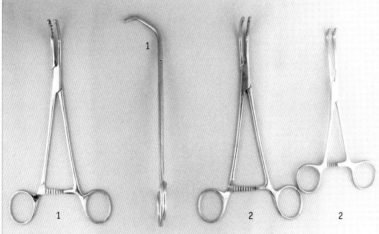

1. Clamp à bronches.
2. Clamp de Crafford.

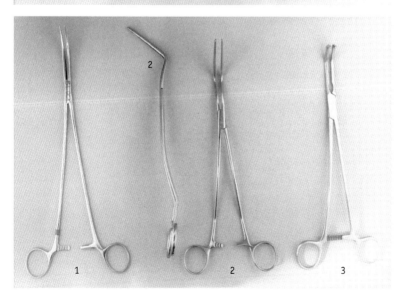

1. Pince de Santy.
2. Clamp de Mathey.
3. Clamp de Satinsky.

Le paquet paroi
1. Rapprocheur de côtes.
2. Perforateur de côtes.
3. Écarteur de Farabeuf.
4. Pinces Kocher.
5. Pince à disséquer à griffes.
6. Porte-aiguilles.
7. Ciseaux droits.

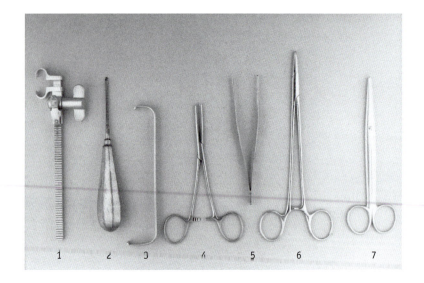

PLANCHE V
Instruments en orthopédie-traumatologie

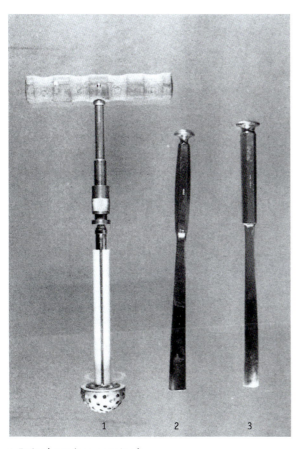
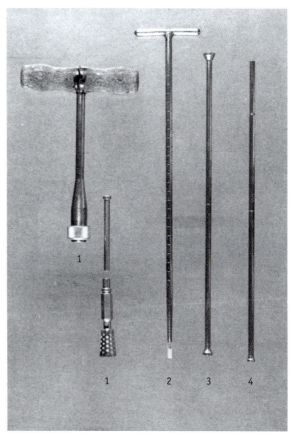

1. Fraise à cotyle et sa poignée.
2. Ciseau de Honton concave-concave.
3. Ciseau de Honton concave-convexe.

1. Râpe et poignée pour faire le bouchon osseux.
2. Pousse plug.
3 et 4. Impacteurs de bouchon osseux.

ANNEXES

1. Râpe.
2. Fantôme fémoral.
3. Impacteur.

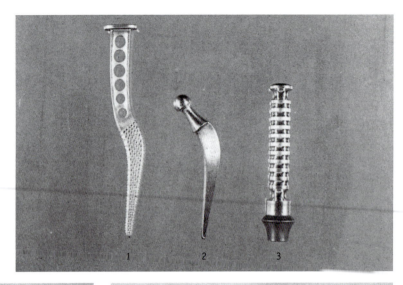

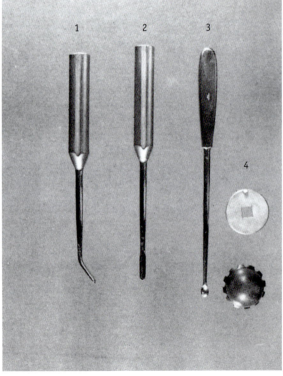

1. Ciseau de Postel courbe.
2. Ciseau de Postel droit.
3. Curette.
4. Fantôme de prothèse de hanche.

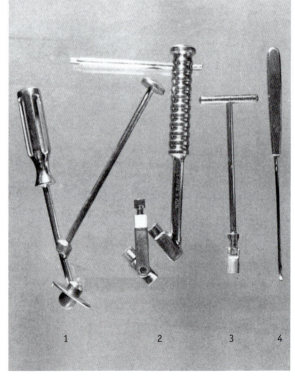

1. Porte-cotyle.
2. Porte-prothèse fémoral en deux parties.
3. Clé à cardan.
4. Spatule.

INSTRUMENTS EN ORTHOPÉDIE-TRAUMATOLOGIE

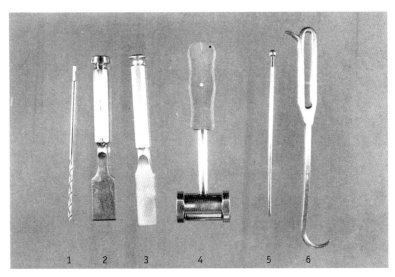

1. Mèche de 5.
2. Ciseau à frapper de 30.
3. Ciseau à frapper de 25.
4. Marteau.
5. Clou de Steinman.
6. Crochet de Lambotte.

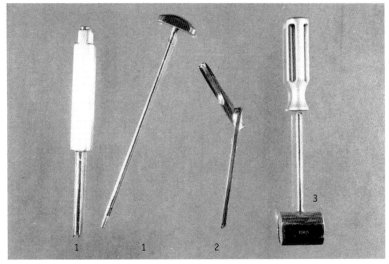

1. Porte-clou de Staca ; deux pièces.
2. Clou de Staca.
3. Marteau diapason.

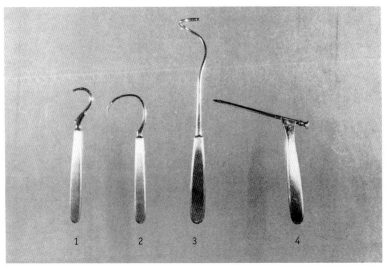

1 à 4. Différents types de passe-fil.

ANNEXES

1. Tenseur de Danis.
2. Pince tord-broches.
3. Pince coupante.

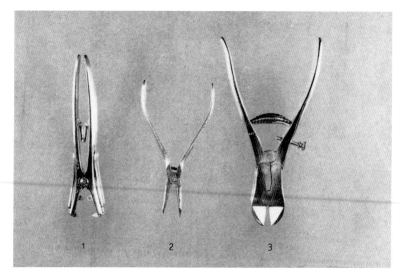

1. Poignée américaine.
2. Porte-clou verrouillé.
3. Clé à pipe.

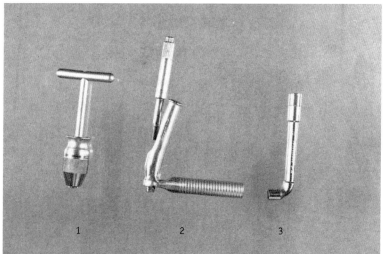

1 et 2. Écarteurs de Smillie.
3. Palpeur.
4. Viseur de Smillie (4 pièces).
5. Couteau à ménisque concave.
6. Couteau à ménisque droit.

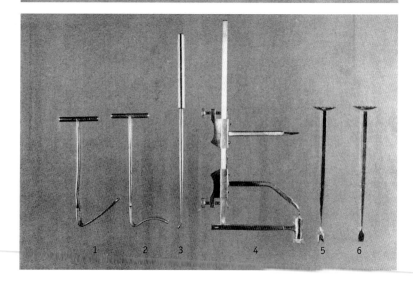

INSTRUMENTS EN ORTHOPÉDIE-TRAUMATOLOGIE

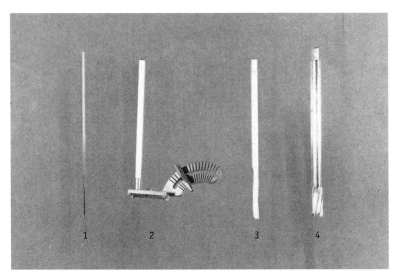

1. Broche de Staca.
2. Viseur de Postel.
3. Petite tarière ⎫
4. Grosse tarière ⎭ sont gigognes.

ANNEXES

PLANCHE VI
Arthroscopie

Optiques 30° et 70° – Câble de fibres de verre – Trocart et mandrin.

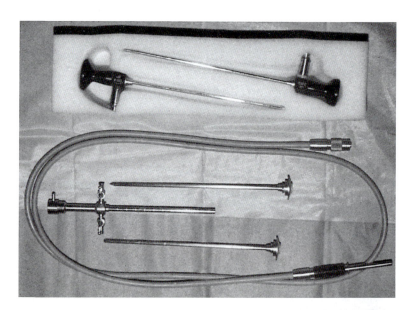

Instruments chirurgicaux : palpeur, ciseaux arthroscopiques, pince arthroscopique.

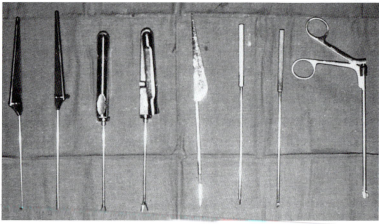

PLANCHE VII
Hystéroscopie

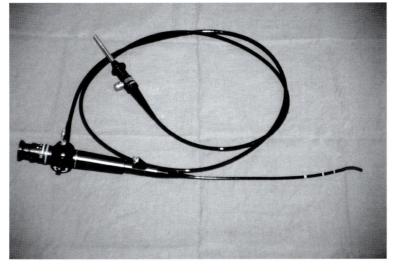

Hystéroscope souple diagnostique.

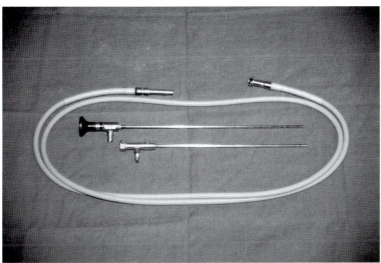

Hystéroscope rigide diagnostique.

Hystéroscope opératoire (résecteur), démonté.

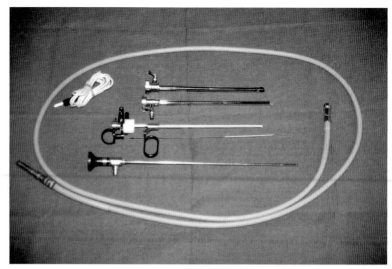

Hystéroscope opératoire (résecteur), monté.

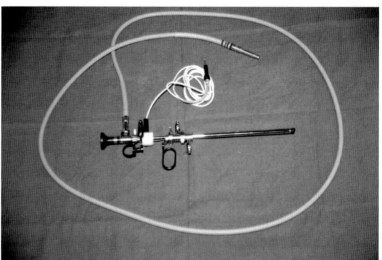

Nomenclature anatomique

ÉQUIVALENCE ANCIENNE ET NOUVELLE TERMINOLOGIE

La première colonne de cet index se rapporte à la nomenclature anatomique « classique » encore largement utilisée dans la pratique courante. La deuxième colonne correspond aux termes équivalents dans la nomenclature actuellement recommandée et enseignée.

Nomenclature classique	Nouvelle nomenclature	Pagination
A		
Abord sus-claviculaire	Abord supraclaviculaire	27
Acromion (omoplate)	Acromion (scapula)	349, 350, 351, 352, 360, 361, 363, 438
Aileron rotulien externe	Rétinaculum patellaire latéral	420, 436
Aileron rotulien interne	Rétinaculum patellaire médial	419, 420, 445, 448
Ampoule de Vater	Ampoule hépatopancréatique	152, 153, 154, 162, 163, 176, 177, 178, 191, 217
Angle de Hiss	Incisure cardiale	38, 51, 52, 63, 64, 66, 174
Angle de Treitz	Angle duodénojéjunal	75, 77, 81, 86, 246
Anneau crural	Anneau fémoral	200
Aponévrose ombilicoprévésicale	Fascia ombilicovésical	105
Aponévrose pelvienne	Fascia pelvien pariétal	105, 107, 108
Apophyse coracoïde	Processus coracoïde	349, 350, 351, 352, 354, 360, 361
Apophyse épineuse	Processus épineux	26, 44, 477
Apophyse mastoïde	Processus mastoïde	37
Arcade crurale	Lig. inguinal	198, 199, 200, 202, 393
Arcade de Riolan	A. marginale du côlon transverse	86, 95, 100, 109
Arrière-cavité des épiploons	Bourse omentale	57, 176, 179, 180, 181, 213, 216
A. carotide primitive	A. carotide commune	37, 48, 225, 240, 241, 242
A. cubitale	A. ulnaire	226, 257, 517
A. d'Adamkiewicz	A. de l'intumescence lombale	225
A. déférentielle	A. du conduit déférent	496
A. de l'angle gauche	A. colique gauche	103
A. diaphragmatique inférieure	A. phrénique inférieure	38, 226
A. digitale	A. digitale palmaire commune	368
A. fessière	A. glutéale	395
A. funiculaire	A. crémastérique	508
A. génitovésicale	A. vésicale inférieure	87
A. hémorroïdale moyenne	A. rectale moyenne	105, 106, 108
A. hémorroïdale supérieure	A. rectale supérieure	86, 105, 106, 108, 110

627

NOMENCLATURE ANATOMIQUE

Nomenclature classique	Nouvelle nomenclature	Pagination
A. humérale profonde	A. brachiale profonde	226
A. hypogastrique	A. iliaque interne	109
A. iléo-cæco-colique	A. iléocolique	75, 86
A. iliaque primitive	A. iliaque commune	225, 228, 246, 247, 249, 274
A. interosseuse dorsale	A. métacarpienne dorsale	263, 264
A. maxillaire interne	A. maxillaire	241
A. pédieuse	A. dorsale du pied	253, 254
A. péronière	A. fibulaire	228, 229, 253, 255, 265
A. plantaire externe	A. plantaire latérale	229, 253
A. plantaire interne	A. plantaire médiale	229, 253
A. sous-clavière	A. subclavière	38, 225, 240, 241, 275
A. spermatique	A. testiculaire	198, 226, 506
Articulation médiotarsienne	Articulation transverse du tarse	454
Articulation tibiopéronière supérieure	Articulation tibiofibulaire proximale	434
Articulation tibiotarsienne	Articulation talocrurale	450, 458
Astragale	Talus	317, 450, 453
B		
Bourrelet glénoïdien	Labrum glénoïdal	349, 354, 438
Bourse séreuse prétibiale	Bourse synoviale	419, 420
Branche horizontale du pubis	Branche supérieure du pubis	381
C		
Calcanéum	Calcanéus	309, 318, 450, 455, 458
Canal cystique	Conduit cystique	152, 157, 158, 160, 162
Canal d'Alcock	Canal pudendal	105, 106
Canal de Cruveilhier	Canal brachial	257, 277
Canal déférent	Conduit déférent	87
Canal de Hunter	Canal des adducteurs	253
Canal de Santorini	Conduit pancréatique accessoire	152, 177, 178
Canal de Wirsung	Conduit pancréatique	74, 152, 163, 164, 176, 177, 178, 181, 182, 183, 188, 189, 191, 197
Canal hépatique gauche	Conduit hépatique gauche	150
Canal hilaire hépatique droit	Conduit hépatique droit	147
Canal thoracique	Conduit thoracique	38
Cap du rectum	Angle anorectal	105, 106
Capsule de Glisson	Capsule fibreuse	140, 141, 142, 150, 151
Col astragalien	Col du talus	450
Col du péroné	Col de la fibula	321
Cotyle	Acétabulum	299, 307, 380
Coulisse bicipitale	Sillon intertuberculaire	349

NOMENCLATURE ANATOMIQUE

Nomenclature classique	Nouvelle nomenclature	Pagination
Creux poplité	Fosse poplitée	302, 305
Crosse aortique	Arc aortique	37, 38, 39
Crosse de la v. azygos	Arc de la v. azygos	38
Cryptes de Morgani	Sinus anal	107
Cubitus	Ulna	226, 343, 365, 366
Cul-de-sac de Douglas	Cul-de-sac recto-utérin (femme) / Cul-de-sac rectovésical (homme)	105, 117, 222, 494, 528, 535, 544, 550, 552, 553, 566, 568, 578
Cul-de-sac sous-quadricipital	Bourse suprapatellaire	420
D		
Diverticule de Meckel	Diverticule iléal	75, 221, 222
Dixième vertèbre dorsale	Dixième vertèbre thoracique	38
E		
Échancrure intercondylienne	Fosse intercondylienne	346, 415, 416, 417, 426, 429, 441
Épine de l'omoplate	Épine de la scapula	350, 351, 353
Épine sciatique	Épine ischiatique	381
Épine tibiale	Tubercule intercondylaire	416, 417
Épiploon	Omentum	41, 56, 57, 64, 71, 85, 97, 172, 176, 179, 182, 183, 190, 212, 213, 215, 533, 565
Espace de Retzius	Espace rétropubien	492, 503, 567, 574
Espace sous-arachnoïdien	Espace subarachnoïdien	301
F		
Fascia de Toldt droit	Mésocôlon ascendant	85, 184
Fascia de Toldt gauche	Mésocôlon descendant	85, 184
Fascia de Treitz	Mésoduodénum	179, 180
Fascia rétrorectal de Waldeyer	Fascia rectosacral	107
Fossette du lig. rond	Fovea capitis	380
G		
Gouttière du m. sous-clavier	Goutière du m. subclavier	352
Gouttière épitrochléenne du coude	Sillon du n. ulnaire	17
Gouttière sus-cotyloïdienne	Sillon supra-acétabulaire	381, 393, 394, 395
Grande échancrure sciatique	Grande incisure ischiatique	381, 395
Grand épiploon	Grand omentum	41, 56, 57, 64, 66, 67, 68, 85, 96, 193, 212, 213, 246
Gros orteil	Hallux	263, 462, 465, 466
H		
Hiatus de Winslow	Foramen omental	57
Hile du foie	Porte du foie	142

NOMENCLATURE ANATOMIQUE

Nomenclature classique	Nouvelle nomenclature	Pagination
I		
Iléon	Iléum	79, 84, 86, 102, 222, 486, 491, 496
Ilion	Ilium	410
Îlots de Langerhans	Îlots pancréatiques	181
Ischion	Ischium	105, 380, 410, 504
J		
Jéjuno-iléon	Jéjuno-iléum	74, 75, 76
L		
Lig. acromiocoracoïdien	Lig. coraco-acromial	350, 352, 357, 358, 438
Lig. annulaire du carpe	Rétinaculum des fléchisseurs des doigts	367, 377, 378, 379
Lig. de Cooper	Lig. pectiné	199, 203, 204, 205, 567, 568, 573
Lig. de Park	Lig. suspenseur muqueux	107, 108
Lig. interosseux	Lig. sternocostal intra-articulaire	366
Lig. lombo-ovarien	Lig. suspenseur de l'ovaire	528, 529, 543, 544
Lig. péronéotibial	Lig. tibiofibulaire	419, 420
Lig. sus-épineux	Lig. supra-épineux	26
Lig. triangulaire du poignet	Disque articulaire	432
Lig. tubo-ovarien	Lig. infundibulo-ovarique	529
Lig. utéro-ovarien	Lig. propre de l'ovaire	528, 529, 542, 543
Liquide céphalorachidien (LCR)	Liquide cérébrospinal (LCS)	25
Lobe de Spiegel	Lobe caudé	142
M		
Malléole externe	Malléole latérale	317, 450, 453
Malléole interne	Malléole médiale	253, 254, 280, 281, 302, 450
Ménisque externe	Ménisque latéral	419, 438
Ménisque interne	Ménisque médial	419, 438
Moelle dorsolombaire	Moelle thoracolombaire	225
Moelle épinière	Moelle spinale	9, 26, 111
M. abducteur du gros orteil	M. abducteur de l'hallux	465
M. biceps crural	M. biceps fémoral	267
M. brachial antérieur	M. brachial	257
M. bulbocaverneux	M. bulbospongieux	504
M. carré crural	M. carré fémoral	381
M. couturier	M. sartorius	250, 251, 252, 254, 267, 385, 417, 419
M. crural	M. vaste intermédiaire	198, 205, 381, 415
M. demi-membraneux	M. semimembraneux	420
M. demi-tendineux	M. semitendineux	417, 419
M. de Treitz	M. suspenseur du duodénum	178, 194, 195, 246
M. droit interne	M. gracile	267, 417, 419

NOMENCLATURE ANATOMIQUE

Nomenclature classique	Nouvelle nomenclature	Pagination
M. extenseur commun des orteils	M. long extenseur des orteils	418
M. extenseur propre du gros orteil	M. long extenseur de l'hallux	418
M. fléchisseur commun profond	M. fléchisseur profond	367
M. fléchisseur commun superficiel	M. fléchisseur superficiel	367
M. grand dentelé	M. dentelé antérieur	44, 583, 586, 587
M. grand droit de l'abdomen	M. droit de l'abdomen	564
M. grand oblique	M. oblique externe de l'abdomen	198, 261, 262, 583
M. jambier antérieur	M. tibial antérieur	254, 265, 417
M. jambier postérieur	M. tibial postérieur	265, 418
M. long péronier latéral	M. long fibulaire	417, 418
M. moyen adducteur	M. long adducteur	383
M. pédieux	M. court extenseur des orteils	450, 453, 454
M. péronier	M. fibulaire	265
M. petit adducteur	M. court adducteur	381, 383
M. petit oblique de l'abdomen	M. oblique interne de l'abdomen	262
M. peaucier du cou	M. platysma	50
M. plantaire grêle	M. plantaire	415
M. psoas iliaque	M. iliopsoas	381
M. releveur de l'anus	M. élévateur de l'anus	106
M. sous-épineux	M. infra-épineux	350, 363
M. sous-hyoïdien	M. infrahyoïdien	37, 48, 601, 602
M. sous-scapulaire	M. subscapulaire	350, 355, 356, 357, 358, 359
M. sus-épineux	M. supra-épineux	350, 351, 356
M. vaste externe	M. vaste latéral	381, 384, 400, 402, 409, 417
M. vaste interne	M. vaste médial	381, 417, 446
N		
N. circonflexe	N. axillaire	358
N. crural	N. fémoral	17, 248, 250, 251
N. cubital	N. ulnaire	17, 257
N. de Charles Bell	N. thoracique long	586, 587
N. de Latarget	Plexus hypogastrique supérieur	59, 62, 63, 66, 67
N. érecteur	N. splanchnique pelvien	111
N. fémorocutané	N. cutané latéral de la cuisse	87, 248, 393
N. génito-crural	N. génitofémoral	205
N. grand hypoglosse	N. hypoglosse	242
N. honteux	N. pudendal	105, 324
N. pneumogastrique	N. vague	37, 38, 39, 59, 62, 240, 242, 597
N. récurrent	N. laryngé récurrent	37, 38, 50, 592, 602, 603,
N. saphène externe	N. sural	453, 459

NOMENCLATURE ANATOMIQUE

Nomenclature classique	Nouvelle nomenclature	Pagination
N. saphène interne	N. saphène	267
N. sciatique poplité externe	N. fibulaire	17, 317, 318, 423
N. sciatique poplité interne	N. tibial	254
N. tibial antérieur	N. fibulaire	265
N. tibial postérieur	N. tibial	265, 266
N. cubital	N. ulnaire	369
Noyau fibreux central du périnée	Centre tendineux du périnée	106
O		
Omoplate	Scapula	44, 53, 63, 67, 170, 244, 323, 349, 350, 351, 352, 354, 356, 357, 360, 583, 584, 585, 586, 601
Oreillette	Atrium	587, 591, 595
P		
Péroné	Fibula	17, 228, 229, 253, 254, 265, 266, 318, 347, 418, 423, 433, 434, 461
Petite échancrure sciatique	Petite échancrure ischiatique	381
Petit épiploon	Petit omentum	42, 56, 57, 59, 62, 68, 141, 142, 146, 161, 180, 182, 186, 212
Petites vv. sus-hépatiques	Vv. hépatiques accessoires	148
Plexus honteux	Plexus pudendal	106
Q		
Quatrième vertèbre dorsale	Quatrième vertèbre thoracique	37, 38
R		
Raphé anococcygien	Lig. anococcygien	105
Rotule	Patella	228, 255, 265, 267, 302, 318, 321, 325, 326, 328, 347, 415, 416, 419, 420, 426, 435, 438, 439, 441, 443, 445, 446, 447, 448
S		
Sourcil cotyloïdien	Limbus de l'acétabulum	380, 381
T		
Tendon d'Achille	Tendon calcanéen	317, 437, 455, 457, 459
Triangle de Scarpa	Trigone fémoral	244, 247, 249, 250, 259
Trochanter	Grand trochanter	302, 380, 391, 403, 409, 412
Trochin	Petit tubercule	349, 350
Trochiter	Grand tubercule	348, 349, 350, 364
Trompe de Faloppe	Trompe utérine	565
Trou obturateur	Foramen obturé	198, 380, 381, 383, 497
Trou sacré	Foramen sacré	543
Tubercule de Gerdy	Tubercule infracondylaire	423, 426, 434, 435

NOMENCLATURE ANATOMIQUE

Nomenclature classique	Nouvelle nomenclature	Pagination
V		
Valvule de Bauhin	Valvule iléocæcale	74, 75, 76, 84
V. coronaire stomachique	V. gastrique gauche	166, 167, 168, 169, 170, 173
V. cubitale	V. ulnaire	517
V. diaphragmatique inférieure gauche	V. phrénique inférieure gauche	167
V. hémi-azygos inférieure	V. hémi-azygos	108, 109, 167
V. honteuse interne	V. pudendale interne	167
V. iliaque primitive	V. iliaque commune	109, 167, 513
V. pylorique	V. gastrique droite	167, 173
V. radiale accessoire	V. céphalique accessoire	517
V. saphène externe	Petite v. saphène	228, 237, 279
V. saphène interne	Grande v. saphène	228, 237, 250, 251, 252, 253, 254, 255, 256, 278, 279, 280, 509, 517
V. sous-clavière	V. subclavière	28, 37, 50
V. spermatique	V. testiculaire	510, 511
V. sus-hépatique droite	V. hépatique droite	143, 148
V. sus-hépatique gauche	V. hépatique gauche	143, 149, 150, 151
V. sus-hépatique moyenne	V. hépatique moyenne	151
Vertèbres dorsales	Vertèbres thoraciques	37
Veru montanum	Colliculus séminal	503

Index

A

Adénome parathyroïdien 293
Agee (technique d') 378
Aldridge (intervention d') 540
Amputation 263
– abdominopérinéale 112
Analgésie 9
Anastomose(s)
– cholédocoduodénale 164
– colo-anale 123
– hépaticojéjunale 165
– iléo-anale 134
– portocaves 168
– splénorénale distale 172
Anesthésies locorégionales 25
Anse
– en oméga 83
– en Y 82
Arrêt cardiaque 22
Arthroplastie de l'épaule 357
Arthroscopie de l'épaule 361

B

Bankart (intervention de) 354
Bassini (intervention de) 200
Bricker (intervention de) 486
Butée coracoïdienne 356

C

Child (montage de) 195
Cholécystectomie 155
Cholédocotomie 160
Chow (technique de) 378
Classification de Leriche et Fontaine 230
Coffey (intervention de) 487
Cohen (intervention de) 485
Coloplasties 102
Colorraphie 89
Colostomie 90
Colotomie 88
Complications liées à l'installation du malade 17
Crossectomie
– saphène externe 279
– et stripping de la saphène interne 280

D

Delorme (intervention de) 129
Dérivation wirsungojéjunale 188
Dewar-Barrington (intervention de) 361
Drapanas (intervention de) 173
Duodénopancréatectomie céphalique 191

E

Embolectomie 257
Entérectomies 80
Entérorraphie 76
Entérotomie 76

F

Fistules anales 138
Fundoplicature
– complète (type Nissen) 53
– partielle postérieure (type Toupet) 54

G

Gastrectomies 67
Gastrojéjunostomie 64
Gastrostomie d'alimentation 60

H

Hardinge (voie de) 386
Hartmann (intervention de) 101
Hémorroïdes 137
Hépatectomies 145
Hueter (voie de) 385

I

Iléostomie 79
Incision de Mouchel 531
Intervention
– d'Aldridge 540
– de Bankart 354
– de Bassini 200
– de Bricker 486
– de Coffey 487
– de Cohen 485
– de Delorme 129
– de Dewar-Barrington 361

- de Drapanas 173
- de Hartmann 101
- de Judd 209
- de Kenneth-Jones 424
- de Leadbetter-Politano 485
- de Lich-Grégoire 486
- de Mac Bride 463
- de Mac Intosh 426
- de Mac Vay 200
- de Orr-Loygue 127
- de Quenu 209
- de Shouldice 200
- de Warren 173
- de Welti 209
- de Wiart 541

J

Jéjunostomie d'alimentation 77
Judd (intervention de) 209

K

Kenneth-Jones (intervention de) 424
Kocher (voie de) 385
Kystoduodénostomie 186
Kystogastrostomie 185
Kystojéjunostomie 187

L

Lambeau de Mac Gregor 370
Leadbetter-Politano (intervention de) 485
Leriche et Fontaine (classification de) 230
Leveen (shunt de) 174
Lich-Grégoire (intervention de) 486
Lithiase de la voie biliaire principale 160
Lobo-isthmectomie pour nodule thyroïdien 290

M

Mac Bride (intervention de) 463
Mac Gregor (lambeau de) 370
Mac Intosh (intervention de) 426
Mac Vay (intervention de) 200
Manœuvre
- de Pringle 148
- de Sellick 20

Mise à plat greffe d'une prothèse aorto-aortique 244
Montage de Child 195
Moore (voie de) 385
Mouchel (incision de) 531

N

Narcose 10

O

Œsophagectomie 40
Orr-Loygue (intervention de) 127

P

Pinczewski (technique de) 425
Pontages 237
Pringle (manœuvre de) 148
Prolapsus rectal 126
Pyloroplastie 64

Q

Quenu (intervention de) 209

R

Rectocolite ulcéro-hémorragique 132
Rectopexie 127
Résection antérieure du rectum 118
Réservoir colique 125
Rob (voie de) 249

S

Sellick (manœuvre de) 20
Shouldice (intervention de) 200
Shunt de Leveen 174
Sphinctérotomies 162
Splénectomie 213
Splénopancréatectomie gauche 188
Sympathectomie 262

T

Technique
- d'Agee 378
- de Chow 378
- de Pinczewski 425
- de la Tunneloscopie 378

Thrombo-endartériectomie 235
Thyroïdectomie totale 292
Traction
- crânienne 310
- transcalcanéenne 309
- transtibiale 307

Transillumination 80
Transplant gastrique rétrosternal 47
Tunneloscopie (technique de la) 378

V

Vagotomies 62
Voie(s)
- d'abord centrales 27

- de Hardinge 386
- de Hueter 385
- de Kocher 385
- de Moore 385
- de Rob 249
- de Watson-Jones 385

W

Warren (intervention de) 173
Watson-Jones (voies de) 385
Welti (intervention de) 209
Wiart (intervention de) 541